①江泽民主席在黑龙江省泰来县大兴镇大泡子岗灾区了解灾民饮水情况

（黑龙江省卫生厅　供稿）

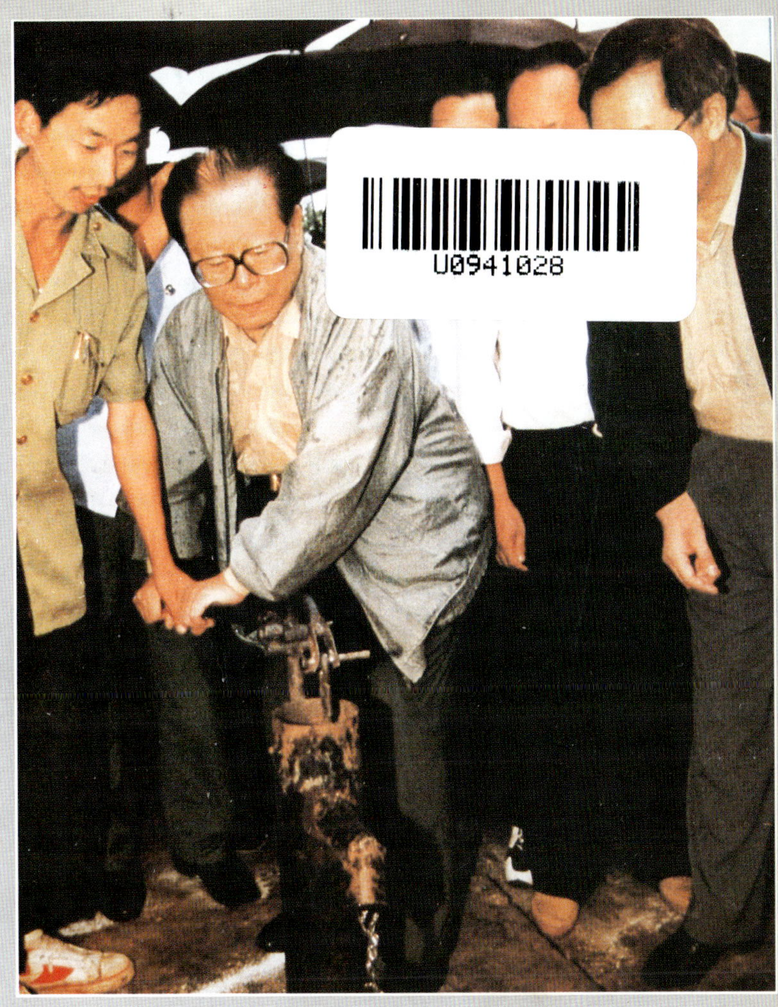



②国家主席江泽民会见世界卫生组织总干事布伦特兰博士

（国际合作司　供稿）

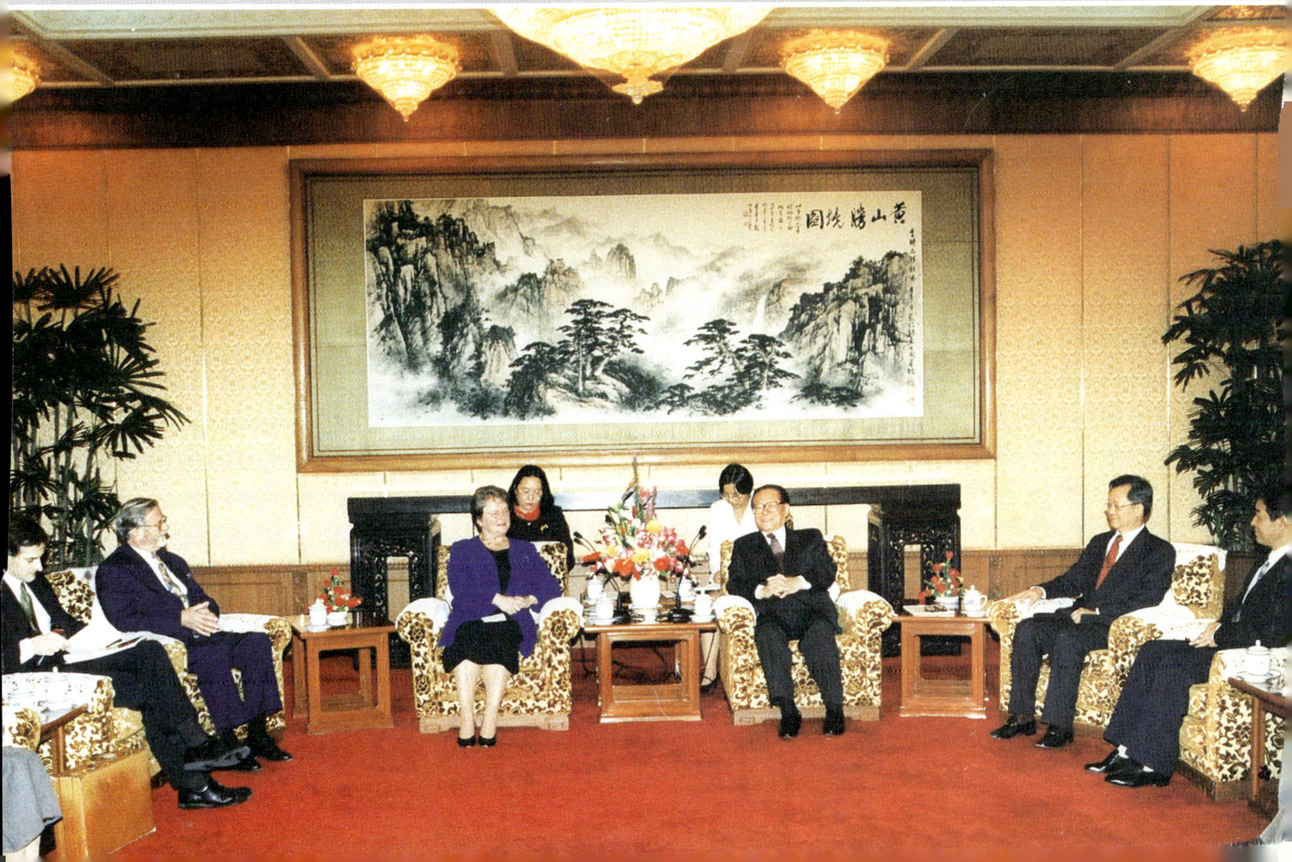

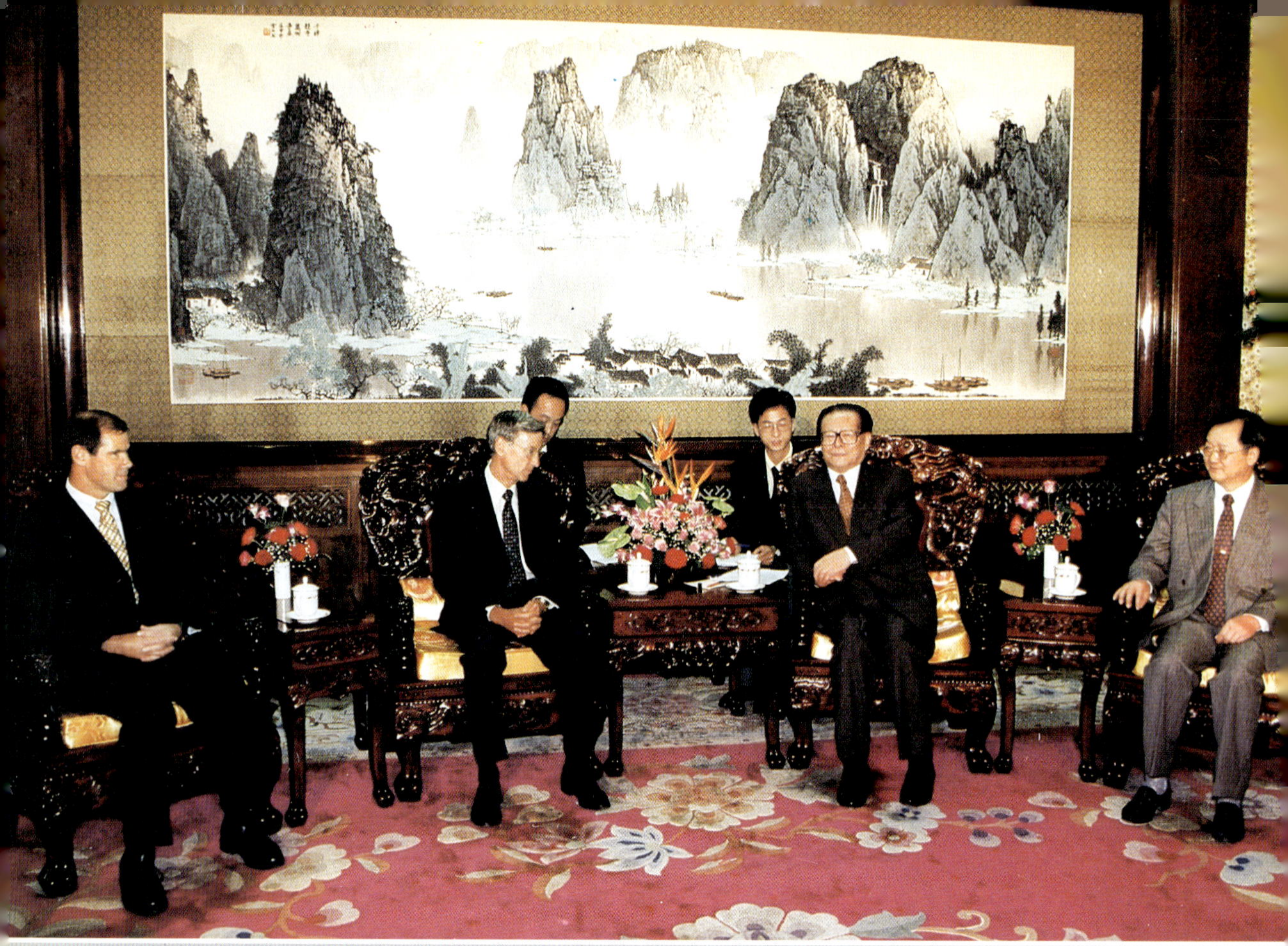

③国家主席江泽民会见英国葛兰素威康公司主席兼行政总裁理查德·塞克斯爵士

（国际合作司　供稿）

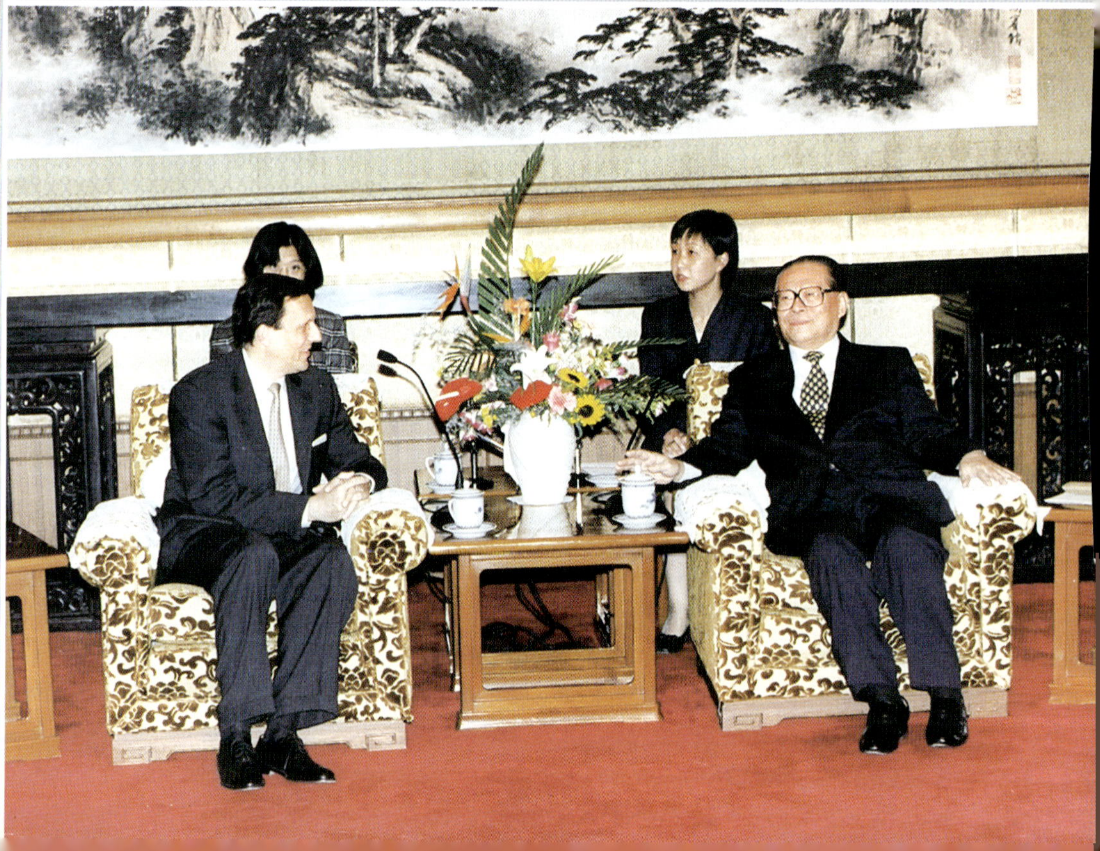

④国家主席江泽民会见瑞士诺华公司总裁魏思乐博士

（国际合作司　供稿）

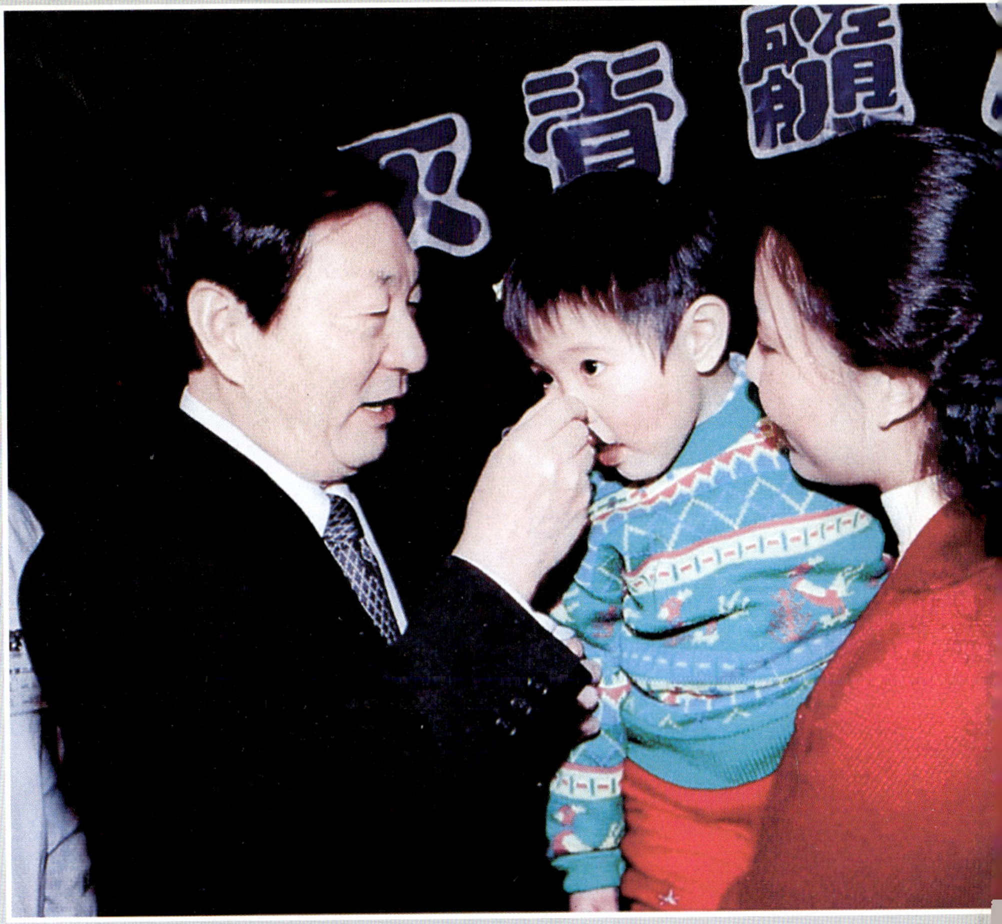

⑤朱镕基总理参加强化免疫活动，为儿童喂脊髓灰质炎疫苗

（新华社 供稿）

⑥朱镕基总理会见世界卫生组织总干事布伦特兰博士

（国际合作司 供稿）

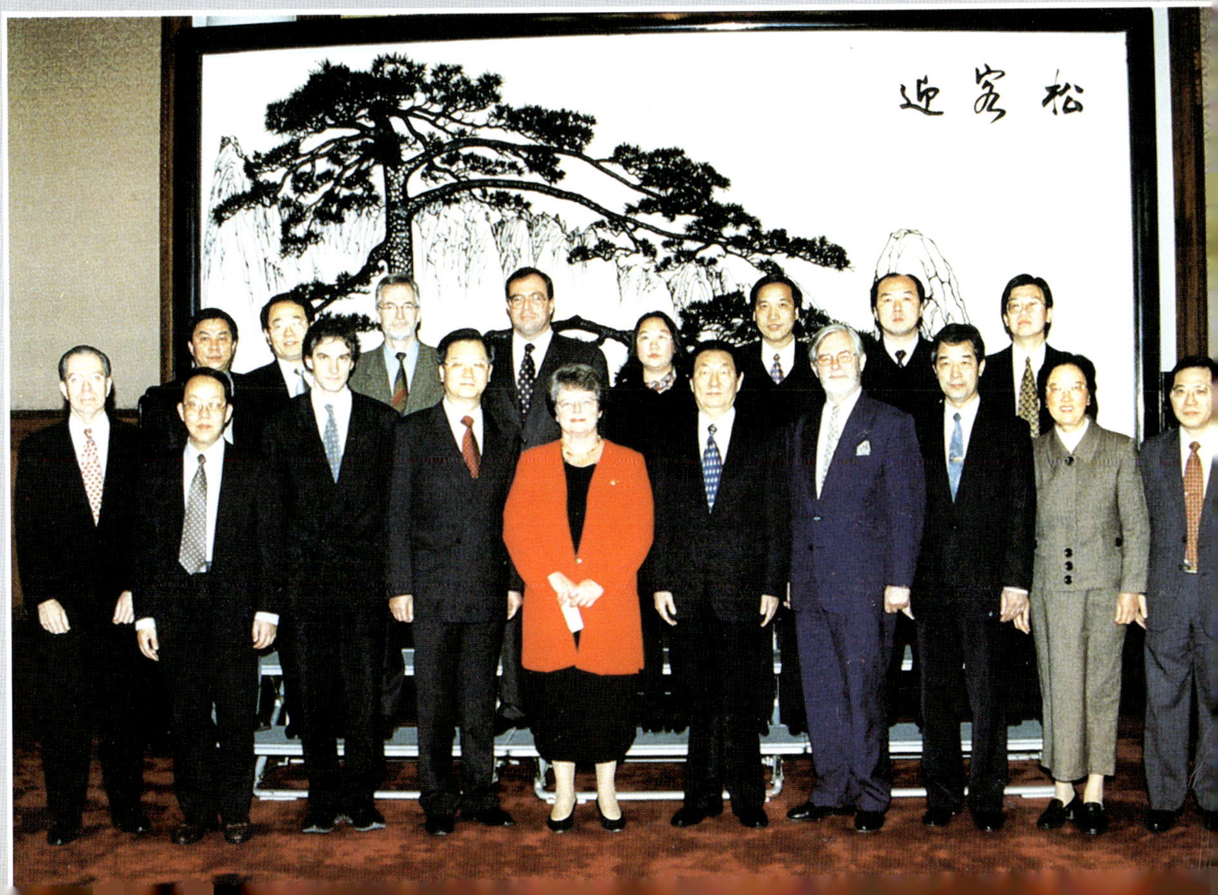

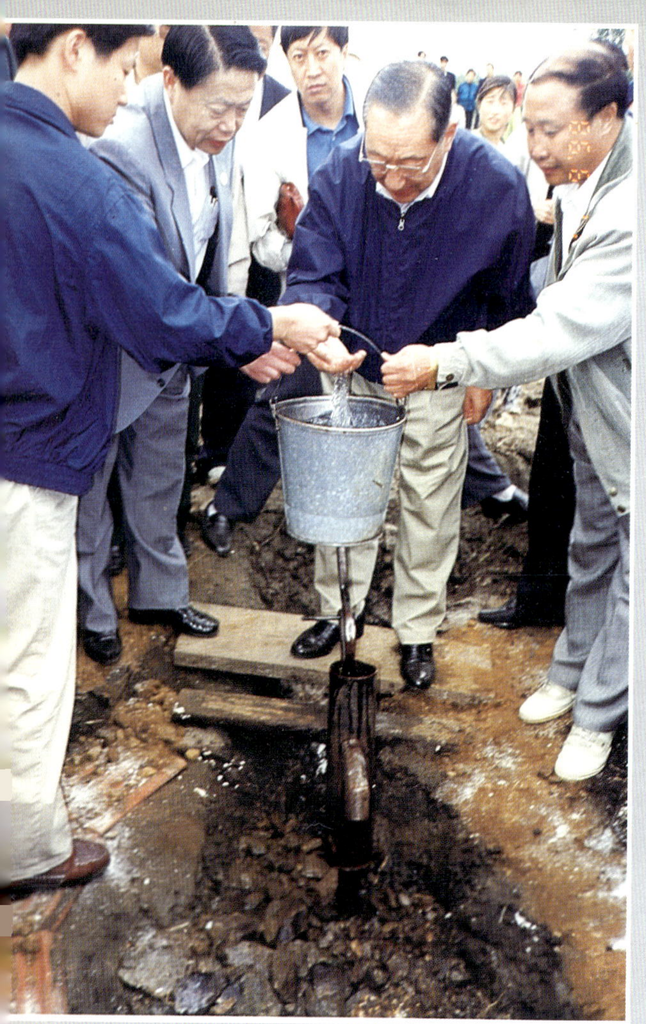

⑦李岚清副总理在殷大奎副部长陪同下，在内蒙古灾区视察

（卫生部救灾办　供稿）

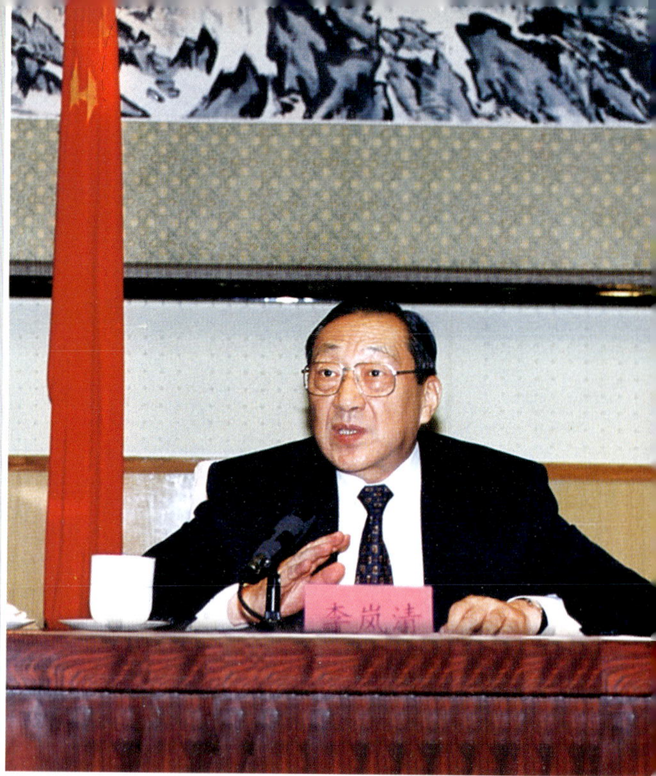


⑧国务院副总理、全国爱卫会主任李岚清出席全国爱国卫生灾后防疫电视电话会议并作重要讲话

（卫生部救灾办　供稿）

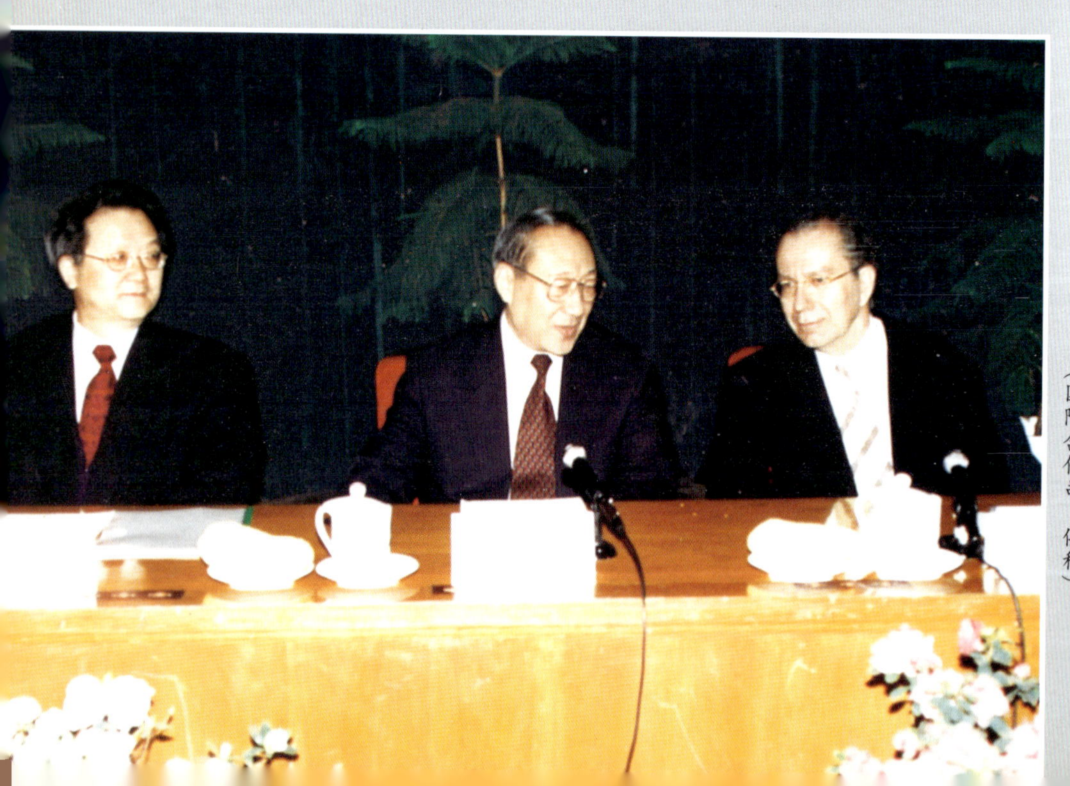

⑨李岚清副总理出席世界卫生日活动

（国际合作司　供稿）

⑩国务委员彭珮云同卫生部部长陈敏章、副部长张文康在全国卫生厅局长会议上亲切交谈

（殷东林　摄）

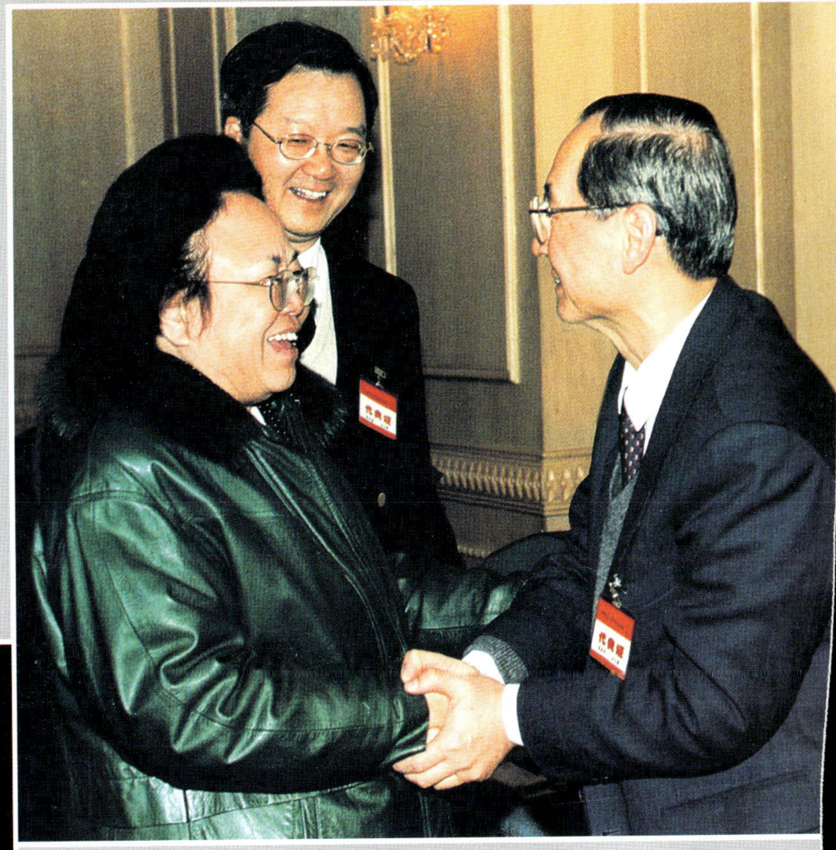

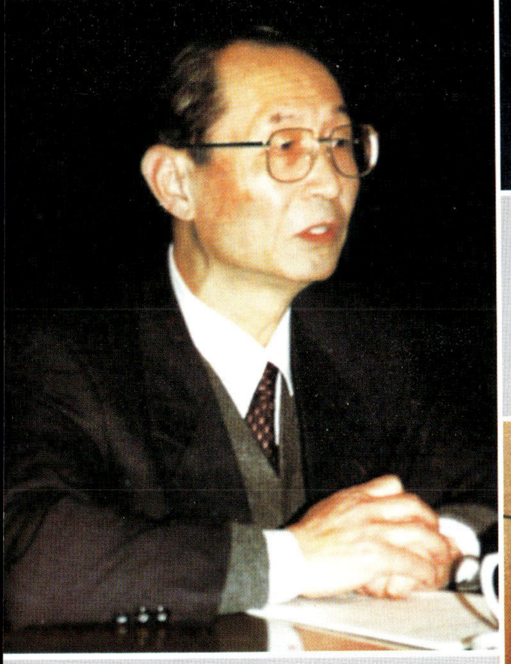

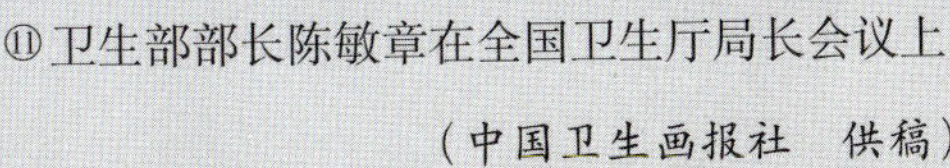

⑪卫生部部长陈敏章在全国卫生厅局长会议上

（中国卫生画报社　供稿）

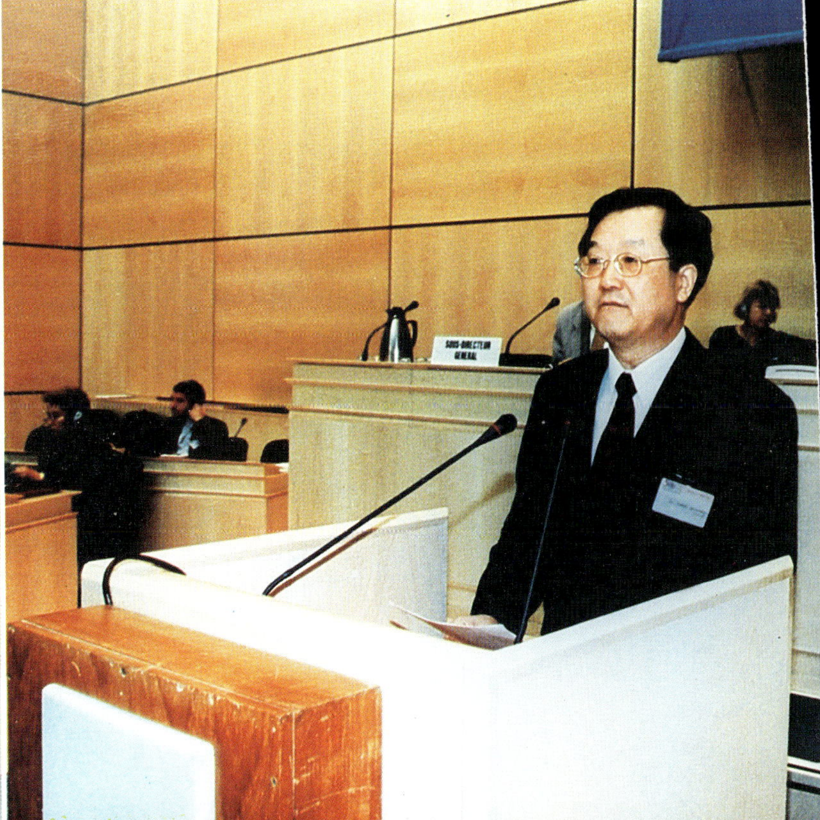

⑫张文康部长1998年5月出席世界卫生大会

（国际合作司　供稿）

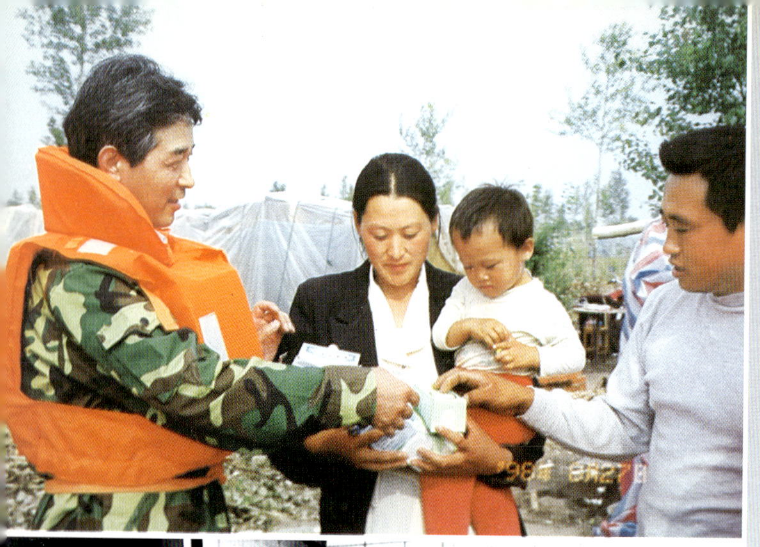

⑬王陇德副部长看望为灾区做好医疗服务和卫生防疫工作的吉林省的乡村医生并向他们赠送救灾药品

（卫生部救灾办　供稿）

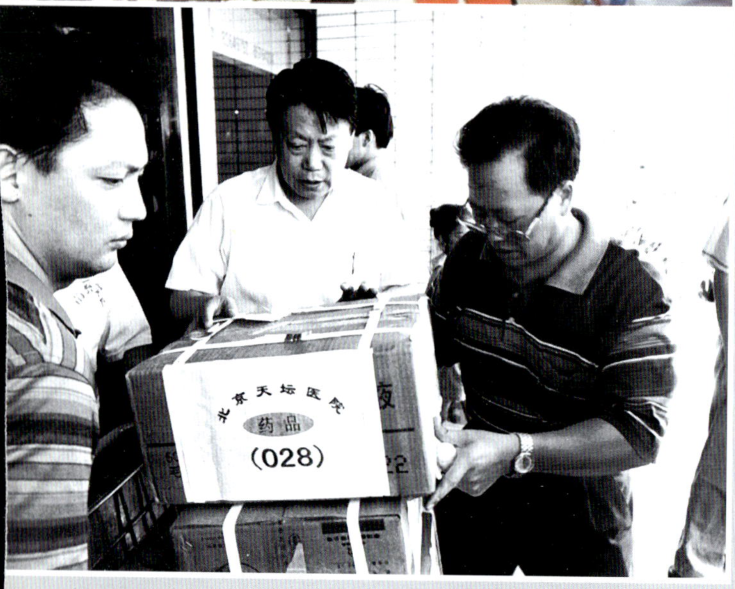


⑭殷大奎副部长在武汉市天河机场指挥救灾药品运送

（卫生部救灾办　供稿）

⑮中国预防医学科学院向受灾严重省派出防病专家。图为7个专家组分赴湖北、湖南、江西、安徽、黑龙江、内蒙古、吉林等省临行前召开的准备会

（中国预防医学科学院　供稿）

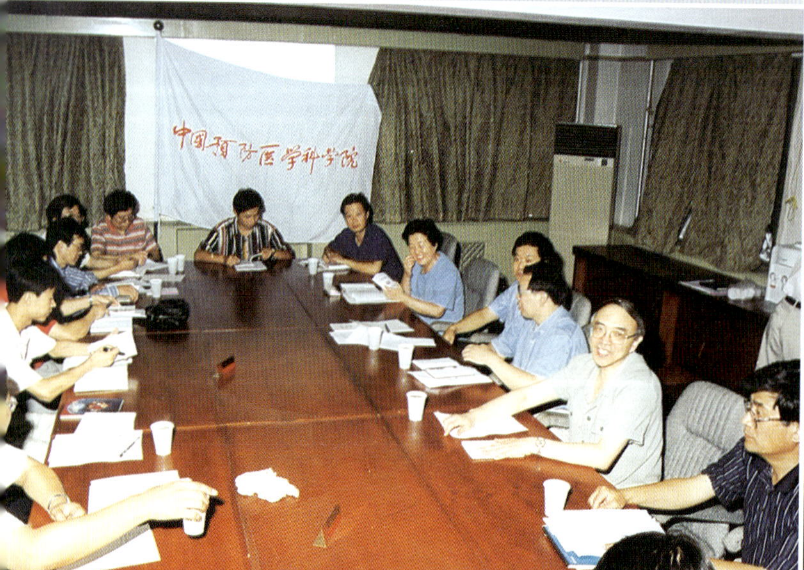


⑯大堤上的临时病房

（卫生部救灾办　供稿）

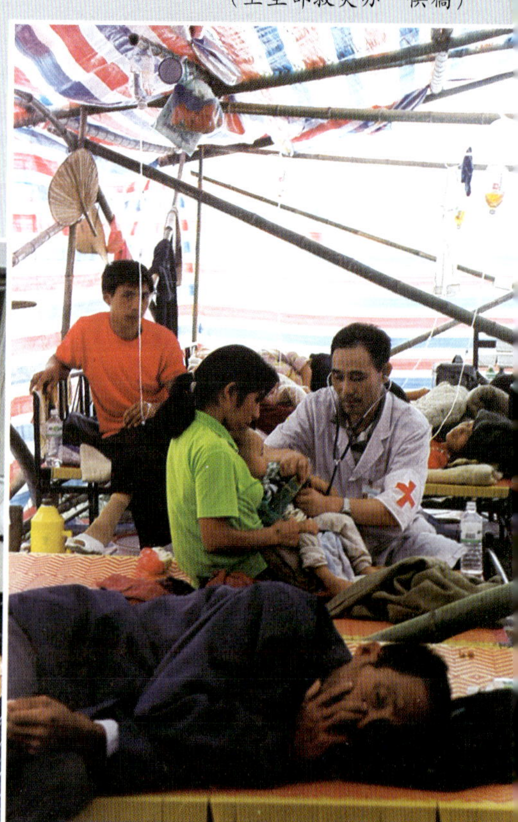

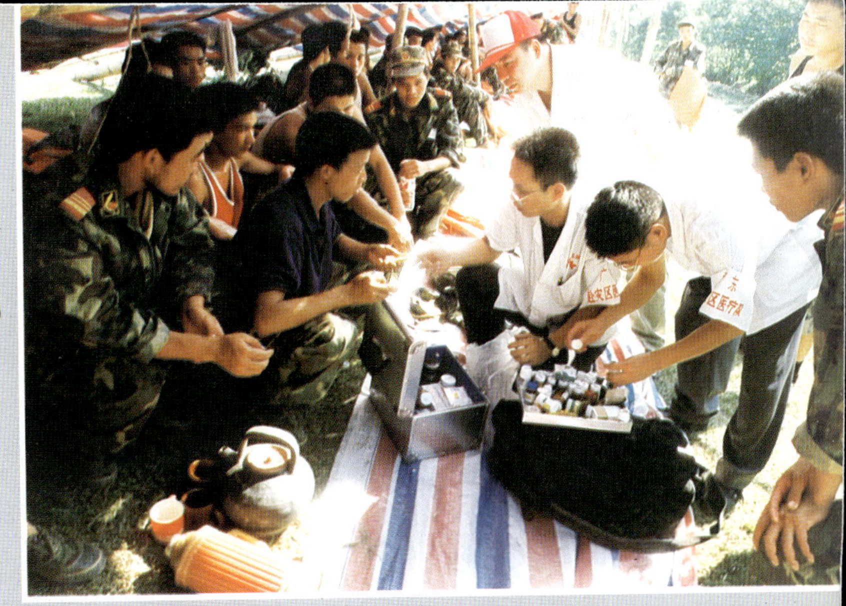

⑰医疗队来到大堤上为武警官兵送医送药

（卫生部救灾办　供稿）

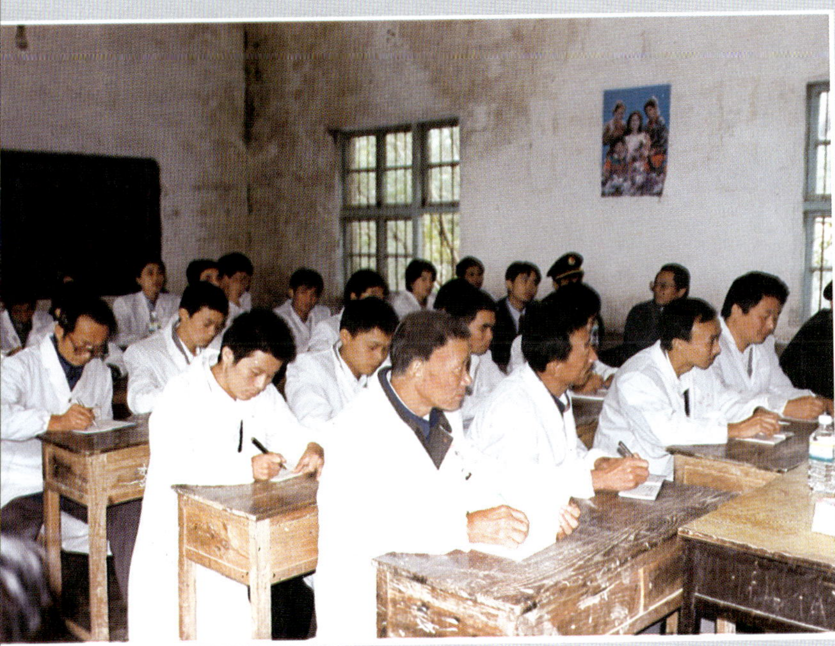

⑱灾区的卫生防疫人员在听专家授课

（卫生部救灾办　供稿）

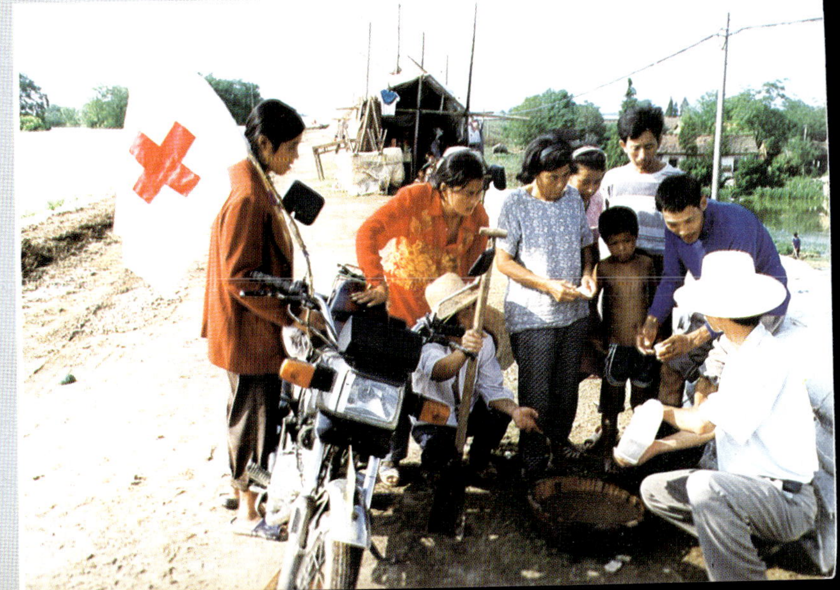

⑲卫生防疫人员向受灾群众讲解饮水消毒知识

（卫生部救灾办　供稿）

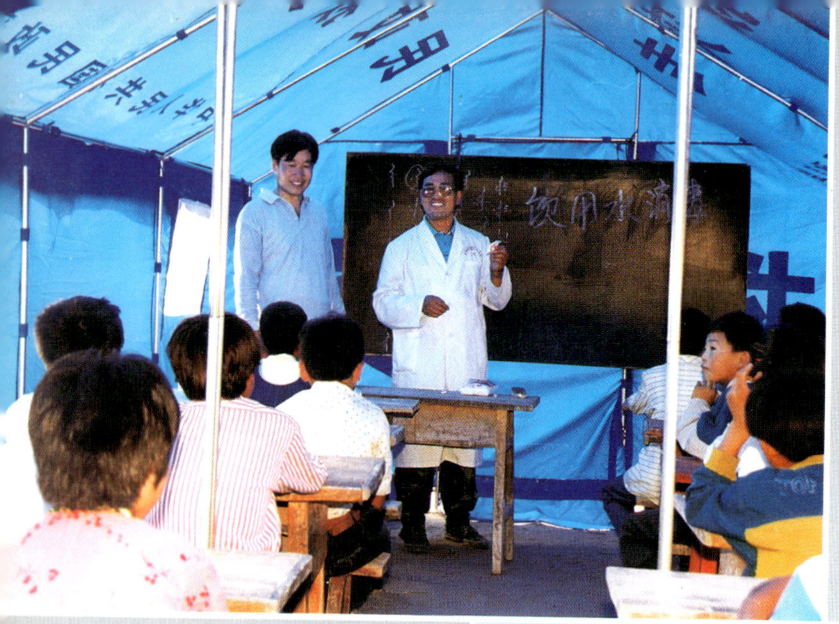

⑳卫生防疫人员为小学生讲授饮用水消毒知识

（内蒙古自治区卫生厅　供稿）

㉑有关部门为确保灾区饮水卫生，在大堤上利用长江水进行集中消毒供水

（卫生部救灾办　供稿）

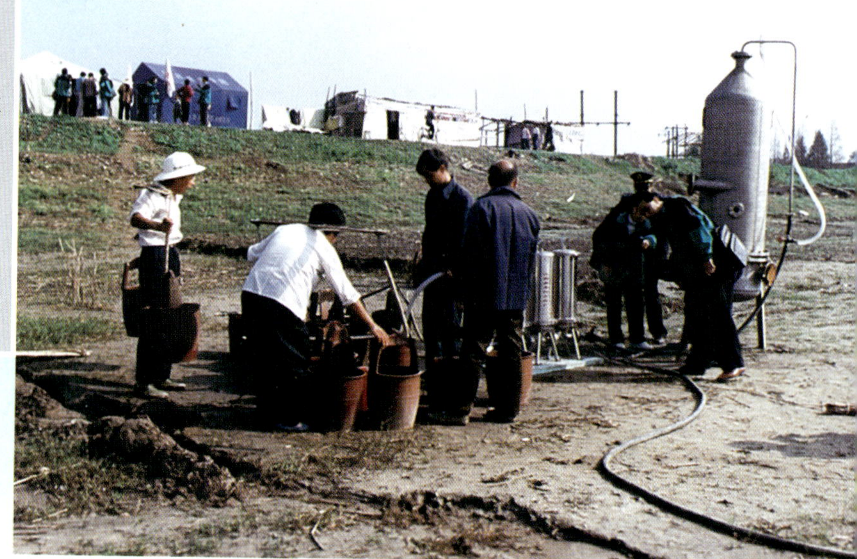

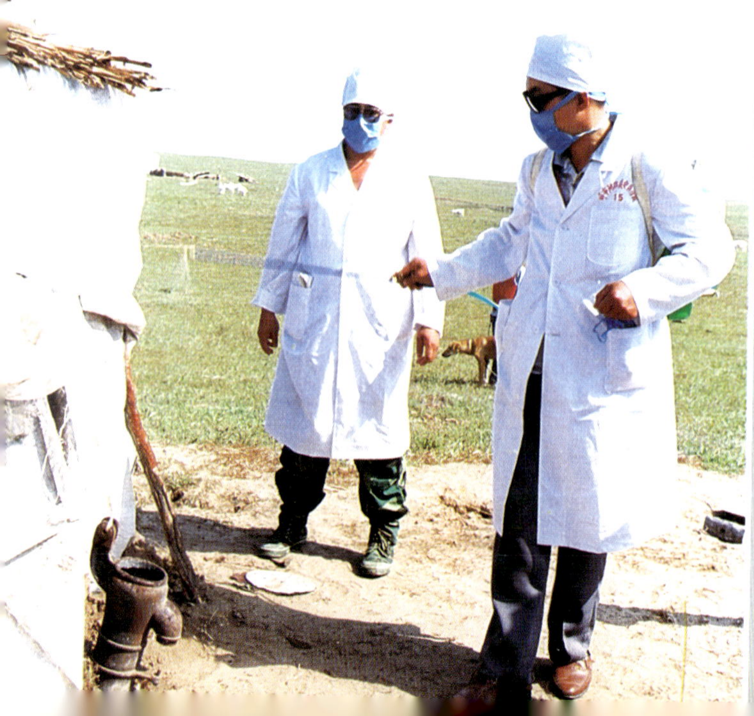

㉒卫生防疫人员为灾区群众进行消杀灭菌工作

（内蒙古自治区卫生厅　供稿）

㉓中国红十字会副秘书长孙柏秋，在湖北省政协副主席韩南鹏陪同下，在湖北重灾区嘉鱼县中堡村，向灾民发放春节慰问品

（江世虎　摄）

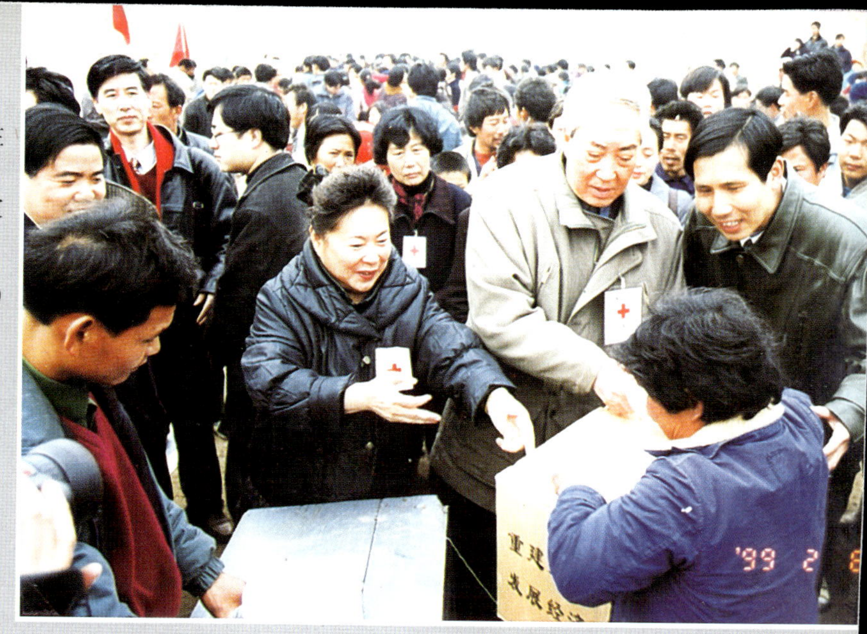


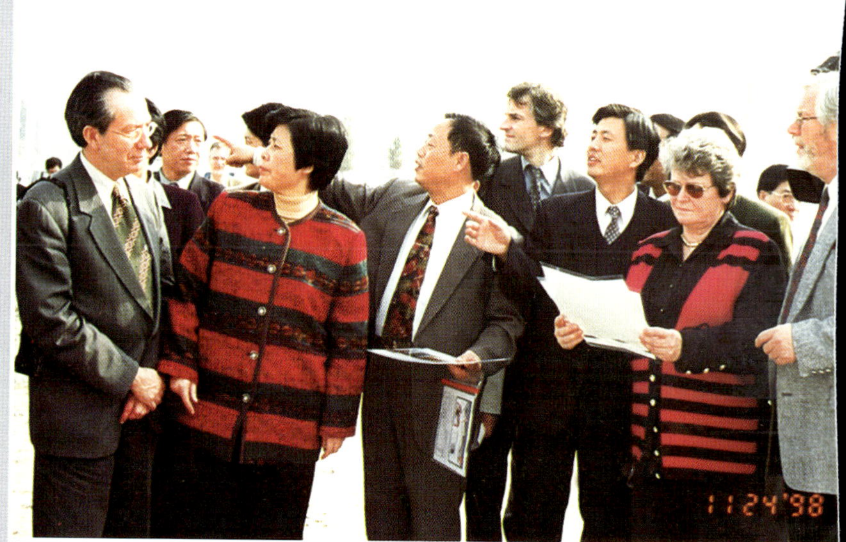


㉔国际红十字会代表布伦特兰，在湖北省鄂州市察看灾情

（鄂州市卫生局　摄）

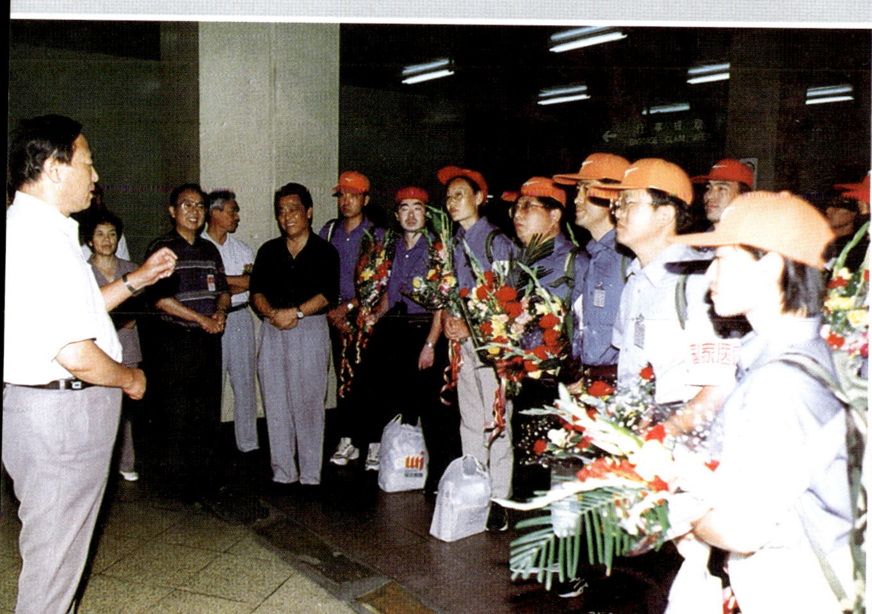

㉕曹荣桂副部长到机场迎接首批国家医疗队从灾区归来

（卫生部救灾办　供稿）

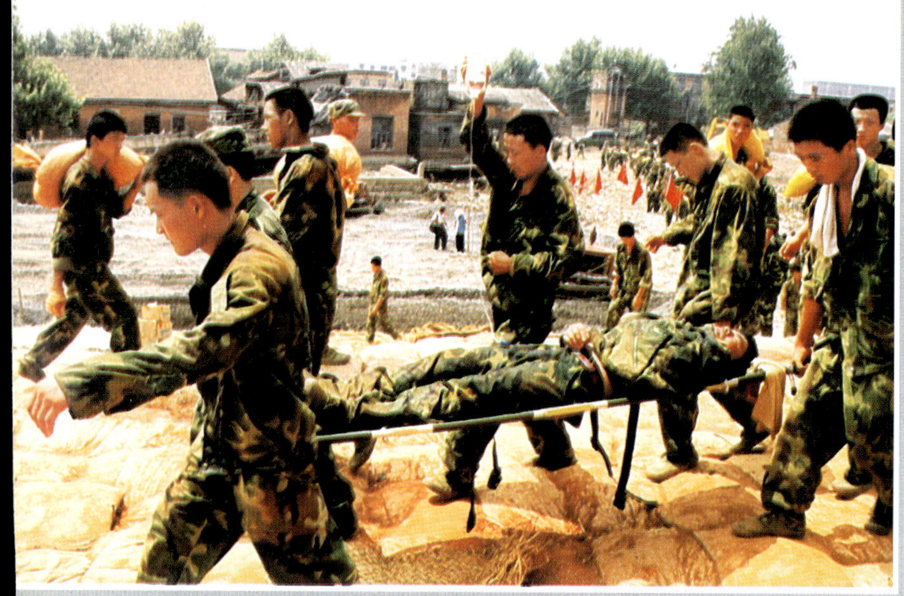

㉖堤上抢救

（总后卫生部　供稿）

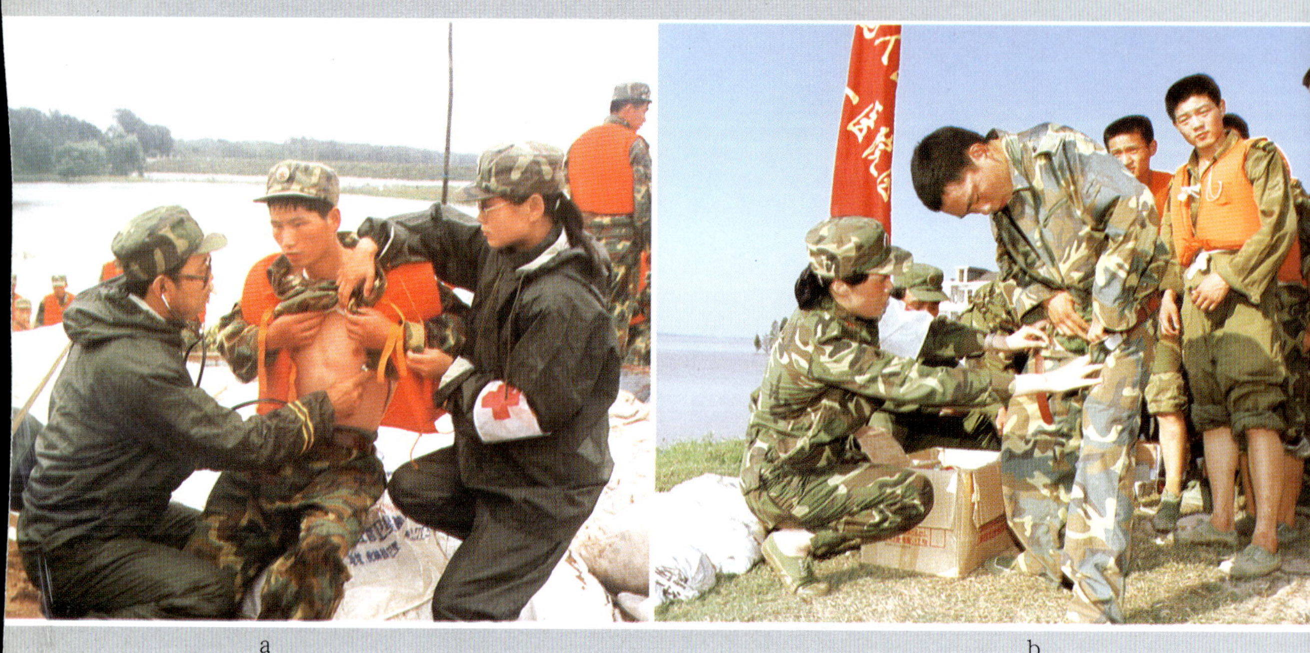

a　　b

㉗送医送药上堤（图a、b）

（总后卫生部　供稿）

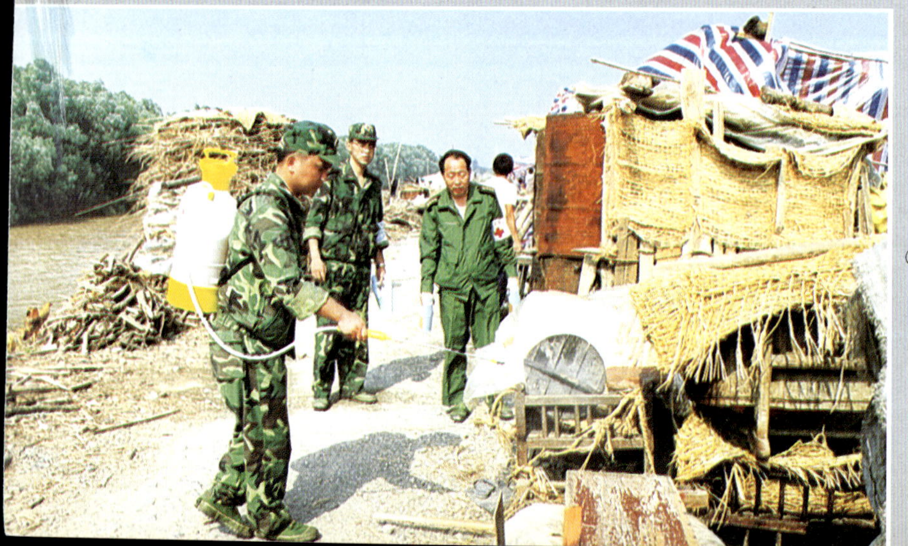

㉘防疫人员为灾区群众临时住地的环境进行消杀灭处理

（总后卫生部　供稿）

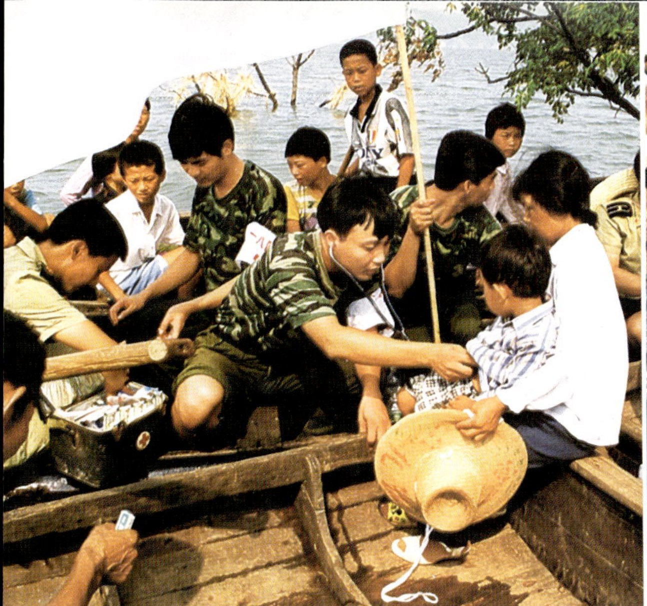

a

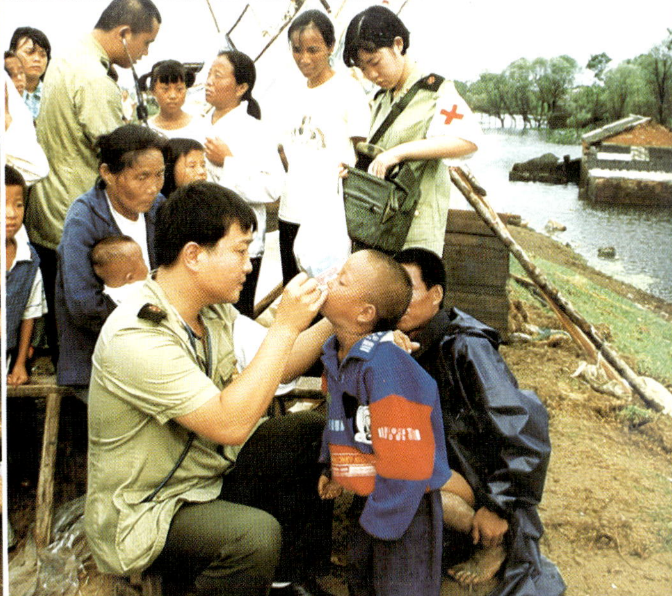

b

㉙解放军胜似亲人——为灾民诊病（图a、b）

（总后卫生部　供稿）

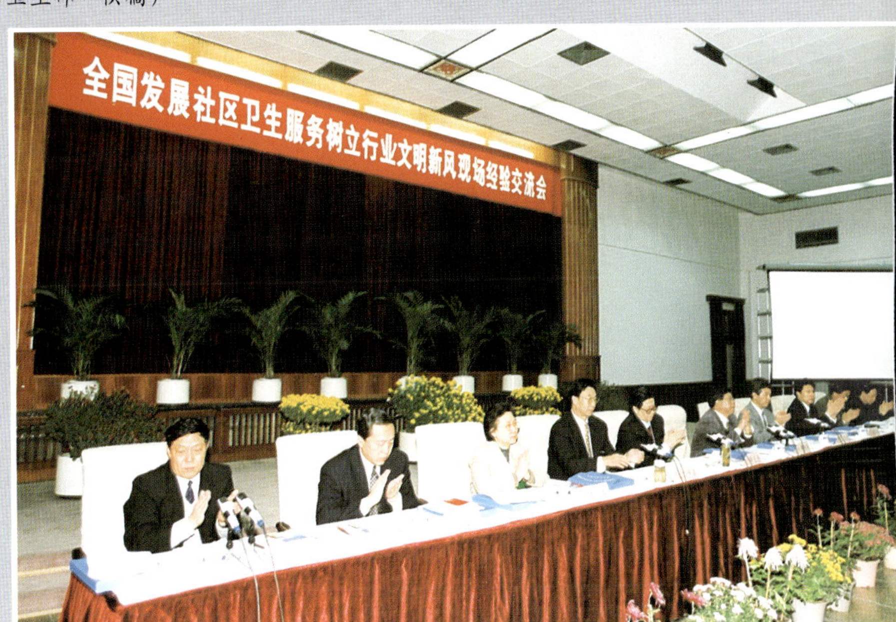



㉚1998年10月27日～30日，卫生部、中央精神文明办、国务院纠风办联合在天津召开“全国发展社区卫生服务树立行业文明新风现场经验交流会”，图为会议主席台

（基妇司　供稿）

㉛1998年4月12日，张文康部长视察海淀区甘家口街道医院花园村社区卫生服务站时与居民交谈

（基妇司　供稿）

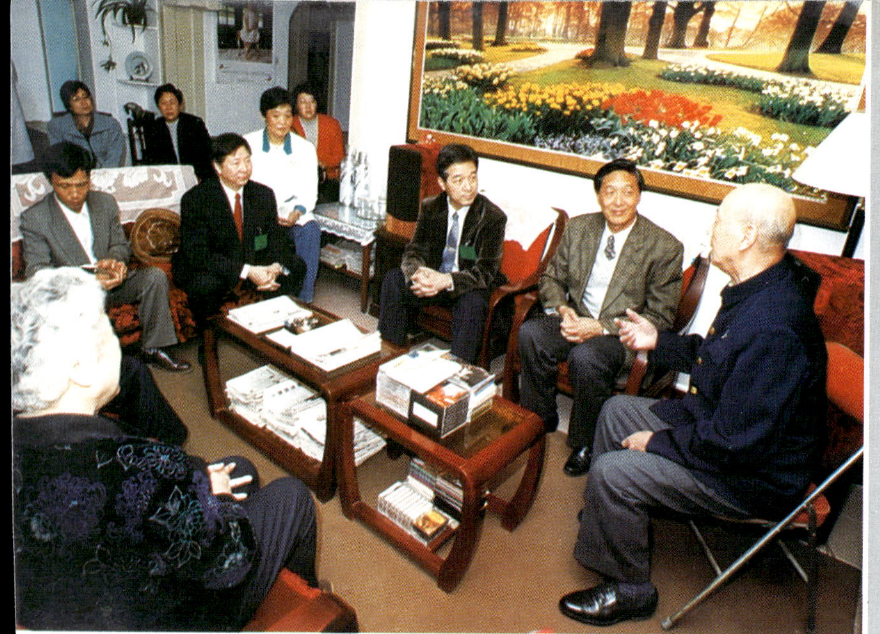

㉜王陇德副部长（右三）、驻部纪检组组长张凤楼（右二）在天津市深入居民家庭了解社区卫生服务状况

（基妇司　供稿）

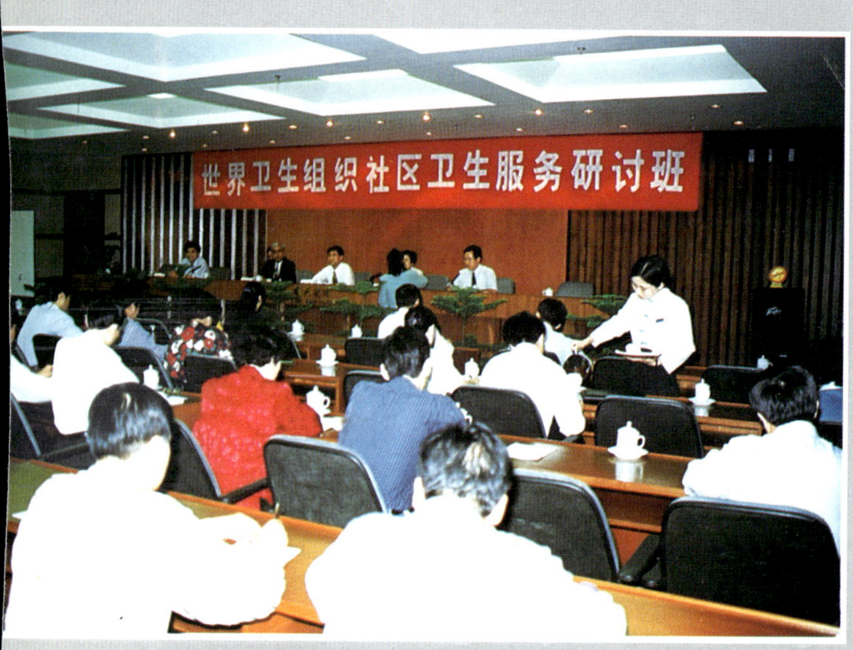


㉝卫生部举办世界卫生组织社区卫生服务研讨班

（基妇司　供稿）

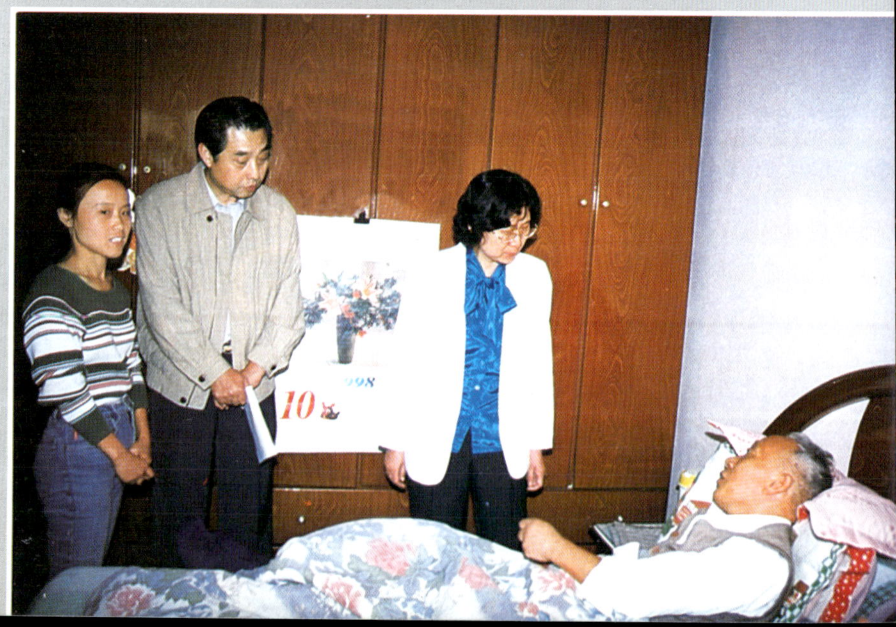

㉞彭玉副部长在上海静安区居民家中了解社区卫生服务家庭病房情况

（基妇司　供稿）

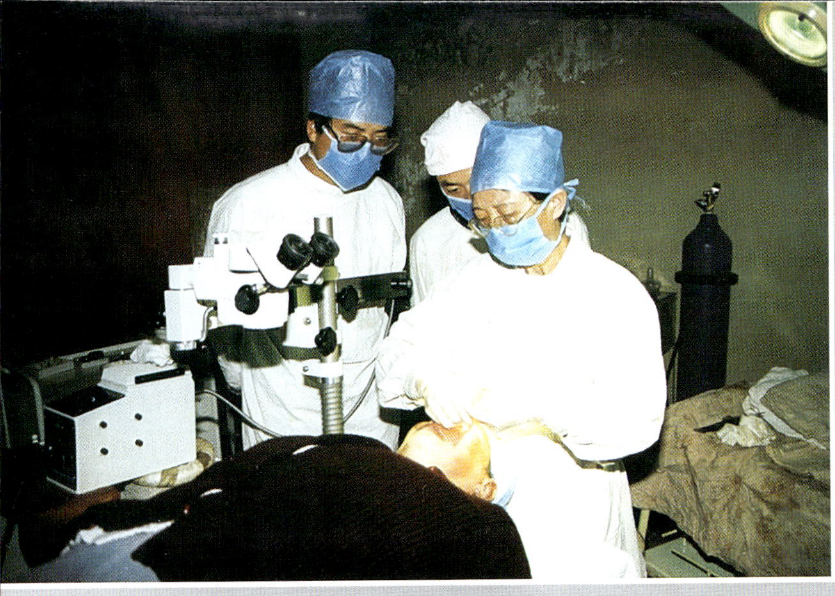

㉟“视觉第一中国行动”甘肃省培训班的学员在教师带领下做老年性白内障摘除手术

（医政司　供稿）

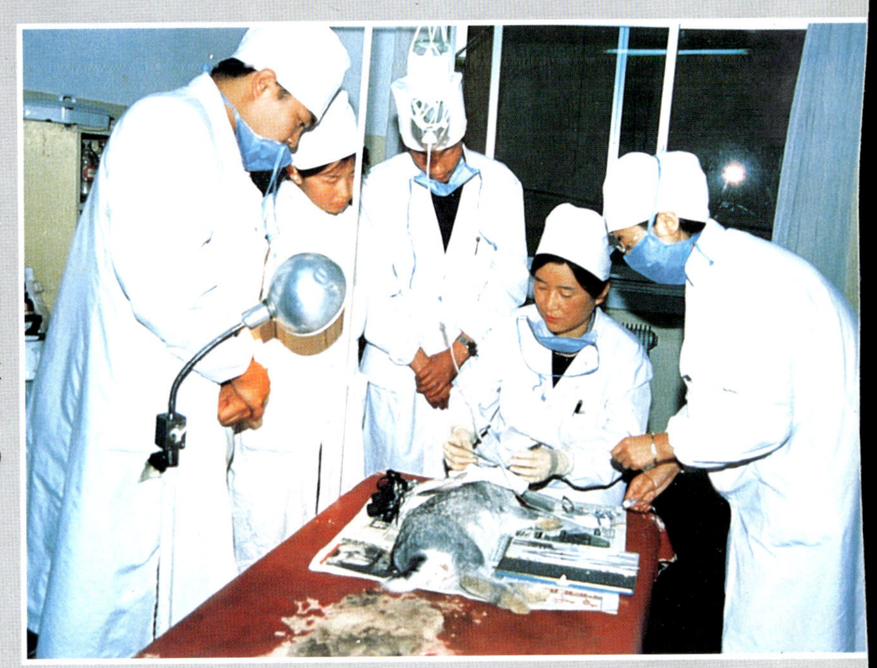

㊱“视觉第一中国行动”甘肃省培训班的学员在完成理论授课后，由指导教师带领进行动物实验，在家兔眼睛上做白内障摘除手术

（医政司　供稿）

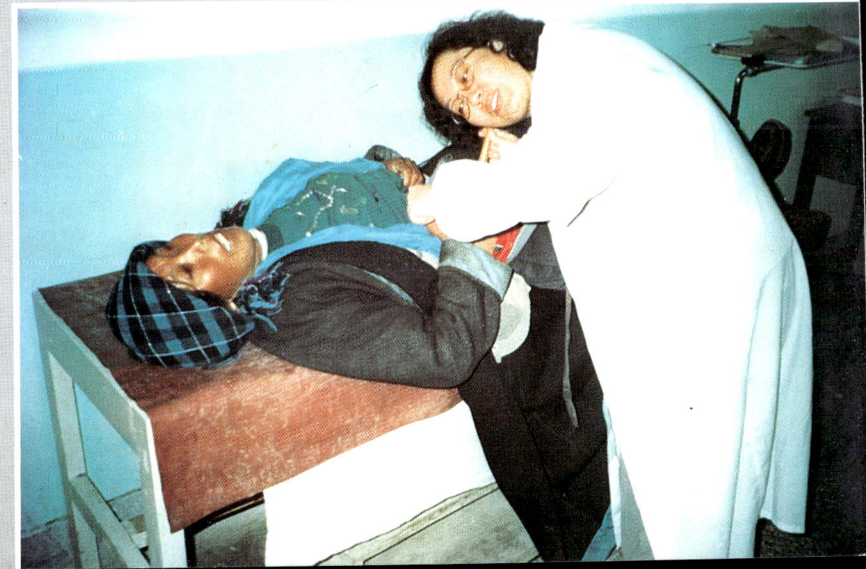

㊲赴西藏山南地区医疗队员正在给孕妇进行围产期检查

（医政司　供稿）

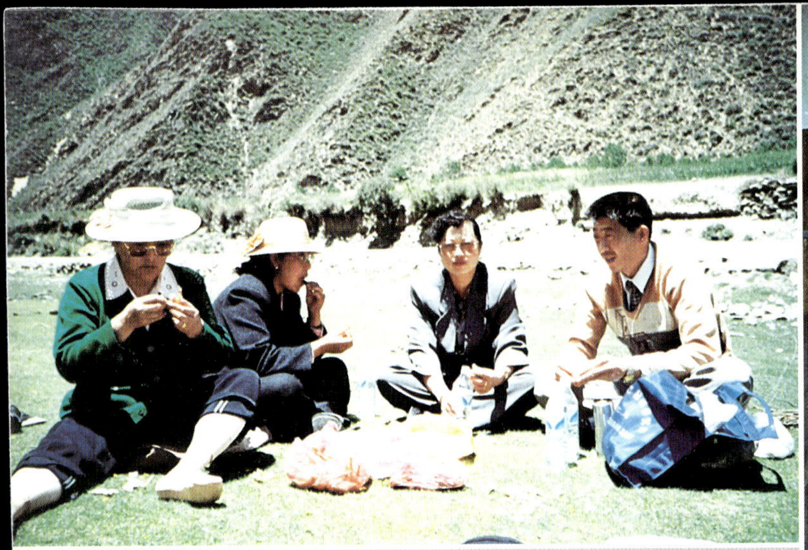

㊳赴西藏山南地区医疗队员在巡诊路上就餐

（医政司　供稿）

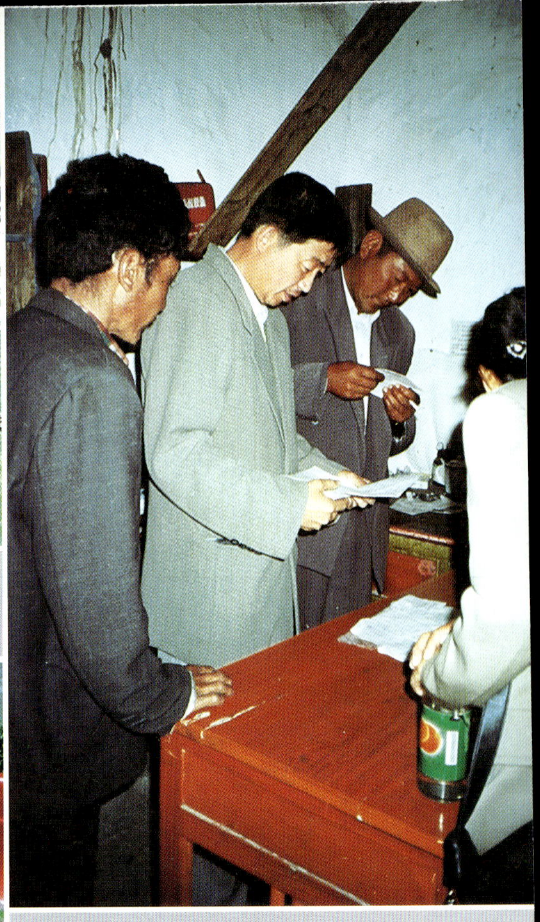

㊴赴西藏山南地区医疗队在桑日县沃卡乡了解合作医疗情况

（医政司　供稿）

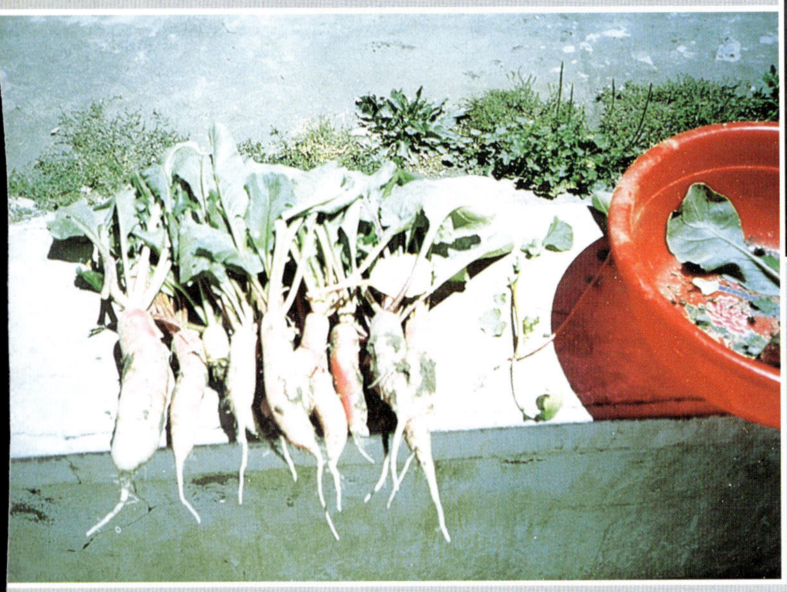

㊵赴西藏医疗队员克服困难，自己动手种植蔬菜

（医政司　供稿）

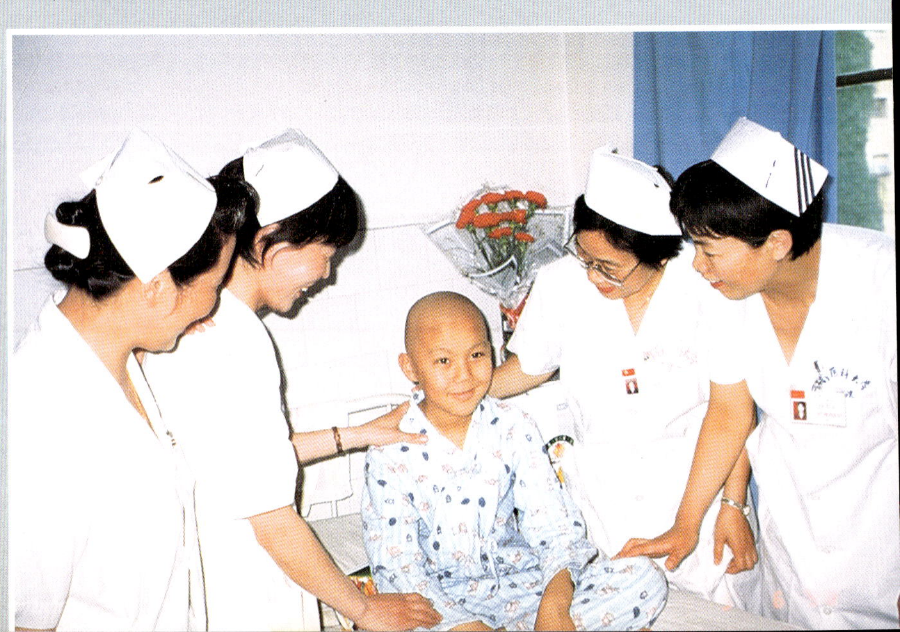

㊶河南医科大学第一附属医院成为我国脐血干细胞移植治疗白血病成功的首例。图为该院护理部主任查房了解患儿术后恢复情况

（河南省卫生厅　供稿）

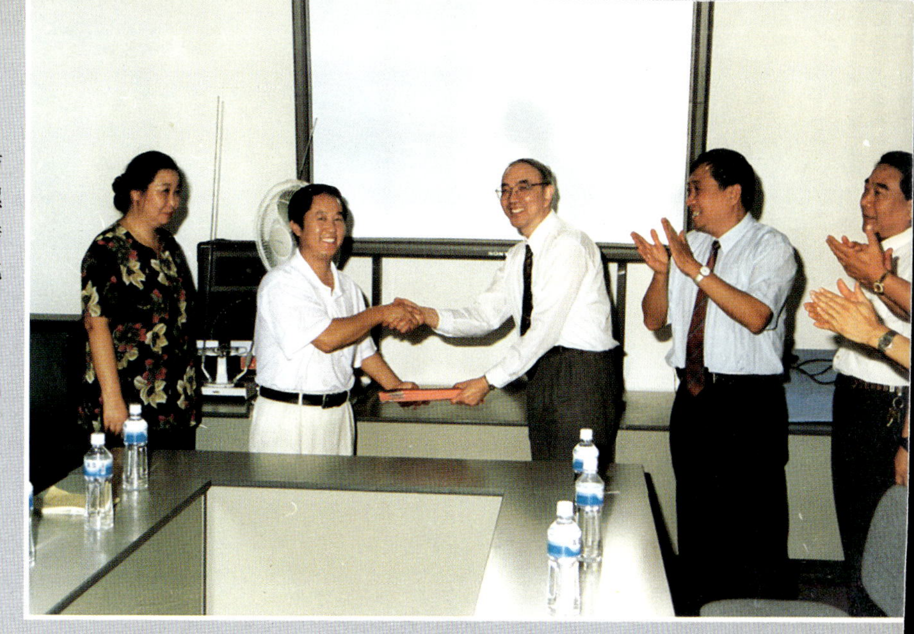

㊷中国预防医学科学院与山东潍坊医药集团中药厂签定了“幽门螺杆菌抗体诊断试剂盒”的技术转让合同。该项成果于1994年获北京市科技进步奖，于1998年3月获卫生部新药证书

（中国预防医学科学院　供稿）

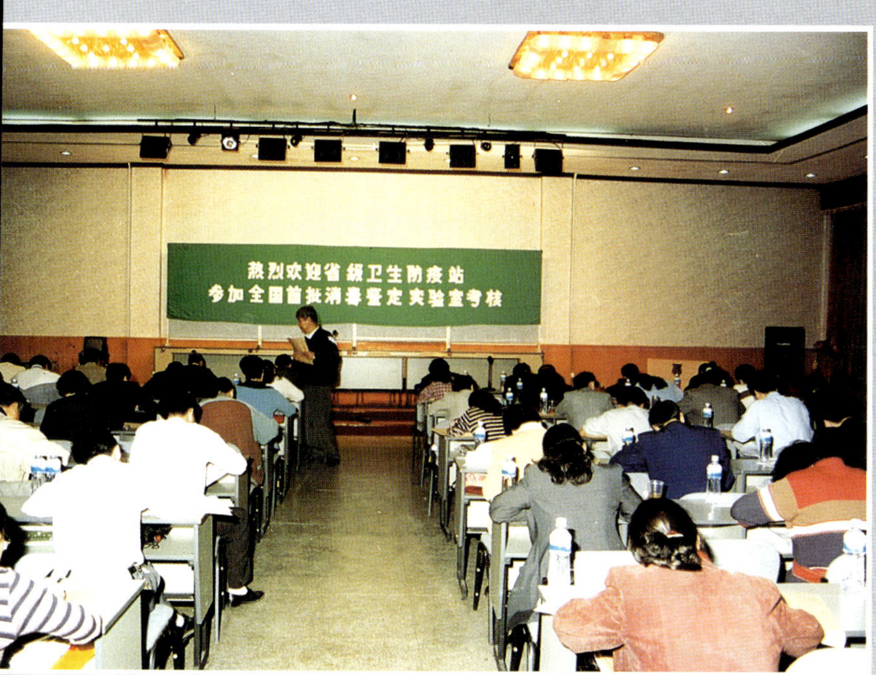


㊸全国首批消毒鉴定实验室考核在中国预防医学科学院举行

（中国预防医学科学院　供稿）

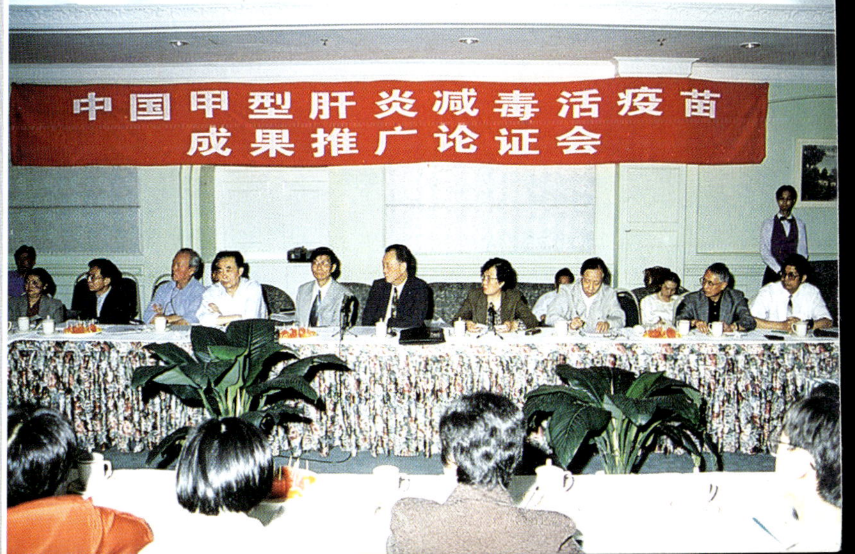


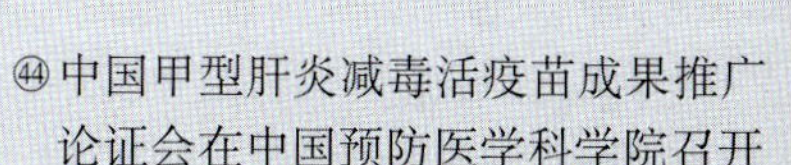

㊹中国甲型肝炎减毒活疫苗成果推广论证会在中国预防医学科学院召开

（中国预防医学科学院　供稿）

无偿献血是光荣
无私奉献是美德
省第二人民医院宣
人民医院
适龄白衣战士自愿无偿
献血签名处
救死扶伤，助人为乐
树立无偿献血光荣的
社会风尚！省二院宣

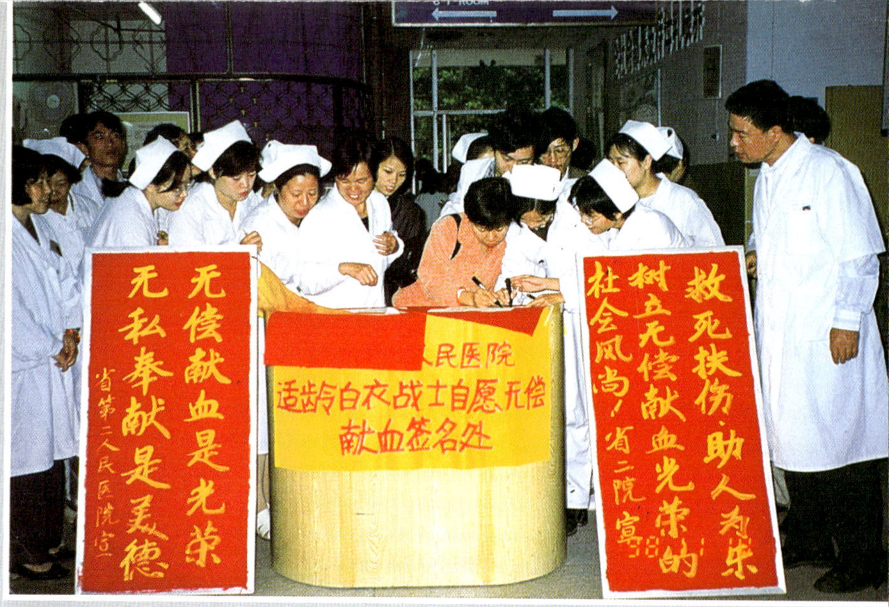

㊺福建省第二人民医院医护人员积极参加无偿献血

（医政司　供稿）

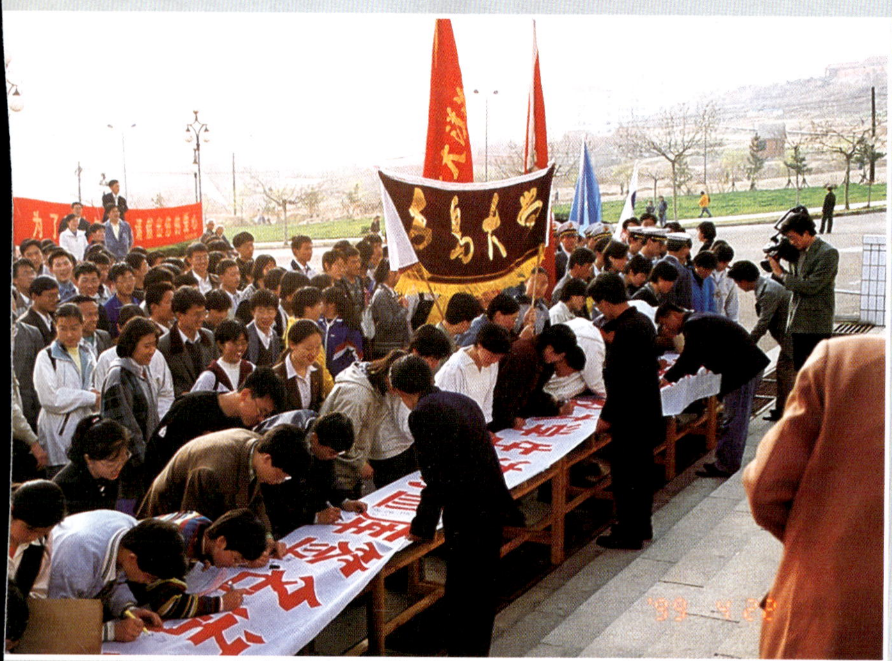

㊻乌鲁木齐市大学生踊跃参加无偿献血签名活动

（医政司　供稿）

1998年中国戒烟竞赛大奖抽奖仪式

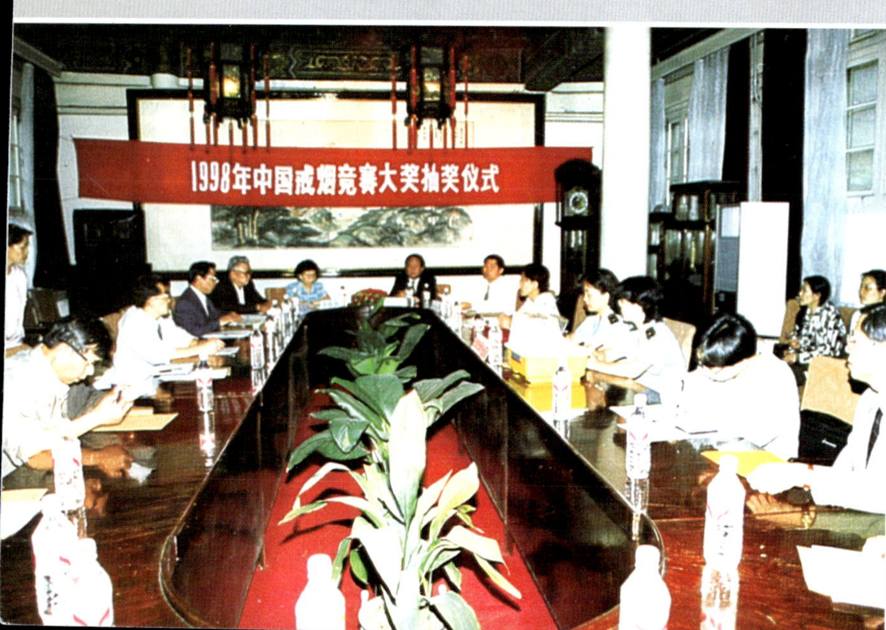

㊼1998年6月1日，卫生部举办中国参加国际戒烟竞赛大奖抽奖仪式

（基妇司　供稿）

# 中国卫生年鉴

# 1999

《中国卫生年鉴》编辑委员会 编

人民卫生出版社

# 《中国卫生年鉴》（1999）编委会

# 《中国卫生年鉴》(1999)

主　　编：陈啸宏　刘益清

责任编辑：张永泰　刘秀珍

特约编辑

毛群安　卫生部办公厅
蔡顺利　卫生部人事司
于德志　卫生部规划财务司
崔　新　卫生部卫生法制与监督司
侯培森　卫生部基层卫生与妇幼保健司
林　岩　卫生部医政司
于明珠　卫生部疾病控制司
黄琼丽　卫生部科技教育司
李　宁　卫生部国际合作司
毛嘉文　卫生部统计信息中心
张冀湘　国家药品监督管理局
张恒有　国家中医药管理局
童应安　国家经济贸易委员会医药司
赵清慧　国家出入境检验检疫局
郭　进　解放军总后卫生部
刘静湖　中国红十字会
陈清森　中华医学会
张丽霞　北京市卫生局
孙毓华　天津市卫生局
赵书平　河北省卫生厅
续建邦　山西省卫生厅
乔建东　内蒙古自治区卫生厅
韩明惠　辽宁省卫生厅
阎德胜　吉林省卫生厅
王永江　黑龙江省卫生厅
陆培明　上海市卫生局
周传章　江苏省卫生厅
沈家贤　浙江省卫生厅
吴革非　安徽省卫生厅
陈文加　福建省卫生厅
陶　曦　江西省卫生厅
宋怀吉　山东省卫生厅
王　力　河南省卫生厅
江世虎　湖北省卫生厅
薛天剑　湖南省卫生厅
彭　炜　广东省卫生厅
那　苓　广西省卫生厅
杨才绩　海南省卫生厅
董蜀荣　重庆市卫生局
周学文　四川省卫生厅
舒立志　贵州省卫生厅
李玉勤　云南省卫生厅
王建鹏　西藏自治区卫生厅
杨智海　陕西省卫生厅
乔公先　甘肃省卫生厅
曹正逵　青海省卫生厅
井树礼　宁夏回族自治区卫生厅
邓克中　新疆维吾尔自治区卫生厅

# 编 辑 说 明

《中国卫生年鉴》是由卫生部主办，由卫生部、全国爱国卫生运动委员会、国家药品监督管理局、国家中医药管理局、国家出入境检验检疫局、国家经贸委、解放军总后勤部卫生部共同编写，综合反映中国医药卫生工作各方面情况、进展、成就的资料性工具书。本书自1983年以来，已出版16卷，本卷为1999卷，收编的内容截至1998年底。

本卷分为13部分：1. 特载；2. 重要会议报告；3. 政策法规；4. 工作进展；5. 军队卫生工作；6. 省、自治区、直辖市卫生工作；7. 学术团体和群众团体；8. 中国红十字会；9. 人事与干部；10. 卫生工作纪事；11. 卫生统计工作；12. 附录；13. 索引。

工作进展部分下设14个栏目：1. 公共卫生与疾病防治；2. 国境卫生检验检疫；3. 爱国卫生运动；4. 基层卫生；5. 妇幼卫生；6. 中医药事业管理；7. 医政管理；8. 医学教育；9. 医学科学技术；10. 药品监督管理；11. 医药行业管理；12. 规划财务管理；13. 健康教育与新闻出版；14. 国际交流合作与外资利用。

全书引用的数字均由国家主管机关颁布（不包括台湾省数字）。

为便于读者检索，本卷对绝大部分内容编制了索引附于书末，按汉语拼音字母依次排列。

本卷同时有英文版编辑出版。

《中国卫生年鉴》编辑办公室

1999.6.

# 目　录

## 特　载



## 重要会议报告



## 政 策 法 规



## 工 作 进 展

## 公共卫生与疾病防治



### 计划免疫



### 传染病防治



### 地方病防治



### 寄生虫病防治



### 劳动卫生与职业病防治



### 环境卫生监督



### 放射卫生防护



### 学校卫生监督



### 健康相关产品与卫生监督

### 卫生标准



## 国境卫生检验检疫



## 爱国卫生运动



## 基 层 卫 生



## 妇 幼 卫 生



## 中医药事业管理



## 医 政 管 理

## 医学教育



### 高等医学教育



### 中等医学教育



### 成人医学教育



### 研究生医学教育与学位工作



## 医学科学技术



## 药品监督管理



## 医药行业管理

## 规划财务管理



## 健康教育与新闻出版



## 国际交流合作与外资利用

## 军队卫生工作



## 省、自治区、直辖市卫生工作

## 学术团体和群众团体



## 中国红十字会



## 人事与干部



## 卫生界人物

### 卫生部系统



### 全国爱国卫生运动委员会系统



### 国家药品监督管理局系统



### 国家中医药管理局系统



### 国家出入境检验检疫局系统

### 军队卫生系统



### 学术团体和群众团体

**中国红十字会**



**表彰人物**



## 卫生工作纪事

# 卫生统计工作

## 卫生统计信息工作



## 卫生统计

### 卫生机构、床位、人员



### 医疗服务



### 人口自然变动及死亡原因

## 附　录



## 索　引

# 特载

# 特 载

## 李岚清副总理在全国爱国卫生灾后防疫电视电话会议上的讲话（摘要）

（1998年10月9日）

党中央、国务院十分重视和关心灾区的卫生防疫防病工作，已经作出一系列部署。今天，我们召开这次全国爱国卫生灾后防疫电视电话会议，主要目的是发扬爱国卫生运动的优良传统，落实江泽民总书记在全国抗洪抢险总结表彰大会上的重要讲话精神，以灾后防疫为主要内容，动员全社会在今冬明春开展广泛的群众性爱国卫生运动，打一场除害防疫的人民战争，以实现大灾之后无大疫的目标，夺取灾后防疫的最后胜利。

**一、具有中国特色的爱国卫生运动对改善城乡卫生面貌发挥了重要作用**

江泽民总书记在1996年底中共中央、国务院召开的全国卫生工作会议上指出：“开展群众性爱国卫生运动，是我国社会主义卫生事业的一个创造，对于改善城乡环境卫生，提高人民卫生知识和健康水平，发挥了重要作用，这一优良传统，要继承和发扬下去。”在《中共中央、国务院关于卫生改革与发展的决定》中明确了新时期卫生工作方针是“以农村为重点，预防为主，中西医并重，依靠科技与教育，动员全社会参与，为人民健康服务，为社会主义现代化建设服务。”在灾后防疫的关键时刻，学习江总书记讲话精神，回顾爱国卫生运动的历史，发扬优良传统，坚持新时期的卫生工作方针，尤其显得重要。

爱国卫生运动是我国社会主义卫生事业的一个创造，是各级党委和政府领导、部门协作、全社会广泛参与的群众性活动，对于改善我国城乡环境卫生面貌、提高人民群众卫生意识和健康水平做出了重大的贡献。建国初期，在党和政府领导下，通过开展群众性爱国卫生运动，大力除“四害”，讲卫生，基本控制了疫病的大流行，粉碎了敌人发动的细菌战争，一扫“东亚病夫”的形象，振奋了民族精神。在社会主义建设时期，通过爱国卫生运动，在宣传卫生知识，教育群众改变不良卫生观念，同不良卫生行为和习惯作斗争，创建卫生城市、农村改水和改厕、改造城乡环境卫生面貌和卫生设施等方面都发挥了积极的作用。特别是在1976年唐山大地震、1991年华东地区大水灾等重大自然灾害中，由于广泛发动群众，开展爱国卫生运动，不仅有效地控制了疫病的暴发和流行，保障了人民群众的身体健康，而且也不断丰富了爱国卫生运动的内容，发展了爱国卫生运动。

几十年来，我国爱国卫生运动由于始终坚持党和政府的领导，发挥爱卫会成员部门和其他部门的作用，广泛动员全社会参与，致力于普及卫生知识，控制病媒虫害，改善卫生条件，提高健康水平，反映了人民群众的愿望，得到了人民群众的积极响应和热烈拥护，因而保持了旺盛的生命力，产生了很好社会效益和经济效益，受到国内外广泛好评。群众性爱国卫生运动所具有的防治疾病、改造环境、移风易俗、振奋精神的巨大力量，将有力地推动我们做好灾后防疫工作，这是我们的优势。今年我国洪水灾害范围广、持续时间长、受灾人口多，居住、工作环境和外部环境受到了严重的破坏，非常容易引起疫病的暴发与流行，危害人民群众的健康。大力开展爱国卫生运动，落实各项灾后防疫措施，是摆在我们面前的一项重要任务和紧迫工作。

**二、各级党委、政府要把开展爱国卫生运动作为当前灾后防疫工作的头等大事抓紧抓好**

开展今冬明春爱国卫生运动的总体要求是：党委和政府领导、部门协作、技术指导、群众参与，确保大灾之后不发生大疫。党中央、国务院高度重视和关心灾区的爱国卫生与卫生防疫防病工作。江泽民总书记多次强调要加强卫生防疫防病工作，大搞群众性爱国卫生运动，防止灾后发生大疫。朱镕基总理召开国务院常务会议，研究部署了灾区卫生防疫工作。中央办公厅、国务院办公厅先后发出通知，对于加强卫生防疫工作提出了明确要求。国务院对于今年救灾防疫的领导、部门协调以及经费、物资的保证等都做了周密安排。各级党委和政府要迅速行动起来，贯彻落实党中央、国务院的部署，实行党政一把手负总责，对本地区、本单位的爱国卫生灾后防疫工作作出统一部署，明确各部门的职责和任务。要像抗洪抢险"严防死守"大堤溃决一样，爱国卫生灾后防疫也要实行"严防死守"，执行责任制，层层落实，任务到人，责任到人，确保灾后无大疫。

各部门要在政府领导下，团结协作，积极主动参与，爱卫会各成员部门要根据职责分工，各尽其职，各负其责。计划、财政部门要把爱国卫生纳入社会发展规划和计划，并给予必要的经费支持；建设、环保、铁道、交通、民航、旅游、工商、农业、水利部门要根据各自的职能落实本部门的工作；民政部门要将一定数额的救灾经费和捐款用于灾后防疫工作；宣传、教育、广播影视、新闻、出版等部门要继续将爱国卫生作为精神文明建设的重要内容，开展多种形式的健康教育与卫生科普宣传；共青团、妇联要组织青年、学生和妇女积极参与爱国卫生活动；解放军、武警要继续积极参予并配合地方开展爱国卫生运动。卫生部门要切实担负起在爱国卫生灾后防疫工作中的责任，作好政府的参谋和助手，积极主动制定灾后防疫预案和技术方案，协助政府组织动员和组织实施。各级领导要深入基层，深入实际，调查了解实际情况，切实帮助基层解决困难和问题，并督促各项灾后防疫措施的落实。

爱国卫生运动的最大特点是广泛性和群众性，各地党政领导一定要将群众发动起来，组织起来，移风易俗，改造家园，充分发挥人民群众在爱国卫生灾后防疫工作的主力军作用。

根据历史经验，大灾之后的一段时间，都有流行传染病的可能，特别是明年开春以后的可能性更大。因此，要有长期的思想准备、工作准备和物资准备，扎扎实实地工作，在今冬明春广泛开展群众性的爱国卫生和灾后防疫活动，把病源病媒及时扑灭，防止疫病蔓延。

刚才，安徽省的蒋作君同志介绍的情况，非常值得我们注意。安徽省1931年发生了特大的水灾，灾民300万人，死亡11万人，其中死于灾后疫病的8万多人。我算了一下，占整个死亡人数的72%，就是大多数或绝大多数是灾后因疫病死亡的。根据历史资料，1931年全国大水灾淹死14.5万人，因灾后传染病暴发流行死亡300多万人。1971年安徽省发生水灾，31个县市流行钩端螺旋体病，病人达11万人。而1991年再次遭受特大洪涝灾害，受灾人口4 400万人，由于灾后防治得力，全省无一例甲类传染病发生，也无乙类传染病的暴发流行。充分说明工作做不做，做的认真不认真，结果大不一样。只要我们工作做得好，大灾之后无大疫是可以做到的。

**三、突出爱国卫生灾后防疫重点，全面落实各项卫生防疫防病措施**

最近一些年的爱国卫生工作在创建卫生城镇、农村改水改厕、健康教育等方面做了大量工作，取得一定的成效。我们一方面要肯定过去创建文明城市、卫生城市方面所做的工作，另一方面，面对21世纪，不能还停留在原来的水平上，要认真考虑对卫生城市应该有什么样的要求。过些天我们就要召开全国爱卫会的全体委员会议，要认真讨论这个问题。我个人认为，大气质量怎么样，饮水卫生怎么样，以及污水、垃圾处理怎么样，这些都是卫生城市、文明城市评比的基本条件。当然，城市是不是干净，道路和栏杆是不是整洁，这些也都很重要，但最重要的，还是要从根本上解决环境卫生问题，不搞表面文章。还要教育群众，采取必要的措施，制止乱吐痰，乱丢废弃物。城市还应该多植树，多种草，增加绿地。现在，城乡环境脏乱差的现象还比较普遍，即使在一些大中城市，这个问题也没有完全解决。只有城乡，特别是农村的卫生面貌改变，才能从根本上改变我国的卫生状况。考虑到我国的主要人口在农村，农村社会经济发展也相对落后，不少农民缺乏基本卫生知识和常识，今年洪涝灾害又多发生在农村地区，因此，今后在继续抓好城市爱国卫生运动的同时，要把重点放在农村，而且一定要以灾后防疫为重点开展爱国卫生运动。非灾区的城市和农村也决不能忽视传染病的流行，必须加强防疫系统的建设，加强防疫防病知识的宣传教育，大搞环境卫生和除"四害"的活动，特别是消灭卫生死角。刚才，我们请河南的同志发了言。河南今年很幸运，没有遇到大的灾害。但是，少数地方发生了急性肠道传染病的流行。还有一些省没有受大灾，也发生了传染病的流行。传染病流行起来很快，它不管你灾区不灾区，都可以暴发流行，非灾区千万不可以麻痹大意，不管灾区非灾区，都要高度重视防疫工作，都要开展爱国卫生运动。文康同志刚才讲了这次爱国卫生灾后防疫工作的重点地区、重点人群、重点疾病和主要任务与重点工作，我认为都很重要，既要突出重点，又要把握全局。

彻底清理环境，实施消毒、杀灭害虫和灭杀鼠患，消除苍蝇、蚊子、老鼠、蟑螂"四害"是这次爱国卫生灾后防疫的重点。这是灾后防疫花钱少、效果好的一项根本措施。各级政府以及村委会、村民组织一定要把群众动员组织起来，一起动手，清理环境。卫生部门对于环境清理要主动给予科学的技术指导，既要实施消毒、杀虫、灭鼠，控制病媒虫害，又要注意保护环境，减少药物和经费浪费。在重建家园、移民建镇中，一定要吸收卫生人员参加规划建设工作，要考虑预防疾病与环境卫生的要求，搞好基础卫生设施的规划和建设。要把住"病从口入"关，要重点解决饮水和厕所问题。

各级党委和政府一定要特别重视解决灾区群众的饮用水问题，这是预防肠道传染病的一个重要措施。要保证暂时还居住在堤坝、高坡地带等临时安置点灾民的饮水卫生，采取一切措施让他们喝上清洁水。对于已经返回家园的灾民，要认真做好环境消毒工作，特别要加强饮用水的卫生指导和卫生知识教育。环保部门要强化水源保护，建设、水利部门要加快水厂（站）、水井的修复或重建进度。国家经贸委已经订购了一大批水的清洁过滤设备，重建时就要把它安装好，使用好。我到内蒙、黑龙江和吉林一些受灾地区看了一下，北方很好的办法就是打井，因为北方地下水比较深，污染情况好一些，而且打井也很便宜。卫生部门要加强水质监测，指导群众饮水消毒；要加强灾区的食品卫生监督管理，要教育群众不食用腐烂变质的食物，预防发生食物中毒。

洪涝灾害对医疗卫生机构也造成了很大破坏，要抓紧灾区医疗卫生机构的功能恢复和灾后重建工作，要关心医疗卫生人员的工作和生活。恢复计划免疫冷链系统正常运转，尽快开展常规免疫，根据不同的需要，做好今年的局部地区强化免疫。疾病监测和疫情报告系统在这次灾后防疫中发挥了重要作用，要严格按《传染病防治法》报告疫情，继续执行疫情日报和零报告制度，进一步加快和完善疫情报告信息系统的现代化建设步伐，这不但对这次灾后防疫和正常防疫工作都很必要，对贯彻“预防为主”的方针更具有重大作用。信息渠道畅通，信息快速、准确、全面，一旦发生问题，马上就可以组织扑灭疫情。信息不畅，疾病蔓延，错过了防治时机，损失很大。我们现在电子高速公路也有了，要充分利用。在预防的问题上要舍得花钱，要尽快把卫生防疫信息系统建立起来。中央在这方面准备花些钱，我建议各省各地在这方面也要花点钱，花这个钱是非常值得的，这是花钱少、见效快、效益高的好事。

另外，南方和北方灾区的地理、环境、气候以及疾病种类和流行特点有所不同，因此，在开展爱国卫生运动、制定灾后防疫措施时要考虑这些不同之处，制定相应的爱国卫生运动方案和防病措施。各地的情况不一样，不能一刀切。

加大卫生知识和健康教育力度，普及卫生防病知识，提高群众卫生意识和自我保健能力，培养良好的卫生行为和习惯。前一阶段，宣传、新闻、教育、卫生、出版等部门和电视、电台、报纸等新闻媒体在宣传卫生防疫防病知识方面做了大量工作，受到群众的普遍欢迎，一定要坚持下去，形式更加多样化，更加贴近群众，更有针对性。除了要讲一般的知识，还要举一些案例，这样就能够引起群众的重视。要形成一个全民动员、人人参与爱国卫生运动、人人讲卫生的局面。

**四、发扬伟大的抗洪精神，做好爱国卫生灾后防疫工作，促进社会主义精神文明建设**

今年广大军民在抗洪抢险斗争所表现出来的团结拼搏、誓与大堤共存亡的革命英雄主义精神，所迸发出的爱国主义热情以及所显示出的巨大凝聚力，将大大促进爱国卫生灾后防疫工作的发展。要学习和发扬“万众一心、众志成城、不怕困难、顽强拼搏、坚韧不拔、敢于胜利”的伟大抗洪精神，掀起群众性爱国卫生运动高潮。不管是灾区还是非灾区，城市还是农村，都要进行卫生防疫防病知识的大宣传，环境卫生的大清理，良好卫生习惯的大普及，传染病的大防治。总之，我们要坚决完成江总书记提出的“确保大灾之后不出现大疫”的要求。

（疾病控制司（爱卫办） 摘）

# 张文康部长在爱国卫生灾后防疫电视电话会议上的讲话（摘要）

（1998年10月9日）

**一、关于前一阶段救灾防病工作**

党中央、国务院十分重视、关心灾区的卫生防疫防病工作，在各级党委、政府的领导和各部门通力协作下，经过全国人民和广大医疗卫生工作者共同努力，救灾防病工作取得了显著的成绩。截至目前，灾区疫情平稳，重点传染病得到有效控制，未发生大的疫情暴发与流行。

（一）党中央、国务院十分重视、关心救灾防病工作。党中央、国务院领导同志一直关注灾区人民的防病治病和卫生防疫工作。江泽民总书记多次对加强灾区救灾防病工作作出指示。他在湖北视察长江抗洪抢险工作的讲话中指出，一定要加强卫生防疫工作，各级政府和卫生部门要采取积极措施，密切监视疫情，积极防治，绝不能让疫病蔓延。并指出，群众性爱国卫生运动是改造环境、预防疾病的很好形式，要大力发扬这个优良传统。江总书记亲自给卫生部领导打电话，询问灾区疫情和卫生防病工作情况，反复叮嘱要全力以赴做好救灾防病工作。还主持中央政治局常委会听取了卫生部关于救灾防病工作的汇报并做了重要指示。朱镕基总理主持国务院常务会议，专门研究和部署救灾防病工作。在灾区视察工作时，他反复强调，一定要重视卫生防疫防病工作，防止灾后出现大疫。李岚清副总理连续数次召开会议，全面部署救灾防病工作并检查落实情况，认真听取专家意见，研究工作中存在的问题，对救灾防病工作所需经费、物资都做了周密安排。岚清同志还先后到南方、北方灾区视察救灾防病工作，并分别在武汉、哈尔滨召开南北灾区救灾防病工作座谈会，对卫生防疫防病工作作出明确指示并提出具体要求。

为加强救灾防病工作，防止灾后出现大疫，国务院办公厅发出了《关于切实做好灾区救灾防病工作的紧急通知》，此后不久，中共中央办公厅、国务院办公厅又联合发出《关于做好卫生防病防疫工作的通知》，要求全国各地进一步做好救灾防病工作。党中央、国务院高度重视卫生防疫防病工作，不仅体现了对人民群众健康的关心，而且也是对救灾防病工作的鞭策和支持。

今年国家加大了支持救灾防病工作的力度，根据灾区的需要，及时下拨救灾防病专项经费，调运药品、疫苗、消毒杀虫灭鼠药物器械以及净水过滤器等物资，有力地支持灾区卫生防疫工作。

(二)各级党委和政府把救灾防病工作放在重要地位。今年入汛以后，各省、自治区在部署防汛抗洪工作的同时，对做好救灾防病工作都提出明确要求。湖北、湖南、江西、安徽、江苏、吉林、黑龙江、内蒙等省自治区的党政领导亲自过问、检查指导救灾防病工作。有的还成立了由省领导任组长的救灾防病领导小组。多数省区召开了电话会议，布置救灾防病工作，政府领导和部门负责人分片包干，落实责任制。湖北、吉林、内蒙在重灾区设立救灾防病指挥部，统一调度、指挥救灾防病工作。特别是国务院办公厅和中共中央办公厅、国务院办公厅两个《通知》下发之后，各地党委、政府迅速进行再动员，再部署，加强救灾防病工作。湖南省委、省政府主要领导挂帅，财政、计划、卫生等15个部门参加，发动全省大搞"'98卫生防疫大行动"。黑龙江、吉林等省已发出通知，部署本省爱国卫生运动。总之，在灾害严重时期，各级党委和政府领导有力，工作扎实，保证了防疫防病措施的落实。

(三)各有关部门和社会团体切实履行职责，充分发挥各自的优势和特长，积极主动支持救灾防病工作。财政、计划、经贸委、民政、化工、铁路、民航、邮政、电讯等部门积极筹措经费、物资，或为运送物资、联络等提供方便，特别是在防汛抗洪最紧张时期，民航、铁路、邮电部门对救灾防病物资随到随发，有力地支援了救灾防病工作；水利、建设、农业、环保部门在灾区的饮水、环境卫生、消毒、杀虫、灭鼠等方面给予有力支持；宣传、新闻、电视、广播、出版、报纸等发挥新闻媒体速度快、覆盖面广的特点，大量播发有关救灾防病内容的节目，印发宣传小册子、画报等读物；教育部门为灾区学生安排开学第一课便是学习、了解卫生防疫防病知识；红十字会等社团发挥国内外联系广泛的特长，多方筹措资金和物资送往灾区；解放军、武警与地方卫生部门携手，有力地保障了抗洪抢险军民的健康。

(四)国务院决定建立的救灾防病药品部际协调会议制度，使救灾防病药品有了基本保障。为适应救灾防病需要，今年国务院决定，建立救灾药品部际协调会议制度。由卫生部负责，国家经贸委、药品监管局、解放军总后卫生部等14个部门参加。在各部门的支持下，今年国家储备药品调拨协调、运转顺利，灾区药品、器械的调拨和供应基本得到保证。到目前为止，已经紧急调拨中央国家储备药品37293件，价值5849万元，基本保证了灾区急需药品的需求。实践证明，这一重大决策是救灾防病工作的重要保障。

(五)各级卫生部门积极主动做好救灾防病工作。各级卫生部门对以霍乱为重点的传染病防治工作早做准备和部署、动员，印发救灾防病预案以及重点传染病防治方案，进一步完善救灾防病各项管理制度，加强了疾病监测和防病工作的监督检查。继续实施重大传染病日报和零报告制度，并随着救灾防疫工作的需要又先后实施了重点传染病周报制度、救灾防病工作定期报告制度等。加强了疫病的预测和预报工作。卫生部先后向各地派了数批联络员、专家组、工作组，对于及时掌握疫情动态、了解和指导救灾防病工作发挥了重要的作用。

广大卫生人员为保障抗洪抢险胜利和人民群众健康作出了突出贡献。广大卫生人员从祖国四面八方奔赴灾区，奋不顾身投入抗洪抢险、救灾防病斗争，涌现出一大批以黄慧生、赵丛菊为代表的"人民健康卫士"和先进人物。很多基层医疗卫生机构在自身十分困难的情况下，将自备药品全部投放于救灾防病工作。全国卫生系统共派出63 904支医疗队，出动医疗救护人员338 769人次，救治3 232万人次，卫生部门和其他部门联合发放675万册(盘、份)宣传资料。北京、天津、河北、山西、上海、山东、浙江和广东等省市卫生系统在当地党委和政府的领导及有关部门的支持下，与受灾省区建立省际对口支援关系。据不完全统计，这些省市卫生系统向受灾省区共捐款和支援药品器械总价值5 869.7万元，消毒杀虫灭鼠药品价值145.6万元。

## 二、当前灾区灾后防疫形势

洪涝灾害对灾区环境造成很大破坏，卫生状况恶化，灾区存在发生疾病暴发与流行的可能性，爱国卫生灾后防疫任务繁重而艰巨。

(一)灾区生态环境破坏严重。这次洪涝灾害十分严重，波及面广，持续时间长，给灾区生态环境造成了严重破坏，大量动物淹死腐烂，不少卫生设施被破坏，加之气温偏高，致使蚊、蝇大量孳生，这些因素都容易引起传染病发生与流行。

(二)缺乏清洁卫生的饮用水和食品。灾区普遍缺乏清洁水源，供水设施受到破坏，南方灾区气温还比较高，食品易腐败、变质和被污染，加上灾民聚集等因素，易引起多种肠道传染病暴发与流行和发生食物中毒。

(三)当前受灾地区传染病、寄生虫病流行态势严峻。南方灾区的甲型肝炎、痢疾、伤寒等肠道传染病及血吸虫病等疾病发病数有所增加。北方灾区又是历史上的鼠疫、流行性出血热的老疫区，受灾之后很容易引起这些疾病的发生和流行。

(四)人口大流动增加了灾区疫病防治的难度。灾区大量民工外出打工，也有大量非灾区人员进入灾区参加灾后重建，加大了灾区疫病的发生和流行的可能性。

(五)灾后疫病暴发流行的滞后性。与洪涝灾害的出现相比，灾后不少疫病的发生有一定的滞后性。灾害后期，是疫病容易发生流行的重要时期，也是卫生防疫工作的关键时期。1931年我国发生大水灾之后，次年及以后几年，发生了霍乱的大流行，仅1932年就报告了霍乱病例100 666例，死亡31 974人，病死率高达31.8%。历史上此类事例屡见不鲜。今年灾害严重，涉及范围广，受灾地区传染病种类多，情况复杂，灾后相当一个时期都有可能发生某种疫病的暴发流行。

**三、关于下一阶段爱国卫生灾后防疫工作**

根据历史经验和今年的实际情况，灾后防疫已进入关键时期。广泛开展群众性爱国卫生运动，是党中央、国务院提出的重大决策和措施，对于确保实现大灾之后无大疫有重要意义。我们必须迅速动员起来，全力以赴，坚决贯彻落实。

（一）提高认识，加强党和政府对爱国卫生运动的领导和部门协调。《中共中央、国务院关于卫生改革与发展的决定》中指出："爱国卫生运动是我国发动群众参与卫生工作的一种好形式。"江泽民总书记在全国卫生工作会议上的讲话中指出："开展群众性爱国卫生运动，是我国社会主义卫生事业的一个创造，对于改善城乡卫生环境，提高人民卫生知识和健康水平，发挥了重要作用。这一优良传统，要继承和发扬下去。"并指出，"各部门都要关心卫生与健康问题，在全社会树立"大卫生"的观念。"我们要认真学习和领会党中央、国务院领导同志关于救灾防病和开展爱国卫生运动的重要指示精神，切实加强对爱国卫生灾后防疫工作的领导，实行地方首长负责制；要协调各部门和动员全社会支持、参与爱国卫生运动。爱卫会各成员部门更要同心协力，各尽其职，各负其责，发挥部门特长和作用。以灾后防疫为中心，开展群众性爱国卫生运动，确保大灾之后不发生大的疫情。

根据当前救灾防病工作的实际情况和国务院领导同志的指示精神，全国爱卫会决定暂停今年的城市卫生检查，并责成爱卫办尽快组织研究进一步改革和提高创建卫生城市活动的方案。当前一定要统一思想和认识，把工作重点放在灾区和农村，集中力量开展灾区的爱国卫生运动和灾后防疫工作。

（二）广泛开展卫生宣传和健康教育，提高全民卫生意识和参与爱国卫生运动的积极性。把群众发动起来，是搞好爱国卫生运动的关键。各级政府和爱卫会要向群众进行反复动员和宣传，要使参与爱国卫生运动成为群众自觉的行动。各部门和社会团体要发挥社会动员的优势，发动青年、学生、妇女、农民等参加爱国卫生运动；各种传媒和新闻机构要把卫生知识送到千家万户，把简便易行的各种防病措施教给群众，培养良好的卫生习惯，提高群众的卫生意识和自我防病能力。大力倡导和组织群众制定村民爱国卫生防病公约，增强环境保护意识，发扬公共卫生道德风尚。

（三）深入开展群众性爱国卫生运动，彻底清理环境，科学实施消毒杀虫灭鼠，清除疫病发生与流行的条件。在开展爱国卫生运动，全面清理环境、除"四害"的过程中，要以生活环境及公共场所为主，坚持"先进行清理、后实施消杀灭"的原则。组织群众清理室内外环境，整修道路，排除积水，填平坑洼，清除污泥和垃圾杂物，铲除杂草；疏通沟渠，掏除水井污泥；修复厕所和其他卫生设施，清理公共设施和场所；清除蚊蝇滋生地，实施环境消毒，杀灭害虫。要实施科学灭鼠，降低鼠密度。一定要在专业人员指导下，对污泥、生活垃圾、人畜粪便、腐烂植物和动物尸体进行彻底处理。

（四）尽快修复供水设施，加强食品卫生管理，切实保障灾区群众的饮水和食品卫生。退水之后，要优先抢修农村水厂、水站，尽快恢复供水；分散供水地区，要动员群众清理水井，实施井水或缸水消毒。继续宣传提倡灾区群众喝开水；当前仍在堤坝、高坡地带集中居住的灾民可提倡使用净水器等方式，集中提供清洁卫生水，并进行消毒处理；灾民返回家园，还要继续向灾民反复宣传并督导他们对生活饮用水进行净化消毒处理。食物中毒是灾后比较常见的疾病之一，要向群众宣传，不食用腐败变质、霉变或被农药及其他化学工业品污染的食物。要切实加强食品卫生监督检查，预防食物中毒的发生。

（五）加强爱国卫生运动的技术培训与指导，充分发挥基层三级医疗预防保健网的作用。在开展爱国卫生运动中，既要讲群众性，又要讲科学性，要把两者统一起来。我们既要充分发动群众，又要发挥专业队伍和专家的作用，用科学、实事求是的态度和方法指导制定各项灾后防疫措施。要继续组织专家、技术人员深入基层，对基层卫生防疫人员进行培训和训练；指导灾区群众实施环境清理、消毒、杀虫和灭鼠；参与移民建镇、重建家园的规划、建设并进行环境卫生学评价等，特别要重视供水、厕所等卫生设施的建设。基层三级医疗预防保健网是我国卫生工作的基础，在这次洪涝灾害中遭到很大破坏，各地在灾后重建过程中，要重视恢复基层卫生机构功能或重建工作，并尽快发挥作用。

（六）加强重点传染病防治和疾病监测与疫情信息系统建设，提高疫情报告、分析与预测、预报能力。要严密监视重点疾病的发生和流行动态，主动搜索疫情，及早发现疫情。一旦发生疫情，要及时采取果断的措施，将疫情控制在最小范围并予以扑灭。要继续实施疫情日报告、零报告和周报告制度以及工作报告制度。当前应特别注意按照各种疾病监测方案实施监测，疫情报告要准确、迅速。要完善疾病监测与疫情信息系统，提高现代化水平。这次洪涝灾害对计划免疫冷链系统造成了很大破坏，不少地方中断了儿童的常规免疫接种。各地要尽快修复或重建冷链系统，使之正常运转，及时补种疫苗。在局部地区要实施强化免疫接种。

（七）非灾区也要大力开展爱国卫生运动和加强卫生防疫防病工作。非灾区和灾区的爱国卫生灾后防疫工作是一个整体，大灾之后，非灾区和灾区的人口相互流动增加，对疫病传播流行的相互影响更加明显。因此，在强调做好灾区爱国卫生灾后防疫工作的同时，非灾区也要广泛开展群众性爱国卫生运动。今年不搞城市卫生检查，并不等于说城市的卫生工作可以有所放松。城市人口集中，流动性也大，对卫生的要求应当更高。保证大灾之后无大疫，城市负有重任。

同志们，尽管今年遭受严重洪

灾，爱国卫生灾后防疫任务艰巨，但是，我们坚信，在以江泽民同志为核心党中央的坚强领导下，通过周密部署和精心组织、动员各部门和社会各界，动员广大卫生医疗人员和灾区人民群众，落实各项灾后防疫措施，打一场灾后防疫的人民战争，我们就一定能够做到大灾之后无大疫，夺取今年抗洪救灾防病的最后胜利。

（疾病控制司（爱卫办） 摘）

**【救灾防病工作】** 1998年我国长江流域、松花江和嫩江流域遭受了历史罕见的洪涝灾害。在党中央、国务院坚强领导和指挥下，全国军民万众一心，团结奋斗，取得了抗洪抢险斗争的伟大胜利，救灾防病工作也取得了阶段性胜利。

截至年底，我国严重受灾地区传染病疫情总体上仍呈平稳态势，重点传染病得到有效控制，未发生大的疫情暴发与流行。

**一、疫情**

1. 灾区法定报告传染病疫情平稳 截至11月底，受灾省、自治区法定报告的26种甲、乙类传染病累计发病率为180.7/10万，与1997年同期累计发病率175.1/10万相比略有上升，属于正常范围上下波动，吉林、江苏、湖南和湖北等省有所下降，黑龙江、江西、安徽、内蒙古等省区疫情较1997年同期有所上升。与前5年（1993～1997年）的平均发病率相比，吉林、江苏、安徽、湖北等省低于平均水平，黑龙江、湖南、内蒙古和江西省略有上升（见表一）。

**表一 受灾省区传染病发病率与1997年、以及与前5年同期比较**

| 省 别 | 1998年（1/10万） | 1997年（1/10万） | 与1997年相比（%） | 前5年平均发病率 | 与前5年比较 |
|---|---|---|---|---|---|
| 吉林省 | 196.6 | 237.4 | ↓17.2 | 198.6 | ↓ |
| 江苏省 | 172.0 | 184.6 | ↓6.8 | 228.9 | ↓ |
| 湖南省 | 127.6 | 128.2 | ↓0.4 | 125.2 | ↑ |
| 湖北省 | 210.4 | 254.7 | ↓17.4 | 220.7 | ↓ |
| 安徽省 | 165.7 | 155.7 | ↑6.4 | 198.4 | ↓ |
| 内蒙古 | 161.5 | 147.9 | ↑9.2 | 116.8 | ↑ |
| 江西省 | 204.8 | 192.1 | ↑6.6 | 165.9 | ↑ |
| 黑龙江 | 172.4 | 131.4 | ↑31.2 | 95.8 | ↑ |
| 合 计 | 173.8 | 178.2 | ↓2.5 | 176.7 | ↓ |

2. 受灾省区传染病发病率略低于非灾区 截至11月底灾区省区报告传染病发病率173.8/10万，非灾区报告传染病发病率183.8/10万，受灾省区报告传染病发病率略低于非灾区省区报告发病率（见图二）。

3. 灾区重点传染病得到有效控制 受灾地区的病毒性肝炎、流行性出血热、乙型脑炎和疟疾发病数略低于1997年同期，痢疾、伤寒和钩端螺旋体病稍高于1997年。与非灾区相比，灾区重点监测传染病发病率较高的有痢疾、伤寒和钩端螺旋体病。另外，1998年全国霍乱发病数上升幅度较大，截至11月底，共报告11 729例病人，湖南、安徽等灾区共发病2 653例，非灾区省（区市）共发病9 076例。

4. 与灾害相关的重点疾病得到及时治疗 严重灾害期间，广大抗洪军民和灾区人民生活居住条件差，发生了1 091 168例皮炎、264 682例红眼病、461 976例肠炎和827 910例感冒病人，都得到了及时治疗。

**二、救灾防病工作情况**

1. 党中央、国务院高度重视救灾防病工作，各级政府和卫生行政部门加强了救灾防病工作的领导 江泽民总书记、朱镕基总理和李岚清副总理多次强调要切实做好救灾防病工作，做到大灾之后无大疫。李岚清副总理还多次主持会议听取防病专家意见，研究救灾防病工作，并赴灾区检查救灾防病工作。灾区各级政府均成立救灾防病领导小组，政府领导担任负责人，各级卫生行政部门将救灾防病工作作为头等大事，研究形势，提出措施，狠抓落实。因此，党和政府重视救灾防病工作不仅体现了党和人民之间的血肉联系，而且由于党和政府的强有力领导，动员全社会参与救灾防病工作，还是取得救灾防病阶段性胜利的根本保证。

2. 加强了饮水卫生与食品卫生，控制介水传染病与食源性疾病 严重洪涝灾害使灾区饮用水设施受损严重，受灾地区毁损农村自来水厂、站7 717座，占7省区原有农村水厂（站）5.73%，毁损手压机井186.09万台，占7省区原有手压机井11.52%。为解决灾民饮用水供应问题，采取了饮水消毒、提供净水器、紧急修复供水设施等多种措施。加强饮水卫生的宣传，对饮用江水、湖水的灾民使用明矾混凝沉淀、漂白粉精片等消毒进行技术指导，教育灾民尽量饮用开水。通过这些措施，基本保证了灾民饮水卫生，控制了经水传播疾病的暴发流行。同时，加强灾区饮食卫生的监督检查，对灾民饮食卫生进行指导，基本上控制了以往受灾地区常见的大规模食物中毒的发生。

3. 组织全方位医疗防疫服务 在严重灾害期，全国各地与灾区省区各级卫生部门派出大量医疗防疫人员，奔赴灾区，分片包干，积极救治病人。据不完全统计，卫生部、各省、以及灾区省自派医疗防疫队 63 904 支，共有 338 170 名卫生人员在灾区现场工作，救治病人 3 232 万人次。

4. 大力开展爱国卫生活动，加强了居住和生活环境的卫生清理，及时消毒、杀虫、灭鼠 全国爱卫会召开“全国爱国卫生灾后防疫电视电话会议”，部署爱国卫生工作。各地纷纷以灾后防疫为主要内容，动员全社会广泛开展群众性爱国卫生运动，组织灾区群众彻底消除疫病可能发生或传播的外环境，清除居住地周围的垃圾污水、污物；对受淹的住房和公共场所进行消毒处理，喷洒杀虫药剂，消灭蚊蝇孳生地；迅速处理腐烂植物及其尸体。各级卫生部门组织了大量的卫生防疫小分队，深入灾区，对灾民居住区的卫生清理以及消杀灭进行技术指导，为灾民和抗洪军民提供消杀灭服务。

5. 严重灾害期间实行的传染病日报、零报告、周报制度对于了解疫情、部署工作起到了重要作用 为控制霍乱疫情上升势头，确保抗洪救灾工作的胜利，卫生部决定于 7 月 16 日开始实施霍乱疫情实行日报制度，未发生霍乱也要报告，即零报告制度。8 月上旬，卫生部决定对病毒性肝炎、痢疾、伤寒等重点传染病实施每周报告一次的制度。实践证明，这些疾病报告和监测措施，确保了各级政府和卫生行政部门能够及时了解各地疫情，统筹全局工作。

6. 国家对于灾区物资、经费和其他形式的支持，对于各地救灾防病起到关键作用 根据国务院决定建立的救灾防病药品部际协调会制度，对于确保 1998 年国家储备药品及时向各地调拨，对于控制灾区疾病与疫情起到至关重要的作用。共向各地调拨价值 5 849 万元的药品，向灾区直接调拨救灾防病经费 2 400 万元，统一采购价值约 1 800 万元的消杀灭药物，共 1 625.245 万吨；机动背负式喷雾喷粉机和喷烟喷雾机 4 415 台，价值约 581 万元；流行性出血热、甲肝和伤寒等疫苗，价值约 322 万元。

7. 国内外捐赠资金和物资，有力地支持了救灾防病工作 卫生部共接收捐赠资金 493 万元，181 万元义诊费以及 1306 万元的国内捐赠药品，外国政府和公司捐赠药品、药械约 4 800 万元，以上物资和资金陆续分配到灾区。

8. 通过大规模的卫生宣传和健康教育，卫生防病知识得到大普及 在 1998 年的严重灾害期间以及灾后，声势浩大、持久的卫生知识宣传和健康教育，对预防和控制疾病发挥了重要作用。在李岚清副总理亲自关怀下，中央电视台等各种新闻媒体充分发挥特长，长时间、大范围、高频度播发卫生防病知识，中央电视台、教育电视台、广播电台、人民日报、农民日报、中国日报、光明日报以及健康报等很多新闻单位辟出专栏或专题，宣传卫生防病知识，特别是中央电视台“抗洪灾、防疫情”节目影响很大，效果非常好，受到全国人民的普遍欢迎。许多报纸、刊物印制了不同形式的宣传教育刊物和宣传小册子进行宣传，据统计，共计发放健康教育宣传材料 755.22 万册（盘份），灾区卫生防病健康教育覆盖面达 95%以上，对于提高群众的自我保健意识和自我保护能力发挥了重要作用。

9. 非灾区与灾区卫生系统之间的对口支援发挥重要作用 经国务院同意，卫生部统一组织了北京-内蒙古、天津-黑龙江、上海-湖南、河北和山西-吉林、浙江-安徽、广东-湖北、山东-江西等省际间的对口支援联系，共派出 116 支医疗队、约 700 多医疗防疫人员，救治 20 多万人次，支援经费 1 800 万元、药品价值约 8 273 多万元、消杀灭药品价值约 850 多万元。其他各省各级卫生部门纷纷以各种形式支援灾区。对口支援不仅对于灾区救灾防病工作是一个很大促进和鼓舞，而且对于非灾区卫生人员了解灾区实际情况、学习抗洪精神很有意义。

虽然 1998 年我国长江流域、嫩江、松花江流域发生了特大洪涝灾害，卫生防疫工作面临严峻挑战，但在党中央、国务院的坚强领导和指挥下，各级政府加强卫生防病救灾工作领导，有关部门、社会各界大力支持，广大卫生人员以人民健康为己任，努力工作，逐步落实李岚清副总理提出的“卫生防病知识大宣传、环境卫生大清理、良好卫生习惯大普及、传染病的大防治”的指示，取得了救灾防病工作的阶段性胜利，为夺取灾后防疫的最后胜利打下了坚实的基础。

（王 钊 邵瑞太）

**【全国爱国卫生灾后防疫电视电话会议召开】** 全国爱国卫生运动委员会 10 月 9 日召开全国爱国卫生灾后防疫电视电话会议，动员全国人民大力开展爱国卫生运动，确保大灾之后无大疫。中共中央政治局常委、国务院副总理、全国爱卫会主任李岚清在会上发表重要讲话，要求各级党委和政府、各级爱卫会恪尽职守，全力以赴做好爱国卫生和卫生防疫工作，夺取灾后防疫工作的胜利。

全国爱卫会副主任、国务院副秘书长徐荣凯主持了会议，全国爱卫会委员、有关部委领导及北京市的负责同志，各省、自治区、直辖市政府主要负责同志，受灾省的县（旗）、非受灾省的地（市、州）的负责同志分别在北京主会场和各地分会场参加了会议。全国爱卫会副主任、卫生部部长张文康介绍了前一阶段救灾防病工作形势和当前爱国卫生灾后防疫的任务，湖北、吉林、安徽、河南和北京市的领导同志分别介绍了本省（市）的爱国卫生运动现状和今后的工作部署。

李岚清同志在讲话中指出，党中央、国务院十分重视和关心灾区的卫生防疫防病工作，已经作出了一系列部署。这次全国爱国卫生灾后防疫电视电话会议，旨在发扬爱国卫生运动的优良传统，动员全社会在今冬明春开展广泛的群众性爱国卫生运动，打一场除害防疫的人民战争，以实现大灾之后无大疫的目标。

会议指出，国务院对于今年救灾防疫的领导、部门协调以及经费、物资的保证等都做了周密安排。各级党委和政府要迅速行动起来，贯彻落实党中央、国务院的部署，实行党政一把手负总责，对本地区、本单位的爱国卫生灾后防疫工作作出统一部署，明确各部门的职责和任务；爱国卫生灾后防疫也要实行"严防死守"，执行责任制，层层落实，任务到人，责任到人。

会议最后号召广大军民要学习和发扬"万众一心、众志成城、不怕困难、顽强拼搏、坚韧不拔、敢于胜利"的伟大抗洪精神，掀起群众性爱国卫生运动高潮。不管是灾区还是非灾区，城市还是农村，都要进行卫生防疫防病知识的大宣传，环境卫生的大清理，良好卫生习惯的大普及，传染病的大防治，坚决完成江总书记提出的"确保大灾之后不出现大疫"的要求，夺取灾后防疫工作的胜利。

（徐东方）

**【抗洪抢险部队卫勤保障】** 1998年夏季，我国长江、嫩江、松花江流域发生历史上罕见的特大洪灾，全军31万余名官兵在抗洪抢险斗争中作出了巨大的贡献，同时，抗洪抢险部队卫勤保障任务也圆满完成。

与建国以来历次抢险救灾等重大军事行动的卫勤保障比较，这次抗洪抢险卫勤保障具有5个突出特点：任务紧迫，出发仓促，保障准备不足；条件较差，疫情复杂，防病任务艰巨；抗洪兵力多，疲劳程度大，保障任务重；战线展开长，部队分布广，保障难度大；持续时间久，药材消耗大，保障困难多。针对这些特点，卫勤保障做到4个方面：

1. 卫勤组织指挥有力　根据军委、总后首长的指示，在总后卫生部统一指挥协调下，广州、南京、济南、沈阳、北京军区和空军、海军、第二炮兵卫生部门及总部有关直属单位，均成立了指挥协调组织，按照"加强一线，突出防病，防治结合，全力保障"的原则，周密部署和有效使用卫勤力量。在抗洪一线部署团以上建制卫勤分队251个，分别从67个医院、防疫队等卫生机构组派医疗、防疫队450批次，有18所医院承担医疗后送体系任务。一线卫生人员达8 500人。

2. 卫生防病成绩明显　搞好卫生防病是这次卫勤保障的重点。各级卫生部门及抗洪部队按照"建制为主，兼顾友邻，分片包干，主动保障"的原则，采取军地、军兵种联防，实行定点、定人、定责任。特别是在"两湖"地区，各防疫队打破部队建制界限，按划分的任务区实施防疫保障。从总部到部队，一方面广泛开展健康教育，紧急编印《卫生防病手册》和《卫生防疫保障和疫情处理预案》，直接发到抗洪部队；为抗洪官兵讲授防病知识，对中暑、饮水消毒等进行技术指导。另一方面全面落实综合性防病措施，组织进行"阵地"卫生整顿，开展特殊条件下的爱国卫生运动；长江流域抗洪部队狠抓血吸虫病、2号病的预防服药，做到"发药到手，看服到口，不服不走"。绝大多数抗洪部队实行预防接种签名制度，保证预防措施落实到人。抗洪部队发病趋势平稳，总发病率为10.6%，其中常见病占99.3%；传染病为0.7‰，无烈性传染病发生，无疫病流行，无集体食物中毒。

3. 医疗救治及时有效　大多数师以下建制卫勤力量前伸配置到营、连，使伤病员及时得到诊治。在建制保障的基础上，总部和各大单位还派出大批医疗队，对一线实施支援保障，对伤病员实施早期救治。担负抗洪部队医疗任务的医院，迅速腾空床位，为伤病员提供最好的服务，对危重伤病员实施成功的救治。同时，全心全意地为灾区群众诊治疾患。抗洪期间，共诊治伤病员134.7万人次，其中军人83.5万人次，地方群众51.2万人次。抗洪结束后，经总后首长批准，第一、二军医大学分别派出专家指导组赴南京、广州战区，指导返营官兵体检和医学鉴定工作；各大单位还安排了患伤病官兵到疗养院疗养，使之尽早康复。

4. 药材保障充足到位　总部和各大单位按照"保重点，保急需"的要求，以军队药材主渠道供应网络为依托，以防疫药材保障为重点，多渠道为抗洪部队筹措供应药材，共276个品种，总价值3 390余万元。总后卫生部不仅为抗洪部队紧急筹供药品器材，还下拨了卫生防病专款。各大单位根据抗洪兵力和药材需求，对药材、经费制定详细的分配计划，充分发挥军队药材供应主渠道作用，利用药材供应站或开设野战兵站等形式，集中订购药材，及时提前送到一线。同时派出检查组监督检查，严禁中间环节截留，确保药材、经费到位。

这次卫勤保障是一次近似实战的检验，各级卫生部门和全体卫生人员经受了考验，完成了任务，得到军委、总部首长的肯定，赢得广大抗洪官兵的赞誉，受到军以上单位表彰的先进单位有75个，先进个人有386人。

（李鲁滨）

**【救灾防病健康教育】** 1998年，健康教育工作紧紧围绕救灾防病的中心任务，运用多种形式进行广泛深入的卫生防病知识普及活动。据统计，江西、安徽、江苏、湖南、湖北、黑龙江、吉林和内蒙古8个受灾省区共制作各种宣传材料556.22万份/册，包括中央及北京、天津、山东、广东等9省市对口支援、下发的宣传材料达755多万份/册（盘）。全国卫生系统派出的6万多支医疗防疫工作队，出动了33万多人次的医疗防疫人员，开展医疗防疫及大量的卫生防病防疫宣传和指导，使灾区防病健康教育覆盖面达95%以上，形成了卫生防疫防病知识的大宣传，良好卫生习惯的大普及，为实现大灾之后无大疫发挥了重要作用。

1. 加强对救灾防病健康教育工作的领导　为贯彻落实李岚清副总理关于做好救灾防病宣传教育的

一系列指示精神，以卫基妇（1998）1号文下发了“关于做好救灾防病健康教育工作的通知”（简称“通知”），要求灾区各级卫生行政部门努力提高卫生宣传资料和防病知识的覆盖率，提高灾区群众相关知识知晓率和健康行为形成率。要努力使卫生宣传资料与食品、药品同步送到灾区每一个家庭。利用各种传播媒介和手段宣传防病知识，形成舆论，作到家喻户晓。专业人员要深入救灾防病第一线，开展卫生防病宣传，培训乡村医生、基层干部和乡村教师。灾区中小学生要初步掌握常见疾病的防治知识，医疗卫生人员要使病人在获得医疗服务的同时，获得相关卫生知识。各受灾省区积极落实卫生部“通知”精神，相继下发有关文件，对加强健康教育工作提出了具体要求。

黑龙江省王佐书副省长要求把宣传品及时送到灾区群众手中，把一些学得会、用得上、效果好的办法教给老百姓，切实提高群众的自我保护能力。安徽省制定了《1998年救灾防病健康教育预案》。湖南省卫生厅组织了《'98卫生防疫大行动》，下发了《'98卫生防疫大行动健康教育实施方案》。

2．开展形式多样的救灾防病健康教育　各级卫生部门牢固树立了抗大灾、防大疫的意识，早动员、早部署、早准备。安徽省健康教育部门按照全省统一部署，在灾害到来之前，准备了10种2万份以上的救灾防病材料，并在受灾期间紧急筹集资金制作下发材料。据统计，仅7月～10月发送救灾防病材料56种，39.85万份（盒）。江西省开展了万份《江西卫生报》救灾防病专刊大赠送活动，把灾后主要疾病的防治预案、诊疗预案和基本卫生知识送到了灾民和医疗防疫队员手中。湖北省组织编印《农民健康教育简易读本》、《抗洪救灾防病知识问答》等宣传材料，通过基层的卫生组织以最快的速度送到了灾民手中，保证了每个帐篷上张贴一张宣传单，每个家庭主妇有一份健康教育材料，每个广播站和小学有一盒录音带，并赶制了健康教育布标200余条在重灾区悬挂。内蒙古自治区编印蒙文折页、手册等约15万份，呼盟、哲盟和兴安盟健康教育所也在经费紧张的情况下，边自救，边赶制宣传材料。

为贯彻李岚清副总理关于在今后“相当时间里要不厌其烦地讲卫生防病知识，借此机会，努力提高全民族的文明程度”的指示精神，卫生部与中央电视台密切合作，在黄金时间段播出《健康之路》“抗洪灾、防疫情”特别报道，每日一集，共播出132集。针对灾后防病防疫的突出问题，集中宣传卫生防病防疫知识，在全国产生很大影响。《人民日报》、《农民日报》、《健康报》等各大报社纷纷开辟救灾防病专栏。各受灾省区也充分发挥大众传媒的优势，在省市电台、电视台和各报刊设立专栏或专题节目，及时报道防病防疫信息，开展卫生知识的宣传。据统计，江西省在省、地、市、县电视台开办救灾防病节目达461期，电台开办专题节目604期，各报刊登救灾防病科普稿件达1000余篇；湖南省在全省播放了统一制作的救灾防病公益广告；安徽省电视台制作了50分钟的“健康特别节目”；内蒙古健康教育所制作了6集电视系列节目和蒙汉两种文字的宣传材料也在区电视台、广播电台播放。湖南省卫生厅与省广播电视厅共同发文，要求全省各地播放“九亿农民健康教育行动”录像片；中国健康教育研究所、湖北省和内蒙古赤峰市健康教育所摘录编辑了“全国九亿农民健康教育行动”录像带中有关内容，复制发送灾区播放。

各受灾省区健康教育所的专业人员积极奔赴救灾第一线，把救灾防病健康教育做在大堤、船头和灾民中间。中国健康教育研究所与中央电视台《健康之路》栏目组开展了“九江行”健康教育行动。各受灾省区健康教育所的职工先后奔赴重灾区，开展了面对面的宣传、培训与指导。江西省举办防病健康教育培训班30余期，建立了九江和永修县的健康教育试点，培训了34名基层干部和教师作为健康教育宣传员。安徽省健康教育所配合省爱卫办、省团委培训灾区团员、青年，帮助他们掌握改水改厕知识。

3．注重救灾防病健康教育的总结与评价　为提高救灾防病健康教育工作水平，进一步研究和探讨健康教育在救灾防病工作中的作用，各受灾省区注重和加强了对救灾防病健康教育的评价。安徽省健康教育所在总结1991年救灾防病健康教育成功经验的基础上，设计和实施救灾防病健康教育的效果评价、灾民知-行阻滞因素、不同传媒传播效果等7个方面的课题。据抽样调查，在重灾区有50%以上的灾民拥有健康教育材料，多数灾民户棚里张贴了健康教育传单，灾区各乡村广播站、村委会都有文、图、声等形式的健康教育材料及宣传活动。防病知识知晓率达85%以上，卫生行为符合率达75%以上。灾区不仅没有发生大的疾病流行，报告传染病发病率均有所下降。该省1月～9月受灾严重的沿江六地市报告传染病发病率比1997年同期下降了20.04%。在课题实施过程中，注重研究新情况、新问题，强化质量控制，取得显著成效。湖南和江西省分别对受灾最严重的澧县官垸乡、九江县洲头村进行问卷调查表明，通过健康教育灾民健康意识明显提高，突出表现在：不喝生水及饮用水要消毒；不吃洪水淹死的家禽家畜以及懂得红眼病的预防等。在澧县官垸乡的200名灾民中，有83.2%的人记得卫生宣传材料内容，有83.2%的人履行了传播内容的要求，有89.5%的人认为这些知识对自己很有作用。

（陶　金　侯培森）

**【卫生部1998年救灾捐赠款物安排情况】**　1998年我国大部地区遭受各种自然灾害袭击，时间早、期间长、范围广、种类多，特别是夏季，我国南方发生了历史上罕见的洪涝灾害。在党中央、国务院的坚强领导下，全国军民团结一致、顽强拼搏。国内、国外的社会各界给予高度关注，积极伸出援助之手，纷纷慷慨解囊，献出一份爱心，为夺取抗洪抢险救灾的全面胜利作出了贡献。

卫生部救灾防病领导小组办公室下设的药械和经费组担负着接收并分配国内外捐赠药械、钱物的任务。为保证及时、安全、有效地将捐赠款物发往灾区，加强救灾防病国内外捐赠资金的管理工作，卫生部及时下发了《关于进一步加强救灾防病经费及国内外捐赠资金管理工作的通知》，并会同审计署下发了《关于印发〈救灾防病资金和药品器械管理的暂行规定〉的通知》。

1. 捐赠资金的安排情况　救灾期间，卫生部直接接收救灾防病防疫捐赠资金4 937 865.96元，其中国内捐赠3 363 797.66元、国外捐赠1 574 068.30元；以上捐赠资金均未指定用途，经救灾防病领导小组办公室研究决定，截至1998年底已分配使用480.5万元，尚待分配132 865.96元（根据救灾防病防疫方案，继续留待1999年春天的灾区防病防疫工作）。具体安排情况如下：

（1）直接拨付补助320万元。其中湖北卫生厅100万元、湖南卫生厅100万元、江苏卫生厅50万元、武警总部后勤部卫生部50万元、四川卫生厅20万元。

（2）统一购置消杀药品。按照救灾防病防疫的需要和总体方案，为灾区统一购置价值160.5万元的灭鼠药品18吨，并分两批（9月29日、12月7日）组织运往灾区7省。

2. 捐赠药品、器械的安排情况　救灾期间，卫生部直接接收捐赠药品、器械价值约6 106万元，其中国内捐赠1 306万元、国外捐赠4 800万元。捐赠药品主要是呼吸道感染、肠道、皮肤病、眼病等治疗药品及部分疫苗、试剂、消杀药品；捐赠器械主要是防疫用车、B超机、喷雾器等。种类、型号较多，截至1998年底，国内捐赠及大部分国外捐赠已按照捐赠方意向或经部救灾防病领导小组办公室研究决定分发到灾区，其余少数国外捐赠正接受检验，检验合格后，立即发往灾区。捐赠药械由各省卫生厅接收，并结合当地情况，统一安排使用。

（李　鑫）

**【卫生部1998年救灾防病专项经费安排情况】**　在1998年的抗洪抢险、救灾防病的斗争中，卫生部肩负确保“大灾之后无大疫”的重任，部救灾防病领导小组设立了药械和经费小组，专门负责向灾区调拨消杀灭药品、器械及经费，及时、安全、有效地保证灾区用药。药械经费组为保证各项救灾防疫防病工作的开展，积极落实灾区救灾防病经费，加强救灾防病资金的管理工作，及时下发了《关于进一步加强救灾防病经费及国内外捐赠资金管理工作的通知》，并会同审计署下发《关于印发〈救灾防病资金和药品器械管理的暂行规定〉的通知》。

1998年中央财政共安排救灾防疫经费10 500万元，在年初预算1 000万元的基础上追加9 500万元。具体使用情况如下：

1. 直接拨付灾区3 000万元　为配合地方救灾防病防疫工作的开展，直接补助地方救灾防病专项经费，结合地方财力，统筹安排，合理使用，专项用于灾区疾病疫情的控制。

| 省　区 | 经费（万元） | 省　区 | 经费（万元） | 省　区 | 经费（万元） | 省　区 | 经费（万元） |
|---|---|---|---|---|---|---|---|
| 河　北 | 50 | 福　建 | 50 | 河　南 | 20 | 黑龙江 | 200 |
| 西　藏 | 100 | 浙　江 | 40 | 陕　西 | 20 | 安　徽 | 180 |
| 青　海 | 50 | 四　川 | 40 | 贵　州 | 50 | 湖　北 | 560 |
| 新　疆 | 30 | 云　南 | 40 | 内蒙古 | 200 | 湖　南 | 510 |
| 宁　夏 | 30 | 广　西 | 80 | 吉　林 | 200 | 江　西 | 550 |
| 小　计 | 260 | 小　计 | 250 | 小　计 | 490 | 小　计 | 2000 |
| 合　计 | | | | | | | 3000 |

2. 统一为灾区购置消、杀、灭药品及器械　为解决灾区人民和抗洪大军饮水卫生、环境卫生和切断疫病传染源，卫生部会同国家石油和化学工业局、国家经贸委分三批（8月27日、9月19日、9月25日）无偿调拨给8个重灾省区及重庆市价值约1 806万元的消杀药品1625.245吨，其中：漂白粉943.12吨、漂白粉精片200吨，敌敌畏80吨、菊脂类杀虫剂102.125吨、净水明矾200吨、氯硝柳胺100吨；价值322万元的出血热疫苗26.8万人份；价值588万元的喷雾器械4 415台。总价值共计2 716万元。

| 省　区 | 药品（吨） | 疫苗（人份） | 消杀器械（台） | 省　区 | 药品（吨） | 疫苗（人份） | 消杀器械（台） |
|---|---|---|---|---|---|---|---|
| 湖　北 | 332 | 45 000 | 883 | 吉　林 | 86 | 15 500 | 242 |
| 湖　南 | 332.125 | 72 500 | 882 | 黑龙江 | 108 | 46 500 | 442 |
| 江　西 | 332 | 35 000 | 882 | 江　苏 | 91 | 8 000 | |
| 安　徽 | 211 | 33 500 | 642 | 重　庆 | | 1 500 | |
| 内蒙古 | 133.12 | 10 500 | 442 | | | | |
| 合　计 | 1625.245 | 268 000 | 4 415 | | | | |

3．解决灾区饮用水卫生　为解决灾区饮水卫生问题，根据《关于救灾防病解决饮用水卫生的实施方案》，按照"民办公助、多方筹集"的资金筹措办法，中央安排专项补助资金4 500万元，主要用于采购修复水毁农村水厂、手压机井所急需材料、设备及购置净水器。其中，湖南896万元、湖北904万元、江西844万元、安徽416万元、黑龙江610万元、吉林420万元、内蒙古390万元。

4．救灾防病宣传教育　为普及救灾防病知识，提高灾区人民的自我防病保护意识，加强灾区防病防疫知识宣传教育活动，安排救灾防病宣传教育支出48.7万元，具体使用如下：

| 单　　位 | 项　　目 | 经费（元） |
|---|---|---|
| 健康报 | "98救灾防病记实片"制作 | 12万 |
| 中国健康教育协会 | 救灾防病宣传材料制作 | 5万 |
| 部干部培训中心 | 救灾防病表彰会 | 9.7万 |
| 中国健康教育研究所 | 救灾防病宣传品制作费 | 22万 |
| 合计 | | 48.7万 |

5．其他支出　为配合救灾防病防疫工作的开展，根据部救灾防病防疫方案，委托中国预防医学科学院等单位开展相应工作，共计支出234.8万元，具体如下：

| 单　　位 | 项　　目 | 经费（元） |
|---|---|---|
| 中国农村技术改水中心 | 简易厕所运送费 | 6 720.00 |
| 中国鼠害与卫生杀虫剂协会 | 捐赠鼠药运送费 | 19 468.61 |
| 中国预防医学科学院 | 灾区重点疾病监测 | 2 000 000.00 |
| 中国预防医学科学院 | 灾区饮用水消毒效果监测 | 322 000.00 |
| 合计 | | 2 348 188.61 |

（李　鑫）

**【国外捐赠的救灾防病药械】**　从8月到12月，通过卫生部救灾防病办公室共接受日本政府、古巴政府、瑞典政府以及法国罗纳普郎克公司、印度南新公司等国外捐赠的救灾防疫药品、设备总价值约合人民币6 340万元。其中，日本政府捐赠的药品及卫生防疫用车、医疗器械等价值人民币约1 400万元；古巴政府捐赠的乙肝疫苗价值115万美元；瑞典政府捐赠的净水设备及消杀药品价值100万美元。中美史克必成公司、法国罗纳普郎克公司、瑞士诺华公司捐赠的药品价值均在500万元人民币以上。

上述药品及设备按照我国的有关规定，经过入关、检验等严格手续，已陆续送往灾区。

（苗　梅）

**【救灾防病基本情况统计】**

1．组派医疗防疫工作队和专家

（1）在1998年救灾防病期间，全国共组织各种救灾防病医疗防疫工作队63 904支，338 769人次，共救治军民3 232万人次。

（2）卫生部向受灾省区派出医疗防疫队6支，56人次，派出预防医学专家组7支，48人次，消耗药械物资约8 950.8万元，救治军民8.3万人次。

（3）受灾省（区）卫生厅组派医疗防疫队63支337人次，救治军民5万人次。

（4）北京、天津、上海、山东、广东、浙江、河北、山西、河南等省市向对口支援受灾省区派出医疗防疫工作队175支1 425人次，救治军民43.2万人次。

2．紧急调运药品、器械及下拨专项经费

（1）卫生部向7个受灾省（区）下拨救灾防病经费2 400万元。

（2）卫生部向7个受灾省（区）紧急调拨中央国家储备药品价值5 849万元，消杀灭药械近3 000万元，卫生部接受各部门捐款250万元，现金均已下发给各省、区。

（3）中国红十字总会向各受灾省（区）捐赠药品、疫苗价值1 853万元，捐赠药品5 579.5万元。

（4）北京、上海等9个省市对口支援受灾省区药品器械总价值5 869.7万元，消杀药品145.6万元，受灾8省（区）自筹下拨药品价值18 295.1万元，消杀药品11 592.3万元。

3．共计发放健康教育宣传材料755.22万册（盘、份）。

（徐东方）

**【加强灾后重建中的卫生工作】**

1998年6～9月，我国松花江、嫩江和长江流域遭受了百年不遇的特大洪涝灾害。为贯彻中央精神，切实做到把救灾和恢复生产、重建家园作为一个系统工程来抓，做到生产和生活统筹，治标和治本结合，当前和长远兼顾，使组织救灾、恢复生产和重建家园的工作，在科学论证的基础上有计划有步骤地加以进行。1998年10月，卫生部向受灾严重地区下发了《关于切实加强灾后移民建镇与重建家园中卫生工作的通知》。《通知》要求：①灾后移民建镇和重建家园中的卫生工作要坚决贯彻"预防为主"的方针，各项工作必须符合现行国家有关卫生法规、标准要求。②灾区各级卫生行政部门、防疫机构要积极参与灾后移民建镇和重建家园工作，认真做好预防性卫生监督和服务，为规划建设提供可靠的卫生学资料。③各级卫生行政部门、防疫机构要通过各种渠道加强宣传灾后新建和重建规划、建设中卫生工作的重要意义。

（何　翔）

**【加强灾后重建和机构改革期间劳动卫生与职业病防治工作】** 1998年夏季，我国长江、嫩江、松花江流域遭受了罕见的大洪水。同时，中央政府机构改革刚刚完成，地方政府机构改革工作即将展开。在这个特殊时期，各地暴露出了较多的职业危害问题和急性职业中毒事故，给灾后重建和经济发展带来严重影响。9月28日，卫生部下发了《关于加强灾后重建和机构改革期间劳动卫生与职业病防治工作的通知》。通知要求：

各受灾地区卫生部门及劳动卫生职业病防治机构要在继续深入开展卫生防病工作的同时，不放松劳动卫生职业病防治工作。特别是在恢复生产、重建家园过程中，认真做好灾区重建规划和新、扩、改建工程项目的预防性卫生监督与卫生学评价工作。要树立服务意识，帮助企业克服眼前困难。对于污染严重，危害难以治理的落后生产方式和生产工艺，要坚决予以制止，绝不把职业危害留给恢复生产后的灾区人民。

各受灾地区卫生部门及劳动卫生职业病防治机构要加大职业卫生监督检查力度，特别要加强有毒化学品的监督管理和监测工作，及时发现和消除职业中毒事故隐患，同时要加强职业病和中毒事故报告工作。

在各级政府机构改革期间，要全面承担起职业卫生监察和职业病防治监督管理的职能，积极会同当地劳动部门，做好工作交接，保证工作的连续性。

通知还要求在机构改革期间，原各部门、企业所属劳动卫生职业病防治机构要保持稳定，继续做好本单位的工作。

（张　勇）

**【受到国家表彰的卫生系统抗洪先进集体和抗洪模范名单】** 1998年12月4日，国家防汛抗旱总指挥部、人事部、中国人民解放军总政治部联合发出《关于表彰1998年抗洪先进集体和抗洪模范的决定》(国汛[1998]18号文)共表彰302个先进集体，496名抗洪模范。其中卫生系统受到表彰的先进集体6个，抗洪模范6人。他们是：

湖南省常德市卫生局

江西省卫生厅

江苏省南京市卫生局

内蒙古自治区卫生厅

卫生部救灾防病领导小组办公室

中国预防医学科学院救灾防病办公室

杨德普　安徽省卫生厅药政局局长

蔡若蔚　福建医科大学附属第二医院副主任

许树强　中日友好医院副院长

高文华　中国医学科学院协和医院医务处处长

孙维佳　湖南医科大学湘雅医院副院长

陈安民　同济医科大学附属同济医院副院长

（蔡顺利）

**【卫生部表彰抗洪抢险救灾防病先进集体和先进个人】** 1998年12月4日卫生部召开电视电话会议，表彰抗洪抢险救灾防病先进集体和先进个人。决定指出："今年我国长江流域、嫩江松花江流域遭受历史罕见的洪涝灾害。在党中央、国务院的坚强领导和指挥下，全国军民万众一心，团结奋斗，取得了抗洪抢险斗争的伟大胜利和救灾防病的阶段性胜利。全国卫生系统发扬救死扶伤的革命人道主义优良传统，以人民群众的生命安全和健康为己任，全力以赴，团结拼搏，经受了严峻考验，树立了良好的形象。广大白衣战士从四面八方奔赴灾区，奋不顾身投入抗洪抢险、救灾防病斗争，为抗洪军民防病治病，预防传染病暴发与流行，为保障抗洪抢险胜利、人民群众生命安全和身体健康，夺取救灾防病阶段性胜利作出了突出贡献，并涌现出一大批抗洪抢险、救灾防病的先进集体和先进人物，以黄慧生、赵丛菊等为代表的"人民健康卫士"谱写了一曲曲可歌可泣的壮丽篇章。

卫生部决定对在抗洪抢险、救灾防病中表现突出和取得显著成绩的湖北省卫生厅等99个单位和王宗贤等263名同志予以表彰，并分别授予这些单位和个人"卫生部抗洪抢险救灾防病先进集体"和"卫生部抗洪抢险救灾防病先进个人"的荣誉称号。

在抗洪抢险、救灾防病的斗争中，广大卫生工作者以实际行动向全社会展现出较高的思想政治觉悟、良好精神风貌和技术素质，以及所形成的强大凝聚力、战斗力和所表现出的爱国主义热情，是我们推进卫生改革与发展、发展卫生事业的宝贵精神财富和动力。卫生部号召全国卫生系统医疗卫生机构和广大卫生工作者要向表彰的先进集体和个人学习，大力弘扬"万众一心、众志成城、不怕困难、顽强拼搏、坚韧不拔、敢于胜利"的伟大抗洪精神，积极参加恢复生产、重建家园工作，努力做好今冬明春的灾后防疫工作，为实现救灾防病的最后胜利，促进卫生系统精神文明建设，推进卫生改革与发展作出更大贡献。

（蔡顺利）

**【卫生部抗洪抢险救灾防病先进集体名单】**

湖北省卫生厅
湖北省荆州市卫生局
湖北省武汉市卫生局
湖北省黄冈市卫生局
湖北省咸宁地区卫生局
湖北省黄石市卫生防疫站
湖北省鄂州市卫生局
湖北省仙桃市卫生局
湖南省卫生厅救灾防病办公室
湖南省益阳市卫生局
湖南省湘西自治州卫生防疫站
湖南省岳阳市卫生局
湖南省华容县血防办公室
湖南省安乡县卫生局
湖南省常德市卫生局
湖南省望城县卫生防疫站
江西省卫生厅
江西省卫生防疫站
江西医学院第二附属医院
江西省南昌市卫生局
江西省九江市卫生局
江西省抚州地区卫生局
江西省波阳县卫生局
江西省九江市湖口县人民医院
安徽省卫生厅
安徽省卫生防疫站
安徽省马鞍山市卫生局
安徽省铜陵市卫生局
安徽省池州行署卫生局
安徽省芜湖市卫生防疫站
安徽省枞阳县卫生局
安徽省和县卫生局
江苏省卫生防疫站
江苏省南京市卫生局
江苏省南京医科大学第二附属医院
江苏省南京市栖霞区卫生局
江苏省南通市卫生防疫站
江苏省丹徒县卫生局
江苏省邗江县卫生防疫站
江苏省丰县卫生局
黑龙江省卫生厅
黑龙江省卫生防疫站
黑龙江省医院
黑龙江省哈尔滨医科大学附属第一医院
黑龙江省哈尔滨市卫生局
黑龙江省齐齐哈尔市卫生局
黑龙江省佳木斯市卫生局
黑龙江省大庆市卫生局
吉林省卫生防疫站
吉林省健康教育所
吉林省地方病第一防治研究所
吉林省白城市卫生局
吉林省松原市卫生防疫站
吉林省前郭县卫生局
吉林省通榆县卫生局
吉林省镇赉县卫生局
内蒙古自治区卫生厅
内蒙古自治区卫生防疫站
内蒙古自治区包头市卫生局
内蒙古自治区赤峰市卫生局
内蒙古自治区呼伦贝尔盟卫生局
内蒙古自治区兴安盟科右前旗卫生防疫站
内蒙古自治区兴安盟卫生局
内蒙古自治区哲盟卫生局
上海市卫生防疫站
上海市援湘医疗队
广东省卫生厅
广东省佛山市卫生防疫站
中山医科大学
山东省卫生厅
山东省潍坊市卫生局
北京市卫生防疫站
首都医科大学附属北京友谊医院
天津市卫生局抗洪救灾办公室
天津市赴黑龙江抗洪救灾防病医疗队
河北省卫生防疫站
河北医科大学第二医院
山西省人民医院
山西省儿童医院、妇幼保健院抗洪救灾医疗队
浙江省卫生防疫站
浙江医科大学附属第一医院
浙江省杭州市第三人民医院
中国医学科学院北京协和医院防疫医疗队
中国医学科学院皮肤病研究所药剂科
中国预防医学科学院流行病研究所
中国预防医学科学院救灾防病办公室
北京医科大学第一医院国家医疗队
北京医科大学人民医院防疫医疗工作队
北京医院
中日友好医院国家医疗队
健康报社
同济医科大学附属协和医院
同济医科大学附属同济医院
湖南医科大学
白求恩医科大学
武汉生物制品研究所
广州中医药大学第一附属医院医疗队
广州中医药大学第二附属医院医疗队
卫生部救灾防病领导小组办公室

（蔡顺利）

**【卫生部抗洪抢险救灾防病先进个人名单】**

**湖北省**

王宗贤　吴　刚　徐明生　樊哲林
龚泰山　王启贵　李贻汉　吕　俊
王步还　赵志坚　周宗荣　段金富
刘远雄　郑瑞庭　王小银　熊先文
赵永学　侯家富　刘昌武　唐其柱

**湖南省**

姚宽保　刘　文　唐梅徕　陈才长
杨胜利　刘诗礼　罗先樵　唐述国
陈元文　周章林　陈安来　李阳度
蔡敬勇　唐贵卿　周武林　王伟安
潘云福　李凤清　高进良　唐纳夫

**江西省**

周　标　梅家模　廖洪映　潘松柏
刘秉山　夏阶文　童晓航　熊楼前
徐贵珍　何大波　左一文　汪　凯
夏公章　彭增源　龙　勇　朱秋保
陈诗华　许传勤　龚锦昌　李财富

**安徽省**

戴光强　钱元太　姜敬运　杜功孟
徐恒秋　蒋昌仁　胡章祥　陈文虎
宋菊江　邵海清　林光居　冯　青
吴家兵　袁华音　葛继华　姚　阳
李泽庚　林清高　潘兴国　吕性本

**内蒙古自治区**

哈斯巴根　王志东　王叔贤　王正军
王福绵　徐文海　乌　恩　步庆森
佟福昌　姚国校　敖玉光　齐桂珍
李树范　董民芳　德力格　蔚占禄
文　明　白永和　吴秉仁　杨成旺

**黑龙江省**

宋兆琴　邢济春　王振川　袁　韧

赵忠厚 孙恩泽 马 列 范 春
谷 励 刘向红 田宝英 张文忠
宋本海 冯国才 曹庆云 陶成佳
徐 明 王国才 刘湘彬 孙公学

**吉林省**

鲍德章 赵 波 戴 绘 刁 微
彭 勃 张云伍 宋述博 吕武生
武 赤 李红玉 赵久安 刘 森
侯 波 刘建华 邓海文 包国祥
杨 祥 梁小平 孙建业 刘桂樟

**江苏省**

丁 琼 倪大新 张立明 高 明
孙明歧 王伦山 郝如一 薛 林
钱 颐 赵永华 姜钟良 杨方权
吴庆玉 蒋志群 刘东明 张建伟
林 枫 王 俊 赵君能 徐国余

**上海市**

袁忠俭 李兆申 夏子煌 马保金
强国宝 朱正纲 潘云堂 方秉华

**广东省**

王启敏 林晓风 梁华坚 江桂素
郭伟强 潘伟彪 梁干雄 陈 双
梁丽庆

**山东省**

江洪泽 高海青 傅继华 曹培荣
李 扬 刘文银 阮长乐 杨松凯

**北京市**

邱大龙 毛 羽 伍沪生 刘福进
诸建民 辛维国 陈立泉 张蔚湜

**天津市**

陈 力 耿 鹏 郭 扬 王士泳
魏勇青 丛波泉 韩 铁 王积惠

**河北省**

胡景然 陈素良 秦跃洲 刘永占
石金玉 李树深 崔建国

**山西省**

吴培森 赵红娟 孙建伟 冯晋生
马玉宗 龚怀强 任 利 白建华

**浙江省**

潘卫利 张继清 张志勇 王晓勇
陈志敏 沈汉超 胡恭兴 韩宝康
郦 娟

**中国医学科学院**

高文华 王宝玺

**中国预防医学科学院**

郭家钢 黄玉英 张洪桥 史根生
王长安 时曼华

**北京医科大学**

吴问汉 黄万忠 高 彤 王福顺

**北京医院**

杨 镜 奚 桓

**中日友好医院**

许树强 徐 潜

**中国红十字总会**

刘德旺 杨会新

**中国健康教育研究所**

杨玉凯

**中国生物制品总公司**

陈祖桥 陈华云

**同济医科大学**

陈安民 姚尚龙 李雍龙 刘长金

**湖南医科大学**

孙维佳 陈 媛 刘建新

**白求恩医科大学**

闫永福 吕爱祥

**国家中医药管理局**

陈达灿 王爱平 吴 伟 刘旭生
王 琦

**卫生部机关**

孟建国 李 芳 陶 金

（蔡顺利）

**【中央国家机关表彰卫生系统支援抗洪抢险救灾防病工作先进集体、先进个人名单】**

先进集体：

中日友好医院赴湖南国家医疗队

中国预防医学科学院

国家中医药管理局中国中医研究院

先进个人：

许树强 中日友好医院

曾 光 中国预防医学科学院

张荣英 国家中医药管理局北京针灸骨伤医院

（蔡顺利）

**【科技部表彰卫生系统抗洪救灾先进集体、先进个人名单】** 11月3日科学技术部发出决定，对全国科技界在'98抗洪救灾中表现突出和取得显著成绩的60个先进集体和119名先进个人予以表彰，卫生系统有5个先进集体和14名先进个人获此荣誉，他们是：

湖南医科大学

同济医科大学

中国预防医学科学院

中国医学科学院北京协和医院防疫医疗队

中日友好医院赴湖南国家医疗队

湖北省卫生防疫站 郑连光

湖南省张家界市卫生防疫站 徐楚材

湖南医科大学 孙维佳 陈 媛 刘建新

江西九江市浔阳区卫生防疫站 邹丽君

黑龙江省卫生防疫站 王宪普

内蒙古自治区呼伦贝尔盟第二人民医院 董 跃

中日友好医院 许树强

北京医科大学 吴问汉

中国预防医学科学院 曾 光

中国医学科学院 高文华

同济医科大学 李雍龙 陈安民

（蔡顺利）

**【国家中医药管理局表彰支援抗洪救灾工作先进集体和个人】** 国家中医药管理局对局机关及在京直属单位支援抗洪抢险救灾防病工作的10个先进集体和88名先进个人进行通报表彰。10个先进集体是：国家中医药管理局医政司、国际合作司，中国中医研究院，中国中医研究院广安门医院、中药所、针灸所，北京中医药大学药厂，中国药材公司北京华颐中药制药厂、华邈中药工程开发中心，中国中医药报社。

（蔡顺利）

**【卫生部追授黄慧生、赵丛菊“救灾防病健康卫士”荣誉称号并开展学习活动】** 1998年9月23日卫生部发出《关于追授黄慧生、赵丛菊同志“抗洪救灾健康卫士”荣誉称号并开展学习活动的决定》。决定指出：1998年，我国发生了历史上罕见的洪涝灾害。在党中央、国务院的领导下，全国军民团结协作、顽强拼搏，与洪涝灾害展开了艰苦卓绝的斗争，取得了抗洪救灾的重大胜利。全国卫生系统的广大卫生工作人员也和全国军民一样，为了保护人民的健康和生命，发扬江泽民总书记提出的“万众一心、众志成城，不怕困难、顽强拼搏，坚韧不拔、敢于胜利”的抗洪精神，奋斗在抗洪抢险、救灾防病第一线，无私奉献、忘我工作，作出了重大贡献，涌现出许多可歌可泣的动人事迹，树立了卫生工作者的良好形象。黄慧生、赵丛菊同志就是其中的杰出代表。

黄慧生同志是吉林省洮南市福顺乡卫生院院长。8月2日下午，参加救灾防病工作的黄慧生同志听到福裕村有几十名群众患病，其中一名重患者急需治疗的消息时，不顾头一天晚上两次泅水过河通知对岸村民转移的疲劳，不顾同事的劝阻，为了争取时间，他携带药品，只身一人泅水过河，不幸牺牲。黄慧生同志为人善良，乐于助人，医术高、医德好，是出了名的好医生。他多年行医，自己为经济困难的患者垫付药费4万余元。职工有了困难，他更是热情帮助。当组织决定让他出任福顺乡卫生院院长时，他毅然决然地关闭了自己经营多年，经济效益一直很好的诊所。在任卫生院院长的4年中，他尽心尽力把一个濒临倒闭的卫生院建设成为全市卫生系统先进的卫生院，所属9个村卫生所的工作也得到加强。

赵丛菊同志是湖南省澧县人民医院急诊科护师。赵丛菊同志自告奋勇，顶班参加救灾防病工作。8月23日至31日，她与5名同事协助医生担负着300多人的门诊、50多人的输液、住院治疗，工作量相当大，加之生活环境差，气温高，使体质较弱的赵丛菊患了重感冒，吃不下，睡不着，常感头昏。但她不听同事的劝阻，坚持工作。因连续值班，劳累过度，31日下午突然昏倒在大堤上，呼吸、心跳骤停，被确诊为蛛网膜下腔出血，经多方抢救，医治无效，不幸于9月10日逝世。

为表彰黄慧生、赵丛菊同志的事迹，卫生部决定：追授黄慧生、赵丛菊同志“抗洪救灾健康卫士”荣誉称号并在全国卫生系统开展向黄慧生、赵丛菊同志学习的活动。广大医药卫生工作者要学习他们忠于职守，勤业敬业，心系人民群众，艰苦奋斗，不怕困难，关键时刻挺身而出、临危不惧，不怕牺牲的大无畏英雄气概和无私奉献精神。各级党委要在开展向黄慧生、赵丛菊同志学习活动中大力宣传抗洪抢险、救灾防病工作中的好人好事，弘扬抗洪精神，激发卫生战线广大职工团结拼搏、抗灾防疫的斗志。积极贯彻落实中共中央办公厅、国务院办公厅《关于做好卫生防病防疫工作的通知》精神，大力加强救灾防病工作，暂夺大灾之年无大疫。开展向黄慧生、赵丛菊同志学习的活动要结合本地区、本部门的实际，通过这一学习活动，不断加强和推动本单位的社会主义精神文明建设，为广大人民的健康和我国医疗卫生事业的不断发展作出新贡献。

（蔡顺利）

**【救灾防病大事摘要】**

**1998年6月上旬—7月上旬** 我国南方连降暴雨和特大暴雨，长江干流及主要支流水位陡然上涨，多处超过历史上最高水位，形成多次洪峰，湖南、湖北、江西、安徽及江苏等省许多地区造成严重洪涝灾害。

**1998年6月18日** 卫生部召开全国卫生防疫和救灾防病工作电话会议。张文康部长在报告中分析了今年的灾情和疫情，指出长江流域大部分省市灾情严重，截止6月17日已累计报告霍乱病例904例，是去年同期报告的20倍，带菌者185例，是去年的40倍，预示着一场较大规模的霍乱可能流行，如不采取强有力的预防措施，后果将十分严重。要求各省卫生行政部门切实加强领导，树立抗大灾防大疫的思想，更要结合灾情疫情迅速制定和完善本地区的《救灾防病预案》，要加强疫情监测和严格完善制度，切实做好救灾防病的各项准备工作，大搞爱国卫生运动，动员社会各方面参与救灾防病工作。

**6月19日** 卫生部及各受灾省区卫生厅设立救灾防病办公室，实行24小时值班。

安徽卫生厅下发《关于认真做好当前救灾防疫工作的紧急通知》，要求全省各级卫生部门把救灾防病工作作为一项全民任务切实抓好，并派人深入到受灾较重的县(市)检查督促防疫和救灾防病工作，调拨20余万元的救灾防病药品和30万元疫情控制经费。

**7月7日** 召开卫生部党组会，研究防治霍乱工作。

**7月8日** 卫生部疾病控制司再次召集有关专家分析疫情，针对各地防疫薄弱点提出了一系列改进对策。卫生部派出专家组赴湖南、江西疫区指导防治工作。

**7月9日** 卫生部以特急传真电报，发出《关于进一步加强霍乱防治工作的通知》，要求各地及时、准确、如实地报告霍乱疫情，切实做到“逢泻必查，逢疑必报”，做到“五早一处理”。

全国以霍乱为重点的肠道传染病发病率急剧上升，至7月8日，全国霍乱已发病2 076例，带菌者356例，死亡56人。卫生部向国务院就我国霍乱流行动态和防治情况作了专题汇报。

**7月13日** 卫生部救灾办向江西、福建、浙江、四川、云南、广西、湖南、安徽等省拨付救灾防病专项经费410万元。卫生部今年已向全国19个省区下拨救灾防病经费共1 000万元。

**7月中旬** 长江干流持续高水位，湖北全省已有数十万军民日夜守卫大堤，救灾防病形势十分严峻，湖北省卫生部门已派4 000多支防病救灾工作队奋战在灾区第一线，已投入消毒药品9.6万公斤，发放医疗药品价值150万元，救诊病人30万人次。

**7月16日** 根据救灾防病的需要，卫生部急函财政部申请增加霍乱防治专项经费1 200万元，以解决霍乱防治经费的严重不足。

**7月下旬** 7月以来卫生部领导一直密切注视各地特别是灾区的疫情动向。殷大奎副部长代表张文康部长和卫生部党组，每日拨通十多个灾区省厅电话询问疫情，指导救灾防病工作。

**7月24日** 殷大奎副部长参加凌晨国家防总召开的紧急会议，并在上午及时向张文康部长及部救灾防病领导小组部分成员传达汇报紧急会议精神。

**7月27日** 国务院办公厅发出《关于进一步做好支持各地防汛

抗洪工作的通知》，中共中央作出关于长江抗洪抢险工作的决定。

**7月28日** 卫生部救灾防病领导小组召开紧急会议，传达江泽民总书记、朱镕基总理及国家防总关于防汛抗洪工作的重要指示，就救灾防病工作作出紧急部署，指出今年的灾情特别严重，卫生防疫任务非常艰巨，全国救灾防病工作已经到了最危急时刻，各地卫生行政部门要充分认识当前灾情和疫情的严重性，做好防大疫的各项准备工作。当晚中央电视台《新闻联播》中报道了卫生部下发防病通知精神。

**7月30日** 上海宝龙药业公司向四川、湖南、江西、湖北、福建灾区捐赠"复方酮康唑"外用药膏，价值人民币约600万元，这是1998年救灾防病开始以来，卫生部首次收到的大额捐赠救灾物资。

**8月1日** 面对长江多次洪峰，湖南、安徽、湖北、江西、江苏五省卫生部门积极进行救灾防病总动员，为确保灾后无大疫，沿江各地组织医疗救护队，到灾区送医送药防病治病。

**8月4日** 卫生部再次向湖北、湖南、贵州、河南、江西等8省区追加救灾防病经费340万元。

**8月5日** 殷大奎副部长、规划财务司、疾病控制司领导听取湖南省卫生厅汇报该省灾疫情。

**8月6日** 党中央、国务院、中央军委致电亲切慰问全国抗洪救灾军民。号召各级党委和政府要进一步组织和动员广大军民继续发扬不怕疲劳、连续作战精神，再接再厉，团结奋斗，夺取抗洪救灾斗争全面胜利。

卫生部救灾办召集救灾防病领导小组成员、预科院专家会议，在会上殷大奎副部长传达了第三次国家防总会议精神和温家宝副总理在会上的讲话。会议还听取灾区回京专家汇报；进一步分析研究灾区疫病防治工作。

卫生部再次向国务院汇报霍乱疫情，至8月5日，全国累计霍乱病例为4 515例，带菌者903例，死亡72人，发病地区遍及全国24个省区。

**8月7日** 上午殷大奎副部长及部救灾办领导听取内蒙卫生厅汇报内蒙灾区疫情。

**8月8日** 卫生部发出《致参加抗洪救灾防病全体卫生工作者的慰问电》，要求全国卫生系统紧急动员起来，精心安排好各项救灾防病工作，夺取抗洪救灾胜利，实现大灾之后无大疫。

卫生部动员在京直属单位组织9支医疗防疫工作队，配齐各种急需药品，整装待命，准备随时奔赴灾区。

**8月10日** 卫生部召开救灾防病工作紧急会议，会议建设卫生部党组对部救灾防病领导小组进行调整，加强了力量，明确分工和工作程序，加强对全国救灾防病工作的组织领导和协调工作，为全国救灾防病工作进行全面高质量的服务。

嫩江、松花江流域连降暴雨，造成东北黑龙江、吉林、内蒙古部分地区严重洪涝灾害，救灾防病形势更加严峻。

**8月11日** 卫生部召开救灾防病工作新闻通报会，向各大新闻单位通报了今年的疫情和救灾防病工作的情况。通报了5年来传染病发病趋势和历年发病人数，截止8月10日，全国已有河南、广东、贵州等25个省、区累计报告霍乱病例5 395例，略高于历年来最高的1994年的水平；血吸虫病例400例，仍低于1994年水平。

**8月12日** 内蒙古自治区人民政府发出《关于进一步加强全区救灾防病工作的紧急通知》，通知指出，截止8月10日全区26个旗(县)多次大范围降雨，发生特大洪水，受灾地区疫情不断出现，且有进一步扩大蔓延趋势，控制疫情任务艰巨。

**8月12日** 卫生部第三次向国务院报告霍乱及防治工作情况，指出目前洪涝灾害引起一系列的卫生问题，很多地方缺乏对疾病发生流行可能的全面估计，需要进一步加强领导和提高认识，加强技术指导，增拨防病专项经费，提高救灾防病能力。

下午，殷大奎副部长召集部救灾办主要成员会，研究向灾区派遣国家医疗防疫队问题。

**8月13日** 张文康部长主持卫生部救灾防病领导小组会议，传达朱镕基总理、李岚清副总理对防病工作的指示。国务院领导要求各省充分认识目前灾情疫情的严峻形势，做好救灾防病工作，尤其是大灾之后的防疫工作，要求卫生部和各省区都要组织医疗防疫工作队迅速到灾区救灾防病，必要时可动用国家储备药品。张部长要求卫生部机关要把救灾防病作为当前卫生部工作的头等大事，各司局要从人员、物资、工作条件各方面全力支持救灾办的工作。

首批救灾防病捐赠仪式在卫生部机关举行。首批捐赠的单位有：上海宝龙药业公司再次捐赠价值360万防治皮肤病药品，中国生物制品总公司捐赠71万现金和155万的生物制品，东芝三广医疗捐赠10万美元现金，葛兰素威康中国公司捐赠价值80万元药品。

**8月14日** 江泽民主席赴长江抗洪前线指导抗洪斗争，江主席强调长江抗洪抢险到了紧急关头，处于决战的关键时刻，一定要坚定信心，一定能取得抗洪抢险的最后胜利，要认真做好灾区群众的生活安置工作，做好危险地区群众的安全转移工作。要保证他们有饭吃、有开水喝、有住处、有地方看病，一定要加强卫生防疫和社会治安工作。

国务院决定向湖北、湖南、江西、安徽、黑龙江、内蒙古、吉林重点灾区增拨卫生防疫经费2 000万元。国务院和国家防总指示，这部分经费应急需要，确保重点，解决眼前为原则，主要用于灾区防病控制疫情和解决饮水卫生问题。

国务院办公厅发出《关于切实做好灾区救灾防病工作的紧急通知》，通知要求地方各级政府要把救灾防病工作作为抗洪救灾的重要内容，立足于防大疫，对可能发生大规模疫病流行的危害性和严重性，要有充分的思想准备和清醒的认识。国务院责成卫生部在国家防汛抗旱总指挥部统一部署下，负责组织、检查、督促全国特别是灾区的卫生防疫工作。

卫生部决定派出分别以中日友好医院、中国预防医学科学院专家和天坛医院、北京市卫生防疫站等单位组成的第一批两支国家医疗防疫工作队。医疗防疫工作队携带药品于8月14日乘飞机分别赴湖南和湖北灾区。

为了及时了解灾区的灾情、疫情和救灾防疫工作需求，卫生部党组决定向重点灾区派驻联络员。张文康部长接见了首批派往江西、安徽、吉林、黑龙江、内蒙古五省区的联络员，要求他们到灾区后服从卫生厅领导，深入调查研究，掌握第一手资料，与卫生部及时沟通信息，并要求联络员不搞特殊化，和灾区人民同甘共苦，处处起模范带头作用。

**8月15日** 卫生部救灾办邀请湖南、湖北、江西三省工作在灾区一线的防疫工作者和中国预防医科院的专家分析灾区疫情，研究防治对策。

卫生部机关和直属医疗单位捐赠的重13吨、价值155万元药品和现金70万元，分批空运到湖北、湖南和内蒙灾区。

**8月17日** 朱镕基总理主持召开国务院常务会议研究部署救灾防病工作。当晚，李岚清副总理连夜召开会议，检查国办关于做好救灾防病工作紧急通知落实情况，解决救灾防病、防疫工作中存在的问题。李副总理在会上指示：党中央、国务院高度重视救灾防病防疫工作，江总书记多次指示，大灾之后易有大疫，一定要加强卫生防疫工作。各级政府和卫生部门要响应江总书记的号召，贯彻国办紧急通知精神，号召广大防疫医疗工作人员努力工作，要确保灾区军民的健康和生命安全，并且要有长期作战的思想、工作和物质准备。

**8月14—18日** 卫生部副部长殷大奎、副部长曹荣桂分别率领卫生部防病调研组分别赴湖北、湖南灾区进行调研，了解灾情、疫情以及灾区防病工作的急需。防病调研组对湖北、湖南灾区防病防疫工作提出了有针对性的指导意见。

**8月19日** 李岚清副总理在新华社《动态清样》上对湖北防病工作作出批示，要求加强血吸虫病的防治。为贯彻李副总理的批示，卫生部连续3次发出通知，要求加强血吸虫病防治工作，迅速调集大批“吡喹酮”等药物，在卫生防病人员科学指导下为灾区军民进行预防性服药。

**8月20日** “救灾防病药品供应部际协调会”在京召开第一次会议，会议议定由国家防总、卫生部、经贸委，国家药品监督管理局、石化局、总后卫生部、铁道部、交通部、民航总局等14个部门为协调会议成员单位，由卫生部总负责，卫生部副部长殷大奎为协调会召集人，并制定了协调会成员单位职责和动用国家储备药品的程序。

下午部救灾领导小组听取江西省黄懋衡副省长关于该省救灾防病工作的汇报。

**8月21—22日** 为全面贯彻落实党中央、国务院关于救灾防病工作部署和中央领导同志的一系列指示、确保实现大灾之后无大疫的目标，卫生部在北京召开了全国救灾防病工作紧急会议。张文康部长传达了党中央、国务院领导同志关于切实做好落实防病工作的一系列重要指示，会议汇报交流各省的灾情、疫情以及救灾防病工作情况，讨论部署卫生系统省际对口支援，研究进一步贯彻落实中央的精神。最后张文康部长指出：党中央国务院对救灾防病工作高度重视，我们责任重大，一定要把工作重点牢牢地放在确保大灾之后无大疫上，广大卫生工作者一定要克服困难，振奋精神，连续作战，顽强拼搏，夺取抗洪救灾防病的最后胜利。

**8月22日** 由卫生部救灾防病领导小组办公室审定，中国大百科全书出版社印制的首批《救灾防病手册》10万册分送各受灾省区。

**8月24日** 卫生部发出紧急通知，要求各地切实做好洪涝灾区的食品监督和饮水卫生，严禁将腐败变质食品和受污染食品发放给灾区群众，在灾区要抓好水源保护和饮水消毒工作，保证灾民的饮水供应。

新华社“国内动态清样”2 533期反映，吉林省嫩江流域救灾防病工作，人员、经费缺乏，朱总理批示要求卫生部救灾办迅速与吉林省卫生厅联系解决。吉林省卫生厅迅速落实朱总理批示，加强灾区防病工作，商讨办法，立即向白城市增拨了20万元救灾防病经费，并迅速增派8支救灾防病小分队赴白城。

**8月25日** 国家副主席胡锦涛视察黑龙江哈尔滨市救灾防病工作时，热情看望了参加防病工作的医务人员，并勉励他们要把工作做好，一定要保证部队战士的健康。哈尔滨市卫生局连夜召开会议要求落实胡锦涛副主席指示，进一步落实救灾防病责任制，做到三不减(参加救灾防病人员不减、深入灾区防病的次数不减、投入救灾防病药品不减)和四个到位(救灾防病的组织领导到位、防病工作深入村屯到位、防病技术措施到位、清理环境消杀到位)。

卫生部确定了卫生系统救灾防病进行对口支援，北京支援内蒙古，上海支援湖南，广东支援湖北，山东支援江西，浙江支援安徽，天津支援黑龙江，河北和山西支援吉林，江苏立足于省内自救。

人民日报“情况通报”8月19日反映，湖北公安县47万群众缺乏食品、饮水和药品，急需救助。卫生部救灾办迅速通过国家经贸委予以安排，至8月21日，陆续向湖北省发出药品516件计495万元，2天后又将发出37个品种价值840万元。

殷大奎副部长下午参加国务院救灾新闻发布会，并回答了记者提出的关于灾后防病有关问题。

**8月26日** 上午，国务院召开专门会议，检查抗洪救灾中的防疫和教育工作。中共中央政治局常委、国务院副总理李岚清同志指出，抗洪抢险仍处在关键阶段，加强卫生防疫工作刻不容缓，各灾区和有关部门要在国家防总统一部署下，把卫生防疫作为重点工作，全力以赴认真做好。

卫生部救灾办积极组织中国红十字总会、中残联、中国预防医学科学院、中国健康教育研究所、中国大百科全书出版社、华夏出版社等单位和新闻部门，积极赶制各种适用于灾区医务工作者和群众阅读、参考的救灾防病材料。

在卫生部救灾办协调下，中央电视台、中央人民广播电台、人民日报社、健康报社等新闻媒体普遍开设了防病知识专栏和专门节目，介绍灾区各种常见传染病防治知识。其中中央电视台“健康之路”受到灾区各级领导和群众的好评。

国家经贸委发出通知要求各地医药管理部门积极采取措施，组织有关企业做好救灾防病药品生产供应工作，特别是要确保当前救灾防病中急需的治疗和预防呼吸道病、肠道病、皮肤病和血吸虫病的主要药品的生产和供应。

按卫生部救灾防病领导小组的统一部署，第二批国家防疫医疗队分别赴湖北、湖南。第二批国家防疫医疗队共两支，分别由北京协和医院和北京医科大学第一附属医院为主组成，考虑到灾区实际需要，增加了二名由预防医科院选派的卫生防疫人员。

殷大奎副部长代表部领导参加欢送会，欢送北京医科大学第一附属医院、协和医院两支国家医疗防疫队赴湖北、湖南灾区。

26日以北京医科大学为主体的第二批国家防疫医疗队携带5万元药品、1.3万元物资和2万元现金到达公安县。

**8月23日—28日** 卫生部王陇德副部长率领卫生部卫生防病调研组到东北三省检查指导救灾防病工作。王副部长针对东北救灾防病工作中存在的问题和困难指出：救灾防病工作是政府的职能，卫生行政部门要加强指导和监督检查各项措施的落实，东北三省的卫生防病工作要树立长期作战的思想，要紧紧依靠政府大力开展爱国卫生运动，当前主要做好灾民点的周围环境卫生清理和消杀灭工作。

**8月27日** 中共中央政治局常委会听取卫生部关于救灾防病工作汇报，张文康部长代表卫生部汇报全国救灾防病工作。

卫生部发出通知要求全国卫生系统积极开展赈灾义诊活动，将义诊的收入支援灾区的防疫、防病工作及灾区卫生机构的恢复重建工作。北京、上海、天津、南京、广州等地积极开展赈灾义诊。

殷大奎副部长和规财司刘新明司长代表卫生部到武警部队慰问并向他们捐赠50万元用于救灾防病工作。受到高文远副司令员等领导的亲切接见。

**8月28日** 部救灾领导小组听取内蒙古自治区宝音德力格尔副主席关于该区救灾防病工作的汇报。

内蒙古灾情疫情得到卫生部、中国红十字总会等部门和北京市的关注和帮助。卫生部已会同财政部向内蒙调拨价值200万元防病经费，卫生部、国家中医药管理局、中国红十字总会专门调集了价值近360万元药品，北京市捐赠了517万元药品，并派出了两支医疗防疫工作队支援内蒙，不久卫生部决定再派出两支医疗防疫工作队去内蒙，还将无偿调拨45万元消杀药品，到目前为止，支援内蒙的经费、药品、物资总计已达1 128万元。

卫生部发出做好救灾防病健康教育工作的通知。要求灾区各级卫生行政部门利用各种传播媒介和手段宣传防病知识，要努力提高防病知识的覆盖率，灾区群众相关知识知晓率和健康行为形成率。深入防病第一线开展卫生防病宣传，乡村医生、基层卫生干部和灾区中小学生、医务卫生人员要使病人在获得医疗服务的同时，获得相关卫生知识。

**8月30日** 卫生部、国家经贸委发出《关于使用中央国家储备药品的紧急通知》，通知规定了灾区救灾防病所需的药品和消毒、杀虫、灭鼠药械从中央国家储备中调剂调拨的程序和方法。

**8月31日** 卫生部、国家经贸委、民政部、药品监督管理局联合发出通知，做好救灾防病药品供应和使用管理工作。通知要求救灾防病药品的供应、调拨要简化程序，尽快运往灾区解决急需。通知强调，严防假劣药品流入灾区，捐赠药品调入灾区必须办理有效手续，加强药品质量监督管理，在灾区严禁使用无批号和过期失效药品。

**9月1—2日** 卫生部召开非灾区卫生防病工作会议，研究非灾地区卫生防病形势，要求这些地区加强卫生防病工作，以实际行动支援灾区卫生防病工作。

**9月2日** 卫生部救灾办从中国预防医科院选派了16名预防医学专家，分赴湖南、湖北、江西、安徽、黑龙江、吉林、内蒙古七省区指导救灾防病工作，他们的主要任务是与当地医疗卫生防疫人员密切合作，开展调查研究，及时总结各地救灾防病实践经验并加以推广，积极参与当地疫情的监测分析，指导防病规划措施的制订、检查和督促落实，做好基层防病人员的业务培训。

**8月28—9月2日** 国务院总理朱镕基受江泽民总书记的委托，在东北洪涝灾区考察灾后重建和防疫工作，张文康部长等领导随行。朱总理强调当前首先要确保受灾群众安全过冬，确保大灾之后无大疫，确保灾区学生及时上学，并尽快恢复正常的生产生活秩序，为实现全年经济发展目标努力奋斗。在视察灾区过程中朱总理反复强调要充分认识疫情的长期性，严密监视疫病的发生和流行动态，要广泛动员群众，大力开展爱国卫生运动。

**8月31日—9月3日** 李岚清副总理赴江西、湖南、湖北灾区，检查防病防疫和中小学重建工作，卫生部副部长殷大奎等随行。李副总理在各地强调：各级党政领导把灾区防病工作作为一件大事来抓，要像“严防死守”大堤那样确保灾后无大疫，要发动灾区群众消灭蚊蝇鼠害，消除蚊蝇孳生地，全面清理环境，要落实各项防病防疫措施，在全国开展爱国卫生运动。

**9月3日—4日** 牵挂灾区群众健康，江泽民总书记再赴灾区考察。在湖南灾区江总书记强调，一定要做到使群众有饭吃、有开水喝、有衣服穿、有地方住、有病能及时治，要加强灾区的卫生防疫工作，及时选派医疗防疫队伍送医送药，保证灾区群众的健康。在江西九江视察时，他对在场干部群众说："一定要搞好卫生防疫工作，要确保大灾之后无大疫，使大家都保持健康的身体，准备大灾之后大干，恢复生产重建家园。"

卫生部长张文康同志陪同江泽民总书记视察湖南、江西灾区。

**9月4日** 东北嫩江流域的黑龙江、吉林、内蒙古三省区历史上是鼠疫流行的地区，目前这些地方的生态环境、鼠疫宿主、传播媒介与历史上的流行期基本相同。黑龙江、吉林、内蒙古三省区清醒地认识到目前鼠疫的威胁和防治形势，派出专业人员进行鼠疫调查和监测，并在重点地区开展保护性灭蚤、灭鼠工作，严防鼠疫发生。

**9月4—5日** 卫生部召开灾区消杀灭工作研讨会，研究受灾地区灾后的消杀灭工作，制定对策。

**9月5日** 贵州疫情引起卫生部领导的高度重视，卫生部迅速派出专家前往指导工作。根据全国霍乱疫情监测报告，截至9月3日贵州全省报告霍乱病例2 092例，死亡58人，居全国之首。王陇德、殷大奎副部长指出，根据对贵州省霍乱流行趋势分析，存在着暴发流行的潜在威胁，同时也不利于全国灾区和其他地区的霍乱防治工作，要求贵州省坚决采取措施迅速扑灭。

殷大奎副部长打电话给湖南澧县人民医院询问因参加救灾防病工作，过度劳累，突发重病的该院护士赵丛菊病情，并嘱尽全力抢救。

**9月8日** 中共中央办公厅、国务院办公厅发出《关于做好卫生防病防疫工作的通知》。通知指出，党中央、国务院十分重视和关心灾区的卫生防病工作，卫生防病防疫工作不仅是遭受洪灾地区的一项紧急任务，也是全国一项重要工作。今后一段时间，是卫生防病防疫工作的关键时期。要进一步做好全国特别是灾区的卫生防病工作，确保大灾之后无大疫。

卫生部救灾办向受灾省区印发《全国救灾防病预案》，指出新的救灾防病预案是总结各地近几年来救灾防病成功经验基础上对原预案进行修改完善、补充而定的。

**9月9日** 卫生部救灾防病领导小组召开会议，会上张文康部长指出全国抗洪斗争已经取得决定性胜利，灾区卫生防疫工作也已取得很好的成绩，但卫生防病防疫工作的重头戏在后面，因此卫生部门千万不要满足，千万不能松懈。

**9月10日** 李岚清副总理在国务院主持召开救灾防病饮用水卫生问题座谈会，殷大奎副部长在会上作了汇报，李岚清副总理作了重要指示。

卫生部救灾办向国务院办公厅专门汇报内蒙救灾防病情况，汇报指出，内蒙的疫情和鼠防工作引起卫生部领导和救灾办的高度重视，中央和北京市已向内蒙支援药品、物资及各种救灾防病经费总数已达2 100万元，派出医疗防疫工作队5支60人次，中央还准备安排灾后卫生机构重建经费1 000万元。

**9月11—13日** 李岚清副总理实地考察东北三省灾区，卫生防病防疫和中小学复课重建工作。在考察时李副总理要求防病防疫工作要突出重点地区和重点人群，加强指导，确保灾区饮水卫生和食品卫生，要大搞爱国卫生运动，彻底清理环境，尽可能清除导致疫病发生的隐患，要提高全民卫生意识，保证必要的经费投入，落实多项卫生防病防疫措施。殷大奎副部长随同李副总理考察东北灾区。

卫生部救灾办向朱镕基总理和国务院专门报告黑龙江省流行性出血热防治情况，报告中指出，黑龙江省截止8月底，已发病1 231例，死亡14例，比去年同期增加17.3%，为加强防治，卫生部已给黑龙江省调拨药品1 931.7万元，消杀灭鼠经费3 400万元及出血热疫苗24 500人份。

**9月12日** 卫生部电唁赵丛菊逝世。唁电说，湖南省澧县人民医院护师赵丛菊同志在抗洪救灾工作中，心系受灾群众，不计个人安危，带病坚持工作，充分体现了一名白衣战士爱岗敬业、无私奉献的高尚情操，希望广大医务工作者向她学习，发扬连续作战的精神，为实现大灾之后无大疫的目标作出更大贡献。

**9月14日** 卫生部发出通知要求各地迅速落实中央办公厅、国务院办公厅关于做好卫生防病防疫工作的通知的精神。通知指出对救灾防病工作的紧迫性、艰巨性和长期性，有充分的思想准备和物质准备，要克服麻痹松懈情绪，继续把救灾防病工作当作当前压倒一切头等大事来抓，以对人民群众健康和生命安全极端负责任态度做好救灾防病工作。

**9月15日** 第二次救灾防病药品部际协调会召开，殷大奎副部长主持会议，卫生部向协调会通报药、械调用情况。根据各省提出的申请，卫生部会同国家经贸委，已向灾区及武警部队调用了总价值为5 849万元的中央国家储备药品。第一批调拨的消、杀药品共800万元已运抵受灾省区。第二批价值2 200万元的消、杀、灭药器械正在订购调运中。会议集中研究了及时调运、药品质量、审计及部分产品的生产供应问题，要求各地加强对救灾药品的调拨、使用等各个环节的监管。

**9月16日** 据统计到目前为止，卫生部已接受国内外捐赠药品、疫苗价值人民币1 853万元，已有793万元运往灾区，中国红十字总会已向各受灾省区分发了5 579.5万元的治疗药品和消杀药品。

**9月20日** 卫生部认真研究湖北省洪湖市提出的建议，要求各地认真做好抗洪抢险官兵血吸虫病防治工作，要求对接触疫水官兵按要求服用吡喹酮作为预防服药，同时要对官兵做好卫生知识教育，血吸虫病可防、可治、也不可怕。如部队需要，地方各级卫生部门应积极主动，全力以赴协助做好防治工作。

**9月24日** 中共卫生部党组追授黄慧生、赵丛菊"抗洪救灾健康卫士"称号并在全国卫生系统开展向黄慧生、赵丛菊同志学习的活动。

**9月25日** 卫生部在中日友好医院召开救灾防病汇报会。会上中日友好医院、北京天坛医院、协和医院及北大医院等单位派出的国家医疗防疫队汇报各自支援灾区抗洪抢险防病工作。卫生部王陇德、殷大奎、曹荣桂副部长、驻卫生部纪检组张凤楼组长出席了大会，殷大奎副部长代表党组在会上讲了话。

**9月28日** 中共中央、国务院在人民大会堂隆重举行全国抗洪抢险总结表彰大会。

**9月30日** 殷大奎副部长参加李岚清副总理召开的科技救灾会议并汇报了卫生部关于科技救灾防病有关情况。

**10月6—12日** 卫生部派出专家工作组，由卫生部疾病控制司王钊司长、中国预防医学科学院王克安院长带队赴贵州省调查该省以霍乱为主的传染病防治工作，并帮助和指导工作。

**10月9日** 全国爱国卫生灾后防疫电视电话会议在北京召开。全国爱卫会的委员、有关部委的领导及卫生部救灾防病领导小组成员在北京主会场出席，各省、自治区、直辖市政府的主要领导，受灾省区的县（旗）以上、非受灾省区的地（市、州）以上的负责同志在各地分会场出席了会议。中共中央政治局常委、国务院副总理、全国爱卫会主任李岚清同志发表重要讲话，他说今年长江流域、嫩江、松花江流域遭受了历史罕见的洪涝灾害，在党中央、国务院的坚强领导下，全国军民万众一心、团结奋斗，取得了抗洪抢险斗争的伟大胜利，卫生防疫防病工作也取得了阶段性胜利，这次电视电话会议的主要目的是发扬爱国卫生运动的优良传统，以灾后防疫为主要内容，动员全社会在今冬明春开展广泛的群众性爱国卫生运动，打一场除害防疫的人民战争，以实现大灾之后无大疫的目标。全国爱卫会副主任、卫生部部长张文康同志报告了前一阶段救灾防病工作形势和当前爱国卫生灾后防疫的任务，湖北、吉林、安徽、河南和北京市的领导分别介绍了本省市的爱国卫生现状和今后的工作部署。全国爱卫会副主任、国务院副秘书长徐荣凯主持了会议。

**10月13日** 中央电视台、中国健康教育研究所开展'98健康之路《九江行》活动。这次活动主要目的是为了唤起社会对受灾地区卫生状况、大众健康特别是对灾后防疫工作的关注，从而改善和提高灾区人民的健康水平。

**10月15日** 卫生部发出通知要求各地切实加强灾后移民建镇和重建家园的卫生工作，新建和重建家园时必须充分考虑当地自然条件，尽可能地减少和避免多种严重危害当地群众身体健康的疾病和环境污染所致的疾病的发生。要求各级卫生行政部门和防疫机构要积极参加这项工作，认真做好预防性卫生监督。

**10月20日** 为落实全国爱国卫生灾后防疫电视电话会议精神，湖北、安徽、吉林等省区专门组织由卫生厅长带队的督查组到灾区检查疫病防治工作措施的落实情况，督促灾区各地开展环境卫生突击活动，借此推动农村的改水改厕工作，江西省决定在10月初至11月初派出7个检查组对14个重灾县进行灾后防疫爱国卫生大检查。电视电话会议后，全国各地也用实际行动支持灾区各省灾后防疫工作，其中四川、河南、福建等省在城市继续开展创建卫生城市活动，在农村以改水改厕和除四害为重点，带动村镇环境卫生整治，彻底消灭疫病发生和传播条件。有些省市，例如贵州还专门增拨了农村改厕改水经费。

**10月27日** 张文康部长再次召集有关单位进一步研究建立"国家公共卫生信息网"有关问题。殷大奎副部长带领部规划财务司、疾病控制司等领导到铁道部、财政部等部委感谢他们对救灾防病工作的支持。

**10月28日** 卫生部发出《关于加强灾后重建和机构改革期间劳动卫生与职业病防治工作的通知》，要求各地针对当前职业病发病严重情况，切实采取措施加强职业卫生监察和职业病防治工作。

**10月29日** 李岚清副总理对中国预防医学科学院部分院士及知名专家建议将《健康之路》作为固定栏目在黄金时间播出的批示：宣传防疫防病知识很重要。李岚清副总理谈到电视时还指出：电视宣传生动易懂。卫生栏目要延长，相当时间里要不厌其烦地讲卫生防病知识，借此机会，努力提高全民族的文化程度。饮水卫生要搞个节目，不能光让专家念稿，要有实际的场面，要有生动具体的示范。电视台要帮助卫生部门导演一下。大灾后疾病流行往往是第二年春季，老百姓爱看电视，电视台要反反复复播出卫生常识。

**11月6日** 李岚清副总理批复卫生部上报的《关于救灾防病解决灾区饮用水的实施方案》，并作重要批示："水是流行病的重要传染源，卫生部自始至终要把饮水措施作为一件大事来抓。"

**11月17日** 卫生部副部长、卫生部救灾防病领导小组组长殷大奎等领导在接受香港新闻界灾后重建采访团及十几家新闻机构的联合采访时宣布，由于党和政府对救灾防病工作的高度重视和精心组织，到目前为止灾区传染病疫情平稳，重点传染病得到有效控制，未发生大的疫情暴发，实现了中央领导对救灾防病的总要求。

**11月24日** 卫生部与中国教育电视台共同举办"大灾之后无大疫"全民普及卫生防病知识电视大赛。

**12月初** 卫生部救灾办发布疫情公报，灾区法定报告传染病疫情平稳。截止11月底，受灾各省区法定报告的26种甲、乙类传染病累计发病率为173.8/10万，与1997年同期累计发病率175.1/10万、与前5年（1993—1997）平均发病率176.7/10万相比均略有下降。受灾8省区报告传染病发病率明显低于未受灾省区报告传染病发病率（183.8/10万）。

**12月4日** 卫生部召开1998年度救灾防病电视电话表彰会，表彰在抗洪抢险、救灾防病中表现突出和取得显著成绩的99个先进集体和263名先进个人。张文康部长要求全国卫生系统大力弘扬抗洪精神，切实加强精神文明建设，进一步深化卫生改革。

**12月15日** 殷大奎副部长主持研究灾后饮用水卫生实施方案。

**12月24—31日** 殷大奎副部

长带领疾病控制司王钊司长、施妈麟副司长等到湖南、湖北灾区检查灾后防病工作落实情况。

**99年1月8日** 张文康部长在全国厅局长会议上宣布，1998年灾区和全国疫情平稳，重大传染病得到有效控制，抗洪救灾防病工作取得了重大胜利。

（徐东方）

# 重要会议报告

# 重要会议报告

## 江泽民主席致世界卫生组织的贺电（稿）

第五十一届世界卫生大会主席阿尔·默萨维博士阁下
世界卫生组织总干事中岛宏博士阁下：

值此世界卫生组织成立五十周年和第五十一届世界卫生大会开幕之际，我谨代表中国政府和中国人民致以热烈的祝贺。世界卫生组织五十年来在指导和协调世界卫生工作、控制疾病、推动人人享有卫生保健战略实施以及提高人类生活质量等方面都取得了世人瞩目的成就。我相信在全体会员国的共同努力下，贵组织必将为人类的健康事业作出更大的贡献。

作为世界卫生组织创始国之一，我国一直与贵组织保持着良好的合作关系，并期待着这一合作取得更大的进展。我愿借此机会重申，中国政府将一如既往地积极支持世界卫生组织在其职责领域内为促进全球卫生事业的发展所做的努力。让我们为迎接更加健康的二十一世纪而共同奋斗。

预祝第五十一届世界卫生大会和纪念世界卫生组织成立五十周年特别活动取得圆满成功！

中华人民共和国主席江泽民（署名）
一九九八年五月十一日

## 李岚清副总理<br>在世界卫生组织成立五十周年<br>暨1998年世界卫生日纪念大会上的讲话

（1998年4月7日）

女士们、先生们、同志们 、朋友们：

今天我们和联合国驻华机构一起在这里隆重集会，庆祝世界卫生组织成立五十周年，我谨代表中国政府向世界卫生组织表示热烈的祝贺！

五十年来，世界卫生组织在指导、协调全球卫生工作方面发挥了积极的作用，与会员国政府和人民密切合作，与其他国际组织、非政府组织、私人机构等建立了广泛的伙伴关系。在控制疾病、消灭天花、扩大免疫、制定药物标准、安全饮用水、妇幼卫生等方面协助会员国建立卫生体系，推动了人人享有卫生保健战略的实施。五十年来，世界人均期望寿命从46岁增长到65岁，人类的生活质量有了明显提高。这是许多国家和世界卫生组织为全人类的健康事业作出的巨大贡献。

1949年以来，我国政府十分重视发展人民健康和卫生事业，在较短的时间内改变了旧中国“东亚病夫”的形象。特别是改革开放以来，我国卫生工作有了长足的发展，人民的健康水平显著提高，平均期望寿命由建国初期的35岁提高到70岁，婴儿死亡率由200‰下降到31.4‰，已经接近发达国家人民的健康水平。但是，随着我国社会、经济的发展，疾病谱正在发生变化，人民对健康服务的需求在不断提高，我国的卫生工作面临着新的挑战。去年中国政府作出了《关于卫生改革与发展的决定》，明确了今后一段时期内中国卫生工作的方针、奋斗目标、指导思想和基本原则。相信中国的卫生事业将会在这一决定的指引下，取得更大的成就。

女士们、先生们，我国是世界卫生组织的两个发起国之一，始终与世界卫生组织保持着良好的合作关系，我们一定会继续履行自己的承诺和义务，一如既往地积极支持世界卫生组织为促进全球卫生事业发展所做的努力。和平与发展是当今世界的主题，而健康是和平与发展的一项深刻内涵，让我们共同努力，为营造一个更加健康美好的二十一世纪作出应有的贡献！

谢谢大家。

# 李岚清副总理在全国爱国卫生运动委员会第十二次全体委员会议上的讲话（摘要）

（1998年11月13日）

第一、进一步提高对爱国卫生运动的认识。

由老一辈无产阶级革命家倡导的爱国卫生运动，至今已走过了46年的历程。40多年来，在党中央、国务院亲切关怀和领导下，爱国卫生运动这一具有中国特色的卫生工作方式，在我国社会主义建设的各个历史时期都发挥了巨大作用，保持了旺盛的生命力，产生了良好的社会效益和经济效益，为社会和人民群众所称许并得到了国际社会的高度评价。

1952年初，面对敌人发动的细菌战争，全国人民积极响应毛泽东主席关于"动员起来，讲究卫生，减少疾病，提高健康水平，粉碎敌人的细菌战争"的伟大号召，除害灭病，讲究卫生，移风易俗，振奋精神，爱国卫生运动为"保家卫国"作出了很大的贡献。可以说，从那时候起，爱国卫生运动伴随着年轻的共和国经历了各个不同的发展时期，为保障人民健康和文明生活发挥了积极作用。文化大革命中爱国卫生运动遭到了破坏。党的十一届三中全会以来，党中央、国务院非常重视爱国卫生工作，对爱国卫生工作作出了一系列重要决定和部署，使爱国卫生运动又增添了新的活力，步入了新的历史发展时期。1978年，重新组建中央爱国卫生运动委员会和恢复地方各级爱卫会及其办事机构；1982年把"开展群众性的卫生运动"写入了国家宪法；1989年发布了《国务院关于加强爱国卫生工作的决定》；1992年，江泽民总书记为爱国卫生运动题词："开展爱国卫生运动，提高全民族的卫生素质，促进两个文明建设"。1997年，中共中央、国务院作出了关于卫生改革与发展的决定，指出要深入开展爱国卫生运动。尤其是在今年的抗洪救灾防病防疫工作中，江泽民总书记、朱镕基总理和中央其他领导同志，专门对救灾防病工作进行研究和部署，指示要充分发动群众，大力开展爱国卫生运动，确保大灾之后无大疫。可见，建国以来的爱国卫生运动，一直得到了党中央、国务院的重视，得到了三代领导集体的重视。

为人民健康服务，为社会主义现代化建设服务，这是卫生工作的根本目标。"预防为主"是党和国家卫生工作的基本方针，也是实现根本目标的基本保证。对于我们这样一个拥有12亿人口的国家，坚持"预防为主"这个方针非常重要。贯彻"预防为主"的方针，需要建立、健全高效、灵敏的卫生防疫信息系统，这方面的投入对于做好预防工作十分必要。大力开展爱国卫生运动，体现了"预防为主"的基本方针，同时，爱国卫生运动改善环境，提高人们的生活质量，又直接起到为人民健康服务，为社会主义现代化建设服务的重大作用。爱国卫生运动又是社会主义精神文明建设的重要组成部分，是提高全民族整体素质的有效途径。因此，爱国卫生运动决不是可有可无，而是必须坚持；绝不是要求可以降低，而是要求应当更高。当然，不同的历史阶段，应当有不同的内涵，有不同的要求，这也是符合马克思主义辩证法的。近50年爱国卫生工作的历史证明，开展爱国卫生运动，符合我国社会主义初级阶段的国情，体现了中国的特色，对国民经济和社会的发展起到了积极的促进作用。在当前我国经济和社会发展水平还比较低、群众卫生素质普遍还不高、法制观念还比较淡薄的情况下，对于这项已被实践证明投入少、效益高，具有广泛群众性，得到群众普遍认可的、利国利民的爱国卫生事业，我们应当继续大力提倡，并采取有力措施予以加强。我们要进一步提高对爱国卫生工作重要地位和作用的认识，各级党委、政府及有关部门，特别是各级爱卫会，要把搞好爱国卫生工作作为自己的一项重要职责，切实加强领导，努力工作，使爱国卫生运动开展得更加深入、更加扎实，起到更大的作用。

第二、总结经验，深化改革，大力开展爱国卫生运动

1996年12月9日江泽民总书记在全国卫生工作会议上讲话指出："开展群众性爱国卫生运动，是我国社会主义卫生事业的一个创造，对于改善城乡环境卫生，提高人民卫生知识和健康水平，发挥了重要作用。这一优良传统，要继承和发扬下去。"当前，爱国卫生工作的任务十分繁重，而且面临着许多新的课题。因此，必须在认真总结经验的基础上，根据我国经济、社会发展的形势和人民群众对提高生活质量的要求，研究探索进一步深入持久地开展爱国卫生运动的新思路、新办法，结合实际对全国爱国卫生工作提出新的更高要求。

首先，要把农村卫生工作作为今后工作的重点。党的十五届三中全会通过的《中共中央关于农业和农村工作若干重大问题的决定》，提出从中央到地方，各级党委和政府都要把农业和农村工作摆在重要位置。农村的爱国卫生工作也是做好农村工作的重要内容之一。爱国卫生工作做好了，提高了农民的健康水平和生活质量，将会大大地促进农村工作的顺利进行。因此，农村爱国卫生工作要为我国农村从现在起到2010年的农村发展，建设有中国特色的社会主义新农村目标服务。爱国卫生工作的任务，最早提出的是"除四害，讲卫生，消灭疾病。"50年代后期，在农村提出"两管"（管水、管粪）、"五改"（改水、改厕、改畜圈、改炉灶、改造环境）。现在提出的"改水、改厕、九亿农民健康教育行动"，我看是符合十五届三中全会的精神的。开展农村爱国卫生运

动，首先要搞好饮水和厕所这两个基础设施，解决好饮水卫生和排泄物处理这两个基本问题。灾后重建工作，也要把这两项工作作为重点建设内容，这是做到灾后无大疫的基本保证。农村的改水工作要因地制宜，研究推广一些应用适宜技术，解决环境卫生问题。要对农民进行“预防为主”的健康教育，当然，还应当努力改善农村的医疗卫生条件。“决定”要求在农村广泛开展“文明村镇”的活动。清洁卫生是村镇精神文明的窗口，也是创建文明村镇的突破口。要通过创建卫生村镇促进农村改水改厕、农民健康教育和环境卫生的建设。这个工作很重要，要把卫生村镇建设作为创建“文明村镇”的重要内容，这样农村爱国卫生工作才能落实。

其次，要搞好城市的爱国卫生工作。城市人口密集，又是我国政治、经济、文化的重镇，因此，搞好城市卫生工作至关重要。“除四害，讲卫生，消灭疾病”还应当坚持。但进入21世纪，对一个城市的卫生工作还应该提出什么要求，应当认真考虑。我们应当围绕提出的要求来开展城市的爱国卫生运动。我想，一个城市应该是干干净净、有良好秩序的，居民都要养成良好的卫生习惯，自觉地维护公共卫生，看不到痰迹、废纸、烟头等，这应当是对城市最基本的要求。另外，不能到处有垃圾，要有垃圾处理系统；饮用的水是清洁卫生的；空地要植树种草，要有一定比例的绿化面积；要重视治理污染，大气的质量应当是好的，但也不能你这里干净了，把污染排给别人。另外，疾病的发生率，特别是有没有重大疫情发生也应当是对城市卫生工作的要求。你说你卫生工作搞得好，但老有重大疾病发生，有疫情流行，地方病也居高不下，这恐怕不行。城市爱国卫生工作围绕以上来做，非要扎扎实实、埋头苦干不可。

这些年来，全国广泛开展了创建卫生城市活动。这项活动对城市现代化建设，对提高城市总体卫生水平，改善投资环境，推动经济发展和社会进步都起到了很好的促进作用，群众也是欢迎的，这个应当给予充分肯定。但在开展这项活动的过程中也存在一些问题。如有的城市不注重平时经常性的城市卫生管理工作，检查评比前搞突击，关闭不合格的饭馆、商店、农贸市场，甚至弄虚作假，检查后又恢复老样子，搞形式主义，这不好，群众很有意见。必须建立有效的卫生管理机制，搞好日常卫生管理。要做到检查不检查基本一个样，你什么时候去总是干干净净的。我看在创建卫生城市方面至少有三点需要改进。一是检查标准要修改。尽管标准中有环境保护、垃圾、污水处理等基础设施的内容，但还不够具体。要有一些分类的硬指标要求，如空气要达到几级，绿化面积要达到什么比例等，要面向21世纪，制定切合实际并经努力可达到的较高标准。二是检查方法要改进。下去检查工作不打招呼，这样才能真正掌握实情和群众的意见。要以事先不打招呼的检查为主，以查平时卫生为主。这样既可以客观反映一个城市卫生的真实状况，又可以避免兴师动众超规格接待，滋生腐败。三是评比出的卫生城市不能太多、太滥。要把这种荣誉授予真正符合条件，下了大力气，做了很多工作，群众满意的城市。同时，卫生城市不能搞终身制，要实行淘汰制。个别基础较差，但卫生面貌变化显著的城市，也应当给予鼓励。但城市评比的名目不能过多，要尽量减少评比给城市带来的负担。

总起来说，今后一段时期开展爱国卫生运动的指导思想是：以邓小平理论为指导，全面贯彻党的十五大精神，以提高人民健康水平和推动经济发展和社会进步为目标，大力改进和提高社会环境卫生水平，按照“政府组织，地方负责，部门协调，群众动手，科学治理，社会监督，分类指导”的工作方针，继续广泛深入地开展爱国卫生运动。

根据上述指导思想，当前和今后一个时期爱国卫生运动的主要工作任务是：全党动员，全民动手，齐心协力地搞好灾后防疫工作，确保大灾之后无大疫；农村继续以改水改厕为重点，带动环境卫生的整治，预防和减少疾病发生，积极开展地方病防治，遏制一些疫源性传染病上升的趋势，促进文明村镇建设；提高城市的现代化管理水平，增强市民的卫生文明意识，提高城市卫生水平，继续开展创建卫生城市活动，促进文明城市建设；城乡都要坚持开展除“四害”（蚊子、苍蝇、老鼠、蟑螂）活动，把“四害”的危害降低到最低；深入开展健康教育，提高公民的健康意识和自我保健能力，使之养成良好的卫生习惯和健康的生活方式；各个委员部门都要履行自己的职责，各行各业都要树立爱国卫生工作的先进典型。

文康同志在工作报告中，部署了当前爱国卫生其他的工作，明确了任务，各地都要结合当地实际，认真贯彻落实，不断创新。

第三、进一步加强对爱国卫生工作的组织领导

各级党政领导要深刻认识爱国卫生工作的重要性，切实加强对这项工作的领导，把它摆上重要议事日程，作为关心群众疾苦、密切党群关系、促进经济和社会发展的大事来抓，每年应当讨论一两次，要多办实事。要把爱国卫生工作列入国民经济和社会发展总体规划同步实施。要切实解决工作中的实际困难和问题，努力为爱国卫生工作的开展创造必要的条件。

爱国卫生工作是跨地区、跨部门、跨行业的一项庞大的社会系统工程，总结以往的工作经验，还应继续采取统一领导、以块为主、条块结合和分级管理的工作原则及工作方法。因此，各级爱卫会的成员部门对各项爱国卫生工作任务的完成负有不可推卸的责任。这次会议发给大家审议的全国爱卫会各成员部门的职责分工，经修定后，各成员部门都要各司其职，各尽其责，爱卫会办公室要加强协调。各部门要积极参与和支持爱国卫生工作，结合部门特点，努力为爱国卫生运动的开展创造必要的条件。

组织协调政府各部门和广大群众开展爱国卫生运动，是政府的一项重要职责，要依法管理。各级政府必须强化爱国卫生的行政执法职

能，抓紧爱国卫生立法工作，把爱国卫生工作纳入法制化管理轨道，加强社会监督和舆论监督，不断提高爱国卫生工作的管理水平。爱卫会还应当承担起地方病或重大疾病防治的协调作用，发挥好爱卫会在"大卫生"中的重要作用。

当前我国正处在改革的攻坚阶段和发展的关键时期，深入持久地开展爱国卫生运动，不断提高人民群众的健康水平和满足人民群众对生活质量的更高需求，是新时期赋予我们的一项光荣而艰巨的任务。江泽民总书记号召我们开展爱国卫生运动，确保大灾之后无大疫。目前，我们的灾后防疫工作已取得阶段性胜利，但还不能麻痹，要继续采取有力措施，确保灾后的第二年、第三年不出现大疫。我们一定要奋发进取，坚定信心，扎实工作，紧密团结在以江泽民同志为核心的党中央周围，努力把爱国卫生工作提高到新的水平，为进一步提高人民群众的健康水平做出更大的成绩，为社会主义现代化事业做出新的贡献。

（疾病控制司（爱卫办） 摘）

# 吴邦国副总理在全国城镇职工医疗保险制度改革工作会议开幕时的讲话

（1998年11月26日）

这次会议的主要任务，是以党的十五大和九届全国人大一次会议精神为指导，研究部署全国城镇职工医疗保险制度改革的工作。党中央、国务院对这项工作十分重视。1998年初，江泽民总书记主持中央财经领导小组会议和中央政治局常委会议，听取了有关汇报，确定了城镇职工医疗保险制度改革的指导思想和基本原则。朱镕基总理多次专门听取汇报。国务院组织有关部门进行了大量调查研究，在广泛听取各方面意见的基础上，起草了《国务院关于建立城镇职工基本医疗保险制度的决定》（征求意见稿）。11月5日、10月27日，江泽民总书记和朱镕基总理又分别主持中央政治局常委会议和国务院总理办公会议，审议这个《决定》，并作出了重要指示。这次会议就是要讨论和学习这个《决定》，进一步提高认识，统一思想，明确城镇职工医疗保险制度改革的主要任务、基本原则和政策措施，积极稳妥地做好这项改革工作。

现在，我受国务院委托，讲几点意见。

**一、充分认识搞好城镇职工医疗保险制度改革的重要意义**

建立适合我国国情的社会保障体系，是党的十五大和九届全国人大一次会议明确提出的重要任务。医疗保险制度是社会保障体系的重要组成部分。积极推进城镇职工医疗保险制度改革，完善社会保障体系，关系到改革、发展和稳定的大局，关系到我国社会主义现代化建设跨世纪战略目标的实现。

第一，进行职工医疗保险制度改革，是大势所趋，势在必行。我国现行的职工公费和劳保医疗制度，是五十年代初期建立起来的，它对于保障职工身体健康、促进经济发展、维护社会稳定，发挥了重要的作用。但是，随着经济发展和改革的深入，这种制度存在的缺陷日益突出。主要表现在：一是国家财政和用人单位包揽过多，职工医疗费用增长过快。据统计，1997年全国职工医疗费用为773.7亿元，比改革初期的1978年增加了28倍，年递增19%；而同期财政收入只增加了6.6倍，年递增11%。医疗费用增长过快，与现行的从门诊到住院、从小病到大病无所不包的职工公费和劳保医疗制度，有着密切关系。这使各级财政难以承受，企事业单位负担沉重。二是对医疗机构和职工个人缺乏有效的制约机制，造成医疗服务成本高、效率低、浪费严重。一些城市的调查表明，医疗问题是当前职工很关心、又很不满意的一个突出问题。许多人抱怨，过去到医院看个小病，少则花几元钱，多则十几元就够了；现在就是看个感冒，也要几十元，甚至几百元。在现行制度下，一些医疗机构为了创收，乱开大处方、人情方，甚至滥检查、乱收费等做法，屡禁不止；职工一人看病开药而全家用药的现象相当普遍。据有关部门调查，不合理的医疗费用支出约占职工医疗费用的20%—30%。三是现行职工公费和劳保医疗制度覆盖面窄，管理和服务的社会化程度低。在不同地区、不同所有制、不同行业和不同单位之间，职工享受的医疗待遇差异过大，苦乐不均，还有相当一部分职工得不到基本的医疗保障。在一些经济不发达地区和生产经营状况不好的国有企业里，许多职工医疗费一年只有几十元钱，不少单位职工医疗费长期得不到报销，医疗费拖欠现象比较严重。随着我国所有制结构的变化，城镇非公有制单位的从业人员已从1977年改革开放前的15万人，增加到1997年的3 754万人，相当于国有企业职工总数的1/3，而他们得不到基本医疗保障。有关医疗方面的劳动纠纷不断增加。这些年，职工因看不起病，医疗费报销不了等问题，找单位、找政府、上访、告状的事件越来越多。总之，现行职工公费和劳保医疗制度已经到了难以为继、非改不可的时候了。

第二，进行职工医疗保险制度改革，是实现国有企业改革和发展目标的迫切需要。党中央、国务院提出，用三年左右的时间，通过改革、改组、改造和加强管理，使大多数国有大中型亏损企业摆脱困境，力争到本世纪末使大多数国有大中型骨干企业初步建立现代企业制度。实现这一目标的根本性措施，就是鼓励兼并、规范破产、下岗分流、减员增效和实施再就业工程。由于历史上形成的多方面原因，现在国有企业人员过多，下岗分流、减员增效是经济发展的客观要求，也是国有企业改革的重要内容，而要做好下岗分流、减员增效，一个重要的措施就是给下岗分流职工提供包括基本医疗服务在内的基本生活保障。当前，国有企业职工很多人不愿意去非公有制单位就业，除了就业观念陈旧外，社会保障没有覆盖到非公有制单位，职工有后顾之忧，也是一个重要原因。建立覆盖城镇所有单位和职工的医疗保险制度，保障职工的基本医疗服务，有利于转变职工就业观念，拓宽就业渠道，从而有利于加快国有企业改革的进程。

第三，进行职工医疗保险制度改革，是建立社会主义市场经济体制的必然要求。我国经济体制改革的根本目标，是要建立社会主义市场经济体制。市场经济是竞争性的经济。在实行社会主义市场经济的条件下，政府必须在宏观调控的基础上提倡和保护竞争，形成充满活力和富有效率的经济运行机制，以利于不断解放生产力，更好地发展经济。与此同时，政府还必须通过建立养老、医疗和失业保险制度，来分散和化解由市场竞争而带来的风险，维护社会公平和稳定。建立具有“安全网”和“稳定器”功能的社会保障制度，保证广大职工老有所养、病有所医、失业有救济，这是政府的基本社会职能，也是我国《宪法》和《劳动法》赋予职工的基本权利。经过多年改革探索，我们在1997年初步建立了全国统一的企业职工基本养老保险制度；国有企业下岗职工基本生活保障和再就业工作正在落实；失业保险制度已初步建立，覆盖范围正从国有企业逐步扩大到非国有企业；城市居民最低生活保障制度也已在全国400多个城市建立。然而，职工医疗保险制度改革相对滞后。只有加快这项改革，建立健全社会保障体系，才能加快建立社会主义市场经济体制的进程。

第四，进行职工医疗保险制度改革，也是提高广大职工健康水平的重要措施。不断改善人民生活，是我国改革开放和发展经济的根本目的。我们必须在经济发展的基础上，使全国人民过上小康生活，并逐步向更高水平迈进。这就不仅要满足人民日益增长的物质文化需求，而且要努力提高医疗保健水平，改善卫生条件。深化职工医疗保险制度改革，发展医疗保险事业，有利于改善城镇各类所有制单位职工的医疗服务条件，保障广大职工都能得到基本的医疗服务，增进职工身体健康。这是人民生活水平提高和社会进步的重要标志。

推进城镇职工医疗保险制度改革，不仅是必要的，而且是可能的。一是经过多年的改革探索，我们已经积累了一定的经验。80年代以来，一些地方和行业进行了医疗保险制度改革的试点，有的将国家和企业统包办法改为职工个人少量负担；有的将医疗费用随工资发给职工个人包干；有的还进行了大病医疗费统筹和离退休职工医疗费统筹。1994年开始，国务院在九江、镇江等40多个城市进行社会统筹与个人账户相结合的医疗保险制度试点。与此同时，海南、深圳、上海、青岛等地按照社会统筹与个人账户相结合的原则，积极探索不同方式的医疗保险办法。这些改革和试点，为我们提供了不少有益的经验。二是党中央、国务院对推进包括医疗保险制度改革在内的社会保障制度改革的决心很大，上上下下对这一改革的必要性基本上形成了共识。三是广大职工对医疗保险制度改革的呼声很高，承受能力也不断增强。所有这些，都是改革现行医疗保险制度，建立新型的城镇职工医疗保险制度的有利条件。我们应当按照党中央、国务院的总体部署，在已有成绩的基础上，积极稳步地推进这项重要改革，促进我国社会保障体系的建设。

## 二、城镇职工医疗保险制度改革需要把握好的几个重点问题

国务院《决定》中明确指出，我国医疗保险制度改革的主要任务是：建立城镇职工基本医疗保险制度，即适应社会主义市场经济体制，根据财政、企业和个人的承受能力，保障职工基本医疗需求的社会医疗保险制度。围绕实现这一任务，我们必须着眼于职工医疗保险制度创新和机制转换，促进医疗保险服务和管理的社会化、制度化。为此，在改革中需要把握好以下几个重点问题。

第一，坚持“低水平、广覆盖”，保障职工基本医疗需求。这是建立城镇职工基本医疗保险制度必须遵循的一个重要原则。职工基本医疗保险的水平，应取决于经济发展的水平。我国目前处在社会主义初级阶段，社会生产力水平不高，综合经济实力不强，社会财力有限，地区经济发展、居民收入和生活水平也很不平衡。因此，建立城镇职工基本医疗保险制度，只能从我国的国情出发，根据国家、企业和个人的实际承受能力，确定合理的基本医疗保险水平，不能将保险水平定高了。在医疗保险方面，我们不能和欧美等经济发达国家攀比。我国有12亿多人口，医疗需求大，目前实施基本医疗保险制度，不仅只能限于城镇职工，而且只能确定一个低标准的最基本的医疗保险水平。由于我国城镇职工人数多，如果每人提高一元钱，就是一个相当大的数目。如何确定基本医疗保险水平，是城镇职工医疗保险制度改革能否顺利推进的关键。

当前，不少地方的财政、企业很困难，在这种情况下，职工医疗保险也只能从“低水平”起步，只能是雪中送炭。大家知道，医药科技发展迅速，检查设备日新月异，治疗手段层出不穷。现在只要花得起钱，不仅许多疾病可以得到较好的治疗和控制，而且患者在生活上也能得到很好的照料。但是，这超越了我们现阶段经济发展的水平，实在负担不起。因此，我们还不能从需要出发，只能根据实际可能来确定职工基本医疗保险水平，合理确定基本医疗保险

的用药目录、诊疗项目、医疗服务和给付标准；而对于换血、换肾和换肝脏等一些非基本医疗服务，则需要患者自付或通过其他方式解决，而不能列入职工基本医疗保险范围。

确定合理的基本医疗保险水平，关键是恰当确定筹资的比例。如果把筹资比例定得过高，用人单位、各级财政和职工个人都承受不了。有些城市的医疗保险制度改革在企业中难以推开，主要原因就是筹资水平定高了。国务院《决定》中，对全国城镇职工基本医疗保险水平提出了一个宏观控制标准，即用人单位缴费率定为职工工资总额的6%左右，职工个人缴费率一般为本人工资收入的2%。这个标准的提出，主要是考虑了目前的实际状况。据1996、1997两年的统计，全国职工医疗费占工资总额的比例近10%；其中，财政和企业实际负担的医疗费约占工资总额的7.8%，如果扣除不在基本医疗保险范围开支的离休人员医疗费和企业工伤、生育医疗费，约为6%左右。目前各地的情况差别较大，有些企业还不到6%，而有些试点城市的企业已超过6%，甚至高达10%以上。把用人单位缴费率定为职工工资总额的6%左右，是总结了各地的试点经验，也考虑了大多数地方的财政和企业的承受能力。把职工个人缴费率定为本人工资的2%，是充分考虑了目前大多数职工在经济上和心理上的承受能力，是比较合适的，今后可以随着经济发展和工资增加逐步提高。大家对这个宏观控制标准有什么意见，在讨论中还可以提出来。

“广覆盖”，就是要求城镇所有用人单位及其职工，都要参加基本医疗保险。扩大城镇职工基本医疗保险覆盖面是这次改革的一个重要原则。这既是考虑广大职工利益的需要，也是提高基金统筹共济能力的需要。截止1997年底，全国国有企业职工和离退休人员仅有360万人参加了医疗保险制度改革，占全国职工人数的2.5%；加上实行大病医疗费用社会统筹的企业职工和离退休人员，参加医疗保险制度改革的仅覆盖11.3%的城镇职工。现在有些医疗保险制度改革试点城市的参保率很低，只有百分之十几，有些城市的医疗保险制度改革仅在机关事业单位中进行，广大企业和职工基本没有参加，特别是集体、私营和外商投资企业等非国有企业单位和职工参加的更少。应当指出，基本医疗保险是政府从保障企业和职工利益的需要出发，所采取的一种强制性社会保险，任何单位和职工都必须参加，绝不能愿意参加就参加、不愿意参加就不参加。国务院《决定》要求，职工基本医疗保险制度要覆盖城镇所有用人单位及其职工，包括国有企业、集体企业、外商投资企业、私营企业和职工，以及机关、事业单位、社会团体、民办非企业单位及其职工；城镇个体经济组织业主及其从业人员也可以参加基本医疗保险。当然，所有参加城镇职工基本医疗保险制度改革的单位都必须有健全的财务制度，要有账可查。这些规定是完全必要的，应当认真执行。要求城镇各类所有制单位和职工都参加基本医疗保险，是所有市场经济国家的通行做法，也是我国城镇职工基本医疗保险制度建设的需要。外商投资企业中方职工参加基本医疗保险制度，不仅不会影响外商投资的积极性，而且会有利于完善投资环境。这些已在上海等地实践中得到证明。如果没有“广覆盖”，社会保险所遵循的大数法则就无从体现，就不能有效地分散风险，均衡负担，也实现不了社会互助共济的作用，新的医疗保险制度就建立不起来。同时，只有使职工基本医疗保险覆盖所有用人单位和职工，才能适应公有制经济为主体、多种所有制经济共同发展条件下广大职工对基本医疗保险的需求，也才能使各用人单位富余人员更新就业观念，轻装上阵，努力适应岗位转变和市场需求，较好地解决我国庞大的劳动力队伍就业问题。因此，在改革中必须坚决实行“低水平、广覆盖”的原则。

第二，实行基本医疗保险费由用人单位和职工个人共同负担，形成新的筹资机制。改变过去由国家财政和企业全部包揽职工医疗保险费的做法，实行基本医疗保险费由用人单位和职工个人双方共同缴纳，是建立新型的城镇职工基本医疗保险制度的重要内容。这样，不仅使得基本医疗保险费用合理负担，资金来源更为稳定，职工医疗更加有保障，而且通过建立用人单位和职工个人共同缴纳基本医疗保险费的机制，可以增强职工的自我保障责任和节约医疗费用意识。社会保险费用实行用人单位和职工个人共同负担，改变福利型的社会保障制度，是当今世界上市场经济国家社会保险制度发展的一个重要趋势。在我国养老、医疗、失业保险等社会保险制度改革中，通过引入个人缴费机制，使人们从依赖国家和单位的“大锅饭”中解脱出来，有利于减轻政府和企业负担，有利于体现效率和公平的原则，有利于改善社会保障资金管理。从职工个人工资中提取2%缴纳基本医疗保险费，这部分钱今后还是用于职工个人，而且作为基金存入银行，有利息收入，对职工个人的好处是很明显的。当然，这涉及到职工个人收入用途的调整，一定要做好深入细致的思想政治工作，使广大职工正确认识这项改革的意义，积极参与改革。

第三，建立社会统筹与个人账户相结合的制度。国务院《决定》要求，基本医疗保险实行社会统筹与个人账户相结合，也就是用人单位和职工个人缴纳的基本医疗保险费要分别建立统筹基金和个人账户。采取这种方式，是总结我国医疗保险制度改革试点的经验，借鉴国外医疗保险制度的成功做法，并结合中国国情提出来的。这是一项重要的制度创新。所谓社会统筹，就是对基本医疗保险基金实行统一筹集、统一管理、统一调剂、统一使用。建立基本医疗保险统筹基金，可以实现医疗保险基金的互助共济、统筹调剂，较好地分散风险、均衡负担，有助于实现社会公平。然而，它只解决了医疗保险基金需要的横向调节问题，不能解决个人自我约束问题。建立基本医疗保险个人账户，就是要建立职工自我约束和储蓄积累机制。个人账户的资金，包括职工本人缴纳的基本医疗保险费，还包括用人单位缴费中30%左右的部分，归职工个人所有。建立职工个人账户，不仅能够促使职工自觉地节约医疗费用，也会促使职工在年轻健康时为年老多病时做必要的积累。社会统筹与个人账户相结合，既可以发挥基本医疗保险统筹基金的互助共济作用，又可以发挥基本医疗保险个人账户的积累作用，增强个人节约医疗费用的意识和自我保障的能力。

明确统筹基金和个人账户各自的支付范围，并要分别核算，不能互相挤占，是把社会统筹与个人账户相结合制度落到实处的关键。个人账户主要支付小额医疗费用或门诊医疗费用，统筹基金主要支付大额医疗费用或住院医疗费用。从一些地方的实践经验看，实行统筹基金与个人账户相结合的基本医疗保险制度，还必须明确统筹基金的起付标准和最高支付限额。起付标准是指按规定可以进入统筹基金支付的“门槛”；最高支付限额就是“封顶”线，超过“封顶”线以上的医疗费用，可以通过商业医疗保险等途径解决。起付标准以上、最高支付限额以下的医疗费用，主要从“统筹基金”支付，个人也要负担一定比例。这样做，才不致于造成统筹基金的超支，才能保持收支平衡。国务院《决定》中提出，统筹基金起付标准原则上控制在当地职工年平均工资的10%左右，最高支付限额原则上控制在当地职工年平均工资的4倍左右。这个控制标准，是根据目前全国职工医疗费用的实际支出测算，综合考虑筹资水平和各方面承受能力，总结近几年部分试点城市的经验提出的。各地方情况不同，统筹基金的起付标准和最高支付限额，由统筹地区根据以收定支、收支平衡的原则自行确定。

目前，各地存在着许多不同的医疗保险管理模式，随着改革的不断深入和发展，都要向社会统筹与个人账户相结合的模式逐步过渡。统筹基金和个人账户如何结合得更好，各地要根据自己的实际情况继续探索，进一步总结经验，逐步完善。

第四，合理确定基本医疗保险统筹范围，加强基金管理。在前几年的改革试点中，有的地方以县（市）为单位搞医疗保险，基金只在县（市）范围内统筹共济。这样的统筹范围，在一些经济发展水平不高的地方，统筹基金捉襟见肘，互济和抵御风险的能力比较弱。考虑到各地经济发展和职工医疗消费水平差异较大，也考虑到基本医疗保险制度刚起步和管理上经验不足等实际情况，国务院《决定》中提出，基本医疗保险基金的统筹范围，原则上以地级以上行政区（包括地、市、州、盟）为统筹单位，也可以县（市）级为统筹单位，北京、天津、上海三个直辖市原则上在全市范围内实行统筹。各地要根据这些原则，全面分析本地区的实际情况，合理确定统筹范围。

城镇职工基本养老保险已经取消行业统筹，实行属地管理。城镇职工基本医疗保险也要实行属地管理，不搞行业统筹。城镇职工基本医疗保险制度实行属地管理，是国务院从进行医疗保险制度改革试点开始时就反复强调的，但在试点中一些地方反映落实的难度较大，主要原因是一些行业和单位效益好，医疗待遇高，若参加所在地的基本医疗保险，不仅要多拿钱，还要降低原来的医疗待遇水平，因此不愿意参加。有些地方的筹资比例偏高、统筹层次较低，确实给少数行业和大企业参加地方改革带来一些实际问题。在国务院的《决定》中，已考虑到这些因素，严格控制了筹资水平，避免过多地增加这些行业和单位的负担；同时明确提出，为了不降低一些行业的企业职工现有较高的医疗消费水平，这些企业在参加基本医疗保险的基础上，作为过渡措施，允许建立企业补充医疗保险。企业补充医疗保险费在工资总额4%以内的部分，从职工福利费中列支，福利费不足列支的部分，经同级财政部门核准后，列入成本。亏损企业不得建立企业补充医疗保险。企业补充医疗保险不参加社会统筹。因此，各行业、各单位都要从大局出发，认真落实属地管理原则，参加当地的基本医疗保险，并执行统一政策和标准。对于铁路、电力、远洋运输等跨地区、生产流动性较大的企业及其职工，可以相对集中的方式，跨行政区异地参加统筹地区的基本医疗保险。

加强医疗保险基金管理，是城镇职工基本医疗保险制度健康运行的必要条件。为此，一是所有医疗保险基金，都要由社会保险经办机构负责筹集、管理和支付，并要建立健全预决算制度、财务会计制度和内部审计制度。二是要加强医疗保险基金支出管理，要严格按照统筹基金和个人账户的支付范围，量入为出，以收定支；坚持做到统筹基金起付标准以下的医疗费用，由个人账户支付或个人自付；统筹基金要做到收支平衡，不要超支。三是基本医疗保险基金要纳入财政专户，实行收支两条线管理，做到专款专用。基本医疗保险基金是职工的“救命钱”，任何单位和个人都不得挤占、挪用。四是要切实加强对基本医疗保险基金支付、使用的审计和监督。五是社会保险经办机构和财政部门要增强服务意识，做到基金及时拨付和结算，提高工作效率。各项开支都要厉行节约，杜绝浪费。

第五，加快医药卫生体制改革，降低医疗成本，提高医疗服务质量和水平。这是城镇职工医疗保险制度改革成功的关键。医疗机构和医疗服务管理是控制职工医疗费用的中心环节。目前，我国城镇职工医疗费用浪费严重和上涨过快，一些改革试点城市的统筹基金大量超支，都与现行医药卫生体制和运行机制有很大关系。在医疗保险制度的改革中，基本医疗保险带给职工的权益将通过医疗服务得以具体实现，而基本医疗保险制度要求医疗机构提供质量好、成本低、方便、规范的服务。因此，医药卫生体制改革必须与城镇职工医疗保险制度改革配套进行。如果医疗机构不改革，不加强医疗服务管理，城镇职工基本医疗保险制度即使建立起来了，也难以正常运转下去。

目前，我国卫生资源配置上存

在总量不足与城市卫生资源过剩并存，同时也存在结构不合理的问题。城市大中型综合医疗机构普遍处于供过于求、人浮于事的状态。1997年，全国有67.3%的病床和60.4%的医务人员集中在县级以上大中型医院，而基层医疗机构卫生资源稀少。医疗机构这种布局和结构，使城市卫生资源的使用效率很低。庞大的公办医疗机构和医务人员，要靠财政、企业和职工医疗费用来维持是非常困难的，也是不合理的。应当与建立职工基本医疗保险制度相配合，加快推进医药卫生体制改革的步伐，不断改善医疗服务管理，使职工群众能够以较少的医疗费用得到较好的基本医疗服务。为此，国务院《决定》中提出了一个总的要求和几方面的具体措施。总的要求是，要根据《中共中央、国务院关于卫生改革与发展的决定》作出的部署，调整医疗卫生服务结构，改革医药卫生体制，规范医疗行为，减员增效，提高卫生资源的利用效率和医疗服务水平。具体措施是：第一，确定基本医疗服务的范围和标准。要制定基本医疗保险药品目录、诊疗项目和医疗服务设施标准以及相应的管理办法，使有限的医疗保险基金真正用于职工基本的医疗需求。第二，对提供基本医疗服务的医疗机构和药店实行定点管理，引进竞争机制，职工可以在定点医疗机构就医、购药，也可以在定点药店购药。第三，在对医疗机构进行调整、改革，分流富余人员，并进行经济运行分析和成本核算的基础上，合理提高医疗技术收费价格，体现医术劳务价值。第四，实行医、药分开核算，分别管理。第五，积极发展社区卫生服务，将社区卫生服务中的一些医疗服务项目纳入基本医疗保险范围。社区卫生服务的广泛开展，既可以促进医疗资源的合理配置和有效利用，又可以为职工提供方便、快捷、优质的医疗服务。搞好医药卫生体制改革和医疗服务管理，不仅会有利于城镇职工基本医疗保险制度的顺利建立，而且将有力地推进我国整个医药卫生事业的健康发展。国务院有关部门要抓紧制定具体的实施办法和相关配套措施。

在做好以上重点改革工作的同时，还要注意妥善解决好以下有关人员的医疗待遇问题。

离休人员和老红军不参加医疗保险制度改革，有关的医疗待遇保持不变。目前全国有180多万名离休老同志，健在的老红军为数更少，他们为新中国的成立和社会主义事业作出了重要贡献，是国家的功臣。各地要保证这部分老同志的医疗需要，医疗费用仍然实行实报实销，所需费用按原资金渠道解决。对支付这部分老同志医疗费用确有困难的单位，各级政府要切实帮助解决。

二等乙级以上革命伤残军人的医疗待遇也不变，医疗费用按原资金渠道解决，由社会保险经办机构单独列账管理。医疗费用不足部分，由当地人民政府解决。

退休人员参加基本医疗保险，个人不缴纳基本医疗保险费。退休人员是一个很大的群体，目前全国有近3000万人，医疗费支出占总支出的比例也较大，约为23%。各地在制定城镇医疗保险制度改革政策时，既要考虑这部分老同志过去没有个人账户积累，现在年老体弱、医疗费支出较多的实际，又要充分考虑基本医疗保险基金的承受能力，对他们的个人账户的计入金额和个人负担医疗费的比例给予适当照顾。

目前，全国国有企业有下岗职工六七百万人，预计今后几年内还会有部分职工下岗。保证下岗职工的基本医疗，是保证国有企业改革顺利进行的重要条件，是当前各级政府面临的一项重要任务。在1998年5月党中央、国务院召开的国有企业下岗职工基本生活保障和再就业工作会议上，江泽民总书记、朱镕基总理都发表了重要讲话，要求各级政府高度重视并切实解决国有企业下岗职工的基本生活和社会保障问题，会议明确了由再就业服务中心为下岗职工缴纳包括医疗保险费在内的社会保险费的有关政策。国务院《决定》中进一步明确，国有企业下岗职工的基本医疗保险费，由再就业服务中心按照当地职工平均工资的60%为基数代职工缴纳，并享受相应的医疗保险待遇。各地要按照中央的要求，务必高度重视，切实解决好国有企业下岗职工的基本医疗保险问题。

关于国家公务员的医疗保险问题，国务院《决定》规定，国家公务员在参加基本医疗保险的基础上，享受医疗补助政策。国际经验表明，要吸引高素质人员进政府部门工作，保证有一支稳定、廉洁的公务员队伍，使政府高效率运行，对公务员就要有较高的福利待遇。在我国，这种待遇目前很难体现在工资上，只能体现在养老、医疗保险等方面。劳动保障部等有关部门正抓紧研究具体办法。

医疗保险制度在世界上已经有100多年的发展历史了，多数市场经济国家已建立了社会医疗保险制度。由于社会、政治、经济制度以及历史、文化背景的不同，各国医疗保险制度的模式也不尽相同。迄今为止，还没有哪一个国家的医疗保险制度是完美无缺的，各国都在进行改革和完善。在我们这样一个处于社会主义初级阶段的发展中大国，建立覆盖城镇所有用人单位和职工的基本医疗保险制度，需要研究解决许多矛盾和问题。只要我们认真贯彻执行中央的决策和部署，上下共同努力，有中国特色的城镇职工基本医疗保险制度就一定能够顺利建立起来。

**三、切实加强领导，确保城镇职工医疗保险制度改革顺利进行**

国务院要求，在全国建立城镇职工基本医疗保险制度的工作从1999年初开始，年底基本完成。城镇职工医疗保险制度改革政策性强，涉及广大企业和职工的利益，关系到国民经济发展和社会稳定，时间紧，任务重，要求高。要在较短的时间里做好这项工作，各地区和各部门必须切实加强领导，加强思想政治工作。国务院《决定》是指导全国城镇职工医疗保险制度改革工作的重要文件，这次大会后，将根据大家的意见作进一步修改，并尽快下发实施。为了贯彻落实国务院《决定》的精神，搞好建立城镇职工基本医疗保险制度工作，下面提出几点要求。

第一，提高认识，统一思想。建立城镇职工基本医疗保险制度，是我国改革事业中一项很重要的任务，各地区、各部门必须高度重视，务必把这项工作列入重要议事日程，认真负责地做好工作。为此，首先要加强学习，进一步提高认识，坚定搞好城镇职工医疗保险制度改革的信心和决心。要认真学习和深入领会近年来党中央、国务院关于医疗保险制度改革的指示，特别要全面理解和正确把握国务院《决定》的精神，把各方面思想和行动真正统一到中央的精神和部署上来。只有真正把握好城镇职工医疗保险制度改革的主要任务、基本原则、政策措施和工作重点，才能不走弯路，才能真正做好这项工作。这项改革涉及到多方面利益关系的调整，必须加强舆论宣传，深入细致地做好思想政治工作，以取得广大企业和职工群众的理解和支持。一定要把中央的有关政策、措施交待清楚，把道理讲透彻，使城镇所有用人单位和职工都能正确地处理局部利益与整体利益、眼前利益与长远利益的关系，自觉地参与和支持这项改革。

第二，明确任务和政策，因地制宜地组织实施。我国各地经济、社会发展不平衡，各方面情况千差万别。各地政府要根据这次会议精神，从当地实际出发，制定具体的改革方案和办法，认真负责地组织实施，并在改革实践中不断加以完善。当前有不少企业生产经营困难，一时缴纳不起职工医疗保险费，有的地方对这些企业采取了缓缴和分期缴纳的办法，使企业和职工进入基本医疗保险制度运行后再限期补缴。各地都要以积极的态度，采取多种有效措施妥善解决问题。但无论如何，在1999年内，各地都要努力把城镇职工基本医疗保险制度建立起来，有些难度较大的问题以后可以逐步解决。

第三，精心组织和部署，做深入细致的工作。医疗保险制度改革工作涉及面广，比较复杂，必须精心组织和周密部署。各有关方面要组织力量深入调查研究，认真测算，精心设计改革方案，积极组织实施，并要及时研究解决出现的新问题。在改革过程中，各地一定要妥善处理好衔接工作。一是要注意新老制度的衔接，确保新的城镇职工基本医疗保险制度平稳出台，顺利实施。二是要注意搞好医疗保险制度改革试点中已有政策与国务院《决定》精神的衔接；三是不能影响城镇职工正常的就医和应享受的医疗待遇。

第四，加强合作，密切配合。城镇职工医疗保险制度改革涉及到很多部门，单靠哪一个部门都是难以完成的。劳动保障、财政、卫生、药品监督管理、经贸、计划等有关部门要密切配合，齐心协力地把工作做好。国务院已明确，劳动和社会保障部负责全国职工医疗保险制度改革的指导、协调和组织实施工作。各级卫生行政管理部门应把搞好这项改革作为自己的重要责任，抓紧进行医药卫生体制的配套改革。其他各有关部门要按照各自的职能分工，认真负责地工作，齐心协力，密切配合，互相支持，共同做好城镇职工医疗保险制度改革的工作。

同志们，建立城镇职工基本医疗保险制度是一项关系全局的重要任务。当前，我国政治、经济形势都很好，是做好这项改革工作的有利时机。我们一定要在以江泽民同志为核心的党中央领导下，高举邓小平理论伟大旗帜，以高度的历史责任感和使命感，团结一致，振奋精神，扎扎实实地搞好城镇职工医疗保险制度改革工作，为建立健全我国的社会保障体系，把建设有中国特色社会主义事业全面推向21世纪做出积极的贡献。

# 李岚清副总理在全国城镇职工医疗保险制度改革工作会议上的总结讲话

（1998年11月27日）

国务院召开的全国城镇职工医疗保险制度改革工作会议开了两天，今天下午就要结束了。这是一次很重要的会议。会议期间，与会代表听取和讨论了吴邦国副总理的重要讲话，学习和讨论了《国务院关于建立城镇职工基本医疗保险制度的决定（征求意见稿）》。通过这次会议，大家提高了对职工医疗保险制度改革的认识，明确了这项改革的指导思想、主要任务和政策措施，增强了做好这项改革工作的责任感和信心。大家认为，国务院的《决定》是一个比较成熟的文件。同时，大家也提出了一些好的意见和建议。这次会议后，将尽快修改完善《决定》并下发各地贯彻执行。这次会议必将推动我国城镇职工医疗保险制度改革与医药卫生体制改革的全面展开和健康发展。下面，我再讲几点意见。

## 一、必须高度重视城镇职工医疗保险制度改革工作

建立社会医疗保险制度，保障城镇职工的基本医疗，是发展经济、促进社会进步的必要条件。党中央、国务院十分重视城镇职工医疗保险制度改革，为了搞好这项改革，采取了先试点、总结经验，然后推开的作法。多年来，有关部门和地区做了大量探索性工作，积累了经验，暴露了问题，为全面改革提供了基础。党中央、国务院高度重视医疗保险制度改革，多次召开会议研究这个问题。在当前各项改革和发展任务非常繁重的情况下，中央之所以要求加快

城镇职工医疗保险制度改革，就是因为这项改革是关系全局的一件大事。不抓不行，抓不好也不行。

(一)城镇职工基本医疗保险制度是社会保障体系的重要组成部分，是社会主义市场经济体制的一项基础性建设。社会主义市场经济体制的建立和健康运行，是与建立健全社会保障体系紧密联系在一起的。现在，我国改革正处于攻坚阶段,发展正处于关键时期,需要解决许多深层次的矛盾。国有企业改革、传统产业的调整和改造，以及国家其他各项改革都需要妥善解决部分国有企业职工的转产、下岗分流和再就业问题，这些都对社会保障体系的建设提出了迫切要求。目前,我国社会保障体系建设的重点是健全企业职工养老、失业和城镇职工医疗保险制度。企业职工基本养老保险制度和失业保险制度已基本建立，而城镇职工医疗保险制度改革还相对滞后。现行公费医疗和劳保医疗制度已很不适应新的形势，暴露出明显弊端,突出表现在:一是由于缺乏有效的费用控制机制，致使公费医疗和劳保医疗的费用开支均大大超过国内生产总值的增长速度，无论是财政还是企业均已不堪重负；二是在医疗费用过快增长的同时，全社会医疗资源却浪费惊人和配置无序，医疗服务行为发生偏差;三是随着国有企业改革的深入,原来由企业包到底的劳保医疗制度已发生很大变化，部分职工有因此而面临失去医疗保障的后顾之忧；四是随着多种经济成分的发展，越来越多的外资企业中方雇员和私营企业的从业人员及其他各类非公有经济成分中的劳动者，得不到基本的医疗保障,不利于体现社会公平。因此现行的公费医疗和劳保医疗制度已到了非改不可的时候了。只有建立新型的城镇职工医疗保险制度,使它和企业职工养老、失业保险制度一起，形成“三足鼎立”的保障支持体系，才能使职工的基本生活得到较好的保障，才能保障我国的各项改革继续深入进行。

(二)建立城镇职工基本医疗保险制度关系到改善人民生活、维护社会公平和社会稳定，关系到国家的长治久安。党和政府历来十分重视和关心广大职工的健康问题。建国以来,特别是改革开放以来,我国卫生防疫和医疗保障制度为提高人民群众的健康水平发挥了重要作用。近年来，随着我国城市化、工业化进程加快和人民生活水平不断提高，城镇职工的医疗卫生需求发生了明显的变化，疾病谱也发生了变化。医疗费用呈快速增长趋势。目前,我国还处于社会主义初级阶段,医疗费用完全由国家和企业负担是不可能的，只有由用人单位和个人共同承担，才能保证职工的基本医疗。这次改革实行“低水平、广覆盖”的原则,就是要保障城镇各类所有制单位的广大职工的基本医疗需求。这对于维护社会公平和社会稳定,将发挥重要作用,也关系到国家的长治久安。因此,加快城镇职工医疗保险制度改革，不仅是一个经济问题，而且是一个重要的社会问题和政治问题。

(三)进行职工医疗保险制度改革，通过合理配置和充分利用医疗资源，使广大城镇职工能得到有效的医疗服务。医疗制度改革的难点在于涉及到各方面利益的调整。我们既要破除过去那种医疗费用由国家和企业包下来、“吃大锅饭”的观念，也要破除只有国有企业职工才有医疗保险的观念。要建立一种有效的医疗费用控制机制，并由此实现医疗资源的充分利用和合理配置,从根本上杜绝医疗资源的浪费。要建立用人单位和职工个人合理负担医疗费用的机制，建立覆盖各类所有制单位和职工的基本医疗保险制度。从国际上看,无论是发达国家还是发展中国家，都把医疗保险制度改革作为一件大事，予以高度重视。我国复杂的国情更增加了这项改革的难度，特别是具体的实施方案和各项配套措施,需要因地制宜,做大量周密细致的工作。

总之，我们要站在全面贯彻党的十五大精神的战略高度，站在建立社会主义市场经济体制和现代化建设的全局高度，站在维护社会稳定和实现国家长治久安的政治高度，切实增强建立城镇职工医疗保险制度的自觉性和紧迫性，下大力气把这项改革工作抓紧抓好。

**二、建立职工基本医疗保险制度，必须加快医药卫生体制改革步伐**

城镇职工医疗保险制度改革与医药卫生体制的改革是互为条件、相辅相成、相互配套的,必须与医药卫生体制改革相配合。只有搞好医药卫生体制的配套改革，才能从根本上控制医疗费用的过快增长，才能为人民群众提供良好的基本医疗服务，从而保证城镇职工医疗保险制度顺利建立。否则,城镇职工医疗保险制度改革将难以进行，即使新制度暂时建立起来了，也无法巩固和顺利发展下去。可以说,医药卫生体制改革进展如何，关系到城镇职工医疗保险制度改革的成败。因此,我们在积极推进城镇职工医疗保险制度改革的同时，必须加快医药卫生体制改革的步伐。

《中共中央、国务院关于卫生改革与发展的决定》(中发［1997］3号）充分肯定了我国医药卫生系统和广大医务人员的巨大贡献，也指出了存在的问题和困难。现在,一方面存在着看病难、看病贵,患者对医疗服务质量不满意等问题，另一方面,医疗机构缺乏活力,城市大医院人浮于事、中小医院勉强维持,卫生资源配置不合理和利用效率不高等问题也很突出。这些问题都要通过深化改革来解决。因此,加快医药卫生体制改革，不仅是建立城镇职工基本医疗保险制度的迫切要求和必要条件，也是医疗机构和卫生事业自身健康发展的需要。应当看到,城镇职工医疗保险制度改革对整个医药卫生体制改革不仅增大了压力，也提供了良好的机遇。这两个方面的改革是相辅相成、互为条件、相互促进的。卫生部门和医疗机构要主动以城镇职工医疗保险制度改革为契机,加大自身改革的力度。医药卫生体制改革应当重点抓好以下几个方面的工作：

第一,实行医药分开核算、分别管理的制度，打破医药不分的垄断体制,建立药品流通的竞争机制,合理控制医疗费用增长。我国医疗机构长期实行财政补助与服务收费、药品批零差价收入相结合的经济补偿政策。药品收入越来越成为医院收入的主要来源，“以药补医”已经暴露出严重的弊端。为了追求经济收益，药品生产企业、流通企业对医疗机构采取“高定价、大回扣”的营销做法，有些医生也愿意开贵药和多开药，医疗机构的“大处方”和用昂贵设备做不必要的检查等现象“应运而生”。这直接导致了医疗费用的快速上涨，增加了国家、企业和职工个人的经济负担，也造成了巨大浪费。这种做法还滋生腐败，败坏了医生的职业道德，败坏了社会风气。解决这个问题，一是医院必须实行医药分开核算、分别管理的制度，药品销售收入交上级主管部门统一管理、合理返还，“桥归桥、路归路”。在医疗机构改革中，应当由政府补助的，各级政府一定要承担；应该提高的医务技术服务费用，也要逐步调整。医药分开核算、分别管理的目的，就是要切断医疗机构与药品营销之间的经济联系，促使医生因病施治。合理用药，遏制滥开药、过量开药造成的浪费。二是药店之间也要有竞争，患者拿一个处方，可以在医院药房购药，也可以到指定的药店购药。这样做，既有利于保护患者的利益，降低职工医疗费用负担，又有利于推进药品流通体制改革和建立合理的医疗机构补偿机制。

第二，深化医药卫生体制改革，医疗保险主管部门在指定医疗机构时应引进竞争机制，促使医院加强管理，减员增效，降低成本，提高医疗质量和效率。医疗保险主管部门在指定定点医院时，绝不能只有一两家，必须有若干家，不仅有西医医院，还应有中医医院，要让患者对医院能有所选择。也只有这样，才能形成医院改革的动力。医疗机构改革的总要求是，建立有责任、有激励、有约束、有竞争、有活力的运行机制。医疗机构的各项改革，要紧密围绕“以病人为中心”来开展。一定要重视医疗服务管理，制订并严格执行各种医疗服务规范和标准，推进医疗技术管理和质量管理的科学化、规范化和现代化。要不断提高医疗技术水平和医疗服务质量，完善便民措施，处处方便患者。公办医疗机构是非营利的社会公益性单位，这并不表明医疗机构不存在经济关系和复杂的经济活动。长期以来，医疗机构强调政府投入而缺乏严格的内部经济核算，导致人员过多，人浮于事，造成医疗成本大幅度上涨。医疗机构必须切实加强内部经济核算，树立优质、高效、低耗的管理目标。要加快和深化人事制度改革，精兵简政，能进能出，能上能下。专业技术人员要竞争上岗，行政后勤科室要压缩，像国有企业改革那样，实行下岗分流，减员增效，下决心解决人浮于事的问题。要提倡和鼓励医疗机构的专业技术人员到基层去开展社区卫生服务，用自己的专业技术知识去满足广大职工群众的医疗需求。对于从事医疗后勤工作的非专业技术人员的分流，要通过医疗后勤社会化来解决。

第三，理顺医疗服务价格，体现医务技术劳动价值。医务人员提供的医疗服务，是他们的专业知识、经验积累以及体力劳动的综合成果，应该体现其相应的劳务价值。改革开放以来，我国价格体系和服务收费改革已经有了较大进展，其中也包括医疗服务收费价格方面的改革。但是到目前为止，医疗服务收费价格还没有完全理顺。要在大力降低医疗服务成本，进行医药分开核算、分别管理、降低药费的基础上，适当提高医疗技术服务的诊疗费价格，使医疗机构和医生主要通过医疗技术服务的收入取得相应补偿和报酬，而不是通过多卖药、小病大治等不正当手段来获得经济收益，更不允许通过“塞红包”等非法手段来补偿。同时也应看到，医疗服务不同于一般商品交换，医疗服务价格的调整关系到广大人民群众的切身利益。因此，医疗服务价格的调整要从我国国情出发，统筹考虑国家对卫生事业的投入、卫生服务发展的需要和人民群众的经济承受能力。各级政府和有关部门要积极创造条件，努力改善医务人员的工作和生活待遇，使他们能够安心并热爱本职工作，积极投身改革。但是，在相当长的时期内，我们还没有条件完全、准确地体现医务人员的劳动价值，只能逐步提高收入，而不可能一下子达到很高的水平。历史已经证明，我国广大医务人员和知识分子是通情达理的，对国家的困难是理解的，对改革是支持的。

第四，不断提高医务人员的素质，努力提高医疗服务质量。医务人员从事救死扶伤的神圣工作，在社会上倍受尊重，应该具有良好的思想道德和业务素质，树立良好的医德医风。“无德不成医”，我们要在广大医务人员中加强思想政治工作和职业道德教育，大力弘扬救死扶伤、爱岗敬业、乐于奉献、文明行医的行业风尚，自觉抵制不正之风的侵蚀。医务人员业务素质的提高涉及到许多方面。《执业医师法》1999 年 5 月 1 日就要实施，卫生行政管理部门和医疗机构要抓紧做好准备工作，通过贯彻实施《执业医师法》等有关法律法规，加强对医务人员的资格管理，保证执业人员的基本业务素质。广大医务人员要努力学习新知识，掌握新技术，坚持合理检查、合理用药，改善服务态度，对病人要有爱心、耐心和责任心，使广大职工群众真正能够获得优质、满意的医疗服务。

第五，调整医疗机构布局，优化卫生资源配置，发展社区卫生服务。长期以来，我国公办医疗机构条块分割，重复建设，效益低下。卫生行政管理部门要带头转变职能，实行政事分开，主要管理卫生事业而不是直接办医疗机构，更不是“总医院”，也不是“医院协会”和“医师协会”。卫生行政管理部门要以医疗服务需求为导向，做好医疗服务需求的预测，实施区域卫生规划，通过行政法规和经济政策来保证职工群众获得良好的卫生服务。要发挥市场对卫生资源配置的重要作用，促进医疗机构之间的有序竞争，优胜劣汰，逐步解决医疗机构“小而全”、卫生资源分散和缺乏效率等问题。一些产业部门和企业开办的医院，医疗设备先进，病床多，但利用效率不高，这是很大的浪费。要在政府机构改革和政企分开过程中，抓紧进行调整和改革。可以借鉴高等教育管理体制改革中实行“共建、调整、合作、合并”的做法，提倡医疗机构进行各种形式的联合或合并，提倡大医院和中、小医院的联合，优势互补，资源共享，更好地为患者服务。也可以借鉴国有企业改革中的一些成功经验，对于那些不符合社会需要而且技术设备陈旧落后的医疗机构实行关、停、并、转。今后我国医疗服务模式的改革方向是“大病”进医院，“小病”在社区。也就是说，医院主要从事急症、疑难病症患者的诊疗，社区医生主要从事常见病、多发病和诊断明确的长期慢性疾病的治疗和保健。与城镇职工医疗保险制度改革同步，建立和发展具有我国特色的社会卫生服务体系。各地区、各部门要有计划地将医院的富余人员和设备转移到社区卫生服务机构中去。这样做的好处，一是有利于向职工提供便捷的综合性卫生服务，既可以解决看病难的问题，又适应我国职工疾病结构的改变，贯彻“预防为主”的方针，更好地保证职工身心健康；二是有利于卫生资源的合理配置和充分利用，解决医疗机构的结构性矛盾和问题，可以为医院的富余医务人员提供施展才干的广阔天地；三是有利于从整体上降低医疗服务成本，控制医疗费用的过快增长，保障城镇职工医疗保险制度改革的成功。

**三、精心组织，周密部署，认真贯彻落实国务院的《决定》精神**

城镇职工医疗保险制度改革和医药卫生体制改革政策性强，涉及面广，难度较大。同时，要求在一年内基本完成建立城镇职工基本医疗保险制度的任务，时间紧迫，任务繁重。要做好这项工作，各地区、各部门必须高度重视，切实加强领导，精心组织，周密部署，狠抓落实。这方面，吴邦国同志昨天已经讲过了。根据会议讨论的情况，我再强调以下几点：

（一）各级领导要高度重视，把城镇职工医疗保险制度改革放到重要议事日程上来。在这次会议上，大家表示一定要按照国务院《决定》的精神统一思想，抓好城镇职工医疗保险制度改革工作，但也有的同志反映，现在出台的改革方案多，任务重，担心在这么短时间内完不成城镇职工医疗保险制度改革任务。这种担心是可以理解的。但问题的关键在于，是不是真正重视了这项改革工作。一些试点城市的经验表明，不怕问题多、难度大，只要领导真正重视了，就能拿出解决的办法。办法总比困难多。哪个地方主要领导同志亲自抓，哪个地方的改革进展就比较顺利；重视不够，进展就比较缓慢，甚至使一些问题久拖不决。因此，各级党委和政府，特别是地（市）一级的党委和政府，是这次改革的实施者，一定要把思想统一到《决定》的部署和要求上来，把城镇职工医疗保险制度改革提上重要日程，认真研究和解决改革中的各种重要问题。鉴于这项改革涉及方方面面，各级政府主要负责同志要亲自抓，组织好各方面的力量，协调好各方面的关系，拧成一股绳，劲往一处使，共同把城镇职工医疗保险制度改革和医药卫生体制改革配套同步搞好。

（二）精心制订实施方案，做好深入细致的思想工作。国务院的《决定》明确了建立城镇职工基本医疗保险制度的指导原则和有关政策措施。制定这个《决定》很不容易，而要真正贯彻落实，工作更加艰巨。全国各地的情况差别很大，尽管《决定》对一些重要问题作了原则规定，但在实际工作中还要求各地一定要结合当地的具体情况，认真搞好具体的实施方案。要组织有关部门共同研究和讨论，从当地实际情况出发，科学地测算并确定具体的筹资标准、“封顶线”金额和大、小疾病的划分，确定城镇职工医疗保险承办机构与医疗机构之间的支付结算方式，等等，力求实施方案科学周密、简便易行。城镇职工医疗保险制度改革直接涉及广大职工切身利益，必须坚持群众路线，广泛听取职工的意见。要加强城镇职工医疗保险制度改革的宣传教育工作，提高广大职工对改革目的和意义的认识，促进观念转变，增强广大城镇职工对医疗保险制度改革的理解程度和心理承受能力，自觉支持改革，积极参与改革。同时，要提高广大医务人员积极投身改革的责任感和主动性。我国有500多万医务人员，他们也是城镇职工医疗保险制度改革和医药卫生体制改革的主力军。只有紧紧依靠这支队伍，积极引导他们参与和支持这项改革，整个改革才会取得成功。

（三）注意研究解决改革中的重点、难点和热点问题。在城镇职工医疗保险制度改革中，将会遇到许多新矛盾和新问题，各地区、各部门都要及时抓紧研究解决办法。例如，医药分开核算、分别管理是这次改革中的一个重要问题，非解决不可，但也会带来一些新的矛盾，需要认真解决。此外，还有其他一些难度较大的问题，都应该研究采取相应的对策，以防止社会统筹基金透支和失控。

（四）明确责任，各司其职，相互配合。各级政府和有关部门要认真按照《决定》的要求，积极参与这项改革。劳动和社会保障部门要切实加强对各地城镇职工医疗保险制度改革的指导，尽快组织制订城镇职工基本医疗保险制度和医药卫生体制改革的各项配套政策，加强调查研究，及时发现和解决改革过程中的矛盾和问题。财政部门要尽快制订与城镇职工基本医疗保险制度有关的财政和财务政策及管理办法。卫生部门在这项改革中承担着很大的责任，既要积极参与城镇职工医疗保险制度改革，又要加快推进整个医药卫生体制改革，要尽快制订医疗机构改革的配套方案和发展社区卫生服务的有关政策。经贸部门要配合做好药品流通体制改革。总之，各有关部门和地区要根据《决定》的精神，既有分工，又有合作，多沟通，多协商，相互配合，保证政令畅通和各项政策的一致性。

（五）增强信心，扎实工作，务求成功。我们既要看到进行城镇职工医疗保险制度改革的艰巨性和复杂性，同时也要看到改革的有利条件。近年来，全国一些地方和行业已经进行了城镇职工医疗保险制度改革的试点，积累了一定的经验，社会上对这项改革基本形成了共识，职工群众对改革的承受能力不断增强，特别是国务院的《决定》明确了改革的原则、任务和政策措施，各方面的思想更加统一。这都为在全国范围内进一步推进城镇职工医疗保险制度改革创造了有利的环境和条件。只要我们振奋精神，坚定信心，抓住机遇，以积极而稳妥的精神，扎扎实实地工作，加大领导力度，加大宣传力度，加大工作力度，我们就一定能够建立起有中国特色的城镇职工医疗保险制度。

当前，改革、发展和稳定的任务都很繁重，我们要把握大局，统筹安排，抓住重点，全面做好各项工作。让我们在以江泽民同志为核心的党中央领导下，高举邓小平理论伟大旗帜，同心同德，锐意改革，努力建立健全我国社会保障体系，把改革开放和现代化建设事业推向前进！

# 国务委员彭珮云在中国艾滋病控制国际捐款会议上的讲话

1998年1月9日

女士们、先生们、朋友们

新年好！

艾滋病在全球的流行，给世界各国，尤其是一些发展中国家造成了巨大损失，已成为全球关注的热点问题之一。我国也同样面临着艾滋病流行的严重威胁。最近几年，艾滋病在我国的传播速度加快，流行区域不断扩大，已引起党中央和国务院领导的高度重视，艾滋病已成为我国重点预防和控制的传染病。

我国政府历来十分重视人民群众的身体健康，一贯把防治重大疾病作为政府的职责。近年来，我国政府加大了预防和控制艾滋病工作的力度。国务院在1995年批准了由卫生部提出的《关于加强预防和控制艾滋病工作的意见》；建立了国务院防治艾滋病性病协调会议制度，以加强预防和控制艾滋病和性病的领导和协调。国务院各有关部委进一步提高了对防治艾滋病重要性、紧迫性的认识，明确了职责分工，加强了协作。中央财政已建立防治艾滋病专项经费。国家计委、国家科委、财政部和卫生部组织起草了《中国预防与控制艾滋病中长期规划（1998—2010年）》，提出了今后我国预防和控制艾滋病的指导原则、目标和行动措施，这个规划将在国务院审批后实施。各省、自治区、直辖市政府也根据当地的实际情况，制定了防治对策，开展了大量工作。

防治艾滋病不仅是一般的疾病控制问题，由于它涉及人们的伦理道德、行为方式，其流行将带来一系列的社会问题，对经济发展的影响也大。因此，需要全社会关注和参与，实行综合治理。在我国这样一个人口众多、经济发展水平不高的大国中，防治艾滋病的任务相当艰巨。尽管我国政府做出了很大努力，但仍面临许多困难。国际社会对我国防治艾滋病的工作很关注，多年来，许多国际组织和友好国家对这项工作给予了积极的支持和帮助，在此，我代表中国政府表示感谢。今后我们要继续加强国际交流与合作，共同对付艾滋病的挑战。

我相信，只要我们坚持预防为主的方针，坚持不懈地加强社会主义精神文明建设，对广大人民群众普及预防艾滋病的科学知识，积极探索预防和控制艾滋病的有效的对策和措施，并落实到行动中去，我们就一定能在预防和控制艾滋病方面取得更好的成效。

预祝中国艾滋病控制国际捐款会议圆满成功！

谢谢大家！

# 国务委员彭珮云在1998年全国卫生厅局长会议上的讲话（摘要）

这次会议是党中央、国务院召开全国卫生工作会议、颁布《关于卫生改革与发展的决定》一年以后召开的第一次全国卫生厅局长会议，又恰逢政府换届，因此，具有继往开来的重要意义。会前，卫生部和各地同志做了比较充分的准备。会议在邓小平理论和党的十五大精神指引下，认真总结了1997年各地的卫生工作，对如何进一步贯彻落实《中共中央、国务院关于卫生改革与发展的决定》（以下简称《决定》）进行了热烈的讨论。我相信，这次会议必将对今后的卫生改革与发展起到积极的推动作用。张文康同志代陈敏章同志宣读的报告很全面、很好。下面，我讲几点意见：

## 一、卫生工作取得可喜进展

首先，必须充分肯定全国卫生工作会议以来，各省、自治区、直辖市为贯彻会议精神做了大量工作，取得了显著的成绩。陈敏章同志的报告中，概括了各地贯彻《决定》一年来取得的新进展。这次会上14个省市同志的发言，从不同的侧面生动地反映了卫生改革与发展的成就。卫生部办公厅编辑的《中国卫生改革与发展里程碑》一书，全面地反映了各省、自治区、直辖市贯彻落实《决定》的情况。一年来，我到一些地方，也了解到不少情况。这一切都充分说明全国卫生工作会议以来，确实出现了全党全社会重视卫生改革与发展的大好形势。

《决定》开宗明义提出："人人享有卫生保健，全民族健康素质的不断提高，是社会主义现代化建设的重要目标，是人民生活质量改善的重要标志，是社会主义精神文明建设的重要内容，是经济和社会可持续发展的重要保障。全党、全社会都要高度重视卫生事业，保护和增进人民健康"。江泽民总书记、李鹏总理在全国卫生工作会议上的重要讲话，深刻地阐明了卫生事业在我国经济和社会发展中的地位和作用，极大地提高了全党、全社会的认识。不少地方的领导同志讲，过去我们往往只在发生了重大疫情和突发事件时才想到卫生工作，只看到卫生工作需要增加投入，对卫生工作在促进经济和社会发展和坚持全心全意为人民服务宗旨方面的重要作用认识不深，对卫生工作重视不够。现在认识到卫生事业关系到经济发展和社会稳定的全局，在国民经济和社会发展中具有独特的地位，发挥着不可缺少、不可替代的作用；卫生工作与每一个人的生老病死密切相关，关系到广大人民群众的切身利益，必须作为关心群众疾苦，密切党群、干群关系的大事来抓。这是非常重要的具有深刻意义的思想变化。各级领导同志的认识提高了，对卫生工作的领导也切实加强了。各地把卫生工作纳入了本地的经济与社会发展总体规划，列入了党委和政府的重要议事日程以及领导干部的任期目标责任制。各地普遍在调查研究的基础上，制定了本地贯彻中央《决定》的实施意见与规划，召开了有各级主要领导同志和各有关部门领导同志参加的高规格的会议，增加了对卫生事业的投入，出台了一些支持卫生事业发展的优惠政策。一些多年来难以解决的问题得到了解决，或者得到了改善；过去想办而办不了的事，现在办成了，或者有了办成的希望。这一切确实令人振奋。

一年来卫生工作的显著进展进一步说明了：党和政府对卫生事业的高度重视与正确领导，各有关部门的积极支持与配合，全社会的积极参与和广大卫生人员的努力，是卫生事业发展的根本保证，也是几十年来做好卫生工作的基本经验。

今年2月5日，我在哈佛大学公共卫生学院举办的演讲会上，介绍了我国卫生改革与发展的情况。当场有人问我，中国卫生工作面临这么多挑战，你有什么"仙丹"解决这些问题?我说，任何个人都拿不出这样的"仙丹"，只要各级领导高度重视，各有关部门与全社会都充分发动起来，我们就能克服一切困难，把卫生事业推向前进。我衷心希望各级卫生行政部门的同志，都要牢固地树立起"大卫生"观念，并认真付诸实践。

卫生工作是一项涉及面极广的工作。世界卫生组织为健康下的定义是："健康是要达到消除疾病并实现包括生理、心理和社会能力等综合素质的完好状态"。这就要求卫生工作不仅要治疗病人，还应该搞好全体居民的健康保障和健康促进；不仅要针对生物因素，还要针对环境因素、社会因素、人们的行为和生活方式。要实现人人享有健康的目标，就需要人人为健康作出努力。因此，卫生工作绝不仅仅是卫生专业机构与卫生专业队伍的事，而是全社会的大事；绝不单纯是业务工作，也是群众工作。无论是创建卫生城市、卫生村镇，改水改厕，计划免疫，预防传染病、艾滋病、性病，防治慢性非传染性疾病，进行医疗保障制度改革等等，都需要党委、政府高度重视，加强领导；需要各有关部门积极支持与配合；需要发动全社会和全体居民积极参与。尤其是在我国这样一个经济还不发达的人口大国，要使卫生工作投入少、效益好，使"预防为主"的方针贯彻落实，更需要这样做。因此，卫生行政部门的同志要主动争取并善于争取党委、政府的重视与领导。要认真调查研究，当好参谋、助手，以做好工作的实际行动，来争取领导更多的理解与支持。要主动争取并善于争取各有关部门的支持与配合。各部门工作角度不同，掌握的情况不同，看法也不尽一致，难免会出现分歧和矛盾。要协调好与各有关部门的关系，主动与他们多沟通思想，有分歧要尽量协商解决。要从大局出发，尊重其他部门的意见，了解、分析他们持不同意见的原因、理由，耐心进行解释。要树立一切为了群众、一切依靠群众的群众观点，向群众做好宣传解释工作，使广大群众了解各项卫生政策、措施的意义和作用，发动群众、依靠群众和我们一起共同做好卫生工作。

一年来的实践充分证明，正是因为我们在这几方面做得比较好，卫生事业才有了新的突破，出现了前所未有的好形势。我们一定要很好地总结这方面的经验，并且坚持下去，使之发扬光大。

在充分肯定成绩的同时，我们也清醒地看到，全面贯彻落实《决定》，仅仅是有了一个良好的开端，还要做大量艰苦细致的工作。在1998年，希望各省、自治区、直辖市党委、政府继续加强对卫生工作的领导，精心部署，狠抓落实，把《决定》真正落到实处。希望各有关部门继续关心和支持卫生工作，认真贯彻执行《决定》中已经明确的政策和措施。希望卫生部门继续广泛深入地宣传《决定》的精神，按照《决定》的要求把卫生工作做得更好。

**二、认真学习邓小平理论和党的十五大精神，进一步贯彻落实《决定》**

党的十五大高举邓小平理论的伟大旗帜，对我国改革开放和现代化建设跨世纪发展作出了全面部署。江泽民同志在党的十五大上的报告，是我们党带领全国人民迈向新世纪的政治宣言和行动纲领，也是指导卫生改革与发展的行动指南。中央要求我们在思想上和工作中牢固确立邓小平理论的指导地位，把学习贯彻党的十五大精神同本地区本部门的实际密切联系起来，同推进改革开放和现代化建设的各项工作密切结合起来。对于卫生部门来说，就是要把学习邓小平理论和党的十五大精神同进一步贯彻落实《决定》密切结合起来。

为筹备召开全国卫生工作会议，制定《关于卫生改革与发展的决定》，国务院领导同志专题讨论过三次，政治局常委讨论过一次。《决定》经过反复征求意见与修改，最后，由江总书记与李鹏总理审定。《决定》是以邓小平理论为指导制定的，与党的十五大精神完全一致。《决定》总结了建国以来，特别是改革开放以来卫生工作的经验，明确了卫生事业改革与发展的大政方针，对于今后相当长时期的卫生工作具有重要的指导作用。

陈敏章同志的报告对于学习邓小平理论和党的十五大精神、贯彻落实《决定》讲了一些很好的意见。我想谈一点自己的学习体会，与同志们共同探讨。

实事求是是邓小平理论的精髓。我们讲一切从实际出发，最大的实际就是中国现在处于并将长时期处于社会主义初级阶段。江总书记在党的十五大报告中，从九个方面阐述了我国社会主义初级阶段的特征和历史进程，指出经过40多年特别是近20年的发展，我国生产力有了很大提高，各项事业有了很大进步。然而，总的说来，人口多（其中农业人口占很大比重，贫困人口多，文盲半文盲人口多），底子薄，地区发展不平衡，生产力不发达的状况没有根本改变，这就是中国的基本国情。我们就是在这样的条件下兴办着保障12亿多人口健康的卫生事业。我们既要继续重视传染病防治工作，巩固第一次卫生革命的成果；又要根据疾病谱的改变，积极开展慢性非传染性疾病的防治，承担第二次卫生革命的任务；任务繁重，困难很多。这就要求我们深刻认识发展卫生事业，满足人民群众对健康日益增长的需求，是一项长期而艰巨的任务。

党的十五大提出："展望下世纪，我们的目标是，第一个十年实现国民生产总值比2000年翻一番，使人民的小康生活更加宽裕，形成比较完善的社会主义市场经济体制；再经过十年的努力，到建党一百年时，使国民经济更加发展，各项制度更加完善；到世纪中叶建国一百年时，基本实现现代化，建成富强、民主、文明的社会主义国家"。这就对卫生工作提出了新的更高的要求。《决定》提出了到2000年和2010年卫生工作的奋斗目标。我们要努力实现这个奋斗目标，并且在此基础上提出到建党一百年和建国一百年时卫生工作的奋斗目标。我们是社会主义国家，理应更好地做到人人享有卫生保健，不断提高全民族的健康素质。

《决定》根据我国国情，指出我国卫生事业是政府实行一定福利政策的社会公益事业，并进一步明确了新时期的卫生工作方针，这就是"以农村为重点，预防为主，中西医并重，依靠科技与教育，动员全社会参与，为人民健康服务，为社会主义现代化建设服务"。江总书记在全国卫生工作会议上的讲话中明确指出："这一方针的核心就是卫生工作要为人民健康服务，为社会主义现代化建设服务。这是党和政府对卫生事业改革和发展的基本要求，也是卫生工作必须坚持的正确方向"。

根据我国卫生事业的性质与新时期的卫生工作方针，《决定》指出了卫生改革与发展应该遵循的基本原则并做出了一系列重大的决策。《决定》指出，今后15年卫生事业要有一个大的发展与提高。但是卫生事业的发展必须与国民经济和社会发展相协调，人民健康保障的福利水平必须与经济发展水平相适应。经济较发达的地区，要充分利用有利条件，使卫生事业发展得快一些，到2010年，使国民健康的主要指标达到或接近世界中等发达国家的平均水平。经济欠发达的地区，也要结合本地区的实际情况，制定加快卫生发展的规划和措施，到2010年，使国民健康的主要指标达到发展中国家的先进水平。我们既不能企求卫生事业的发展超越经济发展水平，也不应让卫生事业发展滞后，以致影响经济的发展与社会的稳定。我们要合理配置并充分利用现有的卫生资源，尽可能以较少的投入取得较大的效益。

在社会主义初级阶段，怎样使我国各地的卫生事业发展得更快一些、更好一些？这就需要认真总结自己的经验，借鉴世界各国的经验，从改革中找出路。我在哈佛大学公共卫生学院讲演时，有人递了一个条子，问中国全社会的卫生总费用只是美国的1/30，为什么能在几十年中使平均预期寿命提高到70岁，与美国相比差别不大？这个问题提得好。它使我们看到，中国发展卫生事业有自己的有利条件与宝贵经验。我希望大家认真研究这个问题，得出科学的结论，以便增强我们的信心，继承和发扬我们自己的好经验。我们也要看到，我国卫生工作还存在不少问题，解决这些问题的关键在于深化改革。

邓小平同志是我国社会主义改革开放和现代化建设的总设计师，他认为改革是中国的第二次革命，是实现社会主义现代化的必由之路，是社会主义社会发展的直接动力。他指出，我们的改革是全面改革，它的实质和目标，是要从根本上改变束缚我国生产力发展的经济体制，建立充满生机和活力的社会主义新经济体制，同时相应地改革政策体制和其他方面的体制，以实现中国的社会主义现代化。判断改革和各方面工作的是非得失，归根到底，要以是否有利于发展社会主义社会的生产力、有利于增强社会主义国家的综合国力、有利于提高人民的生活水平为标准。他主张改革必须坚持解放思想，实事求是，胆子要大，步子要稳，改革是为了人民群众，要依靠人民群众。我们要认真学习和领会邓小平同志关于改革的一系列指示精神，结合卫生工作的实际坚决贯彻执行。

《决定》指出："卫生改革的目的在于增强卫生事业的活力，充分调动卫生机构和卫生人员的积极性，不断提高卫生服务的质量和效率，更好地为人民健康服务，为社会主义现代化建设服务。要适应社会主义市场经济的发展，遵循卫生事业发展的内在规律，逐步建立起宏观调控有力、微观运行富有生机的新机制”。我们要建立有中国特色的包括卫生服务、医疗保障、卫生执法监督的卫生体系，这三方面改革的任务都相当艰巨。但是不改革肯定没有出路。我们必须解放思想，振奋精神，抓住机遇，勇于改革。要克服怕困难、无所作为的思想。改革是一项崭新的事业，没有一点闯的精神，不大胆实践，就走不出一条新路。改革中难免会遇到这样那样的问题，要善于总结经验，对的就坚持，不对的就赶快改，新问题出来就抓紧解决。只要我们把积极进取、敢于创新的精神同科学务实的态度结合起来，就一定能通过不断深化改革，逐步建立起适应社会主义市场经济体制和人民健康需求的、比较完善的卫生体系。

## 三、当前要重点抓好的几项改革

加快推进城镇职工医疗保障制度的改革是建立社会主义市场经济体制的迫切需要，是促进经济发展与社会稳定的必要条件，事关全局。党中央、国务院十分重视这项改革，李鹏总理、朱镕基副总理多次亲自过问并做了许多重要指示。国务院医改领导小组在总结几年来各地改革经验的基础上，准备提出一个关于深化职工医疗保障制度改革的意见，报国务院审定，待下届政府成立后全面推行。改革的目标是建立适应社会主义市场经济体制和提高职工健康水平的要求，建立社会统筹和个人医疗账户相结合的社会医疗保险制度，鼓励发展企业补充保险、商业医疗保险和社会医疗救助，逐步形成多层次、多形式的医疗保障体系。社会医疗保险基金由国家、用人单位和职工个人三方共同负担，用人单位缴费率要根据财政和企业的实际承受能力合理确定。要明确规定社会统筹医疗基金和个人医疗账户的支付范围，并规定社会统筹医疗基金的最高支付限额。各地可在改革的总目标和基本原则的指导下，探索适合当地情况的医改方案。

医疗保障制度改革是各项社会保障制度改革中难度最大的。要保证这一改革顺利进行，除了要制定一个适合我国国情的医改方案以外，卫生部门的积极参与至关重要。这就要求卫生部门提高对医改重要意义的认识，把医改放在卫生改革的突出位置，并以此为契机，主动推进卫生服务体系和医疗卫生机构的改革。

江苏省卫生厅胸怀大局，对医改的重要性和必要性有比较深刻的认识。他们积极参与医改，深入开展调查研究，不断完善有关政策，引导医疗卫生机构正确对待医改，正确处理建立制约机制和完善补偿机制的关系，努力降低医疗成本，提高医疗服务质量，从而争取到党委和政府对卫生事业的关注、理解和支持，为完善补偿机制创造了有利条件。他们的经验值得借鉴。

实施区域卫生规划是卫生改革和发展的重大举措，是政府对卫生事业进行宏观调控，合理配置和有效利用卫生资源的必然要求。为了配合城乡医疗保障制度的建立和完善，这项工作显得更加重要与迫切。希望各级政府高度重视区域卫生规划工作，把这项工作摆上重要的议事日程，建立由政府领导同志挂帅，计委、财政、卫生、劳动等有关部门参加的领导小组，认真进行调查研究，尽快制定区域卫生规划并负责组织实施。青岛市卫生局在市政府的领导与支持下，积极探索，勇于实践，边规划、边调整，经过几年努力，取得了明显效果，积累了宝贵经验。各地应向青岛市学习，克服畏难情绪、等待观望情绪、求稳怕乱情绪，尽早启动区域卫生规划工作。上海是一个特大城市，情况比较复杂，他们也已经开始着手进行区域卫生规划，建立新型的卫生服务体系。我相信，只要各级政府认真抓起来，这项工作是可以逐步取得成效的。

关于社区卫生服务的问题，卫生部去年已在济南市召开了现场研讨会。这次会上，天津市又介绍了他们的经验。一些省市也积极进行了探索。这项改革方向正确，意义重大。希望各地结合实际，积极、稳妥地推进这项工作，逐步形成功能合理、方便群众的卫生服务网络。

采取各种切实有效的政策和措施加强农村卫生工作，是全国各地贯彻落实《决定》的一个显著特点。为了切实改变农村卫生工作薄弱的状况，必须坚定不移地把卫生工作的重点放在农村。要继续抓紧初级卫生保健这个“龙头”不放松。要积极稳妥地发展和完善合作医疗制度，力争到2000年农村多数地区建立起多种形式的合作医疗制度。这就需要继续提高和统一认识，使各级政府、有关部门和农村基层干部都能把合作医疗作为一项“民心工程”和发展农业生产力的有力举措，积极扶持和引导，按照自愿、适度、受益的原则，支持群众筹集合作医疗经费，正确处理减轻农民负担与举办合作医疗的关系。

要把合作医疗办好绝非易事。各级政府要切实加强领导。各级卫生部门要组织力量，深入农村，精心指导，并下大力气培训一批当地的骨干。在继续加强农村“三项建设”的同时，要把稳定和提高农村卫生队伍放到十分重要的位置上来，探索为农村培养实用人才的路子。农村的三级卫生服务网也要纳入区域卫生规划，根据所承担的任务，合理调整其布局、结构和规模，提高服务质量和服务能力。要深入开展城市支援农村卫生工作与卫生扶贫工作，及时总结与推广好经验，把这项工作抓细抓实并长期坚持下去。

## 四、依法加强对重大疾病的防治工作，深入开展爱国卫生运动

要认真实施《传染病防治法》等公共卫生法律法规，针对传播快、威胁大的急性传染性疾病，开展重点监测和防治工作。这里要特别讲一下鼠疫和艾滋病的问题。去年，根据工作需要，财政部增加了鼠疫防治专项经费。有鼠疫防治任务的地方要认真做好防治工作，切不可掉以轻心。

最近几年，艾滋病在我国的传播速度加快，流行区域不断扩大。除

青海省外，30个省、自治区、直辖市均发现艾滋病毒感染者。专家估计，到1996年底全国有15—20万感染者。许多国家的教训告诉我们，如果不能在艾滋病流行的开始阶段及时有效地加以控制，艾滋病病毒感染者将呈几何级数增加，几年之内，就会由几万人发展到几百万人。尽管目前我国艾滋病病毒感染率还处于较低水平，但传播速度已明显加快。我们必须加大防治工作力度，阻止艾滋病在我国的进一步蔓延。去年12月，经过人大常委会第三次讨论，通过了《献血法》，将于今年10月1日实施。这是实行无偿献血制度，防止经血液传播疾病的一项重大措施。卫生部门的同志要针对思想上、工作上存在的问题，切实做好宣传、贯彻《献血法》的各项工作。

在加强急性传染性疾病防治的同时，要重视慢性非传染性疾病的控制。随着老年人口的增加，生活条件的改善，高血压、心脑血管疾病、糖尿病等已成为影响我国人民健康水平的主要疾病，同时，也成为医疗费用快速增长的重要原因之一。要努力探索适应我国国情的慢性非传染性疾病防治体系。部分省市将慢性非传染性疾病的防治同社区卫生服务结合起来，效果很好，应当在全国推广。

中央把整治环境卫生作为“讲文明树新风”活动的一项重要内容，纳入群众性精神文明创建活动，已经在全国蓬勃开展起来。要抓住这个机遇，推动爱国卫生运动更加深入地发展。全国爱卫会拟于今年下半年统一组织开展第四次全国城市卫生检查评比活动，要切实组织好创建卫生城市和城市卫生检查评比活动，坚决避免形式主义，预防和减少疾病发生，促进文明村镇建设。

要做好妇幼保健工作，努力提高出生人口素质。今年1月初，国务院办公厅在天津召开了加强计划生育技术服务，提高出生人口素质工作会议，卫生部门和计划生育部门的同志都参加了。陈敏章同志在会上作了很好的发言，要求卫生部门的同志从社会主义现代化建设的大局出发，积极主动地发挥卫生部门的优势，同计划生育等有关部门进一步加强团结与合作，为控制人口数量，提高出生人口素质提供优质和高效的服务。一些地方在会上介绍了这方面工作的好经验。希望各地结合本地实际情况，认真传达贯彻这次会议的精神。

**五、要始终把加强社会主义精神文明建设放在突出的地位**

一年来，卫生部门在加强社会主义精神文明建设方面，采取了一系列措施，迈出了新的步伐。各地卫生工作者响应党中央号召，参加“三下乡”活动，深入农村，特别是贫困地区，为农民群众送医送药，群众反映很好；也使卫生工作者增进了与广大人民群众的感情，提高了思想觉悟。今年1月10日，张北地区发生地震，医务人员随同解放军火速赶往灾区，救死扶伤，受到群众的一致赞誉。各地开展的以病人为中心，优质服务，创百佳医院活动，把树立行业新风与深化医疗改革结合起来，收到了良好的效果。这些做法今后要继续坚持，不断完善。同时，我们也必须清醒地认识到，有此医疗单位和医务人员在服务质量和服务态度方面，还存在不容忽视的问题，社会上对医德医风的反映还不少。我们一定要始终把卫生队伍的社会主义精神文明建设放在突出的地位，坚持不懈地抓紧抓好。要大力加强职业道德教育，引导广大卫生工作者树立全心全意为人民服务的思想，坚决反对和抵制一切有损于群众利益，有损于卫生行业形象的行为。

国务院从1996年5月起，在全国范围内部署了整治药品购销活动中给予和收受回扣的专项检查工作。通过自查自纠和重点检查相结合，揭露出大量问题。截止到去年年底，共收到举报、投诉6 103件，立案查处4 230件，其中大、要案989件，有些案件情节十分严重。这次会上反映，这项工作虽然取得了一定的效果，但是还不理想。加强对药品的管理涉及一些深层次的问题，要继续努力解决。卫生部门和医药部门的同志对于收受和给予回扣违法行为的严重危害，应该有足够的认识，不能有丝毫姑息迁就，都要从本部门做起，坚决刹住非法收受回扣的歪风，巩固整治的成果。

**六、各级卫生行政部门对推进卫生改革与发展负有十分重要的责任**

各级卫生行政部门的党组织特别是领导干部，要认真学习邓小平理论，不断提高运用理论解决实际问题的能力，努力用邓小平理论和党的十五大精神统一卫生工作队伍的思想。在新形势下，我们面临不少新情况、新问题，要认真调查研究，深入进行研讨分析，对如何深化改革提出指导性意见，尽可能避免因为工作中的盲目性而造成大的损失。会上有些同志提出在政府换届以后，卫生部应及时举办各省分管领导和卫生厅局长的研修班，结合卫生工作实际，学习邓小平理论和党的十五大精神，研究如何进一步全面贯彻落实《决定》。我很赞成这个意见。各级卫生行政部门都要切实加强党的思想、组织、作风建设，全面提高干部队伍素质。

国务院即将提出下届政府机构改革方案，改革的目标是建立办事高效、运转协调、行为规范的行政管理体制。要按照发展社会主义市场经济的要求，转变政府职能，实行政企分开，将政府职能切实转变到宏观调控、社会管理和公共服务方面来。要明确划分部门之间的职能分工，克服多头管理、政出多门的弊端。这次机构改革是改革开放以来，机构变化较大，人员调整较多的一次，必须坚持既要积极又要稳妥的方针，切实加强领导，做耐心细致的工作。我们大家都要顾全大局，正确理解、积极支持这项改革。卫生行政部门的管理体制同样存在机构庞大、职能交叉、政事不分、效率低下等问题。由于管了许多不该管，实际上也管不好的事情，影响了集中力量管好那些应该管的事情。希望在这次机构改革中能下大决心解决这方面存在的问题，使卫生行政部门真正从以办卫生为主转变到依法加强卫生行业管理上来。

同志们，卫生工作的改革与发展进入了新的历史阶段，希望与困难同在，机遇与挑战并存。江泽民同志曾经说过，从一定意义上说，机遇本身就意味着挑战，挑战之中也孕育着机遇。能否抓住机遇，用好机遇，实质上就是一种挑战和考验。如果能够勇敢地面对挑战，开拓进取，有所作为，往往可以创造出更多更好的机遇。让我们大家团结一致，奋发图强，再接再励，不断开创卫生工作的新局面

（毛群安）

# 陈敏章部长在1998年全国卫生厅局长会议上的报告（摘要）

这次会议的主题是：深入学习邓小平理论，全面贯彻党的十五大精神和《中共中央、国务院关于卫生改革与发展的决定》（以下简称《决定》），总结过去一年的卫生工作，部署今年卫生改革与发展的重点工作，动员全体卫生人员，解放思想、实事求是、艰苦奋斗、开拓进取，在以江泽民同志为核心的党中央领导下，高举邓小平理论伟大旗帜，向本世纪末初步建立起具有中国特色的包括卫生服务、医疗保障、卫生执法监督的卫生体系的战略目标阔步前进。

**一、贯彻《决定》，卫生改革与发展取得新进展**

党中央、国务院召开全国卫生工作会议以来，出现了全党、全社会重视卫生改革与发展的大好形势。去年1月15日，中共中央、国务院发布了关于卫生改革与发展的《决定》，进一步明确了卫生事业在国民经济和社会发展中的重要地位和作用，指明了今后15年卫生工作的奋斗目标和指导思想。各省、自治区、直辖市和计划单列市以及新疆生产建设兵团，都相继召开了由党委和政府主持的卫生工作会议，并结合实际情况，制定了本地的卫生改革与发展"决定"或贯彻中央《决定》的"实施意见"，把卫生工作摆到各级党委和政府的重要议事日程，作为关心群众疾苦，密切党群关系，促进经济和社会发展的大事来抓。去年年初，卫生部党组依据《决定》精神，提出了1997年十项重点工作。各地认真实施，重点突出，全面推进，在医疗保障制度、农村卫生、预防保健、中医药事业、爱国卫生、科技教育、法制建设、精神文明建设等方面，加大了改革力度，加快了发展步伐，卫生事业取得显著进展，人民健康水平进一步提高。

（一）深化卫生改革，卫生工作迈上新台阶

一年来，卫生事业围绕发展总目标，以改革为动力，在一些重点领域取得了新的进展。

——城镇职工医疗保障制度改革继续稳步推进。"两江"试点进入第三年，38个扩大试点城市平稳启动，不同程度地进入实际运转。总的来看，新的职工医疗保险制度正在部分城市逐步建立，改革试点初见成效，职工的基本医疗保障水平有所提高，医疗费用增长过快的势头有所遏制。各地对基本医疗保障内容、医保基金筹资水平、社会统筹与个人账户相结合的具体方式等关键问题，作了认真探索与实践，出现了多种形式。在筹资上，有些城市是社会统筹基金与个人账户基金统一筹资、集中管理；有的是社会统筹基金集中管理，单位调剂基金与个人账户基金由企事业单位分散管理；有的是先筹大额住院统筹基金，个人账户分步建立；也有的是区别不同对象，采取差别费率筹资等等。在"统账结合"方式上，有些城市采取三段"直通式"，即个人账户基金与统筹基金对门诊与住院都连贯使用；有的采取"板块式"，个人账户主要用于门诊，社会统筹主要用于住院；也有的介于两者之间，"大体分块，部分交叉"等等。这种原则的统一性与形式的多样化局面，是医疗保障制度改革初期思想活跃的反映，也符合各地经济与社会发展不平衡的现实，应支持各地因地制宜的改革探索，逐步完善。

——区域卫生规划开始起步。实施区域卫生规划是政府对卫生事业发展实行宏观调控和引导卫生事业健康、协调、可持续发展的重要手段。前几年各地做了许多有益的探索，去年由国家计委牵头，卫生、财政等部门配合，起草了《关于开展区域卫生规划工作的若干意见》，推动了这项工作的广泛开展。各地贯彻《决定》精神，明确要求，合理配置并充分利用卫生资源，着重在体制转轨、结构调整、资源有效利用方面下功夫。青海省规定，今后新建企业原则上不再独立设置医疗机构，其医疗服务通过与地方公立医院建立医疗合同，或由地方公立医院派驻医疗点等方式解决；现有企业的医疗机构要逐步面向社会，承担社区医疗卫生服务。青岛市以"控制总量，调整存量，优化增量，提高质量"为原则，对现有医疗卫生机构采取撤并、搬迁、兼并、托管、联营等多种形式调整，取得较好效果。不少大、中城市也积极推进区域卫生规划，正在有计划地分步实施。

——城市社区卫生服务加快发展。社区卫生服务是以城市社区为基本单位，为群众提供基本医疗、预防、保健、康复、健康教育和计划生育技术指导等卫生服务的综合服务模式。加强社区卫生服务不仅有利于向居民提供便捷的卫生服务，而且有利于卫生资源的合理配置和有效利用，促进城市卫生服务体系的调整和改革。去年，各地在基层卫生工作原有基础上，加大发展社区卫生服务的力度，普遍增加对社区卫生服务的投入，发布规范性文件，制定社区卫生服务收费标准和费用报销等相关政策。京、津、沪等地政府

都加大了专项投入；深圳市政府按照1万居民设置1个社区健康中心的规划，投入2 000多万元，规划设立102个社区健康服务中心。在政府重视、专项投入的有利条件下，一些城市的社区卫生服务初步形成各自的特色。天津市积极培训全科医生并开展全科医疗，社区服务正在形成网络；上海市把社区卫生服务与社区综合服务和社区精神文明建设紧密结合；哈尔滨市按照社区卫生要求，改造街道防保站，加强全科医疗站的建设；保定市建立“双向管理，相互融合”的模式，把社区卫生服务纳入社会经济总体目标和领导干部政绩考核内容；广州市确定了“市抓一个区，区抓一条街”，试点引路、逐步推进的工作思路。全国有17个省、市开展了全国社区慢病综合防治示范试点工作。去年11月，在济南召开了全国社区卫生服务现场研讨会，京、津、沪及山东、哈尔滨、深圳、保定、攀枝花等省、市在大会上交流经验，并参观济南市的试点现场，丰富了社区卫生服务的内容，明确了发展方向。

——卫生经济政策逐步完善。在建立社会主义市场经济体制的过程中，不断完善卫生经济政策是卫生事业持续、协调发展的有力保证。去年，各地积极探索，在卫生经济政策方面也取得一些新的进展。在卫生筹资方面，政府卫生投入逐步增加。陕西省从今年起，每年拿出1 000万元，加上各地、市、县财政的配套资金，加强乡镇卫生院建设，并从每年新增的财力中拿出10%用于农村卫生、预防保健、中医药和医学科教工作。云南、山西等省在保留原有卫生专项经费的基础上，决定从去年起每年增拨1亿元专项经费。

各地在增加卫生投入的同时，继续对医疗卫生机构实行税费方面的优惠政策。江苏省对卫生科研单位的技术性服务收入，对卫生单位新办的第三产业和为安置卫生事业单位富余人员兴办的城镇集体企业以及列入试点的股份合作企业免征或减征所得税；对卫生防疫、检疫的公益性卫生设施建设，对全额和差额预算管理的卫生事业单位的自用土地、自用车辆等也给予各种减免税费优惠。宁夏回族自治区决定，卫生系统创建的与医疗卫生有关的产业、企业，其增值税中属于地方的部分和各项地方税收，实行先征收、后返还。江西省公立卫生机构举办的“以工助医、以副补主”企业缴纳的属于地方收入的增值税部分和企业所得税，由当地财政返还给卫生部门，不冲抵财政对卫生的投入。

各地在多渠道筹集卫生发展基金方面，也提出了许多新思路、新政策。福建、河南、青海、四川、云南等省从医疗机构业务收入中收取一定比例的费用或提取“卫生事业发展管理费”，建立“卫生发展调节金”，用于加强预防保健和调节区域内卫生事业发展。湖北、广西、辽宁、安徽、上海、甘肃、重庆等省、自治区、直辖市也在努力争取多渠道筹集卫生发展资金的新政策。

（二）农村卫生工作进一步加强，合作医疗制度不断完善

农村卫生一直是我国卫生工作的战略重点之一。各地在全面实施初级卫生保健规划目标的基础上，把完善农村三级医疗预防保健网、稳定乡村医生队伍和发展合作医疗放在重要位置，采取了许多切实可行的政策和措施。

发展与完善农村合作医疗制度是深化农村卫生改革的重点，去年5月，国务院以国发[1997]18号文件，批转了卫生、计委、财政、农业、民政等五部委《关于发展和完善农村合作医疗的若干意见》，全国有22个省、自治区、直辖市先后出台了加强农村合作医疗的“通知”、“实施办法”或者“试点意见”，18个省、自治区政府专门召开了农村合作医疗工作会议，制定合作医疗发展规划，目前全国开展合作医疗的县已达900多个。各地在提出合作医疗发展规划和分阶段目标的同时，还制定了一系列筹资政策。有的决定省财政每年安排资金，用于农村合作医疗事业的发展；有的按“以奖代补”形式，用于试点县、乡和贫困地区开展合作医疗；有的按一定比例提取专项经费用于合作医疗。这些政策规定都为农村合作医疗制度的发展和完善提供了十分有利的条件。

稳定农村卫生队伍和提高队伍素质是加强农村卫生、搞好预防保健的必要条件，各地对农村卫生人员的工资、津贴、职称、户口、养老等采取了一系列优惠政策。如对长期扎根农村、符合农转非规定条件的卫生技术人员，优先办理农转非；对分配到贫困地区乡镇卫生院工作的各类医学院校毕业生，直接执行定级工资、上浮工资；对老、少、边、穷地区乡镇卫生院的卫生人员，在调整工资、增发津贴、晋升技术职务、分配住房、户籍管理等方面实行鼓励政策，有的根据不同地区，对乡村医生报酬补助拉开档次。

城市支援农村卫生工作进一步展开，各地认真制定计划，分步组织实施，把支农重点放在人员培训、技术指导、科学管理等方面，采取了巡回医疗、支援医用设备、定期技术指导、集中或分散式人员培训等灵活多样的方法。各地还确立了城市卫生机构支援农村的制度，定目标、定任务、定期限，用划片、定点、包干的办法，以多种方式帮助农村基层卫生机构提高技术水平和服务能力，缓解农村缺医少药问题。此外，在卫生扶贫和援藏工作上，认真贯彻中央和国务院的有关精神，取得了新的成绩。

在农村卫生“三项建设”上，1997年加大了对老、少、边、穷地区的投入力度，比1996年增加投入1 000万元。全国卫生系统对口支援三峡工作取得重大进展，到去年底，三年共到位资金1 524.5万元，援助各类设备、车辆477台（件），培训各类医务人员185人次，同时，配合三峡库区大面积迁居，开展了大量卫生调研和清理工作。

（三）重大疾病防治成效显著，爱国卫生运动深入开展

由于各级政府加强领导，有关部门密切配合，一些重大疾病如霍乱、鼠疫、病毒性肝炎、结核、碘缺乏病等的防治取得新的进展，重大疾病的疫情监测、疫区处理、区域联防和疫情报告等初具规模，基本形

成体系。去年，鼠疫专项经费由400万元增至700万元，11个省、自治区的鼠疫防治机构的监测条件得到了改善。农村新生儿乙肝疫苗免疫接种率明显提高。全国艾滋病监测哨点得到加强，并扩大了针对高危行为的干预试点。为保持高水平免疫接种率，巩固计划免疫工作成果，在重点地区和重点人群中开展了脊髓灰质炎强化免疫活动，加强了冷链设备的更新与补充，扩大计划免疫服务能力，对边远、贫困地区和流动人口等特殊人群的计划免疫工作也进一步加强。在逐步提高对慢性非传染性疾病危害健康的认识的同时，结合医疗卫生机构结构调整，积极探索适合我国特点的慢病防治体系。

妇幼保健工作又有新进展。《母婴保健法》实施两年来，有13个省、自治区、直辖市出台了地方配套法规，18个省出台了婚前保健管理办法。婚前保健、孕产期保健和新生儿保健服务逐步规范化和制度化。在计划生育技术服务方面加强了同计生委的沟通和协作。新生儿疾病筛查覆盖面进一步扩大。到1997年全国80%的县及县以上有产科的综合性医院、妇幼保健院成为爱婴医院。

爱国卫生运动在创建卫生城市方面，去年组织了对成都、泸州、佛山、泰安、莱芜、赤峰、濮阳等国家卫生城市及广州、哈尔滨、南京、重庆等卫生城市的复查和指导。经考核验收，命名了江苏省吴江市为国家卫生城市，另对汕头、哈尔滨、苏州、绍兴、延吉、库尔勒、青州、招远等城市创建国家卫生城市工作进行了调研，进一步推动了卫生城市创建工作。

各地把农村改水改厕、健康教育放在防治传染病、提高居民健康水平和生活质量的重要位置。去年底开始实施的第三期世界银行贷款农村供水与环境卫生项目，由河北、江西、湖北、内蒙古和云南等省、自治区的40个贫困县执行，贷款额7 000万美元，总投资为11.6亿元人民币，预计将有460万居民直接受益。

（四）医学科技教育和卫生信息交流工作取得新进展

“科教兴国”方针在卫生系统继续得到贯彻。在关键性应用研究、高科技研究和医学基础性研究方面，组织了重点领域的重大关键技术联合攻关；集中力量建设了一批有特色、有优势的重点学科和重点实验室；努力做好引进国外先进技术的消化、吸收和创新工作；加强应用技术的研究、开发和推广；重视和鼓励具有优势技术的科研单位走向市场，把开发新技术、新产品同开拓市场结合起来。“一〇一〇工程”经过两年的基础工作，去年进展顺利，科技投入逐步增大，成果转化速度加快。根据国家科技体制改革的总体部署和要求，结合卫生行业的特点，从优化结构，分流人员，增强活力出发，提出了卫生行业科技体制改革“一体两翼”框架的总体规划；按照“试点先行、重点突破、示范带动、总体推进、积极探索、稳妥实施”的方针，制订了《中国医学科学院深化科技体制改革的总体试点方案》，已经国家科委正式批复，将进入实施阶段。

医学教育改革逐步深化。部属医科大学与地方共建工作进一步发展，继中山医大等6所部属高校共建后，去年5月又与吉林省、长春市人民政府商定共建白求恩医科大学；山东医大、西安医大也于近期完成共建工作。部属高校面向21世纪教学内容和课程体系改革开始进行调查研究。北京医大“211工程”建设项目可行性研究报告已经国家计委批准；上海医大“211工程”整体建设和重点学科建设的审核和立项已上报国家计委。跨世纪人才培养工程已经启动。临床医学教育进一步加强。设置临床医学专业学位、完善医学学位制度工作取得实质性进展。中等医学教育专业结构调整进展顺利，医士类专业招生数有所控制。继续教育改革深入进行。

卫生信息交流工作富有活力，取得可喜成绩。去年，卫生部把信息工作列为10项重点工作之一，研究制订了卫生部门信息化发展规划纲要，大力推行和发展卫生行业信息管理现代化，促进卫生信息的开发和利用，提高卫生信息系统化和社会化程度。以“金卫工程”建设为重点，推动卫生系统的信息化建设。医院信息、防疫信息、医学科技信息等已经建立的网络系统正在逐步完善和提高；药政管理、地方病防治、妇幼卫生、科技教育、卫生监督、卫生检疫、计划财务、政策与法规、办公自动化等系统的信息网络建设，正在稳步实施；新的国际互联网技术、远程会诊系统建设等也取得实质性进展。

（五）卫生法制建设继续加强，卫生检疫改革步伐加快

加强卫生法制建设是整体推进卫生发展的重要战略任务，也是卫生发展的重要保证。1997年卫生立法又有新的成果，全国人大常委会通过并颁布了《献血法》，国务院发布了《血液制品管理条例》，这对加强血液管理，控制经血传播疾病提供了强有力的法律基础。

各地把卫生法律建设放在突出的地位，不断完善各项法律规范，努力使各项管理有法可依，有章可循。积极开展普法教育，增强依法行政、依法办事的意识；依法处罚各种违反卫生法律、法规的行为，维护人民群众的健康权益；卫生监督执法的各项措施在加紧落实，初步形成公共卫生监督管理、药品监督管理和医疗保健监督管理体系。

去年，全国人大常委会对贯彻实施《食品卫生法》情况进行了检查；卫生部组织了对《传染病防治法》、《公共场所卫生管理条例》和《尘肺病防治条例》实施情况的检查，有力地促进了卫生执法工作。由卫生监督、疾病控制等6个司局联合组成的卫生监督体制改革调研组，对河南、上海和贵州等地进行了综合调研，就加强卫生监督，强化卫生行政执法职能，改革和完善卫生监督体制，调整和充实监督执法力量，提高卫生监督执法队伍素质，提出了新的设想和建议。一些地方增加对卫生监督执法经费的投入，改善卫生执法条件和技术手段，还增加了卫生执法队伍的编制，并依照公务员制度进行管理。

药品、保健食品、特殊用途化妆

品的监督管理进一步加强。在公安、工商等部门的配合支持下，严厉打击制售假劣药品的违法行为，在河北无极县取缔了4个制假窝点，广东电白县取缔了3个制假窝点。对药品购销活动中给予和收受回扣等违法行为进行整治，强化医疗机构的用药管理，规范医疗单位的制剂生产和使用。对进口药品的审批也加强了管理。重点加强了对采血、供血、用血及血液制品的管理和监督，以保障用血安全。

卫生检疫部门加快改革步伐，进一步加强执法队伍建设，实行财务收支两条线管理；对入出境人员、货物依法进行检查。全年预防接种57.2万人次，发现各种传染病3.13万人次，其中艾滋病37例。与美国CDC和加拿大IAMAT加强国际旅行卫生保健的合作。国际旅行卫生保健、卫生检疫、进口食检在国际互联网上建立了网址，提高了对国内外传染病监测水平。

(六)中医中药事业发展成效显著

“中西医并重”是卫生工作方针的重要组成部分，发展中医药作为卫生工作战略重点之一，去年又有新的进展。在职工医疗保障制度改革中，中医医疗机构把握改革机遇，积极参与改革实践，江苏省5个医改试点城市有30所中医医院参加试点，业务量有较大幅度的上升。在开展社区卫生服务中，一些中医院注重发挥中医中药的特色和优势，主动拓宽服务领域。去年还及时总结推广了一批示范中医院、中医专科医疗中心和农村中医工作先进县的经验，促进了中医医疗机构医疗质量和管理水平的提高。

中药产业在调整和规范中健康发展。全国启动了《中成药工业重点国有企业行动计划》。遴选了五十强企业，从技术改造、科技开发、产品推介、对外合作、与医疗科研单位及院校的强强联合等方面给五十强企业提供信息，予以支持。中药材生产进一步受到重视，加强了中药材生产基地建设，积极探索生产组织管理形式，一些省市建立了产、购、销联合体，促进了中药材产业化发展。如黑龙江4家中药企业被列为该省实施农业产业化龙头企业，初步形成了市场牵龙头，龙头带基地，基地连农户的中药材产业化格局。中药商业流通体制改革步伐加快。一些国有中药经营企业通过建立大型商业集团以及实行总代理、总经销、连锁经营等不同形式，积极进行企业组织结构调整和资本结构重组。整顿中药材市场工作取得阶段性成果。对已批准的17个中药材专业市场进行规范化管理，市场面貌发生可喜的变化。

去年，我国还成功地举办了首届世界中西医结合大会，来自20多个国家和地区的1 100多名中医、西医及中西结合医专家学者共聚一堂，以“继承、发扬、结合、创新”为主题，进行学术交流，对中医药事业的发展具有深远的影响。

(七)精神文明建设迈出新的步伐

一年来，我们坚持以提高卫生队伍整体素质和职业道德水平为目标，进一步加强政治思想工作和社会主义精神文明建设，促进了卫生事业健康发展。爱岗敬业、无私奉献的精神在全行业得到发扬，涌现出一批体现时代精神的先进典型和白求恩式的先进人物。去年8月，卫生部成立了精神文明建设指导委员会，加大精神文明建设的力度，深入宣传“白求恩奖章获得者”、“人民健康的好卫士”和先进典型人物的事迹，弘扬白求恩精神，组织开展“讲文明、树新风”、“优质服务百佳医院”和“三下乡”等一系列活动。各地根据实际情况，突出重点，扎扎实实地开展多种形式的教育和创建活动，把精神文明建设落在实处。北京市开展“以病人为中心，创十佳医院、十佳医务人员、十佳护士”活动；广东省把创百佳医院与原先开展的“创双百”(100家文明医院，100家文明乡镇卫生院)结合起来，广泛开展便民、利民、为民活动；山西省继续开展争做赵雪芳式的白衣战士、魏文亮式的防疫工作者活动。

总之，过去的一年里，在党和政府的领导下，广大卫生人员同心同德，兢兢业业，各项卫生工作取得了新进展，成绩来之不易。实践证明，只要高举邓小平理论伟大旗帜，结合社会主义初级阶段的国情、省情、地情，认真并有创造性地贯彻执行《决定》，卫生事业改革与发展就能取得新的进展。

**二、学习邓小平理论，推进卫生改革，发展卫生事业**

1997年，我们在贯彻全国卫生工作会议精神，落实《决定》的进程中，迈出了坚实的一步，取得了很大的成绩。但是，也应该清醒地看到前进道路上还存在许多矛盾和困难，工作中也有缺点和不足。《决定》中所指出的带普遍性的问题，如卫生事业的改革与发展同经济建设和社会进步的要求不相适应，地区间卫生发展不平衡，医疗保障制度不健全，卫生资源配置不够合理，卫生服务质量和服务态度同人民群众的需求还有差距等等，都有待于继续解决。当前，深化卫生改革，发展卫生事业，防治疾病、保障健康的任务十分繁重。要全面推进卫生改革与发展，搞好各项卫生工作，最根本的是要认真学习邓小平理论，理论联系实际，贯彻落实《决定》的各项任务。《决定》是以邓小平理论为指导，根据我国国情和卫生工作的实际制定的，是建设有中国特色社会主义卫生体系的纲领性文件，也是卫生系统自改革开放以来学习、运用邓小平理论的经验总结和智慧结晶，是今后相当长的时期在卫生领域实践邓小平理论的行动准则。所以学习邓小平理论与学习贯彻《决定》是完全一致的。各级卫生部门的党、政领导要带头学，全体卫生人员要普遍学，学以致用，落到实处。这里着重讲三点要求：

(一)学习邓小平理论，关键是要努力把握“解放思想，实事求是”这一理论精髓，理论联系实际，指导新时期卫生改革与发展

邓小平同志在我国社会主义建设进入新时期的伟大实践中，坚持解放思想、实事求是的思想路线，提出一系列改革开放的大政方针和建设有中国特色社会主义的战略策略，把马克思主义同当代中国改革与建设的实践相结合，逐步形成了

符合中国实际、富有时代特征的邓小平理论。我们学习邓小平理论，把握理论精髓，首先要对实事求是的“事”，也就是对客观实际、对国情要有全面的分析，深刻的认识。中国的“事”，中国的最基本国情就是现在以及今后相当长的时期处于社会主义初级阶段，也就是从不发达社会主义向发达社会主义的过渡阶段，我们的一切政策，包括卫生改革与发展的具体政策措施，都必须立足于这个基本国情，并以此为出发点。充分认识社会主义初级阶段的国情，并不是要我们安于现状，畏难不前，而是要理解社会主义现代化建设的长期性和艰巨性，振奋精神，勇于开拓，自强不息。

从卫生改革与发展的角度看国情，一要认识我国人口多，农业人口占很大比重，农民和农业问题一直是我国革命和建设成败兴衰的关键问题，整个国民经济以农业为基础，国家把农业放在经济工作的首位。与此相适应，卫生工作就必须以逐步提高农村卫生服务总体水平，保障广大农民健康为重点。卫生事业为人民健康服务的宗旨，必须体现在为九亿农民的健康服务上，这是我们制定卫生改革和发展规划时必须具备的基本国情观。二要认识我国底子薄，经济不发达，卫生资源有限，占国民生产总值比例较低的财力投入，却兴办着世界上规模最大的卫生事业。因此，更需要坚持预防为主和依靠科技与教育的方针，重视适宜技术的开发利用和适宜人才培养，搞好初级卫生保健，开展社区卫生服务，充分发挥有限卫生资源的综合效益。三要认识我国疆域辽阔，地区之间、城乡之间经济与社会发展不平衡，卫生事业发展都要从实际出发，根据不同水平、不同层次的社会需要，因地制宜制定区域卫生规划，在保证基本服务的基础上，提供多层次卫生服务。我们强调因地制宜，并不是只顾本地利益，只讲本地区卫生的发展，还要体现社会主义团结协作、共同进步的精神，倡导支农、扶贫，发达地区支援不发达地区。要求先富帮后富，并不是搞平均主义，而是在承认客观差别，强调自力更生为主的前提下，提倡互助协作，推动卫生事业的全面发展和健康水平的整体提高。四要认识我国经济体制正在由计划经济向市场经济转化，各行各业都要为发展和完善社会主义市场经济体制而加快改革步伐。经济体制改革愈深化，愈是要求社会保障体系尽快配套。城乡医疗保障制度既是社会保障体系的组成部分之一，又是卫生体系的一个重要组成部分，必须放在卫生改革的突出位置，并以此为契机来推进卫生服务体系和医疗卫生机构的改革。五要认识我国疾病防治任务的艰巨性，一些直接影响经济发展和人民健康水平的传染性疾病在部分地区依然存在并时有暴发流行；随着人口结构的变化和老龄化的趋势，慢性非传染性疾病对人们的健康形成了新的威胁。两次“卫生革命”任务交织在一起，需要坚持已有的确有成效的防治体制和模式，还要探索适应新形势的防治措施与方式。六要认识我国优秀的民族文化传统，中医中药是中华民族传统文化的瑰宝，必须继承和发扬中医中药的特色与作用，鼓励传统医药与现代科技发展的结合，努力促进中医中药现代化。总之，从卫生角度看国情，有助于我们加深认识社会主义初级阶段卫生改革与发展的特点和重点，并充分认识到卫生资源的有限性同人民群众医疗预防保健需要日益增长的矛盾将长期存在，而卫生事业的改革与发展必须与初级阶段的国民经济和社会发展相协调，人民健康的保障水平必须与经济发展相适应。过早过急地提出超越初级阶段国情的举措，即使是出于提高健康水平的良好愿望，如不符合实事求是的精神，也就难以奏效。

（二）学习邓小平理论，坚持解放思想、实事求是的思想路线，还要在认识“事”的基础上进一步找出“是”来，即掌握事物发展的规律性

1.《决定》指出，卫生改革与发展既要适应社会主义市场经济的发展，又要遵循卫生事业发展的内在规律。社会主义卫生事业要适应社会主义市场经济的发展，首先要改变传统计划经济体制下单纯依靠和等待指令性投入的观念，改变那种不重效益、不顾需求变化，盲目扩大规模和追求数量增长的事业发展思路。适应社会主义市场经济大环境，并不是不要做规划、定计划，而是恰恰需要推行区域卫生规划，强化宏观调控，关键是以社会需求为导向，对卫生资源实行统筹规划、合理配置。如果有限的卫生资源过多地用于城市医院而不注重预防、保健机构的相应发展和常规监测、防保手段的提高，那么再多的卫生投入也难以实现向防保倾斜的结构调整要求，也难以适应疾病谱和医学模式转化，卫生工作可能事倍而功半。

2. 适应社会主义市场经济，要注重卫生服务的供、需信息变化，主动地调整服务内容和方向，适应社会日益增长、经常变化的卫生需求。随着医学模式转化、环境污染、人口老龄化进程的加快，卫生服务模式就必须顺应客观变化而及时调整，在不放松传染病、地方病防治的同时，加强对慢性非传染性疾病的早期控制，日益成为紧迫的战略性问题。要在继续发挥城市中心医院医疗、科研、教育优势的同时，加快发展社区卫生服务。同时，要注意在卫生服务的供、需关系上，由于医务人员在提供服务方面往往处于主导地位，有可能因利益驱动而诱导不合理的需求，使患者难以作出选择，也导致医疗消费不合理的过快增长。因此，处理医患之间的供需关系，不能简单套用一般商品供需关系的调节原则，而要坚持为人民健康服务，为社会主义现代化建设服务，加强宏观调控。

3. 医疗卫生机构适应社会主义市场经济发展，必然面临劳动消耗的合理补偿和服务活动持续运行问题，在大量日常的经济活动中，引入成本核算、价格杠杆、公平竞争、收益分配等市场经济范畴，这就要求医疗卫生机构学会利用市场机制来加强经济管理，重视成本效益分析，提高人、财、物的利用效率，并运用物质鼓励与精神鼓励相结合的手段来调动医务人员的积极性。同时，又要明确卫生事业具有救死扶

伤、实行人道主义的行业特征，卫生服务与每个公民的生、老、病、死密切相关，必须正确处理社会效益与经济效益的关系，以社会效益为最高准则；卫生事业体现政府一定的福利政策，在成本核算与价格机制上也就有自身的特殊性，不能简单照搬物质生产领域的市场关系。

4. 社会主义市场经济条件下，出现了公有制实现形式多样化和多种经济成分共同发展的局面，公办卫生机构正在积极探索多渠道筹措卫生资源的途径，一些基层卫生机构，主要是集体所有制乡镇卫生院，面临资金短缺、设备落后、管理不善等问题，借鉴企业股份合作制的经验，试行基层卫生人员的劳动联合和资本联合相结合，以拓宽筹资渠道，扩展服务领域，对调动卫生人员当家作主的积极性，取得了一定效果。同时，有必要研究基层卫生机构作为公益事业的组成部分，承担着大量预防保健任务，如何在利益分配上正确处理按劳分配和按股分配的关系，需要从卫生事业单位的特殊性去探索，因而必须按照邓小平理论关于真理标准的论述，因势利导，分析利弊，区别对待，在探索中逐步加以规范。各类公立医疗卫生机构在多渠道筹资中涉及所有制改革的，都要慎重研究其可行性和对长远发展的影响，既要适应社会主义市场经济体制，又必须遵循卫生事业的内在规律。

(三)学习邓小平理论还要树立全局观念和群众观点，识大体，顾大局，正确处理全局与局部的关系

江泽民总书记在十五大报告中指出：我们必须把经济建设作为全国工作的中心，各项工作都要服从和服务于这个中心。这明确了经济建设是关系国家兴旺、人民幸福的全局；卫生事业为经济建设服务，要服从于国民经济的发展，卫生改革也要服从于经济体制改革，因而卫生改革与发展是经济建设的一个局部。局部利益要服从全局利益，就应当优先解决卫生领域中涉及全局的问题。比如职工医疗保障制度改革，它关系到社会主义市场经济体制的建立以及企业制度改革与社会保障体系的建设，事关全局。因此，城市卫生服务体系改革应当适应职工医疗保障制度改革的需要，医疗机构应积极参与，主动进行配套改革，要服从社会主义初级阶段发展国民经济的全局利益，严格控制医疗费用不合理的过快增长。从局部看，医疗业务收入可能受到一定的影响；从全局看，支持了企业体制改革，为促进社会主义市场经济体制的建立作出了贡献，也有助于社会对医疗服务补偿机制不健全的理解和同情。全局搞好，局部利益的调整才有可靠的基础。卫生事业发展中同样要有所不为，才能有所为，要在顾全大局的实践中使卫生事业健康发展。

强调局部服从全局，还要努力把局部事业纳入全局规划，统筹运行，把卫生工作同党和国家全局性的中心工作紧密挂钩，这有助于提高卫生工作在全局中的地位，争取政府和全社会的重视。比如，农村改水改厕，城市卫生支援农村和参与“三下乡”活动等，都同加强农村两个文明建设这个全局问题紧密结合，由党委、政府统一来抓，就能收到明显成效，得到农民好评。

从卫生系统自身来看，也需要强调树立全局观念，正确处理全局与局部的关系。卫生服务系统包括医疗、预防、保健、康复、健康教育、计划生育技术指导等多项服务，各个子系统在制定发展规划、实施目标管理时，都必须考虑并协调好相关的左邻右舍关系，最终纳入全局统筹安排，以利于发挥整体功能和综合效益，也有助于减轻基层过重的负担，提高工作效率。区域卫生规划的推行，初级卫生保健规划的实施，卫生城市、卫生乡镇的创建，社区卫生服务的开展等等，都需要各个子系统从全局出发，功能定位，积极配合，相互协调，不能只突出本系统的发展而不顾其余，否则就会影响卫生服务系统的均衡、协调发展。

“为人民健康服务，为社会主义现代化建设服务”是新时期卫生工作方针的核心，是我们党坚持全心全意为人民服务的根本宗旨在卫生工作中的体现，是一切卫生工作的出发点和落脚点。强调群众观点，要求我们以群众的健康需求为导向，确定正确的卫生发展战略，优先保障和发展基本卫生服务。卫生服务关系到每个人的生、老、病、死，是党和政府关心群众生活的“民心工程”，各项卫生改革政策的出台，必须首先考虑人民群众的利益和要求。广大卫生工作者要以群众健康为中心，树立为人民服务的人生观和道德观，时刻把人民群众的病痛疾苦记在心头，树立良好的医德医风，把职业道德建设同增强群众观点、坚持“二为”方针紧密结合起来。

学习邓小平理论是当前和今后卫生工作中头等重要的任务，要求各地坚持理论联系实际，结合当前卫生改革与发展的特点、难点、热点，创造性地运用和丰富邓小平理论，开创卫生事业新局面。

**三、全面落实《决定》，争取1998年卫生工作的新胜利**

1998年是“九五”计划的第三年，是实现“九五”计划关键性一年，是跨进21世纪的一个重要台阶。今年卫生工作的总体要求是高举邓小平理论伟大旗帜，认真贯彻十五大精神，深化改革，开拓进取，振奋精神，全面落实《决定》和各地已经出台的政策和措施，按照《卫生事业“九五”计划和2010年规划设想》要求，努力做好各项卫生工作：

(一)深化卫生改革，突出重点领域，促进卫生事业协调发展

《决定》指出，卫生改革的目标是要逐步建立起宏观调控有力，微观运行富有生机的新机制，不断增强卫生事业发展的活力，充分调动广大卫生机构和卫生人员的积极性，提高卫生服务的质量和效率，更好地为人民健康服务，为社会主义现代化建设服务。今年，各地要落实《决定》精神，重点做好以下三个方面的改革：

1. 推进职工医疗保障制度改革，保障基本医疗

《决定》提出要改革城镇职工医疗保障制度，为城镇全体劳动者提供基本医疗保障。如何确定基本医疗保障水平，是医疗保障制度改革成败的关键。控制基本医疗保障水平，要从三个方面着手：一是从筹资

总量上控制基本医疗保障水平。从现实国情出发，根据“低水平，广覆盖”的精神，企事业单位参保的缴费率需要根据实际情况适当调整；二是从基本药物、基本诊疗技术、基本医疗生活服务设施等方面进行控制。国家制定最基本的给付范围与标准等。各省、自治区、直辖市根据实际情况，在一定幅度内适当调整；三是确定社会统筹基金最高给付限额（即“封顶线”），具体标准由当地政府确定。对超过“封顶线”以上的大额医疗费用，可以通过补充保险、商业保险和医疗救济等渠道加以解决。有些企事业单位过去职工医疗保障水平较高，在参加社会统筹的基本医疗保险之后，可以再出资为职工建立补充保险或购买商业保险。

保障职工基本医疗还要完善社会统筹与个人账户相结合的具体办法。建立个人账户，目的是增强个人对健康自我负责的意识，通过职工个人在年轻、健康时的储蓄，逐步积累将来年老和生病时所需医疗费用，使一代人的疾病风险主要由本代人自身解决，这是一种“纵向”自我保障；同时，建立社会统筹账户，重点解决年老、多病职工的基本医疗保障，体现“横向”共济和社会公平。各地试点中对统筹账户与个人账户的使用范围与方式，作了有益的探索和实践，目前的多种模式，可以互相借鉴，扬长避短。我国地区差别大，各地应当从实际出发继续探索，由实践来检验与评价。

2. 实施区域卫生规划，调整卫生资源配置结构

实施区域卫生规划是各级政府在社会主义市场经济体制下，对卫生资源进行宏观调控和合理配置，协调医疗卫生服务供需平衡，推进卫生事业健康、持续发展的基础手段和重要依据。发展卫生事业要以人民健康需求为导向，走讲求效益、以内涵发展为主的道路；要总量控制与结构调整相结合，适应医疗保障制度改革的需要，调整现有医疗卫生机构的布局，明确分级分工，改进服务方式。实施区域卫生规划最终要落实到“四个提高”：提高卫生资源的利用效率，提高区域内医疗预防保健康复综合服务能力，提高卫生服务的质量和公平性，提高居民的健康水平。

实施区域卫生规划要与社会经济发展相结合，充分体现卫生服务区域内的整体性和公平性，努力实现不同层次卫生服务的供需平衡。今年要认真组织实施第二次国家卫生服务调查，抓紧制定各地规划指导原则，从控制城市卫生机构规模入手，加强农村预防保健和基本卫生服务，使有限的卫生资源得到合理利用。各地的区域卫生规划要体现综合性和全方位性。在医疗、预防、保健、康复、教育、科研、监督监测、药品供销等领域协调发展的同时，突出农村卫生、预防保健、中医药三大战略重点。要提倡采用适宜技术、适宜装备和资源共享。对区域内医疗卫生机构做到定点合理、转诊分级、综合服务、方便优质。

实施区域卫生规划的过程是一个科学决策的过程，对区域内居民群众的健康状况、人口结构和卫生服务需求等，都要经过预测和分析。要找出区域内主要的卫生发展问题，进行综合评价，提出可以量化的目标，制定本地区的规划方案，量力而行，逐步实施。在操作实施中难免遇到利益格局的调整和种种矛盾，要勇于改革，先抓试点，后再铺开，要求各地在今年都有新的进展。

3. 改革卫生服务体系，发展社区卫生服务

《决定》指出“改革城市卫生服务体系，积极发展社区卫生服务，逐步形成功能合理、方便群众的卫生服务网络”。发展社区卫生服务首先要坚持为人民服务的宗旨，把社会效益放在第一位，要充分考虑群众的需求和利益；社区卫生服务的组织结构、服务内容、保障水平、服务价格等，要与经济发展水平和群众承受能力相适应，要转变服务观念和服务模式，充分利用现有的社区卫生资源，避免低水平重复建设和资源浪费。各地要努力开拓多种形式的社区卫生服务，形成社区搭台、卫生唱戏、社会参与、各方支持、政策配套的综合服务网络和格局。

建立社区卫生服务机构要以现有基层医疗卫生机构为基础，按照社区卫生服务的需要，转变基层医疗卫生机构的服务功能，改革服务模式，扩展服务领域，组织和鼓励医护人员扎根社区，深入家庭，提供基本医疗、预防、保健、康复、健康教育和计划生育技术指导等综合卫生服务。中、高级医疗预防保健机构要加强对社区卫生服务的技术指导，并探索大医院与社区医疗机构之间双向转诊机制。发展社区卫生服务还要同职工医疗保障制度相衔接，首先将成本效益好的基本医疗服务项目纳入医疗保险范围，使低成本的社区卫生服务成为基本医疗保障的第一线服务。同时，要理顺社区卫生服务价格，区别基本卫生服务和特需服务，保证基本卫生服务取得合理的补偿。

要从政策上解决好社区卫生服务人员的待遇问题，并提高他们的社会地位。对全科医学的学术地位也应同其他专科一样受到尊重和科学的评价。要加强对社区卫生服务的监督管理，建立健全上门服务的管理规范，保证服务质量，促进社区卫生服务健康发展。

（二）突出战略重点，带动各项卫生工作

今年卫生工作要继续突出重点，以改革为动力，抓基础建设，促进城乡之间、预防和医疗之间联动发展，实现中西医优势互补，共同提高。

农村卫生工作要继续以实施“2000年人人享有卫生保健”规划目标为龙头，在总结经验、巩固成果的基础上，强化领导干部的任期目标责任制，在今年力争使80%的县达到初级卫生保健规划的各项指标。要进一步贯彻国务院《关于发展和完善农村合作医疗的若干意见》，争取各级政府和有关部门的支持，做好合作医疗的组织、发动、引导、协调和宣传工作，建立和完善管理体制。逐步完善政府对合作医疗给予一定支持的机制。要加强宣传，使政府部门和社会各界都能了解，合作医疗是减轻农民疾病经济风险的保障措施，而不是加重农民负担，对

发展农业和稳定社会具有重要意义。要充分考虑当地的经济水平和农民的承受能力，合理确定农民自愿缴纳的基金数额和缴纳方式，使绝大多数农户都能够缴得起。乡、村集体经济的投入是合作医疗资金的组成部分，具有吸引农民自愿缴纳保险金的作用，从乡统筹、村提留中提取的合作医疗经费的比例，要因地制宜，实事求是。在经济欠发达地区，合作医疗的筹资水平与报销比例都应当"低点起步"，量力而行。合作医疗资金用于医疗、预防保健、大病风险统筹、储备、管理等各项资金的比例，以及补偿范围和管理层次，都要从紧控制，强调"最基本的"保障，保证收支平衡，使合作医疗制度可持续运行。

要有计划地深入开展"三下乡"活动。为农民健康服务，摆位要高，力度要大，措施要实，要让农民得到实实在在的好处。今年要把这项工作抓细抓实，并长期坚持下去。城市各级医疗机构应认真落实卫生支农"五个一"行动，有组织地对农村基层卫生单位定点对口支援，并形成制度。经济发达地区要顾全大局，从财力、物力和技术力量方面，大力支援老、少、边、穷地区的卫生事业建设，为提高贫困地区广大农民的健康水平作出贡献。

各地区要在认真调查研究，掌握供需实际情况的基础上，对城市医务人员在职称晋升前的定期下乡服务进行规划安排。选派对象为城市二、三级医院中晋升主治医师、副主任医师的临床医务人员，药、护、技等临床医务人员由各地根据实际情况确定是否派出。其任务是宣传党的卫生工作方针政策，帮助推动农村卫生改革；为当地农民提供医疗和防保服务；培训专业技术人才和管理人员；开展健康教育；在为农民服务中提高自身的政治业务素质。

预防保健工作要在巩固已取得成效的基础上，加大力度，争取新的进展。在加强重大传染病的防治方面，今年仍要以霍乱防治为重点，控制腹泻病的发生与流行；尤其在农村地区，要积极推广新生儿乙肝疫苗，加强病毒性肝炎的预防和控制；抓好流行性出血热的防治，带动其他自然疫源性疾病暴发流行的控制工作；贯彻国务院防治艾滋病性病协调会议及全国艾滋病防治工作会议精神，加强艾滋病和性病的监测和综合治理，扩大全国艾滋病性病监测哨点，完善监测和疫情报告系统，扩大针对高危行为的干预试点，争取在控制经吸毒和性传播艾滋病的对策与措施方面有新的进展。要巩固消灭脊髓灰质炎的成果，全面推进计划免疫工作。要以世界卫生组织提出的标准，以省为单位，实现全国基本消灭麻风病的目标。同时，要继续抓好慢性非传染性疾病的防治，努力探索适合我国国情的慢性非传染性疾病的防治体系。

今年初，国务院办公厅主持召开了"加强计划生育技术和提高出生人口素质"工作会议，各地要结合妇幼卫生工作的特点和实际，认真贯彻落实会议精神。要采取各种措施，减少畸残儿出生，结合三项建设和卫生支农，加强乡镇卫生院产科建设，减少因产伤和分娩过程处理不当造成的病残儿数量。要继续开展创建爱婴医院和爱婴市（县）工作，促进母乳喂养；积极开展社区妇幼卫生服务，扩大妇幼保健保偿覆盖面。今年还要对实施《九十年代中国儿童发展规划纲要》和《妇女发展纲要》以及妇幼卫生"九五"规划进行中期评审。

要认真落实国务院《全国血吸虫病综合治理九五计划》和1997年国务院办公厅召开的全国血吸虫病防治工作会议精神，坚持"综合治理、科学防治"方针和因地制宜、分类指导的原则，与发展生产相结合，采取各种有效措施，减少钉螺面积，努力降低急性病人感染率。要继续做好鼠疫监测和检疫，开展灭鼠灭蚤，控制疫情的发生和蔓延。同时，要抓好碘缺乏病、地氟病、地砷病、克山病、大骨节病的防治工作。继续做好地方病扶贫工作和卫生部扶贫点的对口支援工作。

爱国卫生运动今年要重点抓好国家卫生城市的巩固提高，并严格按照评比标准组织考核验收；在农村坚持以改水为龙头，带动以改厕为重点的环境卫生建设，今年将对19个地市的农村自来水建设进行调研考核，并计划在上半年召开全国农村改厕工作会议。要大力推进"九亿农民健康教育行动"和"工矿企业健康教育促进工程"，进一步推动控烟工作；采取群众喜闻乐见的形式，宣传普及卫生防病知识，推动全国健康教育活动。

今年中医药工作的总体设想是"一体两翼、三个重点"，即：学习邓小平理论，以贯彻十五大精神，落实《决定》，深化中医药行业的各项改革，坚持"科教兴业"战略，加快中医药发展为主体；以进一步推进中医药继承和创新，实现现代化和促进中医药更广泛地走向世界为两翼；以做好农村中医药工作、加快中药产业发展和加强中医医疗机构内涵建设为工作重点，使中医药更好地为人民健康服务，为社会主义现代化建设服务。

农村中医药工作要以加强县级中医医院建设为龙头，并在农村初级卫生保健和农村合作医疗中，注意充分发挥中医药的优势和作用。重点抓好农村中医药人员的培养。根据中医药"113人才培养计划"，从今年起将对3 000名县级中医医院专科（专病）业务骨干进行重点培训。要继续发挥中医药院校和中医药自学考试对农村中医药人才的培养作用。县市中医医院也要切实担负起农村基层中医药人员培训任务。各地要进一步做好农村中药供应工作，加强农村供药渠道的规范与管理，健全和完善农村中药供药网络。

要加快推进国有中药企业的改革，特别是国有大中型中药企业的改革。根据《决定》提出的"改革完善中药材生产组织管理形式"的要求，要继续探索中药材生产新的组织管理体系。实行农工商一体化，推行工厂＋农户、公司＋农户、工厂＋公司＋农户等模式，逐步建立起一批中药工业生产的原料基地和中药商业的货源基地。集中力量抓好重点饮片厂的生产经营，进一步提高中药饮片的加工质量。要在中药商业企业中大力推行代理、配送、连锁经营方式，加快中药商业流通体制改革，健全市场规范，打破地区封锁，形成统一、开放、竞争、有序的市场体系。要进一步加强对中药出口产品的质量管理，以维护我国中药声誉。

以提高医疗质量、服务水平和管理水平为重点，大力加强中医医疗机构内涵建设。要努力提高中医医疗机构人员的思想道德素质和业务素质，做好业务培训和技术更新工作。加强临床科研，尤其是要围绕中医特色专科（专病）建设开展科研攻关，不断提高临床疗效。搞好中医急诊科室的建设，增强急危重症抢救治疗能力。努力加强中医医疗机构的现代科学管理。继续发挥示范中医医院和专科（专病）医疗中心的示范辐射作用。认真抓好全国重点中西医结合医院和领先中西医结合临床学科建设，以及重点民族医医院建设工作。

（三）加强卫生法制建设，增强综合监督执法能力

《决定》为今后一个时期卫生法制建设作出了总体战略部署。要建立起具有中国特色的卫生服务、医疗保障、卫生执法监督这三大体系，首先要建立一套比较完整的卫生法律制度，充分发挥法律在调节医疗卫生关系、规范医疗卫生秩序、排解医疗卫生纠纷、促进卫生事业发展等方面的权威作用，为经济和社会发展、提高人民健康水平服务。

在卫生立法方面，今年要根据卫生部立法计划，继续调研、论证、起草《初级卫生保健法》等三部法律；争取已经上报正在审议的《医师法》、《职业病防治法》尽早出台；修改《传染病防治法》和《药品管理法》。同时做好《消毒管理条例》等行政法规的起草和立项，制定、修改一批部门规章和卫生标准。各地应根据实际情况，进一步健全完善地方性卫生法规。《献血法》将于今年10月1日实施，在实施前，要做好配套法规和相关标准的制订。各级政府和相关部门要做好准备，加强对《献血法》和《血液制品管理条例》实施情况的监督检查；广泛宣传和发动群众，使全社会都支持无偿献血工作。

在加强卫生立法的同时，要大力抓好严格执法这个关键环节，坚持依法办事和依法行政，确保卫生执法的公平、公正，真正做到执法必严、违法必究。对现有卫生执法监督体制的改革，已进行了调查研究和科学论证，今年将结合政府机构改革，制定进一步改革方案，以保持卫生执法监督队伍的稳定，提高工作质量和效率。

要进一步强化监督制约机制。明确各监督机构的职责范围和监督方式，在分工负责、相互配合、协同执法方面下工夫，使监督工作落到实处。按照合法、高效、公正、廉洁的原则，健全卫生执法监督制度，规范、约束卫生执法行为，实行严格的执法责任制。要加强卫生行政部门执法监督机构的建设，发挥其监督制衡作用。

今年是“三五”普法教育的第三年，各级卫生行政部门要认真组织学习与本部门工作有关的专业法律、法规和规章。通过严格的教育培训，提高全体卫生执法人员的政治和业务素质。

（四）贯彻“科教兴国”战略，发展医学科技和教育

根据《决定》精神，要继续执行“科教兴国”战略，贯彻科学技术是第一生产力的思想和“依靠科技与教育”的方针，使我国在卫生领域的主要学科和关键技术方面，逐步接近和达到国际先进水平。今年要加强对医学科技攻关项目、“863”计划重大项目和科研基地的建设和管理，加强基础理论研究，大力抓好医药科技成果的推广应用和开发转化工作。开拓筹资渠道，加大科技投入。

要按照“稳住一头，放开一片”的原则，进一步深化卫生科技体制改革，把大部分科技人员分流到科技开发和成果推广应用第一线，建立起适应社会主义市场经济体制和卫生科技发展规律的新型科技体制。重点抓好中国医学科学院深化科技改革的试点工作，以点带面，稳步前进。落实全国卫生信息化工作会议拟定的任务，要充分认识掌握先进科技信息的重要性，采用先进的信息技术，推动医学科技教育工作。

在发展医学教育事业方面，继续深化部属高校教育管理体制改革，抓好重点学科建设和北京医大、上海医大“211”工程建设。做好临床医学专业学位试点。继续开展临床教学与基地评审。深入进行面向21世纪教育内容和课程体系改革。要高度重视和研究加强医德教育。认真落实乡村医生系统化、正规化中等医学教育，做好乡村医生教育评估。进一步完善毕业后医学教育、住院医师培训制度和继续医学教育制度。结合社区卫生服务模式改革，积极发展全科医学教育。重视学术带头人与技术带头人的培养，努力创造条件使优秀人才尤其是中青年人才脱颖而出，培养和造就一大批跨世纪的医学人才。同时，要下决心调整中专医士专业的数量和结构，深化以目标教学为重点的教学改革。加强医学教育的宏观管理，完善办学机制，还要积极鼓励留居海外的卫生科技人员回国工作或以各种形式为祖国服务。

要继续发展同世界各国和地区之间官方的、民间的卫生科技的合作和交流，促进共同发展。要理顺援外工作管理体制，积极推进援外医疗工作的改革。进一步发展同香港特别行政区和澳门地区的卫生合作与交流，继续实施“健康快车”等项目。拓宽海峡两岸医学交流渠道，增进两岸同道间的相互了解和卫生科技、教育领域的合作。

（五）加强卫生队伍建设，树立卫生行业新风

卫生行业是精神文明建设的窗口行业，加强卫生行业精神文明建设是整体推进卫生事业发展的重要战略任务，也是卫生改革与发展的重要目标和重要保证。要把加强医德医风建设、提高医疗质量、改善服务态度作为卫生行业精神文明建设的基础工程。大力弘扬白求恩精神，广泛开展学习赵雪芳等先进模范人物的活动，树立忠于职守、爱岗敬业、乐于奉献的行业风尚，坚决反对和抵制一切有损于群众利益、有损

于卫生行业形象的行为。要深入持久地开展“以病人为中心”、“救死扶伤”为原则的医德教育，引导广大卫生工作者树立正确的世界观、人生观、价值观，正确处理国家、集体和个人三者利益关系，顾大局、识大体，自觉抵制各种不正之风的侵蚀，树立良好的卫生行业形象。要特别重视青年卫生队伍的思想道德教育，表彰体现时代精神和传统美德的先进典型，开展行业规范服务和行风评议活动。今年下半年，卫生部将与人事部联合表彰卫生系统先进集体和先进工作者，希望各地通过推荐优秀典型，广泛开展学先进、赶先进活动。与此同时，要全面关心广大卫生人员，尊重他们的劳动，努力改善他们的工作、学习和生活条件，充分调动他们的积极性。

江泽民总书记在党的十五大报告中强调，高举邓小平理论伟大旗帜，实现十五大确定的任务，把我们的事业全面推向21世纪，关键在于坚持、加强和改善党的领导，进一步把党建设好。各级卫生行政部门党组织特别是领导干部，必须从历史和战略的高度，从卫生系统所处的地位和肩负的责任出发，认识进一步加强党的建设的重要性与紧迫性，用十五大精神把全体党员、干部更好地凝聚起来，以邓小平党的建设理论为指导，全面加强党的思想、组织、作风建设，充分发挥党的“三大优势”和共产党员的先锋模范作用。加强对党员的教育和管理，重点抓好基层党政班子建设，不断提高领导干部的政治思想、业务知识和管理水平，不断增强拒腐防变能力，使他们成为贯彻党的路线方针政策、团结和带领群众完成本单位任务的团结、坚强的战斗堡垒。各级党组织和广大党员干部要始终坚持全心全意为人民服务的宗旨，坚持贯彻党的群众路线，深入群众，调查研究，尊重群众的首创精神，在实践中不断探索、总结深化卫生改革和加快卫生发展的新思路，开创卫生工作的新局面。要针对新形势下党员和党员干部中出现的新情况、新问题，开展党风和纪律教育，深入进行思想政治工作，讲求实效，增强廉洁自律的自觉性，扎扎实实推进卫生系统两个文明建设。

以上五个方面是根据十五大精神和《决定》内容提出来的今年卫生工作重点和主要任务，供同志们研究、讨论，衷心地希望根据你们丰富的实践经验，提出宝贵意见和建议，以利于贯彻落实，作出成效。

同志们：今年恰逢政府机关换届之年，一批多年从事卫生管理、经验丰富的老同志，已经或即将离开各级卫生部门的领导岗位，一大批年富力强、勇于开拓进取的中青年同志，将挑起重担，踏上新的征途。我们殷切希望在新、老交替时期，各级卫生管理干部都要认真学习邓小平理论，贯彻十五大精神，全面落实《决定》，加强团结，同心协力，为促进卫生改革与发展再上新台阶、夺取新胜利而努力奋斗！

（毛群安　摘）

# 张文康副部长在1998年全国卫生厅局长会议上的总结讲话（摘要）

在这次会议上，彭珮云国务委员就当前卫生改革与发展的若干问题作了重要指示。陈敏章部长的报告总结了1997年贯彻《决定》所取得的成绩，强调了学习邓小平理论，推进卫生改革和发展的意义，部署了1998年卫生工作的主要任务。14个省市的代表作了大会发言。代表们围绕会议主题，交流各地贯彻全国卫生工作会议精神，落实《决定》的成效和经验，分析当前卫生工作面临的困难和问题，讨论1998年卫生改革与发展的思路和措施。大家一致反映，这次会议主题明确、内容丰富，体现了实事求是原则和开拓进取精神。下面，我就这次会议情况和今年卫生工作重点，谈两点意见：

## 一、关于这次会议的小结

这次会议是在全国认真贯彻党的十五大精神，把建设有中国特色社会主义事业全面推向21世纪的新形势下召开的。会议以深入学习邓小平理论，认真贯彻十五大精神，以及全面落实《决定》为主题，是一次学习邓小平理论，贯彻十五大精神的研讨会，也是进一步落实《决定》的交流会。这次会议的主要收获，初步归纳起来有以下几点：

第一，通过党的十五大报告和《决定》的再学习，大家在以下三个方面取得了共识：一是认识到贯彻党的十五大精神和落实《决定》是完全一致的。党的十五大确定高举邓小平理论伟大旗帜，把建设有中国特色社会主义事业全面推向21世纪，反映了时代的要求和人民的愿望。《决定》以邓小平理论为指导，确定了从现在起到2010年卫生工作的奋斗目标、方针、政策和各项任务，完全合乎十五大的精神。所以，同志们在讨论中都认为，落实《决定》是贯彻十五大精神的实际行动。我们一定要学习邓小平理论，认真地、创造性地贯彻落实《决定》，积极推进卫生事业的改革与发展。

二是认识到解放思想、实事求是的思想路线，是建设有中国特色社会主义卫生事业的强大思想武器。同志们回顾十一届三中全会以来改革开放的实践，深切体会到在建设中国特色社会主义的历史新时期，只有坚持解放思想、实事求是的思想路线，立足社会主义初级阶段基本国情，不断研究新情况，解决新问题，卫生事业才能取得今天的新发展。建设有中国特色社会主义卫生事业又是一个艰巨复杂的长期过程，必须始终坚持解放思想、实事求是的思想路线，清醒认识卫生工作面临的挑战与机遇，制定卫生改革与发展的规划与政策，抓住机遇，迎接挑战，不断前进。

三是认识到要把三个“有利于”和“两为”方针统一起来，作为判断卫生事业各项改革和发展的根本标准。在社会主义现代化建设的新形势下，卫生工作不能束缚于传统观念或拘泥于陈旧模式，必须更新观念，深化改革，开拓进取。在不断探索过程中，会有不同的认识和做法，我们必须以是否有利于发展社会主义社会的生产力，有利于增强社会主义国家的综合国力，有利于提高人民的生活水平作为根本标准。把“为人民健康服务，为社会主义现代化建设服务”的“二为”方针作为卫生改革与发展的出发点和落脚点，以此来统一认识，统一行动。以上这些共识对于各地全面落实《决定》，搞好今年卫生工作具有重要意义。

第二，通过14个省、市卫生厅局的经验交流，互相启发，互相借鉴，拓宽了卫生改革和发展的思路。江苏省以抓好镇江等城市职工医疗保障制度改革试点为契机，推动卫生管理体制和运行机制的改革。天津市把发展社区卫生服务作为城市卫生改革的切入点，建立医疗、预防、保健、康复、健康教育为一体、功能合理、便民利民的卫生服务网络。青岛市采取医疗卫生机构合并、兼并、经营管理权“让渡”、调整布局、盘活地产等方式，先后对全市30余家医疗卫生机构进行结构调整，优化卫生资源配置。吉林省针对农村经济体制变革过程中卫生工作遇到的新问题，从深化卫生管理体制改革入手，对全省85%以上的乡、村两级卫生机构推行“一体化管理”。山西省实施“农民健康工程”，各级政府层层签订目标责任书，增加专项经费投入，加强卫生机构对口支援等，使这一工程成为深受群众欢迎的“民心工程”和“德政工程”。辽宁省积极开展“以病人为中心”优质服务活动，医疗质量、医德医风出现新面貌。上海市建设具有中国特色、上海特点的卫生体系的构想与措施；北京市强化大卫生观念，加强新时期预防保健工作的规划与配套政策；河南省积极发展农村合作医疗的经验；四川、广东、安徽等省大力加强农村卫生建设的举措；海南省抓好农村改水、改厕的办法；陕西省打好地方病防治攻坚战的成效，使与会者深受鼓舞和启发。

第三，通过讨论陈敏章部长的工作报告，明确了1998年卫生工作的主要任务。陈部长的报告中，对今年的卫生工作在深化卫生改革、促进卫生发展；突出战略重点，带动各项卫生工作；加强卫生法制建设，增强综合执法能力；贯彻“科教兴国”战略，发展医学科技和教育；加强卫生队伍建设，树立卫生行业新风等五个方面，提出了工作重点和主要任务。大家一致反映，今年的卫生工作安排，任务明确，重点突出，有很强的指导性，表示要结合本地实际，认真传达、贯彻陈部长报告的精神，努力完成各项工作任务。还表示当前正逢政府换届，机构改革，要稳定人心不松劲，正常运转不停顿。

代表们对实施区域卫生规划、开展社区卫生服务和城市卫技人员下乡等三个文件讨论稿，提出了许多建议，我们继续修改完善，争取及早下发。

会议期间，大家还就当前卫生改革与发展中的一些热点和难点问题，如加强农村卫生工作，深化职工医疗保障制度改革，改革卫生管理体制，优化卫生资源配置，理顺卫生监督执法体系，落实卫生经济政策，探索医疗机构所有制形式，处理医疗纠纷等展开了讨论，提出了不少有价值的意见，为做好今年卫生工作出主意、想办法，并建议卫生部进一步组织深入研究。我们打算在九届人大之后，再开一些区域性专题研讨会，进一步就一些重点和难点深入研讨。总之，这次会议是进一步落实《决定》的会议，是一次承前启后、取得预期效果的会议。

## 二、关于今年的卫生工作

陈敏章部长的报告已经对今年的卫生工作任务做出部署，卫生部的工作要点也已印发给大家，这里我再补充谈几点意见：

(一)坚持用邓小平理论武装头脑，统一思想，正确认识和努力解决当前卫生改革与发展中的矛盾和问题

前一阶段，各地以邓小平理论为指导，因地制宜贯彻全国卫生工作会议精神，根据《决定》要求，制定卫生改革与发展的具体政策和措施，使卫生事业呈现出令人鼓舞的发展态势。但也应当看到，与《决定》的要求相比还有较大差距，突出的问题是学习领会不够深刻，认识和行动还须进一步统一，如：卫生工作要以农村为重点；医院的合理补偿和发展；医疗卫生机构坚持“二为”方针，正确处理局部与全局关系；医疗卫生机构投入与效率、效益等等，都还有一些不尽相同的认识。职工医疗保障制度改革、区域卫生规划、社区卫生服务等重大卫生改革，还需坚持解放思想，实事求是，深入调查研究，进一步探索和总结，使改革不断深化。因此，坚持学习邓小平理论，统一思想，统一行动，理论联系实际，推进卫生改革和发展，是今年卫生工作的首要任务。

(二)改革卫生服务体系，大力发展社区卫生服务

《决定》要求“改革城市卫生服务体系，积极发展社区卫生服务，逐步形成功能合理、方便群众的卫生服务网络”。近几年的实践证明，社区卫生服务有利于向居民提供便捷的卫生服务，有利于适应医学模式转变，有利于卫生资源合理配置和有效利用，有利于控制医药费用过快增长，也有利于促进城市卫生服务体系和卫生机构改革。在卫生改革各项任务中，发展社区卫生服务对卫生部门来说，我们有更多的主动权，也能为深化职工医疗保障制度改革，实施区域卫生规划，提供有利条件。

发展社区卫生服务要坚持为人民健康服务的宗旨，把社会效益放在第一位。社区卫生服务的组织结构、服务内容、保障水平、服务价格等，要与经济发展水平和群众承受能力相适应；要转变服务观念和服务模式，充分利用现有的基层卫生资源，形成综合服务网络和格局，避免低水平重复和新的资源浪费。

基层医疗卫生机构要按照社区群众健康需求，探索开展医疗、预

防、保健、康复、健康教育、计划生育技术服务等综合服务模式，组织医护人员深入社区和家庭，提供综合卫生服务，并积极探索全科医师制度和全科门诊服务。中、高级医疗预防保健机构要加强对社区卫生服务的技术指导，并探索大医院与社区卫生机构之间双向转诊机制。

发展社区卫生服务还要同职工医疗保险制度相衔接，要引导享受社会基本医疗保险(包括公费、劳保医疗)的职工向社区卫生服务分流，明确其费用报销范围。同时，要理顺社区卫生服务价格，包括健康体检、保健咨询与指导、家庭护理以及提供康复器材，家庭康复医疗技术指导等服务项目的收费标准。既降低医疗费用，又保证社区卫生服务得到合理的补偿。要提高社区卫生服务人员的社会地位和经济待遇。建立社区卫生服务人员的工作考核和按劳分配制度，对他们的工资、奖金等待遇，以及职称晋升等应当一视同仁。

(三)积极推进卫生管理体制改革，不断提高卫生管理水平

随着经济和社会发展以及卫生改革的逐步深入，现行卫生管理体制的弊端已日益显露，政出多门，职能交叉，条块分割，重复建设，人浮于事，效率不高，宏观调控乏力，微观机制不活，这些都迫切需要改革。

根据《决定》精神，改革卫生管理体制，首先要制定和实施区域卫生规划，强化卫生资源全行业管理，包括卫生机构和卫生人力进行统一规划、调控、监督、管理。在现行体制下，卫生部门应当会同有关部门逐步调整现有卫生资源，控制新增卫生资源，努力提高区域内卫生资源利用效率。

各级卫生行政部门要转变职能，逐步减少对卫生机构的直接管理和干预，运用法律规范、方针、政策、区域规划、信息服务和经济手段等加强卫生管理，逐步实现由“办卫生”为主向“管卫生”为主，由部门管理向行业管理、向社会大卫生管理过渡。

卫生经济政策的调整与完善是当前卫生管理体制改革的难点之一，各地经济发展不平衡，在财政“分灶吃饭”的体制下，卫生投入有很大差别。根据《决定》提出的卫生经济政策，各地要从实际出发，争取社会更多支持，以促进卫生事业持续、协调发展。在开拓筹资渠道，增加卫生投入的同时，要强调有限资源的充分合理利用，提高效率和效益，通过结构调整出效益，依靠科学管理出效益。增加卫生投入和提高卫生资源效益，两者都是卫生经济政策的重要内容。

卫生机构内部管理体制要进一步改革。《决定》明确医疗卫生机构实行院（所、站）长负责制，要建立政事分离、责权明晰的自主管理制度，优化内部组织结构和专业结构；建立符合优质、高效、低耗要求的、规范化的管理制度；同时，要搞好资格评聘和等级职务制，促进人才合理流动，实现减员增效；要完善卫生技术人员个人收入与工作实绩挂钩的分配制度。

在讨论中，大家对卫生监督执法体制改革十分关心。卫生监督执法体制改革是转变政府职能、强化法制建设的重要内容，必须纳入卫生改革总体部署。去年，根据《决定》精神，卫生部深入基层多次调研，反复论证，修订了卫生监督执法体制改革方案。由于这项改革与政府换届和机构改革密切相关，这次会议还不能提出具体方案供讨论，但必须抓紧，争取及早出台。改革卫生监督执法体制要注意以下几点：一是坚持依法行政、依法监督，依法理顺监督执法体制。同时要考虑到我国卫生防疫机构和队伍的发展历史和现状，充分发挥他们在卫生监督和疾病控制中的作用；二是卫生监督体制改革要与政府机构和行政体制改革同步进行；三是保持原有各级卫生防疫机构的相对稳定，引入区域卫生规划的管理模式，充分利用现有卫生资源，减少管理层次，避免职能交叉；四是因地制宜、分类指导，全国不必搞同一模式，但在关系到全局的原则问题上，要上下统一、内外一致，以维护监督执法机构和队伍的权威性。

(四) 大力加强农村卫生工作，全面落实初级卫生保健规划

党和政府坚持把农业和农村工作放在经济工作首位。在全国卫生工作会议上，江总书记、李鹏总理都特别强调加强农村卫生工作。《决定》中不仅突出了卫生工作要坚持以农村为重点的方针，而且还就实施初级卫生保健、发展和完善合作医疗制度、加强农村卫生组织建设、巩固与提高农村基层卫生队伍、建立城市卫生机构对口支援农村的制度以及重视贫困地区和少数民族地区卫生工作等六个方面，提出了明确而具体的要求。现在的问题是要采取切实的措施，大力加强农村卫生工作。

农村卫生工作要继续以实施“2000年人人享有卫生保健”规划目标为龙头，带动农村卫生工作全面开展。要按照区域卫生规划的原则，巩固和完善现有三级卫生服务网。县级卫生机构要健全服务功能、扩大服务范围，充分发挥其技术指导中心的作用；乡镇卫生机构要坚持“预防为主”方针，因地制宜调整规模、布局与结构，加强管理，提高效率与效益；村级卫生组织倡导以集体办为主，有条件的地区可推行乡、村联办和一体化管理。要争取各级财政落实对农村公立卫生机构的补助政策，切实保证预防保健专职人员的基本工资和业务活动经费。农村合作医疗制度是适合国情的农民医疗保险的初级形式，有利于落实预防保健任务和为农民提供基本卫生服务。合作医疗要实行“民办公助”，筹资以个人投入为主，集体扶持，政府适当支持。要因地制宜，合理确定合作方式、筹资水平和报销比例，经济欠发达地区可以低点起步，逐步提高保障水平。要加强科学管理和民主监督。在去年各地合作医疗普遍有较大发展的基础上，今年争取再跨一大步，力争在本世纪末使农村多数地区建立起多种形式的合作医疗制度。

要继续开展城市支援农村卫生工作，并纳入全国的“三下乡”精神文明建设活动。卫生支农重点应放在人员培训、技术指导、科学管理等方面，还可以组织一些城乡医用物资设备的调剂活动。要落实划片包

干、分工负责、定点挂钩、对口支援的原则，使卫生支农工作长期而有效地坚持下去。年内要全面启动城市卫生技术人员到农村服务的制度。强调城市卫生人员支农、下乡，也是卫生系统精神文明建设的重要方面，对提高城市卫生人员的政治业务素质具有重要意义。

扶助贫困地区发展卫生事业是农村卫生的一项重要任务。要将贫困地区卫生发展纳入扶贫总体规划，要想方设法在多种来源的扶贫资金中统筹安排卫生扶贫专项经费。各地要切实帮助老、少、边、穷地区解决卫生工作的具体困难。

（五）树立卫生行业新风尚，促进卫生系统精神文明建设

社会主义精神文明建设是建设有中国特色社会主义的重要目标，也是物质文明建设的重要保证，体现了邓小平同志坚持两手抓、两手都要硬的一贯思想。党的十五大对各行各业加强精神文明建设提出了新的更高的要求，卫生行业作为精神文明建设的"窗户行业"，要善于把卫生系统精神文明建设与全国性的精神文明建设活动结合起来，抓紧抓实，抓出成效。目前，卫生改革与发展面临新的挑战，处于攻坚的关键时期，更要加强精神文明建设，振奋精神，鼓舞斗志，增强凝聚力，提高卫生改革的紧迫感和自觉性。

卫生行业精神文明建设的关键是加强医德医风建设。《决定》要求树立"救死扶伤、忠于职守、爱岗敬业、满腔热忱、开拓进取、精益求精、乐于奉献、文明行医"的行业新风尚，既是对卫生人员思想素质和业务素质的基本要求，也是卫生职业道德的核心内容。加强医德医风建设，还有助于促进社会各界对卫生机构与队伍的理解、同情和支持，也有利于在全社会形成尊重医学科学、尊重卫生人员的好风气。卫生职业道德和行风建设是个复杂、艰巨的任务，必须常抓不懈。要在广大卫生人员中加强职业责任、职业道德、职业纪律、职业规范的教育，并将医德规范纳入医学教育体系，从在校学生抓起。要强调正面宣传、典型引路，大力表彰服务人民、奉献社会的先进模范人物，广泛开展向赵雪芳、石磊、王忠诚等先进典型的学习活动，使每一个医疗卫生人员都记得自己的一举一动关系着病人的健康和生命安全，一言一行影响着卫生人员的社会形象，要从我做起，严格要求，持之以恒。同时，要认真剖析卫生行业不正之风产生的深层次原因，通过卫生机构运行机制改革和建立规范化管理制度，有规可循，按章办事；完善激励机制和约束机制，增强广大卫生人员提高医德水平的主动性和自觉性。

加强党的建设是完成各项卫生工作的保证，十五大对加强党的建设提出了具体要求，各级卫生部门和各类卫生机构都要认真贯彻。要抓好以思想政治建设为重点的各级领导班子建设，加强对党员的教育和管理，充分发挥基层党组织的政治核心作用和共产党员的先锋模范作用。不断提高卫生队伍的思想道德水平和拒腐防变能力，使卫生队伍的整体素质有较大的提高，肩负起新时期卫生改革和发展的重任，以更好地为人民健康服务、为社会主义现代化建设服务。

同志们：今年是贯彻落实党的十五大和《决定》精神的重要一年，也是卫生工作继往开来的关键一年。党的十五大为我们制定了胜利迈向21世纪的宏图大略，《决定》为推进卫生改革与发展指明了正确航向，我们要高举邓小平理论伟大旗帜，团结奋斗，锐意进取，全面完成1998年的卫生工作任务，用新的业绩纪念我国改革开放20周年和迎接建国50周年！

（毛群安　摘）

# 国务委员彭珮云在1998年全国中医药工作厅局长会议上的讲话

（1998年2月16日）

同志们：

国家中医药管理局召开的这次全国中医药工作厅局长会议，开得很好。文康同志代表国家中医药管理局作了一个很好的报告。会议在邓小平理论和党的十五大精神的指引下，认真总结了1997年的中医药工作，对如何进一步贯彻落实《中共中央、国务院关于卫生改革与发展的决定》，推进中医药事业的发展，进行了热烈的讨论。我相信这次会议将对今后中医药事业的改革与发展起到积极的推动作用。

首先，应该充分肯定党中央、国务院召开全国卫生工作会议以来，全国各省、自治区、直辖市进一步提高了对发展中医药重要意义的认识，在制定贯彻落实《决定》的实施意见时，都把坚持中西医并重、发展中医药作为重要内容；普遍加大了扶植中医药事业发展的力度，不同程度地增加了专项资金。中医药行业在大政方针上进一步统一了思想认识，增强了在新时期发展中医药事业的责任感、紧迫感，主动适应和积极参与各项卫生改革，各项工作又取得了新的成绩。

下面，我对怎样做好1998年和今后一个时期的中医药工作，讲几点意见：

**一、认真学习邓小平理论和党的十五大精神，进一步贯彻落实《中共中央、国务院关于卫生改革与发展的决定》，推动中医药事业全面发展**

当前，全国人民正在深入学习

贯彻党的十五大精神。党的十五大把邓小平理论确立为党的指导思想，对我国改革开放和现代化建设跨世纪发展作出了全面部署。江泽民总书记的报告，科学地总结历史，规划未来，是我们党带领全国各族人民迈向新世纪的政治宣言和行动纲领。去年1月颁布的《中共中央、国务院关于卫生改革与发展的决定》是以邓小平理论为指导制定的，与党的十五大精神完全一致。《决定》总结了建国以来，特别是改革开放以来卫生工作的经验，明确了卫生事业改革与发展的大政方针，对于今后相当长时期的卫生工作具有重要的指导作用。希望同志们把学习邓小平理论和党的十五大精神同进一步贯彻落实《决定》密切结合起来。在刚刚结束的1998年全国卫生厅局长会议上，陈敏章同志代表卫生部所做的报告，对于如何学习邓小平理论和党的十五大精神，贯彻落实《决定》讲了一些很好的意见。我在会上也就这个问题谈了自己的学习体会，可供同志们参考。

中医药是我国卫生事业的重要组成部分，它与现代医药相互补充，共同承担着保护和增进人民健康的任务。党和政府历来关心、重视中医药事业，在《决定》中，再次明确中西医并重是我国新时期卫生工作方针之一。我国人口多、底子薄，生产力不发达，现在正处于并将长时期处于社会主义初级阶段。要实现人人享有卫生保健的目标，满足十二亿多人口的健康需求，必须充分利用现有各种卫生资源，力争以较小的投入取得最大的效益。中医药是我国重要的卫生资源，中医诊疗手段简便，中药资源丰富，成本相对低廉，对于解决过快增长的医药卫生费用与国民经济承受能力的矛盾可以发挥十分重要的作用。尤其是在广大农村地区，中医药(包括各民族医药)有深厚的群众基础，利用一些适宜技术为农民服务，既有较好的疗效，群众又负担得起。中医药是中华民族优秀的传统文化，发展中医药对于继承和发扬优秀的传统文化，建设有中国特色社会主义的文化，也具有十分重要的意义。各级党委、政府和卫生行政部门要按照《决定》的要求，认真贯彻中西医并重的方针，加强对中医药工作的领导，逐步增加投入，为中医药发展创造良好的条件。在制定实施区域卫生规划、发展社区卫生服务、改革职工医疗保障制度、发展和完善农村合作医疗等项工作中，要注重发挥中医药的特色和优势，使其更好地为人民健康服务，为社会主义现代化建设服务。

**二、正确处理继承与创新的关系，坚持“双百”方针，促进中医药理论和实践的发展**

毛泽东同志曾经指出：“中国医药学是一个伟大的宝库，应当努力发掘，加以提高。要运用近代科学知识和方法来整理和研究中医中药。1985年，中央书记处关于卫生工作的决定中指出，一方面，中医药学必须保护和发展；另一方面，必须积极利用先进的科学技术和现代化手段，促进中医药事业的发展。党的十一届三中全会以来，党和政府为发展中医药事业采取了一系列措施，广大中医药工作者和关心中医药事业的其他科学工作者，为继承和发展中医药做了大量的工作。在工作实践中，对如何发展中医药事业也进行了不断的研究和探索，在许多问题上逐步取得了共识。我们应该充分肯定这些年来中医药工作的成绩，增强前进的信心。同时也要看到，中医药事业的发展还面临着许多困难和问题，需要大家团结一致，克服困难，开拓进取。

长期以来，对于如何处理继承和创新的关系，中医药界存在一些不同的认识和看法。有的强调继承方面多一些，有的强调创新方面多一些。对于这样一个重大而复杂的问题，存在不同看法是自然的、可以理解的。同志们的出发点都是好的，都是为了发展中医药事业。我想，《决定》对于正确处理继承与创新关系的原则，已经讲得很清楚，现在的任务就是要通过实践，探索如何才能处理好继承与创新的关系，更好地促进中医药的发展。这确实是一件很不容易的事情，需要经过长期艰苦的努力。邓小平同志主张对于如何改革，不搞争论。不争论，是为了争取时间干。这对于我们处理这个问题也有启发。

要继承和发展中医药学，必须认真贯彻“百花齐放、百家争鸣”的方针，允许学术上不同观点、不同流派的自由争论和探讨，允许从多种途径，利用多种方法进行研究。毛泽东同志曾经说过，“艺术和科学中的是非问题，应当通过艺术界科学界的自由讨论去解决，通过艺术和科学的实践去解决，而不应当采取简单的方法去解决。为了判断正确的东西和错误的东西，常常需要有考验的时间。”我们应该大力发扬学术民主，提倡创新意识，鼓励广开思路，不同观点可以通过心平气和的自由讨论，互相切磋，通过扎实严谨的科学研究和临床实践，不断深化认识，这样才能促进学术的繁荣和进步。总之，要创造一种祥和的、活跃的气氛，推动中医药学更好更快地发展。中西医结合是继承发展中医药学的一个重要途径，不是以西代中，要坚持“双百”方针，把中西医结合工作做好。

中医药事业的发展，需要培养、造就一大批优秀的中医药人才。建国以来，中医药教育事业蓬勃发展，中医药院校已成为培养中医药人才的主要渠道；同时通过师承教育、岗位培训、函授夜大、自学考试以及多种形式的成人教育，培养了大批中医药人才。现在，对于如何培养中医药人才也有一些不同看法。我想，为了培养更多更好的中医药人才，应该多种形式并举，并在实践中不断改进完善。中医药院校担负着培养后备人才的主要任务，应当认真总结办学经验，不断改进教学内容和方式，提高教育质量。为了探索符合中医药人才成长规律的办学模式，也可以进行不同的试验。特别要重视培养跨世纪的中医药学术和技术带头人，使中医药学在21世纪得到更大的发展。还要大力培养农村所需要的中医药人才。

要进一步加强中医药工作者的团结，包括老中青人员之间的团结，加强中医药行业内部各部门、各单位的团结协作，包括中医医、教、研单位之间，中药生产、经营企业之间的团结协作，还要进一步加强中医药学内部各科之间，以及中医药学同其他相关学科之间的团结协作。只有大家为着共同的目标紧密地团结起来，相互尊重，相互学习，相互帮助，才能形成强大的合力，战胜一切困难，完成中医药事业所肩负的光荣而艰巨的任务。

**三、继续巩固和扩大整顿中药材专业市场的成果，加快实现中药产业现代化**

1994年9月，针对药品流通秩序混乱，特别是中药材集贸市场过多过滥、伪劣药品严重的情况，为了保证人民用药安全有效，为了中医药事业的健康发展，国务院提出了整顿中药材专业市场的任务。经过3年多的认真治理，规范审批了分布在全国各个大区的17个中药材专业市场，关闭、转营、取缔了90多个以各种名义开办的药材市场和药品集贸市场。对改善药品流通秩序，消除伪劣药品滋生环境，起到了重要的作用。但是，我们应该清醒地认识到这项工作的反复性、艰巨性和长期性。这里既有认识问题，也涉及利益格局的调整。江泽民总书记在十五大报告中明确提出，要“改革流通体制，健全市场规则，加强市场管理。”只有依法管理，社会主义市场经济才能健康有序地运行。实践证明，关于中成药和中药炮制饮片不准集市贸易；中药材专业市场不宜也不必过多，必须按标准严格管理等规定是正确的、必要的。执行这些药品流通规则，有利于打击伪劣药品，保障人民健康；有利于保证中医疗效，发展中医药事业；有利于医药企业优胜劣汰，实现结构调整；有利于市场经济下新的药品流通秩序与体制的建立。我们必须以对人民、对中医药事业高度负责的态度，把加强中药材专业市场的整顿与管理，坚定不移地、深入持久地抓下去。与此同时，要进一步改革、探索药材生产流通的新体制，大力推进供需直接挂钩，把中药材生产基地与中药工业企业原料基地、中药商业企业货源基地结合起来，采用工厂加农户、公司加农户、或工厂加公司加农户的模式，推进中药农业产业化；还要尽快建立中药材经济信息网络，通过信息流带动物流，以逐步形成符合时代发展的药材流通新格局。加强对药品的管理涉及一些深层次的问题，要继续努力解决。

最近，国家科委、国家中医药管理局、卫生部等部门提出了《中药现代化科技产业行动计划》。去年12月初，国务院几位领导同志一起听取了有关部门的汇报，表示原则上支持这一计划。这个《行动计划》的目的是在继承和发扬中医药的优势和特色的基础上，充分利用现代科学技术的方法和手段，促进中医药向现代化、国际化的方向发展，提高中药产业的国际竞争能力，使其成为我国医药产业中新的经济增长点。其意义不仅在于发展民族经济，还可以弘扬民族文化，提高中医药学术水平，造福人类。启动这个行动计划已具备了一定的基础和条件，但也面临许多困难和问题。要达到《行动计划》提出的目标，任务相当艰巨，需要各有关部门的同志们共同努力。这个计划已列为国家科委的重点项目，我们要抓住这个有利时机，与各有关部门团结协作，紧密配合，加快中药现代化的进程。

**四、要始终把加强社会主义精神文明建设放在突出的地位**

近年来，中医药行业开展了“放心药店”、“放心药房”建设活动和“以病人为中心、创优质服务、树行业新风、创百佳医院”活动，收到了良好的效果，涌现了一批先进集体和个人，这是十分可喜的现象。中医药行业是与人民群众生活密切相关的窗口行业，中医药工作者的一言一行，关系着人民的健康和生命安全。因此，一定要始终把精神文明建设放在突出的地位，教育广大中医药工作者树立高尚的医德，良好的医风，不断改善服务态度，提高服务质量，争取使中医药行业成为党和人民满意的文明行业。

最后，讲一讲关于机构改革问题。国务院即将提出下届政府机构改革方案。改革的目标是建立办事高效、运转协调、行为规范的行政管理体制。要按照发展社会主义市场经济的要求，转变政府职能，实行政企分开，将政府职能切实转变到宏观调控、社会管理和公共服务方面来。要明确划分部门之间的职能分工，克服多头管理、政出多门的弊端。这次机构改革，是改革开放以来，机构变化较大，人员调整较多的一次，必须坚持既要积极又要稳妥的方针，切实加强领导，做耐心细致的工作。我们大家都要顾全大局，正确理解、积极支持这项改革。在机构改革中，要继续加强对中医药事业的管理，保证中医药事业持续、稳定、健康的发展。大家提到中医药管理局应该加强对重大政策问题的研究，对整个中医药事业的宏观指导，我很赞成。

同志们，今年是全面贯彻落实党的十五大精神的第一年，也是继续贯彻落实全国卫生工作会议精神及《决定》的重要的一年。我们要按照十五大及《决定》的要求，做好中医药各项工作。随着经济发展、社会进步、人民生活水平的提高，中医药事业的发展既有良好的机遇，又面对着严峻的挑战。希望同志们珍惜机遇，抓住机遇，奋发图强，迎接挑战，加快中医药行业改革与发展的步伐，为保护人民健康，为社会主义现代化建设事业做出新的贡献！

（国家中医药管理局　供稿）

# 全国爱卫会副主任、卫生部部长张文康在全国爱国卫生运动委员会第十二次全体委员会议上的工作报告（摘要）

（1998年11月13日）

**一、上一届全国爱卫会工作的回顾**

在党中央、国务院的亲切关怀和领导下，在上一届主任彭珮云同志主持下，爱国卫生工作取得了很大成绩。我们认真贯彻落实《国务院关于加强爱国卫生工作的决定》，坚持"政府组织，地方负责，部门协调，群众动手，科学治理，社会监督"的工作方针，在创建卫生城市、农村改水改厕、开展全民健康教育、除害防病等方面取得显著成绩。取得的主要成绩是：

（一）深入开展创建卫生城市活动，促进两个文明建设

为适应改革开放和经济建设的需要，经国务院批准，在全国成功地组织了三次城市卫生检查。据统计，近5年来，全国600多座城市新建垃圾转运站3.8万座，垃圾无害化处理场391个，污水处理厂204个，新建、改建公厕达6 500余座，使一大批城市的基础卫生设施得到了改善。城市垃圾无害化处理率由1990年的2.3%上升到1996年的49%，城市污水处理率由1990年的3.4%提高到11.4%。通过城市卫生检查，绝大多数城市把爱国卫生工作纳入当地经济社会发展规划，把基础卫生设施的建设纳入城市建设发展的总体规划，逐步走上以提高大环境质量为目标的综合治理的道路。

为了在普及的基础上得到提高，鼓励一些城市在经济条件的允许下，加大在基础设施方面的投入，使少数城市的环境质量和卫生状况有一个新的飞跃，为我国在城市建设和管理方面树立榜样，1989年经国务院批准，在城市卫生检查的基础上，开展了创建"国家卫生城市"的活动。经过多年的努力，全国已有大连、厦门、张家港等29个城市经考核被命名为国家卫生城市。其中大连、厦门、中山、张家港、深圳、珠海等城市在荣获国家卫生城市的基础上，又分别获得了环保模范城市、园林城市等多种荣誉，使城市得到了全面发展，成了城市中的样板。这些城市吸引了一大批国外和港澳台的投资商纷纷前来落户，促进了城市经济的发展。

目前，全国创建卫生城市已经形成热潮，得到了各级政府的认同和人民群众的赞许，许多城市包括中西部地区的城市已将其纳入政府的任期目标和城市发展的规划。江苏、山东、河南、广西、海南、宁夏、湖北等省、自治区人民政府专门作出决定，要求开展创建卫生城市活动。

在城市，铁路、交通、民航等部门开展的创建卫生窗口单位的活动，树立了一批全国卫生先进的车站、港口、机场，不仅为创建卫生城市打好了基础，而且改善了这些窗口单位对内对外形象，提高了运输服务质量，增加了企业活力和经济效益。

（二）积极推进农村改水改厕，为农民健康和农村经济发展作出了贡献

全国爱卫会在总结国家"七五"和"八五"改水经验的基础上，认真推广"领导重视，纳入规划，部门协调，民办公助，多方集资，分类指导，以水养水，谁建谁管"的工作方针，从抓进度、抓管理入手，有力地促进了改水的数量和质量的提高。1997年底，全国农村改水受益人口已达88.93%，自来水普及率达48.01%。据不完全统计，"八五"期间用于农村改水总投入为152.6亿元。

1993年9月全国爱卫会在河南省濮阳市召开了全国农村改厕经验交流会，推动了农村改厕工作的发展。农村改厕越来越受到各级政府的重视和广大农民的接受。一些地方把卫生厕所建设纳入了村镇建设规划，在批新建住房基地的同时须建卫生厕所。特别是一些经济落后地区，把改厕作为开发性扶贫项目来抓，一方面投入资金扶持，一方面加强技术指导，受到了贫困地区农民的欢迎。截止1997年底，全国农村卫生厕所（户厕）累计达到7081.69万座，农村卫生厕所普及率由1993年的7.5%上升到29.55%。农村粪便无害化处理率达25.42%。

据专家们测算，农村改水、改厕可带来很好的防病效果和社会经济效益，仅这两项可以降低肠道传染病发病率70%左右，特别在4月—10月防病效果更为明显。同时农村改水改厕还促进了乡镇企业、家庭养殖业和庭院经济的发展。农村改水、改厕工作在为九亿农民健康服务和经济建设服务方面正在发挥积极作用。

（三）加强除四害工作的技术指导，规范鼠药市场，使除四害工作更加科学化、规范化

在全面开展创建卫生城市活动中，全国爱卫会始终坚持不懈地把以灭鼠为重点的除四害工作当作创建卫生城市的基础工作来抓。成立了除四害专家委员会，加强技术培训、技术指导、科学用药，改进检查标准和检查方法，使除四害工作逐步纳入科学化、标准化、规范化、目标化的管理轨道。同时，针对城乡近年来鼠药市场混乱，剧毒急性鼠药急性中毒事件屡屡发生，严重威胁人畜安全和社会稳定的情况，全国爱卫会多次协商有关农药执法和管理部门要求加强对流通领域农药的管理，并在组织专家调查的基础上，协调农业、化工、公安等8个部委联

合写出专门报告，由国务院办公厅转发各地，加强了对鼠药市场的整治，保护人民群众的生命安全，使除四害工作健康发展。

(四) 大力开展健康教育，促进了群众卫生素质的提高

健康教育是精神文明建设的内容之一，对全面提高国民素质和促进社会文明起着重要作用。

全国爱卫会围绕 2000 年实现初级卫生保健目标，把健康教育的重点放在农村，提出了农村居民应掌握的基本卫生知识和卫生行为规范，结合农村改水、改厕等环境卫生建设和卫生防病，开展了多种内容的社区健康教育试点。1994 年 7 月，由全国爱卫会、卫生部、广播电影电视部、农业部联合发起了“全国九亿农民健康教育行动”，利用大众媒介传播手段，向广大农村地区传播适合农村需要的卫生知识。截止到 1997 年底，共制作下发健康教育专题录音、录像带 28 部、161 个节目，已有 20 余家省级电台、电视台陆续播出，全国三分之二县以上电台、电视台和差转台播放，覆盖了全国大部分农村。

在城市，有针对性地开展了不同形式、不同内容的社区健康教育活动，健康教育的方法已由知识普及型向行为干预型转化。

我国控烟工作取得了一些进展。1997 年全国爱卫会、卫生部、交通部、铁道部、民航总局和建设部等 6 部委联合发布了《关于在公共交通工具及其等候室禁止吸烟的规定》。目前已有 70 多个城市颁布了公共场所禁止吸烟的规定，北京等 10 个城市率先成为全国无烟草广告城市。全国有一大批中小学开展了创建无烟学校活动。1997 年，我国成功地举办了第 10 届世界烟草或健康大会，有 140 多个国家和地区的 1800 多名代表出席了会议，江泽民主席出席会议并作了重要讲话。

(五) 加强爱国卫生立法工作

过去 5 年里，各级爱卫会把爱国卫生立法做为重要工作内容来抓，取得了显著的成效，到目前为止，已有吉林、辽宁、黑龙江、山西、山东、河南、湖南、福建、江西、陕西、贵州、内蒙、南京、哈尔滨等十四个省市由人大通过颁布了《爱国卫生工作条例》，使爱国卫生工作逐步走上法制化道路。

(六) 广泛开展国际合作，促进了爱国卫生工作的对外交流

在国家计委和财政部的支持下，卫生部从 1993 年开始组织实施第二期世界银行贷款 1.1 亿美元，在内蒙古、广西、新疆、湖南、云南、甘肃 6 省区的 75 个县，进行农村供水与环境卫生项目；1997 年开始实施第三期世界银行贷款 7 千万美元，在河北、江西、湖北、云南及内蒙古 5 省区的 40 个县进行农村供水与环境卫生项目。两个贷款项目可使我国贫困地区的 1366 万农村人口受益。在经贸部支持下，1994 年得到日本国政府无偿援助 10.7 亿日元，在吉林省白城地区实施农村改水项目，建成 335 座农村水厂，使 38 万人饮用上安全卫生水。

此外，还实施了中国/儿基会 1994—1995 过渡周期和目前正在执行的 1996—2000 年周期供水与环境卫生项目以及健康教育项目。

回顾过去的 5 年，爱国卫生工作所取得的显著成绩，其主要原因：

一是党中央、国务院以及中央领导历来对爱国卫生工作十分重视。毛泽东、刘少奇、周恩来等老一辈领导人都亲自过问和指导过爱国卫生工作。江泽民总书记在全国卫生工作会议上的讲话中指出：“开展爱国卫生运动，是我国社会主义卫生事业的一个创造，对于改善城乡环境卫生，提高人民群众卫生知识和健康水平，发挥了重要作用。这一优良传统，要继承发扬下去”。同时还指出：“要继续把‘创建卫生城市’、‘普及九亿农民健康教育行动’以及农村改水改厕，作为卫生工作的重点，积极加以推进”。地方各级政府认真落实中央精神，把爱国卫生工作放到了重要位置，许多省市主要领导亲自过问爱国卫生工作，经常参加爱卫会组织的各项活动。

二是爱国卫生适合中国国情，真正体现大卫生观念。城乡卫生工作涉及很多方面，关系亿万人民群众的利益，仅仅靠卫生部门是很难完成的。必须依靠政府支持，协调各个部门、社会团体共同协作，动员广大群众亲自参与，才能做好。尤其是目前我国经济还不发达，财力有限，要解决这些社会卫生问题，只能依靠爱国卫生运动，由爱国卫生运动委员会来组织协调，形成一些客观的、科学的指标体系，然后动员和组织各有关部门、广大群众以至全社会共同关心、共同参与。爱国卫生工作是这样，地方病的防治、重大疾病的防治以及初级卫生保健目标的实施，也要靠很多部门共同协作，动员广大群众和团体参与才能完成，不可能每一项这样的工作都成立协调机构。今后凡是涉及大卫生方面的事都可以考虑由爱国卫生运动委员会来承担协调任务，利用有限的卫生资源去实现这些目标。

三是顺乎民意，解决了群众迫切需要解决的问题。爱国卫生工作的内容，如改水、改厕、除四害、健康教育、创建工作等主要着眼点在于解决群众迫切需要解决的卫生问题，从根本上改善、美化人们生存环境，满足人们日益增长的环境卫生要求。爱国卫生运动适应了人民群众的需求，顺乎民意，得到了群众的大力支持和积极参与，使爱国卫生运动深深地扎根于民众之中。

四是从上到下有一个比较健全的爱国卫生组织网络，并有明确的工作目标、工作任务和考核标准。充分运用卫生检查评比竞争机制，调动了各方面开展爱国卫生活动的积极性。

## 二、当前和今后爱国卫生工作的任务

从现在到 2010 年是建设有中国特色社会主义事业承前启后、继往开来的重要时期，为落实《中共中央、国务院关于卫生改革与发展的决定》中提出的爱国卫生工作任务，保证跨世纪宏伟目标的顺利实现，我们必须振奋精神，以改革为动力，努力开创爱国卫生工作的新局面，切实做好以下几项工作：

(一)认真贯彻落实党的十五届三中全会精神，坚持把爱国卫生重点放到农村，促进文明村镇的建设

党的十五届三中全会提出了一系列农村改革的新思路，并指出今后十几年是农村从温饱走向小康的新时期。我国12亿人口中，近80%生活在农村，农村卫生状况和农民健康水平如何，直接关系到国家的经济建设和社会发展。十五届三中全会提出的农村生产力和生产关系的改革必定会引起农民的思想观念和生活方式的变革。在今后相当一段时间内，爱国卫生工作的重点也应当放在农村。农村的饮水卫生、粪便管理，是与农民日常生活密切相关的卫生问题。改水改厕不仅是防病工作的需要，更是从温饱走向小康，也是农民改变传统的观念和落后的生活方式，促进农村精神文明建设，树立文明新风尚的根本改变。

在不久前召开的全国爱国卫生灾后防疫电视电话会议上，李岚清副总理在讲话中要求各地农村和灾区大力开展爱国卫生运动，彻底清理环境，铲除蚊蝇孳生地，切实搞好消毒杀虫灭鼠工作，各级爱卫会在今冬明春要把农村爱国卫生工作作为重点，协调各有关部门广泛发动群众，尽可能减少疫病发生的条件，确保大灾之后无大疫。

上届主任彭珮云同志，在江苏省苏州市视察工作时，对苏州市创建卫生城市"以城带镇、以镇促村、城乡联动、整体推进"的经验，给予了充分的肯定，并要求在全国推广。全国爱卫会于1997年在农村开展了创建"国家卫生镇"活动，要求以创建国家卫生镇为龙头，全面带动农村改水改厕、环境卫生整治和健康教育工作，受到了各地的积极响应。今后，全国爱卫会在农村要继续开展创建卫生镇活动，促进文明村镇的建设。

《中共中央、国务院关于卫生改革与发展的决定》中指出："在农村，继续以改水改厕为重点，带动环境卫生的整治，预防和减少疾病发生，促进文明村镇建设。"

今后我们要把改水改厕工作作为贯彻新时期加强农村卫生工作的重要内容，把保护和增进农民健康和发展农村经济、促进农村文明建设相结合，把农村改水改厕工作纳入农村社会发展规划和卫生改革的目标。各级爱卫会要积极做好组织协调工作，继续推行"谁出钱、谁受益、自力更生、民办公助"的原则，主要资金由农民自己出，各级政府应拨一定的专款给予扶持，使农村改水改厕工作继续健康顺利发展。经过几年或几十年的努力，力争使我国农村卫生面貌有较大改善，为实现小康打好基础，并为党的十五届三中全会制定的农村经济改革蓝图和文明建设作出贡献。

（二）进一步深化改革，完善城市卫生检查评比机制，继续开展创建国家卫生城市活动

10年来，全国城市卫生检查对普遍提高城市卫生水平、加速城市现代化建设，起了一定推动作用。但也存在不少问题，如很多城市为了应付检查，不注重提高日常管理水平，搞突击，甚至弄虚作假。李岚清副总理指出："城市是不是干净，道路和栏杆是不是整洁，这些也都很重要，但最重要的还是从根本上解决环境卫生问题，不搞表面文章。"

我国幅员辽阔，各地经济社会发展不平衡，起点各不相同，要求所有的城市按照同一个标准，统一参加全国城市卫生检查评比，对一些基础条件较差的城市压力过大，特别是西北、西南的一些省会城市。

鉴于全国城市卫生检查评比活动受到大多数城市和群众的欢迎，总的看效果是好的。今年不搞城市卫生检查是为集中精力搞好灾后防病防疫，并不等于说城市的卫生工作不重要，可以放松。城市人口集中，流动性大，对卫生的要求应该更高。这项工作一定要深化改革，完善城市卫生检查评比机制。对于城市卫生检查仍应统一制定检查标准，各地组织实施，要充分发挥各个委员部门和专家的作用，进一步认真修改和完善，标准要面向21世纪。大气质量、饮水卫生以及生活污水、垃圾处理状况，这些都是城市卫生检查的基本条件。今后城市卫生检查评比要实行申报制。按照实事求是、分类指导、自愿参加的原则进行，不搞一刀切、不作硬性规定。对照标准，自认为具备条件的可以参加检查评比。提倡各地政府将卫生城市目标纳入城市发展规划，扎扎实实地做细致的工作。每次城市卫生检查结果，由全国爱卫会统一公布，不再评选"全国卫生城市"。

在检查方法上，应有所创新，不应采用固定模式，而应灵活多变。事先不通知，明查与暗访相结合，以平时抽查为主。检查团（组）不扰民，不扰官，尽量不干扰城市的正常生活。要充分体现公平竞争的原则，尽量做到公平、公正和公开，检查结果能真正体现城市卫生水平。

我国目前城市卫生水平和先进国家相比，还存在着相当的差距，与21世纪对我们的要求还不相适应。根据《中共中央、国务院关于卫生改革与发展的决定》中，在城市继续开展创建卫生城市活动，提高城市的现代化管理水平，增强市民的卫生文明意识，促进文明城市建设的要求，今后仍然保留创建国家卫生城市的活动。对"国家卫生城市"一定要有精品意识，要加强管理，完善日常监督机制，要体现有上有下，不搞终身制，对巩固发展创建成果好的城市要表扬，对工作明显滑坡而整改不力的要进行通报批评，甚至摘掉牌子，确保国家卫生城市质量。

（三）普及和深化健康教育，促进全民族卫生素质的不断提高

健康教育是公民素质教育的主要内容，是精神文明建设的一个重要方面，要十分重视健康教育。全国爱卫会要协调卫生部、中宣部、广电总局和农业部，继续推进"九亿农民健康教育行动"。目前，对广大农民的健康教育还很薄弱，要进一步加强对广大农民健康知识的普及，促进农民健康行为的形成，为今后农村经济和农村生产体制改革服务。在城市，要协调各级卫生部门进一步推行社区健康教育等形式，广泛开展全社会的健康教育。卫生部门应不断加强健康教育工作的科学研究和人才培养，不断提高专业人员的业务水平。

（四）进一步提高除四害工作的科学性

要进一步加强除四害工作的专业培训和技术指导，引导和教育群

众科学除害，合理用药。要进一步贯彻国务院国办发(1998)第6号文件精神，进一步查禁急性剧毒鼠药，整顿好鼠药市场。要组织除四害专家委员会定期向社会推荐安全有效的卫生杀虫灭鼠药械，确保除四害工作质量。

(五)加强立法工作，逐步实现爱国卫生法制管理

加强爱国卫生法制建设和法制管理是爱国卫生工作深入发展的需要，是完善和落实爱国卫生工作任务的根本保障。要继续抓紧《爱国卫生工作条例》和相应法规的制定工作。已经出台了爱国卫生工作管理法规的省市，要做好执法工作，依法行政。其他省市也应加强立法工作，使爱国卫生工作尽快纳入法制管理的轨道。

(六)进一步抓好国际合作项目，促进对外交流工作

国际合作项目的执行管理及最终的评价结果，关系到我国的对外形象和项目省市人民群众的切身利益。全国爱卫办要协调有关部门，认真负责地抓好项目的执行管理。在继续做好世界银行农村改水项目的同时，执行好中国/儿基会1996—2000周期供水与环境卫生及健康教育合作项目，将试点经验不断向非项目地区推广，保证90年代中国儿童发展规划纲要目标的实现。

(疾病控制司(爱卫办) 摘)

# 政策法规

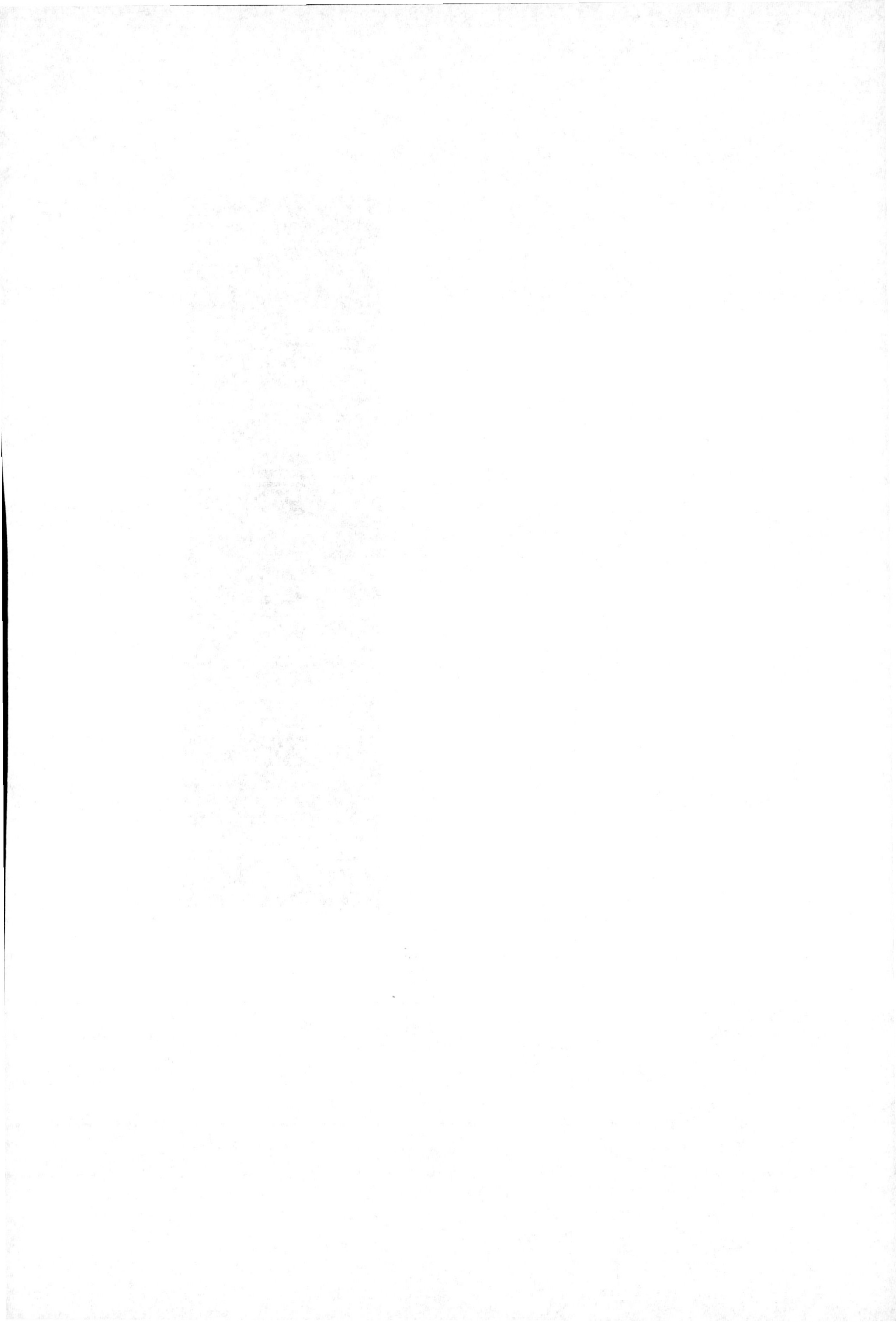

# 政 策 法 规

## 中华人民共和国执业医师法

（1998年6月26日第九届全国人民代表大会常务委员会第三次会议通过）

目 录



### 第一章 总 则

**第一条** 为了加强医师队伍的建设，提高医师的职业道德和业务素质，保障医师的合法权益，保护人民健康，制定本法。

**第二条** 依法取得执业医师资格或者执业助理医师资格，经注册在医疗、预防、保健机构中执业的专业医务人员，适用本法。

本法所称医师，包括执业医师和执业助理医师。

**第三条** 医师应当具备良好的职业道德和医疗执业水平，发扬人道主义精神，履行防病治病、救死扶伤、保护人民健康的神圣职责。

全社会应当尊重医师。医师依法履行职责，受法律保护。

**第四条** 国务院卫生行政部门主管全国的医师工作。

县级以上地方人民政府卫生行政部门负责管理本行政区域内的医师工作。

**第五条** 国家对在医疗、预防、保健工作中作出贡献的医师，给予奖励。

**第六条** 医师的医学专业技术职称和医学专业技术职务的评定、聘任，按照国家有关规定办理。

**第七条** 医师可以依法组织和参加医师协会。

### 第二章 考试和注册

**第八条** 国家实行医师资格考试制度。医师资格考试分为执业医师资格考试和执业助理医师资格考试。

医师资格统一考试的办法，由国务院卫生行政部门制定。医师资格考试由省级以上人民政府卫生行政部门组织实施。

**第九条** 具有下列条件之一的，可以参加执业医师资格考试：

（一）具有高等学校医学专业本科以上学历，在执业医师指导下，在医疗、预防、保健机构中试用期满一年的；

（二）取得执业助理医师执业证书后，具有高等学校医学专科学历，在医疗、预防、保健机构中工作满二年的；具有中等专业学校医学专业学历，在医疗、预防、保健机构中工作满五年的。

**第十条** 具有高等学校医学专科学历或者中等专业学校医学专业学历，在执业医师指导下，在医疗、预防、保健机构中试用期满一年的，可以参加执业助理医师资格考试。

**第十一条** 以师承方式学习传统医学满三年或者经多年实践医术确有专长的，经县级以上人民政府卫生行政部门确定的传统医学专业组织或者医疗、预防、保健机构考核合格并推荐，可以参加执业医师资格或者执业助理医师资格考试。考试的内容和办法由国务院卫生行政部门另行制定。

**第十二条** 医师资格考试成绩合格，取得执业医师资格或者执业助理医师资格。

**第十三条** 国家实行医师执业注册制度。

取得医师资格的，可以向所在地县级以上人民政府卫生行政部门申请注册。

除有本法第十五条规定的情形外，受理申请的卫生行政部门应当自收到申请之日起三十日内准予注册，并发给由国务院卫生行政部门统一印制的医师执业证书。

医疗、预防、保健机构可以为本机构中的医师集体办理注册手续。

**第十四条** 医师经注册后，可以在医疗、预防、保健机构中按照注册的执业地点、执业类别、执业范围执业，从事相应的医疗、预防、保健业务。

未经医师注册取得执业证书，不得从事医师执业活动。

**第十五条** 有下列情形之一的，不予注册：

（一）不具有完全民事行为能力的；

（二）因受刑事处罚，自刑罚执行完毕之日起至申请注册之日止不满二年的；

（三）受吊销医师执业证书行政处罚，自处罚决定之日起至申请注册之日止不满二年的；

（四）有国务院卫生行政部门规

定不宜从事医疗、预防、保健业务的其他情形的。

受理申请的卫生行政部门对不符合条件不予注册的，应当自收到申请之日起三十日内书面通知申请人，并说明理由。申请人有异议的，可以自收到通知之日起十五日内，依法申请复议或者向人民法院提起诉讼。

**第十六条** 医师注册后有下列情形之一的，其所在的医疗、预防、保健机构应当在三十日内报告准予注册的卫生行政部门，卫生行政部门应当注销注册，收回医师执业证书：

（一）死亡或者被宣告失踪的；

（二）受刑事处罚的；

（三）受吊销医师执业证书行政处罚的；

（四）依照本法第三十一条规定暂停执业活动期满，再次考核仍不合格的；

（五）中止医师执业活动满二年的；

（六）有国务院卫生行政部门规定不宜从事医疗、预防、保健业务的其他情形的。

被注销注册的当事人有异议的，可以自收到注销注册通知之日起十五日内，依法申请复议或者向人民法院提起诉讼。

**第十七条** 医师变更执业地点、执业类别、执业范围等注册事项的，应当到准予注册的卫生行政部门依照本法第十三条的规定办理变更注册手续。

**第十八条** 中止医师执业活动二年以上以及有本法第十五条规定情形消失的，申请重新执业，应当由本法第三十一条规定的机构考核合格，并依照本法第十三条的规定重新注册。

**第十九条** 申请个体行医的执业医师，须经注册后在医疗、预防、保健机构中执业满五年，并按照国家有关规定办理审批手续；未经批准，不得行医。

县级以上地方人民政府卫生行政部门对个体行医的医师，应当按照国务院卫生行政部门的规定，经常监督检查，凡发现有本法第十六条规定的情形的，应当及时注销注册，收回医师执业证书。

**第二十条** 县级以上地方人民政府卫生行政部门应当将准予注册和注销注册的人员名单予以公告，并由省级人民政府卫生行政部门汇总，报国务院卫生行政部门备案。

## 第三章 执业规则

**第二十一条** 医师在执业活动中享有下列权利：

（一）在注册的执业范围内，进行医学诊查、疾病调查、医学处置、出具相应的医学证明文件，选择合理的医疗、预防、保健方案；

（二）按照国务院卫生行政部门规定的标准，获得与本人执业活动相当的医疗设备基本条件；

（三）从事医学研究、学术交流，参加专业学术团体；

（四）参加专业培训，接受继续医学教育；

（五）在执业活动中，人格尊严、人身安全不受侵犯；

（六）获取工资报酬和津贴，享受国家规定的福利待遇；

（七）对所在机构的医疗、预防、保健工作和卫生行政部门的工作提出意见和建议，依法参与所在机构的民主管理。

**第二十二条** 医师在执业活动中履行下列义务：

（一）遵守法律、法规，遵守技术操作规范；

（二）树立敬业精神，遵守职业道德，履行医师职责，尽职尽责为患者服务；

（三）关心、爱护、尊重患者，保护患者的隐私；

（四）努力钻研业务，更新知识，提高专业技术水平；

（五）宣传卫生保健知识，对患者进行健康教育。

**第二十三条** 医师实施医疗、预防、保健措施，签署有关医学证明文件，必须亲自诊查、调查，并按照规定及时填写医学文书，不得隐匿、伪造或者销毁医学文书及有关资料。

医师不得出具与自己执业范围无关或者与执业类别不相符的医学证明文件。

**第二十四条** 对急危患者，医师应当采取紧急措施进行诊治；不得拒绝急救处置。

**第二十五条** 医师应当使用经国家有关部门批准使用的药品、消毒药剂和医疗器械。

除正当诊断治疗外，不得使用麻醉药品、医疗用毒性药品、精神药品和放射性药品。

**第二十六条** 医师应当如实向患者或者其家属介绍病情，但应注意避免对患者产生不利后果。

医师进行实验性临床医疗，应当经医院批准并征得患者本人或者其家属同意。

**第二十七条** 医师不得利用职务之便，索取、非法收受患者财物或者牟取其他不正当利益。

**第二十八条** 遇有自然灾害、传染病流行、突发重大伤亡事故及其他严重威胁人民生命健康的紧急情况时，医师应当服从县级以上人民政府卫生行政部门的调遣。

**第二十九条** 医师发生医疗事故或者发现传染病疫情时，应当按照有关规定及时向所在机构或者卫生行政部门报告。

医师发现患者涉嫌伤害事件或者非正常死亡时，应当按照有关规定向有关部门报告。

**第三十条** 执业助理医师应当在执业医师的指导下，在医疗、预防、保健机构中按照其执业类别执业。

在乡、民族乡、镇的医疗、预防、保健机构中工作的执业助理医师，可以根据医疗诊治的情况和需要，独立从事一般的执业活动。

## 第四章 考核和培训

**第三十一条** 受县级以上人民政府卫生行政部门委托的机构或者组织应当按照医师执业标准，对医师的业务水平、工作成绩和职业道德状况进行定期考核。

对医师的考核结果，考核机构应当报告准予注册的卫生行政部门备案。

对考核不合格的医师，县级以上人民政府卫生行政部门可以责令其暂停执业活动三个月至六个月，并接受培训和继续医学教育。暂停执业活动期满，再次进行考核，对考核合格的，允许其继续执业；对考核不合格的，由县级以上人民政府卫生行政部门注销注册，收回医师执业证书。

**第三十二条** 县级以上人民政府卫生行政部门负责指导、检查和监督医师考核工作。

**第三十三条** 医师有下列情形之一的，县级以上人民政府卫生行政部门应当给予表彰或者奖励：

（一）在执业活动中，医德高尚，事迹突出的；

（二）对医学专业技术有重大突破，作出显著贡献的；

（三）遇有自然灾害、传染病流行、突发重大伤亡事故及其他严重威胁人民生命健康的紧急情况时，救死扶伤、抢救诊疗表现突出的；

（四）长期在边远贫困地区、少数民族地区条件艰苦的基层单位努力工作的；

（五）国务院卫生行政部门规定应当予以表彰或者奖励的其他情形的。

**第三十四条** 县级以上人民政府卫生行政部门应当制定医师培训计划，对医师进行多种形式的培训，为医师接受继续医学教育提供条件。

县级以上人民政府卫生行政部门应当采取有力措施，对在农村和少数民族地区从事医疗、预防、保健业务的医务人员实施培训。

**第三十五条** 医疗、预防、保健机构应当按照规定和计划保证本机构医师的培训和继续医学教育。

县级以上人民政府卫生行政部门委托的承担医师考核任务的医疗卫生机构，应当为医师的培训和接受继续医学教育提供和创造条件。

## 第五章 法律责任

**第三十六条** 以不正当手段取得医师执业证书的，由发给证书的卫生行政部门予以吊销；对负有直接责任的主管人员和其他直接责任人员，依法给予行政处分。

**第三十七条** 医师在执业活动中，违反本法规定，有下列行为之一的，由县级以上人民政府卫生行政部门给予警告或者责令暂停六个月以上一年以下执业活动；情节严重的，吊销其执业证书；构成犯罪的，依法追究刑事责任：

（一）违反卫生行政规章制度或者技术操作规范，造成严重后果的；

（二）由于不负责任延误急危患者的抢救和诊治，造成严重后果的；

（三）造成医疗责任事故的；

（四）未经亲自诊查、调查，签署诊断、治疗、流行病学等证明文件或者有关出生、死亡等证明文件的；

（五）隐匿、伪造或者擅自销毁医学文书及有关资料的；

（六）使用未经批准使用的药品、消毒药剂和医疗器械的；

（七）不按照规定使用麻醉药品、医疗用毒性药品、精神药品和放射性药品的；

（八）未经患者或者其家属同意，对患者进行实验性临床医疗的；

（九）泄露患者隐私，造成严重后果的；

（十）利用职务之便，索取、非法收受患者财物或者牟取其他不正当利益的；

（十一）发生自然灾害、传染病流行、突发重大伤亡事故以及其他严重威胁人民生命健康的紧急情况时，不服从卫生行政部门调遣的；

（十二）发生医疗事故或者发现传染病疫情，患者涉嫌伤害事件或者非正常死亡，不按照规定报告的。

**第三十八条** 医师在医疗、预防、保健工作中造成事故的，依照法律或者国家有关规定处理。

**第三十九条** 未经批准擅自开办医疗机构行医或者非医师行医的，由县级以上人民政府卫生行政部门予以取缔，没收其违法所得及其药品、器械，并处十万元以下的罚款；对医师吊销其执业证书；给患者造成损害的，依法承担赔偿责任；构成犯罪的，依法追究刑事责任。

**第四十条** 阻碍医师依法执业，侮辱、诽谤、威胁、殴打医师或者侵犯医师人身自由、干扰医师正常工作、生活的，依照治安管理处罚条例的规定处罚；构成犯罪的，依法追究刑事责任。

**第四十一条** 医疗、预防、保健机构未依照本法第十六条的规定履行报告职责，导致严重后果的，由县级以上人民政府卫生行政部门给予警告；并对该机构的行政负责人依法给予行政处分。

**第四十二条** 卫生行政部门工作人员或者医疗、预防、保健机构工作人员违反本法有关规定，弄虚作假、玩忽职守、滥用职权、徇私舞弊，尚不构成犯罪的，依法给予行政处分；构成犯罪的，依法追究刑事责任。

## 第六章 附 则

**第四十三条** 本法颁布之日前按照国家有关规定取得医学专业技术职称和医学专业技术职务的人员，由所在机构报请县级以上人民政府卫生行政部门认定，取得相应的医师资格。其中在医疗、预防、保健机构中从事医疗、预防、保健业务的医务人员，依照本法规定的条件，由所在机构集体核报县级以上人民政府卫生行政部门，予以注册并发给医师执业证书。具体办法由国务院卫生行政部门会同国务院人事行政部门制定。

**第四十四条** 计划生育技术服务机构中的医师，适用本法。

**第四十五条** 在乡村医疗卫生机构中向村民提供预防、保健和一般医疗服务的乡村医生，符合本法有关规定的，可以依法取得执业医师资格或者执业助理医师资格；不具备本法规定的执业医师资格或者执业助理医师资格的乡村医生，由国务院另行制定管理办法。

**第四十六条** 军队医师执行本法的实施办法，由国务院、中央军事委员会依据本法的原则制定。

**第四十七条** 境外人员在中国境内申请医师考试、注册、执业或者从事临床示教、临床研究等活动的，按照国家有关规定办理。

**第四十八条** 本法自1999年5月1日起施行。

# 国务院关于建立城镇职工基本医疗保险制度的决定

国发〔1998〕44号

各省、自治区、直辖市人民政府，国务院各部委、各直属机构：

加快医疗保险制度改革，保障职工基本医疗，是建立社会主义市场经济体制的客观要求和重要保障。在认真总结近年来各地医疗保险制度改革试点经验的基础上，国务院决定，在全国范围内进行城镇职工医疗保险制度改革。

## 一、改革的任务和原则

医疗保险制度改革的主要任务是建立城镇职工基本医疗保险制度，即适应社会主义市场经济体制，根据财政、企业和个人的承受能力，建立保障职工基本医疗需求的社会医疗保险制度。

建立城镇职工基本医疗保险制度的原则是：基本医疗保险的水平要与社会主义初级阶段生产力发展水平相适应；城镇所有用人单位及其职工都要参加基本医疗保险，实行属地管理；基本医疗保险费由用人单位和职工双方共同负担；基本医疗保险基金实行社会统筹和个人账户相结合。

## 二、覆盖范围和缴费办法

城镇所有用人单位，包括企业（国有企业、集体企业、外商投资企业、私营企业等）、机关、事业单位、社会团体、民办非企业单位及其职工，都要参加基本医疗保险。乡镇企业及其职工、城镇个体经济组织业主及其从业人员是否参加基本医疗保险，由各省、自治区、直辖市人民政府决定。

基本医疗保险原则上以地级以上行政区（包括地、市、州、盟）为统筹单位，也可以县（市）为统筹单位，北京、天津、上海3个直辖市原则上在全市范围内实行统筹（以下简称统筹地区）。所有用人单位及其职工都要按照属地管理原则参加所在统筹地区的基本医疗保险，执行统一政策，实行基本医疗保险基金的统一筹集、使用和管理。铁路、电力、远洋运输等跨地区、生产流动性较大的企业及其职工，可以相对集中的方式异地参加统筹地区的基本医疗保险。

基本医疗保险费由用人单位和职工共同缴纳。用人单位缴费率应控制在职工工资总额的6%左右，职工缴费率一般为本人工资收入的2%。随着经济发展，用人单位和职工缴费率可作相应调整。

## 三、建立基本医疗保险统筹基金和个人账户

要建立基本医疗保险统筹基金和个人账户。基本医疗保险基金由统筹基金和个人账户构成。职工个人缴纳的基本医疗保险费，全部计入个人账户。用人单位缴纳的基本医疗保险费分为两部分，一部分用于建立统筹基金，一部分划入个人账户。划入个人账户的比例一般为用人单位缴费的30%左右，具体比例由统筹地区根据个人账户的支付范围和职工年龄等因素确定。

统筹基金和个人账户要划定各自的支付范围，分别核算，不得互相挤占。要确定统筹基金的起付标准和最高支付限额，起付标准原则上控制在当地职工年平均工资的10%左右，最高支付限额原则上控制在当地职工年平均工资的4倍左右。起付标准以下的医疗费用，从个人账户中支付或由个人自付。起付标准以上、最高支付限额以下的医疗费用，主要从统筹基金中支付，个人也要负担一定比例。超过最高支付限额的医疗费用，可以通过商业医疗保险等途径解决。统筹基金的具体起付标准、最高支付限额以及在起付标准以上和最高支付限额以下医疗费用的个人负担比例，由统筹地区根据以收定支、收支平衡的原则确定。

## 四、健全基本医疗保险基金的管理和监督机制

基本医疗保险基金纳入财政专户管理，专款专用，不得挤占挪用。

社会保险经办机构负责基本医疗保险基金的筹集、管理和支付，并要建立健全预决算制度、财务会计制度和内部审计制度。社会保险经办机构的事业经费不得从基金中提取，由各级财政预算解决。

基本医疗保险基金的银行计息办法：当年筹集的部分，按活期存款利率计息；上年结转的基金本息，按3个月期整存整取银行存款利率计息；存入社会保障财政专户的沉淀资金，比照3年期零存整取储蓄存款利率计息，并不低于该档次利率水平。个人账户的本金和利息归个人所有，可以结转使用和继承。

各级劳动保障和财政部门，要加强对基本医疗保险基金的监督管理。审计部门要定期对社会保险经办机构的基金收支情况和管理情况进行审计。统筹地区应设立由政府有关部门代表、用人单位代表、医疗机构代表、工会代表和有关专家参加的医疗保险基金监督组织，加强对基本医疗保险基金的社会监督。

## 五、加强医疗服务管理

要确定基本医疗保险的服务范围和标准。劳动保障部会同卫生部、财政部等有关部门制定基本医疗服务的范围、标准和医药费用结算办法，制定国家基本医疗保险药品目录、诊疗项目、医疗服务设施标准及相应的管理办法。各省、自治区、直辖市劳动保障行政管理部门根据国家规定，会同有关部门制定本地区相应的实施标准和办法。

基本医疗保险实行定点医疗机构（包括中医医院）和定点药店管理。劳动保障部会同卫生部、财政部等有关部门制定定点医疗机构和定点药店的资格审定办法。社会保险经办机构要根据中西医并举，基层、专科和综合医疗机构兼顾，方便职工就医的原则，负责确定定点医疗机构和定点药店，并同定点医疗机构和定点药店签订合同，明确各自的责任、权利和义务。在确定定点医疗机构和定点药店时，要引进竞争机制，职工可选择若干定点医疗机构就医、购药，也可持处方在若干定

点药店购药。国家药品监督管理局会同有关部门制定定点药店购药药事事故处理办法。

各地要认真贯彻《中共中央、国务院关于卫生改革与发展的决定》(中发〔1997〕3号)精神，积极推进医药卫生体制改革，以较少的经费投入，使人民群众得到良好的医疗服务，促进医药卫生事业的健康发展。要建立医药分开核算、分别管理的制度，形成医疗服务和药品流通的竞争机制，合理控制医药费用水平；要加强医疗机构和药店的内部管理，规范医药服务行为，减员增效，降低医药成本；要理顺医疗服务价格，在实行医药分开核算、分别管理，降低药品收入占医疗总收入比重的基础上，合理提高医疗技术劳务价格；要加强业务技术培训和职业道德教育，提高医药服务人员的素质和服务质量；要合理调整医疗机构布局，优化医疗卫生资源配置，积极发展社区卫生服务，将社区卫生服务中的基本医疗服务项目纳入基本医疗保险范围。卫生部会同有关部门制定医疗机构改革方案和发展社区卫生服务的有关政策。国家经贸委等部门要认真配合做好药品流通体制改革工作。

**六、妥善解决有关人员的医疗待遇**

离休人员、老红军的医疗待遇不变，医疗费用按原资金渠道解决，支付确有困难的，由同级人民政府帮助解决。离休人员、老红军的医疗管理办法由省、自治区、直辖市人民政府制定。

二等乙级以上革命伤残军人的医疗待遇不变，医疗费用按原资金渠道解决，由社会保险经办机构单独列账管理。医疗费支付不足部分，由当地人民政府帮助解决。

退休人员参加基本医疗保险，个人不缴纳基本医疗保险费。对退休人员个人账户的计入金额和个人负担医疗费的比例给予适当照顾。

国家公务员在参加基本医疗保险的基础上，享受医疗补助政策。具体办法另行制定。

为了不降低一些特定行业职工现有的医疗消费水平，在参加基本医疗保险的基础上，作为过渡措施，允许建立企业补充医疗保险。企业补充医疗保险费在工资总额4%以内的部分，从职工福利费中列支，福利费不足列支的部分，经同级财政部门核准后列入成本。

国有企业下岗职工的基本医疗保险费，包括单位缴费和个人缴费，均由再就业服务中心按照当地上年度职工平均工资的60%为基数缴纳。

**七、加强组织领导**

医疗保险制度改革政策性强，涉及广大职工的切身利益，关系到国民经济发展和社会稳定。各级人民政府要切实加强领导，统一思想，提高认识，做好宣传工作和政治思想工作，使广大职工和社会各方面都积极支持和参与这项改革。各地要按照建立城镇职工基本医疗保险制度的任务、原则和要求，结合本地实际，精心组织实施，保证新旧制度的平稳过渡。

建立城镇职工基本医疗保险制度工作从1999年初开始启动，1999年底基本完成。各省、自治区、直辖市人民政府要按照本决定的要求，制定医疗保险制度改革的总体规划，报劳动保障部备案。统筹地区要根据规划要求，制定基本医疗保险实施方案，报省、自治区、直辖市人民政府审批后执行。

劳动保障部要加强对建立城镇职工基本医疗保险制度工作的指导和检查，及时研究解决工作中出现的问题。财政、卫生、药品监督管理等有关部门要积极参与，密切配合，共同努力，确保城镇职工基本医疗保险制度改革工作的顺利进行。

一九九八年十二月十四日

# 人类遗传资源管理暂行办法

中华人民共和国
科学技术部　卫生部

## 第一章　总　　则

**第一条**　为了有效保护和合理利用我国的人类遗传资源，加强人类基因的研究与开发，促进平等互利的国际合作和交流，制定本办法。

**第二条**　本办法所称人类遗传资源是指含有人体基因组、基因及其产物的器官、组织、细胞、血液、制备物、重组脱氧核糖核酸(DNA)构建体等遗传材料及相关的信息资料。

**第三条**　凡从事涉及我国人类遗传资源的采集、收集、研究、开发、买卖、出口、出境等活动，必须遵守本办法。

**第四条**　国家对重要遗传家系和特定地区遗传资源实行申报登记制度，发现和持有重要遗传家系和特定地区遗传资源的单位或个人，应及时向有关部门报告。未经许可，任何单位和个人不得擅自采集、收集、买卖、出口、出境或以其它形式对外提供。

**第五条**　人类遗传资源及有关信息、资料，属于国家科学技术秘密的，必须遵守《科学技术保密规定》。

## 第二章　管理机构

**第六条**　国家对人类遗传资源实行分级管理，统一审批制度。

**第七条** 国务院科学技术行政主管部门和卫生行政主管部门共同负责管理全国人类遗传资源，联合成立中国人类遗传资源管理办公室，负责日常工作。

**第八条** 中国人类遗传资源管理办公室暂设在国务院科学技术行政主管部门。在国务院科学技术和卫生行政主管部门领导下，中国人类遗传资源管理办公室行使以下职责：

(一)起草有关的实施细则和文件，经批准后发布施行，协调和监督本办法的实施；

(二)负责重要遗传家系和特定地区遗传资源的登记和管理；

(三)组织审核涉及人类遗传资源的国际合作项目；

(四)受理人类遗传资源出口、出境的申请，办理出口、出境证明；

(五)与人类遗传资源管理有关的其它工作。

**第九条** 中国人类遗传资源管理办公室聘请有关专家组成专家组，参与拟定研究规划，协助审核国际合作项目，进行有关的技术评估和提供技术咨询。

**第十条** 各省、自治区、直辖市科学技术行政主管部门和卫生行政主管部门(以下简称地方主管部门)负责本地区的人类遗传资源管理工作。

国务院有关部门负责本部门的人类遗传资源管理工作。

## 第三章 申报与审批

**第十一条** 凡涉及我国人类遗传资源的国际合作项目，须由中方合作单位办理报批手续。中央所属单位按隶属关系报国务院有关部门，地方所属单位及无上级主管部门或隶属关系的单位报该单位所在地的地方主管部门，审查同意后，向中国人类遗传资源管理办公室提出申请，经审核批准后方可正式签约。

国务院有关部门和地方主管部门在审查国际合作项目申请时，应当征询人类遗传资源采集地的地方主管部门的意见。

本办法施行前已进行但尚未完成的国际合作项目须按规定补办报批手续。

**第十二条** 办理涉及我国人类遗传资源的国际合作项目的报批手续，须填写申请书，并附以下材料：

(一)人类遗传资源材料提供者及其亲属的知情同意证明材料；

(二)合同文本草案；

(三)审批机关要求的其它材料。

**第十三条** 依本规定第十二条提出的申请，有下列情况之一的，不予批准：

(一)缺乏明确的工作目的和方向；

(二)外方合作单位无较强的研究开发实力的优势；

(三)中方合作单位不具备合作研究的基础和条件；

(四)知识产权归属和分享的安排不合理、不明确；

(五)工作范围过宽，合作期限过长；

(六)无人类遗传资源材料提供者及其亲属的知情同意证明材料；

(七)违反我国有关法律、法规的规定。

**第十四条** 重要人类遗传资源严格控制出口、出境和对外提供。

已审核批准的国际合作项目中，列出人类遗传资源材料出口、出境计划的，需填写申报表，直接由中国人类遗传资源管理办公室办理出口、出境证明。

因其它特殊情况，确需临时对外提供人类遗传资源材料的，须填写申报表，经地方主管部门或国务院有关部门审查同意后，报中国人类遗传资源管理办公室，经批准后核发出口、出境证明。

**第十五条** 中国人类遗传资源管理办公室对国际合作项目和人类遗传资源材料的出口、出境申请每季度审理一次。对于符合本办法要求的，核发批准文件，办理出口、出境证明，并注明《商品名称及编码协调制度》中相对应的编码；不符合本办法要求的，不予批准；对于申请文件不完备的，退回补正，补正后可重新申请。

**第十六条** 携带、邮寄、运输人类遗传资源出口、出境时，应如实向海关申报，海关凭中国人类遗传资源管理办公室核发的出口、出境证明予以放行。

## 第四章 知识产权

**第十七条** 我国境内的人类遗传资源信息，包括重要遗传家系和特定地区遗传资源及其数据、资料、样本等，我国研究开发机构享有专属持有权，未经许可，不得向其他单位转让。获得上述信息的外方合作单位和个人未经许可不得公开、发表、申请专利或以其它形式向他人披露。

**第十八条** 有关人类遗传资源的国际合作项目应当遵循平等互利、诚实信用、共同参与、共享成果的原则，明确各方应享有的权利和承担的义务，充分、有效地保护知识产权。

**第十九条** 中外机构就我国人类遗传资源进行合作研究开发，其知识产权按下列原则处理：

(一)合作研究开发成果属于专利保护范围的，应由双方共同申请专利，专利权归双方共有。双方可根据协议共同实施或分别在本国境内实施该项专利，但向第三方转让或者许可第三方实施，必须经过双方同意，所获利益按双方贡献大小分享。

(二)合作研究开发产生的其它科技成果，其使用权、转让权和利益分享办法由双方通过合作协议约定。协议没有约定的，双方都有使用的权利，但向第三方转让须经双方同意，所获利益按双方贡献大小分享。

## 第五章 奖励与处罚

**第二十条** 对于发现和报告重要遗传家系和资源信息的单位或个人，给予表彰和奖励；对于揭发违法行为的，给于奖励和保护。

**第二十一条** 我国单位和个人违反本办法的规定，未经批准，私自携带、邮寄、运输人类遗传资源材料出口、出境的，由海关没收其携带、邮寄、运输的人类遗传资源材料，视情节轻重，给予行政处罚直至移送司法机关处理；未经批准擅自向外方机构或者个人提供人类遗传资源材料的，没收所提供的人类遗传资源材料并处以罚款；情节严重的，给予行政处罚直至追究法律责任。

**第二十二条** 国(境)外单位和个人违反本办法的规定,未经批准,私自采集、收集、买卖我国人类遗传资源材料的,没收其所持有的人类遗传资源材料并处以罚款;情节严重的,依照我国有关法律追究其法律责任。私自携带、邮寄、运输我国人类遗传资源材料出口、出境的,由海关没收其携带、邮寄、运输的人类遗传资源材料,视情节轻重,给予处罚或移送司法机关处理。

**第二十三条** 管理部门的工作人员和参与审核的专家负有为申报者保守技术秘密的责任。玩忽职守、徇私舞弊,造成技术秘密泄漏或人类遗传资源流失的,视情节给予行政处罚直至追究法律责任。

## 第六章 附 则

**第二十四条** 军队系统可根据本办法的规定,制定本系统的实施细则,报中国人类遗传资源管理办公室备案。武警部队按照本办法的规定执行。

**第二十五条** 本办法由国务院科学技术行政主管部门、卫生行政主管部门负责解释。

**第二十六条** 本办法自发布之日起施行。

# 国务院关于印发中国预防与控制艾滋病中长期规划(1998—2010年)的通知

国发[1998]38号

各省、自治区、直辖市人民政府,国务院各部委、各直属机构:

国务院同意卫生部、国家计委、科技部、财政部《中国预防与控制艾滋病中长期规划(1998—2010年)》,现印发给你们,请认真贯彻执行。

艾滋病是我国重点控制的重大疾病,也是全球关注的重要公共卫生和社会热点问题。各地区、各部门要根据规划要求,结合实际情况,制定本地区、本部门的计划和实施方案,纳入国民经济和社会发展总体规划。要高度重视艾滋病预防与控制工作,切实加强领导,落实各项防治措施,保证规划目标和任务的如期完成。

一九九八年十一月十二日

# 中国预防与控制艾滋病中长期规划

(1998—2010)

卫生部 国家计委 科技部 财政部

(一九九八年十月二十六日)

艾滋病是一种目前尚无有效治愈办法、病死率极高的传染病,它在全世界的广泛流行已成为严重的公共卫生问题和社会问题。我国将艾滋病感染率一直控制在世界较低水平。然而,随着近年来全球艾滋病的迅速传播,我国艾滋病感染率已呈逐年大幅度上升趋势。世界各国艾滋病流行态势及防治经验表明,预防与控制艾滋病是一项刻不容缓、复杂而长期的艰巨任务,需要全社会参与并实施综合治理。为促进地方各级人民政府及有关部门不失时机地加强艾滋病防治工作、保证各项措施落实、增强全社会抵御艾滋病的能力、减轻艾滋病给人民健康及国民经济和社会发展带来的危害,在总结国内外防治经验的基础上,制定《中国预防与控制艾滋病中长期规划(1998—2010年)》。

**一、背景**

我国自1985年6月发现第1例艾滋病病人以来,至1998年6月底,31个省、自治区、直辖市已报告艾滋病病毒感染者10676例,其中,艾滋病病人301例,死亡174例。艾滋病病毒感染者大多数为青壮年,分布在我国西南、西北边疆地区以及人口密集、交通便利的中原和东南沿海地带。研究证明,艾滋病病毒是通过性接触、血液和母婴(妊娠、分娩、哺乳)三种途径传播的,其流行因素复杂,传播迅速。上述三种传播途径在我国均存在,其中以共用注射器吸扎毒导致的血液传播为主,且传染迅猛;经性接触和母婴传播亦逐年增多。据国内有关专家以组分法和德尔菲法测算,我国艾滋病病毒实际感染人数已超过30万人。以此为基础,用世界卫生组织艾滋病病毒感染人数加倍时间法推算,到2000年,我国艾滋病病毒实际感染人数有可能超过120万人。性病作为艾滋病传播的重要因素之一，自70年代末以来，报告病例数逐年增加，1989—1992年间平均增长率在11.27%—13.79%，而1993—1995年间增长率在20.58%—24.75%。1997年报告病例数46万人，发病率为37/10万，比1996年增长了15.81%，在各类传染病发病率排序中仅次于痢疾、肝炎，居第三位。由于多数性病病人到私人和非法诊所就诊，性病病例漏报严重，根据部分地区调查估算，实际患性病人数是报告病例数的5—10倍。全国艾滋病监测资料表明，艾滋病病毒感染者在性乱人群中增长加快。

党中央、国务院一直高度重视艾滋病、性病防治工作，建立了国务院防治艾滋病性病协调会议制度，成立了国家预防与控制艾滋病、性病专家咨询组织和协会。在各级党政的领导及有关部门与社会团体的支持下，逐步形成了一支以各级卫生防疫部门为主的防治队伍，积极开展艾滋病监测，初步摸清了艾滋病在我国的分布与流行状况，并且探索制定了一些适宜的防治对策、措施和相关法规、规范，组织了大量的培训、宣传教育、科研和国际合作等工作。

但是，我国目前阻止艾滋病流行的能力仍然不足：政府及有关部门的一些领导对艾滋病在我国广泛流行的可能性、危害性认识不够；多部门协调配合、全社会参与的防治局面尚未形成；公众普遍缺乏预防知识；预防与控制及科研投入不足，医疗保健服务能力有限，疫情监测、采供血管理及医源性感染预防工作薄弱；专业人才匮乏，且缺少有效的艾滋病、性病防治经验和方法，大多数医疗卫生机构的医护人员尚不能提供规范的艾滋病、性病诊疗服务。目前，我们面临的形势是：周边国家的艾滋病流行日趋严重；国内流动人口数目庞大且难于管理；吸毒、卖淫和嫖娼活动在短期内难以禁绝。所以我国艾滋病加速流行的趋势十分严峻，预防与控制工作亟待加强。

## 二、指导原则

（一）贯彻执行《中共中央关于加强社会主义精神文明建设若干问题的决议》，按照《中华人民共和国国民经济和社会发展“九五”计划和2010年远景目标纲要》及《中共中央、国务院关于卫生改革与发展的决定》（中发［1997］3号）中关于加强重大疾病防治的要求，强化预防控制措施，减少艾滋病流行，为实现国民经济和社会发展的总目标做出贡献。

（二）落实经国务院批准、由卫生部下发的《关于加强预防和控制艾滋病工作的意见》的各项措施。加强领导，督促部门合作，动员全社会参与。完善宣传教育、法制管理、监督监测及医疗咨询服务相结合的综合防治策略，加强艾滋病防治的科学研究，积极开展国际合作。

（三）加强宣传教育，改变人群中危险行为，控制艾滋病病毒经性接触和经吸毒途径的传播；规范性病防治管理，落实性病监测和防治的各项措施；严格控制艾滋病病毒经血液、血液制品及医源性传播；营造有利于艾滋病防治的社会环境，减少艾滋病对个人、家庭、社区和社会的影响。

（四）立足我国实际，借鉴国外成功经验，坚持实事求是、标本兼治和因地制宜、分类指导、分级管理、分工负责的原则。在控制上以预防为主，在预防上以宣传教育为主，在实施上以经常性工作为主，在研究上以应用研究为主。

## 三、总目标

建立政府领导、多部门合作和全社会参与的艾滋病性病预防和控制体系，在全社会普及艾滋病、性病防治知识，控制艾滋病的流行与传播。到2002年，阻断艾滋病病毒经采供血途径的传播，遏制艾滋病病毒在吸毒人群中迅速蔓延的势头；力争把性病的年发病增长幅度控制在15%以内。到2010年，实现性病的年发病率稳中有降；把我国艾滋病病毒感染人数控制在150万人以内。

## 四、工作目标

（一）建立健全领导管理体制。

1. 各省级人民政府要把预防与控制艾滋病工作纳入当地经济和社会发展规划及精神文明建设规划，建立由政府领导负责和有关部门参加的预防与控制艾滋病的领导组织或协调会议制度。

2. 在流行严重的地区，当地政府和有关部门应有预防与控制艾滋病的年度工作计划，在现有机构的基础上配置必要的部门、专（兼）职人员负责预防与控制艾滋病管理工作。

（二）全民普及艾滋病、性病防治知识，减少重点人群（吸毒者、卖淫嫖娼者等）中的相关危险行为。

1. 到2002年，全民预防艾滋病、性病知识知晓率在城市达到70%以上，在农村达到40%以上；在高危人群中达到80%以上。

2. 到2002年，普通高等学校和中等职业学校新生入学预防艾滋病、性病健康教育处方发放率达100%；普通初级中学要将艾滋病、性病预防知识纳入健康教育课程，各直辖市、省会城市、计划单列市的学校开课率为100%，县（市）或以上学校的开课率为85%以上，乡（镇）或以下学校的开课率为70%以上。

3. 中央及地方主要的报纸、电台、电视台等大众传播媒介应将预防艾滋病、性病宣传教育纳入工作计划，到2002年以前，做到定期刊播有关预防艾滋病、性病的文字或节目。

4. 到2002年，在100%的戒毒所、收容教育所和80%的监狱、劳教等收容场所中，要开展艾滋病、性病的预防教育。营业性娱乐、服务场所及流动人口聚集的场所和组织出国人员较多的单位要必备有关的宣传资料。

5. 到2002年，各省、自治区、直辖市至少要完成一个预防与控制艾滋病、性病健康促进示范社区的建设。

（三）建立健全艾滋病、性病监测系统，力争做到准确、及时地分析、预测疫情及流行趋势。建立艾滋病、性病防治服务体系。

1. 到2002年，建立一个功能完善的国家艾滋病参比实验室，各省、自治区、直辖市在卫生防疫机构内设立一个规范化的确认实验室，艾滋病流行区的地(市)至少要有一个医疗卫生机构具有检测艾滋病病毒感染的能力。到2005年，在全国范围内建成一个高效的艾滋病监测系统。

2. 到2002年，全国所有的采供血机构和血液制品生产单位达到艾滋病病毒抗体检测工作规范化管理的要求，建立起有效的质量保证系统和监控机制。

3. 到2002年，全国大中城市和艾滋病流行严重的地（市)，应在现有医疗机构中完善一所具备为艾滋病病人和艾滋病病毒感染者提供规范化治疗、护理、咨询和预防保健服务能力的医院，同时完成各类医疗卫生人员艾滋病专业知识培训。

4. 到2002年，85%以上的医疗卫生人员接受过性病专业知识的短期培训，85%的县（区）级以上的医疗机构能为性病病人提供规范的诊断、治疗、咨询等医疗保健服务。到2005年，将性病防治、监测和健康教育纳入社区卫生服务网络。

（四）加速艾滋病的检测试剂、治疗药物、疫苗及与制定防治对策相关的流行病学、社会学、行为学及卫生经济学等方面的研究，力争有一部分项目达到同期国际先进水平，并且有一部分成果用于防治实践。

1. 到2002年，开发成功国产艾滋病病毒抗体确认试剂，使初筛试剂达到国际同类产品水平；到2010年，做到艾滋病病毒抗原、免疫和临床诊断试剂国产化，力争达到国际同等水平。

2. 到2002年，建立起艾滋病治疗药物临床试验基地；到2010年，在抗艾滋病病毒和免疫增强类药物的研制及治疗方法的研究上有所创新和突破，研制出针对我国艾滋病病毒主要流行株的疫苗并完成临床试验。

3. 到2002年，完成我国艾滋病传播预测模型的研究，形成一套符合我国国情的各类人群行为干预(包括知识普及程度和行为转变程度）效果评价指标体系。

（五）建立和完善艾滋病、性病防治的有关法律、法规体系。

1. 到2002年，制定和完善预防与控制艾滋病、性病的相关法律、法规及规章，明确政府各部门、社会各方面在艾滋病控制中的责任以及艾滋病病人和艾滋病病毒感染者的权利和义务。

2. 建立和完善各有关法规的执法监督和管理机制。依法取缔非法采供血活动和非法性病诊疗活动。

## 五、行动措施

（一）加强领导，实施综合治理。

地方各级人民政府要加强对预防与控制艾滋病、性病工作的领导，认真组织落实规划的各项措施和指标要求。及时了解掌握当地及邻近地区艾滋病、性病疫情动态，制定适合本地区实际情况的防治计划和实施方案并纳入当地经济和社会发展规划，认真组织实施与评价，切实研究解决工作中存在的实际困难和问题。卫生、宣传、教育、民政、公安和司法等有关部门应制定本部门的具体行动计划，各司其职，密切配合，实施综合治理。坚持政府投入为主、分级承担、多渠道筹资的原则，保证规划的顺利实施。地方各级人民政府要统筹安排落实规划所需经费，根据实际情况增加经费投入。同时，还要积极争取社会各界的支持和国际援助，拓宽投资渠道。充分发挥社会团体、民间组织和社区在防治艾滋病工作中的作用。鼓励和支持有关社会团体和民间组织开展艾滋病病人的家庭护理和心理咨询服务以及针对有高危行为人群的预防宣传教育活动，尽可能为艾滋病病人和艾滋病病毒感染者提供帮助，在减少对艾滋病病人和艾滋病病毒感染者及其亲属、家庭成员的社会歧视方面发挥特殊作用。

（二）落实规划目标，实行分类指导。

促进大众传播媒介及遍布城乡的宣传教育网络开展预防艾滋病、性病的宣传教育，提高医疗卫生系统艾滋病、性病防治服务能力及严格采供血管理是落实规划近期的主要任务。青年和妇女以及易受艾滋病病毒感染的高危人群为防治工作的重点人群。各地区、各有关部门要在调查研究的基础上，根据当地和相邻地区艾滋病、性病流行与危险因素的情况(如性乱、吸扎毒人群和流动人口等)，以及当地预防、控制、监督和监测能力，明确本地区、本部门开展工作的重点地区、重点人群和优先干预措施。要针对不同类型的地区，实行分类指导。在尚未发现艾滋病病毒感染者和性病发病率较低、高危人群数量较少的地区，要提高警惕，建立和完善监测系统，抓紧专业人员培训及预防知识的普及教育。在已经发现较多艾滋病病人和艾滋病病毒感染者、性病发病与高危人群数量较多或增加迅速的地区，必须全方位开展工作，全面落实规划的各项防治措施。要有高度有效的领导、协调和防治监督管理体制，健全的监测和医疗保健服务系统，尽快普及艾滋病、性病预防知识，把转变人群中高危行为作为防治工作的重点。

（三）加强宣传，增进群众防病意识。

大众传播媒介及各宣传教育单位有义务承担防治艾滋病、性病的宣传教育任务，特别是覆盖面广、群众喜闻乐见的广播、电视、报刊等媒介应无偿提供宣传服务。要针对不同人群采取经常性和突击性相结合的工作方式，深入开展对一般人群、重点人群和高危人群的各项宣传教育活动。各有关部门和社会团体要充分发挥各自的优势，积极承担预防与控制艾滋病、性病的宣传责任，结合本部门的宣教工作，有计划地开展对本系统职工和各类相关人员的预防艾滋病、性病宣传教育活动。各类高等和中等学校要将预防艾滋病、性病知识列为学校健康教育或人口与青春期教育的重要内容，向学生讲授预防艾滋病、性病的知识。普通高等学校和中等职业学校应在新生入学体检时，分别向学生发放预防艾滋病、性病健康教育处方。医疗卫生机构、采供血机构、健康教育和计划生育机构要主动开展预防知识宣传和咨询服务，为其他部门和单位开展宣传教育活动提供教材、资料和技术帮助，形成宣传教育的服务网络。在宣传教育工作中，要坚持正确疏导为主。在广泛宣传艾滋病、性病基本预防知识的同时，进行健康积极的恋爱、婚姻、家庭观念和性道德、性健康教育，把预防的方法教给群众，提高其自我防护意识和能力。对高危人群要加强禁毒禁娼等法制教育，促使其改变不良行为。要积极推广使用避孕套，宣传共用注射器的危害。

（四）依法管理，强化监督、监测。

严格执行《中华人民共和国传染病防治法》、《中华人民共和国献血法》等有关法规，实行全民无偿献血，进一步加强对采供血机构和血液制品生产单位的治理整顿，加大严厉打击非法采供血活动的力度，切实落实对供血者、供血浆者和血液、血液制品的检测和监测措施。加强对医疗卫生机构控制医源性感染工作的监督检查。对违反有关规定、造成艾滋病病毒经采供血或输血和医源性传播的责任者，要依法严肃处理，追究其刑事责任。依法对艾滋病、性病疫情进行监测，提高现有艾滋病、性病监测系统工作规范化管理水平，加强质量控制，使其能及时准确地反映疫情变化动态。完善艾滋病、性病医疗保健服务和咨询服务工作。严格对性病诊疗市场进行治理整顿，提高性病诊疗水平和服务质量，实行保密服务，减轻病人负担。及时总结和推广有效的预防和治疗办法，修订相关技术标准和管理办法，减少性病的发病与传播。

要加快预防与控制艾滋病、性病法规的立法进程及其他相关法规的修订工作。各地要结合实际制定和完善相关的地方性法规，逐步完善艾滋病、性病防治的法制体系。

（五）健全机构，加强队伍建设。

充分发挥现有预防医学科研、卫生防疫、卫生检疫、性病防治、采供血和医疗卫生机构的作用，加快国家艾滋病预防与控制中心的建设。各地要根据实际情况在现有卫生防疫等机构的内部，强化艾滋病防治的专业功能，加强技术力量、设施装备，改善工作条件，使之能够承担起艾滋病监测、宣传教育、技术培训和技术指导等工作任务。加紧省、地（市）、县（市）三级医疗卫生机构和各级采供血机构中的艾滋病病毒检测实验室的建设，有步骤地、科学地增加艾滋病监测哨点，逐步使性病防治、医疗卫生、妇幼保健和计划生育等机构参与和承担相应的艾滋病监测与防治工作。

要有计划地采取多种方式，加紧对不同层次的从事艾滋病和性病防治、科研、宣传教育及管理等工作的人员进行培训，以提高其艾滋病和性病诊断、治疗、护理、监测、宣传咨询技术和防治管理的工作水平，逐步建立一支与防治任务相适应的专业队伍。制定鼓励专业人员献身艾滋病防治事业的政策，改进专业人员的工作条件，改善其生活待遇，稳定专业队伍。

（六）加强科研，积极开展国际合作。

加强科学研究、依靠科技进步是深入有效地开展艾滋病防治工作的关键。继续将艾滋病科研项目列入国家重点攻关计划和《中国二十一世纪议程》的优先项目。科学研究应结合落实本规划，坚持为防治工作服务的方向，充分发挥我国传统医学和中西医结合的优势，重视发挥专家委员会在科研中的咨询、指导作用，抓住重点和关键性技术问题，集中各学科、各领域的优秀人才，组织科技协作攻关。在有条件的地方，科研管理部门也要将有关艾滋病防治的应用性研究纳入当地科研规划，给予资金支持。

根据我国实际情况，吸收、借鉴和推广国际先进科学技术及成功经验，积极争取国际社会在信息、技术、资金等方面的交流、合作和援助；同周边国家建立预防与控制艾滋病的合作关系；参加全球艾滋病控制策略的实施并做出贡献。

**六、考核与评价**

为保证规划的顺利实施，实行规划目标考核与评价制度。通过自查、抽查、中期考评和终期考评等办法，对实施效果进行综合考核评价，督促指导各项规划目标的贯彻实施，并及时根据考评和变化情况调整规划目标及各项策略和措施。各地要逐年度进行自查，做好年度总结。自查方案由各省、自治区、直辖市自行制定，向当地政府艾滋病防治领导机构和上级主管部门提交年度报告。国家将不定期对各地区、各部门执行规划的情况进行抽查，将在2002年、2005年进行规划的中期考评，2010年进行规划的终期考评。对2002年以后的工作指标，将根据中期考评情况进行调整。中期和终期考核评价方案由国务院有关部委共同制定并组织实施。

（注：本规划不含香港特别行政区及台湾省和澳门地区）

# 国内交通卫生检疫条例

## 中华人民共和国国务院令
## 第254号

现发布《国内交通卫生检疫条例》，自1999年3月1日起施行。

总 理 朱镕基

一九九八年十一月二十八日

**第一条** 为了控制检疫传染病通过交通工具及其乘运的人员、物资传播，防止检疫传染病流行，保障人体健康，依照《中华人民共和国传染病防治法》(以下简称传染病防治法）的规定，制定本条例。

**第二条** 列车、船舶、航空器和其他车辆(以下简称交通工具)出入检疫传染病疫区和在非检疫传染病疫区的交通工具上发现检疫传染病疫情时，依照本条例对交通工具及其乘运的人员、物资实施交通卫生检疫。

在中华人民共和国国际通航的港口、机场以及陆地边境和国界江河口岸的国境卫生检疫，依照《中华人民共和国国境卫生检疫法》的规定执行。

**第三条** 本条例所称检疫传染病，是指鼠疫、霍乱以及国务院确定并公布的其他传染病。

检疫传染病的诊断标准，按照国家有关卫生标准和国务院卫生行政部门的规定执行。

**第四条** 国务院卫生行政部门主管全国国内交通卫生检疫监督管理工作。

县级以上地方人民政府卫生行政部门负责本行政区域内的国内交通卫生检疫监督管理工作。

铁路、交通、民用航空行政主管部门的卫生主管机构，根据有关法律、法规和国务院卫生行政部门分别会同国务院铁路、交通、民用航空行政主管部门规定的职责划分，负责各自职责范围内的国内交通卫生检疫工作。

**第五条** 省、自治区、直辖市人民政府依照传染病防治法的规定，确定检疫传染病疫区，并决定对出入疫区的交通工具及其乘运的人员、物资实施交通卫生检疫。

**第六条** 对出入检疫传染病疫区的交通工具及其乘运的人员、物资，县级以上地方人民政府卫生行政部门或者铁路、交通、民用航空行政主管部门的卫生主管机构根据各自的职责，有权采取下列相应的交通卫生检疫措施：

(一)对出入检疫传染病疫区的人员、交通工具及其承运的物资进行查验；

(二)对检疫传染病病人、病原携带者、疑似检疫传染病病人和与其密切接触者，实施临时隔离、医学检查及其他应急医学措施；

(三)对被检疫传染病病原体污染或者可能被污染的物品，实施控制和卫生处理；

(四)对通过该疫区的交通工具及其停靠场所，实施紧急卫生处理；

(五)需要采取的其他卫生检疫措施。

采取前款所列交通卫生检疫措施的期间自决定实施时起至决定解除时止。

**第七条** 非检疫传染病疫区的交通工具上发现下列情形之一时，县级以上地方人民政府卫生行政部门或者铁路、交通、民用航空行政主管部门的卫生主管机构根据各自的职责，有权对交通工具及其乘运的人员、物资实施交通卫生检疫：

(一)发现有感染鼠疫的啮齿类动物或者啮齿类动物反常死亡，并且死因不明；

(二)发现鼠疫、霍乱病人、病原携带者和疑似鼠疫、霍乱病人；

(三)发现国务院确定并公布的需要实施国内交通卫生检疫的其他传染病。

跨省、自治区、直辖市在非检疫传染病疫区运行的列车、船舶、航空器上发现前款所列情列之一时，国务院卫生行政部门分别会同国务院铁路、交通、民用航空行政主管部门，可以决定对该列车、船舶、航空器实施交通卫生检疫和指令列车、船舶、航空器不得停靠或者通过港口、机场、车站；但是，因实施交通卫生检疫导致中断干线交通或者封锁国境的，须由国务院决定。

**第八条** 在非检疫传染病疫区的交通工具上，发现检疫传染病病人、病原携带者、疑似检疫传染病病人时，交通工具负责人应当组织有关人员采取下列临时措施：

(一)以最快的方式通知前方停靠点、并向交通工具营运单位的主管部门报告；

(二)对检疫传染病病人、病原携带者、疑似检疫传染病病人和与其密切接触者实施隔离；

(三)封锁已经污染或者可能污染的区域，采取禁止向外排放污物等卫生处理措施；

(四)在指定的停靠点将检疫传染病病人、病原携带者、疑似检疫传染病病人和与其密切接触者以及其他需要跟踪观察的旅客名单，移交当地县级以上地方人民政府卫生行政部门；

(五)对承运过检疫传染病病人、病原携带者、疑似检疫传染病病人的交通工具和可能被污染的环境实施卫生处理。

交通工具停靠地的县级以上地方人民政府卫生行政部门或者铁路、交通、民用航空行政主管部门的卫生主管机构，应当根据各自的职责，依照传染病防治法的规定，采取控制措施。

**第九条** 县级以上地方人民政府卫生行政部门或者铁路、交通、民用航空行政主管部门的卫生主管机构，根据各自的职责，对出入检疫传染病疫区的或者在非检疫传染病疫区发现检疫传染病疫情的交通工具及其乘运的人员、物资，实施交通卫生检疫；经检疫合格的，签发检疫合格证明。交通工具及其乘运的人员、物资凭检疫合格证明，方可通行。

检疫合格证明的格式，由国务院卫生行政部门商国务院铁路、交通、民用航空行政主管部门制定。

**第十条** 对拒绝隔离、治疗、留验的检疫传染病病人、病原携带者、疑似检疫传染病病人和与其密切接触者，以及拒绝检查和卫生处理的可能传播检疫传染病的交通工具、停靠场所及物资，县级以上地方人民政府卫生行政部门或者铁路、交通、民用航空行政主管部门的卫生主管机构根据各自的职责，应当依照传染病防治法的规定，采取强制检疫措施；必要时，由当地县级以上人民政府组织公安部门予以协助。

**第十一条** 检疫传染病疫情发生后，疫区所在地的省、自治区、直辖市人民政府卫生行政部门应当向有关铁路、交通、民用航空行政主管部门的卫生主管机构通报疫情。铁路、交通、民用航空行政主管部门的卫生主管机构接到疫情通报后，应当及时通知有关交通工具的营运单位。

检疫传染病疫情的报告、通报和公布，依照传染病防治法及其实施办法的规定执行。

**第十二条** 国务院卫生行政部门应当依照传染病防治法的规定，加强对检疫传染病防治的监督管理，会同国务院铁路、交通、民用航空行政主管部门，依照本条例的规定，拟订国内交通卫生检疫实施方案。

**第十三条** 检疫传染病病人、病原携带者、疑似检疫传染病病人和与其密切接触者隐瞒真实情况、逃避交通卫生检疫的，由县级以上地方人民政府卫生行政部门或者铁路、交通、民用航空行政主管部门的卫生主管机构，根据各自的职责分工，责令限期改正，给予警告，可以并处1000元以下的罚款；拒绝接受查验和卫生处理的，给予警告，并处1000元以上5000元以下的罚款；情节严重，引起检疫传染病传播或者有传播严重危险，构成犯罪的，依法追究刑事责任。

**第十四条** 在非检疫传染病疫区的交通工具上发现检疫传染病病人、病原携带者、疑似检疫传染病病人时，交通工具负责人未依照本条例规定采取措施的，由县级以上地方人民政府卫生行政部门或者铁路、交通、民用航空行政主管部门的卫生主管机构，根据各自的职责，责令改正，给予警告，并处1000元以上5000元以下的罚款；情节严重，引起检疫传染病传播或者有传播严重危险，构成犯罪的，依法追究刑事责任。

**第十五条** 县级以上地方人民政府卫生行政部门或者铁路、交通、民用航空行政主管部门的卫生主管机构，对发现的检疫传染病病人、病原携带者、疑似检疫传染病病人和与其密切接触者，未依法实施临时隔离、医学检查和其他应急医学措施的，以及对被检疫传染病病原体污染或者可能被污染的物品、交通工具及其停靠场所未依法进行必要的控制和卫生处理的，由其上级行政主管部门责令限期改正，对直接负责的主管人员和其他直接责任人员依法给予行政处分；情节严重，引起检疫传染病传播或者有传播严重危险，构成犯罪的，依法追究刑事责任。

**第十六条** 本条例自1999年3月1日起施行。1985年9月19日国务院批准、1985年10月12日铁道部、卫生部公布的《铁路交通检疫管理办法》同时废止。

# 卫生部职能配置、内设机构和人员编制的规定

（国办发［1998］74号）

根据第九届全国人民代表大会第一次会议批准的国务院机构改革方案和《国务院关于机构设置的通知》（国发［1998］5号），保留卫生部。卫生部是主管卫生工作的国务院组成部门。

**一、职能调整**

根据以农村为重点，预防为主，中西医并重，依靠科技进步，动员全社会参与，为人民健康服务，为社会主义现代化服务的新时期卫生工作方针，对卫生部的主要职责做以下调整：

（一）划出的职能

1. 交给国家药品监督管理局的药政、药检职能：

（1）制订药品管理法规并监督实施职能；

（2）制订和颁布药品、医用生物制品和生物材料的法定标准职能；

（3）审批新药、进口药品；负责药品的再评价、不良反应监测职能；

（4）核发药品、医用生物制品和生物材料的生产、经营、医院制剂的许可证职能；

（5）制订国家基本药物目录；管理麻醉药品、精神药品、毒性药品和放射性药品职能。

2. 将国境卫生检疫、进口食品口岸卫生监督检验的职能，交给国

家出入境检验检疫局；口岸检疫传染病和监测传染病名录的制定、调整职能，委托国家出入境检验检疫局负责；国境卫生检疫法律、行政法规的拟定以及检疫传染病和监测传染病名录的发布仍由卫生部负责。

3. 医疗保险职能，交给劳动和社会保障部。

（二）转变的职能

将卫生建设项目的具体实施、质量控制规范的认证、教材的编写、专业技术培训及考试和卫生机构、科研成果、相关产品的评审等辅助性与技术性及服务性的具体工作，交给事业单位和社会团体。

**二、主要职责**

根据以上职能调整，卫生部的主要职责是：

（一）研究拟定卫生工作的法律、法规和方针政策，研究提出卫生事业发展规划和战略目标，制订技术规范和卫生标准并监督实施。

（二）研究提出区域卫生规划，统筹规划与协调全国卫生资源配置，制订社区卫生服务发展规划和服务标准，指导卫生规划的实施。

（三）研究制订农村卫生、妇幼卫生工作规划和政策措施，指导初级卫生保健规划和母婴保健专项技术的实施。

（四）贯彻预防为主方针，开展全民健康教育。制订对人群健康危害严重疾病的防治规划；组织对重大疾病的综合防治；发布检疫传染病和监测传染病名录。

（五）研究指导医疗机构改革，制订医务人员执业标准、医疗质量标准和服务规范并监督实施。

（六）依法监督管理血站、单采血浆站的采供血及临床用血质量。

（七）研究拟定国家重点医学科技、教育发展规划，组织国家重点医药卫生科研攻关，指导医学科技成果的普及应用工作；管理直属单位。

（八）监督管理传染病防治和食品、职业、环境、放射、学校卫生，组织制订食品、化妆品质量管理规范并负责认证工作。

（九）制订国家卫生人才发展规划和卫生人员职业道德规范，拟定卫生机构编制标准、卫生技术人员资格认定标准并组织实施。

（十）组织指导医学卫生方面的政府与民间的多边、双边合作交流和卫生援外工作，组织参与国际组织倡导的重大卫生活动。组织协调我国与世界卫生组织及其他国际组织在医学卫生领域的交流与合作。

（十一）贯彻中西医并重的方针，推进中医药的继承与创新，实现中医药现代化。

（十二）承担全国爱国卫生运动委员会的日常工作。

（十三）负责中央保健委员会确定的保健对象的医疗保健工作，按照规定管理中央各部门有关干部的医疗工作。

（十四）组织调度全国的卫生技术力量，协助地方人民政府和有关部门，对重大突发疫情、病情实施紧急处置，防止和控制疫情、疾病的发生、蔓延。

（十五）承办国务院交办的其他事项。

根据国务院规定，管理国家中医药管理局。

**三、内设机构**

根据上述职责，卫生部设10个职能司（局、厅）：

（一）办公厅

协助部领导组织综合性政策调研，拟定卫生工作重大政策，负责综合协调机关政务工作，制订部机关各项工作制度；负责会议组织、文电处理、秘书事务、机要保密、机关财务、行政事务、新闻和宣传、资产、房产、信息、统计、档案管理以及信访、保卫工作。

（二）人事司

研究制订卫生人才发展规划、卫生机构编制标准、卫生人员工资福利标准，指导卫生专业技术人员的资格认定工作，负责部机关机构编制和国家公务员管理。负责直属单位的机构编制、劳动工资、职称和专家管理以及领导干部任免事宜。指导卫生系统全国性表彰工作。

（三）规划财务司

研究提出卫生事业发展规划，指导区域卫生规划工作，统筹规划与协调全国卫生资源配置，拟定卫生财务管理规章；研究提出卫生服务价格建议，组织拟定国家卫生装备标准，协调国外卫生贷款的利用工作。

（四）卫生法制与监督司

制定卫生立法计划，组织协调卫生法律、法规、规章、技术规范、标准的拟定工作。负责卫生行政复议和对卫生执法的监督。监督管理传染病防治和食品、职业、环境、放射、学校卫生，组织制定食品、化妆品质量管理规范并负责认证工作。

（五）基层卫生与妇幼保健司

研究拟定农村卫生、社区卫生服务的发展规划和服务标准，指导初级卫生保健规划的实施。研究城市基层卫生服务体系的改革；制订妇幼卫生和提高出生人口素质工作的发展规划、政策措施和技术标准，监督母婴保健专项技术的实施；统筹协调健康教育工作。

（六）医政司

研究指导医疗机构改革，拟定医疗机构发展规划、管理法规和服务标准，拟订医务人员执业标准、服务规范；监督医疗机构的医疗质量和服务质量，依法监督管理血站、单采血浆站的采供血及临床用血质量；协助地方政府和有关部门对重大人员伤亡事件组织紧急救护。

（七）疾病控制司（全国爱国卫生运动委员会办公室）

拟定传染病、地方病、慢性非传染性疾病及与公共卫生相关疾病的防治规划和措施，组织对重大传染病、地方病的综合防治；发布检疫传染病和监测传染病名录；组织全国的卫生技术力量，对重大突发疫情、病情实施紧急处置，防止和控制疫情、疾病的发生和蔓延。承办全国爱国卫生运动委员会的日常工作。

（八）科技教育司

研究拟定国家重点医学科技发展规划，确定卫生科技优先发展领域；制定基础性研究、重大疾病研究、应用研究的政策和措施；组织协调国家重点医药科研攻关，指导医学科技成果的普及应用工作；组织研究医学卫生技术标准。拟订医学教育发展规划和成人医学教育管理办法；指导医学专业学位建设和高中等医学教育教学工作，指导部属院校的教学工作。

（九）国际合作司

组织协调政府、民间的多边、双边医药卫生技术交流、合作，参与国际组织倡导的重大卫生活动。管理卫生援外工作。负责我国与世界卫生组织等国际组织在医药卫生领域交流与合作的国内协调工作。

（十）保健局

负责中央保健委员会确定的保健对象的医疗保健工作，组织国家重大活动的医疗保健工作，负责高级外宾的医疗安排，管理中央各部委有关干部的医疗工作。

机关党委。负责部机关及在京直属单位的党群工作。

四、人员编制

卫生部机关行政编制为225名。其中：部长1名，副部长4名，司局级领导职数34名（含机关党委专职副书记）。

离退休干部工作机构、后勤服务机构及编制，按有关规定另行核定。

（邓海华）

# 中华人民共和国卫生部令

## 第55号

现发布《医学实验动物管理实施细则》，请各地遵照执行。

部 长 陈敏章

一九九八年一月二十五日

# 医学实验动物管理实施细则

## 第一章 总 则

**第一条** 为加强全国医学实验动物的科学管理，保证医学实验动物的质量和医学动物实验水平，适应科学研究、教学、医疗、生产的需要，根据国家《实验动物管理条例》制定本细则。

**第二条** 卫生部主管全国医学实验动物管理工作；卫生部医学实验动物管理委员会在卫生部领导下负责具体实施。

省、自治区、直辖市卫生厅（局）主管本辖区的医学实验动物管理工作。省、自治区、直辖市医学实验动物管理委员会在卫生厅（局）领导下负责具体实施。

**第三条** 本细则所称医学实验动物是指来源清楚（遗传背景及微生物控制），用于科学研究、教学、医疗、生产、检定及其他科学实验的动物；医学实验动物管理工作包括对医学实验动物和动物实验的管理。

**第四条** 本细则适用于从事医学实验动物生产和动物实验的单位和个人。

**第五条** 卫生部实行医学实验动物合格证认可制度。实验动物合格证分为：医学实验动物合格证；医学实验动物环境设施合格证；医学实验动物技术人员岗位资格认可证。

**第六条** 根据卫生部医学实验动物质量标准，医学实验动物和实验动物设施分为四级：一级为普通级；二级为清洁级；三级为无特定病原体（SPF）级；四级为无菌级（包括悉生动物）。

**第七条** 卫生部科研课题立项，科研成果鉴定，发表学术论文，研制新药、生物制品、保健食品、化妆品和由卫生部建立的卫生标准体系的申报单位、审批管理部门，应当严格按照本细则规定执行。将有无医学实验动物合格证书作为申报、审批的基本条件。

## 第二章 医学实验动物的保种、引种、饲育和供应

**第八条** 医学实验动物保种

（一）卫生部医学实验动物保种中心负责全国医学实验动物的保种和种用动物供应。

（二）卫生部医学实验动物保种中心须经卫生部考核认定批准。中心应具有符合医学实验动物级别要求的保种设施，有高、中级实验动物科研人员，能够定期进行质量检测等基本条件。

（三）卫生部医学实验动物保种中心所提供的种用动物应当有保种单位负责人签发的标明品种品系、遗传背景、微生物控制的动物等级资料。

（四）卫生部医学实验动物保种中心有义务根据引种单位的情况提出引种的指导意见。

（五）卫生部医学实验动物保种中心应当定期向卫生部医学实验动物管理委员会通报全国医学实验动物保种及供应情况。

**第九条** 医学实验动物引种

（一）种用实验动物由卫生部医学实验动物保种中心负责统一引进。单位及个人引进的种用实验动物应当报卫生部实验动物保种中心备案。

新发现的实验动物品系，应当向国际实验动物命名委员会申报，被认可后报卫生部实验动物保种中心备案。

（二）引进种用实验动物应当具备完整的品种、品系名称、遗传背景、微生物控制等有关资料。

（三）引种单位有义务向供种单位反馈引入种用动物的繁育和生产供应等有关资料。

**第十条**　医学实验动物饲育

（一）从事医学实验动物饲育、生产供应的单位，应当取得当地省级相应医学实验动物管理委员会核发的《医学实验动物环境设施合格证书》和《医学实验动物合格证书》。

（二）医学实验动物饲育、生产人员应当持有《医学实验动物技术人员岗位资格认可证书》。

（三）医学实验动物饲育、生产供应单位必须建立严格的管理制度、操作规程，并有相应的监督保证措施。

**第十一条**　医学实验动物生产供应单位提供的实验动物应当具有相应级别的合格证书，保证动物质量。

## 第三章　医学动物实验的应用

**第十二条**　医学实验与研究应当根据不同目的，选用相应合格的医学实验动物，并在合格的相应级别动物实验环境设施内进行。

普通实验动物（一级）只能用于教学实验和某些科研工作的预实验。卫生部级课题及研究生毕业论文等科研实验必须应用二级以上的实验动物。

**第十三条**　从事医学动物实验和药品、生物制品、保健食品、化妆品等安全评价实验的单位，必须取得相应医学实验动物管理委员会颁发的《医学实验动物环境设施合格证书》。

**第十四条**　进行动物实验的研究课题在进行动物实验前，应当向同级医学实验动物管理委员会提出研究报告，经专家论证后方可进行。

**第十五条**　运输医学实验动物的器具应当安全可靠，符合微生物控制的等级要求，不得将不同品系、不同等级的动物混装。

**第十六条**　进行各种动物实验时，应当按动物实验技术要求进行。要善待动物，手术时进行必要的无痛麻醉。

## 第四章　医学实验动物检疫

**第十七条**　引进医学实验动物，应当遵守《中华人民共和国进出境动植物检疫法》和《中华人民共和国进出境动植物检疫法实施条例》。不得从具有人畜共患传染病的疫区引进动物。

**第十八条**　引进野生动物时，应当遵守《中华人民共和国野生动物保护法》。引进单位在原地进行检疫，确认无人畜共患病并取得当地卫生防疫部门的证明后方可引进。

**第十九条**　实验动物发生异常死亡时，应及时查明原因并记录在案，分别情况，妥善处理。

（一）发生实验动物烈性传染病时，要立即逐级向有关医学实验动物管理委员会报告，并视具体情况立即采取相应必要的措施。

（二）发生人畜共患病时，除立即报有关医学实验动物管理委员会外，还必须立即报当地卫生防疫部门，采取紧急措施，防止疫情蔓延。对有关人员要进行严格检疫、监护和预防治疗。

（三）发生传染病流行时对饲养室内外环境要采取严格的消毒、杀虫、灭鼠措施。同时要封锁、隔离整个饲养区；解除隔离时应当经消毒、杀虫、灭鼠处理后，经检测无疫情发生和超过潜伏期后，方可对外开放。

## 第五章　医学实验动物工作人员

**第二十条**　医学实验动物生产、供应单位应当有适当比例的高级、中级和初级科研人员，各类人员都应遵守本细则及各项规章制度。

**第二十一条**　凡从事医学实验动物饲育和动物试验工作的技术人员实行岗位资格认可制度。从事和参与医学实验动物工作的人员，必须掌握医学实验动物的基础知识，有关法律法规及各种规章制度，并取得《医学实验动物技术人员岗位资格认可证书》。

**第二十二条**　对全国从事医学实验动物的饲养员、实验员根据国家劳动部、卫生部人事司对全国卫生系统实验动物饲养员、实验员晋级考核标准和对各类医学实验动物技术人员及技术工人的培训考核办法的要求，由有关人事部门和省级医学实验动物管理委员会负责实施。

**第二十三条**　从事医学实验动物饲育和动物试验的工作人员有权享受相应的劳动保护和福利待遇。

**第二十四条**　从事医学实验动物饲育和动物试验工作人员，应定期进行身体健康检查，发现患有传染病者，特别是人畜共患传染病者，应及时调换工作。

## 第六章　医学实验动物监督管理和质量检测

**第二十五条**　全国医学实验动物工作实行三级管理：卫生部医学实验动物管理委员会、省级医学实验动物管理委员会、单位医学实验动物管理委员会或小组。

**第二十六条**　卫生部医学实验动物管理委员会主要职责是：

（一）在卫生部领导下，负责指导、协调和监督省、自治区、直辖市医学实验动物管理工作；

（二）在卫生部领导下，负责制定《医学实验动物标准》、《医学实验动物质量监测手册》、《医学实验动物合格证书》、《医学实验动物教学大纲》；

（三）对全国医学实验动物科学的发展、预测、评估、技术政策、组织协调等提供咨询；

（四）参与对卫生部医学实验动物和动物实验科研课题论证和科研成果评审。

**第二十七条**　省、自治区、直辖市医学实验动物管理委员会在卫生厅（局）领导下，负责本辖区的医学实验动物管理工作：

（一）受理本辖区卫生系统各单位对实验动物合格证书的申请；组织检查、验收、核发和收回证书；

（二）指导和监督本辖区内各单位医学实验动物管理委员会或小组的业务工作；

（三）负责向卫生部医学实验动物管理委员会备案所核发的各类合格证书。

**第二十八条**　各单位医学实验动物管理委员会或小组，负责本单位的实验动物管理工作：

（一）贯彻落实实验动物管理法规和各项规章制度；

（二）接受省级医学实验动物管理委员会的指导和监督检查；

（三）组织专家对医学动物实验课题进行论证；

（四）组织本单位从事医学实验动物和动物实验人员进行岗位技术培训。

**第二十九条**　卫生部对医学实验动物质量实行两级管理制度：卫生部医学实验动物质量检测中心和省级医学实验动物质量检测中心。

（一）卫生部医学实验动物质量检测中心负责全国医学实验动物质量检测工作，不定期对医学实验动物进行抽检；对省级实验动物质量检测中心的工作进行业务指导和技术监督。

（二）省级医学实验动物质量检测中心负责本辖区医学实验动物质量检测工作。对辖区内医学实验动物和动物实验质量进行定期质量检测和抽查；接受卫生部医学实验动物质量检测中心的业务指导和技术监督。

**第三十条**　医学实验动物质量检测机构应当严格执行卫生部《医学实验动物标准》、《医学实验动物监测手册》，统一医学实验动物质量检测方法，保证质量检测的可靠性、准确性、可比性及公正性。

## 第七章　奖励与处罚

**第三十一条**　从事医学实验动物和动物实验的单位和个人在工作中取得显著成绩的应给予表彰、奖励。

**第三十二条**　应用不合格实验动物或在不合格的医学实验环境设施内进行的科学实验、鉴定或安全评价的结果无效。其研究成果不得上报，科研课题不能申请，论文不予发表，生产的产品不得使用。

**第三十三条**　对违反本实施细则者，由卫生部或省级以上卫生行政部门视情节轻重予以警告，并责令限期改进。

## 第八章　附　则

**第三十四条**　本细则由卫生部负责解释。

**第三十五条**　本细则自发布之日起施行。

# 1998年主要卫生法规和规范性文件

| 名称 | 发布时间 | 发布机关 |
|---|---|---|
| **法　律** | | |
| 1. 中华人民共和国执业医师法 | 1998.6.26 | 全国人大常委会 |
| **法　规** | | |
| 1. 国内交通卫生检疫条例 | 1998.11.28 | 国务院 |
| **规　章** | | |
| 1. 医学实验动物管理实施细则 | 1998.1.25 | 卫生部 |
| 2. 卫生行政执法处罚文书规范 | 1998.7.8 | 卫生部 |
| 3. 血站管理办法（试行） | 1998.9.21 | 卫生部 |
| **规　范　性　文　件** | | |
| **疾　病　控　制　类** | | |
| 1. 关于印发预防艾滋病性病宣传教育原则的通知 | 1998.1.8 | 卫生部<br>中共中央宣传部<br>国家教育委员会<br>公安部<br>司法部<br>文化部<br>广播影视部<br>国家计划生育委员会<br>新闻出版署 |
| 2. 计划免疫技术管理规程 | 1998.11.23 | 卫生部 |
| **医　政　管　理　类** | | |
| 1. 关于严厉打击非法采集、供应和组织他人出卖血液违法犯罪活动的通知 | 1998.1.8 | 卫生部 |

| | | |
|---|---|---|
| 2. 关于启用医疗卫生机构统一标志的通知 | 1998.4.15 | 卫生部<br>国家中医药管理局<br>总后卫生部 |
| 3. 关于医院评审工作的通知 | 1998.8.11 | 卫生部 |
| 4. 关于在医疗活动中严禁临床促销费开单费等回扣行为的通知 | 1998.9.7 | 卫生部 |
| 5. 关于军队护士参加全国护士执业考试有关问题的通知 | 1998.10.12 | 卫生部<br>总后卫生部 |
| 6. 关于加强医疗机构聘用社会医务人员执业管理的通知 | 1998.11.19 | 卫生部 |
| 7. 关于境外慈善组织来华开展慈善性医疗活动有关问题的通知 | 1998.11.25 | 卫生部 |

## 人 事 管 理 类

| | | |
|---|---|---|
| 1. 卫生部关于城市卫生技术人员到县或乡卫生机构定期工作的意见(试行) | 1998.3.30 | 卫生部 |
| 2. 部机关内设机构和人员编制 | 1998.8.3 | 卫生部 |

## 卫生法制与监督类

| | | |
|---|---|---|
| 1. 关于调整和加强全国放射性污染监测工作的通知 | 1998.1.13 | 卫生部 |
| 2. 关于卫生行政执法有关问题的紧急通知 | 1998.1.19 | 卫生部 |
| 3. 关于委托加工化妆品包装标识标准规定的通知 | 1998.1.23 | 卫生部 |
| 4. 关于加强放射卫生监督工作的通知 | 1998.1.25 | 卫生部 |
| 5. 卫生部核事故医学应急方案 | 1998.4.1 | 卫生部 |
| 6. 关于废止部分卫生部门规章的通知 | 1998.4.13 | 卫生部 |
| 7. 全国抗旱救灾防病预案 | 1998.4.24 | 卫生部 |
| 8. 关于印发《生活饮用水输配水设备及防护材料安全性评价规定》等四个文件的通知 | 1998.5.11 | 卫生部 |
| 9. 关于发布《保健食品功能学评价程序和检验方法》修订项目的通知 | 1998.5.26 | 卫生部 |
| 10. 关于加强生活饮用水卫生监督管理工作的通知 | 1998.6.9 | 卫生部 |
| 11. 关于传染病防治法实施办法有关条文解释的答复函 | 1998.9.17 | 卫生部 |
| 12. 关于对职业禁忌人员调离决定书送达对象问题的批复 | 1998.9.18 | 卫生部 |
| 13. 关于施行《化妆品卫生监督条例》有关问题的批复 | 1998.10.20 | 卫生部 |
| 14. 关于宾馆、旅店使用化妆品有关问题的批复 | 1998.10.21 | 卫生部 |
| 15. 关于食品旧标签使用问题的通知 | 1998.11.3 | 卫生部 |
| 16. 关于对数种违法行为实施行政处罚问题的批复 | 1998.11.3 | 卫生部 |
| 17. 关于《化妆品卫生监督条例》施行中有关问题的批复 | 1998.11.17 | 卫生部 |
| 18. 关于《医疗机构管理条例》执行中有关问题的批复 | 1998.12.8 | 卫生部 |

## 妇 幼 卫 生 类

| | | |
|---|---|---|
| 1. 关于印发两个《纲要》卫生保健指标与监督评估技术要求的通知 | 1998.1.12 | 卫生部 |

## 科 技 教 育 类

| | | |
|---|---|---|
| 1. 全国临床医学专业学位教育指导委员会章程 | 1998.2.19 | 卫生部 |

# 中 医 药 类

## 抗 洪 救 灾

| | | |
|---|---|---|
| 1. 关于贯彻落实《中共中央办公厅国务院办公厅关于增收节支制止浪费支援抗洪救灾工作的通知》的若干意见 | 1998年9月 | 国家中医药管理局 |

## 人 事

| | | |
|---|---|---|
| 1. 关于成立首批中医药行业特有工种职业技能鉴定站的通知 | 1998 年 2 月 | 国家中医药管理局 |
| 2. 关于对全国中药系统先进集体、先进个人进行奖励的通知 | 1998 年 4 月 | 国家中医药管理局 |

## 中成药工业

| | | |
|---|---|---|
| 1. 关于公布 1997 年度全国中成药工业国有重点企业（五十强）名单的通知 | 1998 年 5 月 | 国家中医药管理局 |

## 中医医政

| | | |
|---|---|---|
| 1. 关于获得我国境内中医专业学历的境外留学人员参加我国医师资格考试问题的通知 | 1998 年 12 月 | 国家中医药管理局 |

## 科技教育

| | | |
|---|---|---|
| 1. 关于印发《国家中医药管理局重大科技开发项目管理办法（暂行）》及其实施细则的通知 | 1998 年 12 月 | 国家中医药管理局 |
| 2. 关于印发《中医药科研实验室分级登记管理办法（试行）》的通知 | 1998 年 12 月 | 国家中医药管理局 |
| 3. 关于确定国家中医药管理局局级重点中等中医药学校建设单位的通知 | 1998 年 11 月 | 国家中医药管理局 |
| 4. 关于印发《中医住院医师规范化培训大纲》的通知 | 1998 年 12 月 | 国家中医药管理局 |
| 5. 关于印发《县级中医医院中医专科（专病）技术骨干培训项目实施方案》的通知 | 1998 年 12 月 | 国家中医药管理局 |
| 6. 关于印发《关于做好临床医学（中医、中西医结合）专业学位试点工作的意见》的通知 | 1998 年 12 月 | 国家中医药管理局 |

## 中药生产流通

| | | |
|---|---|---|
| 1. 关于印发《毒性中药材的饮片定点生产企业验收标准》的通知 | 1998 年 4 月 | 国家中医药管理局 |
| 2. 关于印发《国家中医药管理局中药饮片包装管理办法（试行）》的通知 | 1998 年 4 月 | 国家中医药管理局 |

（霍小军　张恒有〈中医药类〉）

# 工作进展

# 工 作 进 展

## 【卫生工作】

### 一、抗洪救灾防病工作取得重大胜利

1998年，我国长江流域、嫩江、松花江流域遭受了历史上罕见的洪涝灾害。在党中央、国务院的坚强领导下，卫生战线的全体同志积极投身到这场斗争中去，涌现了许多可歌可泣的感人事迹。在抗洪救灾防病的第一线，灾区广大卫生人员在自身面临着生存危机、损失惨重的情况下，不顾亲人和自己的安危，义无反顾地担负起了抗洪抢险、救灾防病的重任。各地卫生部门紧急动员起来，从人力、物力、财力等方面全力支持灾区人民的抗洪救灾防病斗争。据统计，全国卫生系统共派出63 904支医疗防疫队，出动医疗防疫人员338 769人次，救治病人3 232万人次，灾区防病健康教育覆盖面达95%以上。灾区和全国疫情平稳，重点传染病得到有效控制，截至年底，救灾防病斗争取得了阶段性胜利。

### 二、区域卫生规划取得积极进展

各地根据实际情况，在卫生资源增量控制、存量调整和有效利用方面做了大量的工作。山东等地编制了本地卫生资源配置标准，并规定在服务能力已经饱和的地区一律不再新建卫生机构，不再扩大床位。江苏、青海等地通过多种形式对管理不善、发展困难、功能重复、效益低下的卫生机构实行重组。有的地方实行强强联合、优势互补，探索集团化、规模化发展的路子，充分利用现有卫生资源，使之发挥更好的效益。上海市根据公共卫生需求的变化调整卫生监督和防保机构，从有关专业机构中抽出编制和人员成立卫生局直属的卫生监督所，并将原卫生防疫站与职防院等7家防保机构合并，成立疾病控制中心，既强化了卫生监督的力度，又加强了防保工作。

### 三、社区卫生服务进一步普及

上海、济南、哈尔滨等许多城市探索了发展社区卫生服务的新途径，积累了新经验。天津市不断完善综合服务的模式，积极探索全科医师制度。通过发展社区卫生服务推进了基层卫生改革，加强了基层卫生服务，密切了卫生人员与广大群众的关系。

### 四、医疗机构经营管理和内部运行机制改革进一步深化

各地努力探索改革医疗机构经营管理和内部运行机制。北京市开展了医疗机构的人事改革工作，精减机构和人员，引入竞争机制，强化聘任，转换经营机制。上海、河南等不少地区对药品采购制度进行了改革。南京等一些地方积极推进医疗机构后勤服务社会化。广东省清远市人民医院引进现代管理科学理论和市场经济机制，通过建立总会计师制度和院科两级成本核算制度，对人、财、物、时间、信息实行全面管理，有效地控制了成本支出；该院推行全面质量管理，建立了医疗质量管理网络和制度；该院总结出“优质、高效、低耗”的管理经验在全国卫生系统产生了积极的影响。

### 五、卫生法制建设步伐加快

1998年10月1日，《献血法》开始施行。在卫生部的统一部署下，各地做了大量的宣传、贯彻工作，并动员、组织广大卫生人员和其他适龄人群踊跃参加无偿献血活动。青岛、深圳、厦门、成都等地临床用血全部来自无偿献血者，为我国推行无偿献血制度摸索了经验。《执业医师法》已经全国人大常委会审议通过，并将于1999年5月1日起施行。这标志着我国执业医师的法制化管理进入了一个新的历史时期。各地不断加大对药品、食品、化妆品和公共场所的卫生执法监督力度，上海、河南等地实行综合卫生执法取得了明显成效。在深入调研的基础上，卫生部提出了《关于卫生监督体制改革若干意见（讨论稿）》。

### 六、农村卫生工作取得新进展

继北京、天津、上海之后，浙江、安徽、福建、重庆也已提前于1998年实现了以县为单位达到初级卫生保健十年规划目标，其他地区也为尽快实现规划目标做了积极努力。各地继续坚持对口支援农村卫生机构；农村卫生三项建设工程进展顺利，较大程度地改善了农村卫生服务设施，加强了卫生机构内涵建设，进一步提高了卫生人员的素质；各地积极进行“乡村一体化”管理、乡镇卫生院产权制度改革等方面的尝试，为农村卫生事业的发展积累了经验。

### 七、预防保健工作成绩显著

各地努力贯彻实施《传染病防治法》，强化疫情监测手段，严格疫情报告制度，落实各项预防控制措施，深入开展计划免疫，大力开展爱国卫生运动，及时扑灭疫情，在罕见的大灾之年较好地控制了疫情，防止了鼠疫、霍乱、肝炎、血吸虫病等重大传染病和寄生虫病的流行和蔓延。地方病防治得到加强，推动了地方病防治与扶贫工作相结合。在慢性非传染病的预防、控制、康复方面也取得了新的进展。各地妇幼卫生工作坚持“以保健为中心，保健与临床相结合，面向群体，面向基层”的

方针，围绕实施《母婴保健法》和完善各种配套法规，加强妇幼保健机构建设与管理，提高妇幼保健机构的服务能力和水平，完善监测网络，实行儿童疾病综合管理，巩固爱婴行动成果，继续努力降低孕产妇死亡率、婴儿及5岁以下儿童死亡率，加强农村尤其是边远贫困地区的妇幼卫生服务，提高广大妇女儿童的健康水平。

**八、科技教育事业进一步发展**

各地继续推进医学科技体制改革的试点工作。进一步落实“九五”和“863”等攻关计划，加强重点科研基地和科技支撑条件的建设。卫生部“十年百项”科技成果推广工作取得成效。“病毒生物技术国家工程研究中心”申报成功，标志卫生科技成果产业化取得了实质性进展。部属高校管理体制改革继续深化。“211”工程和重点科学建设正在按计划进展。各地积极组织乡村医生系统化、规范化培训，对全科医生培训模式进行了有益的探索。

**九、继续加强职业道德教育和纠风建设**

各地根据实际情况，开展卫生行业作风整顿和建设工作，积极开展宣传教育和自查自纠工作，树立先进典型，大力弘扬伟大的抗洪精神。各地继续开展“以病人为中心，优质服务，树医疗行业新风”活动，重点查处临床促销费、开单费等回扣行为。完善内部监督和社会监督制度，把职业道德建设与文明行业创建工作结合起来。卫生部与中央文明办、国务院纠风办在天津联合召开了发展社区卫生服务、树立行业文明新风现场经验交流会，推广天津等地开展社区卫生服务，树立行业新风的经验。

1998年卫生人才队伍建设、爱国卫生工作、卫生领域的国际交流与合作、卫生信息服务工作也取得了新进展。

（陈啸宏　毛群安）

**【中医药工作】** 1998年中医药行业的同志们认真学习邓小平理论，紧密结合中医药工作的实际，按照“一体、两翼、三个重点”的总体要求，即以高举邓小平理论伟大旗帜，认真贯彻党的十五大精神，继续落实《决定》，深化中医药行业各项改革，实施‘科教兴业’战略为主体；以认真继承中医药特色优势，勇于创新，逐步实现中医药现代化和促进中医药更广泛地走向世界为两翼；以做好农村中医药工作、加快中医机构改革和加强中医医疗机构内涵建设为工作重点。不断深化中医药行业的各项改革，中医药各项工作取得了新的进展。

**一、充分发挥中医药特色和优势，在抗洪抢险、救灾防病中作出积极贡献**

灾区的中医药机构和广大中医药工作者在自身受灾严重的情况下，紧急动员起来，克服一切困难，全力投入到抗洪抢险、救灾防病工作中。他们为抗洪抢险的军民和受灾群众送医送药，及时抢救危重病人，发放中医药救灾防病材料，宣传中医药防病知识。充分发挥中医药的特色和优势，为保障抗洪军民和灾区群众的身体健康，有效地控制疾病的发生和蔓延作出了不懈的努力，取得了“大灾之后无大疫”的重大胜利。

国家中医药管理局及时研究部署救灾防病工作，发出了《关于充分发挥中医药在救灾防病工作中作用的通知》。各地积极组织医疗队奔赴灾区，为灾区治病防疫工作作出了突出贡献，涌现出了广州中医药大学第一、第二附属医院和吉林省洮南市福顺乡卫生院院长黄慧生中医师等先进集体和个人。中医药专家们也积极献方献计，为灾区治病防病提供了有效的方法和手段。全国中医药系统广大职工，心系灾区，情系灾民，为灾区踊跃捐款、捐物，体现了中华民族“一方有难，八方支援”的传统美德。在这次救灾防病工作中，中医药机构和广大中医药工作者经历了严峻的考验，承受了艰苦的磨练，锤炼了技术、意志和品格，展示了良好的精神风貌，在人民群众中再塑了白衣战士的形象，受到了各级政府和人民群众的赞扬。

**二、主动适应社会主义市场经济体制要求，中医药各项改革不断推进**

中医药参与社区卫生服务方兴未艾。许多中医医疗机构特别是基层中医医疗机构，积极开展社区卫生服务，探索社区卫生服务的方式、方法。例如，浙江省、黑龙江省一些中医医院，主动深入社区，开展健康教育，进行健康普查，建立健康档案，开设家庭病床，实行巡回医疗，在居民区设立医疗服务网点。通过开展社区卫生服务，培养和锻炼了一批适应社区医疗需求、具有多方面知识和技能的中医药人才，发挥了中医药在社区卫生服务中的作用和优势，方便了群众就医，降低了医疗费用。一批中医药单位积极参与社区卫生服务的试点，积累了一定的经验。

中医药资源在区域卫生规划中受到重视。许多地方从实际出发，积极推进和实施区域卫生规划。在实施过程中，坚持中西医并重的方针，将中医药事业作为区域卫生规划中的重点内容之一，进一步明确中医医疗机构的地位、作用和功能，加强对中医医疗机构的配套建设，使中医药资源配置渐趋合理，提高了中医药资源的利用率。

中医医疗机构内部改革不断深化。许多中医医疗机构以群众医疗需求为导向，以病人为中心，合理调整业务科室设置、病床分配和服务项目，提供多层次的优质医疗服务。针对人浮于事、效率低下的状况，不少中医医疗机构进行了人事制度改革，如招聘院长和技术骨干、精简人员，实行竞争上岗等。一些中医医疗机构积极探索后勤服务社会化。同时，各地积极完善院长负责制，扩大医院院长的经营管理自主权。加强对医院管理人员的培训，使中医医疗机构的管理水平有了进一步提高。

中医药教育改革继续推进。各地认真贯彻“调整、合并、联合、共建”的方针，从有利于中医药教育发展的实际出发，积极推进高等中医药院校管理体制改革。北京、上海等高等中医药院校通过与综合性院校联合办学，实现了资源共享、优势互补。以学科课程体系建设为中心，开展了面向21世纪的教学研究，并建立了中医临床专业学位制度。通过调整中医药中等专业教育布局，改革培养模式，加强中医药职业教育，加大了为农村和中药产业培养实用型人才的力度。

中医药科技体制改革取得进展。各地结合中医药科技工作实际，继续贯彻“稳住一头，放开一片”的方针，积极进行结构调整，合理分流人员。逐步建立了以少数科研机构和高等院校为主体的基础研究体系，和以企业、医院为主体的应用与开发研究体系，促进了科技资源的合理配置和结构整体优化，加强了中医药科技与经济的结合。

在国务院机构改革中，继续保留了国家中医药管理局作为卫生部管理的主管国家中医药事业的行政机构。根据国务院确定的“三定”方案，国家中医药管理局完成了局机关的机构改革工作。重新设置了内部机构，调整了职能，强化了方针政策的研究、法规制定和对中医药机构的监管，将技术性事务性工作授权直属单位或委托社会中介组织承办。

**三、大力加强中医药机构内涵建设，中医药整体水平进一步提高**

各级中医医疗机构以提高医疗质量、服务水平和管理水平为工作重点，加强了内涵建设。全国中医专科(专病)医疗中心建设工作进一步深入，有些省、自治区、直辖市还确定了一批地方专科（专病）医疗中心。县级中医医院3 000名专科(专病)技术骨干培养计划正式启动。在努力继承发扬中医药急救技术的同时，积极吸收应用现代急救医学的新理论和新技术，使中医医疗机构抢救急危重症的能力有所提高，综合服务功能不断完善。为加强中医急症学的研究和交流，中国中医药学会还成立了中医急症医学专业委员会。

中医药教育在适度发展规模的同时，更加注重了内涵建设。中医药院校进一步改善了办学条件，加速了师资队伍建设和教材建设，并根据社会需求，及时调整专业结构、类型结构，拓宽专业口径，增强人才的适应性。年底召开的全国高等中医教育临床教学工作会议，认真总结了40年来中医临床教学工作的经验，研究提出了进一步加强培养学生临床动手能力的方法和措施。大力推进中医药继续教育，制定下发了《中医住院医师规范化培训大纲》，共开展国家级继续教育项目39项，参加培训人员达8 000余人。面向农村开展中医专业自学考试，并在黑龙江、山东等省的高等中医药院校开办农村中医专业试点班，为满足农村对中医药人才的需求开拓了新的渠道。

中医药科研机构以提高科研能力和学术水平为中心，突出了内涵建设。为促进中医药科研管理的科学化和规范化，国家中医药管理局制定了《中医药科研实验室分级登记管理办法》和《中医药重大科技开发项目管理办法》。启动并组织实施国家“九五”攀登预选项目“中药现代化关键问题的基础研究”和“经络的研究”。“破血化瘀、泄热醒神、化痰开窍法治疗出血性中风的临床与实验研究”等6项成果获国家科技进步奖和国家发明奖。“青蒿素及其衍生物临床研究和推广应用”等19项科研成果获国家中医药管理局科技进步奖。《中医方剂大辞典》、《中国本草图录》等18项科研成果获国家中医药管理局基础研究奖。

**四、以重点带动全面，其他各项工作取得新的进展**

中医药对外交流与合作继续扩大。按照全国中医药对外交流与合作工作会议提出的任务和要求，各地积极开展了中医医疗、教育、科技等方面的对外交流与合作，与国外有关方面初步达成了一些合作办医办学意向。在继续加强民间中医药交流合作的基础上，积极促进政府及国际组织间的交流，世界卫生组织已正式确立了与世界针联的工作关系。中医药对外宣传工作也得到进一步加强，扩大了中医药在国际上的影响。

中医药法制建设继续推进。国家中医药管理局召开了部分省市中医地方立法工作会议，总结交流了各地开展立法工作的经验。又有重庆、上海、黑龙江三个省市正式颁布了中医条例，湖南省人大对1990年制定的中医条例重新进行了修订，至此全国出台中医条例的省份达到了8个。已经出台中医条例的四川、云南、浙江等省，还开展了执法调研和监督检查，狠抓条例的贯彻实施。各地普遍加大了依法治理工作力度，北京、河南等省市中医主管部门积极配合有关部门，对中医医疗秩序中的混乱状况进行了清理整顿，同时还进一步规范了中医医疗广告行为。

精神文明建设继续加强。为全面落实中宣部在十大服务行业开展“为人民服务，树行业新风”活动的部署，国家中医药管理局与卫生部、中央电视台、中央人民广播电台一起组织了“以病人为中心，优质服务，创百佳医院”活动，15所中医医院入选。与此同时，各级中医医疗机构积极开展“放心药房”建设工作，全国示范中医医院和各级甲等中医医院基本完成了“放心药房”建设任务。此外，还大力开展了中医药行业作风整顿和建设工作，严禁医务人员在医疗活动中收取“临床促销费、开单费、处方费、统方费”等各种形式的回扣，进一步规范了医疗服务行为。

（徐皖生　李　昱）

**【1998年全国卫生事业发展情况统计公报】** 1998年，我国各级卫生部门高举邓小平理论伟大旗帜，认真贯彻落实党的十五大精神，继续深化卫生改革，努力提高卫生服务效益，进一步加强农村初级卫生保健工作，卫生事业得到协调、稳步的发展。全国卫生机构、床位、人员，医院工作、居民病伤死亡原因基本情况如下：

**一、卫生机构、床位、人员**

1998年，全国卫生机构比1997年略有减少，医院、卫生院床位与卫生人员增长幅度减慢。

1. 卫生机构　1998年全国各类卫生机构总数31.41万个（含诊所、卫生保健所、医务室），比1997年减少936个。

1998年全国医疗机构29.69

万个。医院 16 468 个（其中：县及县以上医院 15 277 个，内：100 张床位以下的医院有 7779 个，100—499 张 6 710 个，500 张及以上 788 个），比 1997 年增加 92 个；卫生院 5.06 万个（其中：城市街道卫生院 542 个，农村乡(镇)卫生院 5.01 万个），比 1997 年减少 922 个；门诊部 3 928 个，比 1997 年减少 56 个；诊所、卫生保健所、医务室 22.54 万个，减少 69 个；疗养院 503 个，减少 3 个。

1998 年全国预防保健机构中：卫生防疫机构 4 018 个（其中：卫生防疫站 3 613 个），比 1997 年增加 6 个；专科防治所、站 1 889 个，减少 4 个；妇幼保健机构 2 724 个（其中妇幼保健所、站 2 663 个），减少 24 个（主要是部分妇幼保健所、站改为妇幼保健院）。

1998 年全国有医学科研机构 423 个，比 1997 年减少 3 个。1998 年卫生系统获得国家科技进步奖 22 项；获得卫生部科技成果一等奖 7 项、二等奖 25 项、三等奖 97 项。

1998 年全国高等医药院校 118 个，比 1997 年减少 4 所；招生数 7.52 万人，在校生 28.33 万人，毕业生 6.14 万人。中等医药学校 538 个，比 1997 年减少 9 所；招生数 16.73 万人，在校生 49.36 万人，毕业生 12.63 万人。

2. 医院、卫生院床位　1998 年，全国医院、卫生院床位总数为 291.37 万张，比 1997 年增加 1.08 万张，增长率 0.37%，增长速度继续放慢。床位总数中：医院床位 216.99 万张，增加 1.63 万张；卫生院床位 74.39 万张，减少 0.55 万张。平均每千人口医院、卫生院床位数 2.40 张。

3. 卫生人员　1998 年，全国卫生人员总数达 553.57 万人，比 1997 年增加 1.95 万人，增长 0.35%，增长幅度明显低于往年。人员总数中：卫生技术人员 442.37 万人，增加 2.59 万人。全国医生数 199.95 万人（内：医师 151.40 万人），比 1997 年增加 1.47 万人，增长率 0.74%；护师、士数 121.88 万人，增加 2.06 万人，增长率 1.72%。平均每千人口医生数 1.65 人、护师（士）数 1.00 人。

4. 农村三级医疗卫生网发展情况　1998 年，全国有县综合医院 2 037 个，平均每院床位数 171.8 张、医生 69.3 人、护师（士）70.8 人；县卫生防疫站 1 696 个，平均每站卫生技术人员 40.7 人；县妇幼保健所 1 507 个，平均每所卫生技术人员 26.8 人。与 1997 年比较，三类机构平均每个机构人员略有增加，县医院平均床位数稍有减少。

1998 年，全国农村乡（镇）卫生院 5.01 万个，比 1997 年减少 910 个，床位 73.77 万张，比 1997 年减少 4754 张；卫生技术人员 99.94 万人，增加 2.34 万人。平均每所乡卫生院有床位 14.7 张、卫生技术人员 20.0 人。平均每千农业人口乡卫生院床位数 0.81 张，人员数 1.25 人。

1998 年，全国有医疗点村数 65.56 万个，占总行政村数的 89.5%，其比重较 1997 年增加了 0.2 个百分点；村设置的医疗点数 72.88 万个；乡村医生和卫生员 132.76 万人，比 1997 年增加 9847 人。

## 二、医院、卫生院工作

1998 年，全国医院、卫生院医疗服务量有所减少，各级医院、卫生院病床使用率继续下降，出院者平均住院日稍有缩短。各级医院医疗费用增长趋势得到一定程度的控制。

1. 诊疗人次数　1998 年，全国医院、卫生院总诊疗人次数为 21.25 亿次，其中：门、急诊人次数为 19.95 亿次。

县及县以上医院、其他医院及卫生院诊疗人次数：县及县以上医院总诊疗人次数 12.02 亿次，其中：门、急诊人次数 11.16 亿次；其他医院总诊疗人次数 0.37 亿次，其中：门、急诊人次数 0.35 亿次；卫生院总诊疗人次数 8.86 亿次，其中：门、急诊人次数 8.44 亿次。

县及县以上综合医院门诊诊次主要科别构成为：内科诊疗人次占门诊诊次的 30.68%；外科占 12.00%；妇产科占 7.95%；儿科占 7.03%；中医科占 8.62%。其中卫生部门综合医院：内科诊疗人次占门诊诊次的 27.49%；外科占 11.48%；妇产科 9.57%；儿科占 8.17%；中医科占 8.95%。

县及县以上医院总诊疗人次数占全国医院、卫生院的 56.56%；其他医院总诊疗人次数占 1.74%；卫生院总诊疗人次数占 41.69%。

全国医院、卫生院提供的平均每一居民全年总诊疗次数约为 1.7 次，其中：门、急诊次数约为 1.6 次。

2. 入院人数　全国医院、卫生院入院人数约为 4 995 万人，每百总诊疗人次的入院人数为 2.4 人，每百门、急诊人次的入院人数为 2.5 人。

县及县以上医院、其他医院及卫生院入院人数：县及县以上医院入院人数 3 202 万人，每百总诊疗人次的入院人数 2.7 人，每百门、急诊人次的入院人数 2.9 人。分卫生部门、工业及其他部门、集体所有制、私人开业及其他四类县及县以上医院的入院人数：卫生部门医院入院人数 25 38 万人，每百总诊疗人次的入院人数 3.1 人，每百门、急诊人次的入院人数 3.2 人；工业及其他部门医院入院人数 622 万人，每百总诊疗人次的入院人数 1.7 人，每百门、急诊人次的入院人数 2.0 人；集体所有制医院入院人数 38 万人；私人开业及其他医院入院人数 4 万人。

其他医院入院人数 36 万人，每百总诊疗人次的入院人数 1.0 人，每百门、急诊人次的入院人数 1.0 人。

卫生院入院人数 1 757 万人，每百总诊疗人次的入院人数 2.0 人，每百门、急诊人次的入院人数 2.1 人。

县及县以上医院入院人数占全国医院、卫生院的 64.10%；其他医院入院人数占全国的 0.72%；卫生院入院人数占全国的 35.18%。

全国医院、卫生院提供的平均每万人口入院人数约为 411.1 人。

3. 病床使用　全国县及县以上医院病床使用率 60.2%；其他医院 49.1%；卫生院 33.2%。县及县以上医院中：卫生部门医院病床使用率63.1%；工业及其他部门医院53.2%；集体所有制医院52.2%；私人开业及其他医院53.1%。

病床使用率较高的卫生部门医院有：省、自治区、直辖市及以上所属综合医院，其中：卫生部属医院92.2%；省、自治区、直辖市属医院81.1%；医学院校附属医院83.0%；肿瘤医院81.8%。

卫生部门其他各类医院（包括县综合医院）病床使用率均在75%以下。

4. 平均住院日　全国县及县以上医院出院者平均住院日为13.1天；其他医院为16.6天；卫生院为4.6天。

县及县以上医院中：卫生部门医院出院者平均住院日为12.6天；工业及其他部门医院为15.1天；集体所有制医院为16.0天；私人开业及其他医院为13.6天。

5. 医疗费用　1998年，县及县以上卫生部门综合医院平均每一门、急诊人次医疗费用68.8元，其中药费占62.1%；平均每一出院病人住院医疗费2 596.8元，其中药费占49.2%，检查治疗费（含手术费，下同）占28.1%。

分类县及县以上卫生部门综合医院医疗费用情况：

卫生部属医院平均每一门、急诊人次医疗费用139.7元，其中药费占66.4%；平均每一出院病人住院医疗费用7,076.3元，其中药费占49.4%，检查治疗费占25.6%。

省、自治区、直辖市属医院平均每一门、急诊人次医疗费用106.4元，其中药费占65.3%；平均每一出院病人住院医疗费用5 564.2元，其中药费占50.0%，检查治疗费占28.6%。

直辖市区、省辖市、地区（州、盟）属医院平均每一门、急诊人次医疗费用74.8元，其中药费占62.3%；平均每一出院病人住院医疗费用3 212.2元，其中药费占48.8%，检查治疗费占28.8%。

省辖市区、地辖市属医院平均每一门、急诊人次医疗费用57.7元，其中药费占60.7%；平均每一出院病人住院医疗费用1 975.9元，其中药费占48.9%，检查治疗费占27.9%。

县（旗）属医院平均每一门、急诊人次医疗费用41.8元，其中药费占57.2%；平均每一出院病人住院医疗费用1 365.7元，其中药费占49.4%，检查治疗费占27.6%。

**三、居民病伤死亡原因**

1998年，居民病伤死亡原因年报资料统计范围包括20个省、自治区、直辖市的33个市和85个县。统计结果显示：城市地区居民死亡率与1997年相比略有上升，农村地区则稍有下降。城市、农村地区心脏病死亡专率均有所上升，农村地区心脏病死亡构成上升至死因顺位的第4位。

1. 居民死亡率　1998年，城市地区居民死亡率为6.17‰（男性6.59‰，女性5.72‰）。其中：大城市居民死亡率为6.51‰（男性6.94‰，女性6.06‰）。中、小城市居民死亡率为4.87‰（男性5.29‰，女性4.39‰）。

农村地区居民死亡率为6.21‰（男性6.82‰，女性5.58‰）。其中：一类农村地区居民死亡率为6.21‰（男性7.10‰，女性5.41‰）。二类农村地区居民死亡率为6.16‰（男性6.65‰，女性5.63‰）。三类农村地区居民死亡率为6.57‰（男性7.02‰，女性6.07‰）。

2. 死亡年龄结构　1998年城市地区死亡者中，死于5岁以下者占1.35%，5～19岁之间占0.93%，20～64岁之间占28.74%，65岁及以上占68.98%。

农村地区死亡者中，死于5岁以下者占4.34%，5～19岁之间占1.98%，20～64岁之间占32.96%，65岁及以上占60.72%。

3. 死因顺位　1998年，城市地区前十位死因顺位为：①恶性肿瘤139.28/10万；②脑血管病137.72/10万；③心脏病106.58/10万；④呼吸系病86.84/10万；⑤损伤和中毒38.73/10万；⑥消化系病18.65/10万；⑦内分泌、营养和代谢及免疫疾病17.15/10万；⑧泌尿、生殖系病9.30/10万；⑨精神病6.96/10万；⑩神经病5.83/10万；前十位死因合计占死亡总数的91.93%。

农村地区前十位死因顺位为：①呼吸系病142.06/10万；②脑血管病113.05/10万；③恶性肿瘤105.57/10万；④心脏病80.07/10万；⑤损伤和中毒69.22/10万；⑥消化系病24.80/10万；⑦泌尿、生殖系病9.20/10万；⑧肺结核8.52/10万；⑨*新生儿病1172.33/10万；⑩传染病（肺结核除外）6.49/10万；前十位死因合计占死亡总数的91.43%。

4. 恶性肿瘤死亡率　1998年，城市地区恶性肿瘤死亡率为139.28/10万，其中：男性为166.92/10万，女性为109.99/10万。大城市恶性肿瘤死亡率为147.22/10万，其中：男性为175.47/10万，女性为117.69/10万。中、小城市恶性肿瘤死亡率为108.86/10万，其中：男性为135.22/10万，女性为79.49/10万。

农村地区恶性肿瘤死亡率为105.57/10万，其中：男性为133.02/10万，女性为77.76/10万。一类农村地区恶性肿瘤死亡率为128.33/10万，其中：男性为170.99/10万，女性为89.47/10万。二类农村地区恶性肿瘤死亡率为94.35/10万，其中：男性为115.40/10万，女性为71.88/10万。三类农村地区恶性肿瘤死亡率为88.38/10万，其中：男性为109.59/10万，女性为65.13/10万。

*以出生活产数为分母

（卫生部卫生统计中心统计处供稿）

**【卫生改革综述】**

1998年，各地大胆实践，勇于创新，在改革城镇职工医疗保障制度，完善医疗卫生服务体制，开展城市社区卫生服务，加强卫生执法监督，建立与完善农村合作医疗制度，推动农村初级卫生保健等方面取得了可喜的成绩。卫生事业得到进一步发展，卫生部机构改革圆满完成。

**一、重点领域的卫生改革进一步加强**

各地继续加大对卫生的投入和政策扶持力度，保证了卫生重点领域和薄弱环节建设。福建省卫生经费支出13.9亿元，比1997年增长12.1%，增长幅度高于同期财政支出0.2个百分点。甘肃省出台了《卷烟消费卫生附加费征收管理办法》，从1月1日起开征卷烟消费卫生附加税，用于预防保健、农村卫生、卫生监督执法、爱国卫生等卫生事业建设。卷烟消费附加费的缴纳义务人为省内批发（供应）、销售卷烟的单位和个人，应缴费率为卷烟销售收入的4‰。省、地、县三级地方税务机关向同级烟草销售公司或其他销售卷烟的单位和个人征收。地、县征收额的50%留当地金库，列地、县预算收入，50%上缴省级金库，列省级预算收入，并分别建立卫生专项资金。按照“先收后支、列收列支、收支平衡”的原则使用和管理。征收附加费后，各级财政不减少卫生事业经费的正常预算和专项拨款。

区域卫生规划取得积极进展。许多省市根据本地实际情况，积极推进区域卫生规划，在卫生资源增量控制、存量调整和有效利用方面做了大量工作。一些地方编制了本地卫生资源配置标准，并规定在服务能力已饱和的地区一律不再新建卫生机构，不再扩大床位。有的地方通过多种形式对管理不善、发展困难、功能重复、效益低下的卫生机构实行重组。有的地方实行强强联合、优势互补，探索集团化、规模化发展的路子。江苏省镇江、南通、盐城、淮阴等市先后出台了区域医疗机构设置规划。上海市成立了卫生局直属的卫生监督所，合并包括原卫生防疫站在内的7家防保机构，成立了疾病控制中心。

医疗机构经营管理和内部运行机制改革进一步深化。各地在药品采购制度改革、医疗机构后勤服务社会化等方面也进行了积极的探索。广东省清远市人民医院“优质、高效、低耗”的管理模式在全国卫生系统产生了积极的影响。医院实行全员劳动聘任合同制、总会计师负责制和院科两级核算分配制。10年间，业务收支结余增长117倍，职工年人均收入增长13倍，门诊人次、出院人次平均费用远远低于省内同级医院平均水平。北京市卫生局在15家医院进行了医院机构与人事制度改革试点，压缩人员编制总数的10%，精减机构29个，减少中层干部职数67个，内部转岗分流500余人，清退临时工1 000余人。改革中突出了竞争上岗、工资总额动态包干和医院内部以功绩为主的结构工资制。辽宁省改革卫生系统人事用工制度，全面推行定岗定员、优化组合、竞争上岗措施，做好减员增效、转岗分流工作。截至6月底，营口、抚顺、铁岭、丹东等市卫生系统已分流富余人员3 097人，占卫生职工总数的8%，其中农村乡镇卫生院分流富余人员907人，占乡镇卫生院职工总数的11%。

一些地方还从国家总体改革的大局出发，积极探索城市卫生扶贫的路子。辽宁省卫生厅与物价局联合发出《关于做好城市下岗特困职工医疗卫生扶贫工作的通知》。要求全省区级以上医疗机构（含相应级别的厂矿企业医疗机构、部队编外医疗机构）都应开设城市下岗职工门诊诊室，根据实际情况，设立下岗特困职工病床，开设适当数量的家庭病床。下岗特困职工就诊时，凭当地民政、劳动部门颁发的下岗职工特困证和本人居民身份证、户口簿，可免收挂号费、门诊诊查费、门诊护理费、常规化验费、CT、核磁共振等大型设备检查规定价格减20%收费；住院10日内减收20%床费，超过10日减收10%床费，家庭病床不计天数，减10%收费；卫生防疫、卫生监督部门对城市下岗特困职工再就业的首次体检免收体检费，对其子女免收计划免疫各种疫苗接种劳务费；妇幼保健机构对下岗特困女职工的孕期保健免收产前检查费。

疾病控制工作取得了突出的成绩。在罕见的大灾之年较好地控制了疫情。地方病防治注重与扶贫工作相结合，在慢性传染病的预防、控制、康复方面也取得新进展。妇幼卫生工作坚持“以保健为中心、保健与临床相结合，面向群体、面向基层”的方针，完善配套法规，提高妇幼机构的服务能力与水平，完善监测网络，实行儿童疾病综合管理，加强了农村尤其是边远贫困地区的妇幼卫生服务。

科技教育事业进一步发展。医学科技体制改革的试点工作继续推进，“九五”和“863”攻关计划进一步落实，“十年百项”科技成果推广工作取得成效。“病毒生物技术国家工程研究中心”的申报成功，标志着卫生科技成果产业化取得实质性进展。各地还积极组织乡村医生系统化、规范化培训，并对全科医生培训模式进行了有益的探索。

卫生法制建设步伐加快。《献血法》的成功实施，使我国无偿献血工作走上法制化轨道。《执业医师法》的颁布，标志着我国执业医师的法制化管理进入新的历史时期。到1998年底，我国已颁布实施卫生法律8部，卫生行政法规21部，卫生部门规章400多部，各种卫生标准1 400多个。随着我国卫生法制的不断加强，卫生监督管理的范围不断扩大，卫生监督员的队伍不断壮大，至1998年底，各类卫生监督员已近10万人，其中具有大专以上学历者占38.1%，中专学历者占50.2%。

中医医疗机构在主动适应和积极参与卫生改革中增强了活力。农村中医药工作力度不断加大。中药产业在调整和规划中健康发展。中医药科技和教育体制改革继续深化。

**二、城镇职工医疗保障制度改革进一步深化**

在总结“两江”试点和其他城市医改经验的基础上，各地因地制宜，继续探索符合我国国情的医疗保障新模式。厦门市在医疗保障制度改革中，突破了公费、劳保医疗范围，扩大了覆盖面，实行“不同比例、分别核算、风险调剂、统一管理”的医疗保险基金管理模式。实行个人账户和社会统筹相结合的医疗费用支付办法。在职职工实行个人账户段、个人自付段、社会统筹段三段付费制，参保职工可以自主选择本市范围内的任何一家医疗保险服务机构就医。外来人员的基本医疗，由用人单位按上年全市社会平均工资的4%缴费，并可享受住院医疗保险待遇。城镇个体劳动者30岁以上参保的，须补缴自30岁至投保当年的医疗保险费，参保两年内，不得使用社会统筹基金支付医疗费用。失业、下岗人员在领取失业救济金和下岗生活费期间，分别由失业保险机构和再就业服务中心按上年全市社会平均工资的60%为基数缴费。商业补充医疗保险解决了超社会统筹医疗基金支付最高限额4万元以上的医疗费用问题，由市保中心作为投保人，按每年每人24元向中国太平洋保险公司投保，参保职工发生超4万元以上的医疗费用，由该公司负责赔付90%，赔付的最高限额定为15万元。离休人员继续执行实报实销政策，不纳入医疗保险。至4月份，已有3 270个单位和243 615名职工参加了医疗保险，其中在职职工173 682人，退休人员58 008人，离休人员2 172人，外来从业人员9 753人。扣除外来从业人员，职工参保率为63%。筹集医疗保险基金14 480.26万元，资金到位率为93.69%。医疗保险基金支出8 877.92万元（含提取风险调节基金192.40万元），结余5 602.34万元。青海省初步建立了以社会统筹医疗基金与个人账户相结合的社会医疗保险新制度。至4月，参保率在省级行政事业单位中达88.11%，有281个单位的31 931人参加了医改。同时，采取措施有效遏制医疗费用的增长。在保证参保者基本医疗的前提下，积极促进定点医疗单位的内部改革，试行省级行政事业单位职工医疗保险定点医药商店，患者可以凭医院开具的处方，持本人的证件、病历本至规定药店购药，也可以根据自己的病情需要直接到定点药店购药。杭州市试行职工大病住院基本医疗保险一年来，至6月，参保企业达3 600多家，46.5万人，基金收缴率达95%，基本做到收支平衡，略有节余。湖北省大力推广荆州、孝感两市城镇职工医疗制度改革经验，在全省中等城市的10个县（市）扩大试点。

为进一步规范药品价格秩序，制止药品经销中的高额折扣，减轻社会医药费负担，适当放宽科技含量高的药品利润率限制，国家计委在年底发布了《关于完善药品价格政策改进药品价格管理工作的通知》。同时，为了鼓励企业研制开发新药，促进技术进步和调整产业结构，国家计委同时还发布了适当放宽部分药品销售利润率。

北京市继续推行医药费“总量控制，结构调整”的改革，至5月，全市共有594家医院实施这项改革。6月底，全市医药费总额比上年增长了15.1%，药费总额增长7%，均未突破20%和15%的“总量控制”指标。全市医疗收入比上年同期增长27.4%，占医药费总额的比重由改革前的39.7%提高到43.9%，医疗技术劳动价值得到进一步体现。4月，北京市卫生局、财政局、劳动局、医药局调整、增补并实施了“用药报销范围”，新增161种，调整43种。10月，出台实施了“公费医疗、劳保医疗用药报销范围”。

### 三、社区卫生服务进一步普及

各级政府加强了对社区卫生服务的领导。卫生部在机构改革中组建了基层卫生与妇幼保健司和社区卫生处。卫生部会同有关部门着手制定了关于发展社区卫生服务的基本政策，并与中央文明办、国务院纠风办在天津联合召开了“发展社区卫生服务，树立行业文明新风现场经验交流会”，还为各地卫生行政部门培训了一批管理骨干。至1998年底，全国218个地级以上城市中，已有100个城市的居民不同程度地享受到社区卫生服务。

天津市由政府出面给予政策和财力支持，专门安排了按人口计算的社区卫生发展经费，同时争取企业的支持，全年，社会企业资助社区卫生服务的资金达130万元。社区卫生服务已覆盖70余万个家庭260万人，有1 185个居委会建立了社区卫生服务站，占居委会总数的72%，设立家庭病床5.3万张。社区卫生服务单处方费用较之医院门诊降低了40%～70%，同病种家庭病床治疗费较之住院病床治疗费减少了50%～70%。试行全科医师职称制度，通过在职教育积极培训全科医师和其他社区卫生服务专业人员，已认定全科医师363人。北京市8个委、局为社区卫生服务提供了5项基本政策保障，其中包括专项经费投入、建站用房、服务费用和部分人员的报销问题。从5月18日起实施《关于社区卫生服务公费医疗、劳保医疗报销办法的暂行规定》。规定享受公费医疗、劳保医疗的辖区内离退休人员、急诊病人、危重病急性期后需要进行恢复期治疗的行动不便者（需经原合同医院同意），在经卫生行政部门批准，经区县公费医疗、劳保医疗管理部门、财政部门验收同意，并报市公费医疗办公室、市劳动局保险处和市财政局社保处批准的公立一级医院及其所办的社区卫生服务站（含部分二级医院所办的社区卫生服务站）所发生的医药费，公费医疗、劳保医疗可以报销。其中药费、检查费、治疗费按公费医疗、劳保医疗有关规定报销；家庭病床建床费、查床费报销50%。同时规定，社区卫生服务的项目收费标准要严格执行市物价局、卫生局规定的一级医院收费标准，在社区卫生服务站必须有一名以上合格的全科医生负责该站的医疗工作。经批准的公立一级医院、社区卫生服务站和全科医师名单向社会公布。至5月，全市共建社区卫生服务站112个，覆盖了56%的街道办事处和36%的社区居民，有1 400余名医务人员从事社区卫生服务。上海市加强政府对社区卫生服务的领导，把在城郊结合部建设40个社区卫生服务点和完善已建成的200个服务点列为为民办实事项目，在资金政策上给予支持。同时，还出台了将社区卫生服务纳入职工医疗保险的政策，规定离退休职工可就近选择一所街道医院作为职工医疗保险定点医院之一，在街道医院就诊时由个人负担的医药费用比在二、三级医院就诊低5～10个百分点。重庆市将发展社区卫生服务纳入政府重要议事日程，纳入卫生改革与发展的总体布局，纳入社区两个文明建设，纳入政府财政预算。山东省有7个地市开展了社区卫生服务，并建立了有效的支持系统。济南市政府出台文件，对社区卫生服务的启动经费、人员待遇等作出明确规定。并依据原有的街道居民医疗预防保健网，以二级医院为主体，合理分流人员，设立社区卫生服务中心，建立健全社区卫生服务网络。青岛市的试点区（四方区）形成了以区属一、二级医院为骨干力量、厂矿企业医院为有益补充、三级医院为业务技术指导的社区卫生服务网络。辽宁省进一步扩大社区卫生服务试点，要求全省56个城区，每个城区必须有一个街道建立社区卫生服务网点。同时，要求城市三级医院中从事内、外、妇、儿等专业，并具有大学本科以上学历的卫生技术人员，从1999年起，在晋升主治医师之前，要到城市社区卫生服务网点或城市基层医院工作不少于3个月。河南省以基层医院为主体、大中型医院指导参与开展社区医疗服务。全省100多个县市、18个地、市已有社区服务站近500个，发放医疗急救卡100多万份，与20多万户家庭签订了医疗保健合同，为200多万人次进行了职业普查，儿童学生体检600多万人次，妇女保健普查1 000多万人次。

此外，长春、武汉、成都、深圳、哈尔滨、南京等城市因地制宜，创造出各具特色的社区卫生服务发展经验。一些经济发达地区还开始进行农村社区卫生服务的探索。长春市至9月底已建立50个社区卫生服务站，覆盖面达30%，并在全科医生培训、待遇、服务方式方面摸索了经验。成都市社区卫生服务机构采取三种类型：一级医院所在社区由一级医院承担；无一级医院的社区由附近的二级以上医院承担；厂矿企业由厂矿承担。武汉市已有三分之一以上的街道开展了社区卫生服务工作，初步形成了以333个初级卫生保健站(社区卫生服务站)为依托的社区医疗卫生服务网络。

在卫生人员配备方面。上海、济南等市的社区卫生服务人员均是以二级医院医务人员为主，天津市虽然以一级医院为主，但由于建立了岗位培训制度和全科医生职称评定体系，还开设了全科研究生课程，既稳定了队伍，又向居民提供了较高水平的服务。

**四、农村卫生服务体系进一步完善**

各地全面落实农村初级卫生保健规划，积极发展合作医疗制度。继北京、天津、上海之后，浙江、安徽、福建、重庆也提前实现了以县为单位达到初级卫生保健十年规划目标。各地在卫生支农、加强农村卫生机构内涵建设，推行“乡村一体化”管理和乡镇卫生院产权制度改革等方面做了积极的尝试。

山东省农村卫生工作重点放在调整布局、优化结构、明确功能和提高效益上。全省重新确定了中心卫生院和一般卫生院，将原有的796所卫生院调整为563所，将一般卫生院调整到1 649所，增加了247所，潍坊市根据农村人口分布状况，对原来“一村一室”的布局做了调整，新设置的村卫生室覆盖半径为1公里，配备4～6名乡医，设置5～10张观察床，实行24小时值班。淄博市将原有的36所中心卫生院调整为29所，将3 301个村卫生室规划调整为2 890个，使农村卫生机构布局更加合理。滨州地区沾化县医院同钟流乡卫生院组建县乡村一体化的农村医疗集团，向医疗产业化、经营集团化及服务系列化方向发展。

北京市合作医疗农村覆盖人口，已从两年前的5.4%提高到63%，截至11月底，合作医疗行政村覆盖率、户覆盖率分别达到68%和63%，全市合作医疗资金总计1.255亿元，人均54元。辽宁省合作医疗工作从上到下实行目标管理，层层分解，逐级落实。采取“一票否决”和“一个停止”措施，即县（市、区）没完成推进合作医疗任务的，其初级卫生保健达标给予一票否决，并停止对该县（市、区）的农村卫生三项资金的投入。海南省委、省政府把农村合作医疗列为1998年为民办的10件实事好事之一，要求全省20%的行政村（约540个）、13%的农村人口（约60万）参加合作医疗。省政府印发了《海南省农村合作医疗管理暂行办法》，强调要建立完善合作医疗资金的筹集、使用、管理机制，按照市县、乡镇财政每年人均1～2元，村集体3元左右，个人按上年人均纯收入的2%筹缴，在资金使用分配上，以医疗费为主，占总费用的80%。江苏省实行合作医疗在初级卫生保健工作考核中的一票否决制，积极引入保险机制，发展大病风险医疗、合作医疗保险，稳定了资金来源。年初已有70%以上的村实行了各种形式的合作医疗，并有12个县（市）探索建立农村居民合作医疗保险。山西省推广平遥合作医疗经验，坚持因地制宜，分类指导的原则。在筹集合作医疗资金上主要采取集体与村民共同筹集，集体、村民筹集与私营企业捐资相结合以及政府资助三种形式。在合作形式上，采取合医不合药，合医合药以及大病住院医疗保险。至1998年底，平遥县实行合作医疗的村已达314个，占全县行政村总数的90%，受益人口38万，占全县总人口的80%。

上海有20多家大医院开展与农村县医院“强弱联合”。其重点项目有，重点学科建设、医疗卫生适宜技术的开发应用及医学人才的重点培养。在方式上采取走下去与请上来相结合、定期与不定期、短期与长期相结合。在“强弱联合”协议中，开发哪些新的医疗项目、带教哪些高难手术、培养多少业务骨干等都有具体明确要求。

农村卫生“三项建设”工作进展顺利。1998年有18个省增加了该项投入，省级增加投入达7 509万元。其中，贵州、陕西、山西等省资金投入都有了较大幅度的增加。到1998年底，全国除广东、上海、深圳已完成农村卫生“三项建设”改造任务外，又有天津、内蒙、山东等11个省(自治区、直辖市)或计划单列市已完成改造任务的机构数超过应改造机构数的80%，接近完成建设改造任务。至1998年底，竣工项目完成投资达到了26.88亿元，竣工面积432.76万平方米，竣工机构达到了5 500多个，均为历年来最好水平。浙江省全年投资2.23亿元，完成乡镇卫生院危房改造面积15.8万平方米。提出不把危房带入21世纪。

（陈啸宏　傅　红）

**【卫生法制与监督工作】**

**一、卫生法制建设进一步加强**

1. 召开全国卫生法制工作会议　为贯彻落实党的十五大提出的依法治国、建设社会主义法制国家的基本方略，贯彻《中共中央、国务院关于卫生改革与发展的决定》，进一步推进卫生法制建设，卫生部于1998年11月在上海召开了全国卫生法制工作会议。会议回顾总结了我国卫生法制建设取得的成就，研究部署了今后几年卫生法制工作的主要任务，动员各级卫生行政部门认真转变职能，严格依法行政，把卫生法制建设提高到一个新水平。张文康部长在会上作了重要讲话，回顾了党的十一届三中全会以来卫生法制工作取得的成绩：①卫生立法工作成绩显著；②卫生执法逐步规范化、制度化；③卫生执法监督制度初步建立；④卫生法制宣传教育逐步深入；⑤卫生法学理论研究日趋活跃。取得这些成绩的主要体会是：第一，领导重视、社会支持是推进卫生法制建设的关键；第二，保障人民健康是卫生法制工作的基本原则；第三，重视卫生法制队伍建设是法制工作的重要保障；第四，重视研究和借鉴国外卫生立法的有益经验。张部长在分析了当前卫生法制工作形势、存在问题及发展方向后，指出了今后五年卫生法制工作的主要任务：①提高卫生立法质量，加快卫生立法步伐；②改革卫生监督体制；③加大卫生执法力度，全面推行执法责任制；④完善卫生执法监督制度，加强卫生法制机构建设；⑤深入开展卫生法制宣传教育。

2. 卫生立法工作取得新进展　《中华人民共和国执业医师法》于1998年6月26日经九届全国人大常委会第三次会议审议通过，以江泽民第5号主席令发布并将于1999年5月1日起实施。《国内交通卫生检疫条例》于1998年12月28日以第254号国务院令发布并将于1999年3月1日起实施。1998年卫生部发布了《医学实验动物管理实施细则》、《卫生行政处罚文书规范》及《血站管理办法》等三项部长令，规范性文件计32件，制订修订各类卫生标准47项。

3. 认真做好职业卫生立法调研及准备工作　随着我国改革开放和社会主义市场经济体制的逐步建立，职业卫生和职业病防治工作越来越显得重要，职业卫生立法已被列入国家近期立法计划。为做好立法前期准备工作，卫生部卫生法制与监督司召开了7省、市职业卫生工作人员座谈会，了解近年来职业危害的现况，收集了有关案例，组织制作了反映我国职业危害情况的录像片。1998年6月卫生部领导分别向国务院法制办及全国人大教科文卫委员会作了有关情况汇报，彭珮云副委员长及有关领导听取了汇报，要求加快立法准备工作步伐。9月卫生法制与监督司组织召开了有关部门领导及专家参加的职业卫生立法工作研讨会，提出职业卫生立法基本思路。10月开始组织编印《职业卫生立法动态》，11月4日～12月4日由有关部委、全国人大有关部门、国务院法制办及部分专家组成3个调研组，分赴辽宁、山西、广东、贵州、江苏及上海进行立法调研，12月15日～25日组织有关专家起草了《中华人民共和国职业卫生法（讨论稿）》，目前正对讨论稿征求各方面意见。

4. 其他工作　根据九届全国人大的要求，起草上报了今后5年的卫生立法规划，其中职业病防治法已列入本届人大立法计划。参加全国人大教科文卫委员会组织的《传染病防治法》执法大检查。通过检查，发现了《传染病防治法》执法当中存在的问题，提出了法律修改的建议。统一了卫生行政执法处罚文书，已下发实施。卫生行政复议共受理并审理行政复议案件3件。代理卫生部行政诉讼案件2件。学习贯彻《献血法》，同医政司共同研究制定了宣传计划，召开了电视电话会议，举办了各省卫生厅局医政、法规处长培训班。编纂了《常用卫生法规手册》、《1995年至1997年卫生法规汇编》、《全国卫生法制工作会议文件汇编》等资料。与全国人大共同编写了《献血法》和《执业医师法》条文释解。

**二、卫生监督体制改革取得进展**

卫生部机构改革后，在几年来各地卫生监督体制改革实践及大量调查研究的基础上，又进行了调研及论证工作。9月提出进一步改革的思路，10月请有关部门的负责同志及专家对改革思路进行了研讨，经反复修改后提出“关于卫生监督体制改革的意见”（讨论稿），提交全国卫生法制工作会议讨论。会后又根据各方面意见对讨论稿进行了修改和补充、完善，进一步明确了改革的指导思想、目标、原则、重点内容及实施要求，修改后的改革意见将提交1999年全国卫生厅（局）长会议讨论。

**三、坚持依法行政，认真贯彻实施各项公共卫生法律法规**

1. 强化卫生监督，保证救灾防病措施的落实　1998年全国遭受特大洪涝灾害，为确保灾区卫生防病措施的落实，卫生部及时下发《关于切实做好洪涝灾区饮水卫生、预防食物中毒工作的紧急通知》，部署灾区饮食饮水卫生监督工作；为防止灾后传染病在学校的流行，使学校在新学期一开始就有一个良好的学习、生活环境，卫生部以明传电报向各地发出了《关于加强学校卫生防病工作的紧急通知》，并与教育部共同下发《关于加强饮食卫生管理，做好学校肠道传染病防治工作的通知》；为防止大量急性职业中毒事件给灾区重建和经济发展带来不利影响，卫生部下发《关于加强灾后重建和机构改革期间劳动卫生与职业病防治工作的通知》。

2. 认真研究《全国人大常委会执法检查组关于检查〈中华人民共和国食品卫生法〉实施情况的报告》中所提问题，落实改进执法工作的建议　针对1997年全国人大常委会执法检查组的建议，卫生部主要采取了以下措施：①充分利用传播媒体，采取多种形式对《食品卫生法》进行广泛深入的普及宣传；②进一步加大食品卫生监督执法力度，整治薄弱环节；③建立保健食品管理制度；④加快卫生监督体制改革步伐，健全执法队伍；⑤健全和完善有关的食品卫生法规，增强了法律的可操作性。结合当前贯彻《食品卫生法》过程中发现的突出问题，卫生部已决定拟进一步采取以下措施：①把《食品卫生法》的宣传教育作为长期的战略任务来抓；②把街头食品卫生作为今后工作的重点之一；③把食品卫生监督体制问题纳入整个卫生执法体制改革一并考虑；④逐步解决执法经费短缺设备落后的状况；⑤进一步协调解决部门间职责交叉问题；⑥逐步完善《食品卫生法》的配套法规体系；⑦逐步推行先进的食品安全管理技术。

3. 抓住重点，做好日常卫生监督管理工作　①1998年春节期间，山西省朔州市等地发生了大规模甲醇中毒事件，卫生部及时派专家组深入现场调查，并协助山西省做好处理工作。1999年元旦前夕，卫生部又发出紧急通知，要求各地对节假日期间酒类等重点食品开展一次突击性监督检查，作好元旦春节期间的食品卫生工作；②针对保健食品市场混乱的状况，1998年卫生部组织开展了第二次全国保健食品市场统一检查，年初下发了整顿工作安排的通知，为使检查工作能把握政策界限，同时公布了油菜花粉等6类14种食品新资源作为普通食品管理，增补蒲公英等8种天然植物为既是食品又是药品品种。一季度卫生部重点对减肥食品进行了抽检，在发现部分产品含有芬氟拉明等药物后，又组织了一次对所有减肥食品生产企业的突击检查，再次在某些产品中发现芬氟拉明及麻黄素等药物，卫生部及时向社会通报了情况，并撤销了违法产品的批准文号，各地卫生行政部门也对违法生产经营企业依法进行了查处。3月～4月期间山东省单县等一些地区陆续发生中小学生食(服)用碘制品产生群体性不良反应事件，卫生部及时派调查组赴山东调查情况，为防止此类事件的蔓延，认真贯彻江泽民总书记、胡锦涛副主席及李岚清副总理的指示精神，卫生部先后发出了《关于防止滥用碘制品、加碘食品的紧急通知》及补充通知、通告，要求各地卫生行政部门对市售碘制品、加碘食品进行一次全面清理整顿，对其审批的有关制品登记上报。随后卫生部派工作组分两批四组赴部分省市对保健食品特别是加碘食品整顿情况进行了抽查，整顿工作取得了成果；③组织开展了秋季食品、化妆品的全国抽检；④针对近年来学生集体食物中毒多发的情况，组织开展了以“防止学生食物中毒”为主题的第三次食品卫生宣传周活动。为使宣传周取得实效，卫生部于今年4月发出通知，决定在全国范围开展一次学生集体用餐监督检查工作。各地结合这次检查及宣传周开展了多种形式的宣传咨询活动；⑤针对近年来放射源丢失事件的发生情况，卫生部与公安部组织一次全国性放射源安全大检查，各地卫生、公安部门在辖区内所有涉源单位自查基础上，进行全面账物核查，掌握辖区内现有放射源的数量、种类、活度等基本情况，督促各项安全管理制度的落实，严格许可登记，对发现的问题依法进行严肃查处。

4. 根据《核设施放射卫生防护管理规定》(第25号卫生部令)的有关规定，组织放射卫生专家组，先后对江苏、连云港核电站一期工程和兰州重离子加速器冷却储存环的放射防护报告书进行审查。对中国科技大学国家同步辐射实验室的放射防护报告书进行了评审，发给建设项目卫生审查认可书。

5. 发布了《卫生部核事故医学应急方案》　该方案是根据《核电厂核事故应急管理条例》、《国家核事故应急计划》及《核事故医学应急管理规定》的有关要求而制定和发布的，方案包括总则、核事故医学应急组织和职责任务、核事故医学应急准备及核事故医学应急的响应行动等4章及9个附件。该方案是核电厂的核事故医学应急准备和响应行动的依据，也可作为其他核事故及放射事故下实施医学应急响应行动的参考。

6. 完善行政审批制度，做好有关产品的卫生评审和审批工作　完成报批稿的规章制度包括：健康相关产品评审委员会章程、健康相关产品评审程序及工作制度、健康相关产品检验机构检验工作制度、化妆品检验工作制度、保健食品检验工作制度、涉及饮用水卫生安全产品检验工作制度及卫生部食品化妆品监督审批办公室工作制度。1998年共批准保健食品808种，进口化妆品801种，国产特殊用途化妆品155种，涉及饮用水卫生安全产品42种。

**四、加强调研，总结经验，提高对卫生执法及有关工作的管理水平**

1. 总结推广乡镇企业职业卫生工作经验　在卫生部、农业部1990年～1991年进行的乡镇工业职业卫生服务需求与对策调查研究的基础上，卫生部先后选择山东省淄博市张店区等7个县区153个乡镇51 391个乡镇工业企业进行了改善职业卫生状况的试点工作，通过试点取得了新的经验。1998年2月卫生部与农业部在广西北海市联合召开全国乡镇企业职业卫生会议，对5年来的试点工作进行了全面总结，会上各试点地区的代表介绍了经验，试点项目组对试点进行了工作和技术总结。殷大奎副部长代表两部作了工作报告，他在全面分析了我国乡镇工业职业卫生现状和问题后，概括了试点工作取得的经验：①领导重视，部门配合是做好乡镇工业职业卫生服务的根本保证；②建立和健全职业卫生服务、管理和监督三个体系是做好乡镇工业职业卫生服务的基础；③推广简易、适用、有效的适宜工程技术是治理乡镇工业职业危害、预防和控制职业病发生的根本措施；④加强专业技术队伍的培训是做好乡镇工业职业卫生工作的必要条件；⑤开展经常性职业卫生教育，提高工人自我保护意识；⑥职业卫生服务与农村初级卫生保健相结合，实现人人享有卫生保健的目标。会议一致认为，各地要结合当地具体情况推广这些经验。

2. 全面总结全国放射卫生综合监督管理示范地(市)的放射卫生工作经验 卫生部从1989年开始开展放射卫生综合监督管理示范地(市)的试点工作，到1998年5月已有36个地市通过了省级卫生行政部门和卫生部组织的考核验收。这些地市的工作为全面深入开展放射卫生监督管理提供了新经验，主要有：领导重视和有关部门积极参与；建立健全放射卫生监督管理制度；开发简易、适用、有效的放射防护技术与产品；狠抓放射工作人员及公众的宣传教育。卫生部对28个示范地市进行了表彰，并号召各地学习示范地市的经验。

3. 着手全国医疗照射调查工作 为全面了解医疗照射情况，以便有针对性地采取防护和监督管理措施，卫生部决定委托有关技术机构，组织开展一次全国医疗照射调查。1998年上半年在河北、辽宁进行了X线诊断、临床核医学和放射治疗三方面的医疗照射试点调查，9月份对试点工作进行了总结并修改完善了调查方案，10月份调研工作在16个省(自治区、直辖市)全面铺开。

4. 认真总结了1997年进行的全国《尘肺病防治条例》执法检查及全国公共场所卫生监督检查工作，总结经验，分析存在的问题，针对问题提出改进措施。

**五、加强卫生执法队伍建设**

在卫生部机构改革及救灾防病任务繁重的情况下仍把加强执法队伍建设工作放到重要日程，1998年共委托有关单位举办卫生法律、执法以及相关业务培训班、讲习班24期。卫生监督系列培训教材已基本编写完毕。针对新颁布的《食品卫生法》在法律规定上与试行法有不少不同之处，为及时总结执法实践中的经验、教训，年初委托中华预防医学会卫生防疫管理学会及卫生部卫生监督办公室举办一次卫生执法典型案例研讨会。为进一步加强卫生执法队伍职业道德建设，建立健全卫生执法责任制及执法监督制度，完善制约机制，在反复调查研究的基础上提出多项规章和规范性文件草案。此外，在卫生监督员档案计算机管理、建立卫生监督自动化信息管理系统及卫生监督信息交流上也都取得了一定进展。

(齐小秋 阚学贵 何昌龄)

**【首届全国卫生法制工作会议召开】** 建国以来首届全国卫生法制工作会议1998年11月29日至12月1日在上海召开。这次会议的主题是贯彻依法治国方略，全面推进卫生法制建设。

卫生部部长张文康、国务院法制办主任杨景宇、全国人大教科文卫委员会副主任委员张怀西、上海市副市长左焕琛、卫生部副部长殷大奎、中纪委驻卫生部纪检组组长张凤楼以及全国人大办公厅、全国人大教科文卫委员会、全国人大法制工作委员会、中编委、总后卫生部、各省、自治区、直辖市、计划单列市卫生厅局、新疆生产建设兵团卫生局的负责同志130余人参加了会议。

张文康部长作了《贯彻依法治国方略 开创卫生法制工作新局面》的重要讲话。讲话回顾了卫生法制工作的进程，党的十一届三中全会以来，卫生法制工作有了突破性进展。目前，我国已颁布卫生法律8个，卫生行政法规21个，卫生部部门规章400多个。各项卫生工作正逐步走上法制化管理轨道。阐述了卫生法制工作的重要意义和指导思想。提出了今后5年我国卫生法制工作的五大任务：一是提高立法质量，加快立法步伐；二是改革卫生监督体制；三是加大执法力度，全面推进执法责任制；四是完善卫生执法监督制度，加强卫生法制机构建设；五是深入开展卫生法制宣传教育。

卫生监督体制改革是国家机构改革的重要组成部分，改革现行卫生监督体制已成为我国卫生改革的重大课题。卫生监督体制改革的目标是按照政事分开、依法行政、精简效能、统一执法、综合管理的原则，理顺卫生监督体系，按执法专业化管理设置，坚持体制通畅、结构合理、办事高效、运转协调、行为规范、程序明晰、执法有力的卫生监督新体制，实现到2000年建立具有中国特色的卫生监督体系的目标。卫生监督体制改革的主要内容是，加强各级卫生行政部门内卫生监督职能机构和人员的配备，同时改革目前卫生事业单位中存在的政事不分、条块分割、设置零散和机构臃肿等现象，根据不同情况，适当精简、调整，将各项与卫生监督执法任务和预防保健有关的业务职能分别集中，组建专职承担卫生监督任务的机构和专职承担预防保健任务的机构。张部长强调，卫生监督体制改革要坚持讲政治，讲大局，讲改革。要认真贯彻党的民主集中制，这是关系到这次改革成败的关键。

全国人大教科文卫委员会张怀西副主任委员就加快卫生立法，完善卫生法律体系；加强卫生法律、法规宣传教育；加强执法情况监督检查等做了重要讲话。国务院法制办杨景宇主任就依法行政对卫生法制工作提出了要求。他指出，“依法行政”反映了政府运作方式的基本特征，势在必行；依法行政要求行政机关坚持全心全意为人民服务的宗旨，严格依照法定程序，切实履行法定职责，做到既不失职，又不越权；依法行政，必须全面体现机构改革精神；做到依法行政，重在提高认识和健全制度。

中纪委驻卫生部纪检组张凤楼组长在讲话中指出，要建立健全卫生执法监督制约机制，防止滥用权力和腐败现象的发生。同时要加强卫生执法队伍道德建设，建设一支适应社会主义市场经济体制和人民健康需要，能够胜任综合执法要求的高素质的卫生执法队伍。

卫生部殷大奎副部长作了总结讲话。他强调，要提高认识，加强对卫生法制工作的领导，提高对卫生法制工作重要性的认识，建立健全卫生法制机构，提高卫生法制工作人员的素质，加强卫生执法队伍建设，适应卫生监督体制的改革，积极推行卫生行政执法责任制，提高卫生行政执法水平，强化卫生行政执法监督机制，完善内部制度建设。关于卫生监督体制改革问题，殷大奎副部长指出，国家卫生监督制度是国家管理卫生事务的重要形式和手段，是社会主义法制建设的重要组成部分。现有卫生监督执法体系是在计划经济体制下逐步建立和发展起来的，卫生防疫站等预防保健机构在卫生监督、防疫、防病等方面的历史功绩是不可磨灭的。随着我国经济模式的转轨和社会主义法制建设的不断完善，卫生监督的内容、范围、方式、手段发生了一系列变化，从而带动和促进了卫生监督管理体制的改革。卫生监督体制改革将推动卫生法制建设进一步完善，卫生行政执法工作将进一步加强，执法的公正性将得到可靠保障。卫生监督体制改革将推动卫生管理体制从“办卫生”向“管卫生”转变。对改革的艰巨性和复杂性要有充分的认识，要转变观念，从思想上、行动上适应当前的形势。

天津、河南、上海、陕西、北京、黑龙江、广东的代表就促进地方卫生法制建设，卫生监督体制改革，建立卫生行政执法责任制等作了大会交流。与会代表对卫生监督体制改革、卫生法律框架、卫生执法责任制等文件进行了热烈的讨论，提出了许多建设性的意见。

这次会议，大家普遍提高了对卫生法制建设重要性的认识，明确了任务，统一了思想，增强了信心，对全国卫生系统贯彻依法治国方略，开创卫生法制工作新局面，必将起到十分重要的作用。

（赵　宁）

**【1998年全国卫生厅局长会议召开】** 1998年全国卫生厅局长会议于2月11日～13日在京举行。会议的主题是：深入学习邓小平理论，全面贯彻党的十五大精神和《中共中央、国务院关于卫生改革与发展的决定》，总结1997年的卫生工作，部署1998年卫生改革与发展的重点工作，动员全体卫生人员，解放思想，实事求是，艰苦奋斗，开拓进取，向本世纪末初步建立起具有中国特色的包括卫生服务、医疗保障、卫生执法监督的卫生体系的战略目标阔步前进。

国务委员彭珮云在会议上作了重要讲话。要求各级卫生部门认真学习邓小平理论，贯彻十五大精神，进一步贯彻落实《中共中央、国务院关于卫生改革与发展的决定》。陈敏章部长在工作报告中，对一年来各地贯彻中央《决定》，在医疗保障制度改革、农村卫生、预防保健、中医药事业、爱国卫生、科技教育、法制建设、精神文明建设等方面取得的显著进展给予了充分肯定。报告还部署了1998年卫生工作重点。报告要求，全面推进卫生改革与发展，最根本的是要认真学习邓小平理论，努力把握“解放思想，实事求是”这一理论精髓，从卫生改革与发展的角度看国情，卫生改革与发展既要适应社会主义市场经济的发展，又要遵循卫生事业发展的内在规律，要理论联系实际，紧密结合当前卫生改革与发展的特点、难点、热点，创造性地运用和丰富邓小平理论，开创卫生事业新局面。

山西、天津、河南、上海、广东、陕西、辽宁、北京、安徽等14个省市在大会上交流了工作经验。张文康副部长在总结讲话中提出，1998年卫生工作的首要任务是统一思想、统一行动，推进卫生改革与发展。

（毛群安）

# 公共卫生与疾病防治

**【疾病控制工作】**

**一、依法对传染病防治进行监督管理，加大执法监督力度**

《传染病防治法》是我国社会主义法制建设的重要内容，要做到有法可依、有法必依、执法必严、违法必究，进一步完善《传染病防治法》相关的配套法规。

1.《国内交通卫生检疫条例》于1998年11月28日国务院第254号令发布，自1999年3月1日起施行。

2．组织《消毒管理条例》起草工作，并在部分省、市卫生行政部门和卫生防疫机构开展研讨和征求意见，专题向国务院法制局汇报。组织完成了消毒与灭菌试验技术规范审定工作。

3．专题向全国人大教科文卫委员会汇报全国贯彻实施《传染病防治法》的情况，协助全国人大教科文卫委员会组织了对四川、云南、浙江3省贯彻实施《传染病防治法》情况的检查，实地考察了医疗、预防保健机构、血站、医疗卫生用品生产企业、水厂、污水处理厂和收容、戒毒所等情况以及在实施传染病防治法中存在的问题。

**二、贯彻“九五”重大疾病控制规划，开展重大疾病防治工作**

1．鼠疫防治工作，建立北京、河北、山西、内蒙古4省、市、自治区人民政府联合防治鼠疫工作机制，卫生部于1998年3月9日至11日在北京召开第一次联防会议。1998年4月2日至4日全国爱国卫生运动委员会和卫生部联合在云南省昆明市召开南方8省、区爱国卫生灭鼠防病工作会议；针对西藏1998年8月发生的人间鼠疫疫情组派专家赴西藏协助控制疫情、处理疫区、开展调查，按照卫生部领导指示，为西藏拨付鼠疫防治专款50万元。

2. 以霍乱为重点的肠道传染病防治工作，组织霍乱疫情专家分析1998年霍乱疫情上升特点，预测发展趋势，提出针对性防治措施，及时下发《关于加强霍乱防治工作的通知》，加强疫情、灾情值班、报告和催报制度，加强与各地的信息联系，组织专家对江西、湖南和贵州重点地区、疫情监测和防治工作的技术指导。

3. 组织对广东省禽流感流行情况调查，组织举办了全国禽流感监测技术培训班，加强监测工作并获得了流感菌株变异情况的重要数据。

4. 肝炎防治工作，组织召开第四次肝炎防治专家咨询委员会议，继续推进农村地区新生儿乙肝疫苗免疫接种工作，努力实现1996—2000年乙肝疫苗免疫接种规划和目标。开展“维康行动”，向山东省沂蒙老区赠送乙肝疫苗和宣传乙肝防治活动，与宋庆龄基金会在上海联合举办肝病防治宣传活动。

5. 艾滋病防治工作，根据我国艾滋病控制及防治工作情况，提出建立综合性防治体系和全社会普及防治的总目标，卫生部、国家发展计划委员会、科技部和财政部共同上报的《预防与控制艾滋病中长期规划》，经国务院第三次常务会议通过已由国务院发布。组织制定了《关于艾滋病病毒感染者和艾滋病病人管理的意见》，广泛征求有关部门意见。协助和参加了第二次国务院防治艾滋病性病协调会议，完成了世界银行贷款卫Ⅸ项目艾滋病性病控制立项工作。

6. 完成调整世界银行贷款卫Ⅴ结核病控制项目延续工作，成功地筹办了第15届国际麻风大会，表彰了全国麻风防治先进集体和个人。江泽民为麻风防治工作题词。完成了对江苏省基本消灭麻风病的考核验收工作。

7. 以血吸虫病为重点的寄生虫病防治工作，经国务院批准，由卫生部、农业部和水利部联合组织开展血防“春查”工作，分别对湖南、湖北、安徽、江苏、江西、云南、四川进行检查，加强各部门间的协调合作。组织对湖北孝感、湖南常德、江西南昌三大血防试点工作进行验收。继续开展中原5省和南方3省疟疾联防工作，按照卫生部《消灭丝虫病标准》对河南、四川等4省消灭丝虫病工作进行了评估。

8. 认真落实中央领导指示精神，加强碘缺乏病防治工作的法制化、科学化管理，针对山东省单县4月21日部分小学生因违法补碘发生不良反应，下发了《关于防止滥用碘制品和加碘食品的紧急通知》和《补充通知》，通过报刊、广播、电视等形式向社会广泛宣传科学补碘知识。1998年5月5日由卫生部、教育部等8部委局联合举办了“防治碘缺乏病日”宣传活动，10月5日至6日在北京召开了“中国消除碘缺乏病战略国际研讨会”。组织编印“防治碘缺乏病”小学生健康教材70余万册下发各地。

## 三、计划免疫工作

1. 自1994年10月以来已连续4年监测未发现本土脊髓灰质炎野病毒病例，我国已进入消灭脊髓灰质炎证实准备阶段，组织起草了全国消灭脊髓灰质炎证实行动计划，成立了国家消灭脊髓灰质炎证实委员会和国家证实消灭脊髓灰质炎工作准备委员会，召开了第一次全体委员会议，消灭脊髓灰质炎证实准备工作正式启动。

2. 继续开展全国消灭脊髓灰质炎强化免疫活动，1998年12月4日国务院总理朱镕基在北京参加强化免疫活动并亲自为儿童服苗。1998年12月5日和1999年1月5日，完成了全国部分地区强化免疫活动，免疫4岁以下儿童5 600万。

3. 贯彻落实《1997—2000年全国预防接种安全注射规划》要求，完成了对基层安全注射师资骨干的培训工作，以加强基层人员培训工作。

4. 加强计划免疫接种率监测，制订了《全国常规免疫接种率监测方案》，对接种率报告、接种率调查、接种率监测与评价加强规范化管理。

5. 加大消除新生儿破伤风工作力度，1997年底下发了《育龄妇女破伤风监测方案》在高危县开展对育龄妇女破伤风类毒素的免疫接种，制订下发了《全国新生儿破伤风监测方案》，联合组织对贵州、广西等5省、区消除新生儿破伤风工作进行评估，改进麻疹监测工作，制订下发了《全国麻疹监测方案》。

6. 加强冷链设备的更新与补充，1998年与有关国际组织合作为全国部分省、地、县提供疫苗运输及监测车108辆，支持西藏自治区冷链设备73万美元；为部分贫困地区提供低温冰箱1 225台，为省、地级防疫机构装备冷库170台。

## 四、非传染性疾病防治工作

确定了我国慢性非传染性疾病防治策略和措施，积极推进以社区为基础，以健康促进为主要措施的慢性非传染性疾病综合防治。实施世界银行贷款卫Ⅶ健康促进项目，从重点疾病入手，开展慢性非传染性疾病防治和宣传工作。设立全国高血压日，并组织了全国范围的宣传活动。开展牙防新长征和中华口腔健康促进活动。与有关国际组织合作开展糖尿病健康教育活动计划，继续抓好试点和示范的逐步推广工作。

## 五、机构的规范化、科学化、法制化管理和人才培训工作

完善和提高卫生防疫机构评审工作，1998年3月和5月卫生部卫生防疫站评审委员会，组织对浙江省和江苏省卫生防疫站申请等级评审分别通过达到省级一等防疫站评审工作，截止1998年底全国已通过评审的省级、计划单列市级、地级和县级卫生防疫站337个。为保障防疫站评审工作质量，1998年2月在河南新郑市组织了全国省级卫生防疫站评审质量控制人员现场培训活动。

对102名地级以上卫生防疫站长（主任）进行了培训，利用联合国儿童基金会卫生防疫管理人员培训项目的资助，在吉林、江西等6省组织开展短期培训270人；在北京、上海、华西和协和医科大学培养公共卫生研究生43人。

积极参与公共卫生医师执业资格考试的有关管理、培训和准备工作。充分利用现代化的手段,加强信息交流,完成参加建立国家卫生防疫信息网的技术方案论证和设计方案上报的准备工作,为建设方便、快捷、准确的公共卫生信息系统做好基础准备工作。

(王 钊)

**【疾病监测】** 1997年中国疾病监测常规报告是通过监测系统对监测人群的基本健康状况进行个案动态监测的结果。监测系统是由145个经多层整群随机抽样产生的疾病监测点组成,包括1 000多万人口。由于具有代表性,其结论可以推论到全国人群。

对1997年的监测资料的分析表明,监测资料联合国综合指数为15.26,总体质量水平与往年基本持平,基本可用。但是各类监测资料的报告质量不同,以死亡资料报告最稳定,出生资料的报告明显存在一定的缺陷,9%监测点的报告出生率低于5‰,11%的监测点的出生性别比大于1.4。

全国疾病监测中心对以上数据,采用目前已经形成的规范方法,对数据进行调整,因而能较真实地反映中国人群的基本健康状况和动态变化。对出生、死亡和传染病的漏报情况根据每3年在全系统进行的对传染病、出生和死亡的漏报调查结果进行估计;死亡资料在漏报调整的基础上用模型寿命表进行调整;传染病采用实验室监测进行补充和印证。

1. 人口学监测结果 1997年监测人口为:10 123 860人,其中男性5 162 198人,女性4 961 662人,性别比为1.04。0～14岁人口、15～59岁人口和60岁以上人口分别为2 431 775、6 619 990.5和1 064 296.5人,其构成比为24.04%、65.44%和10.52%。

与1990～1996年监测结果比较来看,1997年0～14岁组所占比例持续缓慢下降,而15～59岁及60岁以上组所占比例则持续缓慢上升,20～25岁年龄组之前的所有年龄组人口数越来越少,呈现倒金字塔结构;与1991年相比,各年龄段人口均有所增加。

1997年共报告出生人数100 467人,出生性别比为1∶1.19;报告出生率为9.67‰,校正后出生率为13.44‰。孕产妇在医院生产的比例城市为94.63%,农村55.93%,而贫困地区仅为21.26%。

死亡病例数共报告51 759人,报告死亡率为511.26/10万,校正后为591.19/10万,报告婴儿死亡率为20.05‰,校正后为31.18‰。与往年比较没有明显的变化趋势。

不同类别地区死亡水平有明显的不同,农村婴儿死亡率虽有所下降,但仍高于城市。前者校正婴儿死亡率为34.02‰,后者为14.37‰。

2. 死因监测结果 1997年共有143个监测点上报了死亡资料,经质量评价使用了133个监测点的死亡资料,共有死亡个案51 759例,总死亡率为511.26/10万,校正后死亡率为591.19/10万。其中感染性疾病和母婴疾病3 937例,慢性非传染性疾病39 478例,意外死亡5 520例,死因不明2 824例;三大类疾病的死亡率分别为38.89/10万,389.95/10万和54.52/10万;校正值分别为44.97/10万,450.91/10万和63.04/10万。

三大类疾病的死亡变化趋势与上年相同,仍表现为感染性疾病和母婴疾病死亡率逐渐下降,慢性非传染性疾病死亡率呈上升趋势,意外伤害的死亡率基本维持恒定,这种变化在农村表现更为明显。其中支气管肺癌和交通事故的死亡率明显上升。具体如下:

感染性疾病、围产期和产科疾病的死亡率呈下降趋势,城市和农村的差别依然存在,农村人群围产期疾病的死亡率较上年有所下降。

心脑血管疾病仍然是第一位死因,报告死亡率为159.28/10万,校正死亡率为184.14/10万。其中脑血管和缺血性心脏病继续维持上升趋势。

支气管肺癌死亡率仍以平均每年4.4%的趋势上升,从1991年的14.47/10万上升到1997年的18.66/10万,自1995年以来已成为肿瘤的第一位死因。农村人群尤其是农村男性的支气管肺癌死亡率上升更为明显。

慢性呼吸系统疾病是第二位死因,报告死亡率为95.30/10万,校正死亡率为110.17/10万,仍然呈现农村高于城市的特点。

意外伤害是第四位死因,报告死亡率为54.52/10万,校正死亡率为63.03/10万。总人群中交通事故仍为意外伤害的第一死因,但农村人群中自杀和自伤仍是第一位死因,其中农村女性的自杀率最高,达16.69/10万。

3. 传染病的发病和死亡 1997年共有143个监测点完成本年度传染病疫情报告。由于计算机软件等技术原因,大多数监测点1997年只报告了户口在监测区内人口的传染病疫情。

1997年全国疾病监测系统甲、乙类和丙类传染病的报告发病数为37 506例和44 616例,分别死亡114和0人,发病率分别为354.15/10万和428.48/10万,校正发病率为627.94/10万和763.35/10万。呈下降趋势,与预期值相比下降了14.21%,与上年发病水平持平。

性传播疾病的报告发病率为18.88/10万,超过了其预期值的上限呈上升趋势。

甲型肝炎和乙型肝炎的报告发病率分别为28.72/10万和49.20/10万。从1992～1997年的报告数据看,病毒性肝炎各型所占比例的变化趋势是,甲型和未分型肝炎呈下降趋势,乙型肝炎呈上升趋势。城市5岁组发病高峰仍未出现,再次证实了乙肝疫苗接种的效果。

1997年全国监测点报告并经核实暴发疫情6起,暴发病种为痢疾、伤寒钩体、流感和霍乱。

1997年监测系统共报告流动人口甲、乙类传染病3 085例,死亡1例。

4. 结论 中国人群的疾病模式正处在转变之中。1997年中国人群的前4位死因是心脑血管疾病、慢性呼吸系统疾病、肿瘤和意外伤害。其中有些疾病的死亡率或死因顺位上升速度很快，已成为紧迫的卫生问题，应当引起注意。

心脏病和脑卒中：仍是中国人群的主要死因，也是造成中年人早死或残疾的主要原因，其潜在寿命损失年是很高的。

支气管肺癌：已占肿瘤死因的第一位，农村肺癌尤其农村男性肺癌的上升很快。

肝癌：占肿瘤死因的第二位，中国人群的肝癌死亡率在世界范围内属于高水平，由于其发病年龄较早，危害很大。

交通事故：上升速度很快，自上年已为意外伤害中的第一位死因。与1991年相比，死亡率上升了52.7%，平均每年上升7.5%。

自杀：仍然是农村人群意外伤害的第一位死因。中国人群的自杀率水平高居不下，尤其是农村女性的自杀率非常高，达16.69/10万。

性传播疾病仍呈明显的上升趋势。

对以上问题，应根据主要疾病以及主要死因不同的地区分布特征、人群分布特征和时间特征进行深入分析，结合疾病自然史的研究，进一步确定高危人群，采取分级分类的干预措施，提高预防策略模式的效价比。

另外，个别监测点资料的质量不高，有待于从运转机制和技术操作方面进行深入研究，加强监测人员的培训，进一步完善监测系统的工作，提高监测资料质量。

（杨功焕）

**【卫生监督工作情况通报】** 1998年卫生监督监测和执法检查结果通报如下：

**一、食品卫生**

1. 食品卫生监督工作据1998年31个省、自治区、直辖市（缺台湾）报告统计，全国食品卫生经常性监督户数4 531 830户，实监督户数为4 437 348户，监督覆盖率为97.92%，监督户次数15 108 180户次，合格户次13 539 474户次，合格率为89.62%，户监督频次3.4次。预防性卫生监督应监督项目数为193 253项，参与设计审查124 836项，合格118 270项，审查率64.59%，合格率为94.74%，参与竣工验收项目数128 215项，合格124 838项，验收率66.35%，合格率97.37%。

2. 食品卫生监测工作 1998年31个省、自治区、直辖市报告统计，共监测各类食品1 582 263件，合格件数1 396 876件，食品卫生监测总合格率88.28%。生产加工业监测件数为769 774件，合格676 510件，合格率为87.88%。销售服务业监测件数为813 846件，合格件数720 366件，合格率88.51%。食品用产品监测件数60 219件，合格件数50 464件，合格率83.80%；监测件数6 322 594件，合格件数5 026 565件，合格率79.50%。

3. 食品从业人员健康检查 1998年据31个省、自治区、直辖市的报告统计，对12 594 535名从业人员中的12 402 448名食品从业人员进行了健康检查，体检率为98.47%，实检合格人数12 024 754人，体检合格率为96.95%。

4. 与上年同期比见附表。

**二、环境卫生**

1. 事故性环境污染情况 1998年9个省、自治区、直辖市报告了15起事故性环境污染，涉及110 797人，导致1 057人发病。

2. 公共场所卫生监督、监测情况 1998年据30个省、自治区、直辖市（缺台湾）报告统计，应监督户数620 290户，监督户数601 750户，监督覆盖率97.01%。监测户数438 608户，监测项次数6 470 796项次，合格项次5 924 800项次，合格率91.56%。

3. 从业人员体检情况 1998年据30个省、自治区、直辖市报告统计，公共场所从业人员2 900 459人，应检人数2 615 189人，实检2 543 244人，体检率97.25%，检出病人27 490人，检出率1.08%，调离人数26 957人，调离率98.06%。化妆品生产企业从业人员43 483人，应体检31 621人，实体检30 588人，体检率96.73%，检出病人231人，检出率为0.76%，调离231人，调离率100.00%。

4. 化妆品生产企业卫生监督情况 1998年据30个省、自治区、直辖市报告统计，企业数2 994户，监督企业数2 795户，监督覆盖率93.35%。

5. 化妆品产品卫生监督情况 1998年据30个省、自治区、直辖市报告统计，检验件数52 298件，合格件数47 794件，合格率91.4%。进口化妆品产品检验件数2 987件，合格件数2 604件，合格率87.2%。国产化妆品产品检验件数49 311件，合格件数45 190件，合格率91.6%。

**三、学校卫生**

1. 学校卫生监督情况 据29个省、自治区、直辖市（缺新疆、西藏、台湾）报告统计，1998年全国实际监督学校数44 971所，合格学校数为34 447所，辖区内应监督学校数189 549所。监督覆盖率为23.73%，合格率为76.60%。其中预防性卫生监督为8 505所，合格学校为6 470所，合格率为76.07%。

2. 学校学生预防保健情况 学校学生体检人数为11 979 696名，学校应体检学生数73 876 086名，体检率为16.22%。各类别学校较去年实际体检学生总数呈增加趋势。

3. 学生生长发育情况 据1998年报告统计，学生身高上等率为15.44%，下等率为6.9%；体重上等率为16.87%，下等率为6.23%。

4. 学生常见病患病情况 据1998年报告统计，营养不良的学生占11.02%，其中市中学校患病率最高为16.53%。肥胖的学生占2.89%，肥胖的发生率比1997年低，普通高校、县中学、县小学类肥胖发生率比1997年高，其它类别学校中的肥胖发生率较1997年均有所下降。视力不良的学生占25.4%，较1997年有所上升，但各类别中普通高校、中专、技工学校、县中学有所上升，市中学、市小学、县小学有所上升。尤其普通高校中视力不良的学生占体检学生数的

53.70%,由此可见在高校中开展爱眼活动意义重大。沙眼的学生占8.85%,沙眼患病率1998年低于1997年,患病率最高的为市中学。贫血的学生占17.0%,贫血患病率县中学最高。蛔虫感染率为8.14%,龋患率16.99%。

5. 学生常见病防治情况　据1998年报告统计,平均每位龋患学生补牙0.22颗,沙眼治疗率为52.14%,贫血治疗率为46.65%,驱虫投药率63.27%。

6. 学生疾病发生情况　据1998年报告统计,对全国18 308所监测学校的8 741 707名学生进行了因病缺课登记,缺课总人数4 811 183人天数,因病缺课人均约半天。辖区内因病休退学的学生占学生总数的1.15‰,学生死亡率为6.54人/10万,疾病死亡率为2.43人/10万,意外死亡率为4.10人/10万。意外死亡率高于疾病死亡率;意外死亡率农村高于城市;疾病死亡率农村高于城市,中学高于小学。

## 四、卫生监督监测人员构成情况

1998年据27个省、自治区、直辖市(缺内蒙、湖南、青海、西藏、台湾)的报告统计,各级卫生行政机关、卫生专业机构中从事公共卫生的人员总数为150 848人,其中卫生监督员是75 246人。卫生行政部门为16 300人,其中卫生监督员9 506人。卫生专业机构为134 548人,其中卫生监督员65 740人。卫生监督员占公共卫生人员总数的49.9%,卫生行政机关的卫生监督员占监督员总数的12.6%,卫生专业机构卫生监督员占监督员总数的87.32%。卫生专业机构中卫生监督员分布:站所级领导7 253人、传染病卫生监督员15 568人、食品卫生监督员24 163人、劳动卫生监督员4 247人、放射卫生监督员2 394人、环境卫生监督员8 320人、学校卫生监督员3 795人,分别占卫生专业机构中卫生监督员的11.03%、23.68%、36.76%、6.46%、3.64%、12.66%、5.8%。

1. 卫生监督、监测人员在省、地、县三级分布情况　省级卫生机构卫生人员7 107人,其中监督员是2 907人,卫生监督员占卫生人员数的40.90%。地级卫生机构中卫生人员为34 802人,其中监督员为16 692人,卫生监督员占卫生人员数的47.96%。县级卫生机构中卫生人员为108 939人,其中监督员为55 647人,卫生监督员占卫生人员的51.08%。

2. 省、地、县三级卫生监督员的构成　全国省、地、县三级卫生监督员构成情况:省级监督员占全国监督员总数的3.9%,地级22.18%,县级73.40%。卫生监督员占报告地区人口数的6.9/10万。1997年全国报告监督员为60 078人,占报告地区人口数的5.2/10万,1996年全国报告监督员数为41 453人,占报告地区人口数的3.9/10万。由此可见单位人群中监督员数量呈现出一种稳中有升的趋势,但单位人群中监督员数量仍然偏低。

3. 卫生监督员的学历、职称等构成　从报告数据统计,我国卫生监督员在学历构成方面:研究生0.3%,本科生13.8%,大专生26.5%,中专生48.46%,仍有11.0%的无学历。在无学历的监督员中,县级为9.5%,地级为1.4%,省级为0.05%。

卫生监督员的职称构成:高级职称7.1%,中级职称35.3%,初级职称50.4%,无职称7.2%。无职称的监督员中,卫生行政机关占29%;专业机构占4.4%。

卫生监督员的职称构成几年均以初级职称为主。无职称的1996年为7.7%,1997年为7.6%,1998年为7.2%,呈下降趋势。

卫生监督员的学历构成1998年中专生所占比例最高,其次是大专生。高学历的研究生三年分别为0.15%、0.2%、0.3%,本科生为12.3%、13.7%、13.8%。分析表明,我国卫生监督员的综合素质水平呈增高趋势。

卫生监督员年龄构成上30～54岁为主体骨干力量,所占比例较大。

## 五、放射卫生

1. 放射工作规模　据全国31个省、自治区、直辖市的数据统计,1998年全国放射工作户数达55 623户,放射工作人员达192 701人,基本上与1997年持平。操作放射性同位素的单位达9 660户,其中主要是除了放射治疗、辐照应用和工业探伤以外的密封源其他应用,占操作放射性同位素总户数的66.4%。射线装置用户(含生产)为49 945户,其中X射线诊断机用户占90.4%。1998年的全国放射工作人员中操作放射性同位素的为46 118人,占23.9%;操作射线装置的为145 153人,占75.3%;核设施的工作人员仅1 430人,占不足1%。

根据统计,全国放射设备1998年有11.2万台,与1997年相比,只增加4.9%,但放射性同位素的放射治疗设备有明显增加,虽然1997年比上一年减少了3.7%,而1998年的增长率为21.9%。医用加速器1998年达329台,比1997年增加13.4%。

根据统计,1998年全国放射产品的生产总数是7 129台,进口产品数量的市场占有率仅为4.9%,而去年是6.3%。进口产品数量最多的是CT装置,但在全国的市场占有率仅为31.3%。医用加速器进口12台,它的市场占有率达到60%。

总体看来,全国的放射工作户数,放射工作设备数,放射产品的生产和进口数,以及放射工作人员数都在不断增长,但增长速度比较平稳,各专业的增长速度均不明显。

2. 许可证管理　全国发放放射工作许可证5.4万份。应用辐射源单位的持证率为90.0%,其中操作放射性同位素的持证率为88.1%,而操作射线装置的持证率为90.3%,最高的是放射性同位素应用中的放射治疗和辐照应用,他们使用高活度放射源,持证率分别达到98.2%和98%。

放射性同位素密封源其他应用中的持证率为85.9%,这相当于约有1 000个用户没有许可证,即放射源的使用没有处在有效控制之下，所以，今年放射事故的92.9%发生在这个领域也是必然的。

3. 卫生监督和监测 1998年全国放射卫生的经常性监督的应监督户数为58 039户，实监督率是76.3%，其中合格率为92.5%。行政处罚率为0.7%。密封源其他应用实监督率79.9%。预防性卫生监督中，应监督项目是1 982项，实审查率为77.1%，其中合格率为95.9%。总的来看，实监督率较低。

外照射水平、空气污染、表面污染及样品监测总次（件）数分别为705 492、1 721、24 409和3 256次（件）。其合格率分别为94.8%、99.4%、96.4%和87.7%。外照射水平、空气污染和表面污染监测的主要对象分别是X射线诊断、非密封源其他应用和核医学。

4. 放射事故与放射病 根据1998年报告统计，1998年发生放射事故28起，比1997年增加了11起，受照人数64人，比1997年增加了36人，创近几年来的最高水平。高达89.3%的事故发生在密封源应用单位。因此，加强小放射源的管理迫在眉睫。

本统计年度的放射病新病例数为29例，基本上与1997年持平。新病例主要来自X射线诊断和放射性同位素的放射治疗，分别占75.9%和10.3%。

5. 培训工作 1998年接受放射防护培训的人数为63 520人，占放射工作人员数的32.9%，比去年增长接近7个百分点。但是，放射性同位素、放射治疗、辐照应用和密封源其他应用的培训率分别为28.9%、23.1%和25.4%。

6. 个人剂量 1998年个人剂量监测人数为83 981人，占应监测人员数的47.7%，比1997年略有增加。X射线诊断的人均年剂量当量达到2.433mSv。

## 六、劳动卫生

据全国30个省、自治区、直辖市（缺西藏、台湾）的报告统计，1998年度共报告各种职业病新病例10 637例，其中尘肺新病例8 285例，占报告总数的77.9%。急性职业中毒510例，慢性职业中毒1 068例。全国有有害作业的厂矿274 600个，接触有害作业的工人16 027 082人，年内接受职业性健康检查9 430 449人，实际接受了职业性体检者3 117 663名，受检率为33.06%；应监测有害作业点1 384 546个，实际监测789 532个，监测率为57.2%，其中符合国家卫生标准的有545 201个，监测合格率为69.05%。

## 七、附表1～12

**表1 1998、1997年全国食品卫生监测情况**

| | 监测件数 | | 合格件数 | | 合格率% | |
|---|---|---|---|---|---|---|
| | 1998 | 1997 | 1998 | 1997 | 1998 | 1997 |
| 合计 | 1 582 263 | 1 331 266 | 1 396 876 | 1 158 575 | 88.28 | 87.02 |
| 生产加工业 | 769 774 | 678 021 | 676 510 | 591 825 | 87.88 | 87.28 |
| 销售服务业 | 813 846 | 653 245 | 720 366 | 566 750 | 88.51 | 86.75 |

**表2 1998年全国食物中毒情况**

| | 总计 | 动物性食品 | 植物性食品 | 其他 |
|---|---|---|---|---|
| 中毒起数 | 592 | 242 | 264 | 92 |
| 中毒人数 | 18 533 | 8 351 | 1 145 | 3 353 |
| 死亡人数 | 114 | 16 | 81 | 17 |

**表3 1998、1997年全国食品卫生监督覆盖情况**

| 年份 | 应监督户数 | 实监督户数 | 监督户次 | 监督覆盖率% | 户监督频次 |
|---|---|---|---|---|---|
| 1997 | 3 898 469 | 3 795 421 | 12 862 777 | 97.36 | 3.39 |
| 1998 | 4 531 830 | 4 437 348 | 15 108 180 | 97.92 | 3.40 |

**表4 1998年事故性环境污染情况**

| | 发生起数 | 暴露人数 | 发病人数 | 死亡人数 | | 发生起数 | 暴露人数 | 发病人数 | 死亡人数 |
|---|---|---|---|---|---|---|---|---|---|
| 总计 | 15 | 110 797 | 1 058 | 0 | 二次供水系统 | 1 | 37 | 7 | 0 |
| 气合计 | 2 | 100 008 | 283 | 0 | 自来水水源 | 1 | 510 | 23 | 0 |
| 大气 | 1 | 100 000 | 280 | 0 | 地面水 | 1 | 120 | 55 | 0 |
| 室内空气 | 1 | 8 | 3 | 0 | 地下水 | 4 | 816 | 86 | 0 |
| 水合计 | 12 | 10 789 | 775 | 0 | 土壤 | 1 | 0 | 0 | 0 |
| 自来水管网 | 5 | 9 306 | 604 | 0 | | | | | |

**表 5　1998 年全国公共场所从业人员体检情况**

| | 从业人员数 | 应检人数 | 实检人数 | 体检率（%） | 检出病人数 | 检出率（%） | 调离人数 | 调离率（%） |
|---|---|---|---|---|---|---|---|---|
| 公共场所 | 2 900 459 | 2 615 189 | 2 543 244 | 97.25 | 27 490 | 1.08 | 26 957 | 98.06 |
| 化妆品生产企业 | 43 483 | 31 621 | 30 588 | 96.73 | 231 | 0.76 | 231 | 100.00 |

**表 6　1998 年全国化妆品产品卫生监督监测情况**

| 产品 | 总计 | 进口 | 国产 |
|---|---|---|---|
| 检验件数 | 52 298 | 2 987 | 49 311 |
| 合格件数 | 47 794 | 2 604 | 45 190 |
| 合格率（%） | 91.4 | 87.2 | 91.6 |

**表 7　1998 年全国化妆品生产企业卫生监督情况**

| | 企业数 | 监督企业数 | 监督覆盖率（%） |
|---|---|---|---|
| 总　　计 | 2 994 | 2 395 | 93.35 |
| 国　　营 | 306 | 280 | 91.50 |
| 集　　体 | 1 184 | 1 117 | 94.34 |
| 个　　体 | 977 | 901 | 92.22 |
| 中外合作 | 112 | 109 | 97.32 |
| 中外合资 | 306 | 288 | 94.12 |
| 外商独资 | 109 | 100 | 91.74 |

**表 8　1996～1998 全国学校卫生监督覆盖率、合格率**

| 年份 | 监督覆盖率（%） | 监督合格率（%） |
|---|---|---|
| 1996 | 13.0 | 75.1 |
| 1997 | 16.9 | 68.2 |
| 1998 | 23.7 | 76.1 |

**表 9　1998 年全国学校卫生监督情况**

| | 应监督学校 | 实监督学校 | 合格学校 |
|---|---|---|---|
| 总计 | 189 549 | 44 971 | 34 447 |
| 经常性监督 | 166 600 | 36 466 | 27 977 |
| 预防性监督 | 22 949 | 8 505 | 6 470 |

**表 10　1998 年全国放射性同位素及射线装置的有关人员体检情况**

| | 体检人数 | 放射病新病历数 | 不适宜数 | 调离人数 |
|---|---|---|---|---|
| 总计 | 84 313 | 29 | 820 | 163 |
| 放射性同位素 | 16 369 | 5 | 100 | 26 |
| 射线装置 | 67 866 | 24 | 717 | 137 |
| 核设施 | 78 | 0 | 3 | 0 |

**表 11　1998 年全国放射事故发生情况**

| | 零级（起） | 一级（起） | 二级（起） | 三级（起） | 受照人数 |
|---|---|---|---|---|---|
| 总计 | 7 | 12 | 15 | 1 | 64 |
| 放射性同位素 | 7 | 12 | 15 | 1 | 64 |
| 射线装置 | 0 | 0 | 0 | 0 | 0 |
| 核设施 | 0 | 0 | 0 | 0 | 0 |

**表 12　1998 年全国放射工作人员外照射个人剂量监测情况**

| 工种 | 应监测人员数 | 实监测人员数 | 实测率%（人.S） | 实测集体剂量当量（mSv.a） | 人均年剂量当量 |
|---|---|---|---|---|---|
| 合计 | 177 032 | 83 981 | 47.4 | 160.830 | 1.915 |
| 放射性同位素 | 40 226 | 19 707 | 49.0 | 22.353 | 1.134 |
| 射线装置 | 135 385 | 63 687 | 47.0 | 137.836 | 2.164 |
| 核设施 | 1 421 | 587 | 41.3 | 0.641 | 1.092 |

（樊秀娥　王京平　麦慧群　白呼群）

**【慢性非传染病防治健康促进工作】** 随着医学模式转变和人口老龄化速度加快，加之人们生活方式的改变(如吸烟率增高、高动物脂肪、高盐饮食、缺乏锻炼等)以及环境变化，从70年代开始，我国慢性非传染病(以下简称慢性病)引起的死亡占总死亡的比例不断增加，主要慢性病的死亡率、发病率、患病率持续上升，慢性病已经成为我国居民主要死因，它对人群健康的危害日益严重，成为当前威胁居民健康及生命的主要疾病。

健康促进策略是当前国际上防治慢性病中采用广泛和有效的策略。1996年我国利用世界银行贷款，在北京、天津、上海、成都、洛阳、柳州、威海等7个城市开展疾病预防项目健康促进子项目，开始了利用健康促进策略防治慢性病的大范围实践，也揭开了中国慢性病防治健康促进工作的序幕。

我国慢性病防治健康促进工作采用了建立适宜的慢性病防治政策环境、为各地培养骨干人员、建立信息监测系统、针对危险因素采取干预等综合措施。自1996年开始，各城市结合当前卫生改革重点，将慢性病防治纳入到社区卫生服务中，积极探讨我国慢性病防治的运转机制与策略，制定医院35岁以上首诊病人测血压制度等政策，使慢性病防治逐步融进卫生部门的日常工作。缺乏健康促进专业人员是目前困扰我国慢性病防治健康促进的主要问题，卫生部采用请进国外技术专家举办国内培训班、派出骨干人员外出培训、考察等形式，学习健康促进理论与方法，吸收美国、澳大利亚、芬兰等国从事慢性病防治健康促进的经验，3年共计举办不同内容国内短期培训班26期，派出200人次赴国外培训和考察，为中央和地方培养了一批从事慢性病防治健康促进的骨干力量，在当地的慢性病防治工作中发挥了领头作用。1996年起，卫生部在7个城市建立了中国人群行为危险因素监测系统，每月收集人群中与慢性病相关的行为危险因素流行情况，同时还在7个城市每2年一次开展社会环境监测，收集与慢性病防治相关的涉及法律法规实施情况、教育、媒介宣传等社会环境因素。前述2项监测以及原有的我国居民死因监测提供的资料和信息，为开展慢性病防治健康促进工作的效果提供反馈，利于及时发现问题和修改执行计划。慢性病防治健康促进工作的关键在于干预，目前各城市主要针对慢性病的主要行为危险因素(吸烟、不合理膳食、缺乏运动、高血压)设计干预活动，通过不断实践，北京、天津、柳州在高血压控制方面，上海、威海、洛阳在控制吸烟方面，成都、柳州在膳食干预方面结合当地情况取得了一定经验。在慢性病社区综合防治工作中，卫生部借鉴了慢性病防治健康促进策略，对慢性病社区综合防治起到了积极的推动作用。

(严　俊)

**【慢性非传染性疾病综合防治社区示范点】** 为推动我国慢性非传染性疾病(简称慢病)防治工作的进展，卫生部进一步加强对全国22个示范点的管理、指导、监督。3月卫生部疾病控制司举办了慢性非传染性疾病干预、监测及评价培训班，组织专家对各示范点进行分片指导，提出了对示范点工作的整体要求。组织有关人员修改了“慢性非传染性疾病综合防治社区示范点培训手册(暂定)”，印发了6期简报，及时把有关的技术信息、动态传播到各示范点。鉴于湖北、黑龙江、河南、贵州、重庆等省、市政府及卫生主管部门对慢病防治工作的重视和现有的工作基础，疾病控制司在上述5省(市)分别增设1个示范点并下拨了启动经费和提供了防治方案。

各示范点继续探索以社区为基础，以健康教育和健康促进为手段的综合防治工作，以防为主，防治结合。结合各地的实际情况，探索符合当地社会经济发展的良性运转模式，出现了一些有特色的示范点。辽宁省沈阳市和平区示范点，以开展高血压社区防治为突破口，满足社区居民的预防、保健、治疗、康复、健康教育的需求，密切了居民与基层卫生机构的关系，调动了基层医务人员的积极性，增强了基层卫生机构的能力。广东省中山市古城镇示范点，积极探索慢病综合防治的筹资机制，为确保慢病预防经费打下基础。四川省成都市武侯区示范点完善了慢病综合防治社区网络。山东省济南市槐荫区示范点把慢病防治纳入了社区卫生服务体系，综合管理。北京市西城区示范点通过基线调查，了解该社区居民膳食结构、生活习惯、健康状况、卫生知识水平、卫生服务需求、医疗设施配置与利用以及医疗费用支出方式等情况，进而针对该社区的主要健康问题，以普及营养知识、改善烹调习惯、宣传合理膳食等为主要干预手段，在该社区11万居民中开展高血压宣传、冠心病、脑卒中、糖尿病、肿瘤等慢性病的社区预防，从中探索出适合我国城市居民情况的社区慢病防治模式。江苏省以太仓市示范点为模式，编制慢病社区防治工作程序的录像带在全省推广。这些示范点的工作为慢病防治的进一步发展，探索更深层次的工作打下了良好的基础。

(雷正龙)

**【三峡库区人群健康监测】** 长江三峡工程是一项跨世纪超大型水利枢纽工程，水库工程施工期间和蓄水运行后对自然环境的巨大改变所产生的疾病与公共卫生问题不容忽视。为了预防和控制重点传染病、寄生虫病的暴发流行、为各级卫生行政领导防病决策提供科学依据，在国务院三建委、中国长江三峡工程开发总公司、卫生部的支持下，开展了人群健康监测工作。该监测工作在卫生部领导下，由中国预防医学科学院牵头，重庆、湖北有关地区参加，共同组成监测组，负责具体实施。此工作已进行3年，获得了当地基本卫生资料及法定传染病(1997年发病率695.23/10万)、地方病资料，并由国家环境保护总局在长江三峡工程生态与环境监测公报中对外公布，其监测结果对今后评价水库建设对环境影响将是十分重要的。与此同时，为确保三峡水库的水是清洁的，水库蓄水之前结合移民搬迁做好库区卫生清理尤为重要。1998年春，由卫生部三峡办公室、国务院三建委移民局办公室联合在湖北省巴东县召开会议，与会代表有卫生部、三建委移民局、中国预防医学科学院、湖北省、重庆市及有关市县卫生局、移民局、卫生防疫站人员共64人参加会议，商讨水库库底卫生清理的组织领导、资金筹集及实施技术措施等，与会代表取得了共识。一年来宜昌、秭归、巴东、兴山县库底卫生清理工作进展顺利，其余县市均按要求分步进行。

（苏宗鳌　黄　瑛）

**【我国设立第一个全国高血压日】** 高血压是当前我国流行最广泛的心血管疾病。据调查，15岁以上人群高血压患病率为11.8%。高血压最常见的并发症为脑卒中、冠心病和肾功能衰竭。我国脑卒中的发病率仅次于前苏联，居世界第二位。目前，估计全国有幸存脑卒中患者600万，其中75%丧失劳动能力，40%重度致残。高血压的高患病率，其严重并发症的高致残率和高死亡率已经对人民健康构成严重威胁，并给国家、社会和家庭带来沉重的负担。

然而，高血压是可防可治的。研究表明，健康的生活方式，合理饮食，加强体育锻炼，控制吸烟，减少饮酒等，可以使高血压发病减少55%，而高血压的早期防治又可再减少50%的心脑血管合并症，即75%的高血压及其所引发的心脑血管疾病是可以预防和控制的，然而我国当前高血压的控制率不足3%。

为唤起各级政府、社会各界和广大人民群众对高血压问题严重性、防治紧迫性的重视，共同努力遏制高血压在我国的流行，卫生部确定每年的10月8日为“全国高血压日”。通过开展高血压日宣传活动，树立高血压的防治是全社会共同责任的观念，正确引导群众的保健需求，提高全民的自我保健意识和高血压防治知识水平，自觉改变不卫生的行为、习惯，主动采取健康的生活方式，积极预防高血压的发生和减少疾病危害。并以此为契机，带动全国慢性病防治宣传工作。

为了做好第一次全国高血压日宣传活动，卫生部在1998年初召开了有关部委、专家参加的座谈会，论证设立“全国高血压日”的必要性，取得广泛共识，两次召开新闻媒体座谈会，向新闻界介绍我国高血压防治的现状、设立高血压日的目的、意义及高血压防治策略和措施，并在中央及有关省(市)的新闻媒体上开辟宣传专栏，组织开展全国性的知识竞赛，组织专家编写“高血压防治教育手册”，制作宣传挂图、海报。卫生部疾病控制司向全国各省市发出了“关于开展1998年全国高血压日宣传活动的通知”，确定了1998年全国高血压日宣传活动的主题是“了解您的血压”。要求各地围绕这一主题，结合当地特点，开展宣传活动，同时争取地方政府领导的参与和支持。

10月8日卫生部在人民大会堂举办了大型座谈会。全国人大常委会副委员长王光英、世界卫生组织驻华代表处Dr. Gee出席了座谈会。出席会议的还有国务院有关部(局)、全国10个省（市）卫生厅(局)的代表、吴英恺教授、方圻教授等著名高血压病防治专家、企业界和全国10城市的群众代表以及新闻界的朋友200多人。

全国各省、自治区、直辖市根据卫生部的要求，积极组织开展高血压日宣传活动，其中北京、上海、天津、河北、陕西、宁夏、湖北、浙江、广东、四川、辽宁、江苏、大连卫生厅(局)组织参加了由卫生部发起的联合知识竞赛活动，在有关新闻媒体开设专栏，宣传高血压防治知识，10月8日前后，举行颁奖、咨询、展览、发放宣传材料等活动。

（雷正龙）

**【流感监测】** 1998年是我国流感多发的一年。年初香港特别行政区发生了禽（H5N1）流感，夏季我国南方发生了范围较为广泛的流感暴发，年末我国青海、宁夏、甘肃、新疆、黑龙江、辽宁、内蒙和北京相继发生了H3N2亚型毒株引起的流感流行。

为了解我国内地禽（H5N1）流感概况，卫生部和WHO共同组织了流感专家小组共14人，他们来自WHO总部，西太区、驻京办事处、美国疾病控制中心、日本公共卫生研究院、我国内地和香港特别行政区于1998年1月16日～23日对我国，尤其与香港特别行政区毗邻的广东省一些卫生防疫站，国境检疫所，鸡场和农贸市场进行了流感考察。考察团抵京时，卫生部领导还接见了他们。考察结束时，专家小组对我国流感监测现状进行了评估，并就如何加强流感监测，尤其禽(H5N1)流感监测提出了一些建议。

1998年2月中旬卫生部在广州组织召开了以广东省为主，广西和海南派代表参加的禽（H5N1）流感监测研讨会。决定在广东省建立8个（广州、深圳、佛山、云浮、湛江、汕头、韶关和珠海）禽(H5N1)流感监测单位，广州中山医科大学第一附属医院等11个医院为监测点，制定了监测方案。当年3月10日～12日，在北京召开了全国流感实验室监测培训班。经过大家共同努力，基本上弄清了H5N1毒株在我国广东省人群和鸡群活动概况并取得了一些新发现。

（郭元吉）

**【《国内交通卫生检疫条例》颁布实施】** 国务院于1998年11月28日批准发布了《国内交通卫生检疫条例》(以下称《条例》)，并于1999年3月1日起实施。

依据《中华人民共和国传染病防治法》第三十一条的有关规定，为了防止传染病借交通工具造成传播、扩散，1991年底卫生部会同铁道部、交通部、民航总局开始制定《条例》的工作。起草制定《条例》坚持以下4个原则：①有利于传染病防治法的贯彻执行；②有利于各部门的生产和工作；③与国内现有法规的协调；④充分利用各部局现有的卫生防疫资源。起草小组成员来自各部局，经多方听取意见，并进行实地调研，形成《条例》送审稿。1995

年底卫生部党组正式通过《条例》送审稿。

《条例》的适用范围分检疫传染病疫区和非检疫传染病疫区两种情况，《条例》第二条作了明确规定，“列车、船舶、航空器和其他车辆（以下简称交通工具）出入检疫传染病疫区和在非检疫传染病疫区的交通工具上发现检疫传染病疫情时，依照本条例对交通工具及其乘运的人员、物资实施交通卫生检疫”。《条例》第七条对非检疫传染病疫区的交通工具实施交通卫生检疫的条件作了规定。

《条例》规定的检疫传染病是指鼠疫、霍乱以及国务院确定并公布的其他传染病。这样规定既符合传染病防治法对鼠疫、霍乱强制管理的要求，也与国际检疫传染病（鼠疫、霍乱）管理相一致。

《条例》第四条明确授权了国务院铁路、交通、民用航空行政主管部门的卫生主管机构根据职责划分，负责各自范围内的国内交通卫生检疫工作。同时《条例》第十三条、第十四条、第十五条也明确规定了他们所享有的处罚权限。这样规定，考虑到控制检疫传染病借交通工具及其乘运的人员、物资传播的交通卫生检疫措施的实施，主要是由交通工具的主管部门，即铁路、交通、民用航空行政主管部门的卫生主管机构完成，同时也考虑到铁路、交通和民用航空行政主管部门的卫生主管机构已具备实施国内交通卫生检疫的客观条件，所以这样规定的目的是为了有利于交通卫生检疫的实施和充分利用各部门现有的卫生防疫资源。

《条例》第六条和第八条，对出入检疫传染病疫区和在非检疫传染病疫区的交通工具上实施交通卫生检疫的措施分别作了不同的规定。体现了地方与交通部门密切配合，共同落实国内交通卫生检疫措施的原则。

（卫生部传染病防治监督管理办公室）

**【全国卫生防疫站等级评审工作】** 全国各地各级卫生行政部门把创建等级卫生防疫站纳入卫生工作目标责任制，认真制订并实施创建等级卫生防疫站工作规划，坚持积极、稳妥的原则，有计划扩大评审范围。

各地坚持把创建工作放在内涵建设上，立足全面提高卫生防疫站工作规范化、标准化、程序化管理水平。把争创等级站工作与职业道德、廉政、文明建设相结合，全面提高卫生防病工作水平。

根据《全国卫生防疫站评审管理办法（试行）》和《全国卫生防疫站评审标准》，在1998年共有山东、浙江、四川、甘肃、吉林、山西、海南等20个省、自治区、直辖市的173个卫生防疫站通过了等级评审。其中浙江省卫生防疫站、江苏省卫生防疫站分别被卫生部卫生防疫站评审委员会评为省级一等卫生防疫站。各地共评出计划单列市一等卫生防疫站2个；地级一等卫生防疫站28个；地级二等卫生防疫站10个。另有76个卫生防疫站被评为县级一等卫生防疫站；54个卫生防疫站通过县级二等卫生防疫站评审；1个卫生防疫站被评为县级三等卫生防疫站。

（胡　光）

## 计划免疫

**【全国消灭脊髓灰质炎工作进展】** 我国消灭脊髓灰质炎（脊灰）各项工作取得了实质性的进展，到1998年底，全国已连续4年没有发现本土脊灰野病毒，我国已经正式进入消灭脊灰证实的准备阶段。经过一年的努力，我国脊灰疫苗常规免疫接种率保持在较高水平，仍然在大部分地区开展脊灰疫苗的全国免疫日活动，取得较好的成绩。脊灰的监测工作质量有很大的提高，所有监测质量控制指标均已达到WHO要求的标准，在WHO西太平洋地区处于领先地位。15岁以下儿童非脊灰急性弛缓性麻痹（AFP）报告发病率达到1.67/10万；87%的AFP病例在发病后两周内采集了双份大便标本；90%的大便标本在采集后7天内送到省级脊灰实验室；93%的大便标本在收到后30天内能够反馈病毒分离结果；83%的AFP病例的随访表在75天内送达省级卫生防疫站；全国脊灰实验室网络非脊灰肠道病毒分离率达到15.0%，监测工作的敏感性和及时性进一步得到提高。

1998年初由国家脊灰实验室组织的年度省级脊灰实验室职能考核结果，全国31个省级实验室全部取得合格成绩，有90%的省级脊灰实验室获得100分的好成绩。10月卫生部与WHO联合组织对12个省级脊灰实验室进行再度确认工作。到目前为止，全国已有29个省级脊灰实验室被确认为合格实验室，表明我国省级脊灰实验室具备从事脊灰病毒分离和定型的技术能力，也表明我国的脊灰病毒学监测结果可靠。

卫生部将消灭脊灰作为我国疾病控制工作的重点工作之一，为保证消灭脊灰各项策略和措施的落实，卫生部组织了国内及WHO、美国疾病控制中心（CDC）、日本国际协力事业团（JICA）、联合国儿童基金会（UNICEF）等国际组织与机构的专家加强对薄弱地区消灭脊灰各项工作的督导与评估，推动当地消灭脊灰各项工作。同时，继续加强人员培训，完成对省级脊灰流行病学和病毒学的人员培训工作，重点在提高业务能力和技术水平。3月卫生部组织国内外专家对新疆自治区、地、县三级消灭脊灰的各项工作进行了全面的培训，取得了较好的效果；8月卫生部组织国内外专家对西藏的AFP监测工作进行了培训。培训工作就监测管理、流行病学监测、病毒学监测以及数据管理等方面进行讲解和实际操作。同时还对西藏的计划免疫工作进行现场考察，西藏的脊灰监测工作已经正式启动。到目前为止，全国已有31个省、自治区、直辖市建立了完整的脊灰监测系统。在省级，各地除了对流行病学监测人员的培训外，还加强了对儿科、神经科和传染科医生的培训，极大地提高了监测工作质量。

由于脊灰监测工作的进展，最初的病例调查表不能满足监测工作的需要，1998年对病例调查表进行了修改，并完成了修改后调查表的培训工作，1999 年正式启用。新的调查表将简化监测工作程序。

为了巩固消灭脊灰的成果，经国务院批准，决定继续组织实施小于全国范围的脊灰疫苗强化免疫活动，这是自 1993 年以来组织的第 6 次全国(或小于全国范围的)强化免疫日活动。1998 年有 19 个省开展了全省范围的强化免疫日活动。脊灰的强化免疫活动成功地阻断脊灰野病毒的传播。在强化免疫活动中，卫生部和 WHO 组织在京的国际组织负责人和国内外专家组成督导组和技术考察组对部分省强化免疫活动、消灭脊灰和计划免疫工作进行了督导和现场考察。

尽管 1998 年全国部分地区遭受特大洪灾，没有影响脊灰的监测工作，没有出现脊灰疫情，消灭脊灰工作也经历一次特大洪水的考验。

边境地区消灭脊灰工作得到了加强。在朝鲜、巴基斯坦接壤的边境地区的辽宁、吉林省和新疆自治区加强了监测和督导的力度。自 1995 年和 1996 年在云南发现由缅甸输入的脊灰野病毒病例以来，中缅双方共同努力，采取了一些实质性的措施，先后召开了 4 次中缅边境地区消灭脊灰协调会，共同做好消灭脊灰工作。

随着消灭脊灰工作的进展，消灭脊灰的证实工作也逐步列入日程。1998 年 6 月我国成立了消灭脊灰证实委员会和准备工作委员会。上述两个委员会成员分别由 5 名德高望重的科学家和从事消灭脊灰工作的人员组成，他们的密切合作将组织我国的消灭脊灰工作和为全球消灭脊灰证实提供我国资料。卫生部已经完成了我国消灭脊灰证实行动计划的制定。

加强消灭脊灰工作的信息交流。卫生部疾病控制司、中国预防医学科学院及 WHO、JICA、CDC、UNICEF等专家定期对全国的监测资料进行分析，研究工作中存在的问题，提出对策和解决问题的办法，并以《消灭脊髓灰质炎简报》、通知等形式反馈至各省，指导各地开展消灭脊灰工作。

继续争取 WHO、JICA、CDC、UNICEF 等国际组织与机构在脊灰疫苗、设备、实验室器材、消耗品的支持，争取在消灭脊灰技术方面的支持，争取在 AFP 病例标本采集、运送方面提供经费补助。这将进一步促进各地积极开展消灭脊灰的各项工作。

(张兴录　于竞进)

**【消除新生儿破伤风工作进展】** 1998 年消除新生儿破伤风工作成绩显著。

1. 发病情况　1998 年全国共有 909 个县报告新生儿破伤风病例 3 986 例，发病率为 0.118‰，比 1997 年的 0.216‰下降 13.01%，连续 3 年实现了新生儿破伤风发病率下降。

2. 监测情况　卫生部于 1998 年 6 月下发了《全国消除新生儿破伤风监测方案(试行)》，明确了监测目的，对病例报告、病例调查、主动监测和“零”病例报告、资料管理以及各级卫生防疫部门在监测中的职责做了明确的规定。为配合该《方案》的实施，卫生部疾病控制司于 9 月完成了省级人员培训和相关工作准备。该《方案》于 1999 年 1 月 1 日正式实施。

3. 国际合作　为加强边远、贫困地区消除新生儿破伤风工作，卫生部与联合国儿童基金会合作在内蒙古、青海、甘肃、宁夏、海南等 5 个省、自治区的 39 个新生儿破伤风高危县开展了消除新生儿破伤风合作项目。项目共支持 90 万美元，重点支持人员培训、病例调查、破类接种、社会宣传动员以及接种器材。9 月卫生部疾病控制司在西宁召开了项目工作会议，随后各项目省分别召开了项目动员会，到 1998 年底部分省已组织育龄期妇女开展了首轮接种。通过项目的执行，不仅给项目县提供了设备、经费和技术支持，更主要的是摸索了经验，培养了队伍，带动了 5 个省其他县市的工作开展。目前该项工作正在深入进行。

4. 督导评价　卫生部疾病控制司和基层卫生与妇幼保健司联合组织了由世界卫生组织、联合国儿童基金会等国际组织专家和国内专家组成的审评组对贵州、广西等 5 个新生儿破伤风发病较高省进行了审评，审评组总结了以往的工作，对下一步的工作提出了很好的建议。审评工作的开展极大地促进了各地对消除新生儿破伤风工作的重视，带动了卫生防疫和妇幼保健部门的进一步配合与合作。

(周吉坤　周　军)

**【加速麻疹控制工作】** 继 1997 年下发了《全国麻疹控制规划指南》以后，1998 年加强了麻疹监测工作，制定下发了《全国麻疹监测方案(试行)》。按照“分类指导”的原则，将我国 31 个省、自治区、直辖市分为 3 类 4 组，针对不同地区提出不同的监测内容和要求。要求各地根据当地麻疹的流行特点，并结合目前消灭脊髓灰质炎进展和要求，以及当地的卫生资源状况等，应逐步建立麻疹监测系统，包括采用统一的病例定义、病例迅速报告、暴发调查和实验室诊断等。该监测系统的建立对于系统收集麻疹发病的有关资料，分析和预测麻疹发病与流行趋势，判定高危人群，评价加速麻疹控制规划进展，制定和调整有关策略与措施等具有重要意义。

在加强麻疹监测工作的同时加强了与国际组织的合作，开展加速麻疹控制的研究，包括：①与联合国儿童基金会合作，在北京和上海两地开展流动人口中麻疹流行特点的研究，并完成了该研究的第一部分，即回归性资料分析，前瞻性研究将于 1999 年 12 月 31 日结束。②与美国疾病控制中心合作，拟从 1999 年到 2001 年，在山东、河南 2 省共 10 个地区开展麻疹监测的现场研究。已完成项目的前期准备，并开展了培训等部分工作，以通过 3 年的现场研究，发现存在的问题，提出改进意见，为在全国进一步加速麻疹控制，乃至消除麻疹积累经验。

(杨志伟　于竞进)

**【卢森堡政府继续支持我国冷链设备】** 为支持我国冷链建设，1993 年和 1996 年卢森堡政府分别提供了价值40万和90多万美元的冷链设备。包括各类冰箱和冷藏箱，用于福建、江西等8个省的部分地区、县级卫生防疫站及乡卫生院开展计划免疫工作。卢森堡政府的支持，有效地解决了部分地区疫苗贮存器材严重不足的困难，得到了使用单位和世界卫生组织的高度评价。

在前两次支持的基础上，1998年卢森堡政府决定对西藏自治区提供价值73万美元的支持，为自治区卫生防疫站提供疫苗冷藏运输车、常温、低温冷库等设备；为地区及以下部分卫生防疫站提供各类冰箱131台；冷藏箱112个；冷藏包3 766个；安全注射器材及消毒器材3 766套及部分配件和附属设备。目前设备采购工作已基本完成，部分设备已到货。由卢森堡政府、世界卫生组织和卫生部共同举办的设备使用培训班将于1999年4月在拉萨举行。

（周　军）

## 传染病防治

**【全国甲、乙类传染病疫情概要】**

1. 1998年疫情概况　据31个省市、自治区、直辖市上报的疫情数据统计，1998年全国共报告甲、乙类传染病2 412 582例，死亡3 857例，总报告发病率为194.7736/10万，总报告死亡率为0.3113/10万，总报告病死率为0.1600%。与1997年相比，发病率上升8.55%、死亡率下降1.03%、病死率下降8.83%。26种甲、乙类传染病均有报告，其中发病率上升的有16种，按上升幅度依次为：霍乱(924.87%)、梅毒(77.33%)、斑疹伤寒(48.28%)、淋病(47.60%)、黑热病(26.67%)、流行性乙型脑炎(25.29%)、肺结核(21.52%)、白喉(14.29%)、钩端螺旋体病(10.41%)、流行性出血热(9.66%)、猩红热(7.01%)、伤寒(6.34%)、肝炎(5.40%)、炭疽(3.83%)、狂犬病(3.48%)、疟疾(1.25%)。疫情下降的10种传染病依次为：登革热(－88.22%)、艾滋病(－59.65%)、麻疹(－32.21%)、布鲁氏菌病(　24.70%)、流行性脑脊髓膜炎(－24.11%)、脊髓灰质炎(－21.05%)、鼠疫(－20.00%)、百日咳(－17.81%)、新生儿破伤风(－7.52%)、痢疾(－1.86%)。其中肠道传染病中发病率上升的病种有霍乱、戊肝、伤寒，其余下降；血源及性传播类传染病中除艾滋病下降外，其余上升；呼吸道传染病中有3种下降(麻疹、百日咳、流行性脑脊髓膜炎)，3种上升(肺结核、白喉、猩红热)；11种虫媒及自然疫源性传染病中有3种下降(登革热、布鲁氏菌病、鼠疫)，8种上升(狂犬病、炭疽、斑疹伤寒、流行性乙型脑炎、黑热病、钩端螺旋体病、流行性出血热、疟疾)。1998年全国发病数、死亡数和病死率居前10位的传染病见表1。

**表1　1998年全国发病数、死亡数和病死率居前10位病种的位次**

| 位次 | 发病数 | | 死亡数 | | 病死率 | |
|---|---|---|---|---|---|---|
| 1 | 肝炎 | 781671 | 肺结核 | 606 | 狂犬病 | 87.39 |
| 2 | 痢疾 | 659222 | 肝炎 | 602 | 鼠疫 | 33.33 |
| 3 | 肺结核 | 458963 | 乙型脑炎 | 386 | 艾滋病 | 13.04 |
| 4 | 淋病 | 220722 | 新生儿破伤风 | 368 | 白喉 | 10.00 |
| 5 | 伤寒 | 56861 | 出血热 | 333 | 新生儿破伤风 | 9.74 |
| 6 | 麻疹 | 53030 | 痢疾 | 304 | 流脑 | 5.54 |
| 7 | 出血热 | 45537 | 钩体病 | 288 | 炭疽 | 3.84 |
| 8 | 梅毒 | 33824 | 霍乱 | 235 | 乙型脑炎 | 3.24 |
| 9 | 疟疾 | 31326 | 狂犬病 | 208 | 钩体病 | 2.51 |
| 10 | 猩红热 | 14566 | 流脑 | 199 | 霍乱 | 1.99 |

2. 1998年全国传染病疫情大事

(1) 1998年我国发生了特大洪水灾害，由于各部门采取了有效的防治措施，受灾8省区1998年发病率与近5年比较，疫情基本平稳，重点传染病得到有效控制未发生大的疫情暴发与流行。

(2) 1998年第四季度青海、宁夏、甘肃、新疆、黑龙江、辽宁、内蒙和北京发生以$H_3N_2$型为主的混合型流感流行。

(3) 我国消灭脊髓灰质炎的工作继续取得重大进展，1998年已是连续第四年未检出本土脊灰野毒株病例。

(4) 霍乱发病率在1996、1997年连续下降的基础上，有较大程度反弹，1998年共报告发病11，786例，比去年上升924.87%，累计死亡数比去年上升879.17%。

（曾　光）

**【艾滋病防治工作进展】**　1998年，全国共报告艾滋病病毒感染者3 306例，其中艾滋病病人136例，疫情与1997年基本持平，感染途径仍以经注射毒品感染艾滋病病毒为主，占75.2%。截止到1998年底，全国共报告艾滋病病毒感染者12 639例，其中艾滋病病人417例，死亡224例。

1998年年初，国务委员彭珮云主持召开了第二次国务院防治艾滋病性病协调会议，明确和部署了今后艾滋病性病的主要防治工作，确定了加大领导与协调力度，控制经采供血和吸毒传播艾滋病，短期内普及预防艾滋病知识，作为近期的工作重点。召开了“中国艾滋病控制国际捐款国会议”，会后，国际社会对中国艾滋病防治工作的投入有了较大幅度的增加。5月，卫生部邀请了联合国艾滋病规划署执行主任皮澳特博士访问中国，国务院副总理李岚清接见了皮澳特博士，就加强中国的艾滋病防治工作进行了会谈。同时请皮澳特博士参加了中学生艾滋病有奖征文的颁奖活动，皮澳特博士的访问进一步推动了全国艾滋病防治工作。

5月6日，国务院第三次常务会议讨论了艾滋病问题，卫生部部长张文康向常务会议汇报了全国艾滋病情况，会议决定由国务院颁发《中国预防与控制艾滋病中长期规划（1998—2010年）》。11月12日，国务院以国发［1998］38号文印发了这一规划。

为了落实“宣传教育为主”的防治措施，广泛、深入、持久、科学而正确地宣传防治艾滋病性病的知识，卫生部、中共中央宣传部、国家教育委员会、公安部、司法部、文化部、广播电影电视部、国家计划生育委员会和新闻出版署共同制订了《预防艾滋病性病宣传教育原则》，以指导各地开展艾滋病性病宣传教育活动。卫生部疾病控制司组织编写了《预防艾滋病宣传教育知识要点》（下称《要点》），《要点》包括十条基本知识和相关的重要信息，为大众媒介和宣传教育工作者编制宣传材料和节目提供了正确的知识和重要信息，也为指导评价全社会开展的预防与控制艾滋病宣传教育工作提供了依据。并在现有国家级宣传教育、信息和艾滋病性病防治机构的基础上，建立了国家防治艾滋病性病宣传教育信息指导工作网络，协助卫生部承担全国有关预防控制艾滋病性病宣传教育工作策略研究与技术指导任务。1998年12月1日“世界艾滋病日”宣传活动的主题是“青少年——迎战艾滋病的生力军”，为了配合全球艾滋病防治宣传运动的开展，卫生部疾病控制司与北京市卫生局联合于12月世界艾滋病日宣传活动期间，在北京革命博物馆举办了“预防与控制艾滋病教育展览”，历时20天，深受在京政府机构和社会各界的欢迎，参观者约为12万人，主要是在京大专院校和中学的学生。

（孙新华）

**【《中国预防与控制艾滋病中长期规划（1998—2010）》制定】** 1998年5月6日，国务院常务会议讨论同意由国务院下发卫生部、国家计委、科技部和财政部共同制定的《中国预防与控制艾滋病中长期规划》，提出加大艾滋病防治工作力度，保证各项措施的落实，已成为各级政府部门刻不容缓的重要工作。要在政府的统一领导下，完善法规，制订规划，增加投入，宣传和动员全社会参与，实行综合治理。1998年11月12日正式由国务院批准印发各省、自治区、直辖市人民政府，国务院各部委，各直属机构。

在《规划》中提出了建立综合性防治体系和全社会普及防治知识的总目标，明确了近期和远期防治工作目标，将阻断艾滋病经采供血途径传播、遏制经静脉吸毒传播的迅猛势头和降低性病年发病上升幅度小于15%作为到2002年的主要防治目标；到2010年，实现性病的年发病率稳中有降，把我国成人的艾滋病病毒感染数控制在150万以下。提出了建立健全领导体制；全民普及防治知识，减少人群危险行为；改善卫生保健服务能力；加速应用性研究和完善艾滋病防治法规体系5个方面的工作指标，作为各级政府、有关部门和全社会的共同任务，要求各地、各部门结合当地与本部门的实际情况，制订实施计划。

《规划》提出6项行动措施，包括：①加强领导，实施综合治理；②落实规划目标，实行分类指导；③加强宣传，增进群众防病意识；④依法管理，强化监督监测；⑤健全机构，加强队伍建设；⑥加强科研，积极开展国际合作。明确了坚持政府投入为主、分级承担、多渠道筹资的投入原则。促进大众传播媒介及遍布城乡的宣传教育网络开展预防艾滋病、性病的宣传教育，提高医疗卫生系统艾滋病性病防治服务能力及严格采供血管理是落实规划近期的主要任务。要求各地要逐年进行自查。做好年度总结，国家将不定期进行抽查，在2002年、2005年进行规划中期考评，在2010年进行规划的终期考评。中期和终期考评方案由国务院有关部委共同制定并组织实施。

（沈　洁）

**【性病防治工作进展】** 1998年3月，全国性病疫情监测会议在广州召开，会议通报了1997年全国性病疫情情况：据全国30个省、自治区、直辖市上报的1997年的性病疫情（西藏缺报）继续呈上升趋势，全国累计报告性病461 510例，较1996年增长15.81%，性病报告总发病率为37.34/10万。报病数位于前5位的省市为广东、江苏、浙江、上海和四川，其报病数占全国报病总数的一半以上（51.25%）；发病率位于前5位的省市为上海（254.25/10万）、广东（121.46/10万）、海南（105.15/10万）、浙江（85.42/10万）和江苏（68.99/10万）。其中15岁以下儿童性病增长幅度最大，尤其是1～15岁组，较1996年增长69.38%。梅毒疫情大幅度上升，较去年上升62.20%。黑龙江省1997年报告梅毒病例数为1996年的6.33倍。天津、广东、广西和海南4省（市）NGU的报病数超过淋病位居第一位。会议提出要密切监视梅毒疫情的变化，加快梅毒治疗药物如普鲁卡因青霉素和苄星青霉素的生产及供应；加大儿童性病防治工作的力度，将婚前、孕期和产前进行性病检查作为常规项目；开展沙眼衣原体快速诊断试剂盒的研制和加强对国外进口的沙眼衣原体试剂管理；依法治理整顿性病诊疗市场和性病检测试剂的生产及营销市场；制订防止PCR技术滥用的措施等建议。

1998年全国性病控制工作纳入规划管理，国务院下发的由卫生部等4部委联合制定的《中国预防与控制艾滋病中长期规划（1998—2010）》，明确提出到2002年力争把性病年发病率控制在15%以内，到2010年实现性病年发病率稳中有降的目标。加强性病疫情管理，完成性病监测点的调整。在对全国原26个性病监测点考核的基础上，本着推荐与自愿相结合的原则，将监测点调整为24个，并增加了7个医院监测点。根据1998年中宣部等9部委下发的《预防艾滋病性病宣传教育原则》和卫生部组织编写的《预防艾滋病宣传教育知识要点》，各地结合医疗工作，开展门诊发放健康处方，开设性病艾滋病咨询热线等健康教育服务。同时强化对性病服务规范化管理和防治专业人员的培训，首次举办了两期国家级预防艾滋病性病咨询技术师资培训班，通过中国—欧盟预防控制性病艾滋病合作培训项目在临床治疗、实验室技术、项目管理、对策研究方面为全国培训了逾百名师资。

（夏 刚）

**【结核病控制进展】** 1998年中国结核病控制在两大项目管理、疫情监测及耐药监测、WHO合作项目方面及国际交流、宣教培训和科研方面取得了不少成绩，至1998年第三季度，世界银行贷款卫V结核病控制项目已覆盖13个项目省的1 161个县，覆盖人口5.64亿，发现且治疗痰涂片显微镜检查阳性（以下简称涂阳）病人15.3万人。治愈率为95.5%。且得到世界银行的同意将项目延期推至2001年6月30日关账。至1998年第三季度，卫生部加强与促进结核病控制项目已覆盖15个省、自治区、直辖市的328个县，覆盖人口1.66亿，发现并治疗涂阳病人18 380人，治愈率为90.6%。卫生部项目取得了“投入少，收益好”的效果，但目前仍存在发展不平衡的现象。

1997年全国共登记活动性肺结核患者448 053人，其中痰涂片阳性者224 546（50.12%），病人登记率分别为37.3/10万和18.7/10万，比1996年分别提高了7.15%和14.51%；新发涂阳病人登记满一年时治愈率达95.7%，比上年提高了1.27%。结核病死亡率降至0.75%，丢失率降至1.27%，未愈率降至2.31%。分别比上一年降低了13.79%、11.81%和18.66%，1997年我国结核病登记与治疗、管理工作都较上一年度取得了明显的进步。

通过对59个结核病监测点监测情况的统计，1997年活动性病人登记率为31.1/10万，涂阳登记率为17.0/10万；活动性病人新登记率为53.8/10万，涂阳病人新登记率为28.8/10万；新登记活动性病人中传染性病人占47.8%。以上数据比1996年有所增加，原因是监测点较上年减少、人口基数变化、病人的发现工作加强所致。新病人的发现仍以因症就医为主，占96.3%，新登记病人的查痰率为95.3%，新传染源的治愈率为95.1%，二者均比上年提高。表明痰检质控工作和归口管理工作进一步加强。

为了掌握中国结核病耐药状况，WHO与卫生部结核病控制中心已在河南、山东两省开展了中国结核病耐药监测(DRS)项目。在取得了一定经验的基础上，1998年将监测项目扩大到浙江、广东两省，并将在湖北、辽宁两省启动DRS项目。

为统一DRS项目中选例、涂片、培养及药敏试验方法，保证结果的科学性和可比性，WHO指派韩国结核病研究所Dr. Kim及Dr. Bai于1998年8月在北京为4省结核病防治所的防治医生和参比室人员进行了为期10天的培训。

为考察项目刚启动的浙江、广东和将要申请DRS的湖北、辽宁省的情况，指导、发现和解决问题，WHO再次派临时顾问Dr. Kim、Dr. Lew和总部官员Dr. Espinal于10月对上述4省进行了考察和指导。对初步取得的成绩表示了充分的肯定。对实施及准备过程中存在的问题提出了解决的办法及建议。

（尤小清）

**【以霍乱为重点的腹泻病防治】** 1998年我国27个省、自治区、直辖市发生了霍乱疫情，至12月底全国报告霍乱病例11,786例，死亡235例，病原学分型以小川型为主。与往年相比今年霍乱发病数有明显增加，流行的特点为：

1. 发病早，有些省与上一年疫情无时间间隔（见图）。

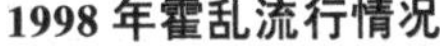

**1998年霍乱流行情况**

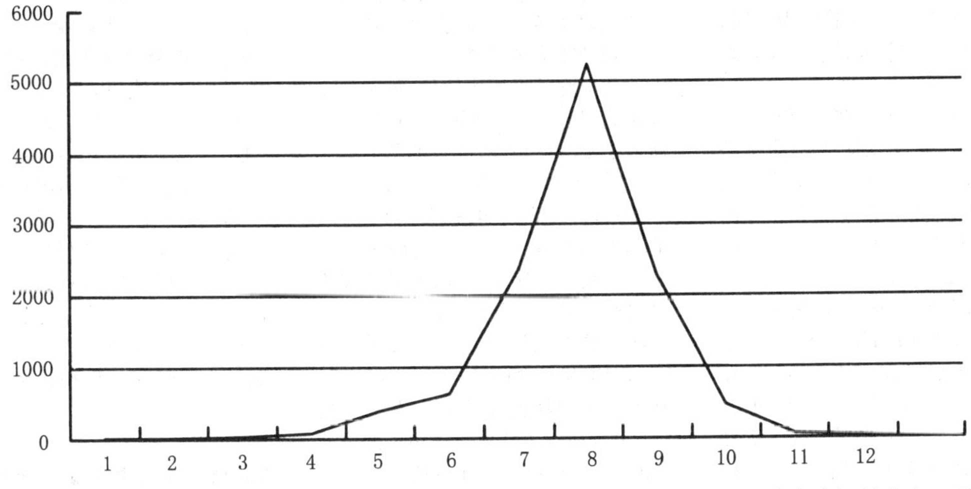


2. 暴发疫情较多，尤其是食物型聚餐引起的暴发占绝大多数。

3. 病例分布广，且以内地省份发病为主。

4. 流动人口发病比例较大。

由于今年我国发生特大洪灾，各种传染病极易发生。卫生部有关领导对此非常重视，并把以霍乱为重点的腹泻病防治工作作为重点工作列入议事日程，要求各省、自治区、直辖市及时通报疫情，认真落实防治措施，并派出有关专家赴疫区，协助当地卫生防疫部门，做好霍乱等传染病的防治工作。

针对今年我国霍乱等腹泻病的流行特点，采取了以下措施，开展防治工作。

1. 加强疫情的监测和报告，从5月1日开始，霍乱疫情实行周报制度，7月开始日报制度。

2. 加大宣传力度，提高全民自我保护意识。

3. 加强食品卫生监督执法力度，特别是集市、集体食堂、个体摊点等卫生监督和管理，加大对海产品、水产品、熟肉制品、乳制品、冷饮等检查力度，严把“病从口入”关。

4. 加强对流动人口的管理，主要是对收容所、车站、码头、拾荒集中地、大型建筑工地等流动人口较集中的地方的疫情监测和卫生监督。

5. 建立、健全腹泻病门诊，及时发现和处理霍乱患者，努力提高医务人员的医治水平，使当地霍乱病例能真正做到早发现、早诊断、早隔离、早治疗、早报告和就地处理。

（武桂珍）

**【麻风防治工作进展】** 1998年我国的麻风控制工作紧紧围绕“预防为主”的方针，以早期发现、早期治疗麻风病人和预防残疾为重点，以“基本消灭麻风”考核验收为手段，积极开展麻风治疗和康复工作，取得了一定的进展：

1. 现症病人继续减少，患病率、发现率降低，新发现病人中儿童病例和2级以上畸残率有所下降　截至1997年底，正在接受联合化疗的现症病人数为4 045人；患病率由1966年的2.4/万降为1997年的0.033/万，下降了98.6%；发现率由1958年的5.8/10万降至为1997年的0.15/10万，下降了97.3%；新发病人中儿童病例由50年代初的10%降至4.3%，下降了57%；新发病人中的2级畸残比例由50年代初的50%降至1997年的21.3%，下降了57.4%。建国以来，我国已累计治愈约38万麻风病人。

2. 流行范围逐渐缩小　全国已达到以地（市）为单位，患病率低于世界卫生组织要求的1/万的指标，有85%的县（市）达到我国“基本消灭麻风病”要求的患病率低于1/10万的指标。江苏省通过了卫生部组织的“基本消灭麻风病”考核验收，成为继上海、山东、辽宁、浙江4省后，第5个通过卫生部“基本消灭麻风病”考核验收的省份。

3. 麻风康复工作取得巨大成绩　我国卫生部与英国麻风救济会联合开展的中英麻风康复项目顺利结束，3年间，共举办国家级培训班8期280人次，省级培训班52期1 149人次，县级培训班266期10 536人次，累计为27 959名麻风畸残病人进行了康复治疗。3年来，本项目培养了一支技术熟练的麻风康复工作队伍，积累了较丰富的麻风康复工作经验，为今后在我国麻风康复工作可持续发展奠定了基础。本项目被评为1998年度卫生部科技进步二等奖。

4. 健康教育工作不断深入　各地积极利用“世界防治麻风病日”和第15届国际麻风大会在我国北京召开之际，开展多种形式的健康教育和慰问麻风病人活动，宣传麻风“可防、可治、不可怕”，人们对麻风病人的恐惧和歧视有了一定程度的改观。

5. 卫生部于1998年9月在北京召开麻风防治工作先进集体和先进个人表彰会，表彰了125名先进集体和201名先进个人。

我国麻风患病率较低，处于低流行状态，但是地方性流行仍存在，特别是在云、贵、川、藏等省的部分地区流行形势较严重。每年约有1 800～2 000名新发病人出现，要实现2000年基本消灭麻风的目标需做艰苦的努力。我国尚有12万因麻风致残的治愈存活者，这部分人在医疗、康复、生活照顾以及回归社会等方面仍需得到国家和社会的长期关怀，社会对麻风病人的歧视和偏见尚需逐步扭转。麻风防治工作仍是一项长期而复杂的工作，必须积极探讨低流行状态下的麻风控制策略，促进麻风防治工作持续、稳定、协调发展。

（夏　刚）

**【中国肝炎防治基金会成立】** 由卫生部原部长陈敏章教授提议成立的中国肝炎防治基金会，经过近7年的筹备，在中央领导的关怀下于1998年11月24日正式成立，并于1999年1月15日在人民大会堂召开了中国肝炎防治基金会成立新闻发布会暨捐赠、转赠仪式。中国肝炎防治基金会的成立是中国肝炎防治史上的一件大事，今后将有更多的人加入到肝炎防治工作之中。

病榻上的陈敏章教授委托夫人将3万元积蓄交到了基金会负责人手中，并呼吁全社会关注肝炎防治工作，特别要帮助支持广大贫困地区的肝炎预防工作，摘掉“肝炎大国”的帽子。

在新闻发布会上，全国政协副主席赵朴初等7位人士，也向基金会个人捐款。史克必成公司、北京生物制品研究所等19家单位，向基金会捐赠了现金或疫苗。基金会当即将接受捐赠的乙肝疫苗首批转赠给甘肃、陕西、河北、江西省和新疆维吾尔自治区，以支持当地的肝炎防治工作。

病毒性肝炎是一种严重危害我国人民身体健康的传染病，特别是乙型肝炎，仅病毒携带者就达1.2亿人之多。全国每年病毒性肝炎的治疗费用高达300亿～500亿元人民币。但病毒性肝炎也不是不能预防的，新生儿乙肝疫苗的免疫接种就取得了明显效果，接种人群乙肝表面抗原携带率由10%下降到1%，这充分显示了疫苗的效果。对病毒性肝炎感染者，也要积极进行对症治疗。减轻病情提高生活质量（即二、三级预防）。中国肝炎防治基金会的宗旨是争取国内外社会团体和其他组织以及个人捐赠，配合政府的肝炎预防控制目标与规划实施，普及肝炎防治知识，开展肝炎防治人员培训，支持和促进肝炎防治科研以及贫困地区肝炎防治工作，保护人民健康，提高民族素质。

（苏崇鳌）

**【鼠疫疫情及防治】** 1998年在云南、西藏、青海、甘肃等4省（区）8县发生人间鼠疫11起，发病24例，死亡7例，其中云南省发病12

例，均为染疫蚤叮咬形成的腺鼠疫，及时发现并得到治愈；西藏、青海、甘肃等省（区）发病12例，死亡7例，系猎捕、剥食染疫旱獭引起的，由于旱獭鼠疫菌型毒力较强，均形成原发肺鼠疫，加之牧区地广人稀，报告和抢救不及时，故死亡率较高。

在云南、西藏、青海、甘肃、内蒙古、新疆等6省（区）51县发现动物鼠疫流行。云南省家鼠疫情仍在该省西、南、东部地区活跃，并在东部新判定2个疫源县。我国西部旱獭和北部沙土鼠疫疫源地活跃程度较为稳定，亦在西藏新判定两个疫源县。

为控制内蒙古与河北省北部动物鼠疫疫情南下，消除对首都北京等内地的威胁，受国务院办公厅委托，卫生部于3月初在北京召开会议，建立了北京、河北、山西、内蒙古等4省（区、市）政府间鼠疫联防工作机制，签定了联防协议书，研究确定了今后共同开展鼠疫防治工作的内容和措施。为防止南方家鼠疫源地疫情的进一步复发和扩散，保障1999年世界园艺博览会在云南省顺利进行，4月初全国爱国卫生运动委员会和卫生部在昆明市召开云南、四川、贵州、广西、西藏等南方8省（区）爱国卫生灭鼠防病工作会议，总结鼠疫防治与爱国卫生运动工作相结合的经验，切实加强地区和部门间的合作，共同做好城乡和农田灭鼠工作；12月初云南省又在重点鼠疫疫区宜良县召开了全省爱国卫生工作会议，传达李岚清副总理关于采取措施及时控制云南鼠疫疫情的批示精神，进一步动员广大干部群众开展以灭鼠防病为重点的爱国卫生运动。8月上旬西藏自治区加查县发生人间鼠疫后，自治区采取坚决措施，卫生部及时拨付专款，并派工作组协助疫区处理，迅速扑灭了疫情。鉴于西藏鼠防工作的长期性、艰巨性，自治区当即成立了由自治区党委副书记丹增、政府副主席拉巴平措为正副组长的党政军警合一的鼠疫防治工作领导小组，召开全区鼠疫防治工作会议，研究制定适合本地实际的组织措施和技术对策，把全区鼠防工作推向一个新高度。卫生部在本年度末分别召开了西部旱獭疫源地5省（区）、东北黄鼠疫源地4省（区）、南方家鼠疫源地6省（区）的鼠疫联防会，对云南省鼠疫防治工作进行了专项调查，召开了卫生部鼠疫专家咨询组会议，分析了全国鼠疫疫情态势，研究了防治任务，完善了鼠防对策，深入讨论制定《国家鼠疫防治应急预案》等法规。

（沈尔礼）

**【粤、琼、港、澳地区传染病控制联席会议】** 第六届WHO与中国广东、海南省、香港特别行政区以及澳门地区传染病控制联席会议于1998年6月2日至6月4日在香港特别行政区举行。以卫生部疾病控制司司长王钊为团长的中国代表团一行18人出席了本届会议。

来自WHO西太平洋地区、港澳地区、中国大陆的30多位代表就疾病监测、传染病的预防与控制，包括艾滋病、霍乱、脊髓灰质炎、疟疾、结核病、病毒性肝炎、登革热和流行性感冒等议题进行了广泛深入的交流。会议主要情况如下：

1. 流动人口的疾病控制工作受到关注　自1988年以来，3方共召开了6届联席会议，各地区都很好地执行了疾病控制项目。但是，上述传染病仍然是广东、海南省及港澳地区面临的主要公共卫生问题，特别是随着这些地区流动人口的日益增多，在流动人群中预防和控制传染病的问题十分突出，今后应该在这方面加强合作。

2. 继续加强有关疾病的定期报告制度　继续开展疾病月报制度。会议建议WHO制定一份标准的疫情报告表式，以供各地参照使用。地区间的疫情通报对于共同采取疾病控制措施，保护人群健康是有益的。

3. 加强疾病监测和信息通报　地区间的互相合作是控制传染病的有效措施　在WHO和中国卫生部的支持下，应继续加强疾病监测、信息交流与实验室技术标准等领域的合作，特别是加强传染病信息交流项目，包括疾病暴发的信息交流。这种交流应以尽可能快捷的方式进行。

4. 继续召开3方会议并更加突出重点　会议赞同将进一步改善疾病监测与信息交流网络作为今后工作重点。会议同意下一届联席会议将于2000年在中国珠海市召开。

（郭　伟　李建国）

**【对《中华人民共和国传染病防治法》实施情况进行检查】** 1998年9月～10月间，卫生部参加了全国人大教科文卫委员会就《中华人民共和国传染病防治法》实施情况对四川、云南、浙江3省进行的检查，检查的重点是传染病预防与控制情况。

从执法检查情况看，各级政府领导传染病防治工作，制定防治规划并组织实施，使传染病防治工作取得了显著成绩，但当前仍面临严峻的防治形势。传染病防治法的监督执法力度还不够，传染病防治工作发展不平衡，法律也有待进一步完善。因此，各级政府要进一步重视传染病防治法的贯彻实施，要继续加大传染病防治法的宣传力度；要结合创建卫生城市和做好农村初级卫生保健工作，推动传染病防治工作的深入开展，要大力开展以清理环境，除“四害”为主要内容的爱国卫生运动；巩固和健全县、乡、村三级医疗预防保健网络，以城市为依托，向农村辐射，扩大农村覆盖面；进一步做好计划免疫工作，尤其是农村及边远地区新生儿的乙肝疫苗免疫接种，这是降低我国乙型肝炎发病率的最重要的措施之一；各级政府要把传染病的预防、控制工作作为社会主义的公益事业，逐步加大对卫生防病工作、卫生监督执法的经费投入；进一步完善传染病防治法配套法规，增强执法监督的可操作性，在调查研究的基础上，切实做好传染病防治法的修订工作。

（卫生部传染病防治监督管理办公室）

## 地方病防治

**【全国克山病监测结果分析】** 1998年在黑龙江、吉林、辽宁、内蒙古、河北、河南、湖北、山东、山西、陕西、甘肃、云南、四川等13个省（区）的25个监测点进行克山病监测。按“克山病监测方案”及“克山病监测标准”，本年度监测点全部人口为监测对象，4～13岁儿童及育龄期妇女为重点监测人群，对监测点进行潜在型克山病监测，对监测点所在县进行慢型、亚急型克山病监测。

监测点以普查方式进行主动监测。点区总人口23 082人，重点监测人群12 040人，检诊人数11 143人，共检出潜在型克山病人399例，慢型克山病人76例，检出率分别为3.58%和0.68%；其中新发潜在型克山病人92例，新发自然慢型67例。全年监测点区无急型、亚急型克山病发生。

监测点所在县的病情监测以县防疫站克山病病情报告与省专业所（站）的病情调查相结合，并在年底进行漏报调查。1998年有9个省（区）的15个监测点所在县进行了克山病病情监测，15个监测县农业人口4 967 645人，现有慢型克山病人653例，患病率13.2/10万，其中年内新检出慢型克山病人12例，年内新发亚急型克山病人9例，发病率0.18/10万；全年无急型克山病发生。

从1998年全国克山病监测点区及点区所在县克山病病情，潜在型克山病的发病率较上一年度略有升高，慢型、亚急型克山病无变化；新发亚急型克山病集中于西南病区（云南、四川），新发自然慢型克山病在全国呈均匀分布。全国克山病病情仍处于稳定状态。

在克山病监测同时，各监测点对与克山病发病相关因素进行了调查。膳食调查表明，监测点居民膳食摄入已达到中国膳食营养标准，结构趋于合理；头发硒检测结果表明，监测点病区居民发硒水平接近非病区居民发硒水平。上述结果可能是克山病病情稳定的基础。

（张卫星）

**【全国大骨节病病情监测结果】** 1998年是全国大骨节病病情监测的第9年，来自全国10省21个监测点7～12岁儿童右手X线片阳性检出率分别为：陕西马家兔33.33%，青海兴海31.61%，陕西蟒坑31.58%，青海贵德19.0%，内蒙乌审旗13.95%，四川汉源8.89%，黑龙江富裕6.54%，内蒙莫旗5.88%，陕西临潼5.43%，陕西磷游4.55%，四川阿坝3.81%，甘肃庆阳2.08%，河南洛宁1.36%，四川旺苍1.08%，吉林蛟河1.0%，吉林敦化0.85%，山西夏县、吉县0.0%，河北丰宁0.0%，黑龙江林口0.0%，甘肃天水0.0%。

参照历年监测结果分析，1998年我国大骨节病病情进一步好转，吉林、辽宁、山东、河南、河北、山西等省已达到控制或基本控制标准；四川、黑龙江、内蒙（东三旗地区）大部分地区病情日趋稳定，已接近或达到基本控制标准；但青海、陕西两省的部分地区病情仍旧严重而活跃，部分监测点的X线检出率仍在30%以上。如陕西省马家兔、蟒坑，青海省兴海等，而甘肃庆阳和内蒙乌审旗则病情较1997年略有回升。

（李群伟）

**【地方性氟中毒防治工作】** 1998年我国地方性氟中毒防治监测工作取得一定进步。根据全国24个地方性氟中毒重点监测点监测结果分析，在我国饮水型病区的重点监测县，平均改水率为50.27%，平均集中式改水工程质量合格率为61.90%；在燃煤污染型病区的重点监测县，平均改炉改灶率为30.24%，平均炉灶合格率为81.79%；儿童氟斑牙的平均患病率，在饮水型病区为47.74%，燃煤污染型病区为59.22%。上述数据与重点监测工作开始的1991年度资料相比，改水率和改灶率均提高近10个百分点，病情亦呈明显下降趋势，表明我国采取的预防措施是有效的。但与1995年度的资料相比，情况较为复杂，平均改水率略有上升，增加约3.67%，改水工程合格率稍有下降，减少约3.32%，儿童氟斑牙患病率几乎持平，略上升0.73%；改灶完成率稍有下降，减少2.76%，炉灶合格率明显上升，增加约12.30%。排除1997年部分调整的监测点，使轻病区减少，重病区增加而致病情上升的原因，总体上，病情仍呈回升局面。这说明，近几年，我国采取降氟措施的落实进度较慢。有些已改炉灶和水井停用，致使目前病情仍较重，并有回升的趋势。因此，全国地方性氟中毒的防治任务十分艰巨，各级政府必须下决心，加大投入，采取科学、有效的措施，控制和消灭地方性氟中毒。

对长江三峡燃煤污染型氟中毒病区改炉改灶降氟试点的预防措施效果，中国地方病防治研究中心、湖北省和重庆市共同完成了现场实地考察和评估。认为改灶降氟是防治燃煤污染型地方性氟中毒的有效措施，该措施的落实使当地的氟斑牙患病率大幅度下降，但仍有23%未落实改灶措施，需进一步扩大预防措施落实范围，加强已改炉灶的管理和使用，提高其有效利用率。对内蒙古自治区呼盟陈巴尔虎旗饮茶引起的氟中毒进行了科学的认定，进一步证实了生活习惯与氟中毒之间，确实存在多种的密切联系。有关全国氟中毒的科研工作，主要集中在氟中毒发病机理和高氟对非骨组织损伤的研究方面，并有所发现。

（赵新华　孙殿军）

**【中国消除碘缺乏病战略国际研讨会在京召开】** 1998年10月5日～6日，卫生部和国际控制碘缺乏病理事会（ICCIDD）在北京联合召开了中国消除碘缺乏病战略国际研讨会。卫生部张文康部长、殷大奎副部长、彭玉副部长、国家轻工局陈士能局长出席了会议，卫生部、国家轻工业局等国务院12个部委局及群众团体的有关负责人；全国31个省、自治区、直辖市卫生厅主管厅长、地病办主任；国际控制碘缺乏病理事会的部分理事会成员及有关专家、联合国儿童基金会、联合国开发计划署、世界卫生组织等国际组织的代表150余人出席了会议。

李岚清副总理向大会致信。在信中，李岚清副总理充分肯定了自

1993年国务院召开的中国2000年实现消除碘缺乏病目标动员会以来，国务院有关部门，各级政府和群众团体认真落实《中国2000年消除碘缺乏病规划纲要》提出的各项任务，做了大量卓有成效的工作，使我国消除碘缺乏病工作取得了显著进展。各国际组织、友好国家的政府和机构及专家也为这项工作提供了大量的支持和帮助，对我国消除碘缺乏病工作起到了重要的推动作用。信中强调要通过这次会议认真总结几年来我国消除碘缺乏病的工作经验，结合我国的实际，进一步确立和完善消除碘缺乏病的防治策略，为消除碘缺乏病工作的可持续发展打下坚实的基础。

张文康部长在开幕式致辞中指出，这是又一次消除碘缺乏病的动员大会，从现在起距2000年只有不到两年的时间，实现我国政府向国际社会承诺的2000年消除碘缺乏病目标，任务非常艰巨，形势不容乐观。中国政府愿意与国际组织、机构、友好国家通力合作，为实现消除碘缺乏病的目标共同努力。张部长表示，尽管这次改革以后政府的机构和人员会有变动，但是2000年消除碘缺乏病的目标是不会改变的，消除碘缺乏病的决心是不会改变的。

卫生部、国家轻工局、中国盐业总公司及甘肃、西藏等6省（区）的代表在会上发了言。代表们在发言中回顾了自1993年以来消除碘缺乏病工作所取得的巨大进展，认真分析了当前存在的问题，并对今后的工作提出了具体设想。会议一致认为，我国在消除碘缺乏病工作上取得了举世瞩目的成绩，正如国际控制碘缺乏病理事会所评价的“世界上还没有任何一个国家像中国那样，在如此短的时间内取得如此巨大的成绩”。主要成绩有以下几个方面：

1．一个政府重视、部门配合、群众参与的消除碘缺乏工作机制正在逐步形成。

2．各项法规、条例的规定使消除碘缺乏工作初步纳入了法制化管理轨道。

3．碘缺乏病防治机构和专业队伍建设得到进一步加强。

4．逐步建立、完善碘缺乏病病情监测和碘盐监测系统。

5．卫生宣传和健康教育进一步加强。

6．各项防治措施得到进一步落实，坚持食盐加碘防治碘缺乏病这一主导措施，并提倡因地制宜、综合防治。

7．全国合格碘盐覆盖率已达81%，居民碘营养水平有了显著提高；国家加碘食盐生产能力已超过600万吨。

会议强调今后将进一步加强碘盐生产、运输、销售各环节的监督、监测和管理；加强卫生宣传和健康教育，提高自我保健意识；加强重点人群（孕妇、哺乳期妇女及婴幼儿）的碘营养保健、监测及补碘工作；制定具有中国特色的实现消除碘缺乏病阶段目标的考核评估标准及实施方案；完善消除及持续消除碘缺乏病的运行机制。

代表们也清醒地认识到目前所面临的巨大挑战及困难：一是边远贫困地区到2000年实现消除碘缺乏病目标确实存在困难；二是部分地区非碘盐冲销市场仍较严重。非碘盐与碘盐的价格之差是实现持续消除碘缺乏病的重要障碍因素之一；三是经费投入不足，影响了监测、健康教育以及重要技术问题的科学研究的开展。

会议期间，中外代表就消除碘缺乏病的有关策略和技术问题进行了充分、认真的讨论。一致认为：

1．碘缺乏病是一个关系到民族素质和社会发展的公共卫生问题，全民食盐加碘是消除碘缺乏病的一项根本措施。

2．随着人群碘营养水平的不断改善，今后工作的重点应逐渐转移到孕妇、哺乳期妇女和0～2岁婴幼儿这一人群上来。

3．碘油的使用在我国碘缺乏病防治工作中曾起到过重要作用。根据国务院颁布的《食盐加碘消除碘缺乏危害管理条例》规定，在食盐加碘防治措施尚未得到或难以有效实施的地区，由卫生行政部门决定采用其他补碘措施。同时，随着合格碘盐覆盖率的增加，应逐渐减少碘油的使用范围。碘油使用的重点人群应从儿童转移到孕妇、哺乳期妇女和0～2岁婴幼儿，在使用碘油时要严格按照卫生部制定的《口服碘油丸要则》和有关文件执行。

4．要加强对消除碘缺乏病各项关键问题的科学研究，拓宽视野，开展多学科的合作，以科学成果为依据，进一步完善我国消除碘缺乏病的有关政策，提高这项工作的科学水平。

5．对于消除碘缺乏病考核评估问题，应以是否建立政府重视、部门配合、群众参与的可持续发展机制为主要内容。在技术指标上，以碘盐合格率和尿碘水平为一线指标，甲状腺肿大率为二线指标，新生儿促甲状腺素为参考指标。

（郝　阳）

**【落实中央领导指示，规范补碘工作】** 1998年3月25日～26日，山东省单县发生小学生服用碘钙营养片引起不良反应事件。事件发生后，江泽民总书记非常重视，指示卫生部领导采取措施，妥善处理。中央政治局常委胡锦涛、李岚清同志也随即做了要深刻理解总书记的指示精神，各级干部、职工对人民的健康均应有高度负责的精神，不能有丝毫的官僚主义的重要批示。为贯彻落实中央领导的指示，卫生部下发了《关于防止滥用碘制品和加碘食品的紧急通知》和《补充通知》，组织召开了有新华社、中央电视台等各大新闻媒体参加的新闻发布会，通过报纸、广播和电视等形式向社会广泛宣传科学补碘知识。为加强补碘工作的法制化、科学化管理，卫生部组织召开了全国电视电话会议，张文康部长在会上作了重要讲话，同时下发了《关于进一步做好消除碘缺乏病工作的通知》。在讲话中，张文康部长就进一步做好消除碘缺乏病工作的有关问题提出要求。他强调，消除碘缺乏病是一项长期、艰巨、持续的任务，2000年我国所要达到的目标只是阶段性目标，希望各省（区、市）人民政府要进一步加强对消除碘缺乏病的领导，认真贯彻落实以食盐加碘为主的综合防治措施，进一步加强对碘盐的监督管理，要根据卫生部的有关规定，清理整顿本地区违法生产和销售的加碘食品、含碘营养保健品和补碘药品。要求各级卫生行政部门，认真学习中央领导指示精神，本着对人民健康高度负责的精神，开展群体碘营养水平监测工作。在食盐加碘防治措施尚未得到或难以有效实施的地区以及人体碘营养水平低于标准值的地区，由省级卫生行政部门决定采用其他安全有效的补碘措施，并报卫生部备案。补碘药物要依据《药品管理法》进行严格监督管理。根据《保健食品管理办法》等有关规定，停止审批由碘制的和加碘的保健食品。卫生部已批准的此类保健食品，其生产厂家、经营单位以及其他部门、单位、社会团体和个人严禁向学校、幼儿园（所）和敬老院推销产品及进行群体服用。要进一步加强对消除碘缺乏病的健康教育，大力宣传科学使用碘盐的方法和科学补碘知识，使我国消除碘缺乏病工作科学健康地开展下去。

（郝　阳）

## 寄生虫病防治

**【血吸虫病防治】** 1998年，血吸虫病防治工作经受了特大洪涝灾害的严峻考验。疫区各省和有关部门认真贯彻国务院第8次全国血防工作会议精神，抓紧落实“九五”计划的各项措施，克服特大洪涝灾害的影响，使血防工作取得明显成绩。主要防治工作如下：

1. 1998年年初由卫生部、农业部、水利部、国家计委、财政部、国家林业局6部委组成的考核组对湖北孝感市、湖南常德市、江西南昌市血防三大域区综合防治试点工作进行了考核验收。考核组一致认为：三大试点基本完成了血防综合试点规定的要求和任务，有力地推动了当地血防工作和促进了当地经济发展，积累了宝贵经验。

2. 由卫生部、农业部、水利部主管部长带队，有关部委同志参加的血防“春查”组对湖北、湖南、安徽、江苏、四川、云南等省（江西书面报告）进行了血防工作检查。

3. 1998年长江发生了特大洪水，湖北、湖南、江西、安徽、江苏等省受灾严重。上述5省是我国血吸虫病流行省份，这次溃垸、破堤、行洪地区均是血吸虫病流行的重灾区。在此期间，卫生部连续4次发文要求做好预防血吸虫病急性感染的通知，组织专家编写预案和知识讲座，并及时掌握了解疫区的疫情动态。为解决疫区药品紧缺问题，先后为疫区省调集大量口服药品吡喹酮，以保证抗洪一线的需要。其中：湖南省30万人份、湖北省70万人份、江西省70万人份、安徽省10万人份，并采购灭螺药品氯硝柳胺100吨下发疫区省。对参加抗洪抢险的解放军武警官兵也在血防药品方面给予支持。据不完全统计，洪灾期间各疫区省派出血防医疗队（组）约700支，在抗洪前线查病、治病，宣传防治知识，为控制急性血吸虫病暴发流行作出了巨大贡献。由于血防战线广大干部职工的努力和各项防治措施的落实，截至年底急性血吸虫病仅发生1 888例。

4. 1998年全国共查病875万人，治病34万人，扩大化疗2 616 961人，查螺628 883万 $m^2$，灭螺90 058万 $m^2$。

5. 继续在上海医科大学举办了血防干部进修班，并代培武警部队学员10名；继续在南京医学院开办大专班，为血防工作培养人才。

6. 1998年4月，世界银行血防顾问对安徽的血防工作进行了检查督导，同时要求其余7省分别用书面材料汇报各省贷款情况，世界银行顾问对现场的防治工作表示满意。由于大部分贷款省的贷款工作任务基本完成，部分省在环改工程方面出现了报账困难以及采购仪器设备迟迟不能到位等原因，江苏、安徽、四川、江西、浙江5省在1998年底结束贷款工作，四川和江西等省节余的资金约300万特别提款权(SDR)，将由卫生部贷款办协调国家计委、财政部转到结核病控制项目使用。湖南、湖北、云南3省项目延长到2000年。

血防世界银行贷款联合科研管理委员会（简称JRMC）1998年5月在瑞典召开了第13次会议。会议主要内容：①对贷款项目应用性科研管理工作进行小结，并对JRMC工作总结报告进行了讨论；②围绕中方提出的贷款血防项目终期评估标书进行修改。会议决定：WHO热带病研究与培训特别规划署（TDR）专家们积极争取经费，资助1999年4月在中国召开JRMC总结表彰会，并进行学术交流，同时寻求建立JRMC工作结束以后新的科研合作机制。

7. 在WHO的资助下成功地举办了血防地理信息系统（GIS）培训班，在WHO、世界粮农组织和瑞典、丹麦等国家的资助下，9个国家的专业人员及我国的专业人员举办了中国湖区血防对策研讨班。另外有4名血防工作者派往美国进行3个月GIS学习。

8. 由国家专项资金支持的两项重点科研课题《三峡建坝后生态、环境变化与血吸虫病传播关系的研究》、《血吸虫疫苗》今年基本结题。这两项课题研究国家共投资700万元（其中“疫苗”600万，“三峡”100万）。为了有效地使用好专项科研经费，卫生部原地病办及预防医学科学院科技处对此项工作进行了严格管理，撰写招标指南及管理办法，成立了专家评审组，批准了“疫苗”14个、“三峡”9个课题。3年多来，由17个单位牵头，43个单位342名科技人员参加研究工作。经过广大科技人员努力，克服了种种困难，在多方面取得了明显进展，为今后血防科研工作奠定了基础。

（郭京平）

**【血防大区综合试点考核验收】** 1994年由卫生部、农业部、国家计委、财政部、水利部、林业部6部委批准的湖北孝感市、湖南常德市、江西南昌市血防三大综合试点区，经过3年多努力全部完成任务。根据彭珮云同志的指示精神，1998年初上述6部委有关负责同志组成考核组，由卫生部牵头，对三大综合防治试点进行了考核验收。

1. 主要成绩：3个市政府严格按照6部委批准的试点方案开展工作，治理有螺河道125公里，完成涵闸改造113座，硬化坑内灌渠948 488米，开挖精养鱼塘5 714亩，水田改旱田103 200亩，植树造林24 016亩，压缩血吸虫病易感地区面积9 728万平方米。开展人、畜化疗，降低人畜感染率，血吸虫病人数由试点前的155 005人下降到56 927人，下降了63.3%。牛是主要传染源，3年共查牛249 802头次，治疗病牛201 162头次，降低血吸虫的反复感染，有力地保护了人民的健康。

2. 主要经验

（1）建立了政府领导，部门协作，社会参与的工作机制。坚持综合治理、科学防治，把血防工作纳入农村经济整体发展计划，各部门齐抓共管，增加了血防工作的力度。

（2）找到了血防工作与社会经济发展的结合点，促进了血防工作可持续发展。试点地区政府把血防工作与改善生态环境，发展农业，调整农村产业结构，创建精神文明村结合起来，由原来的医学防治拓宽为综合防治，由原来的单纯防病型转为经济开发型。

（3）使血防工作指导思想发生了根本转变。各地在防治工作中结合标本兼治，创造出来的防治措施立足长久，从改造环境入手，以工程灭螺为主，结合生产和农民需要，开展灭螺工作。

（4）实现了少投入多产出。3个试点在3年中共投入41 581万元，其中中央财政投入2 300万元，占试点总经费的5.5%，省财政配套投入1 768万元，占总经费的4.3%，市级财政配套投入1 172万元，2.8%，县财政配套投入6 620万元，占总经费的15.9%，试点地区各有关部门和疫区群众投入29 721万元，占总经费的71.5%。

投入产生了较好的效益。孝感市的试点使300万人受益，农民人均年收入从试点前的1 136元增加到试点后的1 820元，增长了60%；常德试点受益人口195万，农民人均年收入由1 099元增长到1 848元，增长了68%；南昌试点使130万人受益，农民人均年收入由试点前的1 334元增加到2 019元，增长了51%。

（郭京平）

**【1998年全国疟疾形势】** 1998年夏秋季全国有10多个省受到自然灾害，长江中下游的湖北、湖南、江西、安徽和江苏5省遭受百年未遇的洪灾，灾区疟疾疫情仍然稳定而略有下降，达到了大灾后无大疫，说明在我国以中华按蚊为媒介的广大地区疟疾防治成果是巩固的。

根据疫情报告统计，1998年1月～10月全国疟疾发病人数为26 396人，患疟死亡18人，同1997年同期比较，病例数和死亡病例分别减少3.3%和45.5%。主要疟区17个省、自治区、直辖市中，除4个省有不同程度上升外，其余13个省、区、市发病人数比上年减少，受灾严重的湖北、湖南、安徽3省发病人数分别减少8.78%、14.53%和63.98%。但是嗜人按蚊分布区、海南山区和云南边境地区疟疾流行还较严重，疫情尚不稳定，局部地区仍出现一些暴发点，但未发现以县为单位的暴发流行。

恶性疟流行区仍控制在海南、云南两省的47个县，由于长期用药和治疗不正规等原因，使恶性疟原虫对多种抗疟药产生抗性，而且抗性程度增加。有15个省、自治区、直辖市的84个县有输入性恶性疟病例，但未引起当地恶性疟传播。在血检确诊的疟疾病例中，恶性疟病例占14.9%。

为了防止灾区在第2年疟疾回升，湖北、湖南、江西、安徽和江苏5省应加强疟疾监测，选择有代表性的地区建立预警站，发现疟疾疫情或蚊媒密度明显上升时，应迅速向上级单位汇报，并及时采取抗疟措施，防止暴发流行的发生。

（汤林华　钱会霖）

**【卫生部与WHO嗜人按蚊分布区疟疾综合防治对策研究】** 80年代以来，我国疟疾发病人数逐年减少，但在嗜人按蚊分布区疫情很不稳定，甚至出现局部暴发流行。目前嗜人按蚊分布区有1亿人口，发病人数占全国病例总数的40%以上，所以，多年来是我国疟疾防治重点地区之一。近10年来这些地区经过普遍开展灭蚊结合传染源控制的综合性防治措施，发病率大幅度下降，但在部分地区灭蚊措施对控制疟疾的效果明显不同，停止灭蚊措施后嗜人按蚊密度和疟疾发病率出现回升，而且采取防治措施后尚无简便、有效的监测方案以巩固成果。为了迅速控制嗜人按蚊分布区的疟疾流行，加强对该地区疟疾防治工作，卫生部疾病控制司委托中国预防医学科学院寄生虫病研究所起草了嗜人按蚊分布区疟疾综合防治研究项目的计划，组织了有嗜人按蚊分布的四川、云南、贵州、广东、广西、福建、重庆、安徽、湖北、河南、江苏11个省、自治区、直辖市卫生防疫站、寄生虫病防治研究所、疟疾防治研究所、地方病防治所参加的科研协作组，并将该地区疟疾防治对策研究列入卫生部/WHO1998/1999年和2000/2001年的两个双年度合作项目。

1998年研究项目按计划开展，5月中、下旬在上海举办了专业人员培训班，统一了研究方法。各省、直辖市、自治区专业单位均制订了本地区的具体实施方案，明确了各自的任务，在各省、自治区、直辖市卫生行政部门的大力支持下，按计划开展了调查研究，收集基线资料，选择防治研究试点等工作，除了部分省由于受夏秋季严重洪灾影响工作进度外，基本达到了预期结果。准备在1999年3月～4月间召开协作组会议，汇总第一年的工作结果。

（汤林华　钱会霖）

**【我国肠道寄生虫病的防治】** 自卫生部全国寄生虫病防治“八五”和“九五”计划将肠道寄生虫病列入有计划防治以来，各地已开始加强了对肠道寄生虫病防治工作的领导，并通过建立防治试点，总结、推广防治试点经验，逐步扩大范围等，使感染率有不同程度的下降。

近几年来，我国在中小学生和幼儿园儿童中开展集体驱虫，已累计驱虫 8 000 多万人次。有的地方还将学生驱虫列入学校卫生保健的常规工作，每学期驱虫 1～2 次，取得了较好的效果。根据我们 1996～1998 年对 20 个省（区、市）部分中小学生土源性蠕虫感染抽样调查结果表明中小学生蛔虫、鞭虫和钩虫感染率已有显著下降，蛔虫、鞭虫和钩虫的感染率分别从 50.7%、21.6%和 9.5% 降至 34.4%，11.0% 和 3.5%。

1992～1998 年，全国累计驱虫人数已超过 2 亿人次。其中 1998 年，仅四川、广西、江苏、福建、河南、宁夏、云南、青海 8 个省（区）就驱虫治疗蛔虫、钩虫、鞭虫和蛲虫感染者共 3 542 万人次。

根据最近收集的部分省的调查结果，证明我国经济不发达的中、西部地区土源性蠕虫感染，尤其是蛔虫感染率仍然十分严重。如四川、安徽、江西、青海和河南等省蛔虫感染率 1998 年调查分别为 72.5%、72.1%、59.6%、43.1%和 41.5%。

（许隆祺）

## 劳动卫生与职业病防治

**【《职业卫生法》草案拟定】**

1. 职业卫生立法进展情况 职业危害形势严峻，一直受到党和国家的关注。1998 年国务院机构改革后，进一步明确了卫生部主管全国职业卫生工作的职能。为此，根据全国人大教科文卫委员会和国务院法制办的要求，卫生部向上述上级机关汇报了职业卫生立法的工作情况。按照全国人大、国务院法制办的要求，卫生部重新制定立法计划，开展了以下工作：①确定立法基本思路和法律框架。为了广泛听取社会各方面对立法的意见和建议，卫生法制与监督司于 9 月召开了“职业卫生立法研讨会”，讨论职业卫生立法思路和框架。全国人大教科文卫委员会、国务院法制办、劳动和社会保障部、中华全国总工会、中国企业家协会等有关部门，以及曾经参与《劳动法》起草的法学家、劳动卫生与职业病防治专家代表共同讨论通过了卫生部提出的立法基本思路和框架；②邀请全国人大教科文卫委员会和国务院法制办参与并指导，联合中华全国总工会、劳动和社会保障部和有关专家，共同组成“职业卫生立法调研组”，分赴广东、贵州、辽宁、山西、江苏、上海 6 省市调查研究，了解职业危害情况，听取地方政府及有关部门、工会组织、企业管理人员和职工代表、劳动卫生及职业病防治机构等各方面人士的意见；③针对法律草案所涉及的专门问题，组织力量进行专题研究。分别组织开展了工作场所职业卫生监测及管理、职业卫生监督执法及职业卫生违法责任、职业卫生服务机构及职业病管理、职业卫生立法与工伤劳动保险制度以及国内外职业卫生立法和相关法规等专题的研究和案例收集工作；④为加强立法的宣传力度，及时沟通信息，卫生法制与监督司编发《职业卫生立法动态》，通报立法进展情况，广泛征集社会各方面对立法的建议；⑤在上述大量准备工作的基础上，组织起草了《中华人民共和国职业卫生法（草案）》（征求意见稿），并下发征求意见。

2. 职业卫生立法要解决的主要问题 根据职业卫生立法调研中各地和社会各方面反映的意见，该法应当解决以下问题：①控制、预防职业病：职业病历史包袱沉重，已经成为我国主要卫生问题之一。据卫生部对全国国有和大集体工业企业的调查，我国累计有尘肺病人 53 万余人，其中已陆续死亡近 13 万人，现患病人 41 万。成为不少老国有企业的沉重历史包袱。与此同时，新发职业病的形势仍然严峻。新发尘肺病人仍以每年 1.5 万～2 万例的速度增长。全国每年报告各类急慢性职业中毒数千人，死亡数百人。80 年代以来，随着改革开放和社会主义市场经济体制的确立，职业危害出现了新趋势。进入城镇打工的农村流动劳动者和乡镇企业务工农民成为遭受职业危害的又一个庞大人群。劳动用工制度改革后，国有企业雇佣农民工、临时工从事原来由正式职工从事的有害作业已经成为当前的一个十分普遍的现象。使原来存在于企业内的职业危害不断向社会人群扩散，从城镇向农村扩散，从国有企业向乡镇企业扩散的情况。同时，随着对外开放的扩大和各种新原材料、新工艺技术的引进和使用，新的职业危害还在不断出现。如正己烷中毒、三氯甲烷中毒、三氯乙烯中毒、二氯乙烷中毒等过去未曾见过或很少发生的严重职业中毒和死亡近年在一些沿海开放地区时有发生；②保护劳动者健康权益：除了上述各种易于观察到的“显性”职业危害外，还有各种“隐性”或“潜在”的侵害劳动者健康权益的情形，给劳动者健康造成更为严重、持久的远期危害或隐患。如用人单位不顾人体生理极限，强令劳动者从事超强度劳动、在持续紧张状态下劳动，不合理劳动安排，以及其他强迫劳动者在恶劣工作环境下从事繁重劳动等等。这些职业卫生问题，虽不致于造成劳动者在短期内患上国家职业病名单规定的各种职业病，但是可以导致劳动者体质下降，积劳成疾，多种常见病、多发病患病率增加，最终导致劳动能力下降，甚至过早失去劳动能力。湖南新邵县某乡曾调查过从南方打工回乡的男女青年，其中 84.6%的人患有各种疾病；③明确用人单位的责任，规范用人单位、劳动者双方的权利义务：造成上述严重职业危害原因是多方面的。用人单位缺乏保护劳动者健康的意识和责任感，劳动者健康权益得不到应有的法律保障是最主要原因。如普遍存在的用人单位隐瞒工作场所存在的职业危害实情，不告知劳动者危害真相，对从事有害作业者不提供相应的防护措施，不发给劳动者个人防护用品，强令劳动者在恶劣的条件下从事有害作业，甚至得知劳动者患病后将其解雇，与劳动者订立生死合同等等。另一方面，劳动者缺乏自我保护意识、知识和能力，有的甚至为了挣钱不珍惜自己的健康也是重要的因素。因此，各地建议职业卫生立法应将重点放在明确用人单位和劳动者双方，在保护劳动者健康方面的权利和义务，建立相应法律制度，确保这些权利和义务的履行。

3. 起草思路 各地建议，该法的调整范围应立足于保护整个劳动力人群的健康，使我国的劳动力走上可持续发展的轨道。法律名称应当定名为《职业卫生法》。法律草案框架分为总则、职业危害预防、职业卫生管理、职业性健康监护、职业卫生监督、法律责任和附则。立法宗旨突出控制职业危害源头，并以防治职业病为重点，达到保护和增进劳动者健康的目的。适用范围包括各类用人单位及其劳动者，体现"保护劳动者健康"是所有用人单位应尽的义务。第二章"职业危害预防"的重点是把住各类职业危害源头，预防控制职业危害的产生，体现"预防为主"的原则。第三章"职业卫生管理"规范用人单位的经常性职业卫生管理，设定用人单位和劳动者双方的权利、义务及其相关法律制度。第四章"职业性健康监护"针对我国劳动用工制度的改革，规定了对劳动者的健康监护制度、职业病诊断鉴定、职业病患者处理及其有关当事人的权利义务。第四章"职业卫生监督"规定国家建立职业卫生监督制度、监督机关及其职责。第五章规定违反该法应当承担的行政、民事和刑事责任。

（苏 志）

**【全国职业卫生资源与利用调查结束】** 1997年～1998年，全国开展了劳动卫生与职业病防治机构卫生资源调查。本次调查采取函调的方式，由各省、自治区、直辖市组织将调查表下发到省、地（市）、区（县）级卫生部门职防机构及企业所属职防机构，并将填好的调查表收集、汇总，上报卫生部。经调查，全国现有劳动卫生职业病防治院（所）115个，有职业卫生技术人员3.2万人，其中企业部门约5 000人。该专业技术人员中，硕士、博士研究生近10%，本科生占20%，大专生占20%，中专生占40%；高级职称占10%，中级职称占35%。初级职称占50%；30～50岁者占60%以上。

据实际调查数字显示，城市与农村、东部地区与中西部地区拥有的职业卫生专业技术人员基本上都为1∶1。专、兼职劳动卫生监督员有7 870人，该部分人员学历、职称都高于现场劳动卫生人员。

仅对190个各级各类职业病防治院（所）和79个医院职业病科的调查，办公用房和病房计有68.2万平方米，职业病床位8 615张，固定资产8.2亿元，5 000元以上的仪器设备4 426台（件）。

1996年，卫生部门所属专业机构共对97 029个企业进行了监督检查，监督覆盖率为57.1%，进行职业性定期体检300.1万人次，体检覆盖率为24.3%，职业病门诊653 913人次，职业病住院28 226人次，全年生物检测样品达2 144 819份。

"八五"期间，卫生部门和企业所属职业病防治院（所）和医院职业病科的各种科研项目达1 113个，经费21 190万元，但"九五"期间，已经立项的科研课题仅有417项，经费1 210万元。

（宋文质）

**【全国乡镇企业职业卫生会议召开】** 卫生部与农业部于1998年2月联合召开了全国乡镇企业职业卫生会议，会议总结了1992年以来在山东省张店区、滕州市，浙江省金华县、萧山市，上海市宝山区，沈阳市于洪区，福建省福州市晋安区和北京市顺义县共153个乡镇进行的乡镇企业职业卫生服务需求与对策调查试点和扩大试点工作所取得的经验，这些经验是：领导重视、部门配合是做好乡镇工业职业卫生服务的根本保证；建立和健全职业卫生服务、管理和监督三个体系是做好乡镇工业职业卫生服务的基础；推广简易、适用、有效的适宜工程技术是治理乡镇工业职业危害、预防和控制职业病发生的根本措施；加强专业技术队伍的培训是做好乡镇企业职业卫生工作的必要条件；开展经常性的职业卫生教育，提高工人自我保护意识；职业卫生服务与农村初级卫生保健相结合。会上，各地卫生部门和乡镇企业管理部门的代表交流了开展乡镇企业职业卫生工作的具体做法，并对今后如何进一步做好这项工作进行了讨论。此次会议既是一次乡镇企业职业卫生工作的经验交流会，也是一次乡镇企业职业卫生工作的动员会，对全国乡镇企业职业卫生工作的开展将起到推动作用。

（杨 霞）

## 环境卫生监督

**【全国环境卫生监测工作研讨会在京召开】** 受卫生部委托，中国预防医学科学院环境卫生监测所于1998年12月8日至10日在北京召开了"全国环境卫生监测工作研讨会"。来自全国30多个省、市的100多位卫生防疫部门代表参加了会议。中国预防医学科学院的有关专家在大会上做了专题报告，部分与会代表进行了工作交流。大会对改革开放以来全国环境卫生监测工作进行了回顾、总结，并就公共场所、化妆品、饮水与消毒产品等方面的问题展开了讨论，对今后环境卫生工作的开展提出了建议。

（何 翔）

**【卫生部、公安部、劳动和社会保障部、国家工商行政管理局联合发出通知清理整顿按摩服务场所】** 近年来，不少地方按摩服务行业发展迅猛，相当一部分美容美发、桑拿按摩、洗头洗脚屋等场所违法经营、非法雇工等问题十分突出。根据国务院领导批示，为进一步规范按摩服务行业的经营活动，依据国家有关法律政策，卫生部、公安部、劳动和社会保障部、国家工商行政管理局联合发出通知，从1998年12月10日起至1999年4月30日，对全国按摩服务场所进行清理整顿。通知要求各地加强按摩服务场所的审批和日常管理工作，并加大对违法经营活动的处罚力度。

（何 翔）

**【卫生部组织专家开展环境污染健康影响评价工作研讨】** 目前,我国环境污染问题日益严重，为保护公众的健康权益,客观、公正地评价环境污染对人群健康造成的危害，卫生部于1998年10月起多次组织中国预防医学科学院、北京医科大学及有关省市卫生防疫站等单位的专家对如何开展环境污染健康影响评价工作进行了深入研讨。在此基础上,组织中国预防医学科学院、北京医科大学有关专家开始起草《环境污染健康影响评价规范》，将于1999年上半年完成。

（何 翔）

## 放射卫生防护

**【卫生部加强核事故医学应急工作】** 作为核事故辐射纵深防御的最后一道屏障，核事故应急工作是一项技术性强、涉及面广、社会影响大的系统工程。核电厂核事故医学应急救援是国家核事故总体应急工作的重要组成部分。卫生部作为全国核事故医学应急工作的组织协调和统一计划的负责单位，除做到应急救援组织落实外,还需要制定周密、可行的应急响应行动计划，以便做到有备无患、有患无失。

根据国家有关核事故应急管理法规,参照《国家核事故应急计划》的要求，由原卫生监督司放射卫生处(现卫生法制与监督司)牵头，组织编写了《卫生部核事故医学应急方案》(下称《应急方案》)，在充分听取有关单位和放射卫生防护专家的意见后,经过多次修改、补充，于1997年下半年拿出了《应急方案》报批稿,为使该“方案”具有更强的可操作性,1997年12月,卫生部专门主持召开了由承担医学应急工作任务的专业单位参加的《应急方案》的可行性研讨会，会后根据与会者提出的意见又进行了修改、充实和提高,1998年4月卫生部正式批准发布了《卫生部核事故医学应急方案》。

该《应急方案》共有4章15条、9个附件。该“方案”自始至终贯彻了指导核事故应急工作的“常备不懈,积极兼容,统一指挥,大力协同,保护公众,保护环境”的24字方针,明确了各级核事故医学应急组织机构的名称和职责任务，以及平时和发生核事故时各级医学应急组织所承担的工作和采取的应急响应行动,具体的操作执行程序,分别在9个不同的附件中作了详细说明，通过几次假想核事故应急通讯演习，证明了该《应急方案》有较强的可操作性及可行性，为应付突发核事故所采取的应急响应行动，提供了科学指南。

（宋玉芳）

**【卫生部加强放射卫生监督工作】** 1998年初卫生部针对湖北省发生一起由于保管不当造成放射源丢失的重大事故，发出通知要求加大放射卫生监督力度，强化放射源的安全管理。

1. 加强对生产、销售、使用各种放射源尤其是操作小型放射源(包括含放射源的仪器设备)企业的安全管理与防护监督管理。各省级卫生行政部门要强化对贮存、运输放射源以及含放射源仪器设备的监督管理，严禁无证拥有和操作放射源。对暂存不用的或废弃的放射源,有财力的单位应及时申请环境保护部门收贮，无财力的单位要敦促其妥善保管贮存，建立账物档案和规范的交接制度,并定期检查,严防放射源被盗丢失,造成伤人事故。我部将于今后3年，对拥有放射源单位的安全防范情况进行不定期的执法抽检。

2. 加强对各类辐照加工装置的安全防护以及辐照食品卫生的监督管理。各省级卫生行政部门,要根据卫生部第12号令、47号令的精神，加大对辐照加工行业的监督力度,严禁无证人员上岗操作,严禁超剂量、超品种进行食品辐照加工。对辐照后的食品，上市前必须由辐照食品加工单位加贴统一规格的辐照食品标识。省、市级放射防护监督员要按照有关法律规章的规定，对辐照食品的辐照全过程进行监督。从1998年5月1日起，未加贴辐照食品标识的辐照食品一律不得上市销售。对已上市的辐照食品,将由各级食品卫生监督员根据经检查列出的辐照食品品种清单进行不定期的抽检，对不符合要求的上市辐照食品将按有关规定进行罚没。卫生部将于今年组织有关专家对辐照装置放射防护安全以及辐照食品的质量进行全国范围的抽检。

3. 加强对CT、医用加速器、γ刀等大型医用设备应用质量的监管，积极开展大型医用设备的质检工作。大型医用设备应用质量的好坏是关系人民群众健康的一件大事，各省级卫生行政部门应在财力许可的情况下，拨出专款支持监测机构购置检测所必须的设备。提倡共同使用检测设备，联合进行大型医用设备的应用质量监测工作。

4. 全面落实各项放射卫生法规标准，大力推广放射卫生综合管理的示范经验。各省级卫生行政部门要认真总结本省(市、区)示范市建设工作中创造出的典型经验，并在全省（市、区）加以普及推广。

（贺青华）

**【全国慢性放射损伤学术研讨会在苏州举行】** 由中华医学会放射医学与防护学会、全国卫生标准技术委员会放射性疾病诊断委员会（简称标委会)、国家放射病诊断鉴定组、中华预防医学会放射卫生专业委员会联合举办的“全国慢性放射损伤学术研讨会”于1998年6月4日～7日在苏州市举行。出席会议的有第三、四届标委会委员、国家放射病诊断组成员、各省市放射病诊断鉴定组组长和有关医学院、校代表共70余人,收到学术论文40篇。我国著名放射病学家叶根耀教授和著名放射医学家孙世荃教授等为大会做了报告，部分代表在会上进行了学术交流，内容包括国内外慢性放射病研究的现状、慢性放射病的基本概念、量效关系、细胞与分子遗传学的某些指标在慢性放射病诊断中的意义、慢性放射病防、诊、治中的有关问题以及慢性局部损伤特点等。本次会议对今后开展慢性放射病的研究起到了推动作用，对修订慢性放射病诊断标准有重要价值。

（何　翔）

**【卫生部向中国科技大学国家同步辐射实验室颁发建设项目卫生审查认可书】** 根据中国科技大学（下称“科大”）国家同步辐射实验室的申请，卫生部原卫生监督司（现卫生法制与监督司）于1998年5月，在北京主持召开了卫生部放射卫生专家级会议，讨论审查了国家重点工程项目；“科大”国家同步辐射实验室委托编制的《国家同步辐射实验室二期工程放射防护评价报告》（下称《评价报告》），会上首先由被委托单位《评价报告》书编写人员介绍了该资料的编制依据、工作项目情况。该《评价报告》书的科学性及可行性，并解答了专家所提出的问题，经过一天的评议，专家们一致通过了该《评价报告》书的审查。

根据专家们的审查意见，经申报批准，卫生部于1998年5月底向“科大”国家同步辐射实验室颁发了《建设项目卫生审查认可书》，并责成该工程项目建设单位，在建造施工阶段要认真落实该《评价报告》书中提出的放射防护设计方案。

（宋玉芳）

**【CT等大型医用设备应用质量管理工作】** X-射线计算机体层摄影装置（CT）是卫生部列入管理品目的8种大型医用设备中数量最多的一种，据统计全国投入运行的CT机已达3 000多台，并且以每年300台左右的速度递增。多数CT设备运行良好，在疾病的诊断中发挥着其他设备难以代替的重要作用。但是少数设备的影像质量低劣，因影像质量问题造成漏诊或误诊的现象时有发生，已引起社会的广泛关注，为了贯彻落实卫生部第43号令《大型医用设备配置与应用管理暂行办法》，加强对CT机的应用质量管理，提高对患者与受检者疾病的诊断水平，1998年卫生部先后发布了《X-射线计算机体层摄影装置（CT）应用质量检测与评审规范》与《关于4种型号CT机列为淘汰机型的通知》等文件，进一步推动了CT机应用质量检测评审及旧机型淘汰工作的开展。

《X-射线计算机体层摄影装置（CT）应用质量检测与评审规范》由主文和6个附录组成，该《评审规范》规定了CT机应用质量评审的申请与审批程序、评审内容与评定方法。与国外标准不同之处在于新机器验收指标高于国外90年代初制定的标准，适应了CT机性能不断提高的要求；增加了临床照片评估内容，保证了对患者的诊断质量。《评审规范》还明确规定了CT机应用质量合格与不合格的判定方法。实施结果表明，该《评审规范》设计比较严密、合格或不合格界定明确，具有较强的可操作性。CT机应用质量检测评审工作已陆续在20多个省、自治区、直辖市顺利开展。截至1998年底，全国已检测CT机1100余台。

《X-射线计算机体层摄影装置（CT）应用质量检测与评审规范》与《关于4种型号CT机列为淘汰机型的通知》及有关配套法规的发布，标志着我国对CT机的应用质量管理已经开始步入法制化、规范化的轨道。

（贺青华　赵兰才）

**【卫生部组织γ辐照装置放射防护监督检查】** 为进一步贯彻落实国务院第44号令《放射性同位素与射线装置放射防护条例》和卫生部第12号令《γ辐照加工装置卫生防护管理规定》，加强对γ辐照装置监督管理的力度，防止或减少γ辐照装置潜在照射的发生，保障放射工作人员和公众的健康和安全，卫生部卫生监督司于1998年6月下发通知《关于对全国γ辐照装置安全防护进行抽检的通知》及附件《γ辐照装置放射防护情况自查表》，对全国γ辐照装置放射防护情况进行第三次监督检查（前两次全国性检查分别于1992年和1995年完成），在各省（市）卫生厅（局）组织专业队伍自查的基础上，卫生部组织专家对江苏等6个省的γ辐照加工装置放射防护进行了现场检查、试验。现将各省（市）自查和卫生部专家组抽检情况总结如下：

1. 各省（市）自查情况　根据今年各省、市、自治区上报的调查表的数字统计（未上报的2个省、市的情况来自1995年的上报表），全国运行的γ辐照装置共计109台，它们分布在除青海、西藏以外的其他29个省、市、自治区。其中，设计装源活度大于1.85E4TBq（大于50万居里）6台，等于1.85E4TBq（50万居里）25台，3.7E3～1.11E4TBq（10～30万居里）43台，其余均小于1.1E3TBq（10万居里）。（详见表-1）

按照卫监发［1998］第28号文的要求，自查结果按时上报的省、市、自治区有21个，经电话催报后报上来的6个，总上报率达93.1%，直到10月15日前仍未上报的只有2个省市。未上报率为6.9%。

从上报的自查表可以看出，大部分省、自治区、直辖市的卫生厅（局）及所属的卫生防疫站（放射防护所）各级领导对γ辐照装置的检查工作都比较重视，能够按照卫生部的要求，拟定检查方案和要求，组织有关专业人员对辖区内的所有γ辐照装置进行认真、细致的检查、试验，按“自查表”要求，逐项填写，给出检查结论，并详细给出每台装置存在问题，改进意见及要求，是否同意运行或改进后可以运行等。特别是北京、福建、吉林、河北、上海等省、市，检查后还进行了认真的总结，确实做到了有布置、有检查、有总结，取得了比较好的效果。

同时，从自查表中也可以看出，各省、自治区、直辖市在自查中还存在以下几个问题：

(1)有部分省、市的卫生行政部门对这次检查工作重视不够，检查人员专业水平较低，对“自查表”填写不够认真，缺项较多，检查后未给出检查结论。这样的装置约占上报装置的17%。

(2)有部分装置（特别是80年代以前建造的装置）的入口管制措施不健全，不少装置只有门与升降源系统一道联锁。检查中，没有给出改进意见和要求，甚至有个别装置

表1 全国γ辐照加工装置概况

| 序号 | 单位名称 | 单位地址 | 建造时间 | 设计装源活度（TBq） | 现装源活度（TBq） | 主要用途 |
|---|---|---|---|---|---|---|
| 001 | 中国农科院原子能所 | 北京圆明圆西路2号（100094） | 95 | 1.11E4 | 2.22E3 | 中试 |
| 002 | 北京大学技术物理系 | 海淀区中关村北2条3号（100871） | 88 | 1.11E3 | 8.46E2 | 教学科研 |
| 003 | 中国农科院原子能所 | 北京圆明圆西路2号（100094） | 61 | 3.7E2 | 2.74E2 | 科研 |
| 004 | 北京辐照中心 | 海淀区学院南路12号（100875） | 59 | 7.4E2 | 7.12E2 | 教学科研 |
| 005 | 北京医科大学 | 海淀区学院路38号（100083） | 59 | 1.11E3 | 1.04E3 | 辐照加工 |
| 006 | 生物物理所 | 海淀区中关村南2条8号（100080） | 63 | 2.6E3 | 1.4E3 | 辐照加工 |
| 007 | 清华大学核能技术设计院 | 北京昌平南中乡虎峪村（102201） | 88 | 1.85E3 | 1.06E3 | 辐照实验卫生巾辐照 |
| 008 | 北京射线应用研究中心 | 朝阳区安外大羊坊甲6号（1000120） | 94 | 7.4E3 | 4.1E3 | 辐照加工 |
| 009 | 北京射线应用研究中心 | 朝阳区安外大羊坊甲6号 | 88 | 3.7E4 | 2.3E4 | 辐照加工 |
| 010 | 中国原子能科学研究院 | 北京房山区北坊（102413） | 84 | 1.1E4 | 2.23E3 | 辐照加工科研 |
| 011 | 军事科学院放射所 | 海淀区太平路27号（100850） | 60 | 1.11E4 | 5.55E3 | 科研辐照加工 |
| 012 | 唐山通力辐照加工有限公司 | 唐山市建设北路144号（063000） | 95 | 3.7E4 | 7.4E3 | 辐照加工 |
| 013 | 石家庄辐射技术开发中心 | 石家庄新石南路88号（050091） | 88 | 1.85E4 | 1.87E3 | 辐照加工灭菌 |
| 014 | 河北放射卫生研究所 | 石家庄和平西路428号（050071） | | 4.7E2 | 3.5E2 | 辐照科研 |
| 015 | 中国辐射防护研究院 | 太原市学府街270号（030006） | 64 | 3.7E2 | 1.19E3 | 科研辐照加工 |
| 016 | 山西农科院旱地农业研究所 | 太原市农科北路64号（010031） | 72 | 7.4E2 | 5.25E2 | 科研应用 |
| 017 | 山西农业大学 | 山西太谷县（030831） | 86 | 1.18E3 | 5.06E2 | 教学科研 |
| 018 | 海南金原新技术公司 | 海口市金盘工业开发区 | 95 | 1.85E4 | 3.7E3 | 辐照加工 |
| 019 | 广西大学同位素应用研究室 | 南宁市城北区秀灵路13号（530005） | 74 | 1.85E3 | 1.48E3 | 辐射加工 |
| 020 | 第四军医大学γ辐射室 | 西安市长乐西路17号（710032） | 62 | 1.11E3 | 9.92E2 | 科研辐照加工 |
| 021 | 咸阳毛纺厂辐照室 | 咸阳市人民路29号（712000） | 78 | 3.7E3 | 3.7E3 | 消毒 |
| 022 | 宝鸡辐照中心 | 宝鸡县洪水沟村（721301） | 92 | 1.11E4 | 1.48E3 | 辐照加工 |
| 023 | 中科院水利部水保所 | 陕西扬凌区西农路26号（712100） | 73 | 7.4E2 | 3.3E2 | 科研 |

续表

| 序号 | 单位名称 | 单位地址 | 建造时间 | 设计装源活度（TBq） | 现装源活度（TBq） | 主要用途 |
|---|---|---|---|---|---|---|
| 024 | 西北核技术研究所 | 西安灞桥区平峪路28号(710624) | 88 | 1.85E4 | 5.9E3 | 科研辐照加工 |
| 025 | 南京辐照中心 | 南京市孝陵卫（210014） | 87 | 1.85E4 | 6.9E3 | 辐照加工 |
| 026 | 江苏省农科院原子能所 | 南京市孝陵卫（210014） | 95 | 1.85E3 | 1.37E3 | 辐照加工 |
| 027 | 常熟辐照技术应用厂 | 常熟市大义镇（215557） | 89 | 1.85E4 | 3.11E3 | 辐照加工 |
| 028 | 苏州医学院吴江辐照中心 | 吴江市松陵镇七里桥(215200) | 95 | 1.85E4 | 3.7E3 | 辐照加工 |
| 029 | 扬州大学农学院辐照室 | 扬州市苏农路12号(225009) | 88 | 1.85E3 | 2E3 | 科研辐照加工 |
| 030 | 江苏里下河地区农科所 | 扬州市念泗桥路61号(225002) | 74 | 3.7E3 | 3.7E3 | 科研辐照加工 |
| 031 | 无锡轻工大学辐照室 | 无锡市社桥老轻院(214044) | 64 | 1.85E2 | 1.25E2 | 辐照加工 |
| 032 | 常州市第二电子仪器厂 | 常州市清潭路41号(213015) |  | 7.0E1 | 2.0E1 | 科研 |
| 033 | 华东电子管厂 | 南京市迈皋桥（210028） |  | 7.0E1 | 2.0E1 | 刻度计数管 |
| 034 | 苏州医学院辐照中心 | 苏州竹辉路62号（215007） | 83 | 2.4E3 | 1.11E3 | 辐照加工 |
| 035 | 江西省农业科学院 | 南昌县莲塘五农岗10号(330002) | 87 | 3.7E3 | 1.38E3 | 辐照育种辐照加工 |
| 036 | 延边商业科学技术研究所 | 延吉市延龙路50号(133001) | 94 | 1.85E4 | 3.7E3 | 辐照加工 |
| 037 | 解放军第206医院 | 通化市新华大街500号(134001) | 91 | 3.7E3 | 2.2E3 | 辐照药品 |
| 038 | 农科院原子能所 | 兴华街6号（136100） | 78 | 3.7E3 | 1.2E3 | 辐照育种 |
| 039 | 通化卫生局辐照中心 | 通化治安村（134001） | 95 | 3.7E3 | 2.5E3 | 辐照消毒 |
| 040 | 长春热缩材料有限公司 | 长春市朝阳区人民大街159号（130022） | 74 | 5.9E3 | 4.0E3 | 科研辐照 |
| 041 | 长春辐照实业有限公司 | 长春市南关区南环路108号(130022) | 93 | 1.85E4 | 7.0E3 | 辐照加工 |
| 042 | 四川省原子核应用技术研究所 | 成都市沙河堡124号(610066) | 76 | 3.7E3 | 1.8E3 | 辐照加工 |
| 043 | 中国工程物理研究院 | 绵阳科学城（610003） | 97 | 1.85E4 | 7.4E3 | 辐照加工 |
| 044 | 四川省农科院生物技术应用研究所 | 成都市外东狮子山(610066) | 79 | 3.7E3 | 3.7E3 | 辐照加工 |
| 045 | 宜宾地区科委辐照站 | 宜宾市吊黄楼火车站(644007) | 80 | 7.4E3 | 1.4E3 | 辐照加工 |
| 046 | 四川省原子核应用技术研究所 | 成都市沙河堡（610066） | 76 | 1.85E4 | 1.0E4 | 辐照加工 |
| 047 | 西南农业大学核技术应用研究所 | 重庆市北碚区天生桥(400716) | 58 | 1.9E3 | 2.6E2 | 辐射育种 |

续表

| 序号 | 单位名称 | 单位地址 | 建造时间 | 设计装源活度（TBq） | 现装源活度（TBq） | 主要用途 |
|---|---|---|---|---|---|---|
| 048 | 第三军医大学预医系 | 重庆市高滩岩（400038） | 63 | 3.7E3 | 1.6E3 | 科研灭菌 |
| 049 | 垫江县辐照场 | 重庆垫江县过境北路5号（408300） | 86 | 1.85E4 | 1.04E3 | 辐照加工 |
| 050 | 大庆辐照中心 | 大庆市西宾路45号（163453） | 86 | 2.2E4 | 1.41E3 | 辐照加工 |
| 051 | 黑龙江省科学院技术物理所 | 哈尔滨南岗区科研街26号（150086） | 79 | 3.7E3 | 1.295E3 | 科研加工 |
| 052 | 黑龙江省农科院原子所 | 哈尔滨南岗区学府路368号（150086） | 86 | 1.85E3 | 9.25E2 | 辐照消毒保鲜育种 |
| 053 | 哈尔滨光雅新技术辐射有限公司 | 哈尔滨动力区哈平路（150069） | 87 | 1.85E4 | 1.11E4 | 辐照加工 |
| 054 | 兰州辐射技术开发中心 | 西津西路936号（730050） | 87 | 1.82E4 | 4.81E3 | 辐射加工 |
| 055 | 湖南辐射技术研究所 | 长沙市芙蓉区马坡岭（410125） | 89 | 1.85E4 | 4.07E3 | 辐射加工 |
| 056 | 新疆物理所 | 乌市北京南路40号（830011） | 84 | 7.4E3 | 5.4E3 | 科研 |
| 057 | 新疆农科院核生所 | 乌市南昌路38号（830000） | 60 | 3.7E3 | 9.25E2 | 辐照加工育种 |
| 058 | 内蒙农科院植保所 | 呼市旧城南（010031） | 72 | 3.1E2 | 3.1E2 | 科研 |
| 059 | 开封市辐照厂 | 河南开封郊区苏村（475003） | 86 | 1.85E3 | 1.11E3 | 辐照消毒 |
| 060 | 河南天宏辐照中心 | 河南中牟县仓岩乡（450003） | 94 | 3.7E3 | 2.18E3 | 辐照加工 |
| 061 | 杞县利民辐照厂 | 河南杞县工业路5号（475200） | 96 | 1.1E4 | 1.48E3 | 辐照加工 |
| 062 | 河南科学院同位素所 | 郑州嵩山南路7号（450052） | 87 | 8.14E3 | 5.365E3 | 科研辐照加工 |
| 063 | 郑州辐照中心东区辐照站 | 郑州市航海路东段（450048） | 97 | 1.11E4 | 7.4E3 | 辐照消毒 |
| 064 | 郑州辐照中心 | 京广南路8号（450052） | 85 | 1.85E4 | 1.74E3 | 辐照加工 |
| 065 | 云南核技术应用中心 | 昆明市经济技术开发区42号（650214） | 96 | 1.85E4 | 7.4E3 | 辐照加工 |
| 066 | 云南核技术研究中心 | 昆明市（650224） | 94 | 1.85E4 | 5.18E3 | 辐照加工 |
| 067 | 农科院辐照室 | 龙头街桃园村（650205） | 74 | 2.26E3 |  | 科研 |
| 068 | 宁夏农科院贮藏所 | 银川市（750002） | 97 | 3.7E3 | 1.85E3 | 科研 |
| 069 | 湖北农科院原子能所 | 武汉南湖瑶苑（430064） | 91 | 1.85E4 | 6.6E3 | 辐照加工 |
| 070 | 湖北农科院原子能所 | 武汉南湖瑶苑（430064） | 71 | 1.11E3 | 7.3E2 | 消毒育种 |
| 071 | 武汉辐照新技术公司 | 武汉洪山卓刀泉45号 | 90 | 1.85E4 | 1.11E4 | 辐照加工 |
| 072 | 福建漳州辐照中心 | 漳州上街（363000） | 92 | 1.85E4 | 3.7E3 | 辐照加工 |
| 073 | 建瓯市闽北辐照中心 | 建瓯市水西路269号（353100） | 91 | 1.11E4 | 1.23E3 | 辐射加工 |

续表

| 序号 | 单位名称 | 单位地址 | 建造时间 | 设计装源活度（TBq） | 现装源活度（TBq） | 主要用途 |
|---|---|---|---|---|---|---|
| 074 | 福建农科院稻麦所 | 福州市仓山城门黄山（350019） | 83 | 1.85E3 | 1.48E3 | 消毒灭菌中试育种 |
| 075 | 福建农科院稻麦所 | 福州市仓山城门黄山（350019） | 83 | 1.85E4 | 6.47E3 | 消毒灭菌中试育种 |
| 076 | 贵州农科院综合所 | 贵阳市金竹镇（550006） | 69 | 2.2E3 | 3.7E3 | 种子诱变物品辐照 |
| 077 | 滁洲原子能利用研究所 | 滁洲市长乐路222号（239085） | 72 | 1.85E3 | 4.67E2 | 辐照育种 |
| 078 | 中国科技大学 | 合肥市金寨路96号（230026） | 84 | 4.44E3 | 1.23E3 | 教学科研 |
| 079 | 合肥低温粘合剂厂 | 合肥市望江西路68号（230022） | 87 | 7.4E3 | 1.1E3 | 辐照化工 |
| 080 | 合肥低温粘合剂厂 | 合肥市望江西路68号（230022） | 97 | 7.4E3 | 3.46E3 | 辐照化工 |
| 081 | 合肥低温粘合剂厂 | 合肥市望江西路68号（230022） | 97 | 7.4E3 | 3.8E3 | 辐照化工 |
| 082 | 广州辐照技术研究中心 | 广州番禺种村（511495） | 92 | 3.7E4 | 1.2E4 | 辐照加工 |
| 083 | 广东省辐照中心 | 广州天河五山（510642） | 86 | 3.7E3 | 3.7E3 | 科研开发 |
| 084 | 深圳辐照加工中心 | 深圳市东盛路68号（518019） | 86 | 1.48E5 | 5.0E4 | |
| 085 | 山东农科院原子能所 | 济南市工业路198号（250100） | 85 | 1.11E3 | 3.7E2 | 辐照育种 |
| 086 | 莱阳农学院 | 山东莱阳市文化路65号（165200） | 89 | 1.85E3 | 5.4E2 | 教学科研 |
| 087 | 欧麦克斯辐照公司 | 青岛流亭机场北侧(266108) | 91 | 5.55E4 | 1.92E4 | 消毒化工产品改性 |
| 088 | 山东农大辐照中心 | 山东省泰安市（271018） | 93 | 1.85E3 | | 科研开发 |
| 089 | 金乡县华光辐照厂 | 山东金乡县高河乡官庄村南（272212） | 94 | 3.7E3 | 1.54E3 | 辐照 |
| 090 | 济宁辐照公司 | 山东金乡县鸡泰镇(272208) | 95 | 1.11E4 | 2.59E3 | 辐照 |
| 091 | 丹东锦江辐射技术有限公司 | 丹东市三道沟路198号（118009） | 90 | 1.85E4 | 1.443E3 | 辐照加工 |
| 092 | 阜新核能辐照中心 | 辽宁阜新渭河门区新昌路东段（123006） | 90 | 1.11E4 | 6.60E2 | 辐照加工 |
| 093 | 核工业大连应用技术研究所 | 大连甘井子区海燕街455号（116032） | 89 | 7.4E3 | 4.0E3 | 辐照服务 |
| 094 | 沈阳天荣辐照公司 | 于洪区花明湖街（1101141） | 90 | 1.85E4 | 1.81E3 | 药品灭菌材料改性 |
| 095 | 沈阳北方辐射技术服务部 | 皇姑区孔雀河西街2号（110034） | 74 | 3.7E3 | 2.4E3 | 军事科研 |

续表

| 序号 | 单 位 名 称 | 单 位 地 址 | 建造时间 | 设计装源活度（TBq） | 现装源活度（TBq） | 主要用途 |
|---|---|---|---|---|---|---|
| 096 | 上海化工研究院 | 上海云岭东路 345 号（200062） | 91 | 7.4E2 | 2.8E2 | 消毒灭菌 |
| 097 | 中科院上海原子核所 | 上海 800-204 信箱（201800） | 73 | 3.7E3 | 6.9E2 | 辐照试验 |
| 098 | 上海原子核所辐射技术中试研究基地 | 曹杨路 1467 号（200333） | 86 | 1.85E4 | 6.0E3 | 灭菌消毒 |
| 099 | 华东理工大学 | 上海梅陇路 130 号（200237） | 74 | 1.5E3 | 5.0E2 | 科研生产 |
| 100 | 上海核新辐射厂 | 上海市沪太路 1895 弄 51 号（200436） | 97 | 1.11E4 | 3.7E3 | 改性灭菌 |
| 101 | 上海农科院作物所 | 北翟路 2901 号（201106） | 80 | 1.85E3 | 6.4E2 | |
| 102 | 中科院上海原子核所 | 上海 800-202 信箱（201800） | 89 | 7.4E3 | 5.8E3 | 科研生产 |
| 103 | 第二军医大学放射医学研究室 | 上海翔殷路 800 号（200433） | 58 | 1.85E3 | 1.11E3 | 教学科研 |
| 104 | 天津农科院作物研究所 | 西青道杨庄小横堤外（300380） | 75 | 1.4E2 | 3.7E1 | 辐照加工 |
| 105 | 天津市技术物理所 | 天津科研规划区（300192） | 81 | 1.11E4 | 3.0E3 | 辐照加工 |
| 106 | 浙江省农科院原子能所 | 杭州石桥（310021） | 81 | 1.11E4 | 9.48E3 | 科研辐照加工 |
| 107 | 浙江农大原子核农业所 | 杭州凯旋路（310029） | 93 | 1.85E4 | 4.44E3 | 科研辐照加工 |
| 108 | 浙江慈溪市辐照中心 | 慈溪市浒山钲（315302） | 94 | 1.11E4 | 1.48E3 | 辐照加工 |

存在比较严重的事故隐患，但这些装置，除个别省、市要求停运，进行改造，完善防护措施外，大部分装置仍允许运行。按照有关法规、标准要求，卫生部放射卫生专家组γ辐照装置检查小组认为，在辐照室入口管制中，门与源升降系统联锁、迷道内光电开关、踏板、阻止链子等与源升降系统联锁，辐照室内固定式剂量仪与入口门的联锁，上述联锁中至少要有 3 道联锁装置才算合格。但从表 2 中可以看出达到要求的装置只有 45 台，占上报 103 台装置的 42.7%，只有一道联锁的占 34%（详见表 2）。

（3）有少部分装置（特别是农口早期建造的小型γ辐照装置，如广东农大辐照中心）在这次自查中没有上报材料，是退役了，还是在运行，不清楚。如果已经停运，应办理退役手续，如果仍在运行（或运行时间很少），则应列入监督检查范围，认真核查，因为这部分装置虽然装

**表 2　全国γ辐照装置部分安全联锁装置概况**

| 联锁装置名称 | 装置台数* | 百分比（%） |
|---|---|---|
| 辐照室入口管制有 3 道以上联锁装置 | 44 | 42.7 |
| 防止辐照室有人时升源措施 | 97 | 94.2 |
| 有误留辐照室人员应急措施 | 92 | 89.3 |
| 有停电降源措施 | 60 | 58.3 |
| 有源位置控制措施 | 97 | 94.2 |
| 辐照室入口管制只有门与源升降系统一道联锁 | 35 | 34.2 |

*上报的 27 省市辐照装置台数为 103 台

源活度较小，但发生潜在照射的可能性比较大，各省市应认真管起来。

2. 全国抽检情况　卫生部卫生监督司于 1992 年、1995 年、1998 年分别组织卫生部放射卫生专家组部分成员对全国γ辐照装置进行了 3 次抽检。被抽检的省、市、自治区有山东、河南、福建、四川、甘肃、陕西、湖南、广西、海南、辽宁、吉林、黑龙江、新疆、北京、湖北、云南、江苏、河北、山西等共 19 个省市，被抽检的γ辐照装置共 70 台，约占全国γ辐照装置总台数的 64.2%。

抽检的方法（程序）是在听取被抽检单位汇报的基础上，对装置的所有防护设施和安全联锁装置逐一进行现场检查、试验，并认真查看各种规章制度，特别是设备检修记录，人员培训、个人剂量监测，以及新建、扩建、改建装置的预防性审查情况。检查、试验完后，对每台装置按

有关法规、标准要求，提出了改进健全安全防护系统的建议和要求。检查结果分3种类型：基本合格、限期改进、暂停使用。对于放射防护设施和安全联锁系统基本健全，并有较健全的规章制度的装置为基本合格，同意继续运行；对于有安全联锁但不够健全或有个别较关键的联锁失灵的装置，要求限期安装或修复；对于只有防护门与源升降系统一道联锁且失灵或可靠性差的装置暂停使用，改进后，经省、自治区、直辖市卫生行政部门组织专家审查合格后方可继续使用。

3次抽检情况（详见表3）：

**表3 全国γ辐照装置抽检结论概况**

| 抽检时间（年） | 抽检台数 | 基本合格 | | 限期改进 | | 暂停使用* | |
|---|---|---|---|---|---|---|---|
| | | 台数 | 百分比（%） | 台数 | 百分比（%） | 台数 | 百分比（%） |
| 1992 | 15 | | | | | 2 | 13.3 |
| 1995 | 34 | 22 | 64.7 | 6 | 17.6 | 6 | 17.6 |
| 1998 | 21 | 15 | 71.4 | 2 | 9.5 | 4 | 19.1 |

* 1998年暂停使用的4台中，有2台查封，其中一台吊销了放射性同位素工作许可证

通过抽检发现的主要问题有：

（1）省卫生监督机构普遍存在执法不严，监督不力的问题。3次抽检中，提出限期改进的8台，暂停运行的12台（其中2台查封），这些装置都存在严重的事故隐患。但在自查中都允许继续运行，特别是湖北省农科院1972年建造的小型装置（升降源靠手动操作）在1992年曾发生过4人受照的三级放射事故，但至今没有进行认真改造仍在运行，用户声称不用了（在抽检时从该装置的运行记录上得知仍在运行），省里也没有去检查；还有云南省农科院1974年建造的辐照装置安全设施及安全联锁很不健全，存在严重事故隐患，而且院里没有防护机构，工作人员素质差，省里平时监督不力，检查又不认真；江苏省农科院1987年建造的1.85×104TBq（50万居里）装置在抽检中也发现升源程序混乱，不能正常升源。以上装置在抽检中都被停止使用，云南省农科院的装置还被吊销了放射性同位素工作许可证。

（2）对1992年以后建造（改建、扩建）的γ辐照装置预防性审查工作按有关法规、标准要求还有距离。自1991年卫生部发布第12号令《γ辐照加工装置卫生防护管理规定》以后，卫生部对γ辐照装置的放射防护实行两级管理，即设计装源活度大于1.85×104TBq（大于50万居里）γ辐照装置由卫生部直接管理，等于或小于1.85×104TBq的γ辐照装置由省级卫生行政部门管理，对于新建、改建、扩建的γ辐照装置无论是国家级管的，还是省级管的，对它们的选址、设计建造、竣工验收和退役都要进行预防性审查，对γ辐照装置的设计要请有资格的单位按照要求编制“放射防护评价报告书”，并组织有关专家审评，卫生行政部门批准后方可建造。但有些省（市）并没有严格执行。在1998年抽检的21台装置中，有9台是1992年以后建造（扩建）的，其中有4台需要补做放射防护评价报告，占新建（扩建）装置的44.4%。

（3）对被检查出问题需要改进或暂停使用的装置进行及时的监督检查不力，缺乏执法的严肃性和权威性，致使有的单位没有及时改进（改造）而造成放射事故的发生。如黑龙江省哈尔滨雅光新技术辐照装置在1995年卫生部专家组抽检时曾提出改进意见和要求，省卫生厅也下达文件提出改进项目，但该单位只重视生产，忽视安全，迟迟不进行改进有关安全设施，省卫生部门也没有及时进行复查，所以导致了1998年春节凌晨发生1人受到约5Gy照射的三级放射事故，教训是非常深刻的。

3. 通过检查（自查、抽检）取得的成效　自从1992年初卫生部发布第12号部长令后，卫生部卫生监督司加强了对γ辐照装置的监督管理工作，除对新建（扩建、改建）γ辐照装置按照有关法规标准严格管理外，对全国现有100多台运行的装置进行了3次检查，并取得了比较好的效果，主要表现在以下3个方面：

（1）加强了对新建（扩建、改建）装置的预防性审查力度，使γ辐照装置的安全设施和安全联锁装置不断完善，放射工作人员的素质和专业水平不断提高，用户的安全规章制度进一步健全。特别是属卫生部直接管辖的大型γ辐照装置的管理已走向规范化的管理道路。各省、自治区、直辖市的管理水平也得到不同程度的提高。

（2）对早期建造的小型γ辐照装置的安全设施根据实际情况和有关要求不断地进行改进，使装置的安全性能有了比较大的提高。如北京市在1995年安全检查后，北京医科大学增了“红外”和“阻入锁”联锁，北京大学和清华大学核能所的辐照装置门锁问题也在检查后的一个月内就解决了，并通过了验收；黑龙江省科学院技术物理所和省农科院原子能所的γ辐照装置也根据1995年卫生部专家组抽检时提出的意见和要求进行了认真改造，此外还有其他省市的不少装置也根据检查时提出的意见和要求，进行改进和完善，使装置的安全系统的安全性都得到不同程度的提高。

（3）近几年γ辐照装置的放射事故发生概率大大下降。根据部分省市上报的事故材料不完全统计，1985年～1993年γ辐照装置共发

生 20 起放射事故，受照人数达 30 余人，死亡 5 人，其中 1986 年发生 7 起事故，受照人数达 15 人，1990 年发生一起事故，受照人数 7 人，死亡 2 人。从 1994 年～1998 年 5 年发生事故一起，受照 1 人（黑龙江哈尔滨雅光新技术辐照站），由于这几年加强了监督管理，所以 γ 辐照装置的放射事故发生概率大大地降低了（详见表 4）。

4. 几点建议 为了巩固和发展已取得的成绩，进一步保证 γ 辐照装置的安全运行，减少或避免潜在照射的发生，提出以下几点建议：

**表 4 1985～1998 年全国 γ 辐照装置放射事故概况**

| 事故发生时间 | 事故起数 | 受照人员 | 死亡人数 | 每台年发生概率，$\times 10^{-2}$ |
|---|---|---|---|---|
| 1985～1989 | 15 | 25 | | 2.8 |
| 1990～1993 | 5 | 不详 | 5 | 1.2 |
| 1994～1998 | 1 | 1 | | 0.18 |

（1）继续加强对 γ 辐照装置安全防护的监督管理的力度，特别是要加强对新建装置的预防性审查和早年建造的小型装置的改造。由于目前我国设计 γ 辐照装置的单位比较多，相关的法规标准还不够健全，所以对新建装置的初步设计执行严格的评审和批准制度是非常重要的，对安全防护设施不完善的装置，绝不允许施工建造。

（2）对抽检中要求限期改进、暂停使用，补做放射防护评价报告书等的 γ 辐照装置使用单位，应在适当时候（1999 年第二季度）组织卫生部放射卫生专家进行一次复查，调查了解执行情况，没有按要求做的应停止使用。什么时候按要求改进了，并经省卫生行政部门再次复查验收后才能继续运行，并将情况上报卫生部。

（3）γ 辐照装置属高科技，γ 辐照装置的放射防护设施功能的评价检查、试验是专业性比较强的工作，为了提高省级放射卫生行政部门所属业务单位监督执法人员的专业水平，卫生部应组织定期或不定期的对这些人员进行培训考核，使各省市对 γ 辐照装置的预防性审查（包括编制放射防护评价报告书）及常规监督检查工作搞得更加扎实，确保 γ 辐照装置的安全运行。

（范深根 侯庆梅 贺青华）

**【大连市放射卫生综合监督示范市通过验收】** 卫生部组织专家对辽宁省大连市放射卫生综合监督示范市工作进行考核验收。专家们认为：大连市作为第五批放射卫生综合监督示范市，在省卫生厅、市政府的领导下，经过省、市各级放射卫生监督管理人员共同努力，克服了时间紧、任务重、面广量大等多方面的困难，完成了示范市的创建工作，达到了示范市的各项指标要求，取得了一些值得推广的好经验。

该示范市的主要特点是：①政府领导重视，并亲自挂帅动员全面开展创建示范市工作，起到了很好的组织领导和协调作用。把示范市创建工作当作是政府为人民办实事、促健康的具体举措，并纳入了政府工作的议事日程；②在示范市的创建工作中，紧紧围绕着宣传、贯彻《放射性同位素与射线装置放射防护条例》及相关的法规、标准这一中心环节，提高了各放射工作单位遵守法规、标准的自觉性和对公众、患者负责的意识。由于创建工作指标具体，保障措施有力，大大提高了放射卫生监督的执法力度；③结合大连市的实际情况，建立了一系列行之有效的规章制度，从而保障了法规、标准的贯彻实施；④在不少方面取得了很好的监督工作经验，特别是在创建示范市期间，很抓了放射防护条件的改善，从总体上提高了监督、监测机构的工作水平。

专家们希望大连市进一步总结示范市工作取得的成功经验，加强个人剂量监测工作，完善职业放射工作人员的健康体检制度。同时，省卫生厅要及时总结、推广大连市的工作经验，把大连市的考核验收作为提高全省放射卫生监督工作水平的新起点，使大连市的工作经验发挥更大的作用。

（贺青华）

**【我国加入 WHO 主持的国际电磁辐射研究项目】** 应 WHO 邀请，我国于 1998 年正式加入 WHO 主持的全球电磁辐射研究项目。该项目研究电磁辐射对环境及人体健康的影响，美国、澳大利亚、日本及欧洲等许多国家均参加了此项研究。加入此项目的研究工作，将加快我国对电磁辐射的研究步伐，分享其研究成果，有利于我国制定相应的管理法规和技术标准。

（何 翔）

**【国家重点工程通过放射卫生审查】** 江苏连云港核电站是我国准备建造的第四所核电站，兰州重离子加速器是我国三大加速器之一，2 项国家重点项目于 1998 年进行了放射防护评价报告书的评审。国家放射卫生专家组的 15 位专家先后参加了连云港核电厂（一期）工程可行性报告—放射防护报告书和兰州重离子加速器冷却储存环放射防护报告书的评审。专家组基本肯定了 2 个项目的放射防护报告书，认为报告书按照国家有关规定，对辐射源和危害因素进行了详细的分析，对辐射防护和安全系统做了较为科学的设计安排，符合放射卫生防护的要求。专家们还对报告书的不足之处提出了具体要求及建议。

（杨 霞）

**【卫生部公布第一批淘汰 CT 机机型】** 为提高疑难疾病的论断质量，减少受检者不必要的射线照射、维护广大公众的健康与安全，卫生部在组织试点调查和 CT 机监测评价的基础上，某些型号的 CT 机，在国内外均属于陈旧落后的机型，且没有改造、维修的价值，因此决定将以下4种型号的CT机列为第一批淘汰机型，并于1998年4月向全国发出通知。

这4种被淘汰的CT机型号为：①EMI5005；②DELTA50；③SCT—100N；④CT—HSF。通知中要求使用上述4种型号CT机器的卫生医疗单位，在本通知公布之日起3个月内，将机器封存后予以淘汰，并不得转让或送予其他卫生医疗单位。

（宋玉芳）

**【卫生部调整和加强全国放射性监测网络】** 自1991年卫生部召开加强全国放射性污染监测工作会议以来，经过调整、充实的省（市）级34个监测站，在监测来自国内、外的核污染方面，继续做了大量的工作，为国家积累宝贵的数据资料，为评价放射性污染对广大公众的健康影响，提供了可靠的依据。但随着大气层核爆炸的禁试，环境中的放射性水平，目前已降到很低的程度，甚至低于测量仪器的探测下限，因而给空气、生物样品中的放射性水平监测增加了一定的难度。另一方面，随着和平利用原子能事业的发展，许多国家（包括我国）的核电站也相继建成并投入商业运行，因此，加强对运行中核设施的排放或某些事故（事件）对环境影响的监测，已成为目前的当务之急。

为适应我国社会主义市场经济的发展，需要对现有的放射性污染监测网络做进一步的调整和加强，以充分发挥卫生系统这支60年代建立起来的监测队伍，对社会经济发展和公共卫生事业的保障与监督作用。

为监督监测国内、外核设施平时或发生事故时对公众的影响，应重点加强沿边、沿海及核设施所在地区的放射性监测，因此，卫生部决定将现有的34个放射性本底监测站分为重点监测站和一般监测站两类，即内蒙古、新疆、广西、四川、甘肃、江西、福建、吉林、浙江、北京、上海、深圳、大连、青岛、连云港等15个放射性监测站被列为重点监测站，其他19个被列为一般监测站。上述15个重点监测站将按照卫监发（91）第29号文所列的监测项目和频率进行常年不间断地监测，并可适当的增加监测频率，以成为全国监督监测来自国内外放射性污染的观察哨。对一般放射性监测项目和频率将不再做统一规定，有条件的监测站可继续开展力所能及的监测，发生核事故时，要随时接受卫生部的指令性监测任务，卫生部还要求各省、自治区、直辖市卫生厅（局）将放射性监测工作列为整个卫生监督工作的内容之一，除在财政经费上给予支持外，还应重点装备更新一些必要的监测仪器、设备。卫生部也将同以往一样，继续在经费支持方面向重点监测站倾斜，为国民经济发展保驾护航。

（宋玉芳）

**【卫生部召开全国放射卫生综合监督管理示范市经验交流暨总结表彰会议】** 自1989年卫生部卫生监督司（现卫生法制与监督司）首次提出创建放射卫生综合监督管理示范市（下称“示范市”）项目以来，历时8年，全国共分5批创建了35个“示范市”。按照卫生部统一制定的考核标准，先后通过了本省卫生厅的检查考核和卫生部组织的专家验收，共有10个“示范市”达到优秀标准，18个示范市达到标准。通过放射卫生示范市项目工作的开展，各地创造了许多值得推广的先进经验，涌现了不少优秀单位和先进个人。不少地方政府还把“示范市”的创建工作列为本市精神文明建设的主要内容之一，许多地方政府主管卫生工作的领导亲自担任“示范市”创建领导小组组长，经常深入到第一线，检查和指导“示范市”创建工作，为基层工作的同志创造各种条件，全面落实国家放射卫生法规、标准，使当地放射卫生监督的整体工作水平上了一个台阶。

为巩固创建“示范市”的积极成果，使其先进经验和奋斗精神在全国推广交流并发扬光大，推动整个卫生监督工作的深入开展，全面贯彻落实国家卫生法规、强化依法行政的法制观念，1998年7月，卫生部卫生监督司与人事司联合在上海主持召开了全国放射卫生示范市创建经验交流暨总结表彰大会。取得优秀“示范市”称号的地区代表均在大会上进行了经验交流，来自全国的80多位会议代表还参观了上海市优秀放射卫生示范区，会上，卫生部以卫生监督司和人事司的名义向全国10个优秀“示范市（区）”、18个良好“示范市（区）”（名单见附件）分别颁发了奖牌、荣誉证书和计算机。

卫生部殷大奎副部长作了总结发言，他鼓励获奖的放射卫生示范市要戒骄戒躁，巩固成果，再接再厉、更上一层楼。为迎接21世纪的挑战做出更大努力。

（宋玉芳）

**附：优秀单位：**

上海市闸北区卫生局
北京市通州区卫生局
天津市红桥区卫生局
江苏省常州市卫生局
江西省萍乡市卫生局
湖北省襄樊市卫生局
浙江省嘉兴市卫生局
山西省大同市卫生局
河南省新乡市卫生局
广西自治区柳州市卫生局

达标单位：

上海市长宁区卫生局
广东省佛山市卫生局
河北省唐山市卫生局
云南省玉溪地区行署卫生局
湖南省株州市卫生局
四川省绵阳市卫生局
吉林省吉林市卫生局
山东省淄博市卫生局
甘肃省白银市卫生局
黑龙江省佳木斯市卫生局
辽宁省大连市卫生局
江西省抚州地区行署卫生局
安徽省芜湖市卫生局
安徽省合肥市卫生局
福建省南平市卫生局
内蒙古自治区赤峰市卫生局
陕西省咸阳市卫生局
青海省德令哈市卫生局

## 学校卫生监督

**【以预防使用烟草及预防艾滋病为切入点发展健康促进学校】** 中国健康促进学校自1995年开展以来在13个省市几十所学校开展了试点工作。1998年在WHO的支持下又扩大了以"预防使用烟草"和"预防艾滋病"为切入点发展健康促进学校的项目，由中国健康教育研究所和北京医科大学儿童青少年卫生研究所承担，山东、天津、广东等省市分别参加了两个项目的试点工作。项目执行单位对试点地区进行了中学生预防艾滋病/性病问卷调查，为我国有的放失地对中学生进行预防艾滋病/性病的健康教育提供了第一手数据。为推进此项工作的开展，项目单位还翻译并编印了WHO有关健康促进学校的最新系列文件，并举办了2期讲习班，对参与此项工作的教育部门有关领导及卫生部门的同志进行了培训。

（杨　霞）

## 健康相关产品与卫生监督

**【卫生部汇报全国人大常委会执法检查组建议的落实情况】** 1998年6月18日，卫生部以卫监发[1998]第27号文向国务院办公厅、全国人大常委会办公厅汇报了《全国人大常委会执法检查组关于检查〈中华人民共和国食品卫生法〉实施情况的报告》中所提问题和建议的落实情况、改进措施及取得的效果。该文件着重从普法宣传、加强执法力度、健全保健食品管理制度、加快监督体制改革、完善卫生法规体系等几方面做了汇报，并针对《中华人民共和国食品卫生法》贯彻实施过程中的主要问题提出了以下7个方面的改进措施：①把《食品卫生法》的宣传教育作为长期的战略任务来抓；②把街头食品卫生作为今后工作的重点；③把食品卫生监督体制问题纳入整个卫生执法体制改革一并考虑；④逐步解决经费短缺、设备落后的状况；⑤在即将出台的"三定"方案的框架内协调解决部门之间在食品卫生监督管理工作中的职责交叉问题；⑥逐步完善《中华人民共和国食品卫生法》的配套法规体系；⑦逐步推行食品GMP等先进管理技术。

（李国新）

**【1998年秋季食品卫生抽检结果】** 1998年10月～11月，卫生部对北京、天津市售的乳酸菌饮料、冷饮、糖果、肉灌肠4类食品进行抽检，各省级卫生行政部门对月饼、酱油、蜜饯3类食品进行抽检。

卫生部抽检结果：

1. 乳酸菌饮料　抽检15个品种，各项指标合格的共有9个，合格率60.0%，不合格产品为：①添力酸奶多益活性乳，商标：添力，规格：125ml，批号（生产日期）：981008，生产单位：天津市宏达挤奶设备技术服务公司添力乳品厂；②浩瀚乳品AD钙奶乳酸菌饮料，商标：小可人，规格：125ml，批号（生产日期）：981006，生产单位：天津市浩瀚食品饮料厂；③浩瀚乳品活性乳（原奶味），商标：小可人，规格：125ml，批号（生产日期）：981004，生产单位：天津市浩瀚食品饮料厂；④浩瀚乳品活性乳（菠萝味），商标：小可人，规格：125ml，批号（生产日期）：981009，生产单位：天津市浩瀚食品饮料厂；⑤康奶乳品钙酸奶，商标：牛仔牌，规格：125ml，批号（生产日期）：981009，生产单位：天津市康奶乳品饮料厂；⑥活性乳，商标：绿鸟，规格：125ml，批号（生产日期）：981017，生产单位：北京市三元食品有限公司。

2. 冷饮产品　抽检15个品种，各项指标合格的共有14个，合格率93.3%，其中不合格产品为：巧克力冰淇淋，商标：Bud's，规格：90g，批号（生产日期）：98/09/11，生产单位：北京艾莱发喜食品有限公司。

3. 肉灌肠　抽检15个品种，各项指标合格的共有12个，合格率80.0%，其中不合格产品为：①品高台湾香肠，商标：品高，规格：500g，批号（生产日期）：981003，生产单位：台湾独资北京品高食品有限公司；②富贵肠，商标：飘飘，规格：500g，批号（生产日期）：980930，生产单位：北京益香肉食品厂；③斯特拉斯堡香肠，商标：宇香，规格：250g，批号（生产日期）：980925，生产单位：中法合资潍坊宇香食品有限公司。

4. 糖果　抽检22个品种。所抽检产品各项指标全部合格，合格率100%。

省级抽检结果为：据21个省份的报告，共抽检酱油272种，合格230种，合格率为84.6%，其中有13种标签不合格，占酱油抽检数量的4.8%，主要是标签缺项和违法宣传功能；抽检蜜饯209种，合格160种，合格率为76.6%，其中有22种产品标签不合格，占总数的10.5%，主要是标签缺项和违法宣传功能；抽检月饼202种，合格182种，合格率为90.1%，其中标签检查有3种产品不合格，占总数的1.5%，标签不合格原因主要是缺项。

（张玲萍）

**【开展第三个"全国《食品卫生法》宣传周"活动】** 1998年11月2日～6日是卫生部确定的第三个"全国《食品卫生法》宣传周"，宣传周的主题是"防止学生食物中毒"。1998年4月15日，卫生部部署全国开展学生集体用餐卫生监督检查工作，要求对供应集体用餐的中小学校和集体餐的生产经营者进行全面的检查。宣传周之前，根据全国部分地区水灾严重，灾后卫生防病形势严峻的特点，为进一步做好宣传周活动，卫生部再次下发文件要求各地加大对学生集体餐生产经营者监督检查的力度；洪涝灾区卫生行政部门要结合灾区实际情况开展宣传周活动，在校舍修复和重建工作中，加强预防性卫生监督；各地要对本辖区内儿童食品生产和经营单位进行一次全面的监督检查，对检查中发现的问题要分门别类，依法严处；最好要求各地利用宣传周继续做好《食品卫生法》的宣传教育工作。

宣传周期间，卫生部首次向社会公布了1998年1月～10月食物中毒情况，对12起共中毒3 003人次的学生集体餐中毒情况进行了分析。卫生部副部长殷大奎检查了北京四中和北京市丁香小学学生集体食堂，要求按照《学生集体用餐卫生监督办法》认真做好集体餐监督管理工作，供给学生卫生和营养的食品。殷大奎副部长还参加了街头咨询活动，向群众介绍预防食物中毒的有关知识，受理群众的投诉，对参加咨询的卫生监督工作人员进行慰问。

（张玲萍）

**【1998年食物中毒通报】** 1998年11月3日，卫生部首次向社会通报了食物中毒情况，对1998年1月～10月食物中毒情况进行了分析。依据《食物中毒调查报告办法》，截至1998年10月底，共收到食物中毒报告48起，中毒5 313人次，其中83人死亡。9月～10月是食物中毒发生的高峰时期。中毒人数发生最多的省份为广西壮族自治区。发生的食物中毒主要为细菌性食物中毒。家庭就餐引起食物中毒的致死人数最多，占总死亡人数的67.4%。发生中毒人数最多的为学生集体食堂，共计12起，中毒人数为3 003人次。

发生食物中毒的原因主要有几个方面：①食品卫生知识宣传不够，在边远贫困地区更为严重；②生产经营者疏于食品卫生管理，不注意加工、运输、贮藏、销售各个环节的卫生；③农药、兽药生产经营和使用管理不够完善，因食用被农、兽药污染或高残留的蔬菜、畜禽肉引发的中毒事件仍有较高的发生率；④个别食物中毒由于不法分子滥用食品添加剂或者用非食品原料加工生产食品而引起的。

通报还要求各级卫生行政部门要认真分析当地食物中毒的特点，提出切实预防食物中毒的具体措施，制定相应的工作计划。重点加强以下几方面的工作：①依据《食品卫生法》和《学生集体用餐卫生监督办法》，继续加强学生集体餐治理整顿工作，加大对学生集体餐生产经营单位监督检查的力度，指导学校做好食品卫生的管理工作，对检查中发现的问题要严肃处理，绝不姑息，确保学生的饮食安全与卫生；②通过各种媒体加强《食品卫生法》和食品卫生知识的宣传工作，尤其是在边远贫困地区更要加强此项工作，使群众掌握预防食物中毒的有关常识，养成良好的个人卫生和饮食习惯，增强法律意识，提高他们的自我保护能力，从而预防食物中毒的发生；③研究和制定食物中毒的抢救预案，加强对基层卫生工作人员防止食物中毒的培训工作，确保食物中毒一旦发生后，能够及时得到处理，使损失减少到最小程度；④坚持监督与服务相结合，食品卫生监督管理部门要组织指导食品生产经营者依据《食品卫生法》的规定，合法生产经营。在加强监督执法的同时，要帮助他们了解食品生产经营的技术规范，应用国际先进的食品卫生管理技术和方法，逐步推广实施“食品企业生产卫生规范”和“危害因素关键控制环节”的认证工作，促进食品生产经营更加科学有序地进行。

（张玲萍）

**【1998年保健食品、化妆品、涉及饮用水卫生安全产品审批工作情况】** 根据《保健食品管理办法》、《化妆品卫生监督条例》、《生活饮用水卫生监督管理办法》，卫生部共批准了“正和羊乳钙片”等724种国产保健食品；“欣特灵片”等84种进口保健食品；“柔美娜Q10霜”等801种进口化妆品；“张国庆育发宝”等155种国产特殊用途化妆品；“西格尔净水器3型”等11种进口涉及饮用水卫生安全产品；“H88-Ⅲ卫生型防腐涂料等31种国产涉及饮用水卫生安全产品。批准“消斑皇”等22种到期的国产特殊用途化妆品及“完美润肤粉饼”等54种到期的进口化妆品换发批准文件。

（赵　萍）

**【卫生部公布减肥类保健食品的抽检结果】** 1998年4月16日，卫生部以卫通［1998］第14号文件公布了减肥类保健食品的抽检结果。经对北京、广州市场及两个企业内抽检的19个品牌的减肥类保健食品进行62种兴奋药物项目（49种刺激剂和13种利尿剂）的检测，其中15个品牌的结果为未检出，另4个品牌共检出3种兴奋药物：芬氟拉明、去烷基芬氟拉明、安非拉酮。这4个品牌是：广州白云再青春保健品有限公司生产的再青春苗条素胶囊（新一代），常青春美容保健品有限公司生产的常青春健美素减肥胶丸（全营养素），美国比索生物工程（福州）有限公司生产的比索减肥营养片，江西神茶集团公司、中美合资江西神茶实业有限公司生产的梅山减肥神茶，卫生部依法撤销了再青春苗条素胶囊（新一代）和常青春健美素减肥胶丸（全营养素）的《保健食品批准证书》并废止了其批准文号。对此，卫生部要求各地卫生行政部门依据《食品卫生法》和《保健食品管理办法》的有关规定予以严肃查处。同时针对减肥食品中加入兴奋药物的情况，卫生部决定，从4月16日起所有减肥食品在申报时，必须先经同批样品的兴奋药物检测，检测通过者方准进行毒理学试验和功能学试验。

（李国新）

**【营养与食品安全教育项目启动】** 为提高我国居民的营养与食品安全知识，进一步改善居民营养状况，提高健康水平，卫生部与百时美施贵宝公司联合开展营养与食品安全教育项目，此项目工作计划1997年～2000年完成。根据项目计划书的要求，1998年开展如下几方面工作：

1. 为使项目省、县级领导了解食物与营养宣传教育的重要性及项目活动内容，提高他们对营养宣传教育工作的认识，首先在北京召开了营养与食品安全教育工作研讨会。邀请了几位专家作了有关我国人群营养和食品卫生状况的分析报告，并针对专家的报告及本项目任务，开展讨论，取得共识，为项目工作的开展打下良好的基础。

2. 为了解项目县不同人群对营养与食品卫生知识掌握的基本情

况，以便有目的地开展宣教工作，根据要求选择了4个项目县作为基线调查点。首先编制了营养与食品的调查表格，并印刷寄送到各调查点。为使项目工作人员了解基线调查的目的和意义，掌握基线调查表格的填写方法和基本要求，以确保工作质量，在此期间，分级对省、县级举办9期培训班，共培训200余专业人员，并分别对每个县1 000名学龄前儿童有关营养方面进行调查，2 000名居民涉及到食品卫生存在问题及一般卫生知识的调查，并将调查资料进行统计分析，基本摸清了本底情况。

3. 制作“中国居民平衡膳食指南”，“中国居民平衡膳食宝塔”张贴画，一套两张；“吃卫生食品，保身体健康”的宣传小册，共4 000套，发送到4个项目省，完成了一套营养教育录像带和一套食品卫生知识录像带。

4. 组织出国考察活动，由项目负责单位及项目省的项目工作人员组成考察团，赴荷兰、菲律宾参观食品监督、乳品检测、营养中心等。了解到两个国家在营养与食品卫生管理及宣传教育方面的特点及经验。为今后在我国开展营养与食品卫生研究及宣传教育方面起到参考作用。

（陈永祥）

**【卫生部举办营养教育与营养技能培训班】** 随着我国经济的发展，人民生活水平普遍提高，但是由于营养知识的缺乏，食物结构和食物消费的不合理状况及营养问题的存在仍不容乐观，一方面营养素摄入不足，另一方面“富裕病”也开始出现，肥胖、冠心病、糖尿病有逐年上升趋势。因此，广泛宣传营养知识，使居民建立正确的饮食习惯及生活方式可防患于未然，意义重大。鉴于此，卫生部与世界卫生组织合作开展营养宣传教育项目，选择福建、广西、新疆、宁夏4省（区）作为项目点，通过多种方式普及营养知识，以降低营养性疾病的发生。1998年6月8日～14日在福建省厦门市举办营养教育与营养改善技能培训班，对4省项目工作人员进行培训，使他们掌握营养学基本知识及现场工作方法，通过他们的营养干预活动，促进项目地区人群营养状况的改善。本次培训内容包括：中国营养改善行动计划；中国常见营养疾病的现状、原因和改善目标；营养健康教育的意义、策略和方法；地区营养健康教育的方案制定；营养行为与营养改善；儿童营养知识的传播技巧；儿童营养教育中的人均交流技巧；小儿生长发育与营养状况评价；科学育儿和小儿常见营养疾病防治等。

来自福建、广西、新疆、宁夏的项目工作人员参加了培训，为保证培训班的质量，特聘请北京医科大学具有丰富教学经验的儿童营养专家及健康教育专家担任授课教师，他们对讲授内容进行了精心准备，并采用参与式、开放式教学方法，学员积极参与课堂讨论及小组练习，取得了良好的培训效果，并就培训内容设计了问卷，通过培训前后对比，学员确实掌握了学习内容，并提出了一些有益的建议，例如：多举办这样的培训班、培训应与现场参观相结合、增加项目经验交流的内容等等。

（耿 明）

**【山西省朔州市、大同市等地发生甲醇中毒事件】** 1998年春节前后，由于有毒工业化学品甲醇非法流入社会，山西省朔州市平鲁区、朔城区和大同市灵丘县先后发现部分群众因饮用不法分子用甲醇勾兑的“散装白酒”发生严重甲醇中毒的恶性事件，导致296人住院治疗，其中27人死亡。事件发生后，当地各级党委、政府高度重视，按照江泽民总书记的指示精神，积极开展了对中毒病人的救治和事件原因的调查工作，同时采取有力措施，有效地控制了中毒事故的进一步蔓延。

山西等地甲醇中毒事件传至卫生部后，卫生部立即派员赶赴当地，协助当地政府查处此事，并会同国家经贸委、国家技术监督局、国家工商局等部门召开紧急电话会议，同时会同技监、工商等7部门下发了关于加强甲醇管理的紧急通知。

鉴于中毒事件发生后，当地卫生行政、医疗、卫生监督和卫生防疫单位认真履行职责，发扬救死扶伤的革命人道主义精神，始终战斗在中毒事故现场第一线。为此，卫生部2月18日，以卫监发［1998］第10号文发出了“关于表彰山西省卫生系统在“1.26甲醇中毒事件”救治和事故处理工作中作出突出成绩的通报”，决定对直接参与这次中毒事件调查抢救的全体卫生行政和医疗卫生单位予以通报表彰。

（李国新）

# 卫 生 标 准

**【1998年颁布的卫生标准】** 为适应卫生监督执法和疾病防治工作的需要，1998年正式颁布卫生标准47项。其中，食品卫生标准31项，环境卫生标准7项，学校卫生标准8项，临床检验标准1项（具体标准附后）。

（段冬梅）

**1998年颁布的卫生标准**

| 序号 | 标准号 | 标 准 名 称 |
|---|---|---|
| 1 | GB17324-1998 | 瓶装饮用纯净水卫生标准 |
| 2 | GB17325-1998 | 食品工业用浓缩果蔬汁（浆）卫生标准 |
| 3 | GB2711-1998 | 非发酵性豆制品及面筋卫生标准（代替GB2711-81） |
| 4 | GB2712-1998 | 发酵性豆制品卫生标准（代替GB2712-81） |

续表

| 序号 | 标准号 | 标 准 名 称 |
|---|---|---|
| 5 | GB7099-1998 | 糕点面包卫生标准（代替 GB7099-86） |
| 6 | GB9677-1998 | 食品中 N-亚硝胺限量卫生标准（代替 GB9677-88） |
| 7 | GB5127-1998 | 食品中敌敌畏、乐果、马拉硫磷、对硫磷最大残留限量标准（代替 GB5127-85） |
| 8 | GB17326-1998 | 食品容器、包装材料用橡胶改性的丙烯腈-丁二烯-苯乙烯成型品卫生标准 |
| 9 | GB17327-1998 | 食品容器、包装材料用丙烯腈-苯乙烯成型品卫生标准 |
| 10 | GB17399-1998 | 胶姆糖卫生标准 |
| 11 | GB17400-1998 | 方便面卫生标准 |
| 12 | GB17401-1998 | 膨化食品卫生标准 |
| 13 | GB17402-1998 | 食用氢化油卫生标准 |
| 14 | GB17403-1998 | 巧克力厂卫生规范 |
| 15 | GB17404-1998 | 膨化食品良好生产规范 |
| 16 | GB17405-1998 | 保健食品良好生产规范 |
| 17 | GB/T17216-1998 | 人防工程平时使用环境卫生标准 |
| 18 | GB/T17217-1998 | 城市公共厕所卫生标准 |
| 19 | GB/T17218-1998 | 饮用水化学处理剂卫生安全性评价 |
| 20 | GB/T17219-1998 | 生活饮用水输配水设备及防护材料的安全性评价标准 |
| 21 | GB/T17220-1998 | 公共场所卫生监测技术规范 |
| 22 | GB/T17221-1998 | 环境镉污染健康危害区判定标准 |
| 23 | GB/T17222-1998 | 煤制气厂卫生防护距离标准 |
| 24 | GB/T17223-1998 | 小学生一日学习时间卫生标准 |
| 25 | GB/T17224-1998 | 中学生一日学习时间卫生标准 |
| 26 | GB/T17225-1998 | 中小学校教室采暖温度标准 |
| 27 | GB/T17226-1998 | 中小学校教室换气卫生标准 |
| 28 | GB/T17227-1998 | 中小学生教科书卫生标准 |
| 29 | GB/T17328-1998 | 食品中稳杀得、精稳杀得残留量的测定 |
| 30 | GB/T17329-1998 | 食品中双甲脒残留量的测定 |
| 31 | GB/T17330-1998 | 食品中甲基异柳磷残留量的测定 |
| 32 | GB/T17331-1998 | 食品中有机磷和氨基甲酸酯类农药多种残留的测定 |
| 33 | GB/T17332-1998 | 食品中有机氯和拟除虫菊酯类农药多种残留的测定 |
| 34 | GB/T17333-1998 | 食品中除虫脲残留量的测定 |
| 35 | GB/T17334-1998 | 食品中游离棉酚的测定 |
| 36 | GB/T17335-1998 | 食品中栀子黄的测定 |
| 37 | GB/T17336-1998 | 食品中红曲色素的测定 |
| 38 | GB/T17337-1998 | 食品中锗的测定 |
| 39 | GB/T17338-1998 | 食品包装用苯乙烯-丙烯腈共聚物和橡胶改性的丙烯腈-丁二烯-苯乙烯树脂及其成型品中残留丙烯腈单体的测定 |
| 40 | GB/T17406-1998 | 食品中植酸的测定 |
| 41 | GB/T17407-1998 | 食品中维生素 $B_6$ 的测定 |
| 42 | GB/T17408-1998 | 大米中稻瘟灵残留量的测定 |
| 43 | GB/T17409-1998 | 食品用包装材料及其制品的浸泡试验方法通则 |
| 44 | WS99-1998 | 黑板安全卫生要求 |
| 45 | WS/T100-1998 | 学生营养午餐营养供给量 |
| 46 | WS/T101-1998 | 中小学生体育锻炼运动负荷的卫生标准 |
| 47 | WS/T102-1998 | 临床检验项目分类与代码 |

注：17～28 号、44～47 号标准于 1998 年 10 月 1 日起实施；其他标准于 1999 年 1 月 1 日起实施。

## 国境卫生检验检疫

**【卫生检疫工作】** 1998年卫生检疫工作坚持以邓小平理论为指导，深入贯彻党的十五大精神，解放思想，更新观念，深化改革，转变职能，加快卫生检疫机构改革和政事、政企分开，建立与社会主义市场经济体制相适应的、与国际贯例相一致的、充满生机活力和科学的新体制，以适应改革的需要。

**一、进行机构改革，建立检验检疫管理新模式**

中华人民共和国卫生检疫局原属卫生部管理，是负责国境口岸卫生检疫工作的事业单位。1998年根据国务院体制改革的要求，对原有口岸检验检疫体制进行了改革，新组建了“中华人民共和国国家出入境检验检疫局”。按照国务院机构改革方案，由原国家进出口商品检验局、原农业部动植物检疫局、原卫生部卫生检疫局合并组成。卫生检疫机构就成为新组建单位中的一员，卫生检疫的职责和工作内容也相应发生了变化。实行一口对外，逐步建立起监管有效、方便进出、管理科学的检验检疫管理新模式，为对外贸易、经济建设服务。

**二、以改革为动力，促进卫生检疫不断发展**

全国各卫生检疫局在机构进行全面改革的同时，抓好三个转变。即转变机关职能、转变工作方式、转变工作作风，确实按照职能转变的要求，建立健全各项规章制度。完善工作程序，继续严格执行《国境卫生检疫法》、《食品卫生法》，坚持做到在改革中卫生检疫工作不断、不乱、不散，并取得了显著成绩。

1. 加强检疫，防止疾病传入传出。卫生检疫工作的宗旨，就是防止传染病由国外传入或者由国内传出，保护人体健康。依照其宗旨，各卫生检疫机关在口岸对入出境人员、交通工具、行李、货物等实施检疫查验、疾病监测、卫生监督、卫生处理、进口食品卫生监督检验。1998年对入出境人员实行疾病监测体检575 722人次，发现各种疾病49 062例。占疾病监测体检人数的8.99%，其中HIV感染者80例，传染性疾病6 877例，有效地防止了疾病的传入和传出。

2. 对进口食品进行卫生监督检验104 923批次，2 007.4万吨，发现不符合我国食品卫生标准的1 013批次，51.9万吨，占总重量的2.589%。均依法采取了卫生处理，保护了消费者的利益。

**三、国际旅行卫生保健工作**

中国国际旅行卫生保健事业随着国际旅行医学的发展，不断发展壮大，经过几年的努力，取得了显著成绩。各地旅行医学定点门诊初具规模，培养和锻炼了一支德才兼备的技术队伍，建立了比较完善、配套齐全并具旅行医学特色的专业科室，拥有一批具有90年代先进水平的诊疗设备，为众多的国际旅行者提供多种医疗服务和预防接种。初步形成了集学术、保健、医疗、救助、保险、信息为一体的综合性国际旅行卫生保健服务网络。

1998年，在做好国际旅行卫生保健协会工作的基础上，重点抓了学术研究、学术研讨，对促进中国国际旅行医学的发展起了积极作用。先后组织召开了第4届中国国际旅行卫生保健学术会、高原医学研讨会、旅游地环境卫生控制研讨会、草原医学研讨会。在这些研讨会上，来自WHO、美国疾病控制中心、国际旅行医学学会、亚洲国际旅行者医疗救助中心、澳大利亚旅行者医疗与预防接种中心及国内有关学术团体的专家、学者分别对国际旅行卫生保健、旅行医学产品、旅行医疗急救、国际旅行卫生保健信息咨询等专题进行了讲座和研讨，有些研究课题，引起国外专家的重视，并达成合作研究、开发、利用协议。通过学术交流，进一步促进了中国旅行医学的发展，使中国旅游事业将成为经济发展支柱产业的重要组成部分。

（陈晓枫）

**【卫生监督工作】**

1. 为掌握本口岸媒介种类、季节消长、种群分布状况，对本口岸卫生监督提供科学依据，年初以原国家卫生检疫局名义布置了全国卫生检疫局对本口岸病媒媒介生物本底情况进行调查。部分局完成了调查计划，并及时总结，写出调查报告。

2. 1998年5月二连卫生检疫局在鼠疫监测中发现一只死鼠，经检测携带鼠疫杆菌，及时组织有关单位开展鼠间鼠疫的监测和灭鼠工作，加强对人间鼠疫的监测和防治工作，并及时将鼠间疫情上报上级行政部门。

3. 根据1998年全国有关口岸一些急性传染病疫情较严重的情况，为提高卫生检疫人员在国境口岸传染病暴发流行时的应急能力，协助原国家卫生检疫局召开了全国口岸传染病防制工作会议，并制定登革热疫情应急处理方案，同时与其他处室一起共同制定了鼠疫、霍乱、0157、克里米亚——刚果出血热的疫情应急处理方案。

4. 组织安排了天津中天电脑技术研究所为全国32个卫生检疫局生产了78台硫酰氟电子计量仪，使各局在卫生处理用药时起到量化作用，有利于消杀灭药物的科学使用。

5. 重点加强了对进口废旧物品的卫生检疫管理。重新修改了《进口废旧物品卫生检疫管理规定》和《进口废旧物品的卫生处理规程》，并制定卫生处理人员上岗标准和卫生处理的装备标准，同时为保证执法的统一性和科学性，在上海举办了3期进口废旧物品卫生检疫管理业务人员培训班，共有60个海港局80名业务人员参加培训，邀请卫生处理技术专家和海港卫生检疫专家组成员讲课，达到了预期效果。

6. 调查奥地利某公司向中国兜售劣质血浆事件，及时将调查结果向国家局领导汇报。对此事引发出的深层次特殊物品的管理问题，组织有关局业务人员对此进行认真的研究和讨论，制定了新的特殊物品的卫生检疫管理规程和新的管理模式。

7. 为了使卫生监督有关工作信息及时上网发布，充实INTERNET网上卫生检疫的信息内容，扩大对外宣传与交流，对卫生监督工作信息发布进行规范化管理，制定了《卫生监督内容信息发布管理规定》，明确卫生监督信息员和深圳网站的职责，以保障有关信息快速、及时在网上发布。

8. 为加强尸体、棺柩的出入境的卫生检疫的管理，保证国际运尸业务正常进行，由民政部、海关总署、国家出入境检验检疫局联合发文，对国际运尸承运人卫生检疫申报手续和申报材料及海关放行作出明确规定，起到了把关服务的作用。

（方志强）

**【疾病监测】** 1998 年全国卫生检疫机关继续贯彻《国境卫生检疫法》，加强口岸入出境各类人员疾病监测。经对 575 722 人监测体检，发现各种疾病 49 062 例，占疾病监测体检人数的 8.99%。其中 HIV 感染者 80 例，霍乱 2 例，性传播疾病 1 014例，疟疾 242 例，肺结核 730 例，登革热 14 例，肝炎 4 875 例，HBsAg 携带者 15 202 例，其他疾病 26 903 例（冠心病、肿瘤、高血压等）。对上述发现的各种病例，均按有关规定，依法采取了措施，有效地防止了传染病的传入或者传出，保障了国际旅行人员的健康安全。

（赵清慧）

**【艾滋病监测】** 1998 年全国卫生检疫机关共发现 80 例艾滋病病毒感染者，其中中国籍 37 例（台湾 3 例，香港 1 例），占 46.3%，外国籍感染者 43 例，占 53.7%；男性感染者 54 例，占 67.5%，女性感染者 26 例，占 32.5%；从职业构成来看，暗娼 20 例，占 25.0%，商人 17 例，占 21.3%，工人 10 例，占 12.5%，留学生 8 例，占 10.0%，职员 6 例，占 7.5%，海员 6 例，占 7.5%，其他 13 例，占 16.3%。对检测发现的 80 例艾滋病病毒感染者，均按有关规定，依法采取了防治措施。

（韩 奕）

**【进口食品卫生监督检验】** 1998 年继续贯彻执行《食品卫生法》及相关的法规，加强对进口食品的卫生监督检验，主要工作如下：

1. 进一步完善法规、法制建设，使进口食品卫生监督检验管理法制化，全面覆盖进口食品卫生监督检验全程管理工作　加强与有关部门的协调，从而更加完善法规的贯彻与实施。同时，加强法律、法规的宣传工作，尤其是在 3.15 消费者权益日与有关部门的联合宣传，使有关食品卫生的法规能够深入人心，真正保护消费者利益。

2. 加强进口食检计算机网络管理及软件开发，提高食检电脑管理水平　通过在大连、福州、汕头、天津等几个局的试点，推广、测试上海食检中心开发的进口食检业务软件，通过微机网络达到全国信息共享，在进口食品申报、监督检验、后续管理等全流程实现计算机管理方式。

3. 继续开展实验室认证工作　举办了实验室计量认证培训班及 1997 年度质量控制考核总结会，提高实验室检验水平。同时，对烟台、宁波、南京、海口等几家已具备认证条件的实验室，组织卫生检疫评审组及技术监督局有关人员进行了评审。

4. 加强对实验室人员的培训　针对近年来国外多次发生的因 0157 大肠杆菌感染引起的疫病流行，举办微生物检测培训班，提高检验人员技术水平。同时，组织各局积极参加了由商检研究所组织的 0157、农药残留等检测技术培训班。

5. 积极开展对外交流　1998 年 2 月，组织有关局参加了 FAO/WHO 食品法典委员会关于进出口食品监督检验及出证系统分委员会会议。另外根据与法国干邑酒协会的协议，针对进口洋酒的检验，组织检验人员赴法国考察和学习干邑酒的工艺和流程。

6. 监督检验进口食品 104 923 批次，2007.4 万吨，发现不符合我国食品卫生标准的 1 013 批次，51.9 万吨，占总量的 2.589%。

（蔡显枫）

**【全国口岸传染病防制会议召开】** 全国口岸传染病防制会议于 1998 年 6 月 4 日～5 日在北京召开。这是国家出入境检验检疫局成立后召开的第一次口岸传染病防制工作会议。参加会议的有国家局领导、全国 32 个管理局局长和新闻单位共 50 余人。会上，田润之局长通报了当前国内外疫情，着重通报了中朝、中蒙边境的疫情和我国毗邻国家的疫情。要求国境卫生检疫机关提高警惕，树立强烈的疫情观念，采取果断措施，预防和控制传染病及其传播媒介的传入传出，保护出入境人员的身体健康，保证口岸、交通工具、货物畅通，为我国外贸、外运和对外开放服务。上海、北京、新疆、二连等卫生检疫局代表分别对检疫传染病及艾滋病等流行趋势和防制对策进行了研讨分析。大会讨论通过了关于《鼠疫、霍乱、登革热、大肠杆菌 0157：H7、新疆出血热应急处理方案》，并要求各卫生检疫局认真贯彻落实，切实做好疫情管理和传染病的防制工作。

（赵清慧）

## 爱国卫生运动

**【全国爱卫会第十二次全体委员会议在京召开】** 全国爱国卫生运动委员会 11 月 13 日在京举行了第十二次全体委员会议，研究和部署了今后一个时期的爱国卫生工作。这次会议是全国爱卫会调整之后的第一次全体委员会议。中共中央政治局常委、国务院副总理、全国爱卫会主任李岚清在会上作了重要讲话，强调今后一段时期的爱国卫生运动要以提高人民健康水平，推动经济发展和社会进步为目标，大力改进和提高社会环境卫生水平。全国爱卫会副主任、卫生部部长张文康在会上作了工作报告。一些委员介绍了本部门开展爱国卫生工作的情况和经验。会议通过了全国爱卫会工作规则和各委员部门职责分工，同时，研究了创建卫生城市等有关问题。全国爱卫会副主任、国务院副秘书长徐荣凯同志主持了会议。

会议认为，由老一辈无产阶级革命家倡导的爱国卫生运动，至今已走过了46年的历程。多年来，在党中央、国务院亲切关怀和领导下，爱国卫生运动这一具有中国特色的卫生工作方式，在我国社会主义建设的各个历史时期都发挥了巨大作用，保持了旺盛的生命力，产生了良好的社会效益和经济效益，为社会和人民群众所称赞，并得到国际社会的高度评价。

当前，爱国卫生工作的任务十分繁重，而且面临着许多新的课题。因此，必须在认真总结经验的基础上，根据我国经济、社会发展的形势和人民群众对提高生活质量的要求，研究探索进一步深入持久地开展爱国卫生运动的新思路、新方法，结合实际对全国爱国卫生提出新的更高要求。

爱国卫生运动不仅改善了环境，提高人们的生活质量，而且直接起到为人民健康服务，为社会主义现代化建设服务的重大作用。爱国卫生运动又是社会主义精神文明建设的重要组成部分，是提高全民族整体素质的有效途径。因此，要进一步提高对爱国卫生工作重要地位和作用的认识，各级党委、政府及有关部门，特别是各级爱卫会，要把搞好爱国卫生工作作为自己的一项重要职责，切实加强领导，努力工作，使爱国卫生运动开展得更加深入、更加扎实。

会议要求，要把农村爱国卫生工作作为今后工作的重点，为我国农村从现在起到2010年的农村发展，建设有中国特色的社会主义新农村目标服务。开展农村爱国卫生运动，要搞好改水和改厕这两个基础设施建设，同时开展创建文明卫生村镇活动，使农村爱国卫生工作真正落实。

会议指出，这些年全国开展了创建卫生城市活动，这项活动对推动经济发展和社会进步起到了促进作用。但在开展这项活动的过程中也存在一些问题。如有的城市不注重平时经常性的城市卫生管理工作，检查评比前搞突击，检查后又恢复老样子。必须建立有效的卫生管理机制，搞好日常卫生管理。

会议决定，今后仍由全国爱卫会统一制定检查标准和方法，各地组织实施，每三年进行一次。今后城市卫生检查评比实行申报制。对照标准，自认为具备条件的可以参加检查评比，暂时不具备条件或没有积极性的则可以不参加这项活动，今后不再评选“全国卫生城市”。各地应继续开展创建国家卫生城市活动，今后对已命名的“国家卫生城市”要加强管理，完善日常监督机制，要体现有上有下，不搞终身制。

（徐东方）

**【农村改水改厕取得新进展】** 1998年的农村改水、改厕工作取得新进展。全国各地积极开展农村改水、改厕工作，截至1998年底，全国农村自来水覆盖率达到50.42%，提前两年完成了第三次全国农村改水工作会议提出的“九五”期间“使全国农村自来水覆盖率达到50%”的任务。改厕累计8 343万3 700户，占农村总户数的35.03%，比1997年底增加了5.43个百分点。

全国爱卫会办公室的统计数据显示：到1998年底，全国9.54亿农村人口中，改水受益人口达到8.6亿人，占农村人口的90.61%。其中有4.8103亿人吃上了各种形式的自来水，占农村人口的50.42%；有2.2790亿人饮用手压机井水，占农村人口的23.89%；有1.4851亿人饮用经过改良的窖存雨水、大口井水，占农村人口的15.57%。

全国31个省、自治区、直辖市中，农村自来水覆盖率超过全国平均数（50.42）的有11个省（区、市）：上海99.8、北京97.8、天津84.0、浙江79.8、新疆74.2、山西71.1、河北68.2、江苏68、广东67.5、福建66.8、山东52.9。全国2，140个县及县级市中，农村自来水覆盖率达到80%以上的有248个，占11.19%；地级市所属471个郊区中，农村自来水覆盖率达到80%以上的有173个，占36.7%。

农村改厕工作也取得可喜成绩。1997年底，全国农村有户内厕所的家户（包括简陋户厕）已达到总农户的91.4%。其中，卫生厕所有7 081.7万座。按人口计算，使用卫生厕所的人口占农村人口的29.6%。到1998年底，全国31个省、自治区、直辖市中，使用卫生厕所人口高于全国平均数（35.03）的有11个省（区、市）：上海85.3、北京71.3、广东55.8、山东54.9、浙江50.5、湖北49.2、河南45.5、福建44.9、江西41.4、黑龙江38.2、广西37.0。全国已有40多个县改厕任务完成80%以上。

经过科学监测，我国农村生活饮用水卫生合格率达到57.3%，粪便无害化处理率达到28.48%。

（刘家义　郑幼德）

**【世界银行贷款农村供水项目执行情况】** 1998年是世界银行贷款农村供水项目执行最繁忙的一年。改Ⅱ项目的结束，改Ⅲ项目的实施，改Ⅳ项目的准备都集中在这一年里。

1. 改Ⅱ项目结束　改Ⅱ项目从1992年开始实施，当时制定的总体目标是利用世界银行贷款1.1亿美元，国内配套近5.26亿元人民币，用5年的时间在6个省（区）75个县，建造2 824个供水工程管网系统子项目和7万余个非管网系统子项目，项目完成后，可向近3万个村的960.74万农民提供安全饮用水。同时与供水工程同步进行的还有环境卫生设施建设和普及健康教育知识。1998年底，已使用世界银行贷款1亿美元，完成配套资金近6.6亿人民币，建成并投入运营的水厂有2，193个，受益人口889.07万人，建成卫生示范村84个，卫生户厕4.2万余座，接受项目健康教育的总人数达947.39万人，基本完成了项目的预定目标，世界银行方面对此予以充分肯定，并表示非常满意。

2. 改Ⅲ项目顺利实施　改Ⅲ项目从1997年开始实施，项目总投资11.69亿人民币（其中世界银行贷款7 000万美元，国内按1：1配套58 450万人民币），项目执行周期5年，计划在5个省（区）的40县建造1457个供水工程管网系统子项目和1万余个非管网系统子项目，预定供水受益人口460.81万人。同步进行的还有与环境卫生设施建设、普及与饮水和环境卫生知识有关的健康教育知识。项目实施的第一年5个省(区)已累计完成供水工程设计180项，第一标总值近537万美元的ICB物资已全部供货完毕，第二标物资已完成了标书编制，等待世界银行的审批。所有计划第一年开工的供水项目村均已开展了基线调查工作。由于1998年发生了特大洪水灾害，涉及两个项目省，给项目的执行造成了一些困难，但所有工作都按预定的计划进行。

3. 改Ⅳ项目的准备 改Ⅳ项目预定使用世界银行贷款4 600万元，国内按1∶1配套38 410万元人民币，在4个省的27个县进行为期5年的供水工程建设和开展环境卫生与健康教育活动。计划建设772个供水工程管网系统子项目，预定供水受益人口325.48万人。目前各省已完成了可行性研究报告的初稿，国家项目办汇总后完成了可研的编写。第一年供水工程的初设和可研在国家项目办委派的专家指导下进展也很顺利，各项培训工作正按计划开展。根据世界银行和国家项目办的计划，预定在1999年1月下旬进行项目的预评估。

(中国农村供水与环境卫生项目办公室)

**【中国/联合国儿童基金会1996年～2000年WES项目进展顺利】** 由全国爱国卫生运动委员会具体负责的环境卫生与健康教育分项目进展顺利。据统计，截止到1998年底，项目共投入资金11 760万人民币。其中联合国儿童基金会投入1 447万人民币，国内各级政府配套投入(含群众筹资部分)10 313万人民币，分别占资金总投入的12.3%和87.7%。各项目省县充分发挥儿童基金会“种子钱”的作用，通过倡导、传播与社会动员，提高政府和广大群众对环境卫生工作重要性的认识，大力推广低造价和技术适宜的卫生厕所模式。项目执行3年中，河南、安徽等8个项目省区21个项目共建造卫生户厕359 962座，卫生校、公厕451座，有力地推动了项目地区的改厕进度。与此同时，各级项目办共举办386期培训班，参加培训班达40 378人次，并组织了多次经验交流活动。这些活动的开展，加强了项目能力建设，促进了健康教育工作，为环境卫生工作的可持续发展创造了条件。1998年3月～5月，联合国儿童基金会水与环境卫生项目(WES)中期审评团对4个项目省工作进行了评估，审评团成员对项目执行情况表示满意，对后半周期的项目工作提出建议。中期审评加强了中国同儿童基金会为实现NPA目标的合作，为设计WES项目未来策略提供了参考。

(吴良有)

**【首批国家卫生镇命名】** 1998年6月，全国爱国卫生运动委员会命名了第一批国家卫生镇。

我国80%的人口在农村，农村卫生状况和农民健康水平直接关系到我国经济与社会发展目标的实现，关系到民族的振兴和社会稳定。全国爱卫会为贯彻落实《中共中央、国务院关于卫生改革与发展的决定》，大力推进农村卫生工作，提高农村整体卫生水平，促进两个文明建设，决定开展创建国家卫生镇(卫生县城)活动。为此，全国爱卫会制定了《国家卫生镇考核标准》(试行)和《国家卫生镇考核命名办法》(试行)。第一批命名为国家卫生镇的张家港市塘桥镇、深圳市新安镇、中山市小榄镇和陕西省礼泉县县城，是由江苏省、广东省、陕西省根据创建国家卫生镇考核标准和命名办法的有关规定，提出申报，经全国爱卫会办公室实地考察并认真研究，由全国爱卫会命名的。

(刘家义 郑幼德)

**【命名表彰全国卫生车站、港口、机场及旅客列车、客机】** 根据全国爱卫会、铁道部、交通部、民航总局《关于开展车站、港口、机场及旅客列车、客轮、客机卫生检查、评比、命名的联合通知》精神，全国爱卫会组织了5个检查考核组于1997年10月29日至11月24日对铁道部、交通部、民航总局推荐的火车站、港口、机场、长途汽车站及旅客列车、客机进行了全面的检查考核。根据检查结果，全国爱卫会决定命名无锡站、乌鲁木齐站、石家庄站、汉口站、沈阳北站、青岛站、福州站等7个火车站为全国卫生火车站；宁波汽车南站、成都汽车总站、成都联运公司城北客运中心等3个汽车站为全国卫生汽车站；日照港为全国卫生港；大连周水子国际机场、厦门高崎国际机场等两个机场为全国卫生机场；9/10次、15/16次、49/50次、53/54次、75/76次、97/98次、379/380次、557/558次、581/582次等9列旅客列车为全国卫生旅客列车；以及中国国际航空公司B-747机型10架、中国北方航空公司A-300机型2架、MD-90机型3架、中国南方航空公司B-777机型6架共21架客机为全国卫生客机。

(高启发)

**【对国家卫生城市复查暨对部分城市创建工作进行调研、考核】** 为了加强对国家卫生城市的监督管理，全国爱卫办继续组织有关专家分别对深圳、珠海、厦门、中山、昆山、吴江、莱州、青岛、胶州等9个国家卫生城市进行了复查。其中，中山、吴江、昆山和厦门等市在巩固创建成果的基础上，在基础设施和日常管理等方面又有了进一步的发展，深圳、珠海、莱州、青岛、胶州等市基本巩固了创建成果。

根据全国爱卫办近3年来组织对27个国家卫生城市复查情况，大连、厦门、威海、中山、佛山、濮阳、张家港、吴江等8个城市不仅巩固了创建成果，而且在某些方面还取得了明显进步，经研究，决定对上述8市在第4次全国城市卫生检查中予以免检，以示鼓励。

根据有关省市的申请，全国爱卫办组织专家对汕头、苏州、青州、招远、库尔勒、井冈山、常熟、无锡等市创建工作进行调研、指导和考核。其中，汕头、苏州两市通过了考核鉴定，被正式命名为国家卫生城市。

(高启发)

**【暂停第四次全国城市卫生检查评比活动】** 经国务院批准，全国爱卫会定于1998年第三季度组织开展第4次全国城市卫生检查评比活动。为此，全国爱卫会组织卫生部、建设部、国家环保总局等有关部门及专家对1994年印发的《全国城市卫生检查评比标准》进行了修订，按照新标准和新检查方法对各省、自治区有关人员进行了培训，并组建了由全国人大、政协及有关部委的领导和有关专家组成的检查团。但由于1998年入夏以来我国长江流域和松花江、嫩江流域发生了历史罕见的洪涝灾害，为了集中精力搞好抗洪抢险和救灾防病工作，根据国务院要求，暂停了第四次全国城市卫生检查评比活动，将爱国卫生工作的重点放到广大农村和灾区，以确保实现党中央提出的大灾之后无大疫的目标。

在暂停城市卫生检查通知下发以前，广东、广西等14个省、自治区根据本省（自治区）的实际情况，已完成了对所辖地、县级市的检查。鉴于城市卫生检查评比活动对提高城市卫生总体水平和居民的卫生素质有着积极作用，根据国务院领导指示精神，全国爱卫会将于1999年继续组织完成第四次全国城市卫生检查评比活动，但将按照实事求是、分类指导、自愿参加的原则进行，不搞一刀切、不作硬性规定。对照标准，自认为具备条件的可以参加检查评比。提倡各地政府将卫生城市目标纳入城市发展规划，扎扎实实地做细致的工作。每次城市卫生检查结果，由全国爱卫会统一公布，不再评选“全国卫生城市”。

（高启发）

**【全国开展打击非法制售剧毒急性鼠药活动】** 为了贯彻落实国务院办公厅《关于转发全国卫生运动委员会等部门关于剧毒急性鼠药特大中毒事件情况报告的通知》的精神，整顿鼠药市场，全国爱卫会、农业部、公安部、卫生部、国家石油和化学工业局、国家工商行政管理局、国家质量技术监督局、全国供销合作总社等8部委于6月17日发出关于在全国统一开展严厉打击非法制售剧毒急性鼠药活动的通知（以下简称《通知》），要求各地认识清查剧毒急性鼠药、整顿鼠药市场活动的重大意义，精心组织，周密安排，通过全国上下一致的行动，从根本上改变鼠药市场混乱状态，扭转剧毒急性鼠药泛滥的局面，保障灭鼠防病保农工作的顺利进行。各地要充分利用各种新闻媒介，大张旗鼓地搞好宣传教育工作，在一段时间内形成一种舆论和社会监督的声势，使剧毒急性鼠药的危害家喻户晓，发动群众积极支持、配合开展这次活动，自觉抵制使用剧毒急性鼠药，同时，选择一些典型案例公开处理，震摄犯罪分子。

《通知》还要求各级爱卫会、农业、卫生、公安、化工、工商行政管理、质量技术监督和供销部门，在当地政府组织下，根据《农药管理条例》和有关规定，按照职责分工，农业、化工、工商行政管理部门、供销合作社认真对辖区内生产、经营灭鼠药品的单位进行彻底清查；质量技术监督、公安、农业部门严厉查处违法生产、加工、经营剧毒急性鼠药的厂家及窝点，封住剧毒急性鼠药的源头；工商行政管理、质量技术监督、农业、公安部门要在辖区内对市场加强监督管理，特别是在农贸市场内坚决查处无证经营以及走街串巷兜售剧毒急性鼠药的不法商贩。各地根据具体情况，由爱卫会、农业、化工部门牵头，工商行政管理、质量技术监督、公安部门积极配合，组织几次执法监督检查活动，集中打击违法生产、加工、经营的厂家和窝点，收缴各类违禁鼠药。

《通知》发出后，北京、天津、四川、重庆、江苏、广东、广西、湖南、海南、江西等省市认真开展了查禁收缴剧毒急性鼠药工作，其中北京市出动了警力4 300人次，广州市先后检查农贸市场600个和58个村镇的集市，查获违禁鼠药20余种近12万件，取缔地下加工窝点3个，四川省收缴“毒鼠强”原粉85.35公斤。广西、湖南、海南、江西专门总结了清查整顿鼠药市场的情况汇报。江西、海南等省在总结中提出建议，为封住剧毒急性鼠药的源头，国家必须制订和完善有关的法规，建立鼠药市场管理制度，健全监督机制，实行举报制度等。

（徐东方）

# 基层卫生

**【基层卫生工作】** 1998年，卫生部在机构改革中设立了基层卫生与妇幼保健司。新司的重要职能之一就是加强城市基层卫生服务和农村地区的卫生工作。

**一、城市社区卫生服务在改革中发展**

研究制定政策。先后在11个城市进行了基层卫生与社区卫生服务调查。参与全国政协教科文卫体委员会在沈阳召开“社区卫生服务研讨会”，讨论发展城市社区卫生服务的有关政策。就起草《关于发展城市社区卫生服务的若干意见》，两次召开由专家及部分地区省市区三级政府卫生行政部门干部参加的研讨会，征求了19个省、自治区、直辖市卫生厅局和全国卫生厅局长会议以及国务院7个有关部委的意见，达成了基本的政策共识，明确了发展社区卫生服务的意义，提出了发展社区卫生服务的目标、原则和政策措施。

推广典型经验。1998年10月，卫生部与中央文明办、国务院纠风办在天津召开了“发展社区卫生服务，树立行业文明新风现场经验交流会”。

培训管理骨干。1998年年初，委托首都医科大学全科医生培训中心协助举办了两期全国城市社区卫生服务管理骨干培训班。

各地的城市社区卫生服务工作得到积极发展。全国有10个省级政府卫生行政部门就城市社区卫生服务发出了专门文件，召开了专门会议，29个省级行政区域的100个城市先后不同程度地着手试点，其中天津、上海、北京、济南、哈尔滨、深圳、保定等市在健全社区卫生服务体系、加强社区卫生服务人才培养、加强社区卫生服务规范化管理、探索完善配套政策以及在社区卫生服务中加强卫生行业的社会主义精神文明建设等方面，取得了一定的经验。

**二、城市基层的各项卫生工作进一步落实**

各地在城市卫生工作中，普遍注意发挥基层医疗卫生机构的作用，促进了基层各项卫生工作的落实。

广泛开展城市基层爱国卫生活动。各地特别是洪涝灾区城市普遍加强了基层的群众性爱国卫生工作，动员群众清洁生活与工作环境，对粪便垃圾进行无害化处理，消毒杀虫灭鼠，保护安全卫生的饮用水系统，提倡健康文明的生活行为方式。

加强城市基层疾病控制。针对威胁居民健康的主要流行性疾病和地方病，广泛开展了消灭脊髓灰质炎儿童强化免疫、以霍乱为重点的腹泻病防治、在中小学和幼儿园儿童中集体驱虫以及食盐加碘等多项防疫防病工作，并针对慢性非传染性疾病危害日益严重的情况，着手加强以社区为基础、健康促进为主要措施的慢病社区综合防治，一些城市的基层医疗机构开展了基线调查、社区诊断和综合干预试验。

社区医疗有新发展。全科医学服务、社区整体护理的理论和服务模式引起城市基层医务人员的广泛关注，社区康复在一些地区得到了发展，全国城市地区就诊患者中到街道及街道以下层次医疗卫生机构就诊的比例有所增加。

妇幼保健在城市基层得到普遍开展，老年保健得到重视。广泛开展了儿童保健、青春期保健、婚前保健、孕产期保健、更年期保健等，全国89.91%的城市孕妇接受了产前检查，大多数妇女儿童能够就近获得妇幼保健服务，多数城市社区能够围绕妇女儿童的保健需求开展妇女儿童保健服务，如婚前保健咨询指导、产前检查、产后访视、母乳喂养指导、新生儿护理指导、计划免疫。在上海等老龄化程度高的东部沿海大中城市，社区老年保健工作日益引起基层医疗卫生机构的重视。

健康教育作为社区卫生服务的重要内容，在城市社区普遍开展。医生和健康教育工作者深入社区开展卫生服务，建立居民健康档案，送卫生知识入户，促进了社区居民卫生意识的提高和健康生活方式的建立。社区健康教育已在部分省市由知识普及型向行为干预型转化。医院、学校、工矿企业健康教育与健康促进取得新进展。辽宁、甘肃等14个省区各级政府加强了对健康教育工作的领导，加大了对健康教育工作的投入，居民卫生知识知晓率普遍提高。29个国家卫生城市社区健康教育走在了全国的前列。社区控烟健康教育取得成果，累计有82个城市制定了公共场所禁止吸烟的规定，10个城市成为无烟草广告城市，出现了一大批无烟学校、无烟家庭、无烟单位。

**三、农村初级卫生保健工作**

1998年我国农村实现“2000年人人享有卫生保健”规划目标进入第三阶段中期。据不完全统计，截止到1998年底，全国已有75%以上的农业县，达到或基本达到规划目标的低限要求，除北京、上海、天津外，浙江、江苏、重庆、辽宁、福建等省市也提前以县为单位达到了规划目标的低限要求。

农村合作医疗一直是初级卫生保健工作的难点。在1997年试点的基础上，1998年又有新进展。通过对四川、山西等省开展合作医疗的情况进行调研，认为合作医疗必须要得到政府部门的支持和投入，必须坚持严格的管理。截止到1998年底，全国农村开展合作医疗的行政村覆盖率和人口覆盖率分别达到23.57%和22.23%。与WHO合作开展的“中国农村医疗保障制度研究”第三阶段工作针对合作医疗的管理和监督已于1998年4月启动，本课题对合作医疗规范化管理的探索将对全国合作医疗可持续性发展提供经验。

“全国九亿农民健康教育行动”(简称“行动”)取得新进展。在河北、福建、陕西开展的监测表明，70.4%的农民了解“行动”，在一次性收视的人群中，有88.6%的人能答对片中的内容。《九亿农民健康教育读本》(简称“读本”)获中宣部“五个一工程”奖后，又被评为卫生部1998年科技进步三等奖。在1998年洪灾期间，湖南省普及《读本》，开展读书活动，使灾区群众普遍接受了防病科普知识，为救灾防病发挥了作用。13省区农村社区健康教育模式研究实施3年，取得成果。山东邹城市在开展农村社区健康教育中，不仅使农村居民掌握了卫生知识，增强了防病意识和能力，还探索出适合当地开展健康教育的模式。

农村的预防保健工作取得新成果。在全国范围实现计划免疫3个85%的基础上，继续推进农村新生儿乙肝疫苗接种工作，并组织开展了向革命老区赠送乙肝疫苗活动。针对艾滋病、结核病、麻风病、血吸虫病等寄生虫病、碘缺乏病等地方病，制定了相关的防治管理办法，并对某些传染病的控制情况进行评估，为进一步控制这些疾病在农村地区的发生提供了依据。

全国妇幼卫生监测继续在31个省、自治区、直辖市的116个市县进行。监测结果表明：婴儿死亡率从1991年的50.2‰下降到1997年的33.1‰；5岁以下儿童死亡率从

1991年的60.1‰下降到1997年的42.3‰；孕产妇死亡率从1990年的94.7/10万下降到1997年的63.6/10万。

作为初级卫生保健工作难点之一的改水改厕工作，取得新成果。全国爱卫会办公室的统计数字显示：到1998年底，全国9.54亿农村人口中，改水受益人口达到8.6亿，占农村人口的90.6%。全国农村有户内厕所的已达到农户总数的90.3%，其中卫生厕所有7 081万所，按人口统计，使用卫生厕所的人口占农村人口的29.6%。经过科学监测，我国农村生活饮用水卫生合格率达到57.3%，粪便无害化处理率达到28.48%。

**四、加强对乡村医生的培训和管理**

据对1998年6月30日全国26个省、自治区直辖市上报的自评报告统计，我国乡村医生的总数从95年的95万，增长到目前的103万，平均每个行政村乡村医生达到或超过1.53人，乡村医生数量不足的问题得到基本解决，质量问题还需进一步提高。在部分地区各级卫生行政部门制定了切实可行的乡村医生教育规划，利用国际合作项目建立健全了由省、地、县、乡各级医学教育和医疗机构组成的乡村医生教育培训体系，多形式、多层次、多途径开展培训。针对目前乡村医生管理存在的问题，同时配合《执业医师法》的实施，《乡村医生管理条例》正在起草过程中，本条例将使我国的乡村医生管理步入法制化的轨道。

**五、加强农村卫生组织建设**

1998年开始，探索农村基层卫生组织如何适应市场经济的发展变化，成为加强农村卫生组织建设的重点。基层卫生与妇幼保健司下发的《关于贯彻十五届三中全会精神，进一步加强初级卫生保健工作的通知》明确要求各地要正确规范和积极推行“乡村一体化”管理，不断完善县、乡、村卫生服务网络。受灾地区要在积极抓好救灾防病工作的同时，切实作好恢复和重建乡镇卫生院和村卫生室的工作。在1998年的救灾防病工作中，受灾地区的乡镇卫生院和村卫生室的医务人员积极配合城市医疗队，为灾区的防病治病工作发挥了很大作用。

农村卫生三项建设投入持续增长。1998年度实际完成投资达到了33.88亿元，比1997年度的29.11亿元增长了16.39%。根据我国农村卫生“三项建设”进展不平衡问题，“三项建设”工作的重点已转移到老少边穷地区。

根据卫生部《关于开展卫生下乡支农活动的通知》，各地广泛开展了“结对子”支援工作，认真抓好督促、检查、落实，并将支援的重点放在贫困地区的乡镇卫生院。从1997年1月到1998年6月，共组派下乡医疗队29 204支，培训农村卫生技术人员854 032人，诊治农村病人1 654万人次，手术59 332例，为农村居民的健康作出了可喜的成绩。

*（以上材料由卫生部相关司局提供，基妇司整理）*

**【城市社区卫生服务进展】**

1. 党和国家积极推进城市社区卫生服务　1998年10月，中共中央政治局常委、国务院副总理李岚清同志在天津视察期间，听取了城市社区卫生服务工作汇报，并指示认真总结经验。同年11月26日～12月1日，中共中央政治局常委尉健行同志在天津期间，视察了城市社区卫生服务机构。

1998年11月27日，李岚清副总理、吴邦国副总理在全国城镇职工医疗保险制度改革工作会议上阐述了社区卫生服务的功能、意义以及同城镇职工基本医疗保险制度改革的关系。

1998年12月14日国务院国发［1998］44号《关于建立城镇职工基本医疗保险制度的决定》要求：“积极发展社区卫生服务，制定社区卫生服务的有关政策”。

1998年10月，全国政协教科文卫体委员会在沈阳举行了“社区卫生服务专题研讨会”，形成了《关于发展社区卫生服务的建议》，并报中共中央办公厅、国务院办公厅。

1998年8月，卫生部设立社区卫生处。10月，卫生部会同中央精神文明办、国务院纠风办在天津召开现场经验交流会。在对11个城市进行调查以及两次召开专门研讨会、广泛征求各地各方面意见的基础上，提出了关于发展城市社区卫生服务的基本政策。

2. 各地积极加强对城市社区卫生服务工作的领导　1998年，北京、天津、重庆、内蒙古、甘肃、湖北等6个省、自治区、直辖市举行了会议，其中天津市委、市政府召开总结表彰会，表彰了一批城市社区卫生服务的先进单位、先进个人；河北、福建、陕西等3省卫生厅举办了城市社区卫生服务研讨班、讲习班。

重庆市政府办公厅于1998年批转了市卫生局《关于深入开展社区卫生服务的意见》。上海市卫生局联合政府有关部门，出台了一系列支持社区卫生服务的配套政策，规定：离退休职工在选择大中型医院作为职工医疗保险定点医院的同时，可以就近选择一所街道医院作为定点医院，在街道医院就诊时由个人负担的医药费用比在二级医院就诊低5个百分点，比在三级医院就诊低10个百分点。北京市卫生局下发了《北京市发展社区卫生服务的意见》，卫生局、劳动局、财政局1998年5月联合发布了《关于社区卫生服务公费医疗、劳保医疗报销办法的暂行规定》，市卫生、计委、财政等8个委办局联合下发了《关于进一步加强本市社区卫生服务工作的意见》。广东省卫生厅下发了《关于开展城市社区卫生服务工作的通知》，辽宁省卫生厅下发了《关于下发辽宁省社区卫生服务试点实施意见的通知》；河南省卫生厅下发了《关于下发河南省社区卫生服务实施意见的通知》；新疆维吾尔自治区卫生厅下发了《新疆维吾尔自治区发展社区卫生服务工作实施方案》。此外，河北、河南、广西等3个省、自治区卫生厅局还印发了其他省、市有关社区卫生服务的政策文件。

济南、哈尔滨、广州、太原、成都、石家庄、深圳、大连、石嘴山、淮北、伊宁、阿克苏等12个大中城市的市政府或市政府办公厅，发布或批转了市卫生局有关发展城市社区卫生服务的文件。

3. 各地城市社区卫生服务取得积极进展　到1998年12月，除青海、西藏以外，全国已经有29个省、自治区、直辖市的100个地以上城市，先后不同程度、不同范围地着手开展城市社区卫生服务试点，占全国218个地以上城市的46%。这些城市为：

北京、上海、天津、重庆。河北省石家庄市、保定市、承德市；山西省太原市、长治市；内蒙古自治区呼和浩特、赤峰市、包头市、乌海市；辽宁省沈阳市、大连市、鞍山市、抚顺市、本溪市、辽阳市；吉林省长春市、吉林市、延边市、四平市、通化市、白城市、辽源市、松源市、白山市；黑龙江省哈尔滨市、牡丹江市；浙江省杭州市、嘉兴市、湖州市、宁波市、温州市、金华市；安徽省合肥市、蚌埠市、铜陵市、芜湖市、淮北市；福建省福州市、厦门市、漳州市、泉州市、三明市、南平市；江西省南昌市、赣州市；山东省济南市、青岛市、济宁市、淄博市；河南省许昌市、濮阳市、平顶山市、新乡市、三门峡市；湖北省武汉市、宜昌市；湖南省长沙市；广东省广州市、深圳市、珠海市、汕头市、韶关市、梅州市、惠州市、东莞市、中山市、江门市、佛山市、阳江市、湛江市、茂名市、肇庆市、清远市、潮州市、揭阳市、云浮市；广西壮族自治区南宁市、柳州市、桂林市、梧州市；海南省海口市；四川省成都市、攀枝花市、资阳市、西昌市；贵州省贵阳市；云南省昆明市；陕西省渭南市、咸阳市、西安市、宝鸡市；甘肃省兰州市，宁夏回族自治区石嘴山市；新疆维吾尔族自治区乌鲁木齐市、伊宁市、阿克苏市。

4. 涌现出一批发展社区卫生服务的典型城市　天津市在原有基层卫生工作基础上，根据社会的发展，自1992年以来开始探索城市基层卫生改革，引进全科医学服务模式，探索建立全科医师资格标准，通过在职教育积极培训全科医师和其他社区卫生服务专业技术人员。以公立一级医院（街道卫生院）为主体、以社区卫生服务站为补充，通过政府支持、社区参与，依据居民需求，以医疗为切入点，突出便民、经济，通过团队合作的方式，积极开展各种家庭医学服务，逐步向防治结合、综合连续服务发展。注重管理，建立健全社区卫生服务管理规章、制度、规范。

上海市根据发展城市社区卫生服务的需要，探索将现有街道地段医院（一级医院）逐步改造为社区卫生服务中心，在城乡结合部等居民就医不便的小区，利用社区综合服务设施适当设置社区卫生服务站。在政府财政的有力支持下，积极探索预防为主、防治结合的综合、连续社区卫生服务模式，积极发展社区老年医疗、保健、康复，开展社区妇幼卫生保健，开展健康教育、健康促进，探索建立社区卫生服务机构与上级医疗机构之间的双向转诊关系，出台了将社区基本医疗纳入职工医疗保险的有关配套政策。

北京市继续探索城市基层卫生服务改革，引进、探索全科医学服务模式，依托高等医学院校设立全科医师在职培训中心，制定统一的培训大纲，培训全科医师、社区护士，积极探索以老年慢性非传染性疾病综合防治为特点的社区卫生服务工作，积极推行家庭医疗保健合同，对患者、高危险人群、健康人群实施不同的社区健康管理。

济南市和各区政府积极支持、推动城市社区卫生服务。结合本地街道医疗机构不健全的实际，依托街道医院、门诊部和区医院（二级医院）健全社区卫生服务体系，从家庭健康调查、社区卫生诊断、建立居民健康档案着手，开展社区老年医疗、保健，开展社区健康教育和妇幼保健，推动预防、医疗、保健、康复、健康教育、计划生育技术指导等项卫生服务在社区有机融合，社区卫生服务发展较快。

哈尔滨市根据群众需求的变化，在没有一级医院的街道充实街道防保站的全科医疗力量，在做好计划免疫、传染病防治、妇幼保健工作同时加强全科医疗服务，探索有效、经济的社区医疗、预防、保健工作模式。市和各区政府积极支持社区卫生服务，总结推广道外区、南岗区的典型经验。

保定市根据群众对社区卫生服务需求的增长，根据本地缺少街道医疗机构、群众就医不便的实际，在区医院内组建社区卫生服务部，由社区卫生服务部派人深入街道、居民委员会，建立社区卫生服务联络点或服务站，定期送医疗、预防、保健、康复、健康教育等卫生服务上门。各区政府、街道办事处、居民委员会建立了社区卫生服务的领导支持体系。积极发挥国有企业、事业单位医疗机构在本单位职工家属区社区卫生服务中的作用。

深圳市结合城市规模不断扩大、农村城市化迅速、居民对社区卫生服务需求高的实际，统一规划、合理布局社区卫生服务机构，增强服务可及性。采取政府支持、社区参与、多方筹资的方式，建立规范的社区卫生服务机构——社区健康中心，以预防为导向，开展各项社区预防、医疗、保健、康复、健康教育等工作。

5. 积累了发展城市社区卫生服务的初步经验　①立足大局，提高认识，增强积极发展社区卫生服务的自觉性。②以保护和增进居民的健康为中心，以满足居民对有效、经济、方便的社区卫生服务的需求为导向，开展社区卫生服务。③因地制宜，健全社区卫生服务体系。一是按照社区卫生服务的需要改造现有基层医疗机构，逐步形成以街道办事处所辖范围为服务区域的社区卫生服务中心。二是在社区卫生服务中心难于方便覆盖的居住小区，根据居民的需求，适当设置必要的社区卫生服务站，配备具有全科医学服务能力的医师以及必要的护士。三是充分发挥企事业单位现有基层医疗机构，在本单位工作小区以及本单位职工家属区社区卫生服务中的作用。四是探索完善公立社区卫生服务机构的管理体制、运行机制，增强生机和活力。④探索社区卫生服务的具体模式。根据传染病、慢性非传染性疾病、意外伤害、残疾等社区主要卫生问题，在社区政府领导下积极参与群众性爱国卫生运动，发挥社区卫生机构的专业特长，积极开展防疫防病，开展妇女、儿童和老年保健，开展一般常见病、多发病和诊断明确的慢性病的治疗、管理，开展社区康复、健康教育，探索各项卫生服务的有机融合。根据居民需求，探索家庭医学服务及相关生活服务等多种具体的便民服务方式。⑤大力加强社区卫生服务专业人才队伍的建设。各地普遍认识到了提高社区现有卫生人员专业技术水平的迫切性，不少地区已经着手对社区现有的医生以及由上级医院转入社区的医生开展全科医学培训，对防保人员进行综合防保的业务培训以及对护士的社区护理培训。北京、上海、天津等地依托高等医学院校，组建社区卫生服务在职培训中心或培训指导中心。受卫生部主管司局的委托，首都医科大学全科医师培训中心，还协助卫生部举办了两期全国社区卫生服务管理干部培训班。⑥加强社区卫生服务的规范化管理。天津、北京、上海等一些城市制定了社区卫生服务机构基本标准、工作制度、服务规范等管理规章，开展了监督检查。⑦完善配套政策，研究建立可持续发展机制。天津市政府确定了以公立一级医院（街道卫生院）为主体开展社区卫生服务的方针，北京、上海制定并实行了加大对社区预防保健、社区卫生服务机构的基础设施、信息管理等方面的经济投入政策，上海实行了将社区医疗纳入职工医疗保险的政策，天津试行了全科医师资格标准并建立了社区卫生服务专业技术人员的在职培训制度，市政府每年予以专项投入。

社区卫生服务植根于社区，深受居民欢迎。据天津市、北京市以及山东省对试点社区居民的调查，居民对社区卫生服务的满意度都在90%以上。

（金生国　王　羽）

**【调整社区卫生服务工作协调组】** 卫生部机关机构改革后，调整了“卫生部社区卫生服务工作协调组”的人员组成，重新明确了职责。

调整后的“卫生部社区卫生服务工作协调组”由张文康部长担任组长，彭玉副部长、基层卫生与妇幼保健司李长明司长任副组长，卫生部办公厅、人事司、规划财务司、卫生法制与监督司、基层卫生与妇幼保健司、医政司、疾病控制司、科技教育司、国际合作司、驻部监察局、统计信息中心及国家中医药管理局医政司的有关负责同志为协调组成员。

协调组的主要职责是：沟通情况、协调意见，为卫生部党组在社区卫生服务工作方面的决策服务。根据卫生部党组指示，与有关部委或组织沟通情况、协调意见，争取有关方面对社区卫生服务工作的支持、配合。组织有关力量，就社区卫生服务工作的重大问题进行调研、检查、指导。

基层卫生与妇幼保健司承担协调组的具体工作，统一管理社区卫生服务工作，各有关司局积极配合。

（王　羽　刘利群）

**【“发展社区卫生服务树立行业文明新风现场经验交流会”召开】** 1998年10月29日～30日，中央精神文明建设指导委员会办公室、国务院纠正行业不正之风办公室、卫生部在天津联合召开“发展社区卫生服务，树立行业文明新风现场经验交流会”，总结、推广天津市发展社区卫生服务、树立行业文明新风的做法和经验，推动全国社区卫生服务的发展和行风建设。中央文明办副主任胡振民，中纪委常委、监察部副部长、国务院纠风办副主任李至伦、副主任郭汝斌，卫生部副部长王陇德、彭玉，中纪委驻卫生部纪检组组长张凤楼出席会议，并分别主持会议和讲话。各省、自治区、直辖市纠风办、卫生厅（局）的负责人及部分大城市卫生局负责人参加了会议。

天津市委副书记刘峰岩、市卫生局局长张愈介绍了天津市发展社区卫生服务、促进行风建设的做法和经验。天津市基层医院院长、社区医生以及居民代表也在会上发言。北京、上海、哈尔滨、保定市、深圳市宝安区卫生局介绍了本地开展社区卫生服务的情况。会议代表还分组到天津市6个区的17个街道医院、19个社区卫生服务站、20多户社区居民家庭实地参观考察了天津市开展社区卫生服务的情况。

中央文明办副主任胡振民同志在会议上指出：天津市卫生系统从发展社区卫生服务入手，努力使卫生工作由以疾病为中心向以提高人民健康水平为中心转变。这种转变不仅使居民群众享受到热情、便捷、优质、经济的卫生服务，而且让群众感受到了党和政府对人民健康的关怀。中纪委常委、监察部副部长、国务院纠风办副主任李至伦同志在讲话中强调：发展社区卫生服务符合城市卫生服务体系改革的方向，也是基层医疗卫生单位自身发展和加强行风建设的内在需求。卫生部党组副书记王陇德副部长在讲话中指出：社区卫生服务改变了传统的以疾病为中心的服务模式。通过有效利用基层卫生资源，充分发挥适宜卫生技术的作用，为社区居民提供综合、连续、及时、便利的卫生服务，使人人享有卫生保健的要求真正落到实处。

（李敬鸫）

**【举办社区卫生服务政策研讨会】** 1998年11月10日～12日，卫生部基层卫生与妇幼保健司邀请部分地区的省、直辖市、自治区三级政府卫生行政部门同志及有关专家，在海口就发展城市社区卫生服务的重大政策进行研讨。

与会同志认为：

1. 发展城市社区卫生服务是社会发展的必然要求，是改革城市卫生服务体系的客观需要，方向正确，意义重大，应当提高认识，转变观念，加大力度，积极推进。

2. 当前在发展城市社区卫生服务中要注意把握以下几点：

(1) 积极推进城市社区卫生服务是各级政府的重要责任，各级政府应切实加强领导。

(2) 发展城市社区卫生服务是社会系统工程。要动员、组织社会各有关方面积极参与、有关部门积极配合，共同推进。

(3) 发展城市社区卫生服务是对现有城市卫生服务体系的调整、

完善。要以居民健康为中心，需求为导向，区域卫生规划为指导，综合、连续服务为模式，引入竞争机制，通过深化改革、资源重组、体制完善、机制创新，促进城市社区卫生服务的普及、深入与可持续发展。

（4）发展城市社区卫生服务是向群众提供优质的基本卫生技术服务。要严防借口开展社区卫生服务搞无证行医。要严格城市社区卫生服务人员、机构资格的管理，建立健全城市社区卫生服务的规范、制度和标准，加强监督检查、保证服务质量和医疗安全。

（5）发展城市社区卫生服务要积极探索完善有关配套政策。当前，尤其要完善政府对社区基本预防保健的投入政策、将社区基本医疗纳入城镇职工基本医疗保险的政策、体现社区卫生服务技术劳务价值的收费政策、全科医师资格的人事政策、社区卫生服务人员的在职教育培训政策，以及社区卫生服务业务用房的优惠政策。

（6）城市社区卫生服务的发展、完善是一个历史过程。要根据社会的客观需要和群众需求，选准切入点和突破口，解放思想，实事求是，因地制宜，分类指导，积极发展，逐步完善。既不能消极等待，也不能急躁冒进，搞形式主义。城市社区卫生服务的发展要与经济、社会发展相协调、相适应。

鉴于城市社区卫生服务工作的特点，与会同志一致建议：制定《关于发展城市社区卫生服务的若干意见》，作为国家关于城市基层卫生改革与发展城市社区卫生服务的总体构想和基本政策，并由国务院或国务院办公厅批转全国各地政府执行。

与会同志强调指出：在基层卫生工作中，应当逐步将预防、医疗、保健、康复、健康教育以及计划生育技术指导更加有机地融合起来，形成综合、连续的服务模式与协调一致的方针、政策。与会同志认为，作为一项具有重大方向性、战略性的变革，应当组织有关精干力量，以综合、连续的社区卫生服务模式为重点，加强高水平理论与实践研究。

受世界卫生组织派遣，马来西亚卫生部家庭医学与社区卫生服务处处长亚达乌博士（DR. YADAV）在会议上介绍了马来西亚及其他国家社区卫生服务的有关情况。我国专家也作了专题发言。

（金生国　刘利群）

**【纪念《阿拉木图宣言》发表20周年】** 为纪念国际初级卫生保健会议和关于初级卫生保健的《阿拉木图宣言》发表20周年，并继续把实施初级卫生保健全面推向21世纪，WHO总部和WHO欧洲地区办事处于1998年11月27日～28日在哈萨克斯坦共和国的阿拉木图市联合召开“面向21世纪的初级卫生保健”纪念大会。WHO总部和各地区办事处的代表，各地区部分国家的政府代表，联合国儿童基金会、联合国有关机构、世界银行的代表，一些非政府组织、机构的代表，部分特别顾问、专家，WHO前总干事马勒博士及哈萨克斯坦共和国卫生界的许多代表参加了会议。我国卫生部的代表也参加了会议。

哈萨克斯坦政府总理出席会议开幕式并发表讲话。哈萨克斯坦教育、文化、卫生部长主持会议开幕式并讲话。WHO前任总干事马勒博士应邀在大会发表了演讲，部分代表作了专题发言，WHO欧洲地区办事处主任介绍了初级卫生保健在欧洲的影响和发展。部分政府代表介绍本国初级卫生保健情况。我国政府代表作了题为“中国农村实施初级卫生保健的战略及其评价”的报告。中国农村实现2000年人人享有卫生保健的三个阶段和建立的指标与评价指标体系及组织的全国范围内的评价受到与会代表的关注和赞赏。

会议的目的和任务是回顾、总结过去20年里初级卫生保健所取得的主要进展、经验和教训；讨论研究当前和下个世纪前20年所面临的关键问题和局势；提出今后20年初步的初级卫生保健战略和具体的行动概要，为初级卫生保健注入新的活力，创造新的机会。

在初级卫生保健途径之下，有5个基本原则：①全面的基本需要的可及性和覆盖率；②社区和个人参与及自力更生；③强调疾病预防和健康促进的综合卫生保健；④部分间的合作；⑤在可以得到的资源内，采用适宜技术和成本效益。

这次会议再次确认关于初级卫生保健的《阿拉木图宣言》是人人享有卫生保健进程的历史性分水岭。会议重申1978年《阿拉木图宣言》提出的平等、参与和协同发展的价值观念，会议认为，面对21世纪初的变革和初级卫生保健面临的挑战，要在地方水平、国家水平、国际水平各层面采取重要行动，创造21世纪前20年初级卫生保健的新机会，为初级卫生保健赋予新的生命力。

（王　羽）

**【农村初级卫生保健取得新进展】** 1998年我国初级卫生保健工作又取得了新的进步，根据各省报表统计，已有75%以上的农业县达到或基本达到了我国农村“2000年人人享有卫生保健”的规划目标，继北京、天津、上海之后，浙江、江苏、重庆、辽宁、安徽、福建等省市，也已提前以县为单位全面实现了规划目标。在尚未实现规划目标的地区，也做了大量的工作，取得了较大进展。全国合作医疗网覆盖面进一步扩大，据不完全统计，已开展合作医疗的行政村覆盖率和人口覆盖率分别达到23.57%和22.23%。各地在实践中探索出乡村卫生组织“一体化”的管理模式，并取得了一定的成效。目前，已基本形成了政府重视、部门协作、群众参与、全社会关注农村初级卫生保健的社会格局。

（王　斌　聂春雷）

**【农村初级卫生保健发展规划制订】** 为贯彻落实十五届三中全会作出的《中共中央关于农业和农村工作若干重大问题的决定》精神，卫生部基层卫生与妇幼保健司于1998年10月和12月分别在北京和广州召开了农村初级卫生保健策略讨论会。在调查和研讨的基础上，提出了从现在起到2010年分两个阶段开展农村初级卫生保健工作的初步设想：第一阶段，从现在起到2000年，继续执行5部委联合下发的初级卫生保健《规划目标》。认真总结经验，针对重点、难点提出切实可行的对策，狠抓落实。第二阶段，从2001年到2010年，紧密结合十五届三中全会提出的建设社会主义新农村的战略目标，根据实事求是、因地制宜、分类指导的原则，制定并努力实现第二个初级卫生保健规划目标。

为推动工作，基层卫生与妇幼保健司下发了《关于贯彻十五届三中全会精神，进一步加强初级卫生保健工作的通知》，要求各地将初级卫生保健工作长期不懈地抓下去，并要加强农村卫生组织建设，积极推行“乡村一体化”管理，不断完善县、乡、村卫生服务网络，积极、稳妥、健康地发展和完善合作医疗。

（王　斌　聂春雷）

**【中国农村社会保障制度研究第三阶段研究工作启动】** 卫生部与世界卫生组织合作开展的“中国农村社会保障制度研究”第三阶段研究工作已于1998年4月在上海启动。此研究的主要目的是在第二阶段合作医疗改革研究的基础上，深化与农村卫生发展有关的卫生服务提供、指导和监督的研究，进一步完善合作医疗的管理和监督，并评价农村卫生发展对农民健康和服务利用的研究，进一步完善合作医疗的管理和监督，并评价农村卫生发展对农民健康和服务利用的影响。

研究内容包括：①研究改善卫生服务提供的方法并进行效果评价，包括合作医疗支持的保健服务结构和方式；研究如何加强与需方的信息沟通，并根据农民意向调整合作医疗和服务管理的方法；研究改善服务可及性和公平性的方法；完善服务提供过程的指导和监督方法；②进一步研究和完善合作医疗管理，包括完善合作医疗管理信息系统；完善县和乡级对合作医疗的指导和监督功能；③评价合作医疗和卫生服务完善对农民健康状况的影响，包括收集项目县农民健康状况资料；分析卫生服务利用和健康状况与卫生服务质量改善的关系。

该项目由卫生部基层卫生与妇幼保健司和世界卫生组织共同组织领导，北京医科大学卫生管理干部培训中心、安徽医科大学卫生管理学院和安徽省卫生职工学校担任技术指导，确定了上海市嘉定区、江苏省启东市、山东省安丘市、江西省宜黄县、河南省新密市、湖北省武穴市等6个县（市、区）为项目单位，河南省开封县和山东省文登县为观察员单位。项目周期为1998年至2000年。1998年底，大部分项目单位已完成基线调查，并已经着手进行实施方案设计。

（杨　辉　聂春雷）

**【表彰2000年人人享有卫生保健规划目标实施普及阶段先进个人和集体】** 为进一步总结初级卫生保健普及阶段的经验，推动“2000年人人享有卫生保健”规划目标全面落实阶段的工作进程，卫生部于1998年2月在北京召开了“中国农村‘2000年人人享有卫生保健’规划目标”实施普及阶段总结表彰会，授予怀柔县等84个县（市、区、旗）普及阶段初级卫生保健先进单位、蔡谦等192名普及阶段初级卫生保健先进个人荣誉称号，并予以表彰。陈敏章部长在会上作了“总结经验，明确任务，为实现2000年人人享有初级保健而奋斗”的讲话，要求各地要继续抓紧初级卫生保健这个“龙头”不放松，认清形势，正视困难，坚定信心，因地制宜，突出重点，发挥相关部门积极性，扎扎实实把初级卫生保健工作做好。

（王　斌　聂春雷）

# 妇幼卫生

**【妇幼卫生工作】** 妇幼卫生工作紧紧围绕贯彻实施《中华人民共和国母婴保健法》和《中国妇女发展纲要》、《九十年代儿童发展规划纲要》做了大量工作，取得了一定的成效。

**一、推动《母婴保健法》执法进程**

《母婴保健法》已颁布4年，全国已有18个省、自治区、直辖市制定了“母婴保健法实施办法或条例”，使母婴保健工作逐步实现了由经验管理向法制化管理的转变。各地在实施本法过程中，各级人民政府切实将母婴保健工作列入议事日程，卫生行政部门加强管理与监督，规范母婴保健专项技术服务，部分省地方人大也加强了《母婴保健法》的监督检查，有力的推动了执法工作进程。

**二、加强妇幼卫生信息网络的建设和管理**

全国妇幼卫生监测从1989年开始，相继建立了全国孕产妇死亡监测网、全国5岁以下儿童死亡监测网及全国出生缺陷监测网。为便于全国监测工作的统一管理、经费的有效使用和资料的统计分析利用，从1996年开始统一在全国116个市县进行孕产妇死亡监测、5岁以下儿童死亡监测及出生缺陷监测，称为“三网合一”。确定华西医科大学为全国妇幼卫生监测办公室，负责全国监测资料的收集、整理和分析，将分析结果报卫生部基层卫生与妇幼保健司。“三网合一”以来，全国监测工作运转良好。为两

《纲要》实施情况的评估提供了科学的依据；并为卫生部门加强妇幼卫生工作，进一步降低全国孕产妇死亡率和婴儿死亡率提供了可靠的决策依据。

为健全全国妇幼卫生监测网络，从1998年起，基层卫生与妇幼保健司为全国各省级妇幼卫生行政部门或业务部门配备了计算机和调制解调器，逐步实现与各省计算机联网，以便随时了解和掌握各地情况，并及时反馈信息和布置工作。

**三、两个《纲要》实施情况**

1998年11月，联合国儿童基金会在泰国曼谷召开了“第四次东亚及太平洋地区儿童发展部长级磋商会”，会议重点讨论了世界儿童首脑会议以来，本地区在儿童生存、保护和发展各方面所取得的成绩、面临的问题以及今后需要采取的措施。我国国务院副秘书长、国务院妇儿工委副主任刘奇葆同志率团参加了会议并提交了《中国儿童发展状况报告》，还就消除贫困和差异等问题作了发言。

根据《中国儿童发展状况报告》，在24项指标中，卫生方面的指标有18项。到2000年前已实现/将要实现的指标有9项；争取实现的指标有2项；需要加强预防和控制的指标有1项；实现难度较大的指标有3项；缺乏数据正在调查的指标有3项。

由于我国地域辽阔，人口众多，经济发展不平衡，上述指标难以完成的地区仍集中在边远地区，这是今后工作的重点地区。

**四、加强与国际组织、世界银行的合作与交流，推动我国妇幼卫生工作的发展**

卫生Ⅸ贷款项目从1997年底开始项目的审定和准备，至1998年12月，该项目已评估完毕。项目建议书等文件已报国家计生委、财政部审批。

项目执行时间为1999年～2003年；项目省为：湖南、新疆、贵州、海南、吉林5省；世界银行贷款总额为3 500万美元。

为降低儿童疾病的发病率和死亡率，世界卫生组织与联合国儿童基金会共同推广“儿童疾病综合管理”的方法。其目的是提高培训的效果，使门诊设施的管理更为有效，并可减少资源的浪费。

1998年11月在北京召开了“中国儿童疾病综合管理启动会”和“儿童疾病综合管理项目示范培训班”，为开展项目作好准备。

（李长明　张德英）

**【中日母子保健项目在四个城市进行试点】** 1997年卫生部基妇司与日本“母子卫生研究会”建立了“中日母子保健合作项目”。采用该会推荐、并经我国专家修改后的“母子保健手册”，在浙江省湖州市、福建省福州市、大连市、深圳市进行了试点工作。

“母子保健手册”是将母子保健内容列在同一手册中，记录母亲在怀孕期间的情况和儿童的生长发育情况。儿童保健从婴儿期开始就进行全面体格检查及跟踪观察，了解其生长发育情况，进行五官、口腔等保健以及时发现异常并进行纠正和矫治。让母亲或家庭成员直接参与儿童保健工作，全面的连续的观察和记录儿童的情况，以便对儿童生长发育状况进行正确评价。

四城市运行一年的结果表明，此项目进一步推动了各市保健工作的开展。此手册的实施还需进一步修改和完善，以适应我国情况。计划在总结的基础上，继续在有条件的地方试点。

（张德英　张　彤）

**【推进医疗保障体制改革，参与“生育保险”课题研究】** 卫生部基妇司与劳动和社会保障部医保司、社会保险局、医院管理研究所联合进行的“生育保险”课题研究工作在1998年度取得进展。上述合作单位共同组织召开了两次专家论证会，讨论修改了《孕产期诊疗项目费用调查表》，并选定大连、福州、成都、银川、青岛、太原6个省会城市和计划单列市，张家口、四平、黄石、肇庆、梧州、安康6个地级市作为试点调查单位，并于12月15日在北京召开会议布置调查工作。会议决定12个城市共调查48所医疗机构：省会城市和计划单列市各调查5所医院，其中三级医院2所，二级医院、职工医院和妇幼保健院各1所；地级市调查三级医院、二级医院、职工医院各1所。通过调查分析，将获得孕产期诊疗项目和费用支付标准等数据，提出合理的补偿范围。

“生育保险”是医疗保险的组成部分之一，这一课题的研究对推进医疗保障体制改革，保障我国妇女生殖健康权利和母婴健康，落实人口政策，推动我国妇女儿童保健事业的发展，将有积极影响，并为国家制定有关政策提供依据。

（张德英　石　琦）

**【“母亲安全”工程启动】** 为落实今年世界卫生日的主题——母亲安全，1998年5月，卫生部妇幼司与中华医学会、中华预防医学会、妇女保健学会在广东省汕头市召开全国妇女保健学术研讨会。会上讨论了“母亲安全工程计划”，广泛征求与会专家意见，提出了加强产时保健，提高住院分娩率，降低剖宫产率，提高出生人口素质的建议。

为继续降低孕产妇死亡率，实现《中国妇女发展纲要》目标，从1998年起，开始实施“降低孕产妇死亡率/提高出生人口素质项目”，卫生部提供专项资金用于降低孕产妇死亡率/提高出生人口素质；加强贫困地区乡卫生院产科建设，改善卫生条件和设施，使其具备接生和急救能力。选择孕产妇死亡率较高的县作为项目单位，同时帮助今年受灾较严重的一些省，降低其孕产妇死亡率。确定湖南、湖北、江西、河北、和山西5个省的15个县作为项目单位，项目的主要活动内容包括：进一步加强孕产妇系统保健工作，加强高危筛查与管理，建立转诊系统；加强乡镇卫生院产科建设；加强乡、村接生员的管理，严格持证上岗制度；提高乡级人员产科急救能力；开展健康教育，提高群众利用服务的能力等。本项目国家级和省级项目文本已确定，各地正在抓紧落实项目实施工作。

（张德英　石　琦）

**【加强妇幼卫生信息管理，健全监测网络】** 全国妇幼卫生监测工作从1990年开始，经过近10年的努力，获得了连续准确的资料，为卫生行政部门决策提供了科学依据，同时也为两个“纲要”的实施提供了科学的评估依据。为加强全国妇幼卫生监测工作的统一管理，从1996年开始实行5岁以下儿童死亡率、孕产妇死亡率、出生缺陷发生率“三网合一”的监测工作，并于1997年成立全国妇幼卫生监测办公室和全国妇幼卫生监测咨询委员会。经过两年的努力，“三网合一”工作已正常运转。

为健全妇幼卫生监测网络，1998年基层卫生与妇幼保健司为全国31个省、自治区、直辖市和8所医科大学配备了计算机和调制解调器，并实现与各省及全国妇幼卫生监测办公室的联网工作。

1998年11月初，基层卫生与妇幼保健司在成都召开了“妇幼卫生监测资料总结及业务培训会”。会上分析了1996年、1997年全国妇幼卫生监测数据，总结交流了各地监测工作的做法和经验，讨论了监测工作中存在的问题。

会上特别强调各地要进一步加强对妇幼卫生监测工作的领导，努力实现两个《纲要》提出的各项指标；要建立健全监测网络，抓紧实施联网工作，各地要在全国监测点的基础上扩大监测范围，建立省级监测网，尽早将本地妇幼卫生信息监测纳入本省、自治区、直辖市信息网建设中；提高监测工作质量，加强质量控制，定期进行检查，保证数据的准确、可靠，及时上报各项监测数据和资料。

根据监测资料分析，1997年婴儿死亡率为33.1‰，5岁以下儿童死亡率为42.3‰，孕产妇死亡率为63.6/10万。

（张德英）

**【贯彻实施《母婴保健法》，推动法制化进程】**

1. 全国执法情况 《母婴保健法》颁布至今已历时4年。1998年对全国《母婴保健法》执行情况进行了总结。据不完全统计，全国已有20多个省、自治区、直辖市依法开展了婚前医学检查、终止妊娠和结扎手术、助产技术和家庭接生员的考核发证工作；各省依照《母婴保健法》的规定建立了母婴保健医学技术鉴定委员会，聘请鉴定委员会成员1万人；县及县以上卫生行政部门成立了各级母婴保健监督队伍，人数已达2万多人；从1996年起，全国城镇统一规范了《出生医学证明》，到1998年底，已依法发放《出生医学证明》1 000多万份；全国已经进行母婴保健行政处罚500多次；保证了法律的权威性和严肃性；四川、安徽、湖北、青岛等省市的人大已经对《母婴保健法》的执法工作进行了检查，推动了执法工作的进程。

2. 推进各省立法进程 为完善《母婴保健法》法律体系，积极推进各省立法进程，1998年又有广东、湖南、云南3个省制订了地方法规，至此，全国已有18个省、自治区、直辖市制订了《母婴保健法》实施办法。

3. 完善《母婴保健法》体系，制订配套法规 截止到1997年底，卫生部已制订6部《母婴保健法》配套法规。1998年在原《全国城市围产保健管理办法（试行）》和《农村孕产妇系统保健管理办法（试行）》的基础上，经反复论证，合并为《全国孕产妇管理办法》，目前正在进一步修改完善。

4. 依法规范全国男性婚前医学检查 开展婚前保健是实施《母婴保健法》的重要组成部分。全国已有20多个省、自治区、直辖市制订了婚前保健工作管理办法，对婚前保健工作进行规范化管理。为了提高婚前保健工作质量，针对目前婚检工作中的薄弱环节，1998年分别在上海和天津举办全国男性婚检师资培训班，为全国培训省级师资。参加培训的人员60余人，使用《婚前保健培训教材》一书。聘请国内外知名教授授课，重点讲解男性婚前医学检查规范及婚育指导意见，常见生殖系统疾病的防治、当前男性学进展情况及男性更年期等知识，以规范男性婚前医学检查服务，提高婚前保健水平，使婚检工作更加规范化、科学化。

（张德英 石 琦）

**【世界银行卫生Ⅸ项目立项】** 世界银行继续与我国合作执行卫生Ⅵ贷款项目后，从1997年底开始进行卫生Ⅸ贷款项目的审定和准备。1998年3月制定了项目指导原则，并在湖南省选择了一个县进行样板县项目建议书的准备。5月召开了准备团研讨会，确定了该项目于1999年至2003年在湖南、新疆、贵州、海南、吉林5省区114个县内开展。本项目是在我国其他相关国际组织合作项目的执行经验基础上设计的，旨在通过完善县、乡、村三级保健网，加强各级妇幼卫生人员的培训，提高贫困地区卫生服务能力，改善妇女儿童利用基本妇幼卫生保健服务的现状。该项目世界银行贷款总额3 500万美元，国内配套1 975万美元，覆盖总人口5 099万。

项目由6个部分组成：①孕产妇和儿童保健综合服务；②家庭与社区参与和健康教育；③加强妇幼卫生服务管理、完善管理信息系统；④卫生人员的培训；⑤改善服务可及性的筹资机制；⑥中央级活动。

经过一年多的准备工作，目前已完成了项目预评估、评估会议，各省项目建议书、可行性报告已报国家计生委、财政部，待批准后，项目将于1999年2月与世界银行总部谈判并签署文本后开始执行。

（张德英 张 彤）

**【实施《九十年代中国儿童发展规划纲要》阶段性总结】**

1. 在全球2000年儿童发展的24项目标中，卫生方面的目标有18项，目前我国已实现或将要实现的目标有9项，这些目标的实现反映了儿童健康状况的改善和卫生工作的进步。

较难实现的目标有6项，目前无数据的有3项。对较难实现的6项目标又进行深入分析，其中争取实现的目标有2项（普及卫生厕所和消除碘缺乏病），需加强预防和控制的目标有1项（预防艾滋病）；实现难度较大的目标有3项（孕产妇死亡率下降50%，消除新生儿破伤风和儿童中重度营养不良下降50%）。6项未达标的目标现状如下：

（1）孕产妇死亡率 根据监测报告，1990年全国孕产妇死亡率为94.7/10万；1995年为61.9/10万，较1990年下降36.4%。1997年全国孕产妇死亡率为63.6/10万，从1994年～1997年4年间全国孕产妇死亡率处于徘徊状态。

产科出血、妊娠高血压综合征和羊水栓塞仍为孕产妇死亡的三大主要死因。住院分娩率低，基层产科亟待改善，卫生保健知识缺乏，计划外生育、流动人口等也是孕产妇死亡率高的原因。据统计，1997年在家中分娩的比例为47.1%，在家中死亡的比例为29.4%。可避免的死亡占88.7%，不可避免的死亡占11.3%。因此，2000年实现孕产妇死亡率下降50%的目标难度较大。

（2）新生儿破伤风 1990年，对300个贫困县的调查结果显示，新生儿破伤风死亡率为6‰；1997年根据疫情报告统计结果，全国共有29个省、自治区、直辖市的904个县报告新生儿破伤风4 394例，发病率超过1‰的有179个县，主要分布在广西、贵州、四川、甘肃、宁夏等省区。

因破伤风类毒素注射、住院分娩和新法接生等都存在较多问题，到2000年消除新生儿破伤风尚存在一定困难。

（3）儿童中重度营养不良 儿童的体重低下反映了儿童的营养不良状况。对6省1市儿童营养状况监测表明，儿童中重度体重低下患病率1990年城乡加权合计19.39%；1995年城乡加权合计14.90%。1995年5岁以下儿童体重低下患病率比1990年减少23.2%。尽管儿童低体重状况在逐年得到改善，但距离2000年《儿童纲要》提出的在全国实现下降50%的目标，还有27%之差的下降任务。尤其我国5岁以下儿童的78%在农村，儿童营养不良的重点和难点在农村，因此，2000年在全国实现下降50%的目标难度较大。

（4）普及卫生厕所 我国普及卫生厕所起步较晚，据统计1993年全国农村卫生厕所普及率为7.5%，1995年为15.78%，1997年为29.6%，1997年比1995年增加了13.82个百分点，平均每年增加6.91个百分点。只要增加投入，加大工作力度，争取到2000年达到《儿童纲要》中普及卫生厕所的要求。

（5）消除碘缺乏病 中国是世界上碘缺乏重点地区，碘缺乏病区人口约4.25亿，占世界缺碘人口的25%～30%。病区涉及我国31个省、自治区、直辖市。

据1997年全国碘缺乏病抽样调查结果显示，家庭碘盐合格率已达81%，尿碘中位数已接近300ug/L。根据目前的工作进度，到2000年家庭碘盐合格率可达到90%。因此，经过努力，到2000年可望达到消除碘缺乏病的目标。

目前主要存在的问题是非碘盐的冲击，特别是在边远地区，一些单位和个人为了牟取暴利，利用碘盐和非碘盐的差价，违法贩运非碘盐，使食盐加碘措施难以有效落实，加之卫生宣传和健康教育不够深入，群众的自我保护意识较差，致使碘盐在贫困地区难以推广应用。

（6）预防艾滋病 艾滋病在我国呈加速流行趋势，形势十分严峻。我国自1985年发现首例艾滋病人到1998年9月底，全国共报告艾滋病病毒感染者11 170例，其中包括艾滋病病人338例，死亡184例。特别是1994年以后，报告数逐年大幅度增加。

性病是艾滋病传播的重要危险因素，自70年代末以来，发病率逐年大幅度上升。1997年全国共有30个省、自治区、直辖市（西藏缺报）报告了性病病人461 510例，比1996年增长了15.8%。1998年上半年全国性病报告数比1997年同期增长40.5%。

女性性病病人所占的比例逐年增加，15岁以下的儿童发病率逐年上升，1997年儿童病例数比1996年增加了33.4%。截止到1998年9月，15岁以下儿童HIV感染数为53例，占0.5%，妇女HIV感染数为1784例，占16%。因此，预防和控制艾滋病，降低增长速度是比较客观的提法。

低出生体重，妇女缺铁性贫血，儿童维生素A缺乏，由于缺少全国性资料，目前正在组织调查。

2．面临的问题和挑战

（1）贫困地区是我国实现2000年目标的难点和重点 我国城市儿童的健康水平和营养状况已接近发达国家的平均水平，但贫困地区则相当于发展中国家的平均水平。难达标的地区集中在边远贫困地区。贫困地区占我国总人口的比例虽然不足5.5%，但贫困地区儿童和孕产妇死亡、儿童营养不良人数却占全国儿童和妇女死亡、营养不良人数的15%～20%，贫困地区的发展状况影响着2000年目标的全面实现，制约着全国平均指标的降低。

（2）城市存在的主要问题和挑战 按照客观规律，当孕产妇死亡率下降到一定程度后，继续保持下降势头比较困难，这在城市地区表现得尤为明显。社会变革也带来一些新问题，如流动人口，据了解1997年北京市孕产妇死亡15名，有8名是常住人口，7名是流动人口；广东中山市9名孕产妇死亡，其中6名是流动人口。

3．策略和措施

（1）做好领导参谋，加强政府对卫生工作的领导，争取更多的政策倾斜和资金投入；

（2）以农村为重点，切实加强基层医疗预防保健网的建设，强化乡卫生院产、儿科建设，进行急救知识和适宜技术的培训，提高其服务能力；

（3）完善法制建设，加大《母婴保健法》及配套法规的执法力度；

（4）加强信息监测统计、分析处理工作，提高科学管理和决策水平；

（5）加大宣传力度，进一步普及卫生保健知识，提高群众自我保健意识和自我保健水平。

（宋岚芹）

**【1998年～2000年防治儿童肺炎项目】** 儿童肺炎是我国儿童常见病和多发病，是5岁以下儿童致死的第一位原因。1997年全国城市5岁以下肺炎死亡率为172/10万，全国农村5岁以下肺炎死亡率为968/10万。防治儿童肺炎是降低儿童死亡率，保护儿童健康的重要措施，也是实现《九十年代中国儿童发展规划纲要》(以下简称《纲要》)目标的主要内容。因此，选择了甘肃、内蒙古、黑龙江、安徽4省区的21个县、市、旗作为项目单位开展此项工作。

本项目的目标：到2000年①项目县婴儿死亡率、5岁以下儿童死亡率、5岁以下儿童肺炎死亡率接近或达到全国平均水平；②项目县儿童肺炎的防治的基本设备及药品齐备；③项目县5岁以下儿童家长接受儿童肺炎防治健康教育率达到80%以上。

主要策略和措施：①加强政府领导，把贯彻执行《母婴保健法》和实现《纲要》作为政府责任，纳入本地区社会经济发展的整体规划；②对县、乡、村儿保人员进行逐级培训，要求掌握防治儿童肺炎的基本知识、基本技能、高危筛查要点及健康教育的方法和内容；③推广适宜技术，加强技术指导，强化技术操作常规的实施；④加强乡卫生院的产科、儿科建设，为县、乡两级配备基本的设备，提高儿童肺炎的诊断、治疗和抢救能力；⑤开展健康教育，针对防治儿童肺炎，编写制作群众喜闻乐见的宣传教育材料，采取多种方式，面对面地做好健康教育工作；⑥开展贫困救助，对特困家庭的肺炎患儿因人而异提供适当的医疗救助，减免部分医疗费用；⑦建立儿童肺炎的监测信息网络，实行儿童肺炎死亡报告的评审制度，并使用统一的儿童肺炎监测卡片；⑧加强项目管理，定期进行监督指导与工作评估。

项目进度：共分三个阶段完成。第一阶段：项目启动，确定项目点。各省制定项目文本，进行基础调查，添置急需的设备，开展培训工作；第二阶段：开展规范化的儿童肺炎防治，进行健康教育，建立监测网络，对项目工作进行技术指导和质量控制；第三阶段：继续开展项目活动，对项目进行终期评估。

项目管理：卫生部基层卫生与妇幼保健司儿童卫生处负责项目总体管理；项目所在省卫生厅负责本省的项目管理工作，确定项目单位，制定项目文本，督导项目计划的落实，对项目工作进行评估。项目所在地区的卫生局负责组织、管理和督导项目的实施，落实项目目标。省级妇幼保健机构为技术指导单位。项目县要成立项目技术指导小组，负责项目工作的业务培训和技术指导。

各省已召开了项目启动会，制定了符合本地实际情况的项目文本，并进行项目内容和基础调查的培训，此项目已正式开始实施。

(宋岚芹)

**【彭珮云副委员长荣获第8届诸福棠奖】** 诸福棠奖从1991年开始，每年颁奖一次，1998年为第8届诸福棠奖。本届获奖人是彭珮云副委员长。1999年1月9日下午在北京国谊宾馆举行了隆重的颁奖仪式，全国人大常委会副委员长何鲁丽，全国妇联副主席、书记处第一书记顾秀莲等领导出席了颁奖仪式，出席颁奖仪式的还有卫生部领导和参加全国卫生厅局长会议的代表、诸福棠奖评选委员会在京委员和历届诸福棠获奖的代表等共200多人。会上由诸福棠奖金会主席、卫生部部长张文康和中加儿童健康基金会主席谢华真给彭珮云颁发证书、奖牌和奖金。彭珮云将5万元奖金转交国务院妇儿工委办公室主任李启民同志，由他转送一个贫困县，用于加强儿童保健工作。

会上张文康部长高度评价了彭珮云副委员长担任国务委员、国务院妇女儿童工作委员会主任期间，在保护儿童健康，推动儿童事业发展方面所作出的突出贡献。张文康部长说，彭珮云副委员长从战略和全局的高度认识和对待儿童工作，强调运用法律手段保障和促进儿童事业发展的重要性。她多次强调，依法保护儿童权益是依法治国的一个重要方面。各级政府要把儿童工作作为政府的一项重要任务，纳入当地国民经济、社会发展和精神文明建设的总体规划。在实施《两个纲要》的工作中，彭珮云副委员长始终坚持实事求是、突出重点、分类指导的原则。她特别重视农村及贫困地区的妇女儿童工作，她曾说过，我国农村人口占大多数，全国3/4的妇女儿童在农村，农村妇女儿童工作做不好，就不能说做好了全国的妇女儿童工作。

张文康部长指出，彭珮云副委员长一贯强调要多为儿童办实事，并身体力行，深入实际调查研究，就儿童发展中的突出问题，提出建设性意见。几年来，她赴广西、山西、甘肃等贫困地区调查研究，同当地干部群众广泛接触，了解情况，指导推动儿童工作。在她的建议下，1996年召开全国首次妇女儿童工作会议，会议强调了要把实施两个《纲要》作为“九五”期间的中心任务，把农村特别是贫困地区的妇女儿童工作作为重点。为推动我国儿童事业的健康发展，起到了积极的促进作用。

最后张文康部长说，彭珮云副委员长荣获“诸福棠奖”是当之无愧的，我代表诸福棠奖金会再次表示热烈的祝贺！

中加儿童健康基金会主席谢华真也对彭珮云副委员长在儿童健康方面所做的成绩给予了高度赞扬。他讲，获得本届“诸福棠奖”的彭珮云女士是一位值得敬佩的国家领导人，自从她的工作涉及到儿童及妇女健康福利领域以来，她为我们的下一代做了很多有成效的工作，她愿意接受诸福棠奖是该奖的荣幸，是我们下一代的荣幸。

(宋岚芹)

**【儿童疾病综合管理项目启动】** 卫生部和世界卫生组织于1998年11月18日在北京联合举行了“儿童疾病综合管理项目启动会”。世界卫生组织专家介绍了儿童疾病综合管理方法、儿童疾病综合管理的全球策略以及该策略在其他国家实施的情况。我国专家在会上也介绍了中国儿童急性呼吸道感染、计划免疫、腹泻控制、儿童营养等现状及发展战略。会议期间还进行了儿童疾病综合管理的国家级师资培训。

儿童疾病综合管理，是世界卫生组织与联合国儿童基金会联合推广的一种方法，是世界卫生组织在以往进行单一病种病案管理取得经验的基础上，针对0岁～5岁儿童主要死因提出的综合防治策略。目前，已在近50个国家开展了这项工作，实践证明，它是降低儿童发病率、病残率和死亡率行之有效的措施之一。据我国的调查显示：引起婴儿及5岁以下儿童死亡的主要疾病是儿童急性呼吸道感染、腹泻、营养不良，而就医的儿童往往同时患有几种疾病。这就提示我们，应采取综合对策，实行综合管理。这种综合管理不仅涉及治疗，也涉及到健康保护和健康促进等。如何对儿童疾病实行有效的综合管理，是需要我们研究和关注的重要课题。项目下一步将结合我国国情，进行改编教材、项目试点、扩大培训等。

（宋岚芹　曹　彬）

**【创建爱婴医院工作进展】**“促进母乳喂养、创建爱婴医院”是实现90年代儿童生存、保护和发展目标的一项重要举措。1998年，我国的促进母乳喂养、创建爱婴医院工作取得了新进展。

1. 母乳喂养知识培训　在1998年项目实施中，各省、自治区、直辖市卫生厅局积极组织和开展了各级卫生人员母乳喂养知识和技能的培训。据统计，全国约有6万余名卫生技术人员和社区有关人员接受了母乳喂养知识的培训。北京、上海、广东、福建等19省、市还开展了母乳喂养咨询技巧知识更新的强化培训。

2. 创建爱婴医院及爱婴医院评估、核估　1998年各省、市将创建爱婴医院纳入妇幼卫生工作的议事日程，充分动员各级政府和社会各阶层的力量，积极开展创建爱婴医院，促进母乳喂养工作。1998年全国通过省级评审的爱婴医院853所；爱婴乡卫生院986所。

9月，召开了6个大区母乳喂养培训中心主任会议，确定了国家级核估的原则和抽样方法。10月6日～20日，国家级核估组对通过省级评估的医疗保健机构采取随机、分层抽样、暗访等方法进行了核估。通过核估，所抽到的医疗保健机构均符合爱婴医院10条标准。

3. 开展“世界母乳喂养周”宣传活动　今年7月卫生部基妇司下发了“关于开展母乳喂养周活动的通知”，以“母乳喂养——最好的投资”为主题，各地卫生行政部门在各级政府的支持下，开展了不同形式的宣传活动，利用各种宣传媒介宣传母乳喂养知识。通过开展母乳喂养周活动，大大提高了广大民众对母乳喂养好处及母乳喂养技巧的知晓率。

4. 实施《母乳代用品销售管理办法》　为贯彻实施《母乳代用品销售管理办法》和规范母乳代用品的销售行为，卫生部基妇司举办了母乳代用品销售管理办法研讨会，针对目前乳品市场上出现的种种问题进行了讨论。会后，各省、自治区、直辖市针对本省的实际情况，开展了执法人员的培训，并在全省范围内进行了母乳代用品销售市场的监督检查。根据各地反映的一些问题，卫生部基妇司又下发了关于实施《母乳代用品销售管理办法》的通知。

（宋岚芹　曹　彬）

**【“小儿两病防治”合作项目取得阶段性成果】**“小儿两病（儿童急性呼吸道感染与腹泻病）防治项目”于1996年8月正式启动。至1998年已将河北、山西、内蒙古、山东、广西、云南、四川、青海、新疆、吉林、贵州等11省（自治区）39个县纳入项目管理，并取得阶段性进展。完成基线调查、培训教材与教师手册的编写，举办一系列师资培训班、健康教育示范班、项目县业务骨干提高班等，为项目县培训县级管理和技术人员650余人次。同时完成了小儿“两病”诊治圆盘的设计、应用和效果分析，以及制氧机在氧疗系统工程中的应用研究。

本项目特点：依托农村医疗预防保健三级网，培训医务人员，使儿童两病的病例管理工作做到医疗与保健相结合、临床诊治与健康教育相结合、培训与监督评价相结合、“小儿两病”防治与初级卫生保健相结合。注重对项目管理监督人员的培训。通过编写监督培训手册、“两病”病例管理教师手册，举办儿童“两病”病例管理培训班，在培训中实地对县、乡、村三级监督的指导，完成考评报告等，使各级管理人员学会了按项目要求制定项目实施计划并按工作流程具体操作，依靠监督管理项目的各个环节，收集、分析、利用项目资料并学会档案化管理，在科学化管理水平上有了很大提高。

（王　斌　聂春雷）

# 中医药事业管理

**【中医药救灾防病与支援灾区中医医疗机构恢复重建工作】**1998年夏季，我国长江和嫩江、松花江流域发生了历史上罕见的全流域性特大洪水。为做好卫生防病防疫工作，确保大灾之后无大疫，国家中医药管理局认真贯彻党中央、国务院关于切实做好救灾防病防疫工作的有关指示和全国救灾防病工作紧急会议精神，先后印发了《关于积极组织中医机构参加抗洪救灾防病工作的通知》、《关于充分发挥中医药在救灾防病工作中作用的通知》，号召各省、自治区、直辖市中医主管部门和各中医机构要积极行动起来，把救灾防病防疫工作作为头等大事来抓，充分发挥中医药的作用，为灾区卫生防病和重建家园工作作出应有的贡献。

8月中旬，针对受灾省区药品短缺的问题，国家中医药管理局医政司先后组织北京中医药大学东直门医院、中国中医研究院广安门医院、西苑医院、望京医院、眼科医院、广州中医药大学第一、二附属医院和中国药材公司、中国中医研究院实验药厂向湖南、湖北、江西、黑龙江、吉林、内蒙古受灾地区无偿捐赠了价值150万元的药品。同时广州中医药大学第一、第二附属医院先后向灾区派出了医疗队。

为充分发挥中医药在救灾防病工作中的作用，加强中医药防治疾病的宣传普及工作，广大中医药医务人员特别是老中医专家献计、献策、献方，提供适宜技术，认真筛选简、便、廉、验的中医疗法和方药，并在较短时间内编写了7万余字的《中医药救灾防病手册》，由中国中医药出版社出版印刷10万册，免费发送到8个受灾省区，受到灾区基层医务人员和广大群众的好评。

受灾省区的中医医疗机构克服重重困难，积极投身到抗洪抢险和救灾防病工作之中，表现出较强的综合服务功能和良好的工作作风。国家中医药管理局分别派出调研组对灾区中医医疗机构的医务工作者表达了慰问和敬意，在对受灾中医医疗机构实地调查的基础上，对灾后中医医疗机构的恢复重建、规划发展等作出了部署，要求受灾中医医疗机构在灾后恢复重建中要坚持自力更生，挖潜增效；同时各兄弟省区中医医疗机构有义务在资金、设备、物资和人才培养等方面给予大力支持。目前，在有关方面的共同努力下，灾区中医医疗机构的恢复重建工作进展顺利。

（吴厚新）

**【地方中医立法工作取得进展】**　改革开放20年来，中医药的法制建设工作取得了长足的进步，特别是地方中医立法工作更是取得了令人瞩目的成绩。继云南、四川、河南、浙江等省之后，1998年重庆、上海、黑龙江三个省市正式颁布了中医条例，湖南省人大对1990年制定的中医条例也重新进行了修订，全国现出台中医条例的省份已达8个，另外陕西、吉林、广东、山东等省也有了较为成熟的地方中医条例草案，不久即将提交省人大讨论通过。

近年来，随着民主与法制建设的不断加强，各省依法管理水平的提高，各地人大、政府及中医药行政管理部门对中医立法工作的重要性及必要性有了更为深刻的理解。各省纷纷解放思想，从中医事业改革与发展的实际出发，加强了中医立法工作的力度，认真解决起草和制订中医条例中的难点和疑点问题，切实解决中医药事业在社会主义市场经济条件下遇到的实际问题，力求准确地把党的中医药政策用法律的形式加以确定，各省在制订条例中强化了政府的职责，围绕“发展”二字做文章，设立了增加投入和健全中医管理体系内容，提出了中医发展所需的保障条件，确立了中医学术的地位，在中医机构的建设、中医人员的培养及中医的科研、教育及农村中医药等方面也都有了较为详细的规定，《条例》的制定既为中医事业的发展创造了一个良好的外部条件，又明确了中医自身发展的方向和指导思想，使《条例》成为中医事业振兴与发展的行动纲领。

《条例》的出台是各省卫生法制建设的一件大事，给各省中医工作带来了新的起点和活力，同时也对中医管理工作提出了新的更高的要求，各地制定了相应的落实措施，把《条例》的贯彻纳入目标管理，确保中医政策落到实处，各省相继下发了关于进一步加强中医工作的通知，专门就贯彻落实好《条例》进行了规划和部署，并设立执法监督员制度，配合省人大对条例的落实情况开展执法监督检查活动。

（朱　桂）

**【国家中医药管理局机构调整顺利完成】**　1998年，国务院进行机构改革。根据《国务院关于部委管理的国家局设置的通知》，设置国家中医药管理局。国家中医药管理局为卫生部管理的主管国家中医药事业的行政机构。

按照国家医药管理体制改革的总体规划，中药生产的行业管理职能，由国家经贸委员会承担；中药监督管理的职能，由国家药品监督管理局承担；中医医院评审、教育质量检查、一般科技成果的鉴定与推广等事物性工作，授权国家中医药管理局直属单位或委托社会中介组织承办。国家中医药管理局则集中力量加强中医药科技研究和人才培养，指导和管理各类（包括个体）中医医疗保健机构，促进中医中药结合与中西医结合，提高中医医疗保健质量，振兴中医药事业，推动中医药科学的国际传播。

调整后的国家中医药管理局设5个职能司（室）：办公室（财务司）、人事与政策法规司（人事司）、医政司、科技教育司和国际合作司。另设机关党委，负责局机关和直属单位的党群工作，办事机构设在办公室。

国家中医药管理局机关行政编制为71名。其中：局长1名，副局长3名，正副司长职数18名（含机关党委专职副书记）。

离退休干部工作机构、后勤服务机构及编制，按有关规定另行核定。

（崔丽君）

**【组织创建中医系统全国百佳医院工作】**　为贯彻《中共中央、国务院关于卫生改革与发展的决定》精神，全面落实中宣部在十大服务行业开展“为人民服务，树行业新风”活动的部署，卫生部在全国范围内开展创建“以病人为中心，优质服务百佳医院”工作，国家中医药管理局认真组织了全国中医系统创建全国百佳医院的申报、各地初评、资格与材料的复审，经过局初评领导小组评审等工作，初步选定了15所中医医院作为中医系统推荐的百佳医院报送卫生部创建全国百佳医院工作领导小组。其中省级中医医院8所、地市级中医医院3所、县级中医医院2所、中西医结合医院1所、民族医医院1所。之后，配合卫生部创建全国百佳医院工作领导小组办公室、中央电视台、中央人民广播电台、《健康报》、《中国中医药报》、《医院报》等部门对这些医院进行采访和宣传报道；同时，对部分中医医院进行了抽查，向社会发放了大量问卷，征求患者对这些医院服务与质量的满意度，接受社会各界的监督。据统计，中医系统百佳医院建设单位门急诊病人满意率为96.43%，住院病人满意率为97.18%，出院病人满意率为96.62%。

随着创建全国百佳医院工作的深入进行，以病人为中心，强化科学管理，突出中医特色，走内涵建设发展的道路，已成为各建设单位的努力方向。在创建过程中，15所中医医院把简化医疗流程，提高工作效率，充分挖掘现有卫生资源潜力，为病人提供全程优质服务作为工作重点；同时，各医院积极采取措施，进一步规范医疗行为，塑造中医医院良好形象，相继出台一系列改革举措并完善有关规章制度，使医院职工牢牢树立起一切为了病人，一切服务病人，一切方便病人的服务意识，不断提高优质服务水平，促进了行风建设，为全国各级中医医院的建设工作起到了良好的示范带头作用。

（吴厚新）

**【纪念毛泽东同志关于西医学习中医批示40周年】** 1998年10月11日，受国家中医药管理局委托，由中国中西医结合学会主办的纪念毛泽东同志关于西医学习中医重要批示发表40周年大会在北京人民大会堂隆重召开。全国人大常委会副委员长、中国科学院院士、中国工程院院士吴阶平教授，卫生部部长张文康，卫生部原部长钱信忠，卫生部副部长、国家中医药管理局局长朱庆生，中国科学技术协会书记处书记宋南平，国家中医药管理局副局长佘靖、李振吉等出席了会议。中国中西医结合学会会长、中国科学院院士陈可冀教授，中国中西医结合学会名誉会长、中国工程院院士吴咸中教授，中国中西医结合学会名誉会长季钟朴教授，中国中西医结合学会副会长、中国科学院院士沈自尹教授等著名中西医结合专家也参加了会议。朱庆生副部长在会上作了重要讲话。

会议在进一步深入学习和领会毛泽东同志有关中医药和中西医结合工作的英明论断的同时，座谈交流了如何更好地贯彻新时期卫生工作方针和党的中医药政策，坚持中西医并重，促进中西医结合，为建设有中国特色的社会主义卫生事业作贡献等一系列重大问题。

朱庆生副部长指出：40年前，毛泽东同志以伟人的远见卓识，高瞻远瞩地对卫生部党组《关于西医离职学习中医学习班的总结报告》作出重要批示，提出“中国医药学是一个伟大的宝库，应该努力发掘，加以提高”，并要求“由各省、市、自治区党委领导负责办理”西医离职学习中医班，要培养“中西结合的高级医生”，“出几个高明的理论家”，强调“这是一件大事，不可等闲视之”。这一重要批示不仅具有深远的的历史意义，而且有着重要的现实意义。

一是为我国卫生工作方针和党的中医药方针政策的形成和发展奠定了基础。从那时起到现在的40年间，党和政府对中医药、中西医结合工作始终给予了重视与扶持。以邓小平同志为代表的第二代中央领导集体和以江泽民同志为核心的第三代领导集体，在不同的历史时期也都对中医药、中西医结合工作提出了新的希望与要求。这是在新的历史条件下对毛泽东同志关于中医药和中西医结合思想的丰富与发展，成为新时期党的中医药政策的核心内容，是我们继承发展中医药学的行动指南。

二是有力地推动了中医药和中西医结合事业的稳步发展。目前，中医医疗保健服务体系已逐步建立，中医药的特色和优势得到进一步发挥，综合服务功能和内涵建设不断加强；中医药科研成果大量涌现，向现实生产力的转化日益受到重视；中医药教育充分吸收传统师承教育的特点和长处，发展为以院校教育为主体的多种教育形式并存格局，保证和促进了中医药队伍整体素质的改善和提高；中医药对外交流与合作日益增多，国际影响越来越大。而中西医结合工作作为继承和发扬中医药学的重要途径之一，在发展中医药学术，促进和提高医学科学的整体水平，推动中医药走向世界等方面也取得了很大进展。中西医结合的理论研究初步建立了自己的方法和规范；中西医结合临床诊疗优势逐步显现，在更新诊疗观念，提高临床疗效，缩短疾病疗程，减少毒副作用等很多方面产生了积极的影响；一些中西医结合临床诊疗技术居于国际领先水平，中西医结合抢救多脏器衰竭、砷制剂治疗白血病等得到了世界公认。

朱庆生副部长并就坚定不移地贯彻“中西医并重”方针，进一步推动中医药和中西医结合事业发展提出了几点要求：

一是要进一步深化和提高对中西医并重方针的认识。中医药作为重要的卫生资源在我国卫生事业中发挥着不可替代的重要作用。无论是从弘扬中华民族优秀传统文化的角度，还是从满足人民群众需求的角度，都必须坚持贯彻落实党的中西医并重的方针，把中医和西医摆在同等重要的地位。

二是必须正确处理继承与创新的关系。继承是发展的基础，是创新的前提，同时，继承的根本目的是求得发展和创新。要在充分认识和把握中医药学发展规律，继承中医药理论、观点和方法精髓的基础上，充分运用现代科学技术手段，推动中医药理论和实践的新发展，逐步实现中医药现代化。

三是要落实措施，积极促进中西医结合工作的开展。当前在政策上要做到:团结广大中西医药人员;对中西医结合人员在待遇上要一视同仁;积极提供物质保证;充分发扬学术民主。

朱庆生副部长特别强调指出:各级卫生、中医药行政主管部门都要进一步提高对中西医结合工作的认识,加强对中西医结合工作的领导,以高度的责任心和事业心,认真解决当前中西医结合工作中存在的实际问题。广大中西医结合工作者要坚定信心,把促进中西医结合事业的发展作为自己毕生的追求,埋头苦干,积极探索,勇攀高峰。中西医结合机构要进一步深化改革,积极探索建设模式,充实和完善基本条件,不断加强内涵建设。有条件的西医机构要积极开展中西医结合工作。

四是要加强团结,坚持"双百"方针,加快学术发展。

会议还对来自全国各地的84名中青年中西医结合工作者进行了表彰,授予他们"全国中西医优秀中青年科技工作者"称号。

(金二澄)

**【国家攀登计划预选项目启动】** 攀登计划是科技部"八五"期间开始实施的国家基础研究重大项目计划,"九五"初期将所立的项目称为攀登预选项目。1997年底,科技部(当时的国家科委)正式批准申报的两个项目:"中药现代化关键问题的基础研究"和"经络的研究"。1998年两个项目通过了招标、专家委员会评审、答辩完善,确定了中标课题和承担单位,并下拨了课题经费,正式启动。

"中药现代化关键问题的基础研究"以中药药效的物质基础及作用机理研究、中药复方现代研究的方法学研究为主要研究内容,正式设立了9个课题,参加单位共18个。"经络的研究"在"八五"的基础上,内容集中在循经感传的机理、经脉脏腑相关、循经路线理化特性的机理研究三个方面,共设立9个专题,参加单位共13个。

与"八五"攀登计划项目相比,"九五"期间在项目组织上,具有以下特点:①强调项目和课题假说的提出,明确研究目标;②评审过程中除发挥专家委员会的作用,还邀请其他专家参加评审,保证了评审的公平和公正;③课题设置进一步集中,课题的经费支持强度有所增加;④强化过程管理意识,严格年度的考核目标;⑤以协议明确和规定合作各方的责权利,强化协作保障措施。

(杨龙会)

**【1998年度有18项成果荣获中医药基础研究奖】** 根据《国家中医药管理局中医药基础研究奖励管理办法》,1998年共受理申报基础研究奖奖励的项目55项,经过专家的初审(函审形式),有40项基础研究成果进入终审。在国家中医药管理局科技教育司主持的终审会议上,经中医药有关专家认真审议,18项成果荣获中医药基础研究奖(一等奖2项,二等奖2项,三等奖14项)。

本年度奖励项目有以下特点:

1. 中医药基础研究一等奖2项均为中医药著作类项目。①由南京中医药大学等9个单位完成的《中医药方剂大辞典》,对中医药名方和文献进行了较全面的整理。该著作正文10册,索引1册,收方96 592首,计2 032万字,内容包括方名、方源、异名、组成、用法、主治等13项,纠正了一些方剂流传中的错误,该研究居国内外领先水平;②由中国医学科学院药用植物研究所等单位完成的《中国本草图录》共12卷,记载了实地拍摄的6 000种中草药生态彩色照片,文字说明其名称、形态、分布、采制、成分、性能、应用等要点,还记录了新种、新变种、新疗效、珍稀濒危品种和初次发表品种共600余种,填补了中国中药资料的空白,具有创新性。

2. 有关中药活性成分的研究获中医药基础研究二等奖。①由吉林省中医中药研究院完成"细胞衰老与人参皂甙活性的研究",研究细胞体外衰老的规律性变化,建立了离体药物筛选方法,提出了不同部位人参总皂甙对年轻和衰老细胞的作用特点和差异以及不同单体对衰老细胞和肿瘤细胞作用的共性和特性的认识,对新药开发具有重要意义;②由济南军区总医院完成的"竹黄化学成分的研究",对竹黄进行了分离,从中得到4种单体化合物,并鉴定了它们的化学结构,发现了有关的药理作用,为建立竹黄质量标准奠定了基础。

3. 在中医药基础研究三等奖中有中医证候、病因病理、时值相关理论、动物模型以及针刺机理等中医药基础理论研究成果。

4. 18个获奖项目单位既有中医药科研院所,又有从事中医药基础理论研究的其他部门的科研院所和大专院校;获奖项目个人既有知名度较高的院士、老专家,又有较年轻的学术专家。

(赵　明)

**【全国中成药工业国有重点企业五十强评出】** 为加快中成药工业国有企业的改革与发展,推进中成药工业优化结构和转换经营机制,鼓励"扶优扶强"、"强强联合",在原中药工业五十强的基础上,汇总各省、市、自治区医药管理部门的推荐意见,通过1997年年报经济指标及重点企业的综合考核,评选出了1997年度中成药工业国有重点企业(五十强),这些中成药工业企业(五十强)经济指标与上年度五十强相比,有较大幅度的增长,工业总产值比上年增长48%,销售收入增长32%,利税增长1.25倍。有新的11家企业跨入五十强行列,表现了较强的经济实力。

**【七所中医药院校首次开办农村中医专业】** 为贯彻落实《中国教育改革和发展纲要》和《中共中央、国务院关于卫生改革与发展的决定》,进一步适应我国当前农村经济和社会发展的实际需要,加强农村卫生工作,解决农村缺医少药的局面,满足广大农村对中医药人才的迫切需求。国家中医药管理局科技教育司在教育部(原国家教委)高校学生司、高等教育司的大力支持下,确定从1998年秋季开始在部分高等中医药院校开设农村中医专业(专

附：1997年度全国中成药工业国有重点企业（五十强）名单

| 编号 | 省份 | 企业名称 | 编号 | 省份 | 企业名称 |
|---|---|---|---|---|---|
| 1 | 北京市 | 中国北京同仁堂集团公司 | 26 | 安徽省 | 合肥神鹿集团 |
| 2 | 天津市 | 天津中新药业集团股份有限公司 | 27 | 福建省 | 樟州片仔癀集团公司 |
| 3 | 河北省 | 石家庄神威药业有限公司 | 28 | 福建省 | 厦门鼎炉实业总公司（厦门中药厂） |
| 4 | 河北省 | 承德中药厂 | 29 | 江西省 | 江中制药厂 |
| 5 | 山西省 | 山西芮城制药厂 | 30 | 江西省 | 江西国药有限责任公司 |
| 6 | 吉林省 | 中国通化东宝实业集团公司 | 31 | 山东省 | 鲁南药厂 |
| 7 | 吉林省 | 通化金马药业股份有限公司 | 32 | 山东省 | 东阿阿胶（集团）股份公司 |
| 8 | 吉林省 | 吉林延边敖东集团股份有限公司 | 33 | 山东省 | 青岛中药厂 |
| 9 | 吉林省 | 通化玉金药业股份有限公司 | 34 | 河南省 | 河南宛西制药厂 |
| 10 | 黑龙江 | 哈尔滨中药二厂 | 35 | 湖北省 | 武汉健民药业集团股份有限公司 |
| 11 | 黑龙江 | 哈尔滨世一堂制药厂 | 36 | 湖南省 | 九芝堂药业集团有限公司 |
| 12 | 上海市 | 上海市药材有限公司 | 37 | 湖南省 | 湖南株州千金药业股份有限公司 |
| 13 | 江苏省 | 扬子江药业公司 | 38 | 湖南省 | 衡阳中药实业公司 |
| 14 | 江苏省 | 金陵制药公司 | 39 | 广东省 | 深圳南方制药厂 |
| 15 | 江苏省 | 康缘药厂（连云港） | 40 | 广东省 | 广州药业股份有限公司 |
| 16 | 江苏省 | 无锡健宏药业总公司 | 41 | 广东省 | 佛山市制药二厂 |
| 17 | 江苏省 | 常熟医药集团 | 42 | 广东省 | 佛山市制药一厂 |
| 18 | 浙江省 | 华东制药有限公司 | 43 | 广东省 | 广东省汕头制药厂 |
| 19 | 浙江省 | 浙江亚东制药公司 | 44 | 广西省 | 广西桂林三金药业集团公司 |
| 20 | 浙江省 | 浙江新光制药厂 | 45 | 广西省 | 广西玉林制药厂 |
| 21 | 浙江省 | 康恩贝制药有限公司 | 46 | 四川省 | 四川太极实业股份有限公司 |
| 22 | 浙江省 | 杭州胡庆余堂制药厂 | 47 | 四川省 | 中科院成都地奥制药公司 |
| 23 | 浙江省 | 一新制药有限公司 | 48 | 云南省 | 云南白药股份有限公司 |
| 24 | 浙江省 | 宁波药材股份有限公司（工业部分） | 49 | 云南省 | 昆明中药厂 |
| 25 | 安徽省 | 安徽省宣州市精方药业有限公司 | 50 | 甘肃省 | 兰州佛慈制药厂 |

注：企业名单按照行政区划顺序排列。

科)，为农村培养合格的中医药人才。

1998年1月，国家中医药管理局科技教育司和国家教委高校学生司联合在浙江省温州市召开部分高等中医药院校开办农村中医专业专门论证会议，会后确定黑龙江、山东中医药大学和河南、江西、浙江、贵阳、甘肃中医学院为试点单位，开办农村中医专业（专科)。这一举措马上得到有关部门领导的肯定和试点省广大考生的欢迎，如贵州省虽然只招收40名，实际报考学生近780人。

高等中医药院校设置农村中医专业（专科)，其宗旨是以教育主动适应社会、经济发展需求为出发点，面向农村，改革招生和毕业生就业制度，真正为农村培养下得去、留得住、用得上的中医人才，以此充实和提高农村基层中医队伍，为广大农民健康服务。

报考农村中医专业的考生条件是：

1．拥护四项基本原则，拥护改革开放，政治思想进步，品德良好，遵纪守法。

2．现住农村，本人为农业户口，有志于献身农村医疗卫生事业，为广大农民服务的高中毕业生、乡村医生和中等医药、卫生学校毕业的农村青年。

3．身体健康。高中毕业生年龄在25岁以下，未婚；乡村医生、中等医药、卫生学校毕业的农村青年年龄可放宽到28岁（婚否不限)。

符合上述报考条件的农村青年均可报名，实行公开报考。考生必须持三证（农村户籍证、身份证、高中毕业证或中等医药、卫生学校毕业证或乡村医生证明）原件到所在省、自治区、直辖市招生主管部门指定的地点报名，并填写由国家教委、国家中医药管理局统一制定的《农村中医专业（专科）考生资格审查表》。

农村中医专业（专科）的招生，由各省招生部门组织实施。时间与全国普通高考同步进行。其考试科目：高中毕业生参加全国普通高考文、理科其中一类考试。乡村医生和中等医药、卫生学校毕业生考语文、数学、中医基础学、中药学。考试由省招生办公室统一组织。

以上试点中医药院校根据本地

区的实际情况，经过充分论证，提供了农村中医专业教学计划实施意见和材料，同时制定出一套详细的教学计划。1998 年共招收的农村中医专业 250 名新生，都与当地有关政府签定合同，基本符合入学要求。试点院校也在各地教育、中医药主管部门的支持下，在教学计划安排和教学管理上，不仅增加相应投入，选好教材，配备教师，而且把此项工作作为试点，认真抓好。

（陈梦生）

**【全国临床医学（中医、中西医结合）专业学位试点工作启动】** 为了全面适应现代化建设对高层次专门人才的需要，国务院学位委员会第十五次会议决定对我国医学学位类型进行调整，设置医学专业学位，并于 1998 年开始临床医学专业学位试点工作。

按照《临床医学专业学位实行办法》等有关文件要求，根据申报和专家评审，经国务院学位委员会办公室、教育部研究生办公室、卫生部科教司、国家中医药管理局科教司研究批准的 43 个试点单位中，11 个单位为临床医学（中医、中西医结合）试点单位。其中，北京中医药大学等 5 所高等中医药院校开展临床医学博士、硕士专业学位试点工作，黑龙江中医药大学等 5 所高等中医药院校及中国中医研究院开展临床医学专业硕士学位试点工作，并行使相应临床医学专业学位授予权。

为了确保临床医学（中医、中西医结合）专业学位工作的顺利实施，国家中医药管理局在继 11 月底召开的全国临床医学专业学位试点工作会议之后，即于 12 月 1 日～2 日在北京召开全国临床医学（中医、中西医结合）专业学位试点工作会，同时成立“全国临床医学（中医、中西医结合）专业学位教育指导委员会”（以下简称“指导委员会”），并举行第一次会议。卫生部副部长、国家中医药管理局局长朱庆生，国家中医药管理局副局长李振吉等出席了会议开幕式并作了重要讲话。与会代表主要就如何做好住院医师规范化培训、七年制中医学专业、临床研究生培养的协调，以及与临床医学专业学位授予的衔接等项具体工作进行了认真的研讨。

国家中医药管理局《关于做好临床医学（中医、中西医结合）专业学位试点工作的意见》已审定印发，并与国务院学位委员会、教育部联合下发了指导委员会名单及其《章程》。各有关单位试点工作均已启动。

**附：临床医学（中医、中西医结合）专业学位试点单位名单**

（按单位代码排序）

**1. 临床医学博士、硕士专业学位试点单位**

北京中医药大学
南京中医药大学
广州中医药大学
上海中医药大学
成都中医药大学

**2. 临床医学硕士专业学位试点单位**

天津中医学院
辽宁中医学院
黑龙江中医药大学
山东中医药大学
湖北中医学院
中国中医研究院

（许云秋）

**【高等中医药教育面向 21 世纪教学内容和课程体系改革研究全面启动】** 为了落实国家教委与国家中医药管理局《关于中医药教育改革和发展的若干意见》，探索高等中医药教育教学改革思路，加快高等中医药教育改革和发展，国家中医药管理局决定开展高等中医药教育面向 21 世纪教学内容和课程体系改革研究（以下简称教学改革研究）。

教学改革研究项目为国家中医药管理局局级重点科研课题，列入国家中医药管理局科研计划管理。项目采取招标的形式优选。项目招标在全国中医药高等院校、用人单位及有关管理部门中进行。

本次教学改革研究着眼于高等中医药教育全面适应现代社会、经济、科技、教育及中医药事业的发展趋势，转变教育思想观念，改革人才培养模式，实现教育内容、课程体系、教学方法和手段的现代化，提高教学质量，培养适应 21 世纪需要的各类中医药人才。

此项工作于 1997 年底正式启动，根据国家中医药管理局制定的《高等中医药教育面向 21 世纪教学内容和课程体系改革研究项目招标指南》要求，有 32 个单位参加投标，申报项目 289 项，参加申报项目的共有 2 973 人次。项目负责人中，现职院校领导 41 人，占总数 14.44%；现职管理干部 140 人，占总数 49.30%；教师 100 人，占总数 35.21%（以上统计有交叉）。

国家中医药管理局强调，教学改革研究项目招标要遵循教育及中医药学发展的规律，紧密结合教学改革工作实践，本着“研以致用”的原则，紧紧围绕高等中医药教育改革亟待解决的重要课题，选择基础较好、影响面大、研究力量较强、有实质性成果并可推广应用的教学改革项目进行研究。

1998 年 3 月国家中医药管理局组织专家对申报项目进行评审和复核，批准了 27 项研究项目列入国家中医药管理局科研计划，其中 10 项为单项研究项目，17 项为组合研究项目。组合研究项目本着“整体构架、个体研究、优化组合”的原则由多个单位协同研究。

研究项目涉及中医药大学生思想品德与文化素质教育研究、21 世纪中医药人才需求与培养模式研究、中医药本科专业教学内容和课程体系改革研究、中医药研究生学位课程与培养模式改革研究、本科中医药专业人才培养质量监控研究、21 世纪中医药教育思想研究等多个方面。

国家中医药管理局对批准的项目予以经费资助，项目资助强度平均为 2 万元。国家中医药管理局要求项目承担单位及其主管部门匹配相应经费和提供必要的研究条件，并加强对研究项目的管理，对项目要有明确的进度计划及考核目标，以保证项目按计划完成，同时要注重项目研究与改革实践相结合。项目研究成果必须对中医药教育教学改革有明显的促进作用。

(陆建伟)

【中医药对外交流与合作】 1998年中医药对外交流与合作工作取得了较大的进展。根据规划我们重点做好世界针联WHO的工作，1月12日WHO第101次执委会通过决议，确立了与世界针联正式工作关系。

积极做好国际间科技、教育和医疗方面的交流与合作，加强世界卫生组织的科技合作项目的申报与执行的管理工作，主动与WHO驻华官员、西太区办事处、卫生部国际合作司联系，举办WHO项目申请学习班，组织2000年--2001年双年度合作项目申请。同时，今年开始实施WHO 1998年—1999年双年度合作项目，目前项目执行进展情况良好。

在科技合作方面，进一步组织执行中坦中医药试治艾滋病的合作项目。1998年派出了第七批专家组。局领导组织国际合作司、科教司、中国中医研究院深入总结了前六批专家组工作的经验，提出了第七批专家组工作的改革方案，改变过去专家组多年来单纯做研究工作的格局，决定在坦桑尼亚开展AIDS病研究项目的同时，增加中医药开发项目。

在开设国际中医医疗合作方面，也取得较大进展。在瑞士、德国、西班牙、荷兰等地开设新的合作点，特别是针灸研究所将在德国9个医院内开设中医、针灸中心，在德国的官方、民间影响很大。与英国、意大利、德国的有关机构等签订了合作意向书，巴基斯坦卫生部表示欢迎在巴开设针灸诊所。

中药对外合作出现了可喜的局面，美国等西方国家医药企业纷纷来华寻求合作，我们抓住机遇为中国企业创造条件推动外贸工作。组织美国东方药业公司与中国药材公司进行会谈，目前已签订合作合同。组织美国亚太融资集团美国华特杰公司等与中国中医研究院中药所及国内有关单位会谈，研究合作开发中药进入美国药品市场的项目。为使企业更广泛了解国外的法规及市场，还组织了中药企业赴欧、美、大洋洲代表团出访，有些企业还与国外企业签定了协议书。

1998年3月底，国家中医药管理局对港、澳、台事务领导小组召开会议，总结近年来的工作，讨论了对港、澳、台工作的指导思想、重要意义、存在问题，并确定了下一步工作重点。主要是：

1. 重点加强与香港三个大学的接触，探讨不同的合作方式；

2. 根据澳门的特点，支持当地的中医药工作；

3. 扩大对台的中医药教育的交流，提高学术交流水平：

(1)根据1998年中央对台事务工作会议精神及扩大招收台生要求，经征求国务院台办、教育部的意见，讨论了北京中医药大学扩大招收台生的渠道，增办台生第二学士学位班的试点计划。

(2) 协助国务院台办组织召开大陆赴台专家会议，举办在校台生座谈会，为台办提供各种交流信息。并继续为长庚医院建立1 500张床位中医院提供技术咨询服务，并派出局领导组成代表团赴长庚交流，还派出4名专家赴台指导工作。6月初组织了两岸针灸学术研讨会，为对方建院提供学术、理论的依据。

(张　浩　孟　卓)

【世界针灸学会联合会与世界卫生组织建立正式关系】 1998年1月27日，世界卫生组织第101次执委会审议通过了世界卫生组织与世界针灸学会联合会建立非政府性正式关系。同年5月，世界针灸学会联合会官员应世界卫生组织的邀请赴日内瓦参加第51届世界卫生大会，与世界卫生组织总部有关官员并进一步商讨和明确了两组织间的关系、任务和今后的发展规划以及联络渠道。世界针灸学会联合会可以享受如下权利：①有权派一名代表出席下列情况下的世界卫生大会会议，委员会会议以及在其领导下召开的会议，但不享有表决权。卫生大会、执委会在卫生组织领导下召开的会议，一旦世界针联对其所讨论的项目特别感兴趣，经会议主席邀请或同意，该组织有资格就所讨论项目作阐述性发言。在会议讨论该项目时，经会议同意，并经主席邀请，可作澄清性补充发言；②通过世界卫生组织可能建立的文件分发专门设置，获得非机密文件及总干事认为宜于散发的其他文件；③有权向总干事提交备忘录，总干事可决定此类备忘录分发的性质和范围。

世界针联是总部设在中国的唯一与世界卫生组织建立非政府性正式关系的世界性组织，也是世界上唯一与世界卫生组织建立正式关系的国际针灸组织。在落实人人享有卫生保健的战略中，世界卫生组织将继续支持世界针联，并进行更加密切的合作，同时指定总部传统医学官员张小瑞医生作为负责合作的技术官员。在世界卫生组织人人享有卫生保健战略目标指引下，为实现该组织的宗旨、推动世界针灸学的发展，并根据《世界卫生组织与非政府组织的关系准则》的规定，世界针联已制定了“世界针灸学会联合会与世界卫生组织1998—2000年合作计划”。内容包括：共同召开学术会议以及交换学术信息、工作信息，并配合世界卫生组织在会员所在地推广、执行世界卫生组织有关针灸方面的标准与规范，协助世界卫生组织进行针灸医师考核标准的制定、推广以及考核工作的实施。

(吴振斗)

【国家中医药管理局首批中医药行业特有工种职业技能鉴定站成立】 根据劳动部《职业技能鉴定规定》的要求，国家中医药管理局制定并颁发了《中医药行业特有工种职业技能鉴定实施办法(试行)》，并成立了国家中医药行业特有工种职业技能鉴定指导中心。为适应鉴定工作的需要，经劳动部批准，首批在全国范围内建立了11个中医药行业特有工种职业技能鉴定站。它们是北京市、天津市、上海市、重庆市、黑龙江省、山东省、山西省、甘肃省、陕西省、安徽省、湖北省中医药行业特有工种职业技能鉴定站，并对上述11个省级的中医药行业特有工种职业技能鉴定站进行了挂牌。

首批中医药行业特有工种职业技能鉴定站，主要是在中药材收购员、中药调剂员、中药验收员、中药炮炙工、中药针剂工、中药口服液剂工、中药塑丸工、中药冲剂工、中药泛丸工、中药硬胶囊剂工、中药软胶囊剂工、中药提取工、中药粉碎工、中药片剂工、中药质检工15个工种范围内，进行初、中、高级职业技能鉴定工作。

首批中医药行业特有工种职业技能鉴定站的成立，是以十五大提出的“培养同现代化要求相适应的数以亿计高素质的劳动者和数以千万计的专门人才”为目标，坚持培训与就业相结合，培训为就业服务的指导思想，以实行职业资格证书为手段，大力发展多种形式的职业培训，形成覆盖城乡的职业培训和职业技能鉴定网络，建立与就业服务体系紧密联系的、高效运行的职业技能开发体系，不断促进劳动者素质的提高，更好地为中医药行业服务。

（张秀英 张印生）

**【国家中医药管理局、劳动和社会保障部联合颁发全国中医药行业首批特有工种职业技能鉴定考评员资格证书】** 为了提高中医药行业各职业技能鉴定站工作人员的政治和业务水平，更好地做好中医药行业特有工种职业技能鉴定工作，1998年7月，国家中医药管理局在北京举办了全国中医药行业首批特有工种职业技能鉴定考评员培训班，并通过严格的理论考试和技能考核。经劳动和社会保障部审核批准，由劳动和社会保障部与国家中医药管理局联合对成绩合格的高级考评员和考评员颁发了全国中医药行业首批特有工种职业技能鉴定考评员资格证书。

1. **高级考评员**（59人）：

北京市：梁大雪 顾宝生 马世宗

天津市：张树君 谢鹤章 李永仑 赵金生 刘杰 张德劳 吴宝环

上海市：全德顺 朱立中 叶愈青 谢金龙 王富嘉

重庆市：董忠国 王文莉 李显伟 曾宪策

山西省：王满思 刘来正 梁延寿

陕西省：冯文树 袁长海 钱春梅 王昌利 朱胤龙

山东省：于崇田 李松涛 亓勇 牟洁 邵索亭 王广武 李尚玉 郭学德 王寿希 左桂芳 徐蓉

黑龙江省：赵艳 任广伟 崔志杰 盛秀梅 刘宏彦 郝全仁 唐慧明 张丽萍

安徽省：王仁英 葛立厚 任彩霞 阎景法 查从善 汪敦生

湖北省：毛海鹏 金宝林 彭翠琴 张振天 毛履煜 陈贻山 黄风桐

2. **考评员**（60人）：

北京市：吴玉华 孟可 李莉 续文有 宋玉梅 李晓华 孙介龙 赵从儒 武秀海 刘永利 郭学东 张超英 朱树民 贾学庚

天津市：郑宗玉 王建军 海明仁 江永萍 阎宝平 方庆伦 玉水利 崔红 赵慧珍

上海市：曹怡 周志刚 江申英 周国华 施继皋 金海燕 王兴裕 赵士凯

重庆市：刘胜 马永忠 孟慧杰 杨武玲

山西省：颜雪琴 杨宝龙

陕西省：卢月仙 陈志成 荣凤英 刘广汉 刘铁民 张娜

甘肃省：鲁红英 吴瑞学 马忠国 马立本 魏晓蓉 胡爱萍 王肃山 田岚

黑龙江省：杜昌显 李清娣

安徽省：高勤国 陈鸣皋 王萍

湖北省：曹伟奇 张友禄 张秀桥 李俊松

（张印生 张秀英）

**【国家中医药管理局与人事部表彰全国中药系统先进集体和劳动模范、先进工作者】** 为了贯彻落实党的十五大会议精神，高举邓小平理论伟大旗帜，进一步推动全国中药系统的物质文明建设和精神文明建设，鼓励先进，总结典型经验，激发中药系统广大职工的积极性，创造性，促进中医药事业的发展，国家中医药管理局与人事部于1998年4月9日作出决定，表彰全国中药系统先进集体和劳动模范、先进工作者。授予中国北京同仁堂集团公司等35个单位“全国中药系统先进集体”荣誉称号；授予黄平贵等43名同志“全国中药系统劳动模范”荣誉称号；授予张义涛等2名同志“全国中药系统先进工作者”荣誉称号。

（王戈）

# 医政管理

**【医政工作】** 1998年的医政工作在部党组的正确领导下，根据党中央和国务院对卫生工作的指示精神，继续深化医疗改革，加强医政工作的法制建设，规范医疗行为，提高医疗质量，为提高全民健康水平服务。根据国务院的统一部署，医政司顺利地完成了机构改革，按时完成了各项工作任务。

**一、医政工作法制建设**

1998年6月26日，第九届全国人民代表大会常务委员会第三次会议通过了《中华人民共和国执业医师法》，并将于1999年5月1日起施行。这是医政管理史上的一件大事，这对于加强医师队伍建设，规范医师执业行为，保障医疗安全，维护病人和医师的合法权益以及提高人民的健康水平，都具有重要意义。

新的"执业医师法"是在总结我国医政管理经验的基础上，吸取国外先进的医政管理经验，从医师的培养、资格考试、执业管理、考核方式以及权利和义务等方面对医师执业实行法制化管理。因此，"执业医师法"规定了凡我国执业医师都要通过全国统一的医师资格考试，必须进行执业注册、培训考核和接受卫生行政部门的监督管理。为了贯彻实施"执业医师法"，医政司起草了《现有医师资格认定及执业注册实施办法》、《医师资格考试办法》、《医师执业注册管理办法》、《医师资格考试考务管理规定》、《医师资格考试考区、考点设置标准》、《医师执业考核办法》、《医师资格考试管理处罚暂行规定》等配套文件。上述配套文件将在1999年5月1日前正式下发。

自从1997年12月29日第八届全国人民代表大会常务委员会第二十九次会议通过《中华人民共和国献血法》以来，医政司积极组织力量认真学习，大力宣传，为1998年10月1日实施创造条件。首先，卫生部等14部委联合发出了《关于学习宣传和贯彻实施中华人民共和国献血法的通知》，与有关单位一道连续组织多期有卫生部管理人员、医疗机构有关人员和血站管理人员参加的《献血法》学习班和临床用血学习班，提高认识，增强实施《献血法》的自觉性。过去的一年里，利用各种宣传媒介大力宣传安全输血基本知识，宣传无偿献血的重要意义，动员全社会参加无偿献血签名活动，保证了临床用血的供应和安全输血。还对天津等12省市进行调研，帮助医务人员改变输血观念和树立科学用血行为。

同时，为了贯彻实施《献血法》，卫生部和全国人大常委会法制工作委员会编写了《中华人民共和国献血法释义》，使各级卫生行政部门正确理解和解释《献血法》，解决实施中可能遇到的有关问题，并与国家发展计划委员会一道共同制定了公民临床用血收费标准，在全国范围内第一次统一了血液价格。为了使"献血法"能够顺利实施，我们组织力量抓紧制定其他有关配套文件，现已颁发《血站管理办法》和《献血者健康标准》，各省、自治区、直辖市也将根据此办法制订实施细则，从根本上防止经输血途径传播疾病，保证临床用血安全。

在积极贯彻《献血法》的同时，我们还同有关部门一道联合执法，分别对山西临汾等4起非法贩运血浆及非法采浆案件进行查处。

**二、医疗质量管理**

根据广大群众以及人大代表、政协委员对提高医疗质量的要求，针对当前医疗质量中存在的问题，由两位司领导带队，组织部分医院的院长、医务处长对卫生部部属几家大医院的门、急诊工作进行了突击检查，督促这些医院改善服务态度，提高医疗质量。1998年3月，由卫生部领导牵头，重点对北京医科大学所属医院的医德医风进行整改工作，在全国范围内开展整顿医疗秩序、规范医疗服务工作，先后制定了《医疗机构聘用社会医务人员管理办法》、《关于清理整顿非法医疗机构严厉打击"医托"违法活动的通知》、委托中国医学科学院修订《诊疗规范》，对《全国医院工作条例、医院工作制度、医院工作职责》进行修改，并同公安部门一道，严厉打击损害病人利益的"医托"活动，要求各地加强对医院内部就医秩序及治安管理，保护病人利益。

各地在继续贯彻《医疗机构管理条例》中，狠抓医疗质量，规范执业活动，坚决打击各种形式的非法行医。根据22个省、自治区、直辖市统计，1998年共打击取缔非法医疗机构25 743个，打击取缔非法行医人员36 037人；同时，核发医疗机构执业许可证411 214个，核发农村卫生室执业许可证313 393个。

为进一步贯彻党的十五大精神，落实《中共中央关于加强社会主义精神文明建设若干重要问题决议》和《中共中央、国务院关于卫生改革与发展的决定》，树立卫生系统行业新风，我们开展了创建以病人为中心、优质服务百佳医院工作。经过一年多的努力，各地在创建"百佳"医院工作中，从提高医院整体素质出发，狠抓医德医风建设，制定文明礼貌用语和医务人员行为规范，积极改善服务态度，出台了大量方便病人的措施，改变了许多不方便群众的医疗工作流程，减轻了病人经济负担，提高了工作效率。百佳参评医院1998年同1997年相比，平均住院日从16.09天缩短到14.63天，平均挂号时间从3.63分钟降到2.77分钟，择期手术病人术前住院时间从84.52小时缩短到70.28小时，药品费占医院的住院病人平均总费用从47.13%降到45.60%，病人综合满意率普遍提高。

根据医院评审工作的进展和在第一周期评审中出现的一些问题，如有的以争创等级为名，重复引进高精尖设备，修改病历以及评审后医疗质量滑坡等，卫生部在充分调查研究的基础上，于1998年8月发出了《关于医院评审工作的通知》。要求尚未制订出《医疗机构设置规划》的省、自治区、直辖市，应首先抓好《医疗机构设置规划》的制订和实施，暂停开展第二周期医院评审工作；同时，要对医院的医疗服务质量进行经常性的监督检查，要优化卫生资源配置，大型设备的配置和重点专科的建设也要纳入统一规划。

1998年以来，我们为减轻病人负担，提高医疗质量，还发出了《关于暂停临床基因扩增(PCR)检验的通知》。现阶段基因诊断检测只能用于科研，且不得以任何形式向患者收费。

为提高护理工作质量，我们在继续抓好UNDP项目试点单位整体护理工作的同时，组织编写了整体护理培训教材，并在西藏举办了首期护理管理学习班。到目前为止，已对1 944所医院实行了整体护理。1998年还调整了医院感染监控网及监控中心，进行了《医院感染管理规范》实施情况的调查，下发了《关于军队护士执业管理有关问题的通知》和《关于军队护士参加全国护士执业考试有关问题的通知》。

**三、积极参加医疗保障制度改革**

针对我国目前卫生体制和医疗保障制度方面存在的问题，国务院1998年11月召开了全国城镇职工医疗保险制度改革工作会议，并于1998年12月颁发了《关于建立城镇职工基本医疗保险制度的决定》，这是一项关系到国计民生的大事，城镇职工医疗保险制度改革是社会保障体系的重要组成部分，是社会主义市场经济体制的一项基础性建设。只有建立起新型的城镇职工医疗保险制度，使它和企业职工养老、失业保险制度一起形成较完善的保障支持体系，才能使职工的基本生活得到较好的保障，才能保障我国的各项改革继续深入进行。建立职工基本医疗保险制度关系到改善人民生活、维护社会公平和社会稳定，关系到国家的长治久安。加快城镇职工医疗保险制度的改革，卫生部根据中央的部署，积极参与医疗保障制度的改革，加强对现行医疗服务的管理，确定基本医疗保险的服务范围和标准。基本医疗保险实行定点医疗机构（包括中医医院）和定点药店管理。职工可选择若干定点医疗机构就医、购药，也可持处方在若干定点药店购药。各地要建立医药分开核算、分别管理的制度，形成医疗服务和药品流通的竞争机制，合理控制医药费用水平；加强医疗机构和药店的内部管理，规范医药服务行为，减员增效，降低医药成本；要理顺医疗服务价格，在实行医药分开核算、分别管理，降低药品收入占医疗总收入比重的基础上，合理提高医疗技术劳务价格；要加强业务技术培训和职业道德教育，提高医药服务人员的素质和服务质量；要合理调整医疗机构布局，优化医疗卫生资源配置，积极发展社区卫生服务，将社区卫生服务中的基本医疗服务项目纳入基本医疗保险范围。

**四、城市支援农村**

为深入贯彻党的十四届六中全会精神，推进农村精神文明建设，满足广大农民精神文化生活及卫生医疗保健的需求，根据中宣部等10部委联合下发的《关于开展文化、科技、卫生“三下乡”活动的通知》要求，卫生部发出了《关于开展卫生下乡支农活动的通知》，要求在城市支农活动中落实结对子支援工作。所结对子一定5年不变，并开展“五个一”行动。即每年帮助对口支援单位开展完善一套技术规范和管理制度；每年帮助对口支援单位开展一项适宜的新技术；每年帮助对口支援单位培养开展新技术的一套班子；每年免费为对口支援单位培训一名卫生技术人员；每年在对口支援地区至少开展一次巡回医疗。同时，要求各级卫生行政部门加强对卫生支农工作的领导，并继续完善各项管理制度，分工负责，认真抓好督促、检查、落实工作；要求所有二级以上医院，不论是地方医院，还是部队、工矿医院，均应对口支援一个贫困地区的卫生院。

从1997年1月～1998年6月，共组派：

下乡医疗队：29 204支；

下乡医务人员：329 067人次；

赠送医疗设备和器具：61 398台（套、件）；

赠送医疗设备和器具总价值：8 409万元人民币；

办医务人员培训班：34 382次；

共培训农村医务人员：854 032人；

诊治农村病人：1 654万人次；

手术例数：59 332例；

建立对口支援的医疗机构数：9 438个。

同时，我们还利用各种合作项目，培训农村医务人员，提高他们的业务水平。如利用与国际狮子会共同开展的防盲治盲项目，培训县医院眼科医生和眼科辅助人员，使他们能达到开展现代白内障摘除手术的水平，眼科辅助人员达到相应的工作要求；到1998年10月底为止，已培训县级医院眼科医生1 260人，辅助人员1 526人。预计到2000年，将有4 000名眼科医生和7 000名眼科辅助人员接受这样的培训。

（吴明江）

**【援藏工作】** 根据中央有关西藏工作的指示精神，为使西藏在经济发展的同时，促进包括医疗卫生在内的社会全面进步。卫生部继续贯彻第三次卫生援藏工作会议精神，按照《卫生援藏管理办法》的指导原则，开展生动活泼的卫生援藏工作。参加援藏工作的24个省、自治区、直辖市和卫生部直属单位，认真贯彻卫生援藏工作的规定，真心实意地帮助西藏自治区各级医疗卫生机构提高技术水平，为增进西藏人民健康服务。他们制定了工作计划，主动与对口支援单位联系，了解当地人民的医疗需求。1998年共接受95名西藏卫生技术人员到内地进修，援助西藏各种医疗设备折合人民币价值324.72万元，派医疗队18支，共72人次。参加医疗队的医务人员以孔繁森为榜样，帮助县以上医院和妇幼保健院开展医院评审，建立健全各种业务工作规章制度，制定控制医院感染方案。山西省赴西藏山南地区医疗队在直接为当地人民服务的同时，认真培训当地医务人员，开展各种专题讲座10余次，与当地卫生局领导一道走遍全地区12个县，培训合作医疗骨干，开展初级卫生保健工作，同时，医疗队员与当地军民一道抗洪救灾，救助贫困患者，深受西藏人民的欢迎。

（林　岩　焦雅辉）

**【医疗机构管理】** 1998年，卫生部发出《关于医院评审工作的通知》，明确要求各省、自治区、直辖市暂停开展第二周期医院评审工作，首先抓好《医疗机构设置规划》的制订和实施工作；依照《医疗机构设置规划》完成医疗机构功能、任务、级别定位的，应将《医疗机构设置规划》及实施情况报卫生部备案，并提出启动第二周期医院评审的申请，经卫生部核准后，方可开展评审工作。

为进一步加强医疗服务行业管理，打击非法行医活动，卫生部发布了《关于加强医疗机构聘用社会医务人员执业管理的通知》，卫生部、公安部联合发布了《关于清理整顿非法医疗机构严厉打击"医托"违法活动的通知》，公安部、劳动与社会保障部、卫生部、国家工商行政管理局联合发布《关于清理整顿按摩服务场所严厉打击非法经营活动的通知》。各省、自治区、直辖市也相继采取措施，加大了执法和监督管理力度。截至1998年12月底，据不完全统计，全国已核发执业许可证数占医疗机构总数的74%，打击取缔非法医疗机构约3.5万个，打击取缔非法行医人员约5万人次。

（张国新）

**【国务院召开全国城镇职工医疗保险制度改革工作会议】** 国务院于1998年11月26日～27日在北京召开全国城镇职工医疗保险制度改革工作会议，征求各地对《国务院关于建立城镇职工基本医疗保险制度的决定》（征求意见稿）的意见，部署全国城镇职工医疗保险制度改革工作。中共中央政治局常委、国务院副总理李岚清在大会闭幕时作总结讲话，中共中央政治局委员、国务院副总理吴邦国在大会开幕时作工作报告，劳动和社会保障部部长张左已就《国务院关于建立城镇职工基本医疗保险制度的决定》（征求意见稿）作了说明，卫生部副部长王陇德、财政部副部长高强代表各自部门发言，5个省市交流了各自经验。来自各省、自治区、直辖市和中共中央、国务院有关部门和单位的领导和负责同志共300多人参加了会议。与会代表认为，《国务院关于建立城镇职工基本医疗保险制度的决定》是一个比较成熟的文件，并结合各自的认识和经验提出了修改意见和建议。这次会议统一了全国对职工医疗保险制度改革的认识，明确了改革的指导思想、主要任务和政策措施，增强了各地方、各部门改革的责任感和信心，极大地推动了我国城镇职工医疗保险制度改革与医药卫生体制改革的全面展开和健康发展。

（钟东波）

**【《中华人民共和国执业医师法》颁布】** 《中华人民共和国执业医师法》经第九届全国人大常委会第三次会议于1998年6月26日通过，并由中华人民共和国主席令第五号公布，将于1999年5月1日起施行。

从建国初期，国家就重视依法管理医师队伍，制订了一些法规、规定。但是，由于历史原因，这些法规在50年代中期以后就停止执行了，并在1956年废除了中外医学界沿袭已久的医师资格考试制度。我国对医师执业的管理长期处于无法可依的局面，致使医师队伍的质量难以保证。据统计，1987年全国医师共77.7万人。由于缺乏严格的医师晋升考核制度，大量人员涌进医师队伍，1989年底全国医师总数猛增到125.8万人，比1987年增长61.9%，远远超出同期医学教育培养能力，医师队伍总体质量有所下降。

"执业医师法"规定国家实行医师资格考试制度，并明确了参加医师资格考试的条件，"执业医师法"同时规定医师经注册后，才可以在医疗、预防、保健机构中按照注册的执业地点、执业类别、执业范围，从事相应的医疗、预防、保健业务，并规定了准予注册、不予注册和注销注册的情形，通过医师资格考试和注册，把住执业医师的入口关，并将通过对医师的考核和培训，保证医师队伍的纯洁和素质，向人民群众提供高质量、高标准、高水平的医疗服务。

"执业医师法"对从事个体行医的医师提出了明确要求，对规范医疗服务市场、打击非法行医，保障人民健康提供了法律依据。

（李大川　张朝阳）

**【全国护士执业注册管理软件开始投入使用】** 为配合全国护士执业注册，建立护士执业管理数据库，充分利用护士执业注册信息，提高科学化管理水平，卫生部医政司组织研制了"全国护士执业注册管理软件"。经模拟测试和有关专家鉴定，该软件符合护士执业注册信息管理的要求，在技术上能够较快捷地实现注册数据录入、数据合并汇总、统计分析以及信息查询等功能。根据各地区实际情况，软件将分阶段在全国范围内投入使用，以利卫生行政管理人员动态了解护士人力状况，为制订相关政策提供客观依据。

（巩玉秀　郭燕红）

**【整体护理工作在全国范围内深入开展】** 1998年是整体护理稳步和深入开展的一年。自1996年全国整体护理协作网（以下简称"协作网"）成立以来，在各级卫生行政部门的积极参与、发动和认真组织下，协作网各单位结合自身实际情况，以转变护理观念和为病人做实事为出发点，稳中求实地开展整体护理试点工作。有的省以协作网单位为核心，组建本省的整体护理协作网，使更多的医院参与到护理工作改革中来。截至1998年5月底，据不完全统计，全国31个省、自治区、直辖市，共有1 944所医院的4 000多个病房开展了整体护理试点工作，取得显著成效。主要表现在：①护理工作质量明显提高。据调查，开展整体护理的病房，病人对护士工作满意度普遍高于90%；②运用护理专业知识为病人解决健康问题的工作机制使得本、专科毕业的护士学有所用，大大提高了中专护士自学的积极性和主动性；③护士的劳动得到病人和社会的认可，护士队伍趋向稳定；④整体护理作为医院深化改革的重要组成部分，促使医院在内部工作安排和管理上逐步理顺各部门及各科室间的关系，形成全院以病人为中心的良性循环。

在前段试点工作的基础上，卫生部医政司于1998年6月在哈尔滨市召开了"全国整体护理试点启动阶段总结交流会"。来自全国的121位代表出席会议，从省厅、各级医院及院长、护理管理干部等不同层面和角度交流了整体护理试点工作经验，针对整体护理实施中存在的问题提出下一步工作重点，并讨论制定了《1998年—2000年全国整体护理协作网工作计划》，促进整体护理工作向纵深方向发展。计划中要求协作网各单位在保证质量的前提下，逐步扩大整体护理试点的病房数，争取到2000年达到80%；同时，制订和完善整体护理的各项规章制度、各级人员职责和质量评价体系，以科学的管理巩固前段试点成果，保障护理工作质量，深化护理改革。此次会议标志着整体护理工作已从试点启动阶段进入到试运行阶段。

（巩玉秀　郭燕红）

**【“护理发展”项目圆满完成】** 联合国开发计划署与卫生部合作的“护理发展”项目于1995年1月15日签署执行，至1998年12月圆满完成。该项目在设计和执行上，是以国家护理发展总体规划为目标，即以生物-心理-社会医学模式为指导，逐步转变护理观念，改革临床护理模式，提高护理管理和护理教育水平，以期提高护理工作质量和护理队伍素质，促进护理学科的发展。在各有关部门的通力合作和共同努力下，不仅项目各受援单位通过完成项目活动取得了收益，而且以点带面，在全国范围内发挥示范作用，扩大了项目效益。

项目的产出大大超出了项目的预期目标，主要有：①通过整体护理模式病房的建设，逐步探索以病人为中心，以护理程序为基础，以现代护理理论为指导的整体护理试点工作；②建立“全国整体护理协作网”，加快整体护理试点经验的推广；③编写有关教材，举办多种形式的培训班，提高护理人员的知识水平；④研制开发“全国护士执业注册管理软件”，为护理行政管理人员提供了高效、科学的管理工具；⑤建立了两个全国护理教师培训中心，开展护理师资培训工作；⑥在杭州护士学校进行护理教育改革的基础上，制定并下发了“四年制中等护理教育教学计划”；⑦在中专护理教学中，增加了老年护理、社区护理和精神卫生护理等内容。在项目的终末评审会上，联合国开发计划署和世界卫生组织对项目的完成情况予以高度评价，认为该项目投入较少，但由于项目与卫生部护理管理和护理教育的总体规划相结合，使项目的产出在许多方面超过了预期目标，犹如“种子、树木和森林”。为护理工作改革的可持续性发展奠定了基础。

（巩玉秀　郭燕红）

**【《中华人民共和国献血法》正式实施】** 八届全国人大常委会第二十九次会议于1997年12月29日通过了《中华人民共和国献血法》，并于1998年10月1日开始施行。

为全面、准确地理解，统一认识，开阔思路，切实做好实施前的准备工作，卫生部分别召开了不同人员的培训班。1998年4月27日～29日，举办了卫生行政管理人员参加的《献血法》学习班。各省、自治区、直辖市卫生厅（局）78名代表参加了学习班。7月24日～26日举办有各省、自治区、直辖市的大型综合医院的临床人员155名，参加的“全国临床输血学习班”。后又委托中国输血协会举办两期各省血液中心站长参加的学习班。

为做好《献血法》的学习宣传和贯彻实施工作，1998年4月4日由卫生部牵头、14部委联合发文“关于学习宣传和贯彻实施《中华人民共和国献血法》的通知”。要求各级领导把宣传、学习《献血法》作为当前一项重要任务抓紧抓好，加大新闻媒体宣传力度。卫生部5月也下发了“关于进一步做好《中华人民共和国献血法》实施前准备工作的通知”，要求各级卫生行政部门充分做好《献血法》实施前的准备工作，制定临床用血筹集方案，确保临床用血。

8月8日～9日，8月13日～14日分别于北京、福建召开实施《献血法》座谈会，王陇德副部长参加了座谈会，对各地实行《献血法》前的准备情况及困难有了初步了解。

9月28日卫生部机关及在京部直属单位召开了学习《献血法》的动员会，会上卫生部王陇德副部长作了动员报告，会后有130人参加了无偿献血签名活动，并有68位同志当场无偿献血。率先在全国卫生系统开展了“百万适龄白衣战士志愿无偿献血签名活动”。截至12月10日，26个省的不完全统计，共有114万多名医务人员参加签名活动，并有5万多白衣战士参加无偿献血。

9月18日召开了“施行《中华人民共和国献血法》电视电话会议”，会议由卫生部王陇德副部长主持，张文康部长作了《献血法》实施动员报告，总后卫生部傅征副部长作了“军人无偿献血的动员报告”，红十字会总会副会长孙柏秋宣读无偿献血倡议书。中宣部、全国人大、国务院、解放军总后勤部、国家广电局等有关部委及北京市、中国红十字会总会的领导出席了会议。

《献血法》实施近3个月以来，在各省、自治区、直辖市政府的领导下，各地开展了多种形式的《献血法》宣传、组织工作，召开《献血法》宣传动员大会，通过各种媒体积极向全社会宣传无偿献血的重要意义，动员、组织群众积极参加无偿献血，保证临床用血。除个别地区曾一度出现临床用血紧张的情况外，大多数地区基本平稳过渡，取得了一定的效果。

在一些地方，如青海省省长白恩培、北京市副市长刘敬民、四川省副省长李进、江苏省副省长张连珍、海南省副省长于迅、河北省副省长杨迁、贵州省委副书记王三运、宁夏自治区副主席刘仲以及原浙江省省长已67岁高龄的政协常委沈祖伦等同志率先垂范，宣传《献血法》，并带头无偿献血。他们的奉献精神，教育了群众，带动了群众，有力地推动了无偿献血工作的开展。

针对全国无偿献血工作发展不均衡，工作难度大及《献血法》贯彻实施中可能出现的问题，卫生部加大了督促检查工作的力度。

1998年10月1日以来，对云南、四川、青海、宁夏、甘肃、陕西、山东、重庆、天津等12个省、自治区、直辖市进行了检查。针对检查中所发现的一些问题，卫生部12月转发了李岚清副总理对《献血法》所作的重要批示，即“无偿献血要加强宣传和组织，完善设施建设，不能自发、自流。同时，也要在医学上探索节约和代替输他人血的技术。"同时准备下发"关于加强《献血法》执法工作的通知",要求认真学习李岚清同志批示精神,研究落实有关措施,加大宣传,强化临床用血管理,加强血站管理,确保《献血法》顺利实施。

(宫国强)

**【全国临床用血收费标准基本统一】** 根据《中华人民共和国献血法》的有关规定,国家发展计划委员会和国家卫生部以计价格(1998)1982号文颁布了《国家计委、卫生部关于公民临床用血收费标准的通知》。本通知1998年10月1日起执行。通知中规定血站向医疗机构供应血液的价格,全血每200毫升183元;手工分离成分血,每单位(200毫升全血制备)200元;手工分离新鲜冰冻血浆,每100毫升40元;机采血小板,每治疗量($\geqslant 2.5\times 10^{11}$个血小板)1 400元。此外,除新鲜冰冻血浆外,各地可结合实际情况,在上下不超过20%的幅度内制定当地血站供应价格。通知中还明确规定医疗机构对公民临床用血服务费为每份不超过10元,同时还规定无偿献血及其配偶和直系亲属临床用血实行减免政策,减免的具体规定由各省、自治区、直辖市确定,并报国家计委、卫生部备案。

由于临床用血收费标准是建国以来第一次在全国范围内作出统一规定,又是在献血制度转轨阶段作出的规定,有许多相关数据尚难确定,故本通知规定,上述标准试行1年,试行期满后由国家计委会同卫生部重新核定。

(单藕琦)

**【《血站管理办法》(暂行)颁布实施】** 1998年9月21日中华人民共和国卫生部令第2号发布《血站管理办法》(暂行)(以下简称《办法》),该办法自1998年10月1日起施行,1993年3月20日颁布的第29号卫生部令《采供血机构和血液管理办法》同时废止。《办法》分7章:总则、设置审批、执业许可、采供血管理、监督管理、罚则和附则,共52条。规定了血站分为具有独立法人资格的血液中心、中心血站、基层血站和设置在医疗机构内、具有采供血功能而不具备独立法人资格的中心血库;实行无偿献血后,献血员可不受区域限制自愿到血站献血,所以将《采供血机构和血液管理办法》中规定的"血液管理以省、自治区、直辖市为区域,实行统一规划采供血机构、统一管理血源、统一采供血和合理用血的原则"调整为"血站管理以省、自治区、直辖市为区域,实行统一规划设置血站,统一管理采供血和统一管理临床用血的原则",设立了新的"三统一"原则;并就血站设置的审批程序、权限,执业许可,采供血的管理、监督和违反本办法有关规定的处罚作了明确规定。同时,《办法》还规定了卫生部临床检验中心为国家级血液检定机构,行使血液质量的监测工作。《献血者健康检查标准》和"健康情况征询表"作为《办法》的附件同时下发,1993年2月17日颁布的"关于发布《血站基本标准》的通知"的附件2《供血者健康检查标准》同时废止。

(高光明)

**【防盲治盲工作】** 卫生部和国家教委等单位于1991年初下发了《1991—2000年全国防盲和初级眼保健工作规划》,提出了到2000年将全国平均盲率降到0.30%以下、完成110万例白内障手术、普及初级眼保健、建成200个防盲治盲先进县(区)和10个防盲治盲先进地区或先进市、使50%的急重症沙眼得到治疗和基本消灭角膜软化症的战略目标。经过8年的艰苦工作,已取得前所未有的阶段性进展。

1. 增强领导对防盲治盲重要性的认识　近年来,卫生部和国务院残疾人工作领导小组办公室等单位先后召开有各省政府秘书长和卫生厅(局)长参加的动员会,布置任务,使各级政府的领导都能重视防盲治盲工作。世界卫生组织、致力于防盲治盲的国际非政府组织和卫生部曾于1995年和1998年两次在中国召开协调会,以推动我国的防盲治盲工作,促进与这些国际组织的合作。各级人民政府都将防盲治盲作为为老百姓办好事、办实事的具体措施,成立有卫生、民政等部门参加的工作组,制定了具体的实施计划,注重社会效益,深受广大群众欢迎。

2. 防盲治盲人力培训　根据1996年卫生统计资料,我国现有眼科医师22 009名,但每年完成的白内障手术量不到20万例,平均每一名眼科医师年白内障手术量不到10例,大大低于发达国家和防盲治盲工作搞得好的发展中国家的手术量,我国的年白内障手术量只相当于印度的14%。造成这一现象的重要原因之一,就是我国所称的眼科医师是指在县以上医院眼科(包括眼耳鼻喉科内的眼科组)工作的医师总和,并不是像其他国家统称的即使大学毕业后,还要经过约5年眼科专科医师培训的眼科医师。因此,在我国县、区级医院眼科工作的眼科医师尚不能开展现代白内障摘除手术的还相当常见。早在10年前,据专家初步估算,全国约有1/3的县没有最基本的眼科医疗服务能力。

为此,我国从1997年开始与国际狮子会合作,计划到2001年,培训4 000名县级医院眼科医生,7 000名眼科辅助人员;其中对医生的培训时间不少于3个月(含动物实验和临床实习),辅助人员的培训时间不少于1个月。卫生部项目办专门组织专家编写了针对县医院眼科医生的培训教材,编制了白内障复明手术教学录像带,并正在编写供辅助人员用的培训教材。各省选派县医院眼科或五官科内的眼科骨干参加培训,经过理论授课后,先在动物眼上做实验,完全掌握该项技术后再上临床。经过这样的培训后可使这些眼科医生达到独立完成现代白内障摘除手术的能力。到1998年10月止,已培训县级医院眼科医生1 260名,眼科辅助人员1 526名。

3. 治疗白内障　根据全国残疾人抽样调查和眼病流行病学调查估算,我国至少有盲人500万人,其中约一半是老年性白内障造成,是我国第一位致盲原因。并且由于人口老龄化，新发白内障还会增多。这些白内障盲人中约有一半以上是60岁以上的老年人，多数住在农村和边远山区，由于家庭贫困等原因，长期得不到治疗。为此，我国从80年代初期开始，组织医务人员深入农村，在普查盲人的基础上，突击手术治疗。根据卫生部和全国防盲指导组制定的标准，即经治盲人数占可治盲人数60%以上或白内障盲人数70%以上为防盲治盲先进县；到1998年底为止，已有105个县(区)成为防盲治盲先进县(区)。云南省红河州、浙江省绍兴市和江苏省南通市已成为防盲治盲先进地区(见附表)。

近年来，卫生部根据中宣部的统一布署，组织卫生技术人员下乡支农，包括组派医疗队到农村开展白内障手术。由香港同胞资助的“健康快车”我国与国际狮子会合作开展的防盲治盲项目中，计划从1997年到2001年共完成175万例白内障手术；自1997年该项目启动到1998年底已派59批白内障手术医疗队，共做手术4.2万多例。

4. 加强县医院眼科建设　我国人口基数大，农村人口多，怎样使农村人口都能得到最基本的眼保健服务是关系到提高全民生活质量的大事。我国《1991年—2000年全国防盲和初级眼保健工作规划》也提出了“要使基层医疗预防保健网能开展眼病防治工作，实现初级眼保健服务覆盖率60%”的战略目标。为此，我国除利用正规医学教育途径加强对县医院眼科医生的培养外，还通过各种继续教育途径培养县医院眼科医生。我国通过与国际狮子会合作项目，计划从1997年到2001年加强100个县医院眼科建设；卫生部制定了申报成为项目县县医院的条件和申报评定办法，并为每个项目县提供双人双目手术显微镜、裂隙灯、角膜曲率计、眼科显微手术器械和眼科A超。到1998年底，已有黑龙江省泰来县、庆安县、林甸县，宁夏回族自治区贺兰县，河北省隆尧县，重庆市彭水县，湖北省郧西县，四川省会理县、汶川县、蓬安县，青海省祁连县和辽宁省宽甸县12个县成为第一批项目县，被指定为项目县地区的卫生行政部门要根据该县的具体情况，解决卫生技术人员的培训、眼科医疗服务场所和设备维护等具体问题，以保证提高县医院眼科医疗服务水平。

5. 眼保健宣传教育　为贯彻预防为主的卫生工作方针，减少新发盲人数，各级卫生部门坚持将眼保健纳入初级卫生保健，通过各种途径宣传眼病防治知识。1996年卫生部等14个部委共同发出通知，确定每年的6月6日为全国爱眼日，1998年的主题是预防眼外伤。各地均围绕这一主题，通过医务人员开展咨询、散发宣传画10万张、播放健康教育节目等多种形式，教育儿童和家长怎样避免儿童眼外伤；同时，在有关作业场所宣传防止眼外伤知识。

为保护儿童和青少年视力，我国已将基本用眼卫生和预防沙眼写入中、小学生卫生课教材。中国残疾人联合会还编制简单眼病防治知识的录像带，供社区使用。

(林　岩)

**附表　防盲治盲先进县（区）防盲治盲先进地区名单**

黑龙江省：泰来县、宝泉岭农场、勃力县、齐齐哈尔市富拉尔基区、依安县、双城县、庆安县、林口县、鸡东县

江苏省：金坛、海门、启东、江阴、大丰、铜山、金湖、如东、靖江、扬中、通州、宜兴、邳州、江都、张家港、锡山、如皋、海安、崇川、港闸县（市、区）

山西省：汾西县、夏县、绛县、新绛县、霍县、长治县

陕西省：兴平县

云南省：陆良县、罗平县、滕冲县、景东县、蒙自县、开远市、个旧市、泸西县、建水县、石屏县、元阳县、红河县、绿春县、屏边县、河口县、金平县，禄丰县、弥勒县

宁夏回族自治区：隆德县、中宁县、吴中市

浙江省：富阳县、新昌县，余姚市、嵊州市、桐乡市、上虞市、鄞县、绍兴县、绍兴市越城区、诸暨市

山东省：平阴县、章丘市

四川省：纳溪县

上海市：虹口区、普陀区、闸北区、崇明县、静安区、杨浦区、黄浦区、长宁区、青浦县、嘉定县、松江县

天津市：宁河县

河北省：正定县

广东省：四会县、怀集县、新兴县、新会县

湖南省：湘潭县、溆浦县

江西省：高安县、万年县、芦西区

湖北省：当阳市、黄州市

辽宁省：本溪县、凤城县

吉林省：磐石县、犁树县

青海省：民和县、互助县、湟中县、祁连县、门源县

北京市：顺义县、密云县

**防盲治盲先进地区**

浙江省绍兴市　云南省红河洲　江苏省南通市

**【中外合资合作医疗机构不断发展】**自1989年卫生部和对外经济贸易部联合发布《关于开办外宾华侨医院、诊所和外籍医生来华执业行医的几条规定》，允许设立中外合资合作医疗机构以来，我国中外合资合作医疗机构的数量、种类和规模都有了较大的发展。截止到1998年12月底，已审批设立中外合资合作医疗机构82个，其中中外合资合作综合医院18个，分布在北京、山东、福建、陕西、江苏、广西、广东、吉

林8省、市，核定床位总数为3 750张；另有中外合资合作的门诊部(所、科室）等各类医疗机构60余所，相对集中分布在北京、辽宁、山东、江苏、广东等省（市)。现有中外合资合作医疗机构的注册资金总数达2亿多美元。

（张国新）

**【卫生部关于湖南省宁乡县人民医院误切患儿膀胱重大医疗事故的通报】** 1998年10月29日，湖南省长沙市宁乡县人民医院发生了膀胱误切的严重医疗事故。患儿唐珊，女，2岁零8个月，因腹部胀痛，反复呕吐4天，以腹腔内囊肿性质待查收住宁乡县人民医院，由外科副主任医师庄中豪行“剖腹探查术”，经术中会诊，误将膀胱认为是“右侧阔韧带囊肿”行切除术。术后，病人出现相应症状，于11月3日转湖南医大附二院行开腹探查，证实患儿膀胱已被切除，行“双侧输尿管造瘘术”。长沙市医疗事故鉴定委员会鉴定其为“二级甲等技术事故”。事故发生后，湖南省卫生厅和长沙市卫生局责成宁乡县人民医院解除庄中豪副主任医师职务聘任，并依据程序提请审批机关取消其相应任职资格，对相关的其他医师作出了严肃处理；宁乡县人民医院将事故发生的当日定为“院耻日”，以儆效尤。

为确保医疗安全，防止类似事件的再次发生，卫生部以卫医发1999第87号发布《卫生部关于湖南省宁乡县人民医院误切患儿膀胱重大医疗事故的通报》，要求各级各类卫生行政部门、医疗机构和医务人员，要认真吸取湖南省长沙市宁乡县人民医院误切患儿膀胱事故的教训，切实加强医疗质量管理工作，完善各项规章制度，并真正落到实处；切实加强对医务人员的医德医风教育，认真学习和贯彻执行《中华人民共和国执业医师法》，牢固树立“以病人为中心”的思想，大力提倡爱岗敬业精神，弘扬全心全意为人民服务的优良作风，不断提高业务水平。要以对人民高度负责的态度，持之以恒地抓好医疗质量管理，防止医疗事故的发生，尤其要切实加强管理，严防医疗责任事故的发生。

（衣　梅）

**【医疗卫生机构统一标志启用】** 卫生部、国家中医药管理局、总后卫生部于1998年4月15日联合发出《关于启用医疗卫生机构统一标志的通知》，决定启用新设计的医疗卫生机构统一标志（见附图)。医疗卫生机构统一标志为带有白边的四颗红心围绕着白十字。四颗红心分别代表卫生人员对病人、对服务对象的爱心、耐心、细心、责任心。总体图形在医疗机构表示以病人为中心，在其他机构表示以保护和增进人民健康为中心。

（刘金峰）

# 医 学 教 育

**【医学教育工作】**

**一、部属高校教育管理体制改革**

1998年7月，召开了部属高校工作会议，提出了“卫生部关于推进部属高等学校教育管理体制改革和布局结构调整的意见”，明确了近期内部属高校管理体制改革以省部“共建”和“合作办学”为主要形式，工作重点是抓好“协议”的落实。同时提出对学校的合并与划转，按照“态度要积极，步子要稳妥”的方针，条件成熟的，加大力度，尽快实施。各校认真贯彻上述会议精神，京外部属院校全部实行部省共建，各院校在为地方服务的同时增加了活力。北京医科大学与北京大学合并重组进入实质性的讨论阶段。

**二、“211”工程实施和重点学科建设**

1998年6月，卫生部转发了“国家发展计划委员会关于上海医科大学‘211’工程建设项目可行性研究报告的批复”，上海医科大学已按国家计划启动建设。北京医科大学自1997年启动建设以来，各项工作进展顺利，目前正在进行“211工程”建设年度进展评估工作。华西医科大学通过“211”立项评估。卫生部科教司组织专家对白求恩医科大学重点学科建设进行了评审，并随后召开了“部属高校重点学科建设工作座谈会”，检查了各校“九五”期间对重点学科经费投入的总预算及分年度的经费落实方案，交流了经验，从而有力地推动了部属高校重点学科的建设。

**三、临床医学专业学位试点工作**

经过严格的审核，科技教育司会同国务院学位委员会办公室、教育部研究生工作办公室和国家中医药管理局科教司共同确定了试点单位并联合发出《关于开展临床医学专业学位试点工作的通知》。批准北京医科大学、北京中医药大学等23所高等医学(中医)院校开展临床医学博士、硕士专业学位试点工作；哈尔滨医科大学、黑龙江中医药大学等20所高等医学（中医）院校开展临床医学硕士学位试点工作，并行使相应临床医学专业学位授予权。临床医学专业学位试点工作正式启动。11月底国务院学位委员会、教育部、卫生部、国家中医药管理局联合召开了“全国临床医学专业学位试点工作会议”，进一步明确了临床医学专业学位试点工作的指导思想、原则和具体要求。

四、部属高校德育工作

为调动广大医学院校教职工“教书育人、管理育人、服务育人”的积极性，推动学校德育工作，卫生部和国家中医药管理局共同组织了对部、局所属学校德育工作先进学校、先进集体和先进个人的表彰活动。评出北京医科大学等3所德育工作先进学校、华西医科大学等4所德育工作先进学校评估表扬学校、22个德育工作先进集体和120名德育工作先进个人。

五、中等医学教育

为加强中等医药卫生专业的建设，促进中等医学教育管理工作走上科学化、规范化的轨道，科教司协调各省共同制定的《中等医学教育主要专业设置标准》，几经修改，经卫生部和教育部共同审定同意联合颁发。

科教司相继召开了中等医学教育专业结构调整工作协调会与座谈会，与部内有关司局及各省就中等医学教育专业结构调整对卫生事业的发展产生的积极影响以及与调整工作有关的部门如何协调达成共识，并在积极探索符合实际的调整与改革的办法。

围绕推动部颁《中等卫生学校四年制护理教学计划及教学大纲》的实施，继续加强护理教改。举办了为期一周的有关护理程序应用讲习班，对教学计划中开设的新课程和新内容组织师资培训，编写配套教材。

六、乡村医生教育

根据部党组1998年重点工作的要求，科教司将乡村医生教育及全科医学教育作为司重点工作，加大了力度。完成了《全国26省、市乡村医生教育评估调查报告》，结果显示：截止到1997年6月，全国平均每个行政村有乡村医生1.53人，两化教育比例45岁及以下为67.84%，46岁及以上平均逐项培训的比例为61.96%；1 883个县中合格县比例31.55%。乡村医生队伍的整体素质有了明显的提高。同时还在部分省进行了乡村医生中专水平测试。以此为基础，制定了《乡村医生教育合格县评估指标体系》，举办了4期培训班，起草了《全国乡村医生教育管理试行办法》，并于12月在福州召开了“全国乡村医生教育工作研讨会”，总结工作，交流经验，对全面落实和完成全国乡村医生教育十年规划提出了指导性意见。

七、全科医学教育

积极开展培养全科医生的调研论证工作，召开了全科医学教育研讨会；制定了成人大专学历教育全科医学主干课程和课程基本要求；对上海市、深圳市社区卫生服务及全科医生培养进行了考察、调研，提出对全科医生培养的指导思想：建立和发展我国全科医学教育体制的核心是建立毕业后全科医学教育制度，当前的重点是培训在职人员，制定培训大纲和管理办法，编写教材，开展培训工作。

八、继续医学教育

1998年11月，召开了卫生部继续医学教育委员会学科组第四次工作会议，审批通过了1999年国家级继续医学教育项目733项；成立了公共卫生与预防医学学科组、医学教育与卫生管理学科组。制定并颁布了《公共卫生与预防医学继续教育实行办法》、《继续医学教育评估指标体系和实施方案》。从国家级继续医学教育项目中，筛选、编辑、出版了9个专业10本《国家级继续医学教育系列教材选编》。举办了全国继续医学教育管理干部培训班。积极争取资助，与美国苏州一立达公司建立了“生殖内分泌性激素补充疗法继续医学教育合作项目”，并进行了师资培训。目前，全国已有18个省、自治区、直辖市成立了省继续医学教育委员会或领导小组，已有包括新疆、西藏在内的24个省、自治区、直辖市开展了继续医学教育活动。

九、成人医学教育

进一步规范成人医学教育，制定和颁发了“住院医师规范化培训合格证书”和《住院医师规范化培训合格证书颁发管理办法》以及《药学人员毕业后规范化培训大纲》(讨论稿)、《护理人员毕业后规范化培训大纲》(讨论稿)。逐步建立和完善成人学历教育管理制度，制定了成人学历教育7个专业主干课程（70余门）和主干课程基本要求。重新制定了卫生部“专业证书”、“岗位培训证书”、《医学自学考试管理办法》(讨论稿)以及《关于进一步加强社会力量举办医学教育机构管理的意见》(草稿)。

（祁国明）

**【医学教育中的德育工作】** 为更好的贯彻落实《中共中央关于进一步加强和改进学校德育工作的若干意见》，卫生部科技教育司和国家中医药管理局科技教育司组织制定了部(局)属高等院校德育工作检查评估指标体系，1998年4月～6月上旬，在部、局属高校及部分地方院校开展了德育工作情况自查自评工作。各学校普遍反映，此次德育工作情况自查自评是全面地总结工作经验、找出差距和不足的好机会，达到了以评促建、以评促改的目的。

在各学校自查自评和主动申报的基础上，卫生部和国家中医药管理局组织德育工作检查评估组，分别于6月下旬、10月下旬和11月上中旬对符合申报条件的7所学校进行了实地检查和评估。同时，各学校按照评选条件，经过公正、认真的评审和把关，评选、推荐出德育工作先进集体和先进个人的候选人员和单位。

经过客观的审核和评比，卫生部和国家中医药管理局决定对北京医科大学等3所德育工作先进学校、华西医科大学等4所德育工作先进学校评估表扬学校、22个德育工作先进集体和120名德育工作先进个人予以表彰。

（刘　爽）

**【世界银行贷款卫生Ⅳ项目培训领域工作进展】** 世界银行贷款卫生Ⅳ项目(即“中国农村卫生人力开发项目”)，继中期调整以来，在现场考察、监督并听取世界银行官员对下一步培训领域工作的意见和建议以及总结以往经验的基础上，以《卫生

Ⅳ项目工作人员评估报告》的指导原则和项目目标为依据，根据项目中期调整的意见和项目省及培训领域工作的实际，开展了大量卓有成效的项目活动，取得了以下工作进展：

1. 深入开展调查研究，加强项目培训工作的监督和指导 1998年10月～12月，对河北、贵州、福建、安徽四省部分项目地区的培训工作和培训机构进行调研，了解并监督指导培训领域活动开展，将培训领域工作开展情况向世界银行官员做了专项报告，并配合其对项目培训领域工作进行监督检查。

2. 培训领域工作全面展开 中央、各项目省及项目单位，对培训领域工作较为重视，在实际工作中加大了对培训领域的监督、管理和指导力度。各项目省结合项目目标，联系本省情况，根据最新的基线调查数据，在项目卫生人力规划的基础上，结合项目中期调整意见，将项目的工作重点由培训数量的增加转为以提高质量为主的培训。各项目省培训工作全面展开，培训条件明显改善，基本建立起以省级培训中心为龙头，以中等卫生学校和县级卫校为骨干，县、乡卫生机构为依托的农村卫生人力培训网络，该网络正发挥着重要的作用。在培训过程中，采取学校培训与临床进修等多种形式相结合，培训层次包括了大专、中专、专业证书、水平证书等多种层次。各级培训机构还采取有效措施，加强师资队伍的建设，积极推行教学改革，探索按需培训的有效途径。经项目培训的乡村医生已成为各项目地区农村卫生服务的中坚力量。

3. 教学改革工作不断深入 各项目省的教学改革试点学校均按项目要求设计并经过专家论证的教改方案开展了教改工作，教改试点包括了普通中专教育、乡村医生培训和在职培训等方面，专业涉及护理、乡村医生、社区医学等，部分试点学校已取得了阶段性进展。依据项目目标，结合本地实际，教改模式各有侧重，各具特色，具有一定的针对性、实用性和创新性，并逐步向非项目地区辐射。1998年2月、6月、12月3个月，完成了教学管理研究生课程进修班的集中授课活动，现该班的学员已进入选择课题研究，撰写学位论文阶段。

4. 召开卫生Ⅳ项目培训领域工作会议 为进一步加强对培训领域工作管理指导，促进项目培训领域工作顺利有效地实施，1998年11月，在安徽合肥召开了“卫生Ⅳ项目培训领域工作会议”。会议肯定了卫生Ⅳ项目实施以来在培训领域所取得的成绩，总结了农村卫生人力培训的主要做法和经验，分析了影响培训领域工作的主要因素，确定了1999年培训工作的思路和重点，指出今后培训领域应以在职人员提高素质的培训为重点，不断加大项目监督、管理力度，进一步深化教学改革，并逐步推广教改成果，把项目培训和全国乡村医生教育工作有机地协调起来，继续做好，使项目具有后续效应和可持续性发展的工作。

5. 注重与培训有关的支持系统建设 各项目省注重研究开发配套政策，制定了一系列有利于在职人员培训和深化教学改革的配套政策，按照项目目标从卫生服务需求的实际出发，围绕工作任务描述，编辑出版了配套的乡村医生培训教材，委托中国医科大学制作、完成了20部电教片，现已投入使用。项目支持的土建项目已基本完成并投入使用，教学设备招标采购工作进展顺利。

（吴沛新）

**【联合国开发计划署护理教改项目通过终期评估】** 由联合国开发计划署援助我国的护理教改项目，历时4年，1998年12月由世界卫生组织护理顾问和国内护理专家共同对项目进行终期评估。评估组通过实地考察、座谈和阅读有关文件、资料等对项目活动进行回顾，认为该项目通过讲学、考察等形式，传授了以人为中心的整体护理和科学的护理程序，介绍老年护理、社区护理、精神卫生护理等新的理论知识。并在此基础上修订4年制护理教学计划、大纲，在促进护理教学改革和加强护理师资培训方面达到预期目的，并对全国中等医学教育改革和发展产生积极影响。8所项目学校认真总结了项目活动开展和所购设备、图书的使用管理情况，从项目活动给学校带来的变化，说明项目活动达到了预期效果。

（王锦倩）

**【1998年度卫生部医学电子教材招投标工作圆满结束】** 为加强卫生部医学电子教材建设，1998年4月，由科教司向全国150余家高等医药院校及医院发出招标通知。1998年8月，收到标书共计1 500余份，经科教司、人民卫生出版社和专家评审，确定计算机辅助教学课件（CAI课件）中标选题47个，卫生部医学视听教材——实用手术学系列录像带62个。上述中标选题均已在制作过程中，预计1999年6月前出版发行。

（王应泉）

**【举办纪念世界卫生组织成立50周年奖学金优秀留学回国人员事迹报告会】** 为纪念世界卫生组织（WHO）成立50周年，卫生部于1998年4月14日下午在北京医科大学会议中心举行了WHO奖学金优秀回国人员事迹报告会。首都医疗卫生系统近千名与会者以及卫生部副部长彭玉，WHO驻华办事处主任季卿礼博士等聆听了7位代表的发言。

1972年，我国恢复了在WHO的合法席位以来，正式开始了与WHO的技术合作。20多年来，不仅引进了我国医疗卫生事业发展所急需的资金、技术，而且培养了一大批优秀人才。其中，接受其奖学金项目、选派优秀人才出国讲修，是我国历年来与WHO合作的重点和基本形式，也是我国卫生人力资源开发、培养高级专业技术人才的重要渠道之一。报告会从一个侧面反映了双方合作所取得的显著成就。

代表中既有我国医药卫生界的著名专家，也有新一代学术骨干和学科带头人。他们是：中国工程院院士，北京医科大学血液病研究所所长陆道培教授、南京医科大学附属第一医院病理科主任范钦和教授、上海血液中心输血研究所副所长刘达庄研究员、上海医科大学卫生部医学分子病毒学重点实验室主任闻玉梅教授、哈尔滨医科大学肿瘤研究所所长李殿俊教授、北京市胸部结核病防治研究所主任张立兴教授、解放军第四军医大学西京医院消化内科主任樊代明教授。

彭玉副部长作了大会总结，她说：改革开放 20 年来，我国获 WHO 奖学金共有1 400余人，其中有 3/4 以上的人员已学成回国，活跃在我国医药卫生各个学科领域，成为本学科领域的骨干力量和学术带头人。在已回国的留学人员中，晋升为教授等高级职称者是出国前的 3.5 倍，晋升平均时间为 3 年左右，低于国内通常需要 5 年的平均时间；其中有 1/3 获部、省级以上有突出贡献的专家称号和享有政府特殊津贴，并在国内外学术团体任职；他们承担了国家级科研课题 753 项，部省级课题 939 项，厅局级课题 442 项，共获国家三大奖（自然科学奖、发明奖和科技进步奖）132 项，部省级科技奖 783 项，厅局级科技奖 442 项；以第一作者发表学术论文12 841篇，人均达 14 篇；获新药证书 62 个，产生经济效益8 500余万元。

（于修成）

## 高等医学教育

**【部属高校教育管理体制改革】** 在国家高等教育管理体制改革方针（即共建、调整、合作、合并）的指导下，卫生部于 1998 年 7 月召开了部属高校工作会议，重点研究了部属高校教育管理体制改革。张文康部长和彭玉副部长在会上发表了重要讲话，提出要认真贯彻落实党中央国务院关于高等教育管理体制改革的一系列方针、政策，积极稳妥地推进部属高校教育管理体制改革。会议讨论了科教司草拟的《卫生部关于推进部属高等学校教育管理体制改革的布局结构调整的意见》；明确了近期部属高校教育管理体制改革以省部“共建”和“合作办学”为主要形式，工作重点是抓好共建与合作办学“协议”的落实；对学校的合并与划转提出“态度积极，步子稳妥”的方针。部属高校认真贯彻上述会议精神，加大了“共建”和“合作办学”协议的落实力度，为学校的发展注入了生机与活力。

（秦怀金）

**【部属高校“211 工程”与重点学科建设进展】** 在“211 工程”建设方面，1998 年 6 月，卫生部转发了“国家发展计划委员会关于上海医科大学‘211 工程’建设可行性研究报告的批复”。上海医科大学正式纳入国家计划重点建设。

按照“211 工程”部际协调小组办公室的要求，北京医科大学于 1998 年 11 月对“211 工程”重点建设的 10 个学科和学科群、校园计算机网及图书馆项目进行了项目中期检查。目前，北京医科大学“211 工程”建设进展顺利，1996 年～1998 年建设资金共计9 100万元已经到位；整体项目和各个子项目均按计划进行，为形成标志性成果奠定了较好的基础。图书馆及计算机网络建设基本完成，为提供信息文献服务发挥了良好的作用。

华西医科大学顺利通过了卫生部与四川省人民政府联合组织的“211 工程”建设项目立项审核，并将尽快报国家发展计划委员会批准。

在重点学科建设方面，卫生部和吉林省政府组织了对白求恩医科大学的重点学科评审，推动了该校的重点学科规划和建设。

1998 年 4 月卫生部科教司召开了部属高校重点建设工作座谈会，交流了各校重点学科建设的进展和经验，研究了存在的问题，检查了各校重点学科建设的总预算和年度经费落实情况。各校的主要经验是：①加强规划，发挥优势，突出重点，明确发展方向；②转变观念，克服“等、靠、要”思想，积极筹措资金，增加投入强度；③狠抓队伍建设，积极引进人才，从“事业留人、政策留人、感情留人”等多角度加强学术带头人和学术骨干队伍建设，形成合理的学术人才梯队；④深化校内管理体制改革，采取倾斜政策，鼓励竞争，促进优秀人才成长。

（解江林）

**【临床教学基地评审】** 卫生部科技教育司和原国家教委高等教育司于 1998 年 2 月联合发出通知，决定在全国范围内开展临床教学基地评审工作。高等医学院校临床教学基地评审的具体管理工作在部委一级由卫生部科技教育司和国家教委高等教育司共同负责，由卫生部科技教育司牵头；在省、自治区、直辖市一级本着加强领导，有利于工作的原则，由各地根据当地具体情况确定。

1998 年 3 月，卫生部科技教育司和教育部高等教育司联合发文，公布了第一批开展临床教学基地评审工作的 9 省市的高等医学院校附属医院、教学医院名单。其中，上海市 28 所，广东省 38 所，山东省 20 所，北京市 10 所，黑龙江省 26 所，天津市 19 所，四川省 15 所，浙江省 38 所，江苏省 37 所。

各省市认真贯彻全国高等医学院校临床教学基地评审工作经验交流会会议精神，积极组织召开评审工作会议，成立评审工作领导小组，制定评审方案和评审指标体系，稳步开展高等医学院校临床教学基地评审工作。第一批开展评审工作的省市已开始对第二批高等医学院校进行临床教学基地评审。

（刘　爽）

## 中等医学教育

**【中等医学教育专业结构调整】** 今年 2 月，彭玉副部长主持召开了由卫生部原人事司、计财司、医政司、政策法规司和科教司共 5 个司局领导参加的“中等医学教育专业结构调整工作协调会”，对中专医士调整工作如何进一步开展进行了讨论。认为调整工作要考虑卫生人才需求情况，从实际出发，充分利用《职业医师法》，控制不合格和非卫生技术人员进入卫生技术队伍，并就有关加强协调、配合等取得共识。10月，在湖南组织召开了由各省、市、自治区卫生厅(局)科教处长和国家级重点卫生学校校长参加的“中等医学教育专业结构调整工作座谈会”，广东、黑龙江、山东、江西等试点省分别介绍了各自在协调本省教育、计划部门控制医士类专业的招生规模，积极进行中等医学教育结构、布局调整方面的经验，以及探索多形式、多渠道联合办学培养医学高职人才的经验。

（王锦倩）

**【《中等医学教育主要专业设置标准》颁布】** 为加强中等医药卫生专业建设，促进中等医学教育管理工作走上科学化、规范化的轨道，1997年12月卫生部科技教育司组织浙江、江苏、安徽、福建、江西、广东、河南、山东、北京、上海、重庆、广西12个省、市、自治区卫生厅(局)着手研究制定《中等医学教育主要专业设置标准》。1998年3月形成初稿，4月形成征求意见稿，在全国卫生厅(局)、中等卫生学校及有关部门征求意见。7月中旬，专家们对全国反馈的意见进行了认真的研究和分析，形成修改稿。10月有关专家经过再次审核、商议形成送审稿。12月初，会同教育部职业教育与成人教育司组织部分省、市卫生、教育厅(局)、教委的专家共同对《中等医学教育主要专业设置标准》进行终审，并讨论了如何做好《专业设置标准》的实施工作。1999年1月卫生部与教育部以1999卫科教31号文正式颁发《中等医学教育主要专业设置标准》。

（王锦倩）

**【护理教学改革】** 为推动部颁《中等卫生学校四年制护理教学计划及教学大纲》的实施，3月，科教司对教学计划中开设的新课程和新内容组织师资培训，在浙江省杭州护士学校举办为期一周的有关护理程序应用讲习班，由中等医学教材《基础护理学》、《内科护理学》、《外科护理学》3位主编根据教材，联系教学实际讲授护理程序的应用，来自全国的70多位护理教师骨干参加了讲习班。在该班的带动下，河南、海南、广西、河北、宁夏等省、自治区都组织了本省的护理师资培训，宣传以人为中心的整体护理改革，学习护理科学知识，推动护理教改的深入开展。同时教材建设也在积极进行，《老年护理学》、《精神科护理学》、《社会学基础》、《人际沟通》、《营养与膳食》、《医学遗传学基础》、《人体解剖生理学》、《卫生保健》8门新课程推荐教材的编写已基本完成，另20门课程的教材编写工作已于8月开始，预计1999年底将陆续出版、发行。

（王锦倩）

**【1998/1999学年全国中等卫生学校毕业生和招生人数】**

| 专业名称 | 毕业生数 | | 招生数 | |
|---|---|---|---|---|
| | 百分比（%） | 合计 | 百分比（%） | 合计 |
| 社区医学 | 21.66 | 25 069 | 15.58 | 21 313 |
| 预防医学 | 2.16 | 2 495 | 1.50 | 2 057 |
| 妇幼卫生 | 4.97 | 5 752 | 5.97 | 8 167 |
| 影像诊断 | 2.38 | 2 756 | 2.74 | 3 750 |
| 口腔医学 | 1.54 | 1 784 | 1.53 | 2 097 |
| 计划生育 | 1.67 | 1 931 | 1.92 | 2 625 |
| 护理 | 42.22 | 48 862 | 45.67 | 62 472 |
| 助产 | 5.12 | 5 931 | 6.34 | 8 672 |
| 营养 | 0.13 | 156 | 0.21 | 291 |
| 影像技术 | 0.54 | 623 | 0.68 | 937 |
| 口腔工艺 | 0.18 | 213 | 0.50 | 688 |
| 检验 | 2.14 | 2 471 | 2.23 | 3 055 |
| 医学检验 | 2.57 | 2 972 | 2.50 | 3 422 |
| 卫生检验 | 0.28 | 321 | 0.25 | 346 |
| 试验技术 | 0.03 | 38 | 0.02 | 32 |
| 动物管理 | 0.00 | 0 | 0.02 | 33 |
| 生物制品 | 0.15 | 178 | 0.10 | 133 |
| 病案管理 | 0.21 | 240 | 0.57 | 779 |
| 财会统计 | 1.10 | 1 278 | 0.58 | 798 |
| 医疗器械 | 0.18 | 203 | 0.49 | 677 |
| 药剂 | 4.85 | 5 608 | 4.35 | 5 954 |
| 中药 | 1.92 | 2 222 | 1.64 | 2 238 |
| 中医学 | 2.56 | 2 961 | 1.91 | 2 619 |
| 民族医学 | 0.24 | 272 | 0.20 | 271 |
| 中医骨伤 | 0.45 | 515 | 0.81 | 1 108 |
| 针灸推拿 | 0.57 | 658 | 1.27 | 1 744 |
| 中医康复 | 0.19 | 220 | 0.38 | 514 |
| 合计 | 100.00 | 115 729 | 100.00 | 136 792 |

（王锦倩）

## 成人医学教育

**【卫生部继续医学教育委员会第四次学科组工作会议召开】** 卫生部继续医学教育委员会学科组第四次工作会议于1998年11月4日～6日在北京召开。彭玉副部长出席了会议并作了题为"面向21世纪，加快继续医学教育发展步伐"的报告。

会议主要内容：①审定了1999年国家级继续医学教育项目；②成立卫生部继续医学教育委员会"公共卫生与预防医学学科组和医学教育与卫生管理学科组；③讨论、修改了《公共卫生与预防医学继续教育试行办法》(讨论稿)和《继续医学教育规定》草案；④讨论并提出位于本学科发展前沿的重大临床问题及具有重大应用价值的技术，作为卫生部重点组织工作推荐的继续医学教育备选项目。

1999年申报国家级继续医学教育项目及备案项目共1206项，经卫生部继续医学教育委员会办公室形式审查后，提交给学科组审定988项(另部分备案项目)。经学科组专家审定通过733项。其中，基础形态31项，基础机能45项，内科156项，外科131项，妇产科25项，儿科39项，眼耳鼻喉科35项，口腔50项，医学影像45项，护理48项，药学39项，公共卫生与预防医学70项，医学教育与卫生管理19项。总通过率为60.8%。

会议对1996年6月卫生部继续医学教育委员会成立以来，短短的两年多工作评价是："全国的继续医学教育工作得到了快速发展，卫生部继续医学教育委员会积极开展工作，颁布了一系列管理办法和规定，举办了全国继续医学教育管理干部培训班，连续3年审批公布了国家级继续医学教育项目。制定了《继续医学教育评估指标体系和实施方案》，领导和推动了我国继续医学教育工作健康深入的发展。"

目前，全国已有24个省、市、自治区均已开展了继续医学教育工作。会议强调今后要进一步加强继续医学教育的组织领导，加强宣传工作，提高对继续医学教育的认识，进一步完善规章制度，抓好继续医学管理队伍建设，积极开展远程教育，开展继续医学教育评估工作，努力实现两个85%的工作目标，推动我国继续医学教育工作向纵深发展。

(敬蜀青)

**【继续医学教育工作评估及实施办法】** 为贯彻落实卫生部继续医学教育有关规定，实现《继续医学教育"九五"计划》中两个85%的工作目标，进一步建立并完善继续医学教育制度，推动我国继续医学教育深入发展，卫生部继续医学教育委员会组织有关专家根据卫生部《继续医学教育暂行规定》、《继续医学教育学分授予试行办法》、《卫生部继续医学教育委员会继续医学教育"九五"计划》等规定，按照导向性、科学性、可操作性原则制定了《继续医学教育评估指标体系及实施办法》，并于1998年11月5日下发，决定从1998年11月～2000年8月在各省、自治区、直辖市卫生厅(局)，部直属单位中开展继续医学教育评估工作。鉴于继续医学教育处于规范化、制度化建设的起步阶段，此次评估的主要内容是对继续医学教育工作的组织管理、制度建设和实施情况及质量效益4个方面进行综合评估。继续医学教育评估的步骤采取自评、复评和专家认定3个阶段，从1998年11月～1999年6月为各省、自治区、直辖市卫生厅(局)，部直属单位自评阶段；在各单位自评后，向卫生部继续医学教育委员会提出复评申请的基础上，1999年7月～2000年5月由卫生部继续医学教育委员会组织专家进行复评；2000年6月、7月、8月3个月为认定阶段，预计于2000年底召开总结表彰大会，对继续医学教育的先进单位和个人进行表彰。

(敬蜀青)

**【成人高等医学教育主干课程目录和课程基本要求编写完成】** 卫生部科技教育司于1997年下发《关于制订成人高等医学教育课程基本要求的通知》，对编写成人高等医学教育主干课程目录和课程基本要求的目的、指导思想、原则、主要内容、格式、专业和编写单位做了明确的规定和要求，并委托白求恩医科大学、湖南医科大学、同济医科大学、上海医科大学、中国协和医科大学、华西医科大学和首都医科大学牵头组织了全国40所普通高等医学院校和独立设置的成人高校上百名专家对临床医学(专科)、医学检验(专科)、卫生管理(专科)、药学(专科)、护理学(专科)、预防医学(专科)和全科医学(专科)等7个专业百余门课程进行论证，确定了主干课程目录，并编写了课程基本要求。

卫生部科技教育司在1997年～1998年，先后在沈阳、济南、北京等地4次组织编写单位和有关专家对各专业主 干课程目录和课程基本要求进行研究、论证、修改，最后确定了7个专业70余门主干课程，并完成了课程基本要求的编写工作。

该课程基本要求突出成人高等医学教育特点，以在职卫生人员为基础，在培养规格上与普通高等教育一致，在教学内容上，更具针对性、实用性，加强了实践能力和素质的培养。改变了成人高等医学教育课程设置不规范的局面，明确了培养任务、目的和内容，是我国成人高等医学教育教学领域中一项重要的基础性工作，是指导成人高等医学教育教学工作的规范性文件，它的下发实施将对编写卫生部成人高等医学教育规划教材，提高在职卫生技术人员层次和素质起到重要的作用。该主干课程目录和课程基本要求将于1999年与教育部联合下发。推动成人高等医学教育改革与发展，规范成人高等医学教育管理。

(吴沛新)

**【住院医师规范化培训合格证书颁发管理办法(试行)实施】** 根据卫生部"关于实施《临床住院医师规范化培训试行办法》的通知"精神，卫生部科技教育司经过多次论证、制定并下发《住院医师规范化培训合格证书颁发管理办法(试行)》,统一印制《住院医师规范化培训合格证书》。

该办法规定合格证书的颁发对象应是按照《临床住院医师规范化培训大纲》要求完成培训任务,各项考核、考试成绩合格,达到《试行办法》中第三条要求的住院医师;颁发合格证书的单位是经卫生部科教司授权的省、自治区、直辖市卫生厅(局)和部属高等学校;并明确合格证书是作为申报主治医师任职资格的依据,及申请临床医学专业学位的必备条件之一。办法中还对申请授权、审批授权、颁发证书程序等方面做了详细明确的规定。

该办法是住院医师规范化培训的重要内容,它的实施将对深入开展住院医师规范化培训,建设并发展临床专业学位制度,培养高素质的临床专门人才起着重要的作用。

(吴沛新)

**【全国乡村医生教育工作研讨会在福建省福州市召开】** 全国乡村医生教育工作研讨会于1998年12月21日～23日在福建省福州市召开。会议中心议题是贯彻十五届三中全会精神,加快乡村医生教育进程,确保实现《1991年—2000年全国乡村医生教育规划》的目标。卫生部彭玉副部长出席了会议并作报告。

自1995年全国乡村医生教育工作会议之后,乡村医生教育工作已在全国各地得到蓬勃发展,乡村医生教育体系逐渐形成。据对1998年6月30日全国26个省、自治区、直辖市上报的自评报告统计,我国乡村医生总数已从1995年的95万,增长到现在的103万,平均每个行政村乡村医生达到或超过1.53人。乡村医生数量不足问题得到基本解决,乡村医生队伍的整体素质有了明显的提高。截止到1997年底,已有8个省市的45岁以下乡村医生接受了系统化、正规化中等医学教育率达到或超过80%,8个省市在50%～80%之间;46岁以上乡村医生接受系统化、正规化中等医学教育和逐项培训,有6个省市已达到或超过80%,7个省在50%～80%之间。1998年卫生部委托中国乡村医生培训中心对9省市16个县的1 684名在岗乡村医生的中专水平测试,合格率为74%,比1995年的60%提高了14个百分点。

彭玉副部长对"九五"后两年乡村医生教育工作提出5点具体意见:①提高认识,加强领导,加大投入。到2000年完成《十年规划》目标,只剩两年时间,所面临的任务十分艰巨,尤其是在岗乡村医生的培训,难度很大,任务相当繁重,各级政府和卫生行政部门应切实加强这项工作。在继续增加对乡村医生教育投入的同时,还应注意改善政府投入的结构和投资效益。②动员一切力量,采取多种形式开展乡村医生教育。在充分发挥各级各类医学教育资源效益的同时,各级政府和卫生行政部门应采取积极措施,利用一切可利用的资源,开展乡村医生教育工作。③进一步完善激励与协调机制。从激励角度讲,首先是要使得乡村医生教育与使用有机结合。新上岗的乡村医生必须经过正规化教育取得中专学历证书;对在岗医生,按规定和要求已取得学历证书、中专水平证书或逐项培训合格证书,免于执业资格考试。从激励角度讲,一方面要明确指出,乡村医生有义务接受必要的培训,另一方面也要设法提高乡村医生参加培训和不断学习的积极性。④做好评估,规范管理。评估工作是推动乡村医生教育不断发展的一个重要手段。现阶段,在强调完成《十年规划》目标的重要性和紧迫性的同时,一定要坚持实事求是的原则,一定要避免"凑数字"或"赶进度"。在乡村医生教育中要积极推行乡村医生教育的规范化管理,注重培训过程的质量控制。⑤分类指导,讲求实效。鉴于全国乡村医生教育发展不平衡的现状,各地要根据《十年规划》目标完成的程度,将所属的市(县、区)分为完成、即将完成和差距较大3类,按照分类指导的原则,分别提出有针对性的政策措施和时间表,明确政府、卫生行政部门、医学教育机构及乡村医生应有的责任,突出工作重点。

会议讨论了《全国乡村医生教育管理暂行办法》;实地考察了福建省莆田市乡村医生教育状况;交流了乡村医生教育工作经验;对"九五"后期进一步加快乡村医生教育工作,全面落实和完成《十年规划》目标提出了指导性意见。会后将下发《关于进一步加快'九五'后期乡村医生教育工作的意见》,用于指导今后两年全国乡村医生教育工作。

(敬蜀青)

**【生殖内分泌性激素补充疗法继续医学教育合作项目】** 为更好地开展国家级继续医学教育项目,引进国外医学的新知识、新理论、新技术、新方法,提高我国妇产科专业技术人员水平和服务质量,规范我国性激素补充疗法临床的应用,指导妇产科医生正确应用性激素补充疗法,提高我国广大妇女健康和生命质量,卫生部和美国苏州-立达公司签订"生殖内分泌性激素补充疗法继续医学合作项目",于1998年10月6日在北京举行了签字、捐款仪式。该项目由美国苏州-立达公司提供经费100万美元,为期3年。拟在31个省、市培训2000名中高级以上妇产科医生。为开展工作,在中国协和医科大学、上海医科大学、华西医科大学、中山医科大学建立4个培训基地,计划于1999年开始,分别由这4个培训基地举办8期培训班。初期以本省市(或直辖市)内的临床医师为培训对象;2000年～2001年培训逐渐扩大到周边省、区妇产科临床医师。

为保证培训的质量,统一授课标准和教材。卫生部科技教育司和国际合作司联合举办了生殖内分泌性激素补充疗法继续医生合作项目骨干教师培训班。同时还组织有关专家对美国哥伦比亚大学生提供的教材和各基地编写基础理论部分教材及有关生殖内分泌性激素补充疗法继续医学教育新进展专题讲座内容进行审定。培训班教材将于1999年3月初出版,并发至各培训基地。

(敬蜀青)

**【对贵州、四川、河北、吉林和安徽**

**5省农村卫生服务与乡村医生教育现状调研报告】** 1998年11月8日～25日，卫生部组织调研小组，分别对贵州、四川、河北、吉林和安徽5省的农村卫生服务与乡村医生教育情况进行了调研。

1. 乡村医生教育的主要做法与成绩 5省乡村医生数量和两化教育情况（见表1、表2、表3）。

5省乡村医生教育的主要做法：

(1)制定规划，加强领导 各级卫生行政部门均高度重视乡村医生教育工作，制定了切实可行的乡村医生教育规划，加强了对乡村医生教育的宏观指导和管理，把乡村医生教育工作纳入重要的议事日程和考绩目标，有的省还纳入当地的社会经济发展规划，从而保证了乡村医生教育年初有计划、过程有监督、年末有总结。

(2) 建立健全培训网络 5省建立健全了一套较为完备的乡村医生教育培训体系，以省级培训中心为龙头、地市级和县级卫校为骨干、乡镇级临床实习基地为依托的培训网络已基本形成，并且发挥了巨大作用。同时，加强了乡村医生教育机构的建设，改善了办学条件。

(3)多形式、多层次、多途径开展培训 各县根据乡村医生的工作特点和需求，采用了多种形式和途径的培训方法，解决乡村医生教育质量不高、分布不合理等问题。既有脱产培训，也有半脱产和在岗培训；既有函授教育，也有电大教育，既有短期培训，也有长期学历教育等。

(4) 制定配套政策 为提高乡村医生接受培训的自觉性和积极性，5省均制定了一些激励和制约政策，较好地解决了乡村医生的学历、待遇、使用和考核等问题。

(5) 多方筹资推动乡村医生教育 除吉林省外，其余4省均通过利用世界银行贷款或爱德基金会的资金为贫困地区和少数民族地区培养了相当数量的乡村医生。有些省每年还从卫生事业费中拿出一定数额的专项经费用于乡村医生培训工作。

(6)积极开展教育改革，培养实用型卫生技术人才 5省的培训机构均不同程度地开展了以培训实用型人才为目标的教学改革活动。中专卫校开展了目标教学，有些学校还进行了以问题为中心的教学；同时，针对当地的主要卫生问题编写了相应的教材，学生早期接触临床、接触社区、接触实际的教育思想得到了较为充分的体现。

(7) 对不同经济地区实行分类指导 根据当地的社会经济发展水平和地理环境等因素，有些省提出了不同的“两化教育合格县”的比例要求，如四川省提出一类地区90%达标，二类地区85%达标，三类地区60%达标，四类地区10%达标。

2. 存在问题

(1) 乡村医生教育发展不平衡 由于地区经济、文化、教育的发展不平衡，以及地理等环境因素的差别，使得各地两化教育合格比例存在较为明显的差异。这种差异既存在于省间，同样也存在于同一省的地(市)间和县之间。

(2) 低水平重复培训的现象依然存在 有些乡村医生虽然持有多种培训证书或证明，但由于多头培训或多次重复培训，既浪费资源，又达不到中专水平要求。

(3)重理论轻实践、重知识轻技能 从培训重点来看，目前多注重理论知识方面，而对技能培训则强调不足。从培训场所来看，不论是岗前教育，还是在职教育，绝大多数局限在学校，较少利用医院，尤其是农村临床实习基地。

(4) 社会力量办学对乡村医生队伍冲击很大。

3. 建议

(1) 目前，乡村医生数量不足、队伍不稳定的状况得以基本解决，业务素质差、知识结构不合理的状况也将有很大的改观。可以认为，2000年前，针对乡村医生“急风暴雨”式的大规模培训任务基本完成。2000年后，应将培训的重点放在“细水长流”式的在职在岗人员培训上。培训重点应由数量规模型向质量效益型转变，由岗前培训向在职在岗培训转变。

(2) 乡村医生的培训必须同使用和管理相结合 乡村医生的教育应同我国即将实行的执业医师法相结合，乡村医生的教育、使用和管理应置于社会的、经济的、法律的大环境下考虑，避免就教育谈教育。应把人才问题当作农村卫生工作的核心问题来进行系统的综合考虑，纳入各级政府的议事日程。

(3) 要明确各类教育机构在乡村医生教育中承担的任务 中等卫生学校，包括卫生职工中专和卫生职业中专，在进行必要的乡村医生岗前中专学历教育的同时，也应积极对在岗乡村医生进行培训；县卫校、进修学校任务是对乡村医生进行在岗培训；县、乡医院和防保站等卫生服务机构应在乡村医生教育中发挥积极作用，成为在岗乡村医生临床进修和实习的基地。

(4) 制定相应的配套政策来保障乡村医生的培训工作 对富裕地区，可采取竞争上岗，对贫困地区应给予政策倾斜。乡村医生的培训应结合农村合作医疗、乡村一体化管理、初级卫生保健、村卫生室标准化建设、中医药人员培训等工作统筹管理。

(5) 应积极探索并建立乡村医生教育的内在激励机制，将乡村医生的“利益报酬、责任风险、证照管理、岗位竞争”有机地结合起来。

(6) 积极开展医学教育改革活动，及时总结并推广已取得的教学改革成果。

(7) 应避免乡村医生达标评估流于形式，把评估当作推动此项工作的动力，采取达标一个评一个、评估抽查单位由上而下逐步缩小的做法。

附：表1～表3。

**表1 5省行政村平均乡村医生数**

| 省 | 乡村医生数 | 平均每村乡村医生数 |
|---|---|---|
| 贵州 | 24 212 | 0.94 |
| 四川 | 74 332 | 1.53 |
| 河北 | 84 789 | 1.74 |
| 吉林 | 16 199 | 1.73 |
| 安徽 | 54 783 | 2.01 |

表 2 5省两化教育情况

| 省 | 45岁及以下两化教育率(%) | 46岁及以上逐项培训率(%) |
|---|---|---|
| 贵州 | — | — |
| 四川 | 40.00 | 30.00 |
| 河北 | 74.20 | 77.40 |
| 吉林 | 95.27 | 93.32 |
| 安徽 | 41.00 | 38.65 |

表3 5省两化教育合格县自评情况

| 省 | 总县数 | 评估合格县数 | 合格县比例(%) |
|---|---|---|---|
| 贵州 | 84 | 8 | 9.52 |
| 四川 | 176 | 54 | 30.68 |
| 河北 | 139 | 76 | 54.68 |
| 吉林 | 59 | 59 | 100.00 |
| 安徽 | 82 | 10 | 12.20 |

(孟 群)

## 研究生医学教育与学位工作

**【临床医学专业学位试点工作】** 1998年国务院学位委员会相继颁发了《关于调整医学学位类型和设置医学专业学位的几点意见》、《临床医学专业学位试行办法》。国务院学位委员会和教育部联合下发了《七年制高等医学教育基本培养要求及授予临床医学硕士专业学位试行办法》；国务院学位委员会办公室、教育部研究生工作办公室、卫生部科技教育司、国家中医药管理局科技教育司联合组织了临床医学专业试点单位的申报和专家通讯评议工作。经过严格评审，确定了23个高等医学院校为开展临床医学博士和硕士专业学位试点单位，20所高等医学院校为开展临床医学硕士专业学位试点单位，并行使相应的临床医学专业学位授予权；下发了《关于开展临床医学专业学位试点工作的通知》。

1998年11月，国务院学位委员会、教育部、卫生部和国家中医药管理局联合在北京召开了全国临床医学专业学位试点工作会议。会议进一步明确了实施临床医学专业学位工作的目的、意义、指导思想、应遵循的原则以及具体要求，为临床医学专业学位的顺利实施奠定了基础。

(解江林)

# 医学科学技术

**【医学科技工作】**

**一、重大基础研究项目申报**

卫生部与教育部、计生委和国家中医药管理局联合组织论证，并向科技部推荐了心血管病等6个重点项目，肿瘤项目首批进入“973”重大基础研究项目，即将启动。同时，根据我国对遗传资源加强管理的需求，与科技部配合，完成了“863”计划有关人类疾病基因资源收集保护项目的招标落实工作。

**二、“九五”攻关计划及其他重点项目的评估工作**

对运转了两年的“九五”攻关95个专题，组织102人次专家进行了评估。使科技攻关更加符合重大疾病防治的需要。评估结果显示：攻关合同执行情况良好，除个别项目外，所有专题均通过评估，其中70%以上结果为良好，达到优秀的近1/3。根据评估结果，对优秀专题加大了支撑力度，少数项目进行了调整。此外，委托卫生部医药卫生科技发展研究中心完成了卫生部基金招标工作。

**三、科研院所体制改革**

中国医学科学院科技体制改革试点工作进展平稳，三个院所试点工作有一定的进展。为加强成果转化环节，发展高技术产业，重点组织申请并获国家计委的批准，建立了病毒生物技术国家研究开发中心，1 800万元建设资金到位，标志科技成果转化和科技与产业结合有了新的起点。

**四、重点科研基地和科技支撑条件**

曾于1996年度在国家重点实验室评估中被出示黄牌的部属实验血液学国家重点实验室，经过两年的精心准备，于1998年9月顺利通过科技部组织的复评，重新回到了国家重点实验室的队伍。

完成了医学实验动物研究项目招标工作，使医学实验动物研究首次滚动列入国家攻关计划。以部长令发布了《医学实验动物管理实施细则》以加大我国医学实验动物法制化管理力度。为抓好落实工作，对省市的实验动物生产供应和使用情况进行了深入的调查，为“全国第四届医学实验动物工作会议”打下坚实的基础。

**五、科技成果管理**

向科技部推荐科研成果29项，获奖17项，获奖率60%。通过其他省市、部委途径推荐并获奖5项，合计获奖22项。评出1998年度卫生部医药卫生科技进步奖130项（含科技著作34项）。其中一等奖7项，占5.4%；二等奖24项，占20%；三等奖97项，占74.6%。同时完成了科技进步奖第五届评审委员会换届工作；受理和批准了符合鉴定条件的科技成果87项。列入国家科技计划内应用技术成果76项，计划外重大应用技术成果11项。

推出了主要是解决严重影响人民群众健康的传染病和妇女儿童疾病的卫生部“十年百项计划”第八批项目，并进行了开展适宜农村和社区医药卫生新成果推广和应用调查。

围绕医疗卫生体制改革大目标，为保障人民群众健康与安全需求和减低医药费用的需要，改变科学技术、药物的无序推广，医学技术评估在新的基础上开始起步。

### 六、智力引进和留学生工作

优秀留学回国人员事迹报告会产生了较好的影响；建立了出国留学人员项目评审、评价和咨询工作专家数据库。动员海外留学人员与国内联姻，建立"哑铃式"实验室和共同研究前沿课题，支持回国人员发挥作用。获人事部和教育部回国留学人员科研启动资金 286 万；获智力引进项目 132 项，经费 241.3 万元。制定了《卫生部笹川项目奖学金制度研究者录取评审办法》，使笹川医学奖学金的派出更加规范，共派出 169 名留学人员。

### 七、对外交流与合作管理

为保护我国人类遗传资源，会同国家科技部修改和审定的《人类遗传资源管理办法》已由国务院批转。同时组建的中国人类遗传资源管理办公室已投入运行；制定了涉及人类遗传资源的国际合作项目申报、审批操作办法和程序，下发了《暂行办法实施方案》，使我国人类遗传资源方面的医药卫生科技合作与交流有法可依，有章可循。

筹建了海外生物医学技术专家咨询委员会，草拟了委员会章程，对来自美国的多名专家的学术水平进行了评价，为即将召开的北美华人生物医学会议作好准备工作。进一步理顺了"中美预防出生缺陷和残疾合作项目"的关系，成立了以彭玉副部长为组长的项目协调指导小组。

（祁国明）

**【国务院办公厅批转科技部和卫生部实施《人类遗传资源管理办法》】** 80 年代中期由美国科学家倡议，90 年代初正式实施的"人类基因组计划"，其研究成果对于生物医学和疾病防治，特别是对医药生物技术相关产业的发展具有重大影响。我国政府及其科学家同样也认识到了人类基因组研究的重要性，"863"计划专题"人类重大疾病相关基因的分离、克隆、结构与功能研究"的设立，就是根据这一迫切性而作出的战略性安排。

我国人口多、民族多、家系多、病种多，拥有丰富的人类遗传资源，特别是家系基因资源，与其他国家相比，独具特色。然而，近年来在这一珍贵资源采集、研究开发以及国际合作与交流中存在的盲目、无序，以及人们普遍缺乏对基因资源的保护意识，致使我国宝贵的基因资源有所流失。这一现象引起了我国科学家的密切关注，他们建议国家应该采取必要措施，保护我国基因资源，同时应加大我国基因资源方面的研究力度。这些意见和建议受到了党和国家领导人及其有关部门的高度重视和支持。

为了有效保护和合理利用我国的人类遗传资源，加强研究与开发，促进平等互利的国际间合作与交流，按照国际惯例管理我国人类遗传资源，特别是对某些重大疾病相关基因以及家系基因的研究和开发能力，提高我国人类遗传资源研究的水平和科技含量，从 1997 年 5 月开始，卫生部和国家科学技术部共同着手起草《人类遗传资源管理暂行办法》，在起草过程中，两部就《人类遗传资源管理暂行办法》中项目申报与审批的程序和范围、知识产权等方面，多次召集有关部委和科学家、法学家等提出修改意见，经一年十几遍的修改，国务院于 1998 年 6 月 10 日正式批准《人类遗传资源管理暂行办法》发布施行。

1998 年 9 月 4 日，卫生部同科技部在京联合举行了新闻发布会。11 月 17 日，卫生部和科技部召开会议，讨论和确定了关于"实施《人类遗传资源管理暂行办法》有关问题的通知"、"办公室职责分工"、"专家组名单"、"项目审批程序"等议题。会后，以中国人类遗传资源管理办公室的名义，向各省、自治区、直辖市科委、卫生厅（局），以及国务院各有关部委、直属机构科技司下发了"关于实施《人类遗传资源管理办法》有关问题的通知"。

《人类遗传资源管理暂行办法》的发布、实施和"中国人类遗传资源管理办公室"的成立，标志着我国人类遗传资源研究开发和国际合作走上了法制化、规范化的轨道。我国政府在加强对有关重点项目支持的同时，将进一步坚持对外开放，更加广泛地与国外开展平等互利的合作与交流，共同为人类健康事业和社会进步作出应有的贡献。

（于修成）

**【国家"九五"医学科技攻关项目通过中期评估】** 根据科技部"关于开展'九五'国家科技攻关项目中期检查的通知"要求，在科技部的统一部署下，1998 年 5 月 3 日～26 日卫生部对所主持的 5 个重大疾病综合防治项目课题（①恶性肿瘤的综合防治研究；②心脑血管、肺部疾病综合防治研究；③病毒性肝炎、流行性出血热和艾滋病防治研究；④重点地方病、寄生虫病和职业病防治研究；⑤主要老年疾病防治研究）和优生优育项目的一个课题（优生新技术研究）共 94 个专题，在京进行中期评估。评估采取专题承担单位提交书面报告和专题负责人现场汇报形式，由 102 人次同行专家、信息专家和管理专家对各专题进行定性和定量评估。

中期评估结果显示：攻关任务进展良好，基本按合同计划进行。原定项目符合攻克重大疾病的需求和当前社会发展的需要。除个别调整外，所有专题均通过评估，其中 70%以上的专题评估结果为良好，达到优秀的专题近 1/3。我国首创的甲型肝炎灭活疫苗和流行性出血热灭活疫苗的研究、分子生物学新技术在膀胱及肺癌的早期诊断应用研究、颅内巨大动脉瘤、巨大血管畸形外科治疗研究、心脑血管病的社区研究、妇女增补叶酸预防神经管畸形（NTD）的推广研究、致残性遗传病的非损伤性产前基因诊断新技术研究等都取得较大进展。

根据科学发展趋势和攻关任务的实际情况，评估专家和专题组直接对话，共同探讨，对 80%以上的专题进行了必要的修改，力求重点突出，使其更符合科学规律和完成既定任务。

总之评估达到了预定目标，及时发现和改正了存在的问题，并对各专题提供了科学的建议，对经费进行了适当调整，对攻关任务的完成起到了推动作用。

（郭苗云）

**【实验动物“九五”科技攻关招标工作结束】** 为加速我国实验动物工作的发展，科技部于1997年9月将实验动物模型培育和标准化技术研究课题滚动列入“九五”科技攻关项目并委托卫生部为课题主持部门，负责课题的组织管理。这是我国实验动物科研项目首次列入国家科技攻关计划。为做好课题的招标工作，经与科技部条件财务司协商，下发了课题招标通知，到截标日期止，共收到标书89份。1998年3月邀请全国同行专家18名对标书进行初评，共评出标书22份进入复评。会后根据复评情况进行调整组合，最后形成由18份标书组成的5个专题。平均每个专题资助强度为100万元。为使评标工作更科学、公正，又以每个专题为单位分别请专家对重新组合后的5个专题进行可行性论证。论证工作于1998年9月1日全部结束。1998年底经科技部审核已签定合同，下拨经费，目前合同正在执行中。

（郭苗云）

**【遗传资源的调查和采集课题列人“863”计划生物领域“九五”六大项目】** 1998年3月，国家科委批准“重大疾病相关基因的研究”列为国家高技术研究发展计划（863计划）生物领域“九五”重大项目。“遗传资源的调查和采集”作为主要内容列入重大项目中。课题的首席专家为陈竺院士。该课题主要对恶性肿瘤、神经遗传病、内分泌、免疫性疾病、心血管病等疾病的样本进行调查和采集。

（陈旭利）

**【病毒生物技术国家工程研究中心批准建设】** 国家计委于1998年8月2日批准在中国预防医学科学院病毒学研究所建立病毒生物技术工程研究中心。中心的主要目标是针对我国常见病、多发病、疑难病所需的生物技术药物、疫苗、诊断试剂，解决基因工程药物生产过程中发酵、培养、纯化等工程有关的关键技术、单元技术等共性工艺技术，为我国基因工程产业的发展及人民健康水平的提高服务。中心将按照有限责任公司的体制进行组建，突出市场导向作用，加强与企业合作，打通成果转化的渠道，促进我国生物技术产业化的发展。聘任侯云德院士为中心主任。

（陈旭利）

**【实验血液学国家重点实验室通过复评】** 实验血液学国家重点实验室在1996年评估中被评为“C级”。两年来，在各级单位的共同努力下，经采取加强实验室领导班子建设，集中优势力量对关键课题做深入研究、开展国内外科技合作扩大经费来源、引进和培养人才等项措施，使实验室各项工作有了明显起色。实验室于1998年9月，通过科技部组织的专家复评，被批准参加下一轮的实验室评估。

（陈旭利）

**【恶性肿瘤发生与发展的基础性研究项目列人国家重点基础研究发展规划】** 卫生部申报的“恶性肿瘤发生与发展的基础性研究”项目已列入科技部批准的“国家重点基础研究发展规划”首批立项15个项目中。项目由3个既各自独立，又紧密联系的课题组成：①环境因素与人类基因的相互作用：阐明致癌因素和个体遗传易感性之间复杂的关系，寻找若干个与我国主要恶性肿瘤发生、发展密切相关的标志基因，探讨其预测高风险人群乃至个体的理论依据。②癌前期病变转归的分子机制：建立2～3种我国常见恶性肿瘤的癌前病变模型，确定一些能反映癌前病变特征的染色体和基因改变，为研制促进癌前病变逆转的药物提供理论基础。③肿瘤细胞生物学特性和肿瘤早期诊治新思路、新途径的基础研究：研究我国常见恶性肿瘤发病过程中细胞分裂、分化与凋亡的基因群时空表达及其蛋白产物的相互作用，提出其发病的分子机制模式，为肿瘤早期诊治提供新思路、新途径、新技术。

该项目以癌前病变至早期癌阶段研究为中心，集中力量研究以上3个课题，为我国常见肿瘤早诊、早治及早防提供理论依据。项目首席科学家为程书均研究员。

（陈旭利）

**【原发性骨质疏松症的临床和实验研究】** 原发性骨质疏松症是绝经后妇女和老年人的常见病。随着我国社会进入老龄化，它将成为严重的公共健康问题。为此协和医院内分泌科、妇产科和放射科多科协作，从基础到临床，从分子、细胞、整体水平到流行病学，开展了多方位的研究。

1. 在国际上首先报告的有：

(1)北京地区髋部骨折发生率，为世界卫生组织采用的唯一一份中国内地资料；

(2) 17β雌二醇促进去卵巢大鼠小肠粘膜钙结合蛋白基因的表达，提出雌激素可能通过此途径参与小肠钙吸收的调节；

(3) 发现绝经后期骨密度变化的规律：骨量加速丢失呈非匀速性三阶段的特点；

(4) 倡导符合我国妇女特点的低剂量雌激素疗法；

(5) 阐明甲状旁腺素促进骨合成作用及组织学机制。

2. 首次对中国和西方白人妇女在以下方面进行比较性研究：

(1) 老年妇女脊椎骨折患病率及其危险因素；

(2) 维生素D受体基因多态性及其与骨密度的关系，并为国内首次提供了遗传学证据；

(3) 绝经与骨吸收指标的改变田地；

(4) 各年龄段的骨量变化。

综上提出了中国北京妇女的特点。

3. 在国内最早开展的研究项目或领先项目：

(1) 建立5种多部位的骨量测

定方法（单光子、单能X线、双能X线、定量计算机断层扫描及骨超声）及相关性和质量控制研究；

(2) 组织和完成10种新药，近千例研究对象为期6个月～3年的临床实验或验证，对其安全性和有效性作出科学评价；

(3) 开发了国内第一个短效、口服的天然雌激素——戊酸雌二醇片；

(4) 动物实验探索不同用药组合的协同机制和不良反应的增减（通过骨微结构和骨力学强度等的影响）。

发表论著共30多篇。多次举办全国或地方性学习班，培养71名研究生，推动了国内骨质疏松症的防治和研究工作。

（刘晓波）

**【中国医学科学院、中国协和医科大学京内所属7个单位获取实验动物及条件设施合格证】** 为贯彻落实国家科技部、卫生部、北京市等部门关于对实验动物和实验动物条件设施提出的各项标准及要求，中国医学科学院、中国协合医科大学所属院校医学实验动物管理委员会于1998年9月组织部分实验动物方面专家对基础所、药物所、药植所、医药生物技术所、肿瘤医院、整形外科医院、动物所等7个单位的实验动物和实验动物条件设施按标准进行了自检，检查程序及要求完全按照《北京市医学实验动物管理委员会》的规定和要求进行。专家们提出了许多合理化建议及改进的措施。之后北京市实验动物管理委员会与北京市医学实验动物管理委员会联合组织专家组，对上述7个单位的实验动物及实验动物条件设施进行了认真的检查，上述7个单位已顺利通过检查，已分别获取两个实验动物管理委员会分别颁发的《实验动物》及《实验动物条件设施》《许可证》和《合格证》，使全院校重大科研项目使用高标准实验动物的来源有了保证。

（张玉荣）

**【首批启动的国家重点基础研究发展规划项目中国医学科学院获三项资助】** 由国家科技部组织实施的"国家重点基础研究发展规划项目"经专家顾问组按照"择需、择重、择优"和"公开、公平、公正"的原则，从6大领域207个项目中，遴选出首批15个项目启动实施。"人口健康"领域实施的3个项目中中国医学科学院主持2项，参加1项。

1. 恶性肿瘤发生与发展的基础研究　此项目首席科学家是中国医学科学院肿瘤研究所程书钧教授，项目组中云集了中国医学科学院、中国预防医学科学院、军事医学科学院及卫生部属高等医学院校从事肿瘤研究的科学家，其中两院院士共9人。

本项目将以癌前病变到早期癌阶段的研究为中心，阐明致癌因素和个体遗传易感性之间的复杂关系，深入探讨并提出癌前病变转归的分子机理，以及肿瘤早期诊治的新思路，以预防肿瘤发生为中心，为最终改变肿瘤防治模式提供理论基础。

2. "疾病基因组学"理论与技术　此项目首席科学家是上海第二医科大学陈竺院士和中国医学科学院强伯勤院士。项目组中包括了我国南北两地众多从事基因组研究的科学家。

项目主要目标是：以我国最具特点和严重危害人民健康的重大疾病心脑血管病和恶性肿瘤等疾病为重点对象，以基因组研究为背景，进行"疾病基因组学"研究。

研究工作将以我国自己的基因材料和我国自己建立的实验模型、体系、识别、鉴定和克隆疾病相关基因。通过对其结构与功能的研究，揭示基因结构与功能的关系，基因结构与功能的改变与疾病发生发展的关系，以及这些关系在不同种族中的表现形式。此外通过对基因—蛋白质的相互作用和蛋白质—蛋白质相互作用的研究，揭示重大疾病发生的基因组原理即基因网络作用原理，并在研究过程中逐步建立起适应"疾病基因组学"研究的新策略、新技术和新方法。

3. 重要疾病创新药物先导结构的发现和优化　项目首席科学家为中国科学院上海药物研究所陈凯先教授，项目组主要成员单位有中国医学科学院药物研究所、北京医科大学药学院等多家国内重点医药研究单位和高等院校。

项目以我国天然药物研究的特色与优势为基础，围绕肿瘤、神经系统和心脑血管等重要疾病，选择近期可望获得突破的药物作用靶标，针对创新药物研究中相互紧密相连的重大基础问题，从四个方面开展研究：①药物作用的分子生物学和分子药理学研究，为创新药物提供新的作用机制和靶点；②分子水平的药物筛选新模型和新方法研究，以加快生物活性化合物的发现；③药物靶标生物大分子的结构生物学研究和计算机辅助药物设计，以优化先导化合物的分子结构；④以天然产物为特色的创新药物研究中的重要化学问题，以发现及提供结构新颖和具有一定分子多样性的新化合物。

通过研究，以期发现3～5个针对肿瘤、心血管和神经系统等疾病的新颖的药物作用靶标及5～8个具有全新结构或新作用机制的先导化合物。

（周增桦）

**【"新药（微生物）筛选实验室"通过论证开始筹建】** 占临床用药40%的微生物药物，在医疗保健中占有重要地位，其药用资源丰富，微生物次级代谢产物活性多种多样，包含了有机化合物的各种类型，是研制新药的宝库。随着药品专利与行政保护，适应我国众多人口的医疗需求，必须开发出自己的微生物来源的新药和样品来源。根据国家科技部"九五"期间创新药物研究及产业化开发工作的总体安排，国家将大力支持新药的筛选工作。

1998年5月28日～29日中国医学科学院医药生物技术研究所接受了国家科技部组织的专家组对该所申请的"新药（微生物）筛选实验室"进行的可行性论证。专家组除听取了申请报告外还进行了实地考察，对该所在新药（微生物）筛选方面的整体水平、仪器设备、技术队伍及主管部门配套支持等方面进行了综合评价。根据专家组的论证意见科技部批准了中国医学科学院医药生物技术研究所筹建以抗感染、抗病毒、抗肿瘤等药物为主要方面的“新药（微生物）筛选实验室”。该实验室将建立和发展若干具有自己特色的分子或细胞水平的微生物药物筛选模型；研究与大规模微生物药物筛选相适应的筛选技术与方法，并应用所建模型开展大规模药物筛选和新药研究工作；开展基因重组合理设计新药的研究；通过以上研究使我国的微生物新药筛选水平接近和赶上国际先进水平。筹建期三年，由科技部投资150万元，筹建期间及结束后，通过科技部组织的专家组评估及验收合格后，正式挂牌命名。

（周增桦）

**【幽门螺杆菌抗体诊断试剂盒成功推向市场】** 幽门螺杆菌尿素酶抗体诊断试剂盒实验室研究成果经3年技术开发现已推向市场。1998年9月6日，中国预防医学科学院与山东潍坊医药集团中药厂经过友好协商签定了技术转让合同。

90年代初，科研人员开展了幽门螺杆菌尿素酶抗原分离纯化及在诊断中应用的研究，针对亚洲人群特别是我国人口进行抗原筛选，建立了新一代幽门螺杆菌无创性快速诊断方法，并在此基础上研制出灵敏方便费用低廉的标准化诊断试剂盒。与国外同类产品比较，具有人群针对性强、特异性和检出率高的特点。这一成果于1994年获北京市科技进步奖。1998年3月13日，该试剂盒获得卫生部新药证书。

（李汝正）

**【中国阻断淋巴丝虫病传播的策略和技术措施的研究通过鉴定】** 中国预防医学科学院寄生虫病研究所牵头的“中国阻断淋巴丝虫病传播的策略和技术措施的研究”课题，经过40多年、近三代人的艰苦努力，终于圆满完成，并作为重大科技成果于1998年11月5日在上海通过卫生部组织的成果鉴定。

淋巴丝虫病是被世界卫生组织列入危害最严重的6种热带病之一，全球现有73个亚、非、拉国家和地区有淋巴丝虫病流行，共有1.19亿人受到感染。我国是全球流行淋巴丝虫病最严重的3个国家之一。流行遍及我国中部和南部16个省、自治区、直辖市（未包括台湾省）的864个县、市。据70年代末流行病学调查资料的估计，防治前丝虫病感染人数3 099.4万，居当时世界第一位。

40年来，中国预防医学科学院寄生虫病研究所组织全国16个省、市、自治区寄生虫病防治机构，在全国开展了一系列针对性的研究和防治工作，为阻断丝虫病的传播提供了一套有理论价值和实际意义的成果。①确定了我国以消灭传染源为主导的防治丝虫病策略；②制订了乙胺嗪群体治疗防治淋巴丝虫病的3种方案；③揭示了丝虫病传播规律；④修订了基本消灭丝虫病标准，建立了县级和省级达标考核方法；⑤建立了我国特有的主动监测系统；⑥首先提出在当前的经济、技术条件下淋巴丝虫病可被消灭的理由；⑦在国际上首先提出了消灭淋巴丝虫病的标准。本研究共完成论文200余篇，约有50篇在国外杂志发表或在国际会议上交流，并多次在WHO/TDR丝虫病专家委员会的会议报告中被引用。

此项研究成果使我国流行区3.3亿人口免受丝虫病危害，有效地保护了人民健康，产生了巨大的经济效益和社会效益。对推动我国重大疾病防治，提高中华民族整体素质具有重大意义，同时也是我国对全人类的卫生事业作出的重大贡献。

（杜成刚）

**【协和公共卫生学院与美国耶鲁大学流行病学与公共卫生学院的合作项目正式启动】** 协和公共卫生学院与美国耶鲁大学流行病学与公共卫生学院合作项目于1998年1月正式启动。此项目为期5年，由宝洁(P&G)公司赞助。合作内容包括口腔与营养卫生、卫生经济、控烟和环境卫生、社会行为科学、卫生法学等5个领域的科研或课程建设合作，还包括学院间领导人的相互访问，及每年2名耶鲁大学研究生来华进行课题实习。1998年协和公共卫生学院共派出教师3人次赴耶鲁大学商谈行为科学、卫生经济学教学、科研工作，科研和课程建设按计划执行；2名耶鲁研究生由中国预防医学科学院曾光、杨功焕教授指导分别在内蒙、吉林现场进行了为期2个月的公共卫生课题实习。耶鲁大学流行病学和公共卫生学院院长Merson博士于1998年8月7日～12日访问协和公共卫生学院，双方回顾了一年来的合作，并对第二年的计划进行了调整。在此期间Merson博士与中国预防医学科学院有关专家进行学术讨论，同时为协和公共卫生学院的研究生和中国预防医学科学院的科技人员做了题为“下一世纪的全球卫生问题（Global health in next millennium-Is it achievable）的学术报告。

（罗　玫）

**【中国预防医学科学院与法国达能集团合作组建营养中心】** 中国预防医学科学院与法国达能集团合作，共同组建了达能营养中心。达能营养中心的任务是促进有关饮食与健康关系的研究，为营养学、保健及教育专家提供交流信息的论坛。1998年1月9日，达能营养中心成立暨专题研讨会在北京召开。

卫生部卫生监督司、中国预防医学科学院的领导和达能亚太地区总监Brigitte Zeller女士、达能中国区域副总裁秦鹏先生、达能奶制品营养总监Bouley博士出席了会议。于若木、胡亚美等百余位来自全国各地科研、教育、防疫机构的著名营养专家、医务工作者和相关政府官员也出席了会议。

作为成立大会的一部分，会议组织者举行了中国0～6岁儿童营养状况及益生菌对健康的影响专题研讨会。与会专家就中国居民膳食指南、中国儿童对牛奶和宝宝奶制品消费及存在问题进行了讨论。

（李汝正）

**【全国首批消毒鉴定实验室考核在京举行】** 1998年4月22日，受卫生部委托，中国预防医学科学院对全国24个省级卫生防疫站申报参加全国首批消毒鉴定实验室进行考核验收。

来自全国24个省级卫生防疫站的137名消毒专业技术人员在中国预防医学科学院考场参加了消毒鉴定实验室消毒专业基本理论与消毒试验检测报告审核的考试。在首批参加消毒鉴定实验室考核人员中，副高职称以上25人，中级职称66人。其中，研究生学历3人，大学学历72人，大专学历47人，中专学历15人。

在创建全国消毒鉴定实验室过程中，各省市卫生厅(局)以及各单位在人力、物力、财力上都给予了很大的投入，这将会进一步促进我国消毒事业的发展，并对进一步规范我国消毒产品审批工作和强化消毒工作的监督、监测起到积极的推动作用。

（卫生部传染病防治监督管理办公室）

**【第四届国际肿瘤及生态学会议在京召开】** 受世界生态学与肿瘤学学会亚洲分会（WIEC Asia）委托，经卫生部和国家科委批准，由中国预防医学科学院主办的第四届国际肿瘤及生态学会议（亚洲）于1998年11月10日至12日在北京召开。

大会正式代表150余人。收到来自巴基斯坦、科威特、日本、美国、德国、法国、意大利等国家代表的论文138篇。大会还邀请了来自中国、日本、美国、法国等国的14位知名科学家在会上作了重点发言，综述了本领域的最新进展。

将生态学与人类健康紧密联系在一起是这次会议的特点。世界卫生组织国际癌症研究机构的Paul Brennan博士在会上全面介绍了环境保护与癌症预防的战略相关性。

这次会议还特别注重对青年科研人员的鼓励和培养，对12名40岁以下会议代表的优秀论文进行了奖励。

（中国预防医学科学院外事处）

**【世界卫生组织新任总干事布伦特兰出席遏制疟疾研讨会】** 遏制疟疾研讨会于1998年11月26日在中国预防医学科学院寄生虫病研究所举行。世界卫生组织新任总干事布伦特兰和世界卫生组织官员一行7人，结束在北京访问后，在卫生部殷大奎副部长陪同下，专程到沪出席研讨会。上海市周禹鹏副市长及有关部门的领导参加了研讨会。布伦特兰博士首先发言，表示她非常高兴能和大家在寄研所这一世界知名的和最杰出的寄生虫病研究机构之一相遇，并对中国的卫生官员和WHO合作伙伴对于世界卫生组织最新强调的疟疾控制所表示的关心深表感谢。寄研所所长、世界卫生组织疟疾、血吸虫病和丝虫病合作中心主任冯正研究员报告了该所自1980年被确认为世界卫生组织合作中心以来，与世界卫生组织密切合作，在中国寄生虫病防治取得令人瞩目的成就中发挥的重要作用，并介绍了中国寄生虫病防治情况。世界卫生组织遏制疟疾规划代理负责人葛代尔介绍了WHO遏制疟疾规划的目的和内容。我国有关专家和葛代尔就遏制疟疾项目双方进一步的合作展开了较深入的意向性讨论。双方对在世界卫生组织支持下，进一步开展遏制疟疾合作项目的可行性取得了共识。

（中国预防医学科学院寄研所）

**【卫生部1998年批准的医药卫生科学技术进步奖奖励项目选介】**

1. 疱疹病毒科基因元件的研究开发和利用　本项目为国家“863”基因治疗重大关键技术项目，亦受国家攀登计划B人类疾病的基因工程控制项目的资助。本项目的应用领域是人类疾病的基因治疗，它利用国际上对疱疹病毒科病毒的基因元件，构建新型的病毒表达载体和基因导入系统。现已取得如下成果：①在国际上首创将单纯疱疹病毒(HSV-1)扩增子载体应用于微小病毒载体（AAV-2）包装系统。发明了一种既提供AAV反式蛋白，又可充当辅助病毒的HSV-1混合毒种dvHSV/AAV。以此混合毒株生产重组AAV，与常规方法相比，简便有效，重组AAV载体产生的滴度提高近100倍；②构建了EBV复制子/ITR缺失AAV基因组的嵌合质粒pEB-AAV，简便地获得反式提供重组AAV复制和包装蛋白的细胞系，有效地简化了重组AAV载体的生产系统，重组病毒产率提高100倍以上；③在国际上首次提出一种由稳定携带多拷贝重组AAV表达质粒（含EBV复制子）的传代细胞系和dvHSV-1/AAV混合毒株组成的重组AAV产生方法，突破了常规的双质粒(重组转移质粒，包装质粒)共转染、腺病毒辅助感染法的模式，使大规模生产重组AAV成为可能；④提出了EBV复制子载体在基因治疗中的可能应用。将EBV复制子载体与受体介导的基因转移技术结合，以解决外源基因导入后持续表达的问题。发展了一种“人工病毒”样肝细胞导向基因转移系统，定向将外源基因直接体内导入实验动物肝细胞复制并表达；⑤构建了肝癌细胞特异表达的EBV复制子表达载体pEBAE，组建了一种可将外源基因特异导入肝癌细胞表达的肝导向性基因转移系统，有可能实现在不影响正常肝细胞功能的同时，选择性杀伤肝癌细胞；⑥利用HSV-1序列元件，构建的HSV-1载体可将外源基因导入神经系统稳定表达，有望应用于神经系统疾病的基因治疗：⑦与国内11家下游单位合作开展了上述病毒载体的应用研究，取得了初步进展。上述成果共发表了16篇研究论文，并在3次国际性学术会议上进行过交流，局部技术已申请了9项中国专利（但整体未申请专利），其中有2项正在申请国际专利。本研究在开发新型的重组微小病毒载体生产系统方面属于国际上首创，技术上取得突破。利用疱疹病毒科基因元件构建新型HSV-1载体和复制型“人工病毒”样肝导向基因转移系统属国内首次，技术上达到国际水平。为进行人类疾病的基因治疗研究提供具有我国自己知识产权的新型病毒表达载体，将会产生巨大的社会、经济效益。

2. 胰腺微循环的应用基础研究　与胰腺机能、胰腺疾病病因病理密切相关的若干胰腺微循环基础问题至今不清。本项目创用新的胰腺微循环研究法，对胰腺微循环的应用基础进行系统研究，历时10年，取得以下重要发现与创新：①在国内外提出了胰腺小叶内动脉是终动脉的概念，从微循环角度揭示了急性坏死性胰腺炎病因学上长期未能阐明的解剖学基础；②证实了胰腺小叶内动脉扩约肌的损伤及其痉挛是急性胰腺炎早期导致缺血关键因素；③揭示了血液流变学异常是促使胰腺炎由水肿向坏死型发展的重要原因；④发现了大小胰岛之间的血管通道，并命名为胰岛-胰岛门脉通道；⑤对Fujita胰岛微循环流向理论提出了新的认识，揭示了胰岛岛内微循环流向存在与胰岛细胞局布机能调节密切相关的两种模式；⑥证实胰腺内分泌-外分泌门脉通道存在对不同腺泡区域产生影响的两种类型；⑦首次对胰岛引流系统进行研究并发现了跨越胰腺小叶的微循环模式；⑧首次获得了灵长类的大小、数量及其分布的定量研究资料。国内外同行评审专家一致认为：这些成果对于阐明胰腺的生理及病理生理、对急性坏死性胰腺炎的研究乃至整个胰腺学科的发展都有深远的影响。本研究成果达到国际研究的领先水平。

3. 卡托普利对急性心肌梗死病死率及并发症影响的多中心临床试验　该研究是国内第一个规模最大的心脏病随机对照临床试验，选题得当，设计科学，目的明确，方法简便，易于基层医生掌握。由中心采用先进的密闭信封系统进行随机治疗，保证研究科学性，组织协调600家医院，加强质控。历时6年，共随机治疗急性心梗(AMI)患者15 018例，两组病人基础特征相似，结果可比。研究主要结果达到国际先进水平。卡托普利治疗4周，可降低死亡与心衰事件。首先提出主要对前壁梗死及心率偏快者益处大。部分患者随访两年，卡托普利组显著降低了总病死率，早期每治疗1 000例病人，远期可挽救生命19人。这是国际上最早开始的同类研究，发表论文16篇，国内外会议交流多次，文章被国内外学者多次引用，影响较大。与多个国家的临床试验中心建立合作联系，使我国心脏病临床研究跻身于国际先进行列。在国内推广应用较快，目前卡托普利在AMI中使用率已达70%。该研究产生了重大的社会与经济效益，大大提高了AMI临床治疗水平，挽救了更多生命，每年使数万人受益，节省医药费十几亿元。

4. 中国Machado-Joseph病临床病理和分子生物学研究　本项目属神经病学遗传脊髓小脑共济失调。主要内容为国人马查多-约瑟夫病(Machado-Joseph，MJD)临床病理特征和分子生物学基因诊断。特点：①在国内首先报道和系统地进行了临床病理特征研究，报道了亚洲最大的MJD家系，并相继累计27个家系，分布于16个省市地区、冠于汉、满、回和维族，MJD在我国并不罕见。国人MJD基因定位与国际上相同在14q32.7；②首先报道了MJD1基因3′-CAG重复数在正常人染色体为14-41，患者为72-86，有显著区别。重复数愈高，发病年龄越早，从分子水平上证实了遗传早显与CAG重复数密切相关，为国际上重复数最高(86)，发病年龄最小(近5岁)的家系；③首先报道以14号染色体、13个微卫星DNA标记作家系连锁分析确定MJD基因在D13S280与D14S81之间的3.0cM，是目前国际上MJD基因定位最精确的区间；④首先提出CAG异常扩展与3’端—CAG/GG多态性的CGG等位序列相关数，可能是CAG数目不稳定因素之一；⑤本研究建立了一套重复序列分析手段，可用于临床筛选监测和CAG重复序列分析监测其他CAG异常扩展突变相关疾病的基因诊断，有广阔应用前景。曾在1992、1996和1997年分别举办过全国性学习班，参加者17个省市地区，256人。推广临床和基因诊断技术，已获成效。填补了国内空白，已达到国际先进水平。发表论文30多篇，国内外权威杂志8篇，被国内外权威杂志多次引用，多次参加国际专题会议，并得到国际同行和权威确认和好评。

（刘晓波）

**【1998年度卫生部科学研究基金、优秀青年人才专项科研基金评审工作】**　1998年度卫生部科研基金、优秀青年人才专项科研基金评审会于1998年9月28日～10月16日在京召开。聘请了207位专家，对25个部属单位和31个省、市、自治区、直辖市申报的3 320份卫生部科研基金和274份优秀青年人才专项科研基金课题申请书分3批进行同行评审。评审结果经二审专家复议后，共评出卫生部资助课题381项，建议当地或本单位资助课题349项，总中标率22%，平均资助强度3.6万元；评出30名优秀青年人才，资助强度3万元。

（陈旭利）

**【中国医学科学院、中国协和医科大学年会】**　中国医学科学院、中国协和医科大学1998年科学年会于1998年12月16日～17日在中国科技会堂隆重召开。来自院校及分院的专家学者400余人参加大会，卫生部殷大奎副部长出席会议并讲话，国家科技部、教育部等有关方面负责人也出席了会议。会上除举行了第三届中国医学科学奖颁奖仪式外，还有125篇论文进行了交流。其中大会交流论文14篇，内容涉及了各院所关于肿瘤学、分子生物学、心脑血管病等前沿学科在基础和临床研究领域的最新进展；以基础、临床、药学三个专题进行的小会交流论文62篇；列题交流论文49篇。此外会前还出版了一本包括大会交流论文全文、小会交流论文摘要和列题交流论文题录在内的学术论文集。此次会议不仅展示了院校及分院近两年来的优秀研究成果，而且活跃了学术空气，促进了各学科间的交流和借鉴，取得了圆满成功。

中国医学科学院、中国协和医科大学首届科学年会在1994年举办，1996年举办了第二届，该年会浓缩和展示了院校及分院的优秀研究进展和成果，一直受到国内外学者的关注。

（傅文华）

**【卫生部面向农村和基层推广医药卫生适宜技术“十年百项计划”第八批项目名单】**

| 序号 | 项目名称 | 推荐单位 | 推广单位 |
| --- | --- | --- | --- |
| 1 | 甲型肝炎减毒活疫苗 | 中国预防医学科学院 | 浙江省医学科学院，长春生物制品研究所，医科院医学生物制品研究所 |
| 2 | 病毒性心肌炎和扩张性心肌病的诊断、鉴别诊断和治疗 | 山东省卫生厅 | 山东省立医院 |
| 3 | 产程中徒手转位法—减少头位性难产 | 宁波市卫生局 | 宁波市妇女儿童医院 |
| 4 | 双合牵引胎盘娩出法 | 江西省卫生厅 | 江西省抚州地区妇幼保健院 |
| 5 | 产后出血简易防治方法 | 中国医科大学 | 中国医科大学第二临床学院 |
| 6 | 婴幼儿重症肺炎多器官功能衰竭的诊断与治疗 | 中国医科大学 | 中国医科大学第二临床学院 |
| 7 | 婴儿十二指肠引流术 | 同济医科大学 | 同济医科大学同济医院 |
| 8 | 儿童青少年的骨龄评分法及含骨龄因素的成年身高预测法 | 湖南省卫生厅 | 湖南医科大学湘雅医院 |
| 9 | 肠道高能营养补给技术 | 浙江省卫生厅 | 浙江医科大学 |
| 10 | XH-超高频皮肤整形手术仪及超高频皮肤整形术 | 第四军医大学 | 第四军医大学唐都医院 |

（刘晓波）

**【1998年度卫生部获国家级科学技术进步奖项目】**

| 序号 | 项目名称 | 主要完成单位 | 主要完成人 | 等级 |
| --- | --- | --- | --- | --- |
| 1 | 控制和阻断大山区血吸虫病流行对策 | 中国预防医学科学院寄生虫病研究所，四川省寄生虫病研究所，云南省血吸虫病防治研究中心，四川省西昌市血吸虫病防治站，云南省巍山县血吸虫病防治站 | 郑　江，辜学广，邱宗林，李兴加，陈建勋，许发森，杨寿鼎，梁　松，殷关林 | 2 |
| 2 | 移(再)植组织内血管肌肉形态与组化改变与影响因素的基础研究 | 上海医科大学附属华山医院，上海医科大学 | 顾玉东，金惠铭，李继峰，钟慈声，姜继福，袁　伟，袁绮梅 | 2 |
| 3 | 内皮素与心肌缺血及高血压的基础和临床研究 | 中国医学科学院北京协和医院，北京医科大学心血管基础研究所 | 曾正陪，唐朝枢，朱文玲，周爱儒，曹伟标，牛大地，金征宇，汤　健，孙梅励 | 2 |
| 4 | 低剂量辐射诱导细胞遗传学适应性反应及其机制 | 白求恩医科大学 | 刘树铮，蔡　露，孙剑波，王献理，姜　杰，苏　旭，刘伟宏 | 2 |
| 5 | 口服福氏2a和宋内氏痢疾双价活菌苗FS的研究 | 卫生部兰州生物制品研究所 | 王秉瑞，宋树珍，谢贵林，田玉珍，杜　琳，李生迪，王叙亭，陈锦荣，王建阳 | 2 |
| 6 | 《实用内科学》 | 上海医科大学 | 戴自英，林兆耆，陈灏珠，丁训杰 | 2 |
| 7 | EB病毒在鼻咽癌细胞株的长期存在及其与促癌物协同诱发鼻咽癌 | 中国预防医学科学院病毒学研究所，第四军医大学 | 曾　毅，滕智平，刘振声，李保民，纪志武 | 3 |
| 8 | 中华按蚊为媒介地区疟疾防治后期流行病学新特点和监测方案研究 | 中国预防医学科学院寄生虫病研究所，卫生部疾病控制司，河南省卫生防疫站，湖南省卫生防疫站，浙江省卫生防疫站 | 汤林华，钱会霖，崔　钢，尚乐园，唐来仪 | 3 |
| 9 | 葡萄膜视网膜炎发病机制的系列实验研究 | 中山医科大学 | 杨培增，李绍珍，潘苏华，谢楚芳，曹心娓 | 3 |
| 10 | 经食管超声心动图临床应用研究 | 同济医科大学 | 王新房，李治安，杨　娅，谢明星，胡　纲 | 3 |

续表

| 序号 | 项目名称 | 主要完成单位 | 主要完成人 | 等级 |
|---|---|---|---|---|
| 11 | 无创伤性测定心腔和大血管内压力的方法学研究 | 山东医科大学附属医院 | 葛志明，张运，张梅，季晓平，范觉新 | 3 |
| 12 | 应用单克隆抗体、基因扩增技术对内脏利什曼病诊断及疗效考核研究 | 华西医科大学 | 胡孝素，陈建平，杨文天，吕洪刚，林芳清 | 3 |
| 13 | 肺心病绿脓杆菌下呼吸道感染的防治 | 卫生部北京医院，中国医学科学院医药生物技术研究所，广州呼吸疾病研究所 | 缪竞智，李焕娄，佘国华，郭惠元，张秀珍 | 3 |
| 14 | 下咽癌的基础和保留喉功能手术临床应用的研究 | 山东医科大学附属医院 | 王天铎，栾信庸，姜玉芳，李学忠，于振坤 | 3 |
| 15 | 饮水中蓝绿藻毒素与肝癌 | 上海医科大学 | 苏德隆，俞顺章，陈刚，刘佩莉，李迥 | 3 |
| 16 | 帕金森病的发病机制与治疗研究 | 上海第二医科大学附属瑞金医院，中国科学院上海生理研究所，中国科学院上海生化研究所 | 陈生弟，徐德隆，佘慧贞，郑仲承，蒋芝华 | 3 |
| 17 | 左侧肝周区域腹膜反褶的放射解剖学研究 | 华西医科大学附属第一医院，华西医科大学基础医学院 | 闵鹏秋，高贤华，杨志刚，雷清芳，周德明 | 3 |
| 18 | 乙型肝炎病毒相关性肾炎基础临床系列研究 | 上海医科大学，上海医科大学附属儿科医院，上海市肿瘤研究所，上海医科大学附属华山医院，上海医科大学附属中山医院 | 张月娥，方利君，顾健人，张秀荣，郭怡清 | 3 |
| 19 | 《黄家驷外科学》 | 中国医学科学院，同济医科大学，人民卫生出版社 | 吴阶平，裘法祖 | 3 |
| 20 | 《现代肿瘤学》 | 上海医科大学 | 汤钊猷，朱世能，曹世龙，赵森，沈镇宙 | 3 |

（赵秋来）

## 【1998年度卫生部医药卫生科学技术进步奖奖励项目】

### 一等奖（7项）

| 等级序号 | 项目名称 | 主要完成单位 | 主要完成者 |
|---|---|---|---|
| 1 | 疱疹病毒科基因元件的研究开发和利用 | 中国预防医学科学院病毒学研究所 | 颜子颖 侯云德 舒跃龙 杨天忠 吴小兵 王晓丹 贡惠宇 乔健 姚二梅 梁国栋 |
| 2 | 胰腺微循环的应用基础研究 | 华西医科大学附属第一医院、基础医学院 | 周总光 高贤华 张肇达 严律南 欧可群 肖路加 杜渊 |
| 3 | 原发性骨质疏松症的临床和实验研究 | 中国医学科学院北京协和医院 | 孟迅吾 徐苓 林守清 周学瀛 余卫 邢小平 秦明伟 田均平 赵金秀 金小岚 |
| 4 | 卡托普利对急性心肌梗塞患者早期病死率及并发症影响的多中心随机临床实验 | 中国医学科学院心血管病研究所、上海第二医科大学瑞金医院、天津市胸科医院、大连医科大学第二医院、山东省立医院、同济医科大学心血管病研究所、上海市心血管病研究所、白求恩医科大学第三医院、中国医科大学第一医院、河南医科大学第一医院 | 刘力生 王文 陶寿淇 龚兰生 陈树勋 刘玉慧 朱德祺 戴闺柱 潘信伟 刘忠铭 |
| 5 | 中国Machado-Joseph病临床病理及分子生物学研究 | 中日友好医院 | 王国相 周永兴 杨秉贤 李玉芬 周联生 周宝玉 刘兴洲 范慕贞 |
| 6 | 《眼科全书》（著作） | 北京医科大学第三医院 | 李凤鸣 李子良 胡铮 杨钧 郝巨为 |
| 7 | 《中草药现代研究（第一、二、三卷）》（著作） | 中国医学科学院药物研究所 | 宋振玉 周同惠 方起程 巢心明 |

**二等奖**（25 项）

| 等级序号 | 项目名称 | 主要完成单位 | 主要完成者 |
|---|---|---|---|
| 1 | 医院优质高效低耗管理模式研究 | 广东省清远市人民医院、广东省卫生厅 | 郑少俊 黄庆道 张衍浩 曾丽萍 郑淑姝 何绍裘 冯濂波 |
| 2 | 阻断及逆转肝纤维化的实验及临床研究 | 北京友谊医院 | 王宝恩 贾继东 王泰玲 马红 李新民 段钟平 李佳 |
| 3 | 胃癌外科综合治疗的基础与临床研究 | 上海第二医科大学附属瑞金医院 | 林言箴 尹浩然 朱正纲 曹伟新 顾琴龙 薛建元 燕敏 |
| 4 | 3个月至5岁法乐四联症患儿根治术的结果及高危因素分析 | 中国医学科学院阜外心血管病医院 | 刘迎龙 朱晓东 于存涛 萧明第 谢宁 孙寒松 宫路佳 |
| 5 | 急性肾功能衰竭及其常见病因的诊断与治疗 | 北京医科大学第一医院 | 王海燕 谌贻璞 李惊子 刘玉春 赵明辉 章友康 李晓玫 |
| 6 | 重症肌无力突触前膜损害的证据及其临床亚型 | 上海医科大学神经病学研究所、中国科学院上海生理研究所 | 吕传真 徐科 乔健 郝中顺 施玉梁 舒小泉 肖保国 |
| 7 | 准分子激光屈光性角膜手术系列研究 | 中山医科大学 | 王铮 陈家祺 杨斌 禤俭环 李春满 林小铭 郑湖铃 |
| 8 | $^{99m}$Tc-MIBI 甲氧异腈（MIBI）心肌灌注显像剂检测冠心病推广应用的研究 | 中国医学科学院阜外心血管病医院、北京师范大学 | 刘秀杰 刘蕴忠 张正 史蓉芳 郭凤 王学斌 张卫和 |
| 9 | 硝酸甘油介入$^{99m}$Tc-MIBI 心肌显像评价缺血区存活心肌的实验研究与临床应用 | 上海医科大学附属中山医院、上海第二医科大学附属仁济医院 | 黄钢 赵惠扬 曾骏 袁济民 李京波 颜彦 朱翠英 |
| 10 | 麻风畸残防治及康复试点项目 | 中国医学科学院皮肤病研究所、湖北省麻风防治协会、四川省皮肤病防治所 | 张国成 严良斌 蒋娟 韦晓宇 郑治菊 李文忠 郑逖生 |
| 11 | 南极人体医学研究-居留南极对人体生理、心理的影响及防治对策 | 中国医学科学院基础医学研究所、北京大学心理系 | 薛全福、薛祚纮 邓希贤 朱广瑾 陈祥银 许澍淮 孙仁宇 |
| 12 | 低硒及其有关因素在克山病病因与发病机制中的作用 | 白求恩医科大学、中国预防医学科学院营养与食品卫生研究所、哈尔滨医科大学 | 李广生 王凡 顾履珍 曾宪惠 姜熙罗 夏弈明 康德仁 |
| 13 | 血栓与止血的检测与应用 | 上海第二医科大学附属瑞金医院、上海血液学研究所 | 王鸿利 邵慧珍 王振义 王学锋 徐也鲁 张彩英 张启良 |
| 14 | 生产性粉尘对工人健康危害及其预防效果的研究 | 中国医科大学 | 楼介治 陈杰 段志文 张永兴 王壮 黄革 陈莉 |
| 15 | 新疆克拉玛依地区皮肤利什曼病的研究 | 中国预防医学科学院寄生虫病研究所、新疆地方病防治研究所、新疆石油管理局总医院 | 管立人 瞿靖琦 杨元清 许永湘 左新平 任灏远 王革 |
| 16 | 流行性出血热病毒分子生物学研究及应用 | 中国预防医学科学院病毒学研究所 | 杭长寿 李德新 梁米芳 石晓宏 张全福 霍子威 解燕乡 |
| 17 | 内源性一氧化氮合酶抑制物促动脉粥样硬化与糖尿病血管损伤研究 | 湖南医科大学 | 李元建 熊燕 汤聿海 邓汉武 余先杰 刘桂珍 |
| 18 | 常见中药藁本化学基础研究 | 中国医学科学院药物研究所 | 于德泉 陈若芸 谢凤指 丁平羽 黄彦合 张金兰 |
| 19 | 中国人群吸烟率及相关行为的流行病学研究 | 中国预防医科院流行病学微生物学研究所、中国预防医科院疾病控制处、中国吸烟与健康协会 | 杨功焕 范立新 黄正京 武桂珍 陈爱平 李福田 苏崇鳌 |

续表

| 等级序号 | 项目名称 | 主要完成单位 | 主要完成者 |
| --- | --- | --- | --- |
| 20 | 云南省瑞丽市等地HIV感染流行因素和艾滋病传播特点的研究 | 中国预防医学科学院流行病学微生物学研究所、云南省卫生防疫站 | 郑锡文 张家鹏 曲书泉 程何荷 李大勤 贾曼红 张桂云 |
| 21 | 《泌尿外科手术学》(著作) | 中山医科大学附属第一医院 | 梅 骅 |
| 22 | 《肩关节外科学》 | 北京医科大学人民医院 | 冯传汉 郭世绂 黄公怡 郝俊利 |
| 23 | 《手的修复与再造》(著作) | 上海医科大学华山医院、上海医科大学出版社 | 顾玉东 高敬泉 杨家宽 |
| 24 | 《口腔生物学》(著作) | 湖北医科大学口腔医学院、人民卫生出版社 | 樊明文 边 专 李金荣 程祥荣 汪说之 乐进秋 彭 彬 |
| 25 | 《人体胚胎学》(著作) | 北京医科大学、山东医科大学 | 刘 斌 高英茂 谷华运 李 英 |

**三等奖**（97项）

| 等级序号 | 项目名称 | 主要完成单位 | 主要完成者 |
| --- | --- | --- | --- |
| 1 | 动态三维(四维)超声心动图临床应用研究 | 同济医科大学附属协和医院 | 王新房 李治安 谢明星 胡 纲 刘 俐 |
| 2 | 多平面经食管体元模型动态三维重建超声显像在心血管病中的应用 | 上海医科大学中山医院、上海市心血管病研究所 | 沈学东 周京敏 洪 涛 施月芳 潘翠珍 |
| 3 | 鼻咽癌高危人群、癌前病变的确立 | 中山医科大学肿瘤防治中心、四会市肿瘤研究所、中山市肿瘤研究所 | 黄腾波 汪慧民 李景廉 区星泰 方积乾 |
| 4 | Budd-Chiari综合征的临床研究和常温血管阻断或置管转流下直视根治术的治疗 | 深圳市福田区人民医院 | 徐忠立 王颖勤 王修己 |
| 5 | 布-加综合征的病理变化与治疗方法研究 | 河南医科大学 | 许培钦 张水军 许雅娟 苟建军 马秀现 |
| 6 | 颈髓肿瘤的诊断和治疗 | 上海医科大学华山医院 | 徐启武 车晓明 鲍伟民 毛仁玲 |
| 7 | 扩大中颅窝硬脑膜外手术入路的研究 | 上海医科大学华山医院 | 周良辅 李世亭 郭欢欢 任 力 刘才栋 |
| 8 | 新生儿及婴幼儿危重先心病诊治的研究 | 上海第二医科大学新华医院 | 丁文祥 苏肇伉 陈树宝 周爱卿 陈 玲 |
| 9 | 阴茎腹浅动脉岛状皮瓣一期修复尿道下裂的解剖学和临床应用研究 | 中国医学科学院整形外科医院 | 陈宗基 张金明 李森恺 吴 念 |
| 10 | 足背浅静脉弓移植修复掌浅动脉弓缺损与断掌分型血管重建 | 深圳市人民医院 | 庄永青 王 瑛 傅小宽 刘效民 杜思勉 |
| 11 | 急诊显微外科修复肢体复杂组织缺损 | 上海市第六人民医院 | 曾炳芳 眭述平 姜佩珠 蔡培华 于仲嘉 |
| 12 | 困难气管内插管-非清醒技术 | 中国医学科学院整形外科医院 | 安 刚 邓小明 薛富善 胥琨琳 张秀华 |
| 13 | 溶脲脲原体感染与生育及胚胎发育关系的研究 | 上海第二医科大学 | 徐 晨 王一飞 朱云凤 孙广芳 王 敏 |
| 14 | 胎儿生长迟缓病因-胎盘病理的研究 | 上海市第六人民医院 | 刘伯宁 戴钟英 陶雯琪 刘德莉 张剑麟 |

续表

| 等级序号 | 项目名称 | 主要完成单位 | 主要完成者 |
|---|---|---|---|
| 15 | 血液净化技术的系列临床应用研究 | 中山医科大学附属第一医院 | 朱兰英　吴培根　沈清瑞　李希杰　纪玉莲 |
| 16 | 狼疮性肾炎发病机理和临床研究 | 中山医科大学附属第一医院 | 尹培达　王　丹　杨岫岩　陈伟英　陈永雄 |
| 17 | 成人原发性肾病综合征临床及实验系列研究 | 中山医科大学附属第一医院 | 叶任高　张道友　李幼姬　郑智华　刘冠贤 |
| 18 | 应用合成肽检测柯萨奇B病毒IgM抗体及中西医结合治疗病毒性心肌炎的研究 | 上海市心血管病研究所、上海医科大学中山医院 | 杨英珍　杨昌生　熊丁丁　宿燕岗　陈瑞珍 |
| 19 | 吸入一氧化氮治疗肺动脉高压的实验与临床研究 | 中国医学科学院阜外心血管病医院 | 何建国　熊长明　赵一举　赵彦芬　程显声 |
| 20 | Duchenne型肌营养不良症的分子发病机制和临床应用研究 | 中山医科大学附属第一医院 | 张　成　盛文利　刘焯霖　柴建华　李洵桦 |
| 21 | 小儿癫痫和相关疾病的神经电生理研究及其临床应用 | 北京医科大学第一医院 | 刘晓燕　左启华　秦　炯　林　庆　吴希如 |
| 22 | 新生儿休克体液因子改变与临床关系的研究 | 中国医科大学第二临床学院、新乡医学院附属二院 | 韩玉昆　吴玉斌　郝良纯　韩晓华　郭铭玉 |
| 23 | 疏水性肺表面活性物质蛋白质及基因工程表达 | 上海医科大学附属儿科医院、中国科学院上海细胞生物研究所、上海市肿瘤研究所 | 金勤立　刘希红　徐永华　顾建人　朱畅宁 |
| 24 | 小儿特发性肾病综合征免疫遗传学及频复发相关因素的实验及临床研究 | 上海医科大学儿科医院 | 郭怡清　周国平　吴　莉　郭慕依　张雁征 |
| 25 | 0～6岁儿童智能发育筛查测验全国城市常规模式的制定 | 上海医科大学儿科医院 | 郑慕时　冯玲英　刘湘云　华　健　徐　秀 |
| 26 | 白内障术后后囊浑浊机理及防治的研究 | 上海第二医科大学新华医院 | 陆道炎　陈才根　王丽天　周绍荣　李秋明 |
| 27 | 内窥镜鼻窦外科的基础与临床研究 | 北京市耳鼻咽喉科研究所、北京同仁医院 | 韩德民　周　兵　刘华超　边岩松　诸小侬 |
| 28 | 前庭外科及其相关基础研究 | 上海医科大学眼耳鼻喉科医院 | 王正敏　迟放鲁　张天宇　敖华飞　王德辉 |
| 29 | 牙颌面畸形计算机化三维测量及图像设计系统的研制和临床应用 | 华西医科大学 | 王大章　胡　静　胡　林　罗炳伟　罗颂椒 |
| 30 | 先天性单侧唇裂分类、手术效果评价与计算机辅助系统应用的研究 | 华西医科大学口腔医学院 | 邓典智、石　冰　刘果生　夏　田　王洪涛 |
| 31 | 圆锥型套筒冠修复体对牙列保存的临床与基础研究 | 上海第二医科大学附属第九人民医院 | 张富强　束　蓉　杨宠莹　叶少波　郑元俐 |
| 32 | CT介入放射学-CT活检和治疗的临床应用 | 北京中日友好医院 | 张雪哲　卢　延　王　武　陆　立　姜卫剑 |

续表

| 等级序号 | 项目名称 | 主要完成单位 | 主要完成者 |
|---|---|---|---|
| 33 | 膝关节磁共振成像及其临床应用的系列研究 | 北京医科大学第一医院 | 蒋学祥 吴春江 高玉洁 刘庸年 杜莉如 |
| 34 | 致病酵母核型的脉冲电泳分析及在分类鉴定中的应用 | 中国医学科学院皮肤病研究所 | 刘维达 吴绍熙 郭宁如 柴建华 沈永年 |
| 35 | 器官淋巴管的微细分布、超微结构和淋巴引流 | 哈尔滨医科大学 | 王云祥 赵玲辉 柏春枝 汤凤彩 徐玉东 |
| 36 | 淋巴系的结构和淋巴水肿的发病机理及实验治疗研究 | 山东医科大学 | 刘执玉 毕玉顺 丁兆习 田 铧 焦 镛 |
| 37 | 异种神经移植修复周围神经缺损的实验研究 | 江西医学院 | 丁文龙 刘德明 温 蔚 王桂秀 刘立生 |
| 38 | 吗啡促进脊髓可塑性变化的研究 | 中山医科大学 | 曾园山 吴良芳 郭畹华 章 尧 罗超权 |
| 39 | 生物免疫制剂增强机体免疫细胞抗肝癌细胞效应及其机理研究 | 上海医科大学、山东滨州医学院 | 成令忠 白咸勇 朱继红 廖异平 顾云娣 |
| 40 | 脊神经节神经元对躯体-内脏觉的会聚与整合 | 首都医科大学 | 吕国蔚 刘晓红 高翠英 李菁锦 曲瑞瑶 |
| 41 | 脑干中缝大核在呼吸节律调控中作用的研究 | 山东医科大学 | 宋 刚 王玉田 张 衡 刘 磊 于 萍 |
| 42 | 老化红细胞膜脂膜蛋白的变化 | 中国医学科学院基础医学研究所 | 潘华珍 冯立明 许彩民 卢 红 刘晓冰 |
| 43 | B细胞刺激因子(BSF)和性激素与系统性红斑狼疮(SLE)发病学的关系 | 上海医科大学 | 吴厚生 王美英 李晓华 夏金华 邵洪波 |
| 44 | RAS在缺血性心肌损伤中的作用-对细胞生物能学、自由基及游离钙的影响 | 哈尔滨医科大学 | 马丽英 苏晓华 朱世军 傅国辉 王孝铭 |
| 45 | 脂质体作为心血管药物载体靶向治疗的基础研究 | 北京医科大学心血管研究所 | 张灵芝 唐朝枢 凌世长 姚兴海 苏静怡 |
| 46 | 六种真菌毒素对培养软骨细胞的作用 | 西安医科大学地方性骨病研究所 | 曹峻岭 熊咏民 张矢远 莫东旭 毕华银 |
| 47 | 第二代法医DNA指纹的研究 | 华西医科大学 | 侯一平 李英碧 吴 谨 苟 清 吴梅筠 |
| 48 | 肺癌的细胞分子遗传学研究 | 哈尔滨医科大学 | 傅松滨 李 璞 王柏秋 黄承滨 赵育桢 |
| 49 | 人精子染色体诱变研究 | 汕头大学医学院、四川省计划生育科学研究所 | 黄天华 崔 晓 刘鸿禧 蔡 敏 黄建民 |
| 50 | 特异性血小板抗原-抗体反应检测方法和应用的研究 | 上海市血液中心 | 刘达庄 包于勤 王健莲 丁苏鄂 陆 萍 |
| 51 | 三氧化二砷治疗急性早幼粒细胞白血病临床与机理研究 | 哈尔滨医科大学第一临床医学院 | 张 鹏 王树叶 胡龙虎 邱凤琴 周 晋 |

续表

| 等级序号 | 项目名称 | 主要完成单位 | 主要完成者 |
| --- | --- | --- | --- |
| 52 | 血小板活化因子拮抗剂AP921的筛选、纯化、作用机制及其初步临床研究 | 山东省医科大学附属医院 | 徐从高 张茂宏 李同义 郭农建 管增伟 |
| 53 | 多胺生物合成抑制与肿瘤恶性表型逆转 | 中日友好临床医学所 | 范慕贞 关 钧 吴克斌 王晋清 冯立新 |
| 54 | 细胞粘附因子CD44与恶性肿瘤转移关系的研究 | 沈阳医学院 | 李 宏 刘 佳 郭 丽 江 岩 |
| 55 | 幽门螺杆菌生物学特性、致病性及其应用 | 中国预防医学科学院流行病学微生物学研究所、北京天坛医院、北京积水潭医院 | 陈晶晶 张建中 蒋秀高 杨昭徐 甘毓麟 |
| 56 | 我国钩端螺旋体参考菌株的建立与应用 | 中国药品生物制品检定所 | 秦进才 高吉元 蒲 丛 许纯兰 赵桂芳 |
| 57 | MUG-Indole大肠杆菌检查法的研究 | 中国药品生物制品检定所、空军后勤部药检所、北京市药检所、浙江药检所、河南药检所、辽宁药检所、湖北药检所、广西药检所 | 苏德模 徐维洁 许华玉 张荣藻 楼 航 |
| 58 | 食品中农药多残留系统分析方法的研究 | 卫生部食品卫生检验所、北京市卫生防疫站、广东省食品卫生监督检验所、河南省卫生防疫站 | 张 莹 杨大进 张临夏 祝孝巽 方从容 |
| 59 | 泌尿生殖系、呼吸系沙眼衣原体MOMP基因全序列分析、基因型及分子流行病学 | 中国预防医学科学院病毒学研究所、广东省老年医学研究所、中山医科大学 | 汪玎妍 侯云德 罗宪玲 杨新科 郭辉玉 |
| 60 | 间疟特异DNA探针$CS_{9211}$的研制与应用研究 | 山东省寄生虫病防治研究所 | 韩广东 刘克义 杨宝全 张贻鲁 赵长磊 |
| 61 | 苯二氮䓬受体的分离纯化、单抗制备及其亚基在中枢的定位分布 | 中山医科大学 | 邱鹏新 颜光美 胡本荣 苏兴文 周明华 |
| 62 | 平阳霉素提取新工艺和临床适应证的扩展 | 中国医学科学院医药生物技术研究所、天津市河北制药厂 | 许鸿章 倪 钟 张秀荣 赵贵英 戴丽华 |
| 63 | 粉防己碱改善肺循环血液动力学及抑制肺血管构形重建作用的研究 | 中国医科大学 | 王怀良 于润江 章新华 邢 军 洪 洋 |
| 64 | LHRH类似物丙氨瑞林临床前药理研究 | 上海医科大学 | 周美华 褚云鸿 江文德 李 娟 杨 隽 |
| 65 | 牛磺酸对运动衰竭心肌和心肌线粒体损伤的保护及机制研究 | 江西医学院 | 万福生 黄南洁 雷 厉 赵小曼 王美凤 |
| 66 | 核辐射事故受照人员生物剂量估算的研究与应用 | 卫生部工业卫生实验所 | 白玉书 关树荣 黄绮龙 张秀霞 |
| 67 | 我国附红细胞体感染人畜的流行病学调查 | 中国预防医学科学院流行病学微生物学研究所、江苏省阜宁县卫生防疫站、河北省地方病防治研究所、广东省南海市卫生防疫站、宁夏自治区青铜峡市兽医站、河北省灵寿县卫生防疫站、新疆自治区兽医防疫总站、辽宁省卫生防疫站 | 尚德秋 李兰玉 裴 标 王书义 陆宙光 |
| 68 | 中国北方斑点热群立克次体病原学和分子流行病学研究 | 中国预防医科院流研所、军事医学科学院微生物流行病学研究所 | 张健之 陈香蕊 毕德增 张永国 陈 敏 |

续表

| 等级序号 | 项目名称 | 主要完成单位 | 主要完成者 |
|---|---|---|---|
| 69 | 小儿精神发育迟滞和颅脑先天畸形的病因研究 | 湖南医科大学附属湘雅医院 | 吕冰清 肖 波 朱凯云 杨晓苏 肖 岚 |
| 70 | 腹部断层解剖学的推广应用（推广应用项目） | 山东医科大学 | 刘树伟 李振平 刘汉明 王 政 栾铭箴 |
| 71 | 《现代性医学》(著作) | 北京医科大学第一医院 | 薛兆英 马晓年 许又新 刘云嵘 姚 磊 |
| 72 | 《全国高等医药院校麻醉学专业教材》(1～7册)(著作) | 徐州医学院、哈尔滨医科大学、湖南医科大学 | 曾因明 段世明 范丛源 石中梁 郑 方 |
| 73 | 《胃肠运动与疾病》(著作) | 西安医科大学 | 罗金燕 龚 均 张 军 朱有玲 王学勤 |
| 74 | 《危重急症的诊断与治疗》(著作) | 北京医科大学 | 张树基 王德炳 许广润 程义先 楼滨城 |
| 75 | 《内科治疗矛盾》(著作) | 上海医科大学中山医院 | 杨秉辉 张希德 |
| 76 | 《内科学》(著作) | 上海医科大学 | 陈灏珠 李宗明 刘厚钰 |
| 77 | 《内科各系统疾病与肾脏》(著作) | 上海第二医科大学瑞金医院 | 董德长 陈家伦 李立群 赵光胜 陈顺乐 |
| 78 | 《临床药物手册》(著作) | 南京医科大学第一附属医院、南京医科大学 | 陈钟英 刘天培 杨 玉 王敬良 敖忠芳 |
| 79 | 《小儿内科学》(著作) | 上海第二医科大学附属新华医院 | 许积德 胡亚美 陈树宝 沈 锦 吴圣楣 |
| 80 | 《口腔生物力学》(著作) | 华西医科大学口腔医学院 | 赵云凤 陈新民 陆支越 高 宁 赵志河 |
| 81 | 《现代口腔正畸学》(著作) | 北京医科大学 | 林久祥 梁甲兴 许天民 曾应魁 谢以岳 |
| 82 | 《唇腭裂的序列治疗》(著作) | 北京医科大学口腔医学院 | 王光和 马 莲 孙勇刚 张熙恩 罗 奕 |
| 83 | 《临床超声鉴别诊断学》(著作) | 江苏省肿瘤医院、南京大学声学研究所、南京医科大学第一医院、南京铁道医学院附院、南京鼓楼医院、江苏武警总队医院、苏州第四人民医院、盐城第一人民医院、徐州医学院附院、东海县人民医院 | 贾译清 冯 若 周玉英 胡淑芳 李品君 |
| 84 | 《中枢神经系统CT和MR鉴别诊断》(著作) | 西安医科大学第一临床医学院 | 鱼博浪 郭佑民 张 明 王泽忠 梁星原 |
| 85 | 《肿瘤影像诊断学》(著作) | 中国医学科学院肿瘤医院、卫生部北京医院 | 石木兰 韦嘉湖 王正颜 |
| 86 | 《心脏临床解剖学》(著作) | 西安医科大学 | 凌凤东 林 奇 赵根然 李金锁 |
| 87 | 《现代医学实验技巧全书》(著作) | 中国医学科学院基础医学研究所 | 方福德 周 吕 丁 濂 张德昌 袁建刚 |
| 88 | 《脂蛋白与动脉粥样硬化》(著作) | 中国医学科学院基础所、天津医科大学、山西医科大学、同济医科大学、华西医科大学、上海医科大学 | 王克勤 陈保生 解用虹 李志高 刘德文 |
| 89 | 《医学老年学-衰老与长寿》(著作) | 北京医科大学 | 童坦君 张宗玉 顾世光 吕清浩 邬扬清 |
| 90 | 《医学免疫学》(著作) | 同济医科大学 | 毕爱华 龚非力 王立人 冯新为 周汝麟 |

续表

| 等级序号 | 项目名称 | 主要完成单位 | 主要完成者 |
|---|---|---|---|
| 91 | 《妇产科病理学》(著作) | 上海医科大学基础医学院、上海医科大学妇产科医院、上海市第六医院、上海国际和平妇幼保健院 | 陈忠年 杜心谷 刘伯宁 李 勤 陈幼妹 |
| 92 | 《癌的侵袭与转移-基础研究与临床》(著作) | 中国医学科学院基础所、中国医学科学院肿瘤所、中国医学科学院药物所、中医研究院中医药信息所 | 高 进 章静波 王建璋 张德昌 李敏民 |
| 93 | 《病毒肿瘤学》(著作) | 上海医科大学 | 孔宪寿 程 立 何开玲 |
| 94 | 《中西医结合护理学》(著作) | 同济医科大学附属协和医院 | 张莉荣 何世银 |
| 95 | 《护用药理学》(著作) | 中国协和医科大学、华西医科大学、重庆医科大学、第三军医大学、天津医科大学、山东医科大学、第一军医大学、西安医科大学、第四军医大学 | 汪 钟 包定元 周岐新 胡友梅 张才丽 |
| 96 | 《九亿农民健康教育读本》(著作) | 湖南省健康教育研究所、湖南医科大学 | 伍汉文 陈服文 康 平 肖正湘 孙振球 |
| 97 | 《家庭保健百科》(著作) | 上海医科大学中山医院、上海科技教育出版社 | 杨秉辉 任年芳 方婷媛 |

(刘晓波 贾 玲)

# 药品监督管理

**【国务院批准《国家药品监督管理局职能配置、内设机构和人员编制规定》】**《国家药品监督管理局职能配置、内设机构和人员编制规定》(以下简称“三定方案”)经国务院批准，1998年6月11日正式下发。

新成立的国家药品监督管理局为国务院直属机构，是国务院主管药品监督的行政执法机构。为了使行政监督与技术监督统一起来，坚持政企、政事分开，保证执法监督的统一、权威和公正，国务院决定，将原分散在其他部门的有关药品监督管理的职能，全部纳入国家药品监督管理局。

这次“三定”方案中明确，卫生部移交给国家药品监督管理局的药政、药检职能为：制订与修订药品管理法规及监督实施职能；制订和颁布药品、医用生物制品和生物材料的法定标准职能；审批新药、进口药品；负责药品的再评价、不良反应监测职能；核发药品、医用生物制品和生物材料的生产、经营及医院制剂的许可证职能；制订国家基本药物目录；管理麻醉药品、精神药品、毒性药品和放射性药品职能。

原国家医药管理局移交给国家药品监督管理局的药品生产流通监管职能为：对医药产品的生产、经营实行监督以及组织实施药品生产质量、医药商品质量管理规范职能；对开办药品生产、经营企业的审查和医疗器械生产、经营企业的审批职能；制定医疗器械、卫生材料、医药包装材料等产品的国家标准和行业标准并监督实施和管理特种药械职能；审核医疗器械产品的市场准入和审批医疗器械广告职能；制订医药流通法规和负责药品的行政保护职能。

“三定”方案中明确国家中医药管理局移交给国家药品监督管理局的中药监管职能为：负责中药生产经营企业开办审查、监督职能；制定中药产品的质量标准、技术标准、中药产品生产质量和商品质量管理规范职能；参与制定中药保护品种和中药基本药物目录及监管中药材集贸市场职能。

国家药品监督管理局的主要职责是负责对药品(包括中药材、中药饮片、中成药、化学原料药及其制剂、抗生素、生化药品、生物制品、诊断药品、放射性药品、麻醉药品、毒性药品、精神药品、医疗器械、卫生材料、医药包装材料等)的研究、生产、流通、使用进行行政监督和技术监督。这次“三定”方案中还明确了国家药品监督管理局承担的14项职责：

——拟定、修订药品管理法律法规并监督实施。

——拟定、修订和颁布药品法定标准，制定国家基本药物目录。

——注册新药、仿制药品、进口

药品、中药保护品种；组织制定非处方药制度，审定并公布非处方药物目录；负责药品的再评价、不良反应监测、临床试验、临床药理基地、淘汰药品的审核工作。

——拟定、修订和经授权颁布医疗器械产品法定标准，制定产品分类管理目录；注册进口医疗器械、临床试验基地；核发医疗器械产品注册证和生产许可证；负责医疗器械质量体系认证和产品安全认证工作。

——拟定、修订药品生产质量、经营质量、医疗单位制剂管理规范并监督实施；依法核发药品生产企业、经营企业、医疗单位制剂许可证。

——拟定、修订药物非临床研究质量、临床试验质量管理规范并监督实施。

——监督检定、抽验药品的生产、经营和医疗单位的药品质量、发布国家药品质量公报，依法查处制、售假劣药品的行为和责任人，监管中药材集贸市场。

——审核药品广告，负责药品的行政保护，指导全国药品检验机构的业务工作。

——依法监督麻醉药品、精神药品、毒性药品、放射性药品及特种药械。

——研究药品流通的法律法规，实行药品批发、零售企业资格认定制度，制定处方药、非处方药、中药材、中药饮片的购销规则。

——制定执业药师（含执业中药师）资格认定制度，指导执业药师（含执业中药师）资格考试和注册工作。

——利用监督管理手段，配合宏观调控部门贯彻实施国家医药产业政策。

——组织、指导与政府、国际组织间药品监督管理方面的交流与合作。

——承办国务院交办的其他事项。

在内设机构上，国家药品监督管理局设置有办公室、药品注册司、医疗器械司、安全监管司、市场监督司、人事教育司和国际合作司等七个职能司（室）。在人员编制上，机关行政编制为120名。

（王建安）

**【新药审批工作】** 1998年共批准新药1 005个，其中西药640个，中药242个，生物制品96个，体外诊断试剂27个。收审情况见附表。

**一九九八年新药收审情况**

| | 临床 | 生产 | 转正 | 补充申请 | 备案 | 合计 |
|---|---|---|---|---|---|---|
| 中药 | 316 | 185 | 9 | 27 | 122 | 659 |
| 西药 | 436 | 968 | 108 | 101 | 864 | 2477 |
| 生物制品 | 62 | 110 | 70 | 40 | / | 282 |
| 诊断试剂 | / | 131 | / | / | / | 131 |
| 共计 | 814 | 1394 | 187 | 168 | 986 | 3549 |

注：以上数据均以收审号计

（申　宁）

**【药品认证管理工作】** 1998年9月18日中央机构编制委员会批复原卫生部药品认证管理中心更名为“国家药品监督管理局药品认证管理中心”，隶属于国家药品监督管理局管理，改革了我国药品GMP认证工作几年来存在的多头分散、政出多门的体制。在国家药品监督管理局的领导下，药品认证管理中心顺利完成了体制转换，充实了领导班子，药品认证工作人员由原16人增加到26人，并开始了整章建制、理顺工作程序、扩大工作职能，积极开展药品GMP认证工作，取得显著成绩。

1. 不断总结经验、完善药品GMP认证工作标准　为不断总结工作经验，解决药品GMP认证工作中遇到的具体问题，1998年1月16日至17日，药品认证管理中心在北京召开了《药品认证检查工作座谈会》。会议邀请了卫生部药政管理局、国家医药管理局质量司、国家中医药管理局质量司及中国药品生物制品检定所和全国部分GMP检查员共计21人参加了座谈会。

为进一步规范药品GMP认证管理，1998年11月在国家药品监督管理局的领导下，药品认证管理中心积极参与了新版《药品生产质量管理规范》、《药品GMP认证管理办法》、《药品GMP认证程序》及药品GMP认证收费标准等讨论、修改工作，使药品GMP认证工作进一步适应了新形势发展变化的需要，加快了实施药品GMP认证工作的步伐。

2. 加强药品GMP检查员队伍建设　1998年2月5日至10日，药品认证管理中心在海南省三亚市举办了第四期药品GMP认证检查员培训班，培训GMP检查员22名。

为提高药品认证管理及检查员队伍素质，扩大国际间学术交流，1998年共选派药品GMP检查员、管理人员13名赴德国、英国等10个国家参观、学习、交流、探讨药品GMP认证工作经验。

3. 加强药品检验质量管理　药品检验是药品GMP认证工作的重要环节，为保证药品检验工作的质量，药品认证管理中心在认证合格的全国药检实验室中先后确定了中国药品生物制品检定所、北京市、天津市、河北省药品检验所承担GMP认证药品检验工作。1998年又组织人员到部分省级药品检验所对其技术队伍、仪器设备、检验质量等方面进行了实地考察后，又确认了上海市、江西省、河南省、山东省药品检验所，目前已增至8个药品检验所开展药品GMP认证药品检验工作。

为保证药品检验结果的真实性，检查员除在现场检查时随机抽取近两年来生产的药品检验样品外，还在市场流通领域中随机抽取。1998年共抽取了487批次药品检测样品，药品检验所出示了375份检验报告书。

4. 积极开展药品GMP认证宣传工作　1998年共发布工作简报1期；药品GMP认证公告33期；编写出版了《药品GMP认证工作手册》；在北京电视台制作了“国家质量认证知识问答”节目一套。

5. 应用计算机开展药品 GMP 认证工作　为将计算机应用到药品 GMP 认证工作中来，1998 年 5 月至 9 月与清华同方计算机公司合作，共同研制开发设计了《药品 GMP 认证计算机处理系统》软件，实现了药品 GMP 认证工作自动化，即从认证申请、资料审查、现场检查、认证检验、综合评定、审批、颁发证书、证后监督等全部过程均可使用计算机辅助完成。该“系统”还具有一些其他辅助功能：如查阅《药品 GMP 认证工作手册》等资料、电子邮件、会议管理、电子公告牌、公文管理、网上论坛、档案管理等。

为适应现代信息社会的发展，方便药品认证管理中心与外界的联络，1998 年 9 月“中心”正式申请加入了 Internet 网，并开设了自己的 E-mail 信箱。

6. 积极开展药品 GMP 认证工作　在加强药品 GMP 认证管理、人员培训、宣传报道、开发计算机管理软件等工作的同时，积极开展了药品 GMP 认证工作。为贯彻落实国务院《血液制品管理条例》，加强血液制品生产的监督管理，在国家药品监督管理局的统一部署下，1998 年第四季度对全国血液制品生产企业开展了全面的 GMP 认证工作。目前全国血液制品生产企业共 39 家，其中 2 家自动放弃 GMP 认证申请，3 家已先行通过药品 GMP 认证，6 家经国家药品监督管理局批准推迟认证期限，其余 28 家企业今年都进行了药品 GMP 认证检查。经综合评定后，已报国家药品监督管理局审批。

1998 年共受理了 140 家药品生产企业 GMP 认证申请，实施现场检查 113 次，经综合评定、审批后，有 10 种药品品种、75 家药品生产企业（车间）通过了药品 GMP 认证，获得了药品 GMP 认证证书；一家企业“推迟推荐”；二家企业“不推荐”。在颁发的 75 份药品生产企业（车间）认证证书中，有 35 份是新建药品生产企业（车间），40 份是老企业（车间）。历年药品 GMP 认证工作情况统计如下：

| | 受理认证申请（份） | 颁发企业（车间）认证证书（份） | 颁发药品品种认证证书（份） | 推迟推荐 | 不推荐 |
|---|---|---|---|---|---|
| 1995 年 10 月起 | 5 | | | | |
| 1996 年 | 20 | 2 | | 2 | 2 |
| 1997 年 | 46 | 20 | 3 | 4 | |
| 1998 年 | 140 | 75 | 10 | 1 | 2 |
| 合计 | 211 | 97 | 13 | 7 | 4 |

（国家药品监督管理局药品认证管理中心　崔　斌）

**【对外交流与合作】**

1. 建立与 WHO 的工作关系　新局运转之初，郑筱萸局长率团访问 WHO 总部。此次访问受到 WHO 的高度重视，取得了重要成果，为推进药品方面已有的合作项目，为国家药品监督管理局与 WHO 建立新的合作奠定了良好的基础。

WHO 的有关中国药品生物制品检定所关于药物不良反应项目，上海医药工业研究所抗锥虫病项目专家组，赴日本和南韩天然/传统药物考察，计算机项目的申报等工作进展顺利。

国家药品监督管理局派人与卫生部一起参加 WHO 关于修改药品战略的工作会议，并与卫生部一起积极提出建议，使大会采纳通过中国的三点建议。局内还派人参加了 WHO 有关专家会议，如 WHO/CVI 乙脑疫苗国际会议等。

根据推行 GMP 工作的需要，积极同 WHO 探讨关于 GMP 合作项目，培训检查员；为开展药品不良反应监测工作，与 WHO 商谈在药品和疫苗方面的合作。并初步得到了 WHO 的赞同和支持。

与卫生部就 WHO 方面的工作进行磋商，明确了工作原则和程序，与 WHO 驻华首席代表建立了工作关系和工作联系机制，如不定期工作例会制度，协调项目和工作事项，积极争取 WHO 的支持。

2. 中日双边交流　中日科技合作 JICA“国家新药安全评价中心”项目，在以往我方工作的基础上，圆满完成了项目申请单位变更、上报立项、审评和推进项目准备工作，与科技部和日本驻华使馆、JICA 办事处联系，力争能够尽早得到日方批准立项，使该项目进入实质性投资建设阶段。1998 年 10 月，世界卫生组织工作会议期间，国际合作司人员同日本厚生省国际部官员就今后双边合作问题进行了磋商，并与日本日中医学会建立了工作联系，与日方共同商定由日方出资邀请国家药品监督管理局 4 人 1999 年 3 月到日本作关于新药临床评价、新药审批的交流研讨、会见原厚生省官员及考察药检机构。

3. 中美商贸联委会　对中美商贸联委会医药小组的工作进行了调整。初拟了 1999 年工作计划。1998 年 12 月，派人参加了在华盛顿召开的第十二届中美商贸联委会。双方就医药小组今后的合作内容进行调整，对小组结构、人员、工作计划及其他工作事项等交换了意见并达成共识，为今后更好地开展 JCCT 医药小组工作打下了较好的基础。

4. 中法双边合作　法国卫生部药品审评委员会主席、卫生部药品局官员先后拜访国家药品监督管理局领导，并表达了愿与我方合作的意向。双方都希望两国政府药品监督管理部门之间建立紧密的联系，拟在人员培训、药品不良反应监测、信息交流、GCP、CLP监督检查交流等领域首先开展合作。

（国际合作司）

# 医药行业管理

**【医药行业管理工作】**

**一、改革医药管理体制，建立适应社会主义市场经济体制的医药管理机构**

根据国务院批准的“三定方案”，在政府机构改革中对医药管理体制进行了重大改革和调整，将原来分散在几个部门的医药行业管理职能划归国家经贸委，并组建医药司。其主要职责是：研究拟定医药行业规划、行业法规和经济技术政策，对医药行业经济运行中的重大问题进行宏观调控，指导企事业单位推进各项改革，实施行业管理，管理国家药品储备。

**二、医药司职能与设置**

医药司内设处级机构3个，另设信息统计处。

（一）综合处（企事业改革处）

研究制订医药企业改革的政策措施；推进国有企业改革，建立现代企业制度；指导国有企业扭亏、解困、减员增效和实施再就业工程；负责医药行业开办外商投资企业的审查工作；负责医药行业专项资金的管理；负责组织制定药品、医疗器械储备计划和储备品种目录；负责灾情、疫情、军需、战备药品器械的紧急调度；负责中央级国家医药储备资金的监督管理工作；指导省级医药储备工作。负责新闻宣传工作；负责司内业务综合工作及人事工作。

（二）规划发展处

研究制定医药行业发展战略，行业中长期规划和经济技术政策；实施“科教兴药”战略，制订行业科技发展规划；促进技术创新、技术进步和结构调整，指导产学研结合；引导资源合理配置。对开办生产、经营企业和重要的仿制产品定点进行备案审查；负责制订医药行业利用外资政策并适时进行调整；配合有关部门做好医药行业投资项目、对外交流、经济技术合作及政策法规的专业把关和协调工作。

（三）行业管理处

汇集、分析医药行业生产、经营动态；发布医药行业经济技术和市场信息；负责组织制定行业管理规章；培育发展和完善医药市场体系；协调工商企业生产经营重大问题；指导各种经济成分的医药商品流通活动，维护行业公平竞争秩序；指导中药材生产；负责编制重要医药商品（毒麻药品、精神药品、麝香、甘草等）的产销计划并进行监控；协调重要医药商品的进出口工作；负责全国性药品、医疗器械交易会的管理；负责医药设计的管理；负责医药行业管理人员培训工作；负责联系各医药行业协会。

另设医药信息统计处，其主要工作内容包括：负责医药行业各专业统计工作；制订或适时修订各专业统计制度并组织实施；负责医药行业经济技术统计信息的汇总、分析工作；制订医药行业信息化建设的规划方案并组织落实；指导行业信息网络建设；负责医药行业信息的对外交流。

**三、医药经济运行状况**

统计资料表明，1998年医药经济运行情况良好，医药工业总产值按可比价格计算完成1 712.8亿元，比1997年增长19.8%，其中化学药品工业1 187.6亿元，比1997年增长22.2%，医疗器械工业102.1亿元，比1997年增长2.2%，中成药工业334.9亿元，比1997年增长26.2%；工业增加值完成468.3亿元，比1997年增长14.8%（按可比口径计算）；增长速度高出全国工业平均水平5.9个百分点。批发零售贸易业的商品销售总额1 180.6亿元，比1997年增长18.18%，增长速度高出全国批发零售贸易平均水平8.5个百分点；固定资产原价1 105.3亿元，其中工业911.5亿元，比1997年增长15.8%，批发零售贸易业193.8亿元，比1997年增长6.8%；流动资产1 781.6亿元，其中工业1 247.4亿元，比1997年增长12%，批发零售贸易业534.2亿元，比1997年增长3.4%；按财务口径计算，销售收入完成2 169.4亿元，其中工业产品销售收入1 273亿元，比1997年增长12.1%，批发零售贸易业商品销售收入896.4亿元，比1997年增长5%。

1998年化学原料药总产量完成34.66万吨，虽比1997年下降3.5%，但生产总能力和总产量仍位居世界前列。主要制剂中：抗生素分装1 007 420万瓶，针剂3 794 221万支，片剂28 963 948万片，大输液176 560万瓶，胶囊4 443 680万粒。

出口产品结构无明显改善，附加值高、技术含量高的产品出口少。1998年医药工业产品出口340 161.41万美元，比1997年增长9.5%，其中化学原料药出口175 222.27万美元，占出口产品总额的51.5%，且主要以中、低档原料药为主，制剂出口43 610.61万美元，占出口总额的12.8%。原料药与制剂的出口比为4∶1。

工业实现利税165.5亿元，比1997年增长14%，其中实现利润77.22亿元，比1997年增长10.3%；工业企业亏损面为37%，亏损企业亏损总额35亿元，占利税总额的21%，比1997年增长了3%。医药批发零售贸易业实现利税23.64亿元，比1997年下降2.7%；其中利润总额3.24亿元，比1997年下降19%；销售利润率仅0.36%。批发零售贸易业的负债总计为610亿元，资产负债率高达81%。

## 四、加强国家医药储备管理，保证灾区药品及时有效供应

1998年，长江、松花江和嫩江流域遭受了严重洪水灾害。特别是长江发生了自1954年以来的又一次全流域性大洪水，松花江、嫩江流域出现了超历史记录的特大洪水。

为了保证灾区的药品供应，充分发挥国家医药储备的作用，根据国务院办公厅《关于切实做好灾区救灾防病工作紧急通知》要求，医药行业积极与卫生、民政等部门密切配合，及时掌握灾情疫情的变化，确保灾区所需药品迅速及时得到供应。在这次救灾药品供应中，总计向湖北、湖南、江西、吉林、安徽、内蒙、黑龙江和武警部队紧急调运了各类防病药品共计472个品种规格，41 907件，灭螺药100吨，总价值5 252.35万元。医药行业还组织了主题为“国有重点医药企业向灾区捐赠药品”的活动，两天时间内三九企业集团、华北制药集团、北京同仁堂集团公司等12家国有重点医药企业就捐赠药品4 700万元，深受各界好评。

各地医药管理部门也进一步完善了医药储备制度，落实储备资金。按照统一部署，组织企业安排好储备目录品种，尤其是灾区急需的呼吸道感染、肠道感染、皮肤病及眼科疾病等常见病所需药品的生产，全行业干部职工团结协作，共同努力，圆满完成了党中央、国务院交给我们的任务，并受到中直机关工委、人事部和国家防汛总指挥部的表彰。

## 五、全面实施科技兴药战略，提高医药产品技术水平和科技开发能力

过去的一年里医药行业全面贯彻实施科技兴药战略，加强人才培养，加大新产品开发的投入，提高了企业自主开发、自我创新能力。加强了企业技术改造力度，提高了企业的技术装备水平，提高了产品质量和市场竞争能力。全年新产品产值达118.4亿元，新产品贡献率达7%。

1998年1～7月全国企业申报并获批准新药670个。开发了基因重组人胰岛素、重组人生长激素等一批高新技术产品。天津天士力制药公司的“复方丹参滴丸”、上海市药材公司的“杏灵颗粒”通过了美国FDA的预审，并进入临床试验，为实现中药打入发达国家主流医药市场又迈进了一步。通过技术进步与工艺攻关，医药行业两大战略产品维生素C与青霉素的技术经济指标大大提高，从而降低了生产成本，提高了国际市场的竞争能力。

## 六、积极推进中药材生产产业化经营

医药行业按照十五届三中全会和中央卫生工作会议的要求，贯彻《中共中央关于农业和农村工作若干重大问题的决定》，积极探索发展中药材生产新模式，推进中药材生产产业化经营。黑龙江省医药管理局组织了全省中药材生产的专题调研，引起了省政府的高度重视，四家中药企业被省政府列为该省实施农业产业化的龙头企业，通过龙头企业建立生产基地，基地连接农户的做法，带动中药材生产发展。四川、贵州等长江中上游地区把药材生产同扶贫工作紧密结合起来，把药材种植与水土保持、封山育林工作结合起来，将药材生产列为本地农业生产的支柱产业来抓，并按产业化的方向发展。江苏南京金陵制药厂所需石斛在贵州建立了股份制的药材基地建设公司，专门负责药材生产的技术指导与收购；哈尔滨中药二厂与黑龙江省药材公司在河北建立了黄芩基地，有力地保证了名牌产品原料供应数量充足，质量稳定。

## 七、结构调整与制止低水平重复建设

围绕国有企业改革和脱困这个目标，为了加快医药经济结构调整步伐，坚决制止重复建设，加大宏观调控力度，努力提高医药经济运行质量和效益。提出了相应的措施：

1. 支持新产品、新剂型以及新技术、新工艺、新材料的开发与生产，医药新产品的加工应首先利用闲置的制剂生产能力，对一般的仿制原料药及制剂品种原则上不得增加生产定点和品种文号。

2. 严格限制对片剂、胶囊剂、水针剂、粉针剂、大输液5种加工能力严重过剩的一般性制剂项目和一次性注射器、输血器、输液器项目进行投资。

3. 允许并鼓励具备制剂生产条件的企业之间利用闲置生产能力开展委托加工。

4. 鼓励企业创造条件，将国内有比较优势的制剂加工能力，向境外转移，发展境外带料加工业务。

5. 建立长线产品的定期公告制度，指导企业调整产品结构。

6. 防止重复科研和技术开发。

7. 建立中药饮片及中药提取生产基地，改变中药饮片生产规模小而分散的现状，鼓励在中药材主产区、集散地、中心城市集中建立中药饮片加工基地；结合产品结构调整，提倡中药提取物集中生产，实行合理分工，实现生产的规模化、商品化、社会化。

8. 加强医药产品进口管理，防止进口产品过多过滥，保持国内医药市场基本稳定。严格药品和医疗器械的进口审批制度。坚持进口药品和器械必须是国内医疗必需、安全、有效品种的原则。凡是国内已能生产且质量和数量基本满足需要的品种，一般不批准进口，努力做到可进可不进的；不进；国内供大于求的长线产品，禁止进口。

9. 停止新设医药批发企业。目前持有“两证一照”的医药批发企业已超过16 000家，企业“多、小、散、乱”，企业规模不经济，已经成为医药市场恶性竞争无序发展的主要原因，当前要暂停审批新的医药批发企业。要对现有医药批发企业进行全面整顿，凡是达不到管理规范基本要求的要限期整改，整改后仍达不到要求的，不予换发新证。改变按行政区划设置县市公司的做法，对已经资不抵债扭亏无望的部分县公

司，按国家有关政策处理后，可不再重新设立新公司，而由邻近县市的医药企业来保障24小时内的药品供应。

10. 认真依法做好开办医药生产经营企业及增加仿制药品的生产定点的审查工作，从源头入手，制止重复建设和盲目扩大加工能力。

11. 明确跨世纪医药经济发展的思路，做好医药行业“十五”计划的编制工作。要全面认识新形势下医药发展新情况和新问题：一是在制定“十五”计划时，不能片面强调以本地资源为出发点。二是每个省、市、自治区都要从本地区实际出发，在特色发展上下功夫，发展高新技术也要从实际出发，同样不能每个地区都要上。强调要发展有地区特色的医药经济。三是改变以静态的市场预测进行投资决策的做法。

**八、积极稳妥地做好地方医药管理机构的改革，保证医药行业管理工作顺利有效地实施**

按照国务院要求，1999年将进行省级政府机构改革，省级机构改革原则上要与中央保持一致。时间上要求上半年确定改革方案，下半年实施。地市县地方政府机构改革工作由省级政府确定。经贸委发出通知要求，在地方医药机构改革期间，各地经贸委和医药管理局要主动沟通，共同负责，保证医药行业管理的稳定性和连续性，确保医药行业管理工作在机构改革过程中“不散、不断、不乱”。做好医药行业管理工作，职能是中心，机构是保证，人员是关键。各地经贸委和医药局要相互配合，根据地方政府机构改革的统一部署，在机构改革中，把医药经济运行、行业发展、医药企事业改革、中药及生化药、工商财务统计信息及救灾药品储备管理等行业管理工作的职责定好，把行业管理的任务落实好，把相应的专业人员配备好，建立精干、高效的医药行业管理机构。

**九、医药行业企业改革情况**

1998年是国有企业实现三年两大目标的第一年，各地医药企业改革工作抓的很紧，兼并、破产和职工再就业工作得到有效落实。华北制药集团公司兼并太原制药厂、东北制药集团公司减员增效工作，在地方政府支持下进展顺利；中国医药集团公司上海化试公司、广州公司的兼并项目、天津公司以及沈阳市第一制药厂等企业的减员增效项目得到全国兼并、破产和职工再就业工作领导小组的批准。

至1998年底，医药行业股份制上市公司已近40家；浙江海正药业股份公司、通化玉金股份公司发行B股的申请获得中国证监会批准；部分医药企业通过资产置换、买“壳”收购等方式获得上市公司资格。这些上市公司很好地为医药企业扩大了融资渠道，在转换经营机制等方面也起到了很好的促进作用。

在资产重组和发展战略方面，一大批医药企业取得了很大进展，在医药行业企业组织结构调整方面起到了很好地带头作用。如江西江中制药集团、重庆太极集团分别通过资产重组控股了江西东风制药公司、重庆中药有限公司，在向大集团、大公司方向发展上积极推进。

**十、医药行业协会管理与职能**

医药行业共有23家社团组织。按照国务院和民政部关于社团清理整顿工作的要求，23家社团组织均已完成清理整顿初审工作，并经民政部复审完毕。机构改革后，国家经贸委按照医药行业管理的特点，组织召开了医药行业社团组织座谈会，将尽快完成社团组织归口管理的移交工作，加大社团管理工作力度，同时，还将一部分行业管理职能委托给有关社团。经有关社团申请，已经将有关管理职能委托给3家社团。具体内容是：①委托中国化学制药行业协会组织进行化学原料药、中间体、制剂等重点品种的专项规划和有关专题的调研，提出行业发展规划意见；组织进行全国计划生育药械产销计划衔接，并编制计划草案；依据价格法承担化学制药企业价格协调和组织企业进行价格自律等6项工作。②委托全国技术市场协会组织起草医药行业“十五”科技发展规划的讨论稿；组织编制医药行业“十五”科技发展规划基础资料汇编；承担医药科技统计等6项工作。③委托中国医药企业管理协会组织进行医药行业扭亏增盈、减员增效等工作的专题调研，提出工作建议；组织进行国内外先进企业管理经验的调研、培训、交流、推广活动；组织进行医药行业优秀企业和优秀企业家的评选表彰活动等4项工作。

（国家经贸委医药司）

**【1998年全国医药工业主要经济指标排序（一）】**

| 位次 | 地区 | 利润总额 | 位次 | 地区 | 利税总额 | 位次 | 地区 | 产品销售收入 | 位次 | 地区 | 生产用固定资产 |
|---|---|---|---|---|---|---|---|---|---|---|---|
| 1 | 江苏省 | 80 704 | 1 | 广东省 | 170 672 | 1 | 广东省 | 1 702 345 | 1 | 广东省 | 896 324 |
| 2 | 浙江省 | 75 892 | 2 | 江苏省 | 167 566 | 2 | 江苏省 | 1 087 171 | 2 | 河北省 | 683 943 |
| 3 | 四川省 | 74 955 | 3 | 浙江省 | 138 308 | 3 | 浙江省 | 1 029 608 | 3 | 江苏省 | 564 118 |
| 4 | 陕西省 | 63 703 | 4 | 四川省 | 128 685 | 4 | 上海市 | 967 986 | 4 | 山东省 | 518 671 |
| 5 | 天津市 | 61 826 | 5 | 陕西省 | 106 041 | 5 | 河北省 | 848 697 | 5 | 浙江省 | 445 377 |
| 6 | 吉林省 | 60 195 | 6 | 吉林省 | 97 377 | 6 | 山东省 | 797 306 | 6 | 辽宁省 | 439 326 |
| 7 | 广东省 | 60 121 | 7 | 天津市 | 96 610 | 7 | 四川省 | 594 161 | 7 | 上海市 | 413 236 |
| 8 | 河北省 | 49 893 | 8 | 河北省 | 94 202 | 8 | 湖北省 | 568 246 | 8 | 河南省 | 326 215 |

续表

| 位次 | 地区 | 利润总额 | 位次 | 地区 | 利税总额 | 位次 | 地区 | 产品销售收入 | 位次 | 地区 | 生产用固定资产 |
|---|---|---|---|---|---|---|---|---|---|---|---|
| 9 | 湖北省 | 45 029 | 9 | 山东省 | 93 019 | 9 | 辽宁省 | 505 590 | 9 | 湖北省 | 315 639 |
| 10 | 山东省 | 41 986 | 10 | 湖北省 | 85 156 | 10 | 北京市 | 477 538 | 10 | 四川省 | 302 368 |
| 11 | 黑龙江省 | 35 169 | 11 | 黑龙江省 | 66 738 | 11 | 河南省 | 472 009 | 11 | 黑龙江省 | 280 479 |
| 12 | 北京市 | 32 432 | 12 | 北京市 | 59 842 | 12 | 陕西省 | 431 857 | 12 | 吉林省 | 277 386 |
| 13 | 重庆市 | 18 411 | 13 | 上海市 | 48 640 | 13 | 黑龙江省 | 415 145 | 13 | 北京市 | 222 869 |
| 14 | 广西自治区 | 16 217 | 14 | 重庆市 | 41 889 | 14 | 天津市 | 373 497 | 14 | 江西省 | 181 231 |
| 15 | 云南省 | 15 894 | 15 | 广西自治区 | 38 649 | 15 | 吉林省 | 351 572 | 15 | 天津市 | 178 410 |
| 16 | 河南省 | 15 106 | 16 | 河南省 | 37 915 | 16 | 重庆市 | 301 486 | 16 | 湖南省 | 158 873 |
| 17 | 海南省 | 11 666 | 17 | 辽宁省 | 33 128 | 17 | 江西省 | 241 371 | 17 | 安徽省 | 146 242 |
| 18 | 福建省 | 9 916 | 18 | 云南省 | 27 980 | 18 | 广西自治区 | 240 342 | 18 | 重庆市 | 145 507 |
| 19 | 辽宁省 | 2 808 | 19 | 福建省 | 23 806 | 19 | 福建省 | 198 799 | 19 | 陕西省 | 143 864 |
| 20 | 湖南省 | 2 320 | 20 | 海南省 | 22 582 | 20 | 湖南省 | 198 164 | 20 | 山西省 | 128 038 |
| 21 | 上海市 | 2 178 | 21 | 湖南省 | 19 729 | 21 | 安徽省 | 197 885 | 21 | 福建省 | 120 683 |
| 22 | 贵州省 | 1 743 | 22 | 江西省 | 17 917 | 22 | 云南省 | 138 533 | 22 | 广西自治区 | 112 781 |
| 23 | 青海省 | 1 214 | 23 | 贵州省 | 10 769 | 23 | 山西省 | 137 483 | 23 | 甘肃省 | 64 355 |
| 24 | 甘肃省 | 997 | 24 | 甘肃省 | 6 692 | 24 | 海南省 | 134 302 | 24 | 云南省 | 56 156 |
| 25 | 江西省 | 981 | 25 | 山西省 | 6 631 | 25 | 贵州省 | 110 479 | 25 | 贵州省 | 53 844 |
| 26 | 宁夏自治区 | —187 | 26 | 安徽省 | 4 037 | 26 | 甘肃省 | 71 857 | 26 | 海南省 | 46 903 |
| 27 | 新疆自治区 | —202 | 27 | 新疆自治区 | 3 295 | 27 | 内蒙自治区 | 60 304 | 27 | 内蒙自治区 | 44 641 |
| 28 | 内蒙自治区 | —551 | 28 | 内蒙自治区 | 3 012 | 28 | 新疆自治区 | 39 276 | 28 | 新疆自治区 | 39 303 |
| 29 | 山西省 | —2 551 | 29 | 青海省 | 2 531 | 29 | 宁夏自治区 | 22 073 | 29 | 宁夏自治区 | 16 919 |
| 30 | 安徽省 | —5 703 | 30 | 宁夏自治区 | 1 096 | 30 | 青海省 | 14 792 | 30 | 青海省 | 3 158 |

（国家经贸委医药司）

**【1998年全国医药工业主要经济指标排序（二）】**

| 位次 | 地区 | 工业总产值（不变价） | 位次 | 地区 | 工业总产值（现价） |
|---|---|---|---|---|---|
| 1 | 浙江省 | 1940 901 | 1 | 广东省 | 1693 486 |
| 2 | 广东省 | 1868 068 | 2 | 江苏省 | 1210 092 |
| 3 | 江苏省 | 1745 401 | 3 | 浙江省 | 1173 717 |
| 4 | 上海市 | 1245 291 | 4 | 上海市 | 949 312 |
| 5 | 山东省 | 1070 703 | 5 | 河北省 | 895 905 |
| 6 | 河北省 | 1054 958 | 6 | 山东省 | 774 558 |
| 7 | 河南省 | 1000 854 | 7 | 四川省 | 707 886 |
| 8 | 湖北省 | 789 491 | 8 | 湖北省 | 687 922 |
| 9 | 四川省 | 745 620 | 9 | 河南省 | 596 528 |
| 10 | 辽宁省 | 625 256 | 10 | 辽宁省 | 577 259 |
| 11 | 吉林省 | 557 602 | 11 | 陕西省 | 519 058 |
| 12 | 黑龙江省 | 538 075 | 12 | 吉林省 | 512 545 |

续表

| 位次 | 地区 | 工业总产值（不变价） | 位次 | 地区 | 工业总产值（现价） |
|---|---|---|---|---|---|
| 13 | 陕西省 | 440 837 | 13 | 黑龙江省 | 460 618 |
| 14 | 重庆市 | 367 150 | 14 | 天津市 | 352 233 |
| 15 | 安徽省 | 348 177 | 15 | 重庆市 | 291 147 |
| 16 | 江西省 | 328 834 | 16 | 广西自治区 | 285 229 |
| 17 | 天津市 | 316 790 | 17 | 江西省 | 281 765 |
| 18 | 广西自治区 | 311 862 | 18 | 北京市 | 271 987 |
| 19 | 北京市 | 276 994 | 19 | 安徽省 | 235 540 |
| 20 | 湖南省 | 240 226 | 20 | 湖南省 | 232 704 |
| 21 | 福建省 | 234 803 | 21 | 福建省 | 215 508 |
| 22 | 山西省 | 188 218 | 22 | 贵州省 | 171 120 |
| 23 | 贵州省 | 179 234 | 23 | 山西省 | 168 229 |
| 24 | 云南省 | 154 243 | 24 | 云南省 | 154 967 |
| 25 | 海南省 | 147 726 | 25 | 海南省 | 147 595 |
| 26 | 甘肃省 | 90 536 | 26 | 甘肃省 | 84 776 |
| 27 | 内蒙自治区 | 68 783 | 27 | 内蒙自治区 | 62 769 |
| 28 | 新疆自治区 | 47 565 | 28 | 新疆自治区 | 50 051 |
| 29 | 宁夏自治区 | 29 254 | 29 | 宁夏自治区 | 26 908 |
| 30 | 青海省 | 12 392 | 30 | 青海省 | 17 445 |

（国家经贸委医药司）

**【独立核算工业企业主要经济指标（一）】**

计量单位：万元

| 地区 | 企业单位数（个） | | 工业总产值不变价格 | 工业总产值 | | 工业销售产值 | |
|---|---|---|---|---|---|---|---|
| | 合计 | 其中：亏损企业 | | 当年价格 | 其中：新产品产值 | 当年价格 | 其中：出口交货值 |
| 全国总计 | 3 418 | 1 261 | 16 965 934 | 13 808 859 | 2 030 365 | 12 759 290 | 1 472 625 |
| 北京市 | 99 | 24 | 276 994 | 271 987 | 40 373 | 259 363 | 12 716 |
| 天津市 | 49 | 22 | 316 790 | 352 233 | 76 528 | 215 998 | 41 816 |
| 河北省 | 138 | 30 | 1 054 958 | 895 905 | 53 726 | 856 253 | 127 095 |
| 山西省 | 97 | 37 | 188 218 | 168 229 | 20 062 | 152 657 | 6 063 |
| 内蒙自治区 | 33 | 11 | 68 783 | 62 769 | — | 58 170 | 5 736 |
| 辽宁省 | 189 | 96 | 625 256 | 577 259 | 113 254 | 521 062 | 121 234 |
| 吉林省 | 219 | 102 | 557 602 | 512 545 | 111 323 | 410 539 | 14 144 |
| 黑龙江省 | 147 | 54 | 538 075 | 460 618 | 77 559 | 438 131 | 10 949 |
| 上海市 | 84 | 30 | 1 245 291 | 949 312 | 225 870 | 935 663 | 128 793 |

续表

| 地区 | 企业单位数（个） |  | 工业总产值不变价格 | 工业总产值 |  | 工业销售产值 |  |
|---|---|---|---|---|---|---|---|
|  | 合计 | 其中：亏损企业 |  | 当年价格 | 其中：新产品产值 | 当年价格 | 其中：出口交货值 |
| 江苏省 | 183 | 53 | 1 745 401 | 1 210 092 | 194 229 | 1 155 692 | 214 730 |
| 浙江省 | 191 | 35 | 1 940 901 | 1 173 717 | 300 307 | 1 091 413 | 290 243 |
| 安徽省 | 85 | 29 | 348 177 | 235 540 | 27 224 | 219 122 | 19 304 |
| 福建省 | 115 | 46 | 234 893 | 215 508 | 14 353 | 201 782 | 33 210 |
| 江西省 | 119 | 56 | 328 834 | 281 765 | 47 943 | 265 248 | 19 096 |
| 山东省 | 177 | 70 | 1 070 703 | 774 558 | 119 303 | 766 053 | 135 668 |
| 河南省 | 178 | 69 | 1 000 854 | 596 528 | 30 008 | 565 792 | 26 124 |
| 湖北省 | 188 | 75 | 789 491 | 687 922 | 37 139 | 648 874 | 80 817 |
| 湖南省 | 134 | 65 | 240 226 | 232 704 | 35 219 | 206 877 | 12 414 |
| 广东省 | 302 | 101 | 1 868 068 | 1 693 486 | 138 823 | 1 562 096 | 67 490 |
| 广西自治区 | 103 | 41 | 311 862 | 285 229 | 48 050 | 274 872 | 10 427 |
| 海南省 | 24 | 9 | 147 726 | 147 595 | 6 727 | 142 714 | — |
| 四川省 | 162 | 60 | 745 620 | 707 886 | 150 776 | 637 129 | 30 376 |
| 贵州省 | 119 | 53 | 179 234 | 171 120 | 22 183 | 124 738 | 828 |
| 云南省 | 59 | 12 | 154 243 | 154 967 | 23 912 | 136 537 | 4 257 |
| 陕西省 | 77 | 24 | 440 837 | 519 058 | 65 246 | 474 399 | 11 364 |
| 甘肃省 | 43 | 15 | 90 536 | 84 776 | 7 931 | 76 206 | 2 768 |
| 青海省 | 5 | 3 | 12 392 | 17 445 | 230 | 14 933 | — |
| 宁夏自治区 | 23 | 12 | 29 254 | 26 908 | 9 299 | 23 494 | 6 553 |
| 新疆自治区 | 42 | 15 | 47 565 | 50 051 | 331 | 42 664 | 10 111 |
| 重庆市 | 34 | 12 | 367 150 | 291 147 | 32 437 | 280 819 | 28 299 |

（国家经贸委医药司）

**【独立核算工业企业主要经济指标（二）】**

计量单位：万元

| 地区 | 工业增加值 | 年末资产总计 | 年末负债合计 | 产品销售收入 | 利润总额 | 利税总额 | 全部从业人员年末平均人数 |
|---|---|---|---|---|---|---|---|
| 全国总计 | 4683 445 | 23 386 660 | 14 488 024 | 12 729 874 | 772 162 | 1 654 514 | 1 141 890 |
| 北京市 | 73 443 | 1 025 563 | 431 932 | 477 538 | 32 432 | 59 842 | 25 897 |
| 天津市 | 136 273 | 629 377 | 322 918 | 373 497 | 61 826 | 96 610 | 23 530 |
| 河北省 | 275 477 | 1 762 005 | 1 206 129 | 848 697 | 49 893 | 94 202 | 66 415 |
| 山西省 | 48 856 | 323 915 | 232 090 | 137 483 | －2 551 | 6 631 | 28 812 |
| 内蒙自治区 | 15 692 | 110 962 | 83 004 | 60 304 | －551 | 3 012 | 11 022 |
| 辽宁省 | 185 705 | 1 441 378 | 1 062 041 | 505 590 | 2 808 | 33 128 | 72 874 |
| 吉林省 | 244 835 | 1 153 632 | 590 823 | 351 572 | 60 195 | 97 377 | 61 386 |
| 黑龙江省 | 134 771 | 899 686 | 680 339 | 415 145 | 35 169 | 66 738 | 44 364 |
| 上海市 | 194 931 | 1 476 875 | 1 060 535 | 967 986 | 2 178 | 48 640 | 44 062 |
| 江苏省 | 387 751 | 1 491 607 | 913 168 | 1 087 171 | 80 704 | 167 566 | 91 960 |
| 浙江省 | 413 998 | 1 365 617 | 814 788 | 1 029 608 | 75 892 | 138 308 | 62 751 |
| 安徽省 | 60 982 | 354 992 | 284 221 | 197 885 | －5 703 | 4 037 | 30 192 |

续表

| 地区 | 工业增加值 | 年末资产总计 | 年末负债合计 | 产品销售收入 | 利润总额 | 利税总额 | 全部从业人员年末平均人数 |
|---|---|---|---|---|---|---|---|
| 福建省 | 70 115 | 316 264 | 167 604 | 198 799 | 9 916 | 23 806 | 20 481 |
| 江西省 | 56 141 | 528 298 | 380 995 | 241 371 | 981 | 17 917 | 37 148 |
| 山东省 | 252 793 | 1 611 987 | 925 682 | 797 306 | 41 986 | 93 019 | 80 171 |
| 河南省 | 190 229 | 945 386 | 671 854 | 472 009 | 15 106 | 37 915 | 75 832 |
| 湖北省 | 258 668 | 883 554 | 525 100 | 568 246 | 45 029 | 85 156 | 74 405 |
| 湖南省 | 96 708 | 418 917 | 275 015 | 198 164 | 2 320 | 19 729 | 32 433 |
| 广东省 | 649 191 | 2 955 211 | 1 716 522 | 1 702 345 | 60 121 | 170 672 | 71 085 |
| 广西自治区 | 114 752 | 416 107 | 250 400 | 240 342 | 16 217 | 38 649 | 25 785 |
| 海南省 | 41 010 | 232 242 | 139 073 | 134 302 | 11 666 | 22 582 | 4 028 |
| 四川省 | 283 099 | 1 043 248 | 579 414 | 594 161 | 74 955 | 128 685 | 49 440 |
| 贵州省 | 61 107 | 219 877 | 176 591 | 110 479 | 1 743 | 10 769 | 14 423 |
| 云南省 | 75 855 | 265 734 | 142 655 | 138 533 | 15 894 | 27 980 | 10 845 |
| 陕西省 | 176 142 | 525 196 | 261 198 | 431 857 | 63 703 | 106 041 | 29 002 |
| 甘肃省 | 34 482 | 201 845 | 103 438 | 71 857 | 997 | 6 692 | 13 913 |
| 青海省 | 9 902 | 51 786 | 21 222 | 14 792 | 1 214 | 2 531 | 1 763 |
| 宁夏自治区 | 9 297 | 42 541 | 30 189 | 22 073 | —187 | 1 096 | 3 158 |
| 新疆自治区 | 18 938 | 94 990 | 66 429 | 39 276 | —202 | 3 295 | 5 494 |
| 重庆市 | 112 302 | 597 868 | 372 655 | 301 486 | 18 411 | 41 889 | 29 219 |

（国家经贸委医药司）

# 规划财务管理

**【规划财务管理工作】** 1998年，卫生规划财务工作紧紧围绕部党组的中心工作，继续贯彻《中共中央、国务院关于卫生改革与发展的决定》（以下简称《决定》），坚持服从全局，服务人民的行政宗旨，在完成日常行政工作任务的同时，重点抓了机构改革、职能转变；救灾防病条件保障；重大改革方案的调研论证；深化规划财务改革，改善卫生事业发展宏观管理和基础经济管理；加强内部自身建设等工作。

**一、积极参与重大卫生改革政策制订，推进区域卫生规划工作**

1. 积极主动地配合、真心实意地参与，做好医改相关方案的研究　年初，新一届政府组建，一系列重大改革相继出台。特别是职工基本医疗制度改革在前两年试点基础上形成明确改革目标和总体设想，迫切要求医疗卫生机构抓住机遇、深化自身改革。在部党组的领导下，规划财务司组织3个处室的力量，全力配合部有关司局工作。在调研和经济分析基础上，围绕深化医疗机构改革的一些重点环节，实事求是地分析情况，全面慎重地提出建议和可选方案。在医政司牵头组织下，形成"深化城镇医疗机构改革的若干意见（讨论稿）"。1998年，还积极地参加了卫生监督体制改革调研和方案论证工作。

2. 努力做好协调，制订《区域卫生规划指导意见》　实施区域卫生规划是《决定》提出的重要改革领域，1997年起即会同国家计委、财政部制订《区域卫生规划指导意见》，1998年厅局长会征求地方意见后，根据部党组要求，在某些重要问题上，与有关部门反复沟通、协商，最终达成一致意见，现已经三部委联合会签上报国务院。

3. 加强对区域卫生规划工作的指导 在中央《指导意见》出台前,为了推动区域卫生规划工作,自年初起,着重加强调研,总结经验,沟通信息,指导全局。采取多种形式了解各地区域卫生规划工作进展情况,并在办公厅支持下,通过《卫生工作简报》、《卫生政务通讯》,将各地卫生资源调整经验、制订区域卫生规划和配置标准等工作进展情况予以通报,以便各地相互启发、借鉴,收到较好效果。年底,借助学会、地区专题协作组的力量,会同有关司局就区域卫生规划中的社区服务等问题进行专题研讨,部领导就工作中的认识问题、组织领导问题及若干带有倾向性的问题提出了重要指导意见。从目前情况看,半数以上的省、自治区、直辖市正在艰难地、但是积极稳妥地推进区域卫生规划工作,部分地区已着手对卫生资源进行结构性调整。

**二、转变职能,强化卫生经济宏观管理和基础管理工作**

机构改革后,司内人员编制大幅压减,为确保履行职责,必须转变职能。根据规划财务工作既涉及卫生发展宏观规划管理,又具体管理了直属单位的经费、基建、国有资产、装备工作的特点,把职能转变的着眼点集中在调查研究、制订政策、规划指导、整章建制、督促检查、队伍建设等方面。

1. 加强调查研究 围绕卫生改革与发展的宏观政策和管理问题,协同有关部委、部内有关司局组织了区域卫生规划、卫生机构经济管理、后勤服务社会化、药品集中采购、医疗收费价格改革、社区卫生服务、农村卫生三项建设及三级卫生网运行机制、卫生扶贫和对口支援、部属单位经济运行分析等政策调研工作。并形成10多万字的综合调研报告专集。这些调查研究,对于全面掌握基层情况、理清工作思路、确定深化改革和加强管理的切入点、避免制订政策的盲目性,起到了至关重要的作用,同时培养和锻炼了干部。

2. 适应新的形势和机构改革后职能转变的要求,规范经济管理,加强制度建设 ①配合职工医疗制度改革和社会主义市场经济条件下完善医院财务管理的要求,会同财政部完成了《医院财务制度》、《医院会计制度》修订发布。新制度体现了成本管理和药品分开核算的要求,是新时期改革医疗机构内部核算、加强财务管理的基本手段;②根据近年来对中央和地方卫生事业单位经济管理的调研结果,拟定了《加强卫生事业单位经济管理意见》,对在建立社会主义市场经济体制过程中,卫生单位在经济管理九大领域所面临需要界定、明确和规范的问题作出了规定;③完善部内专项资金管理制度。会同纪检、监察等有关部门,先后制定了《部内专项经费管理办法》、《加强部内专项经费管理补充规定》、《卫生部预算外资金管理办法》等文件,经部党组、部务会讨论通过,将严格按照实施,以期改变以往在专项经费管理上职责不清、制度不严、随意性较大、某些环节缺乏约束的状况,提高财政性专项资金使用效益。

3. 积极推动医疗服务价格改革,加强价格管理 根据《决定》确定的原则,及时了解各地改革服务价格的做法和经验,就配合医疗保险制度改革的医疗价格改革问题,主动加强与国家计委等有关部门的协调,并形成了初步共识。坚持“两手抓”的价格管理方针,既积极推进改革,逐步解决医院补偿,又严格制止不规范收费行为,维护消费者利益。年内还会同有关部委和研究单位开展了“医疗服务收费项目规范研究”,并取得良好进展。

4. 加强人员培训 职能转变,首先要求管理观念的转变,尤其是管理人员自身素质的提高。1998年按照“九五”培训规划要求,结合日常管理工作,举办了多期卫生经济管理干部培训班,参加培训的对象有:部分卫生厅局长、卫生计财处长、地市卫生局长、部属单位院校长及职能处室领导、卫生经济研究人员等;培训内容涉及广泛的管理领域,既有结合改革与发展实际的理论培训,也有基础管理知识、技能培训,以及实现具体管理目标的专题培训等。1998年还与世界银行经济发展学院合作,正式启动培训卫生经济管理干部的“旗舰计划”培训课程,将持续3年完成一个周期的系统培训,期望通过这种有计划、不间断的培训,逐步提高卫生经济管理干部队伍自身素质和管理水平,适应卫生工作改革开放和知识经济时代的要求。

5. 结合新形势,开展卫生经济研究 1998年,继续发挥卫生经济研究所、卫生经济网络、卫生经济学会三支力量的作用,组织研究机构,围绕改革与发展的重大实践问题开展政策研究。尊重、重视并积极吸纳有关课题研究成果,如卫生总费用研究、医疗服务项目成本测算研究、医院药品管理方式研究、区域卫生规划和社区服务经济政策研究等,这些研究成果都在政策制订和行政指导方面得到了充分体现。

**三、正确履行职能,做好部门协调,争取优惠政策和物质条件,在规划指导和严格管理基础上,努力为事业发展办实事**

1. 按照保重点项目、抓竣工收尾,加强住宅建设,严格控制规模发展的方针,1998年部属单位基本建设计划完成较好,基建投资完成10.85亿元,比上年增长6%,其中住宅面积竣工26万平方米,比上年增长9万平方米,增长53%。部属单位职工住房条件继续改善。

2. 1998年部管卫生、教育、科研等事业费执行数扣除不可比因素后达到12.87亿元,比上年的10.53亿元增加22%。其中卫生事业费增长18.95%,科学事业费增长2.53%,教育事业费增加22.95%。

3. 加强对农村卫生“三项建设”宏观调控 1997年全国农村“三项建设”投资完成额达21.6亿元,1998年初会同有关部委联合召开经验交流会,明确提出打攻坚战的要求。中央“三项建设”专项资金安排对边远、贫困地区给予了较大幅度倾斜。

4. 与国家建设部等八部委联合向国务院报送科教文卫机构利用自用土地建设经济实用住房意见,

经国务院批准转发，为卫生单位建设经济适用住房提供了免征税费等各项优惠政策。

5. 争取并落实部属高校筒子楼改造工程资金9 500万元，29个项目共7.8万平方米的筒子楼改造工程已经启动。向建设部争取2 950万元京津地区部属单位工程抗震加固专项资金，并逐项审查、鉴定了18项工程，近11万平方米的加固方案。

6. 对全国卫生机构的税负情况进行调查了解，并就企业所得税、增值税与有关部门协商，及时解答地方有关卫生机构税负情况的咨询。根据《献血法》的规定，在医政司配合下，会同国家计委制订并发布临床用血收费标准，及时配合了法律的实施。

7. 加强对部临床重点学科实施的监督管理，制订了"卫生部临床重点学科重点项目终期评估标准"等管理文件，联合中华医学会专家组，对1997～1999年度53个获得专项资助的学科项目进行评估确认，以期推动部属医院技术水平提高和医学高科技人才培养。完成了为期3年总额达1 460万美元的部属医院外科技术装备项目。配合科教司对进入"211"的3所大学进行评审。

8. 加强对医院建筑设计的宏观指导，召开了"医院建筑设计及装备国际研讨会"，结合中国国情，更新医用建筑设计观念，引入现代设计思想，促进学术、技术交流。根据国务院关于加强建设项目质量管理的要求，对重点工程现场调研，抓住质量问题苗头，采取措施予以解决。

9. 继续落实对大型医用设备的宏观管理　根据部领导指示和当前的突出问题，就PET使用情况、技术发展趋势、装备配置效益等进行专题研讨，并提出装备原则与控制规划。组织专家对CT、MRI共93种上市机型进行综合评价，并向全国推荐，对规范价格、市场行为和提高采购透明度起到重要作用。按43号部长令要求，1998年审批、备案、发放8种国控大型医用设备配置许可证437个。在部领导大力支持下，采取行政手段，有效遏止了可能出现的γ刀装备过热现象。

10. 做好新形势下国有资产管理　完成200多户部属企事业单位产权登记和年检，办理2.3亿元的资产评估工作，配合职工住房制度改革，按国家有关规定审核批准179万平方米的住宅出售。协调国家有关部委顺利完成北京生物制品所改制和上市工作。年底按照国务院和部党组要求，对部属企业脱钩进行了细致的研究、协调，确保此项工作较为顺利地完成。

11. 改革专项经费管理方式，实施政府采购　会同财政部、中医药局对北京地区医疗单位锅炉改造实行专家论证，公开招标，集中采购，不仅确保了产品质量，而且为国家节省资金近2 000万元，为规范市场经济下的采购行为做了成功尝试。

12. 加大定点扶贫力度　1998年，在各司局及部属单位的大力支持下，为黑水、壤塘县建立各类经济开发性富民项目8个，建立希望小学一所，捐助失学儿童82名，并协助国务院扶贫办、四川省政府落实了大骨节病防治项目及部分卫生建设项目，得到了地方政府和国家有关部门的充分肯定。

13. 注重信息交流　年内共编制《卫生规划财务信息》、《定点扶贫简报》、《三峡对口支援简报》13期，向部《卫生政务信息》报送稿件5篇。

（刘新明　孙学军）

**【区域卫生规划工作进展】**　为贯彻落实《中共中央、国务院关于卫生改革与发展的决定》提出的改革卫生管理体制，实施区域卫生规划的要求，国家计委、卫生部、财政部抓紧制订"关于开展区域卫生规划工作的指导意见"，明确实施区域卫生规划的意义、目标、基本原则、规划内容、方法、依据，以及工作要求、政策措施和组织管理，以推动各地顺利开展此项工作。

一些城市边规划、边调整，积极开展工作，在优化卫生资源配置方面迈出可喜步伐。上海市制订了"九五"期间医疗机构设置规划指导原则，将通过实行全行业管理，严格控制二、三级医疗机构总数、床位总量，对不能达到规定指标的医疗机构要适当缩减规模、关闭或实行功能转换等措施，实现规划目标，即到2000年初步形成具有中国特色、上海特点，以市、区、县二、三级医院为医疗中心，街道、乡镇一级医院为社区卫生服务中心，功能齐全、布局合理、方便群众的卫生服务体系。青岛市利用合并、兼并、托管等多种形式，对重叠设置、职能交叉、功能相近的医疗机构进行调整，并严格控制新建卫生机构。山东省制订卫生资源配置标准（试行）。广东省成立由卫生管理人员、卫生统计、卫生经济等专业研究人员组成的区域卫生规划领导小组办公室，并提出"广东省区域卫生资源配置标准框架"。江苏省测算各类卫生人力和床位的配置标准，并确定医疗机构的设置原则，提出"九五"期间原则上在城市不新建一级以上医疗机构。河南、四川、陕西、湖北、内蒙古等省（自治区）已经开始研究制订卫生资源配置标准。福建、黑龙江、安徽等省采取不同形式，积极推动各市（地）开展区域卫生规划工作。

（于世利）

**【卫生总费用情况及分析】**　卫生部组织测算中国卫生总费用以来，先后成立了中国卫生总费用研究课题组和全国卫生总费用研究协作组。1998年，卫生部组织中国卫生总费用研究课题组对1990年以来的全国卫生总费用的增长数量和增长原因进行测算和分析，其中重点放在对1996年测算和分析工作上。

1. 全国卫生总费用情况　1990年～1996年全国卫生总费用持续增长。1996年全国卫生总费用为2853.51亿元，比1995年增加595.71亿元，人均卫生费用为233.15元，比1995年增加42.57元，卫生总费用占国内生产总值(GDP)比重为4.16%，比1995年增长0.28个百分点。全国卫生总费用的筹资结构由政府预算卫生支出、社会卫生支出和居民个人卫生支出三个部分组成。从1990年～

1996年，政府预算卫生支出所占百分比逐年下降；社会卫生支出所占百分比呈波状变化，1991年达到最高点，以后逐年下降；居民个人卫生支出所占百分比逐年上升，而且上升幅度较大。卫生总费用年增长速度加快，差距拉大。

2. 全国卫生总费用情况分析　全国卫生总费用的情况变化及形成原因是受到多方面的制约和多种因素的影响形成的，其中以人口因素、通货膨胀、卫生服务的弹性需求以及地区分布等因素的影响为主。

90年代以来，我国卫生筹资结构表现为政府预算卫生支出在卫生总费用中所占比重逐年下降，社会卫生支出缓慢增长，城乡居民个人卫生支出所占比重不断上升。政府预算卫生支出所占比重从1995年的16.97%下降到1996年的16.15%，居民个人卫生支出从50.27%继续上升为54.38%。

（1）政府预算卫生支出　政府预算卫生支出直接受国家财政收入和财政支出的影响和制约，很大程度上取决于国家财政的集中程度。改革开放以来，我国财政收入占GDP的比重不断下降，从1978年的31.24%下降为1985年的22.36%、1990年的15.84%和1995年的10.67%，1996年我国财政收入占GDP的比重第一次停止下滑，回升为10.91%。1996年我国虽然实行“适度从紧”的财政政策，但国家用于文教、科学、卫生的事业费投入仍占国家财政支出的21.53%。财政预算卫生投入力度也有所增强，政府预算卫生支出比上年增长20.32%，同年财政支出增长16.32%，我国政府卫生支出增长快于财政支出增长。

（2）社会卫生支出　社会卫生支出缓慢增长。1996年我国社会卫生支出840.72亿元，比1995年增长13.66%，增长幅度低于政府预算卫生支出和居民卫生支出增长。社会卫生支出在卫生总费用中所占比重也从1995年的32.67%下降为1996年的29.46%。一方面是受行政事业单位和企业的支出增长缓慢的影响，一方面是政府预算卫生支出和城乡居民个人卫生支出的增长较快的影响。1996年行政事业单位和企业卫生支出合计占社会卫生总支出的76.94%。这些原因对社会卫生支出产生的牵制作用，导致社会卫生支出缓慢增长。

（3）城乡居民个人卫生支出　城乡居民个人卫生支出从1990年至今逐步增长，其增长原因主要是：①医院市场经济意识增强，通过提高收费水平，扩大卫生服务量，增加业务收入和药品费用的不断增长。②居民消费结构发生变化，广大居民越来越多的注重生活质量和自我保健，健康投资意识增强。③城乡居民的收入是水平逐步提高，反映了城乡居民经济支付能力有所增强。④其他因素影响。

详见表1、表2。

全国卫生总费用的情况变化及形成原因除受上述因素影响外，还受到其他方面因素的影响，我们将进一步研究、讨论。

**全国卫生总费用测算表**

表1　（1990—1996）　单位：亿元（当年价格）

| 项目 | 1990 | 1991 | 1992 | 1993 | 1994 | 1995 | 1996 |
|---|---|---|---|---|---|---|---|
| 政府预算卫生支出 | 185.69 | 202.29 | 226.53 | 269.42 | 338.43 | 383.09 | 460.95 |
| 所占百分比（%） | 24.99 | 22.77 | 20.77 | 19.66 | 19.14 | 16.97 | 16.15 |
| 社会卫生支出 | 281.95 | 341.11 | 415.45 | 506.13 | 623.29 | 739.68 | 840.72 |
| 所占百分比（%） | 37.95 | 38.39 | 38.09 | 36.93 | 35.24 | 32.76 | 29.46 |
| 居民个人卫生支出 | 275.35 | 345.19 | 448.73 | 594.86 | 806.86 | 1 135.04 | 1 551.84 |
| 所占百分比（%） | 37.06 | 38.85 | 41.14 | 43.41 | 45.62 | 50.27 | 54.38 |

表2　（1990—1996）　单位：亿元（当年价格）

| 项目 | 1990 | 1991 | 1992 | 1993 | 1994 | 1995 | 1996 |
|---|---|---|---|---|---|---|---|
| 卫生总费用（亿元） | 743 | 888.59 | 1 090.72 | 1 370.40 | 1 768.58 | 2 257.80 | 2 853.51 |
| 占GDP百分比（%） | 4.01 | 4.11 | 4.09 | 3.96 | 3.79 | 3.88 | 4.16 |
| 人均卫生总费用（元） | 65.59 | 77.60 | 94.38 | 117.86 | 150.30 | 190.58 | 233.15 |
| 国内生产总值（亿元） | 18 547.9 | 21 617.8 | 26 638.1 | 34 634.4 | 46 622.3 | 58 260.5 | 68 593.8 |

（孟建国　赵郁馨）

**【《医院财务制度》、《医院会计制度》印发】** 由财政部、卫生部共同制订的《医院财务制度》、《医院会计制度》已于1998年下半年印发全国，并于1999年1月1日起正式实施。

两个制度的实行，将会使医院的财务状况、经营成果更加具有公允性、合法性和明晰性。将会使医院把加强经济管理、重视财务管理提高到一个更高更重要的层次上来，使医院不断地提高自身的积累和发展能力。

《医院财务制度》、《医院会计制度》改革是我国医院财务管理建设的重要措施，对我国医院改革和发展将产生重要而深远的影响。

（于 辉）

**【医疗服务成本测算工作进展】** 1996年卫生部计划财务司批准成立了卫生部卫生经济研究所卫生服务成本测算中心（设在山东医科大学社会医学与卫生政策研究所）。3年来，针对过去成本测算方法中存在的问题，该中心研究人员借鉴国际社会研究成果和国内外有关专家的意见建议，研究产生了新的医疗服务项目成本测算方法，在医院成本费用归集上采用了新思路，使其更简便和更具操作性，并与国际接轨（具体研究成果见《医疗服务项目成本核算方法》一书）。依据该测算方法编制的成本测算软件，经过全国13个省市36个成本测算点医院和个别省市的实际测算应用，效果比较令人满意。

为适应我国城镇医疗保险制度改革的需要，方便医疗保险管理部门简化付费手续、付费方法和有效控制医疗保险基金支出，测算中心在医疗服务项目成本测算方法的基础上，研究产生了医疗服务的诊次成本和床日成本测算方法，该方法与项目成本测算采用同一原始资料，并用同一测算软件完成，有利于推广和使用。

上述两种成本测算方法和计算机软件，经过测试和进一步修改完善后，将报送国家有关部门，经过审定后颁发各地施行。

该中心与世界卫生组织卫生服务系统开发商、美国Brandeis大学成本测算研究人员和瑞典斯德哥尔摩经济学院建立了联系，双方进行了密切的合作与学术往来。

中心研究人员编译完成了“发展中国家医院经济学”、“医院运行分析”和“医院成本分析：医院管理者手册”等资料。近期将由世界卫生组织资助出版《成本分析手册》一书。

今后，成本测算中心将进一步研究探索适合中国国情的病种成本测算方法及医疗服务的标准成本测算方法。

（张成玉）

**【医疗服务收费项目规范研究工作启动】** 为统一规范医疗服务收费项目，加强医疗服务收费管理，并为今后医疗服务收费管理体制改革提供依据，规划财务司委托卫生部卫生经济研究所组织有关专家，研究制订医疗服务收费项目规范。

课题工作组对部分省市医疗收费标准的制订与应用现状进行专题调研，收集了我国29个省、自治区、直辖市现行医疗收费标准，建立了全国医疗服务收费项目数据库，将收集到的30 324个医疗收费标准项目全部录入，并按专业划分为综合医疗服务项目、医技诊疗项目、临床诊疗项目和中医与民族医诊疗项目4部分、28个专业分类项目，供专家进行筛选。

筛选后的项目共计4 395个，入选项目基本达到了名称标准化、项目精简化与合理化的预期目的，为下阶段项目内涵与说明的编写工作奠定了基础。

（张成玉）

**【卫生部扶贫工作】** 1998年卫生部定点扶贫工作在部领导的直接指导下，在各司局及部属单位的积极支持下，紧紧围绕以富民到户经济项目开发为龙头，加大卫生扶贫力度，扩大、巩固教育扶贫的受益面及成效的工作重点，做了以下工作：①部领导十分重视定点扶贫工作，先后召开3次会议，指导、协调、督促各项计划的落实。②部属单位按期、足额捐献扶贫资金190余万元。③卫生部开展定点调研并派专家义诊、讲学组，于10月上旬赴两县进行实地考察，并对今后两年的扶贫工作提出攻坚建议。④年内先后扶持6个经济项目，其中，新扶持的项目是：黑水县野生蕨菜粗加工项目10万元、黄牛繁殖基地建设9万元、开发青豌豆种植项目40万元；壤塘县大棚蔬菜基地建设40万元。追加扶持的项目是：黑水县色尔古温饱工程中引水提灌工程30万元；壤塘县流动畜群项目30万元。各项目在两县均受到政府及农牧民的一致好评。⑤10月上旬，在四川省阿坝州由卫生部、省、州扶贫办联合召开了大骨节病综合治理协调会。会议确定由中央、省、州共配套启动资金400万元的治理方案及进度计划，它标志着两县大骨节病综合治理的启动。⑥继续支持卫生扶贫的延续项目是：“妇幼卫生综合项目”、“卫V结核病项目”共追加20万元。⑦为扩大教育扶贫成效，由卫生部部属单位广大职工共同捐献的希望工程资金，于10月在黑水县沙石多乡修建一所希望小学使104名儿童有了明亮的教室，用上齐备的学习用具。帮助82名失学儿童重返心爱的校园。

（孙学军）

**【中国农村贫困地区合作医疗试点工作】** 在卫生部、联合国儿童基金会（UNICEF）及世界银行的领导和资助下，中国卫生经济培训与研究网络和美国哈佛大学合作进行了《中国农村贫困地区卫生筹资与组织》的课题研究，在1996年～2000年开展农村贫困地区合作医疗干预试验研究。该项目的总目标是在中国农村贫困地区建立多种形式的健康保障制度，对不同方案进行筹资可行性和现场干预试点研究，评价其对居民健康状况、卫生服务公平性和效率的影响。具体目标为：选择10个国家级贫困县，建立起与当地社会经济发展水平相适应的合作健康保障制度；探索多种筹资模式、费用补偿与支付方式和服务模式；探索适宜的组织结构和监督管理办法以及监测评价的指标体系；提高贫困地区农民对基本预防、保健和医疗服务的利用，在不同程度上减轻因病致贫的发生；促进贫困地区基层卫生组织的建立和健全。

项目成立了课题领导小组，由卫生部曹荣桂副部长任组长，成员由国家计委、财政部、国家扶贫办公室、国务院政策研究室、卫生部等部门有关领导组成。卫生部有关司局的领导组成项目顾问组。现场工作由10个中国卫生经济网络成员单位分县负责。各试点省、县均成立了农村合作医疗领导小组。

项目实施以来已取得了阶段性成果。完成了10个贫困县的基线调查，各县拟定了适合当地情况的合作医疗方案，对贫困县各级领导和管理人员开展了培训，各县从1998年初开始实施合作医疗制度。网络各单位研究人员到各县进行多次监测，对调查取得的数据正在进行整理和分析。分别于1997年和1998年底召开了两次全国农村贫困地区合作医疗试点工作研讨会。出版印刷了试点工作专集。

通过试点工作，贫困地区合作医疗覆盖率有了明显提高，各地在工作中创造了许多适合县情、乡情的方法和措施，取得了可贵的经验和教训。卫生部和联合国儿童基金会等有关方面对今后试点工作的发展提出了要求，希望合作医疗试点工作能够得到可持续性发展，为合作医疗在全国农村的推广提供借鉴经验。

（万　燕）

**【医疗机构经济管理调研】**　1998年，开展了医院经济管理问题专题调研，主要目的切实加强医疗机构的经济管理。

本次专题调研活动对湖南、广东、四川、北京、辽宁等经济社会发展水平不一地区的近百家城市大、中、小型医院及其农村乡镇卫生院进行了实地考察，点面结合，召集医院各级管理人员座谈，听取各方面意见，广泛收集资料，结合得到的数据，总结经验，分析问题。

根据大量数据分析比较，摸清当前城市医院总体经济状况。从简单维持再生产的角度看，城市医院不但没有亏损，而且有一定的盈余；但从扩大再生产角度看，城市医院略有亏损，但亏损额不大。目前存在的主要问题是，医药费用增长较快，城市医院普遍存在高投入、高收益、效率偏低的现象。根据实地调查，对具体问题进行了详细的剖析。从药品定价、生产、流通及医院内部等各环节对目前药品经营体制中存在的问题进行了分析，并就解决药品体制问题提出3种设想方案。从加强医院内部管理角度，认为城市医院必须减人增效、转岗分流，以提高效率，努力降低社会医药费用负担，理顺医院管理机制，强化内部制度管理和经济管理，并制定其他相应配套改革措施。

本次调研活动对目前医院改革中存在的焦点和难点进行了深入调查和透彻分析，对我们了解医院真实经济运行状况，完善管理政策，强化医院内部制度，具有重要的指导作用。

（李　鑫）

**【完成部管直属企业脱钩工作】**　根据中共中央办公厅、国务院办公厅《关于中央党政机关与所办经济实体和管理的直属企业脱钩有关问题的通知》的要求，中央党政机关必须在1998年底以前与所办经济实体和管理的直属企业实现“四脱钩”（在职能、财务、人员、名称方面）。须脱钩的经济实体和直属企业主要是指各部门所办经济实体和管理的直属企业或企业集团（企业集团为母公司，其子公司和分支机构随企业集团一并处理）。工作步骤分三阶段进行：第一阶段动员部署，11月上旬完成；第二阶段清理整顿，各部门11月15日前将全部企业情况登记造册上报，11月30日前由各部门在清理整顿的基础上提出分类处理的初步意见上报（第一类，关停并和破产；第二类，交中央管理；第三类，交地方管理）；第三阶段审查批准，年底前完成。

根据以上规定和要求，参照大型企业标准，经过部党组认真研究，卫生部提出的初步意见是年底前脱钩的直属企业有中国医疗卫生器材进出口公司、中国医疗卫生对外技术合作公司、中国生物制品总公司和6个生物制品研究所及各公司分支机构共计21个全部交由中央企业工委管理。中国医疗卫生器材进出口公司和中国医疗卫生对外技术合作公司上交后合并。

（刘　莉）

**【北京生物制品研究所股份制改造并上市】**　为建立适应社会主义市场经济的现代企业制度，转换企业经营机制，促进企业发展，提高企业竞争能力，卫生部利用1997年A股股票发行指标，依据公司法和国家有关政策，与有关专家一起对卫生部直属企业的现状进行了充分论证、选择，提交部党组研究同意北京生物制品研究所为卫生部第一家股份制改造并上市的公司。该所创立于1919年，是我国研究和生产生物制品最早的单位，是集科研开发、生产销售为一体的国有大型企业。这次作为独家发起人，以募集方式设立北京天坛生物制品股份有限公司，总股本12 000万股，其中国有法人股9 000万股，由北京生物制品研究所持有，社会公开募集股3 000万股（含内部职工股300万股）。该所经中国证监会批准，按规定程序用了一年多时间进行企业改造、资产重组、产品结构调整等一系列改制工作，于1998年5月18日发行，发行价4.07元，6月16日在上海证券交易所挂牌上市，股票开盘价19.80元，募集资金1.1亿多元，较好地解决了企业资金短缺、发展后劲不足等问题。

（刘　莉）

**【明确校办产业归口管理部门及职责】**　校办产业是随着我国市场经济的建立而发展起来的，是将事业单位的科技成果转化为生产力的重要途径，是提高卫生事业单位综合实力的体现，也是弥补事业经费不足的重要措施。校办产业管理是国有资产管理的重要组成部分，国有资产管理的重点，在事业单位主要表现为对非转经后经营性国有资产的管理。即从投资行为到所有者权益的管理。目前，部直属事业单位非转经资产逐年增加，开办了300多个企业，部主管部门有责任进行宏观管理，制定相应的政策，鼓励、引导、监督企业的健康发展。但长期以来，多头管理和无人管理并存，政出多门且相互矛盾的现象时有发生。为扭转以上局面，落实部党组1992年7月18日会议纪要决定，部办公厅于1997年12月发文明确部直属事业单位兴办产业归口管理部门是计划财务司，其主要职责是贯彻国家有关产业政策，制定部属产业发展总体规划，审核审批企业设立、改制、资产重组方案，组织经验交流及国有资产基础管理工作。机构改革后，规划财务司于1998年12月在河南郑州召开了第一次部属校办产业管理座谈会。

（刘　莉）

**【卫生部政府采购进入基础设施领域】** 为强化财政专项资金支出的管理和监督，提高资金的使用效益，卫生部继对部属单位1991年危重医学领域装备、1994年临床检验装备、1996年外科技术领域装备实行政府招标采购的基础上，1998年又与财政部社会保障司和国家中医药管理局共同进行了对中央在京卫生医疗单位燃气锅炉的政府采购工作。此次共为卫生部7个单位和国家中医药管理局4个单位购置燃气锅炉35台（国产16台，进口19台），共节约资金1 985.18万元，节支比例达41.28%。这是卫生部在医疗装备领域实行政府采购之后，首次在基础设施领域进行的政府采购工作。

（陈桂芝　张　虹）

**【外科技术领域装备项目完成】** 经过1996年～1998年3年的努力，通过调查研究、专家论证、政府采购等程序，卫生部全面完成了部属47所医院的外科技术领域装备工作。共装备了进口手术灯、手术床等1 191台（件），总投资12 473万元，部拨专款5 339万元，安排贷款周转金1 880万元。

外科技术领域装备项目的完成，大大改善了部属医院的外科技术装备条件，增大了手术量，提高了手术治疗水平，减少了病人等候时间，取得了良好的社会效益。

（陈桂芝）

**【卫生部临床学科重点项目进入全面检查评估阶段】** 卫生部临床学科重点项目建设自1992年开始实施以来，已设立临床学科重点研究项目142个，国家投入资金10 157万元。目前已计划完成项目90个。

为加强此项工作的管理，促进临床学科重点项目建设工作健康顺利地发展，做好1999年临床学科项目的全面评价检查，我们在完成4所大学的34个临床学科重点项目检查评价的基础上，总结经验，完善评价内容，改进评价办法，规范评价程序，于1998年制订了“卫生部临床学科重点项目终期评价标准”和卫生部临床学科重点项目《终期自评报告》及《阶段进展报告》（以下简称《报告》）。两个《报告》内容围绕临床学科重点项目建立的宗旨，主要包括人才梯队组织、资金使用、装备管理、项目目标及项目成果、人才培养等内容。为了便于单位填写，我们编制了《书写指南》，并正式下发了“关于进行卫生部临床学科重点项目终期自评和阶段自评的通知”，要求有关单位在1999年1月30日前完成项目的自评工作。卫生部将在各单位全面完成自评的基础上，组织专家进行抽查，以进一步促进临床学科重点项目建设的发展。

（陈桂芝　张　虹）

**【《医院洁净手术室建设及技术标准》正在编制】** 近年来，随着卫生事业的不断发展，医学科学技术的不断进步，医院基础设施的改、扩建也加快了步伐，特别是洁净手术室的改造和建设更显得异军突起。但由于缺乏适用的指导标准和正确的政策引导，在洁净手术室的建设方面出现了一些问题，市场显得比较混乱，改造资金浪费大，效果差。根据这种情况，卫生部向国家计委、建设部提出编制《医院洁净手术室建设及技术标准》（以下简称“标准”）的申请并获得批准。该标准委托中国卫生经济学会医疗卫生建筑专业委员会完成。1998年召开了三次编制工作会，统一了编制思想，确定了技术路线，并在1998年北京医院建筑设计及装备国际研讨会上作了介绍。目前，正在审核汇总各参编人员提交的初稿。

（于　冬）

**【《全国卫生行业医疗器械、仪器设备（商品、物资）分类与代码》（WZB12-98）通过专家评审】** 《全国卫生行业医疗器械、仪器设备（商品、物资）分类与代码》专家评审会议于1998年9月15日在北京医科大学召开。与会同志认真审阅了该标准的报批材料，听取了该标准编制小组主要成员范宪周研究员关于编制工作的报告，经与会同志评议后形成如下意见：

1. 该标准保持了同类国际标准的系统、完整、科学、可靠，并与之的兼容性。

2. 该标准在“WZB01-90”标准基础上进行了修订，并补充收容了当今国内外最新医疗器械、仪器设备条目，具有涵括面广、信息量大、分类合理的特点。

3. 该标准总结了“WZB01-90”近8年来推广应用的经验，又有一套与之相配合的综合信息计算机辅助管理软件，故基础坚实，可操作性强。

4. 为了满足工作急需，该标准作为全国卫生行业统一核算基础标准和信息交换的共同语言，暂以行业标准执行是合适的。

经与会同志以无计名投票方式表决，全票通过，建议卫生部作为行业标准尽早颁布实施。

（王蔓莉）

**【《卫生部仪器设备管理软件》研制工作完成】** 受规划财务司委托，中国中医研究院牵头组织中国医学科学院、北京医科大学、北京市卫生局的有关人员，于1998年底完成《卫生部仪器设备管理软件》（以下简称

《管理软件》）的研制及专家评审工作。该软件是建立在1989年版“设备管理软件”的基础上，以近几年来陆续发布的《医疗卫生机构仪器设备管理办法》、《卫生部直属单位仪器设备管理制度》、《大型医用设备配置与应用管理暂行办法》等装备管理规定为新的设计基础；同时，采用了多种国家标准代码为数据库，以实现装备工作的规范化管理。根据在北京、天津等地试运行反馈，软件系统运行情况良好，完全达到设计要求。

《管理软件》在WINDOWS95下应用，具有与原设备管理软件的兼容性，可收集多项信息，完成几十种查询和统计报表，对统计分析结果具有拼图显示及使用方便等优点。

（王蔓莉）

**【中国卫生经济培训与研究网络】** 根据中国卫生经济培训与研究网络（以下简称“网络”）第二个五年计划和年度活动计划，1998年开展了如下工作：

1. 培训　1998年是世界银行与网络合作进行的中国旗舰培训计划执行的第一年，网络选择部分世界银行旗舰培训内容，在国内举办了一期网络师资培训班、两期管理干部培训班，内容为卫生系统诊断方法、卫生筹资来源与方法、政府公共补助目标人群的选择；师资赴美国参加世界银行第二期旗舰培训班；组织一期师资国外短期进修，赴澳大利亚学习卫生资源的合理配置与评价；选派师资赴国外留学，攻读卫生经济学位。

2. 科研　农村贫困地区卫生筹资与组织研究课题已进入现场干预实验阶段，10个贫困县合作医疗试点正式启动。8个中标课题的研究工作按计划顺利进行，题目为：不同支付方式对供需双方的影响；农村合作医疗的财务管理办法和会计制度；乡镇企业职工医疗保障制度研究；城市区域卫生资源优化配置研究；经济发达地区农村合作医疗保障制度研究；补偿机制对预防机构服务行为的影响因素研究；基本医疗范围界定研究；社区卫生服务研究。网络还编辑出版了《网络论文集》、《农村贫困地区调查报告》和《卫生经济学和卫生经济管理》。

3. 网络建设与管理　加强卫生经济信息网络的建设和推广应用；召开了网络第九次协调会。

（万　燕）

**【卫生计财管理干部培训举办】** 1998年《医院财务制度》、《医院会计制度》（以下简称《制度》）出台，并于1999年1月1日起在全国范围内实行。为保证两个制度的顺利、正确的实行，卫生部分别与财政部、国家中医药管理局举办了各省和直属单位两期《医院财务制度》、《医院会计制度》培训班。

两次培训班覆盖了全国（香港特别行政区、澳门、台湾除外）所有的省、自治区、直辖市和计划单列市卫生财务管理机关以及部属各医院共约600多人，其人数、规模和人员层次都是近些年来少有的。

通过培训，要在各级管理人员当中逐步树立管理观念和强化成本意识，提高财会人员业务素质，规范医院经济行为。以培训为手段，以共识为目的，这是我们两期培训工作的目标。

（孟建国　王　辉）

**【卫生部直属单位房改售房工作】** 为加强国有住房出售过程中的国有资产管理工作，防止国有资产流失，卫生部按国家有关规定，严格售房审批程序，1998年召开了京内各直属单位主管房改工作的领导会议。截至1998年12月底，两年来京内外28个直属单位（含机构调整前建制单位）共38次审批同意出售国有住房28 011套，总建筑面积1 793 581.2平方米；实际出售国有住房18 340套，总建筑面积1 184 351.9平方米，已收回售房款额27 891万元。

（孙耀宗）

**【部属院校“筒子楼”改造项目全面实施】** 1998年部直属11所大学共进行29个筒子楼改造项目，改造面积7.8万平方米，改造后面积将达到11万平方米。筒子楼改造工程总投资为9 511万元，其中国家基本建设专项资金2 397万元，国家财政专项资金2 812万元，学校自有资金4 302万元。截止1998年底，有20个筒子楼改造项目正在施工中，另有9个改造项目计划于1999年初陆续开工，并于1999年底全部完成。届时将有2 260户带眷青年教师告别筒子楼喜迁新居，部属高校将顺利完成党中央、国务院提出的不把高校筒子楼带入下个世纪的任务。

（齐贵新）

**【成功举办'98北京医院建筑设计及装备国际研讨会】** 国家计委，卫生部、建设部的5个司局委托中国卫生经济学会医疗卫生建筑专业委员会于1998年10月22日～25日在京举办了'98北京医院建筑设计及装备国际研讨会展示会暨第二届医院建筑设计及装备国际研讨会。

本届研讨会有来自美国、日本、德国、瑞典、芬兰等国家，港澳台地区，以及全国各省市卫生行政单位、各大设计院、各医院的600多名代表参加。

研讨会就医院建筑总体规划与设计，环境空间设计，洁净手术室，中心供应室，医用气源及医院水、电、空调等专业设计，以及新建医院个例分析等进行了深入研讨，提出很多新鲜、有价值的设计观念和方法，特别在医院建筑的功能学、卫生学、环境学的评价方面讨论得十分深入。

（于　冬）

# 健康教育与新闻出版

**【健康教育工作】** 1998年，全国健康教育工作在救灾防病健康教育、全国九亿农民健康教育行动、控烟、大众传媒、城乡社区、工矿企业、创建卫生城市的健康教育和国际合作项目工作方面取得新进展。

**一、继续推进全国九亿农民健康教育行动**

“全国九亿农民健康教育行动”(以下简称“行动”)完成并下发了有关钩、蛲、蛔等寄生虫病及其防治，淋病、忧郁症等2部6个节目的录像片；肝炎、流感、农药使用保健常识等4个节目的录音带；对《冠心病的防治》、《献血》等5个知识脚本进行了审定。截止到1998年底，共制作健康教育录像带22部，133个节目；录音带5盘，25个节目，向全国近3 000个地县下发6.6万和1.5万盘（盒）。

“行动”试点工作由全国“行动”办与河北、福建和陕西省“行动”办合作实施，分别在河北省晋州市、井陉县，福建省龙岩县和陕西省兰田县设立三级联合监测试点，监测人口达数万人。为确定音像传播材料主题，在1市3县进行了卫生知识需求调查，并完成了“行动”专题片收视情况调查。在被调查的3 539人中，男性占53.5%，女性占46.5%；文化程度初中以下为77.6%；对“行动”的知晓率达70.4%；经常收视的占41.8%；在一次性收视的人群中，有88.6%的人能答对片中的内容。

由全国九亿农民健康教育行动办公室与湖南省九亿农民健康教育行动办公室联合编辑出版的《九亿农民健康教育读本》(简称:《读本》)已发行7.5万册。该书获中宣部“五个一工程”奖后，又被评为卫生部1998年科技进步三等奖。在湖南省宣传部、卫生厅、出版局等6个部门的倡议下，全省范围内开展了《读本》有奖读书知识竞赛活动。在今年发生的洪涝灾害期间，加强了《读本》普及，灾区群众踊跃参与，为防止灾后疫病的发生发挥了作用。

**二、社区健康教育与健康促进取得进展**

各地在开展社区卫生服务的实践中，对做好健康教育与健康促进工作做出了许多有益的探索。中国健康教育协会社区健康教育专业委员会组织召开了全国社区健康教育理论研讨会，交流了各地的经验和做法。深圳、北京、吉林、大连等省市的社区健康教育已由知识普及向行为干预转化，为城市社区卫生服务的开展发挥了重要的作用。杭州市小营巷街道健康教育领导小组和健康教育协会采取街道卫生院派医务人员常驻街道，分管社区健康教育活动的做法，受到世界卫生组织西太区的关注，并由西太区出资开展了《社区健康教育骨干培训方法和效果研究》的合作项目；上海市人民广场街道以健康教育为龙头，推进社区卫生服务，促进了地段医院在服务方式上转变；江苏无锡市清场街道在开展社区健康教育工作中，与创建文明小区相结合，先后被评为“全国模范文明住宅小区”和“全国爱国卫生先进单位”；天津市以健康教育为主导的社区慢性病综合干预模式，使居民的卫生知识知晓率和健康行为形成率明显高于其他社区。脑卒中、冠心病的死亡率有显著下降。

**三、发挥传媒优势，普及卫生知识**

运用大众传媒普及卫生知识是开展健康教育的重要方式。全国爱卫会、卫生部与广州等40余家电视台联合制作了52集大型综艺性健康教育电视系列节目《生命在你手中》。该节目内容广泛，包括了人们日常生活、工作各方面所遇到的卫生问题，以寓教于乐的方式，传播卫生知识，受到广大群众的欢迎。卫生部有关司局、卫生系统在京的著名专家及有关省市的专业权威人士约90多人次参与了节目脚本制作和现场拍摄，保证了节目的科学性和权威性。全国31个省、自治区、直辖市的160多个地级以上电视台每周播放一集，覆盖人口达5亿多。

由贵州省卫生厅和贵州人民广播电台共同创办的贵州健康广播电台正式开播，全天播音16小时，覆盖全省80%的地区，成为继山西、广东、四川、浙江之后的全国第5家卫生类专业广播电台。

**四、工矿企业健康教育与健康促进工作**

工矿企业健康教育与健康促进工作以生产建设为中心，以提高职工自我保健能力、维护职工健康和保护劳动力为目的，近年来有较大发展。宁波镇海炼化公司在4万多职工中广泛深入地开展健康教育和健康促进，使企业生产、生活环境质量不断改善，职业人群文明卫生意识和健康水平有了较大提高，并在以往工作基础上制定和实施了《镇海炼化公司1998-2000年实施“中国工矿企业健康促进工程”和三年规划》，在当地大中型企业中产生很大影响，带动了镇海区10家大中型企业开展健康教育与健康促进活动。

为了提高工矿企业健康教育与健康促进工作的水平，积极推进“工矿企业健康促进工程(简称:工程)”的实施，已将“工程”纳入了工矿企业卫生先进单位的评选标准。山东胜利油田、长春第一汽车制造厂、平朔煤炭工业公司、武汉长江轮船公司等一批企业踊跃参与，举办培训班和研讨会，推动了工矿企业健康教育与健康促进的开展。

**五、创建国家卫生城市工作中**

**的健康教育**

健康教育是创建国家卫生城市和卫生城镇活动中的重要内容。修定后的《全国城市卫生检查评比标准》在健康教育各项指标中,强化了健康教育主管部门的政府行为,对健康教育的网络采用了量化的指标;提出了健康教育在社区卫生服务中的任务;积极推进国家教委制定的"学校健康教育评价方案",增加了对市属中等职业学校的要求;对医院、工厂、公共场所和机关等重点人群的健康知识和行为提出了高于城市居民的要求;大众传媒健康教育加入了免费播放"九亿农民健康教育行动"节目和承担社会健康教育的义务;控烟健康教育突出了立法和创建无烟草广告城市的指标。健康教育指标重点考察健康教育的管理体系,其他各项指标列入健康行为的参评指标。

从辽宁、甘肃、陕西、浙江、宁夏等14个开展自查的省区了解到,省市各级政府重视并加强了对健康教育工作的领导,纳入了当地经济发展规划,成为各级政府的目标责任,加大了对健康教育工作的投入。如辽宁省1996年人均健康教育经费为0.056元,1997年达到0.063元,1998年达0.084元,实现了"九五"规划的要求。全省14个市健康教育所都配有计算机和摄录放机等设备;宁夏自治区在所查5个城市中,社区健康教育工作都有计划,有专兼职人员。经测试,居民卫生知识知晓率达84.1%,卫生行为形成率达63%;中小学依照"学校健康教育评价方案"开展自评,推动了学校健康教育工作的落实;医院健康教育已开始实施计划设计和评价。

（李长明　陶　金　侯培森）

**【控烟工作】**　1998年5月31日是第11个世界无烟日,主题是:"在无烟草环境中成长"。全国爱卫会发出"关于开展第11个世界无烟日活动的通知",要求各省市和有关部门积极开展工作,为青少年和儿童的健康成长创造一个无烟草的环境。全国人大常委会副委员长吴阶平题词"重视环境治理,保护青少年健康"。张文康部长发表了"培养健康文明的新一代"的文章,希望青少年成为不吸烟的文明新一代。

5月28日,全国爱卫办和中国吸烟与健康协会邀请首都控烟专家和新闻媒体就"在无烟草环境中成长"这一主题进行座谈。大家一致认为,为青少年创造一个无烟草的学习、生活环境是全社会的责任。

1998年各地控烟工作显示出新的特点,在控烟工作方式上注重了3个结合:一是坚持控烟工作与无烟日活动相结合,不断提高公民的健康意识;二是与"创建国家卫生城市"工作相结合,强化了控烟工作的政府行为;三是与国际健康促进和戒烟活动相结合,推进我国与国际控烟工作同步发展。在控烟教育方法上,对成年人进行正面教育和引导;对中小学生、未成年人继续进行严格限制。开展的主要工作如下:

1. 加强领导,推动控烟工作的全面开展　广东、湖北、大连等省市政府和爱卫会把控烟工作列入了工作规划和年度计划,加强领导,常抓不懈。山西、山东省和重庆市开展了"百名省、厅级领导签名倡议戒烟活动";天津市爱卫办、卫生局、教育局、工青妇等9个部门联合发出"控制烟草蔓延,创建健康文明环境"的倡议;北京、上海、成都等城市发起了"不向未成年人出售香烟"活动。广西、新疆自治区人大以及区、地(市)、县的主管领导都参加和视察了当地"无烟日"活动。

2. 青少年控烟成为学校实施素质教育的重要内容　各地各级教育部门在开展健康促进学校和创建无吸烟学校活动中,把禁烟教育与品德教育融为一体。湖北省宜昌市在大专院校开展了"告别香烟"活动;重庆市百名少年举行了百米长卷书画控烟活动。

3. 大众传媒加大控烟宣传力度　中央电视台新闻节目及时报道控烟活动,《生活》栏目播出控烟专访;广州等40家电视台拍摄的《生命在你手中》专题——"放下手中烟"在全国169个地级以上电视台播放。各大报纸围绕"世界无烟日"主题刊登了大量控烟文章。

4. 加强监督,坚持执法　全国爱卫会、卫生部等6部委《关于在公共交通工具及其等候室禁止吸烟的规定》发布一周年,交通、铁道、民航等单位以及各省市结合本部门和当地实际,组织贯彻实施,加强了宣传和干预,开展控烟检查评比和监督执法。截止到1998年底,全国已有82个县以上城市颁布《公共场所禁止吸烟的规定》。

5. 参与和组织国际戒烟竞赛　1998年国际禁烟竞赛是全球第3次较大规模的戒烟活动,吸引了欧、美、亚洲等50多个国家参加,参赛人数达20万。全国爱国卫生运动委员会办公室、卫生部疾控司组织了本次参赛工作。天津、上海、洛阳、濮阳、威海、柳州6城市38 386人参加了竞赛。曹荣桂副部长出席抽奖仪式,并抽出柳州市代表中国参加国际戒烟竞赛大奖抽奖活动。

6. 开展无烟草广告城市和无吸烟单位评选活动　截止到1998年底,在全国已评选出10个无烟草广告城市;广东、海南、甘肃、内蒙、河南、新疆、宁夏等省、自治区又上报了6个无烟草广告城市。天津市在开展"千、百、万控烟活动"中评出130个戒烟单位,1223个戒烟家庭,1万多名戒烟个人。1998年中国吸烟与健康协会评出无吸烟学校优秀校长23名,全国控烟积极分子13名,全国宣传控烟优秀新闻单位42家。

7. 响应WHO控烟号召,组织"中国烟草与健康"研讨会及有关活动　近年来,WHO在全球大力倡导控烟工作,1998年5月推出了"无烟倡议行动"。在11月WHO总干事布伦特兰博士访华期间,控烟工作成为她与江泽民主席、朱镕基总理和张文康部长会谈的一项重要内容。为响应WHO的号召,做好我国的控烟工作,在清华大学举办了"创无烟环境,建绿色校园"活动,布伦特兰总干事参加了启动仪式,并在万人戒烟横幅上签名,表示对中国控烟工作的支持。随后在北京医科大学举办了100多人参加的"中国烟草与健康研讨会",布伦特兰博士出席了会议。

在研讨会上，卫生部基层卫生与妇幼保健司介绍了我国近年来控烟工作取得的成就。中国医学科学院刘伯齐教授介绍了在100万人群中进行的吸烟死因回顾调查。结果显示，35岁～69岁男性吸烟者恶性肿瘤死亡危险较非吸烟者高51%，慢性阻塞性肺病死亡危险高31%，心血管疾病死亡高15%。中国预防医学科学院杨功焕教授介绍了“中国25万人吸烟与健康的前瞻性研究。5年追踪观察表明，归因于烟草所致的死亡占男性成年总死亡的12%，吸烟开始年龄与总死亡率呈明显的剂量—反应关系。WHO无烟倡议行动项目主任Yach博士阐述了WHO加强控烟工作的理由和今后的打算。WHO估计目前每年有350万人死于与吸烟有关的疾病，到2030年预计将增加到1000万，现在世界上有11亿吸烟者，亚洲的吸烟人数最多。烟草消费是不良经济，烟草危害环境。WHO今后将全力推动各成员国开展控烟工作，重点是青少年控烟。最后，彭玉副部长在研讨会上致答辞，表示积极支持WHO在全球开展的控烟工作，对于WHO把中国列入“青少年与控烟”项目中表示感谢，并表示我国的控烟工作要根据具体国情，借鉴各国控烟经验，采取适当的策略和措施，积极稳妥地推进全民控烟工作，在大力开展全民控烟健康教育，重点做好青少年控烟的同时，努力推动各级医务人员、公务人员和教师的控烟工作。

（杜绍雍　侯培森）

**【中国吸烟危害研究最新信息通报会】** 中国预防医学科学院、中国医学科学院与英国牛津大学于1998年11月19日共同召开了“中国吸烟危害研究最新信息通报会”。本研究是由中英科技人员共同合作完成。中英医学专家同时在北京和伦敦向公众通报有关中国目前与未来吸烟死亡最新研究结果。调查研究结果显示，目前中国每年与吸烟有关的死亡人数接近100万，下世纪每年将增至近300万。目前中国烟民达3亿之众，按此状况持续下去，最终有1/2的烟民将因患与吸烟有关的疾病而过早死亡。研究还发现，虽然中国吸烟的总危害与西方相似，但所造成的疾病分布有较大差异。

卫生部疾病控制司、科教司、医学科学院和中国吸烟与健康协会等十几个单位派员参加了会议，中外记者67人与会。4位主要研究人员分别报告了西方国家吸烟危害研究情况、中国100万人吸烟与死亡回顾性和25万人吸烟与死亡前瞻性研究结果和全国吸烟行为调查结果。会后许多报刊对通报会进行了报道。

（中国预防医学科学院科技处）

**【举办首届海峡两岸健康教育研讨会】** 1998年9月在昆明成功地举办了“首届海峡两岸健康教育学术研讨会”。台湾方面的7位专家和专业工作者、大陆近30位专家和专业工作者就21世纪的健康教育发展趋势、青少年健康教育、慢性病健康教育、性病健康教育等题目进行了研讨。许多大陆的专家和专业工作者认为与台湾同行交流是相互学习的好机会，由于语言没有障碍，文化背景一样，效果很好。两岸专业人员都认为，两岸交流有许多有利条件，今后应该增加交流机会，促进健康教育事业的发展，使健康教育更好地为两岸中国人民的健康服务。

（田本淳　侯培森）

**【中国/联合国儿童基金会健康教育项目工作新进展】** 中国/联合国儿童基金会健康教育项目自1990年立项以来逐步得到发展，项目省由最初的12省24个项目县发展到18个省60个项目县。

为了更好地开展项目工作，1998年健康教育项目在项目管理方面做了适当调整，加强了卫生部有关司局对项目的直接领导，积极与儿基会加强联系，并提出将项目工作与当地农村社区健康教育、主要疾病的防治工作、九亿农民健康教育行动及其他国际合作项目相结合的工作方式。使各项目省在项目经费投入有限的情况下，调动地方积极性与地方资源。1998年项目工作的重点是把原有60个项目试点县确立的《生命知识》传播模式推广到18个项目省的215个县。在项目工作会议后，各省开展了省、县级社会动员与《生命知识》培训班，相继培训县、乡级有关领导和人员近5 000人。许多项目推广县专门成立了《生命知识》传播领导小组，推动县、乡、村社会动员及培训工作。项目地区开展了以人际传播为主，大众传播为辅的《生命知识》传播活动。以村医为主的传播者通过散发传单、折页、入户宣传、集中讲解等形式向目标妇女传播《生命知识》，同时在县、乡级定期播放有关《生命知识》的音像节目。

（安家敖　侯培森）

**【牙防新长征活动结束】** 按照卫生部原部长陈敏章同志提出的在我国贫困和偏远地区开展一次牙防新长征活动，把牙病防治工作进一步推向广大农村地区的倡议，1997年8月牙防新长征正式启动，由口腔医学专家、牙病防治技术人员组成的牙防队按照红军长征的路线，深入县、乡、村直接面向基层卫生人员和广大群众开展牙病防治的宣传、培训、查病治病。整个活动涉及13个省70多个县。一年来，①牙防新长征活动目标县都成立活动领导小组，卫生厅主管厅长担任组长，围绕群众急需的问题，调查口腔卫生现状，制定切实可行的计划，明确责任制，层层抓落实。②全国牙防组成立了6个专家组，举办了4期培训班，培养了128名技术人员。提供130套设备材料和价值6万元的口腔保健用品，开展了用于龋齿治疗的非创伤充填技术。不少目标县成立了防治中心，完善了牙病防治网络。③印制牙防新长征宣传画4种15万张，编辑300套口腔保健知识录像片，印刷了3 000册牙防新长征工作手册，目标县中近二分之一的学校开设了口腔教育课，85%以上的学生接受口腔健康教育，有些还采取万人刷牙签名、口腔保健宣传车等形式，进行社会动员。④把牙防新长征活动与争创全国牙防先进县结合，云南的鹤庆、宾川，贵州的遵义等地在牙防新长征活动中通过了第3批全国牙防先进县的验收。1998年9月在革命圣地延安新长征活动宣告胜利结束。目前各地正在总结牙防新长征的经验，推广巩固防治成果。

（张 立）

**【卫生期刊清理整顿工作基本完成】** 从1998年9月开始至12月底，卫生部新闻宣传主管部门对卫生部主管的卫生期刊进行了清理整顿，基本查清了由卫生部主管的卫生期刊253种，并按科学技术部的要求填报了《科技期刊基本情况调查表》。这次清理整顿为科学、公平、公正、规范管理卫生期刊打下了基础。

（余永明）

**【《卫生部卫生报刊管理办法》座谈会在京召开】** 1998年10月23日《卫生部卫生报刊管理办法》座谈会在京召开。卫生部为促进卫生报刊的繁荣与发展，加强卫生报刊管理，组织起草《卫生部卫生报刊管理办法》，从原政策法规司负责起草到办公厅继续修改完善已历时3年，十易其稿。第十稿是在卫生部机构改革后，办公厅新闻宣传处根据新机构以及机关职能转变的特点提请有关专家讨论修改的。有关专家认为：卫生报刊工作是卫生事业的重要组成部分，在宣传党和国家的卫生工作方针、政策和法律、法规，传播医药科技信息，交流学术、技术动态，普及卫生防病、保健知识，努力为保护和增进人民健康服务发挥了重要作用；只有依据法规和科学规范、公平公正管理卫生报刊，才能提高报刊的质量；卫生报刊要坚持正确的舆论和理论导向，自觉遵守国家有关宣传纪律和出版要求，更好地为卫生事业服务。

（余永明）

**【第11届中国图书奖医药图书获奖书目】**

| 书名 | 编著者 | 出版单位 |
|---|---|---|
| 现代创伤学 | 黎鳌 | 人民卫生出版社 |
| 全身CT诊断学 | 曹丹庆 蔡祖龙 | 人民军医出版社 |
| 现代骨科手术学 | 朱盛修 | 科学出版社 |
| 血管生物学 | 韩启德 文允镒 | 北京医科大学 中国协和医科大学联合出版社 |
| 眼外伤学 | 张效房 杨进献 | 河南医科大学出版社 |
| 康复指导丛书 | 邓朴方 | 华夏出版社 |
| 中国藏药 | 左振常等 | 上海科技出版社 |

（林 靖）

**【1998年获国家科技进步奖的医药科技著作】**

| 书名 | 编著者 | 出版单位 |
|---|---|---|
| | 二等奖 | |
| 实用内科学 | 戴自英 林兆耆 陈灏珠 丁训杰 | 人民卫生出版社 |
| | 三等奖 | |
| 黄家驷外科学 | 吴阶平 裘法祖 | 人民卫生出版社 |
| 头部CT诊断学 | 吴恩惠 张云亭 白人驹 | 人民卫生出版社 |
| 中医大辞典 | 李经纬 区永欣 余瀛鳌 邓铁涛 蔡景峰 | 人民卫生出版社 |
| 现代肿瘤学 | 汤钊猷 朱世能 曹世龙 赵森 沈镇宙 | 上海医科大学出版社 |
| 药物分析 | 安登魁 张正行 盛龙生 潘清海 郎久丰 | 济南出版社 |

（林 靖）

**【乡村医生优秀教材获奖书目】**

| 书名 | 编著者 | 出版单位 |
|---|---|---|
| | 一等奖 | |
| 解剖学与组织胚胎学 | 于频 | 人民卫生出版社 |
| 内科学 | 刘国良 王宏达 | 人民卫生出版社 |
| 外科学 | 何三光 张宠惠 | 人民卫生出版社 |
| 微生物学与寄生虫学 | 周正任 | 人民卫生出版社 |
| 流行病学 | 车锡堀 | 人民卫生出版社 |
| 农村卫生学 | 祖国栋 | 人民卫生出版社 |
| | 二等奖 | |
| 生理学与生物化学 | 孙丽华 | 人民卫生出版社 |
| 诊断学 | 赵丽娟 | 人民卫生出版社 |
| 儿科学与儿童保健 | 魏克伦 | 人民卫生出版社 |

续表

| 书名 | 编著者 | 出版单位 |
| --- | --- | --- |
| 皮肤性病学 | 宋方吉 | 人民卫生出版社 |
| 病理学 | 宋继谒 | 人民卫生出版社 |
| 妇产科学 | 高际天　董慧英 | 安徽科技出版社 |
| 中医学（上、下册） | 周　萍 | 湖南科技出版社 |
| 临床药物学 | 龚　塘　吴中泰 | 江苏科技出版社 |
| 实用语文 | 郭常安 | 浙江科技出版社 |
| 卫生保健学 | 陈锦治等 | 江苏科技出版社 |
| | 优秀奖 | |
| 乡村医生系列教材 | 中国乡村医生培训中心 | 人民卫生出版社 |
| | 特等奖 | |
| 农村妇幼卫生岗位培训教材 | 王凤兰 | 北京医科大学中国协和医科大学联合出版社 |

（林　靖）

**【第11批全国优秀畅销书医药科技著作】**

| 书名 | 编著者 | 出版单位 |
| --- | --- | --- |
| 实用内科学（上、下） | 戴自英　林兆耆　陈灏珠　丁训杰 | 人民卫生出版社 |
| 黄家驷外科学（上、下） | 吴阶平　裘法祖 | 人民卫生出版社 |
| 诸福棠实用儿科学（上、下） | 吴瑞萍等 | 人民卫生出版社 |
| 色盲检查图（第五版） | 俞自萍 | 人民卫生出版社 |
| 内科疾病鉴别诊断学 | 邝贺龄 | 人民卫生出版社 |
| 实用中药彩色图谱 | 阎文玫 | 人民卫生出版社 |
| 临床心电图学（第五版） | 黄　宛 | 人民卫生出版社 |
| 人体解剖彩色图谱 | 郭光文　王　序 | 人民卫生出版社 |
| 超声医学（第三版） | 周永昌 | 科技文献出版社 |
| 中国奇方全书 | 田凤鸣 | 科技文献出版社 |
| 中国秘方全书（第二版） | | 科技文献出版社 |
| 心电图精萃 | 张文博 | 科技文献出版社 |
| 年轻父母必读 | 于庭芝等 | 金盾出版社 |
| 育婴常识300问（第二版） | 张蔼丽 | 金盾出版社 |
| 中华人民共和国药典（1995年版二部） | 药典委员会 | 化工出版社<br>广东科技出版社 |
| 按摩手足保健法（第二版） | | 上海科技出版社 |
| 临床症状鉴别诊断学（第三版） | 李宗明等 | 上海科技出版社 |
| 芦荟的妙用 | | 上海科普出版社 |
| 灵芝治百病 | | 上海科技文献出版社 |
| 家庭医学百科 | | 上海科技文献出版社 |
| 袖珍青草药彩色图谱 | 赵秀贞 | 福建科技出版社 |
| 产前产后300问 | 赵玉慧 | 福建科技出版社 |
| 健康怀孕40周 | 马　骏 | 山东科技出版社 |
| 现代中西医结合丛书（5册） | 程丑夫等 | 湖南科技出版社 |
| 中国民间百草良方 | | 湖南科技出版社 |
| 袖珍中草药图本 | | 湖南科技出版社 |
| 新编实用药物手册 | 陈孝治等 | 湖南科技出版社 |
| 古传中医名方新用 | | 广西民族出版社 |

（林　靖）

【《中华本草》精选本正式出版发行】 根据中医药界的6位全国人大代表和政协委员的提案，国家中医药管理局经过积极的筹备，于1988年将“《中华本草》修订研究”列为局级重大科研项目，研究部署《中华本草》的编撰工作，于1989年正式启动。

该书筹备编纂以来，受到了国家领导人的高度重视，并作为卫生部向中华人民共和国国庆50周年献礼项目之一。该书由卫生部原副部长胡熙明任编纂委员会主任委员，卫生部副部长、国家中医药管理局局长张文康任常务副主任委员，南京中医药大学宋立人研究员任总编，吴贻谷研究员任总审定，当代中医药界有关学科的著名专家任副总编，下设10个专业编委会，全国60多个医药院校及科研院所的500多名专家协同编纂。

为了配合国家中药现代化科技产业行动计划的实施，满足科研和临床的需要，加速中医药走向世界的进程，《中华本草》编委会从全书的8 000余味中药中选择其中最常用的535种中药，先行编辑成为《中华本草》精选本，于全国九届人大和政协第一次会议召开前夕，由上海科技出版社出版。

1998年2月28日国家中医药管理局在北京人民大会堂举行了《中华本草》精选本首发式。国务委员彭珮云、全国政协副主席何鲁丽、卫生部副部长、国家中医药管理局局长张文康、江苏省副省长王珉、卫生部原副部长、《中华本草》编委会主任委员胡熙明、国务院新闻出版署副署长杨牧之，以及国家科委、国家中医药管理局有关领导出席了会议。

《中华本草》精选本对我国几千年来的本草文献作了全面的整理和筛选，在继承传统本草的基础上，通过整理和提高，做到融会新知，发皇古义，对古代药用品种进行了详实考订，阐明了历代药物品种的演变情况，纠正了古今药物品种混乱现象，书中引入了化学成分、药理、药材、制剂、栽培、临床报道等内容，附插图1 383幅，篇幅600余万字，条目项目齐全，内容丰富，是《中华本草》全书的核心组成部分。

《中华本草》精选本的发行对进一步提高我国中药研究水平，促进中医事业的发展，具有重大的学术价值和深远的历史意义。

（赵　明）

# 国际交流合作与外资利用

【国际合作与对外交流】

**一、卫生外事为我国外交路线服务方面**

1. 积极参与国际事务　发挥我国作用　卫生部组团参加了第51届世界卫生大会，第101届、102届WHO执委会会议，第7次UNAIDS规划协调委员会会议，第2次UNAIDS主题会议、第12届世界艾滋病大会，第49届西太区会议等重要会议，我与会代表宣传我国卫生成就与方针政策，积极参与重要议题和决议的讨论，如世界卫生组织区域正规预算调整、21世纪人人享有初级卫生保健政策、组织法修订、全球艾滋病监测系统的建立、修订药物战略、世界卫生组织改革和一些重要技术议题的审议。对一些涉及发展中国家正当权益和公正合理的国际政治、经济新秩序、以及涉及我国重要利益的议题，还主动要求参加会下磋商。中国代表团的不少观点被纳入会议决议，体现了我国参与国际卫生事务的作用。

2. 发展多边与双边友好关系　营造有利的建设环境　接待了厄立特里亚、斯洛伐克等7国卫生部长的访华，利用克林顿总统访华的机会，张文康部长和克林顿夫人出席了在北京医科大学举行的“中华人民共和国卫生部北京医科大学与美利坚合众国卫生与人类服务部疾病控制与预防中心关于开展预防出生缺陷、残疾和因环境因素造成的健康危害研究的合作意向声明”仪式；接待了包括世界卫生组织前总干事和现任总干事布伦特兰在内的7批高级国际组织官员的来访，接待了周边国家考察与进修团；组织了16批部级代表团对重点大国、发展中国家和邻国的出访，其中同芬兰、塞浦路斯、马耳他、古巴和也门等5个国家签署了新的卫生合作协议，同美国和英国续签了卫生合作协议，加强了我国与这些国家和组织的相互信任和友好合作关系。

3. 加强援外医疗队工作　发展与第三世界国家关系　1998年在原有37支医疗队的基础上，又复派了1支医疗队，轮换派出援外医疗队员448人，签署了双边派遣医疗队协议书23个，其中新签派遣医疗队协议书3个，续签协议20个。

4. 积极发展与港澳台地区的卫生交往　先后接待香港特别行政区各界来访团组72人次，派遣224批406人次到香港参加各种专业会议、考察及培训。还促成了一批合作项目，如香港中文大学捐助400万美元，在北京医科大学建设眼科中心大楼项目。

香港回归捐赠内地的健康快车，先后到湖北、福建、浙江等地免费为老少边穷地区病人服务，医治白内障病人2 700余人，健康香港基金投入配套资金750万元人民币，收到了良好的社会效益。

热情接待并周密安排了澳门医药卫生界访问团来内地参观学习，了解内地的卫生政策与管理制度。在澳门的要求下，卫生部选派了客座院长、护士和医师赴澳工作，批复了中国医科院与澳门镜湖医院联合在澳门举办本科护理系的申请。

同台湾的民间交往稳步发展。1998年先后有81批团组259人次赴台参加医学领域专业会议与合作交流。接收16名台生到部属院校学习。1998年8月，卫生部和台湾大学景福基金会主办了台湾大学医学生夏令营，组织台湾学生参观了北京、上海、杭州、苏州、福建等地，参加这次夏令营活动的海峡两岸师生共计100余人，台湾大学生在京期间，卫生部王陇德副部长、国务院台湾事务办公室戴萧峰副局长会见了夏令营全体人员。

**二、卫生外事为医药卫生事业发展服务方面**

1. 积极推动科技领域的合作与交流　先后组派了卫生考察团赴德国、奥地利、加拿大、英国、新加坡等国学习考察，接待了来自加拿大、波兰、新加坡等国派遣的专业团组，在肿瘤、心血管病、生物医学等领域进行技术交流；通过国际组织项目，笹川奖学金等多种渠道派遣了各类长期进修生217人赴国外进修学习、攻读学位；建立北京医科大学与美国哈佛大学共建的群体遗传领域双边实验室，通过这一试点，探索海外中国留学的人员既能在国内长期任职，又不脱离国外最新科技水平的合作模式，以吸引大批优秀的留学人员为国家服务。

2. 加强国际合作项目管理　召开两次项目协调员会议，一次项目评审会，在管理上编制了WHO合作项目监测软件，实施了合作项目季监测报告制度，及时掌握项目执行进度，到1998年6月，卫生部WHO 1998～1999年度正规预算规划项目已落实76%，其中40%的项目已完成。全年，卫生部从世界卫生组织、联合国儿童基金会、联合国开发计划署、联合国艾滋病规划及欧共体等国际组织争取到项目合作资金达2 333万美元，分别用于公共卫生、儿童保健、性病、艾滋病、临床护理等卫生工作的开展。

3. 围绕卫生工作重点　争取合作项目　对原规划计划和预算分配重新作了调整，使项目资金相对集中使用，加强和支持疾病控制、农村卫生、卫生监督等重点项目，用于这些重点领域的资金占总预算678万美元的60%，同时适当增加了对老少边穷地区的支持（如西藏、青海、宁夏、山西、广西）等，以促进老少边穷地区卫生事业的发展。

积极通过官方和民间渠道成功申请到加拿大政府社区卫生保健模式的转变项目，获项目资金60万加元，英国国际发展署援助艾滋病和农村卫生项目1 500万英镑（约合2.07亿人民币）；及日本脊髓灰质炎项目后续项目等。在与法国商谈的双边合作中，将卫生监督体制研究纳入了执行协议。从英国葛兰素公司、美国惠氏-立达公司及瑞士诺华公司争取到280万美元的合作项目，用于开展疾病防治、社区卫生、健康教育、医学继续教育和人才培训。

在国内主办或协办了各种形式的卫生宣传日活动，国际讲习班及协调会议，包括世界卫生日、麻风日、结核病日、国际防盲协调会等13个大的活动。在世界卫生组织成立50周年之际，江泽民主席向世界卫生组织发了贺电。结合世界卫生日“妊娠人生大事，务使母婴平安”的主题，邀请国务院副总理李岚清、有关部委负责人、世界卫生组织和有关国际组织驻华代表出席了大型座谈会和街头宣传活动。

4. 积极争取外援　支持救灾防病工作　夏季我国长江流域和东北一些地区发生严重水灾，卫生外事工作配合卫生部救灾办，牵线搭桥，多方争取支持，先后从古巴、日本、德国、法国、印度和瑞士诺华公司获得捐助款、药品、疾病监测设备等共计2 615万元人民币，支持了我国的救灾防病工作。

（刘培龙　王立基）

**【国家主席江泽民会见瑞士诺华公司总裁魏思乐博士】**　1998年10月30日下午，国家主席江泽民在钓鱼台国宾馆会见了瑞士诺华公司总裁魏思乐先生。

诺华公司于1996年12月由两家具有百年历史的世界著名制药公司汽巴—嘉基和山德士合并而成。目前为世界第一大生命科学公司、世界第二大制药公司。1998年夏水灾之后，诺华公司向我国卫生部及有关部门捐赠价值200万瑞郎的药品、种子等用于赈灾，并另捐100万瑞郎给卫生部用于疾病防治、人才培养。

（姚　旭）

**【第十五届国际麻风大会在京召开】**　第十五届国际麻风大会于1998年9月7日～12日在北京国际会议中心召开。江泽民主席为大会题词：“消灭麻风病，造福全人类”。

受中共中央政治局常委、国务院副总理李岚清的委托，卫生部部长张文康在开幕式上发表讲话。中方组委会主席卫生部副部长殷大奎、中国残疾人联合会主席邓朴方和国际麻风协会前任主席梅耶及现任主席汤浅洋、国际麻风救济联合会主席斯秦克拉、日本财团理事长笹川阳平，以及来自68个国家和地区的1 200名代表参加了开幕式。

大会的主题是：创造一个没有麻风病的世界。本届大会距离1897年在德国柏林召开的第一届国际麻风大会已有100年。从这届会议以后的下个世纪，将是彻底消灭麻风病的世纪。大会期间，与会代表围绕大会主题进行了广泛的学术交流，交流论文730篇，内容广泛，题材新疑，与消灭麻风病的研究、管理、防治工作密切联系。

自新中国成立以来，中国政府对麻风病的防治工作给予了高度的重视并取得了巨大的成绩。到1997年，中国已达到了世界卫生组织规定的市县级万分之一以下的发病率标准。新发病人数由1958年的3.5万人，下降至1997年的1 800余人。我国在麻风防治工作方面取得的巨大成就得到了与会代表的高度赞誉。

（张晓燕）

**【世界卫生组织总干事布伦特兰博士访华】** 应卫生部张文康部长邀请，布伦特兰博士一行于1998年11月21日～26日正式访问我国，从而使中国成为布伦特兰博士就任世界卫生组织总干事后正式出访的第一个会员国。我国政府高度重视布伦特兰博士的此次来访，江泽民主席和朱镕基总理分别于1998年11月21日和22日接见了布伦特兰博士一行。双方就控烟、医疗保险体制改革、加强灾区防疫工作以及国际金融形势等问题深入交换了意见，进一步加强了我国和世界卫生组织之间业已存在的良好合作关系。张文康部长于11月22日下午3时在卫生部与布伦特兰博士进行了长达两个多小时的工作会谈。双方高度评价了中国和世界卫生组织之间的良好合作关系并就卫生服务的可及性、结核、HIV感染和艾滋病、烟草控制、遏制疟疾以及传统医学等有关卫生问题深入交换了意见。布伦特兰博士高度赞赏中国政府在确保大灾之后无大疫所取得的成就，表示世界卫生组织将继续关注并支持中国的灾区防疫工作。

布伦特兰博士一行在京期间在北京医科大学就中国的卫生成就和面临的挑战、以及世界卫生组织与中国的合作等发表了演讲，卫生部王陇德副部长代表卫生部致答辞。布伦特兰博士还参加了清华大学“创无烟环境，建绿色校园”启动仪式，出席了烟草与健康研讨会，参观了西苑医院，会晤了国家环境保护总局解振华局长。

结束北京的访问活动后，布伦特兰博士一行于11月24日～25日参观、考察了湖北水灾现场以及基层机构，拜会了湖北省省长蒋祝平并就灾区卫生状况进行了会谈，布伦特兰博士高度评价湖北省将保障灾民的健康作为救灾工作重点的做法，加深了对中国结核病控制和基层卫生保健工作的了解。布伦特兰博士一行于11月25日下午和26日上午在卫生部副部长殷大奎的陪同下赴上海参加了在中国预防医学科学院寄生虫病研究所举办的遏制疟疾研讨班并考察了上海社区老年卫生保健工作，会晤了上海市市长徐匡迪和副市长左焕琛，双方就人口老龄化的挑战以及医疗保险制度改革等问题深入交换了看法。布伦特兰博士对此次中国访问的日程安排和取得的成果十分满意。

（吴国高、亓庆东　刘光远）

**【纪念世界卫生组织成立50周年暨1998年世界卫生日】** 世界卫生组织成立50周年暨1998年世界卫生日纪念大会于1998年4月7日上午在人民大会堂隆重举行，1998年世界卫生日的主题为母亲安全，宣传口号为：妊娠人生大事，务使母婴平安。李岚清副总理出席会议并讲话。他充分肯定了世界卫生组织50年来所取得的伟大成就，热烈祝贺世界卫生组织成立50周年。会议由卫生部王陇德副部长主持，卫生部张文康部长、世界卫生组织驻华代表季卿礼博士、联合国开发计划署驻华代表莱特娜女士、北京医科大学妇儿保健中心严仁英教授分别发表讲话，首都卫生界及有关各界人士约500人出席了会议。会后，卫生部、北京市及有关部门的领导同志参观了设在西单商场和王府井东安市场前面的街头健康咨询点。为了配合世界卫生组织成立50周年的纪念活动，信息产业部于1998年4月7日发行世界卫生组织成立50周年纪念邮资明信片一枚。当日，全国各地也同时举办了多种形式的纪念活动。

世界卫生组织是联合国最大的专门机构，以1948年4月7日WHO《组织法》正式生效而宣告成立。世界卫生组织作为国际卫生工作的指导和协调机构，50年来在控制传染病、制定药物标准、安全饮用水和环境卫生、协助会员国建立卫生体系、推动人人享有卫生保健战略实施以及提高人类生活质量等方面都取得了令世人瞩目的成就。中国为世界卫生组织的两个发起国之一，于1946年7月22日签署承认其《组织法》，并于1948年4月7日成为该组织会员国。自1972年世界卫生组织恢复了我国的合法席位，尤其是1978年我国与世界卫生组织签署《卫生技术合作谅解备忘录》以来，我国与该组织的合作无论在广度上还是深度上都有了迅速发展。

（吴国高　亓庆东　刘光远）

**【第51届世界卫生大会】** 第51届世界卫生大会于1998年5月11日～16日在瑞士日内瓦万国宫召开，世界卫生组织191个会员国以及联合国各专门机构，非政府组织的代表1 200余人出席了本届大会。巴林卫生大臣阿尔摩萨维教授当选为大会主席并主持了本届大会。张文康部长作为首席代表率团出席了本届卫生大会。

在世界卫生组织成立50周年之际，中国国家主席江泽民向大会主席和世界卫生组织总干事发了贺电。第51届世界卫生大会举办了国家元首、政府首脑论坛以纪念世界卫生组织成立50周年；挪威前首相布伦特兰博士被选举为下任世界卫生组织总干事，并向大会发表了施政演说；大会审议并通过了21世纪人人享有卫生保健政策，发表了《世界卫生宣言》；此外，大会还就疾病控制和预防、审议世界卫生组织《组织法》和区域安排、评定1999年会费比额等30余项重要议题进行了讨论。

世界卫生组织大会开幕之日发表了《1998年世界卫生报告》——21世纪的生活——万众之理想。5月14日下午，中国首席代表张文康部长在卫生大会辩论中发言。张部长高度评价了世界卫生组织在过去50年中领导全球公共卫生工作所取得的突出成就，强调中国将继续加强与世界卫生组织、各国政府、其他国际组织和非政府组织之间的合作，为推动人类健康事业的发展作出新的努力。会议期间，我与会代表团开展了多种形式的多、双边卫生外交活动，进一步推动了卫生领域的国际交流与合作，张文康部长与英国卫生部长签署了中英卫生合作谅解备忘录。

本届大会选举我国为有权指派一人供职于执委会的会员国。本届大会决定根据52届联大通过的最新会费比额重新评定世界卫生组织1999年的会费比额。我国1999年世界卫生组织会费比额由1998年的0.73%增长到0.957%，1999年我国应交世界卫生组织会费将从1998年的2 988 850美元增加到3 939 000美元。

（吴国高 亓庆东 刘光远）

**【中国/WHO联席协调委员会第20次会议】** 中国/WHO联席协调委员会第20次会议于1998年7月29日～31日在菲律宾马尼拉世界卫生组织西太区办事处召开。曹荣桂副部长率中国卫生代表团一行9人出席了会议。会议逐项审议了1998～1999年度正规预算项目的实施情况。会议高度评价卫生部国际合作司在加强合作项目的管理和实施方面取得的突出成就，认为中国的项目实施和落实情况在西太区较为出色，受到了西太区有关官员的一致好评。会上确定了2000～2001年度我国正规预算总额为678万美元，批准新项目经费150万美元。会议期间，曹荣桂副部长介绍了中国区域卫生规划工作的进展情况。

（刘光远）

**【世界卫生组织西太平洋地区委员会第49届会议】** 世界卫生组织西太平洋地区委员会第49届会议于1998年9月14日～18日在菲律宾马尼拉地区办事处举行。出席会议的有本地区36个国家和地区的代表。联合国有关专门机构、政府间和非政府组织派代表和观察员出席了会议。卫生部副部长彭玉率中国代表团一行6人出席了会议。会议选举香港特别行政区卫生署署长陈冯富珍博士担任主席。会议于1997年9月14日下午以秘密投票的形式提名日本候选人尾身茂博士为新任地区主任，该提名将提交明年1月召开的世界卫生组织第103届执委会审议。经执委会批准后，尾身茂博士将于1999年2月1日起正式上任，任期5年。会议主要讨论了地区主任报告、规划预算相关问题以及修订人人享有卫生保健政策和疾病控制等问题。会议共审议通过了14项决议和7项决定。

（吴国高 亓庆东 刘光远）

**【卫生部与葛兰素威康公司签订肝炎教育项目】** 1998年6月22日，我国卫生部部长张文康与英国葛兰素威康公司（GLAXO WELLCOME）主席兼行政总裁理查德·塞克斯爵士（RICHARD SYKS）签订了关于中国肝炎防治项目的备忘录。备忘录规定，从1999年1月1日起，葛兰素威康中国有限公司向中国卫生部捐赠100万美元，用于开展肝炎防治教育项目和人员培训。项目执行期限为4年。

（李明柱）

**【卫生部与美国惠氏-立达（中国）公司签订生殖内分泌医学继续教育项目】** 1998年10月6日，卫生部与美国惠氏-立达（中国）有限公司（WYETH-LEDERLE）签署了关于生殖内分泌-性激素补充疗法继续教育项目合作备忘录。中国卫生部将利用美国惠氏-立达（中国）有限公司捐助的100万美元，在全国已普遍开展的继续医学教育中加上有关正确使用激素补充疗法的新知识、新技术、新方法和新理论的内容。卫生部计划在未来3年内通过该项目培训2 000名中高级以上的妇产科医生。

我国卫生部部长张文康和有关部门的领导出席了备忘录签字仪式。

（李明柱）

**【美国霍普金斯大学授予陈敏章荣誉学位】** 1998年8月4日美国约翰霍普金斯大学公共卫生学院院长阿尔福莱德·索马（ALFRED SOMMER）教授在北京贵宾楼代表该校向中国卫生部前任部长陈敏章教授颁发了"为人类作出杰出贡献学者学位奖"和该校公共卫生学院"院长奖章"。

美国约翰霍普金斯大学是世界著名的高等学府，它为促进中美两国医学科学技术的合作交流作出了积极努力。这次霍普金斯大学决定将该校最高奖"为人类作出杰出贡献学者学位奖"授予陈敏章教授是为了表彰他为中国和世界卫生事业所作出的贡献。

中国卫生部副部长王陇德教授在颁奖仪式上发表了讲话。他高度评价陈敏章教授为卫生事业的发展作出的贡献，并衷心感谢美国霍普金斯大学的这一友好举动。他同时深信中国卫生部和霍普金斯大学之间的友好合作与交流一定会不断发展，不断取得更加丰硕的成果。

（慕英英）

**【世界银行贷款项目"艾滋病/性病预防与控制子项目、妇幼卫生子项目"（卫生Ⅸ）完成预评估与评估】** 经国家计委和财政部批准，并与世界银行商定，中国利用世界银行贷款开展的第9个卫生项目由艾滋病/性病预防与控制子项目和妇幼卫生子项目组成。项目总投资7.93亿元人民币，其中利用世界银行贷款6 000万美元，妇幼卫生保健子项目使用世界银行软贷款3 500万美元；性病/艾滋病控制子项目使用世界银行混合贷款2 500万美元（其中软贷款1 500万美元，硬贷款1 000万美元）。妇幼子项目主要在海南、新疆、吉林、贵州、湖南5省区实施；艾滋病/性病子项目在新疆、广西、山西、福建4省区实施。世界银行派出项目预评估团，会同中方有关人员于1998年9月9日～24日在北京和新疆完成了卫生Ⅸ项目的预评估。预评估团考察了新疆自治区的伊犁和吐鲁番地区，并对项目的准备工作进行评定。1998年12月6日～15日，世界银行评估团会同卫生部完成了项目可行性评估。目前，本项目正在向国家计委编报可行性研究报告。预期将于1999年3月与世界银行进行项目谈判。

（杜 清）

**【世界银行贷款"综合性妇幼卫生保健"项目（卫生Ⅵ）中期评估完成】** 世界银行贷款"综合性妇幼卫生保健"项目实施已过半，为了客观全面地评价项目实施以来产生的效益和效果，发现和解决项目实施过程中存在的困难和问题，为制定项目后期调整计划提供科学的依据，卫生部贷款办组织有关专家成立了独立评估专家组，自 1998 年 1 月～7 月对世界银行贷款卫生Ⅵ项目实施情况进行了全面评估。

整个评估过程包括评估大纲确定、评估方案实施、调查和评估资料汇总分析以及评估报告撰写 4 个阶段。评估方式为项目省自评和独立评估专家组抽查相结合。评估结果显示项目总体进展顺利，项目信贷资金使用率达 52.4%；基层卫生人员培训率达 80%；妇幼卫生服务指标产前检查率、产后访视率、住院分娩率及新法接生率明显上升；与基础调查相比，项目地区孕产妇和 5 岁以下儿童死亡率已呈现出下降趋势。

（蔡林娜）

**【世界银行贷款项目“中国农村卫生人力开发”（卫生Ⅳ）中期评估完成】** 世界银行贷款的“中国农村卫生人力开发”项目已进入中期。为此，该项目开展了中期评价。

为了提高项目中期评价的可信度，分别进行了项目内评价和由第三方开展的独立项目评价。评价结果均表明项目前期基本达到计划目标：通过项目加强了卫生人力规划能力，建立、完善了农村卫生人力培训网络，培训了大量的农村卫技人员、教师和卫生管理人员，并改善了一批乡卫生院和村卫生所工作条件。同时，评价报告指出项目后期需压缩岗前培训，增加在职的以技能为中心的培训；加强对农村卫技人员的业务指导、监督，以提高农村卫生服务的质量，并要结合国家现行政策，促进合作医疗、乡村一体化的建立。

世界银行派出项目中期评价团，对项目进行了全面的审核，并于 1998 年 2 月正式通知中方该项目通过世界银行的评价，并且应中方的要求，修改了相应的法律条款。

（金承刚）

**【世界银行贷款项目（卫生Ⅷ）“贫困地区基本卫生服务子项目”及“秦巴扶贫子项目”启动实施】** 由世界银行支持的我国第 8 个卫生贷款项目（简称卫生Ⅷ项目），于 1998 年 4 月 3 日完成项目谈判。项目信贷协定经我国政府和世界银行签署、核准后，9 月 10 日正式生效。10 月 14 日卫生部、财政部、国家发展计划委员会在北京联合召开由所有项目省、自治区、直辖市和世界银行驻华代表处代表参加的项目启动会，宣布该项目经过 1996 年 6 月完成鉴定后经两年多的准备，进入全面实施阶段。项目执行期 6 年，预计 2005 年 6 月 30 日关闭账户。

卫生Ⅷ项目由两部分构成：即“基本卫生服务子项目”和“秦巴卫生子项目”，总投资为 10.69 亿元人民币。其中：基本卫生服务子项目投资 8.87 亿元人民币，使用贷款 7 000万美元，覆盖河南、山西、安徽、青海、甘肃、贵州 6 省和重庆市的 71 个国家级或省级贫困县，共 1 900个乡镇、26 051个行政村，直接受益人口 3 177 万；秦巴卫生子项目投资 1.82 亿元人民币。使用贷款1 500万美元，覆盖四川、陕西和宁夏 3 省 26 个国家级贫困县中 361 个乡，共2 941个行政村，直接受益人口1 500万。

该项目的总体目标是：通过改善农村贫困地区卫生服务提供能力和提高卫生服务利用水平，保证当地居民获得基本医疗卫生保健服务，提高健康水平，并在一定程度上缓解因病致贫、因病返贫现象。

项目内容：

1. 基本卫生服务子项目的主要内容包括：①规划、管理与机构发展；②改善卫生服务；③合作医疗与特困人口医疗救助；④项目协调与支持：由中央、省、地（市）为项目县组织提供技术指导、项目监督、师资培训、教材开发等支持。

2. 秦巴卫生子项目的主要内容是：①改善基本卫生服务：包括孕产妇保健、儿童保健与常见病控制、妇幼卫生方面的健康教育；②促进卫生服务利用：为使项目地区的特困家庭能够公平地获得基本卫生服务，项目将资助贫困家庭医疗救助计划，拟覆盖秦巴项目地区 20%的贫困人口，使其在重点疾病的住院治疗、妇幼卫生保健以及计划免疫等服务中获得减免服务。

（刘运国）

**【世界银行贷款项目“传染病与地方病控制”（卫生Ⅴ）执行期延长两年】** 根据世界银行贷款项目“传染病与地方病控制”（卫生Ⅴ）项目省的要求及项目中期评价结果，卫生部向国家计委正式提出了项目执行期延长两年并调整贷款经费的申请。项目延期及调整的理由包括：①项目结核病部分采用分阶段启动的实施方法，有相当一部分县启动较晚，仍需要时间完成项目内容、实现项目目标；②项目血吸虫病部分仍需要进一步解决钉螺控制及流动人口感染问题；③由于 1998 年特大洪水造成的严重灾害，迫切需要动用一切可利用的资金重建家园。世界银行项目经理已原则同意项目延期及贷款调整方案。按照财政部要求，各项目省财政厅已完成对该调整方案的确认。待财政部与世界银行签署修订后的信贷协定后，该方案正式生效。

（池延花）

**【世界银行贷款项目“疾病预防”健康促进子项目（卫生Ⅶ）澳大利亚政府第二批赠款即将实施】** 澳大利亚政府国际发展署继 1996 年赠款（下称澳援）100 万澳元之后，第二批赠款将再用于中国健康促进项目，项目地区为北京、上海、天津、成都、威海、洛阳、柳州等市及云南省。

澳援健康促进项目旨在通过开展健康促进活动，降低 8 省市由于慢性非传染性疾病、性病/艾滋病和意外伤害对人群的危害。项目包括机构发展与政策改革、人力资源开发、监测和干预 4 个子领域。澳援目标为：①发展和加强机构能力，进行政策改革，预防和控制慢性非传染性疾病、性病/艾滋病和意外伤害；②建立持久的行为危险因素监测系统，建立和完善常规死因报告系统，为干预和评价活动提供科学依据；③为改进设计和评价社区干预提供经验；④向全国推广项目城市的经验，以推动健康促进工作在中国的发展。

1998 年 12 月初，悉尼大学公共卫生学院项目计划准备团访华并与卫生部官员、专家详尽地讨论了1999年健康促进项目活动日程安排,主要活动内容有:①在澳大利亚举办3个健康促进培训班,培训内容分别是建立卫生保健服务机构和健康促进学校的理论和方法,健康促进社区和工作场所的理论和方法,健康促进项目评估;②在中国举办5个健康促进培训班,培训内容分别是建立卫生保健服务机构,健康促进学校,社区健康促进和项目可持续发展的主题;③卫生部门和项目省的主要负责人考察澳大利亚中、小学校、医院和服务机构的样板单位,健康促进的工作场所和社区服务的样板单位;④澳大利亚健康促进专家来华授课并赴现场指导。

(王　洁)

**【世界银行贷款项目“疾病预防”健康促进子项目(卫生Ⅶ)中期评估进展顺利】** 卫生部国外贷款办公室及世界银行委托北京医科大学对健康促进子项目进行中期评估。评估工作从1998年5月30日开始到1998年12月30日截止,历时7个月。

评估目的:①对项目的进展、预期目标实现的程度进行评估;②对技术策略与方案的可行性与项目效益进行评估;③对项目的执行情况及存在的主要困难进行评估;④对项目的可持续性和可推广性进行评估。

通过评估对健康促进子项目总体评价认为,经过2年项目活动,基本按计划要求完成了机构发展与政策改革、人力资源开发、监测和干预4个领域的活动。

评估对项目可持续发展提出了建议:①加强中央机构发展与政策改革的支持力度,为可持续性发展提供组织、机构保证,提供中央级政策的制定,解决日常经费来源;②稳定项目形成的工作队伍,项目结束后,可在项目市继续开展健康促进活动;③监测工作网络在项目结束后,作为全国监测网络继续其监测、评价职能,并发展为国家卫生政策制定的重要参谋机构;④将干预活动的经验向非项目地区扩展;⑤充分利用大众传播和社会动员技能,把健康促进项目的意义、内容和效果向公众传播,提高公众的健康意识和水平。

(罗　玫)

**【世界银行贷款项目“疾病预防”计划免疫子项目(卫生Ⅶ)实施进展情况】** 该项目自1996年3月签署信贷协定正式实施到1998年底,各领域的实施情况简要介绍如下:

1. 10个项目省卫生厅已经根据实际情况制订了冷链长远更新计划,目前已报省政府审批。同时,项目省各级防疫站为项目设备的到货、安装、调试和维护配备培训了专门的冷链设备管理人员。

卫生部国外贷款办公室共组织完成了两次国内竞争性招标采购和一次国际竞争性招标采购。共为项目采购了计算机和打印机140套、投影仪288台、注射器156 179套、高压消毒锅152 042套、电视机351台、录像机593台、复印机224台、冰箱243台、低温冰柜477台、低温冷库25个和普通冷库70个,并为中央项目采购了计划免疫信息系统的设备。采购总价值达523万美元。

1998年11月又组织了第2次国际竞争性招标第一批冷链设备评标会议,本次拟采购7个品目的设备,包括:300立升低温冰柜659台,180立升低温冰柜11 017台,180立升冰衬冰箱9 706台,500立升冰柜779台,医用高压消毒锅90 355套,注射设备92 168套和冷藏包222 965个,预算总价值高达2 000万美元(折合人民币1.65亿元)。

2. 卫生部疾病控制司已经为项目省开发和制订了《初级计划免疫人员培训教材》、《中高级计划免疫人员培训教材》、《麻疹、脊髓灰质炎、新生儿破伤风与常规免疫覆盖率监测方案》。共为项目省培训了师资90多人。并对26名健康教育骨干进行了计划免疫社会动员和信息传播技巧的培训。

项目共派出国外专业考察和培训28人次(考察39人周,培训31人月)。

各省共培训计划免疫人员:357 933人周,占总计划的35.79%(357 933/1 006 181)。

3. 实行接种证制度的省有河南、河北(建卡率99%)、山西(建卡率98.7%)、新疆、陕西(建卡率95%,建证率85%)、广西(建卡率98%)、云南(建卡率97.7%)和贵州(建卡率72.2%)。目前所有项目省基本做到每年安排6次以上免疫接种活动。针对贫困人口和流动人口、计划外生育人口等重要问题,各省根据自己的实际情况都制定了相应的政策。

为了扩大免疫接种服务内容,项目省已组织乙肝疫苗采购和接种,多数省根据已制定的政策,开始对贫困地区和贫困人口实施补助或减免接种乙肝疫苗费用。项目省还在破伤风高危县开展了破伤风类毒素接种。

根据卫生部1997年下发《关于1997—2000年全国预防接种安全注射规划》,各省都已要求有条件的地方使用一次性注射器,无条件的地方尽量使用一人一针一管并加强针头、针管消毒。

所有项目省都设立了省、地、县、乡的冷链管理档案,河南、湖北省还建立了冷链的计算机管理系统。各省定期对各个级别的冷链系统进行了温度监测和记录,云南、湖北统计了温度监测率。各省已经加强对县、乡和村实施计划免疫接种的督导活动。

各省已经采用国家统一的新的常规免疫报表。目前,所有省都能使用计算机汇总免疫覆盖率。

脊髓灰质炎、新生儿破伤风、麻疹、接种副反应的监测:1998年9月对省级计划免疫人员进行了《麻疹、脊髓灰质炎、新生儿破伤风与常规免疫覆盖率监测方案》的培训,以后将根据中央级制定的监测方案开展监测。

4. 计划免疫社会动员与信息传播:1998年10月邀请了澳大利亚汤姆博士协助制定计划免疫社会动员与信息传播策略,并对项目省的健康教育骨干26人进行了培训。

(张骏华)

**【福特基金项目“改善生育卫生服务”进人实施阶段】** 为促进世界银行贷款卫生Ⅷ项目中有关改善卫生服务与重点卫生干预领域中妇幼卫生部分的实施，福特基金提供赠款设立“改善生育卫生服务”项目。此项目于1998年9月生效，正式进入实施阶段。执行期2年，2000年8月结束。

改善生育卫生服务项目的总投入为9万美元，在卫生Ⅷ项目省中选定了4个项目县参加，分别是河南省嵩县、山西省榆社县、青海省互助县、贵州省大方县。以上各县将在中央和省级项目官员和国内、外专家指导下，开展改善生育卫生服务试点，并将所取得的经验推广于其他项目地区。

项目的总体目标是提高中国贫困地区生育卫生服务的质量和效果。实现目标的具体策略包括：①生殖道感染的预防与控制；②边远地区的安全分娩；③促进男性在生育卫生服务中的参与作用；④确保对生育卫生服务的督导。目前项目已完成具体活动计划、策略设计与生育卫生服务需求评估的培训，在卫生Ⅷ项目基线调查基础上进行的参与式农村评估（PRA）的资料正在汇总分析中。

（沈霜红）

**【英国政府拟提供赠款支持中国农村贫困地区基本卫生服务】** 为支持我国改善农村基本卫生服务，英国政府在1998年7月派团来华进行卫生项目鉴定的基础上，计划提供约1 200万英镑的赠款，资助世界银行贷款卫生Ⅷ项目的实施并提高其效益。为此，英国国际发展部（DFID）于1998年10月、11月先后派团来华，对甘肃、重庆项目地区进行现场考察，参加卫生Ⅷ项目督导，并会同中方人员进行赠款项目的设计和准备。英国赠款项目的目标是：①加强中央级支持和督导卫生Ⅷ项目实施的能力；②加强7个项目省省级技术小组对县级项目活动的支持；③在甘肃、重庆两个项目省中所有项目县改善卫生资源的配置和管理；④在上述两省项目县改善公共卫生部门的服务质量和有效性；⑤通过风险分担和重点卫生干预，在两省项目县改善特困人群、尤其是妇女和儿童对基本卫生服务的可及性；⑥对卫生Ⅷ项目进行评价并向其他省推广项目经验。目前该项目仍在准备中，预计1999年2月进行项目评估。

（刘运国　沈霜红）

**【利用美国贴息优惠贷款加强医院常规设备建设项目前期准备工作完成】** 卫生部利用美国优惠贴息贷款提高医院医疗技术装备水平项目前期准备工作已经完成。继1998年6月卫生部与美国惠普公司和美中互利工业公司签署中美卫生领域合作意向书后，8月完成引进设备技术与商务谈判，12月通过中国银行项目评估。该项目利用美国优惠贴息贷款2 100余万美元，主要引进医学影像诊断设备和危重病人监护仪器等，拟装备全国地市级以上医院50余所。该项目引进设备预计于1999年初陆续到货，将较大地提高受益医院的医疗技术装备水平。

（吴茸茸）

**【“中国卫生部国际交流中心·日本中外制药医学交流项目”在京设立】** 为加强中国与世界各国在医疗保险及抗癌技术方面的交流与合作，中华人民共和国卫生部国际交流中心与日本中外制药株式会社经过友好协商，于1998年7月21日在人民大会堂举行了隆重的“中国卫生部国际交流中心·日本中外制药医学交流项目”的签字仪式，双方决定在医疗保障制度及抗癌技术领域开展交流与合作。卫生部副部长殷大奎、日本中外制药株式会社社长永山治先生及京内外有关单位代表、专家120余人出席了签字仪式。

该项目将加强中国与世界各国抗癌技术方面的交流与合作，学习、借鉴国外先进的医疗保障制度等方面，采取请进来走出去等多种形式开展交流与合作。

该项目设立管理委员会，由卫生行政管理人员、全国著名肿瘤、血液等领域的专家组成，事务局设在卫生部国际交流中心对外民间联络处。

该项目设立期限5年，金额由日本中外制药株式会社每年提供1 000万日元的支持。

（邢高岩）

**【第三届中国国际口腔器材设备及材料展览会在京举行】** 由卫生部国际交流中心、中华口腔医学会、香港世界会展有限公司联合举办的“第三届中国国际口腔器材设备及材料展览会暨技术交流会（SINO-DENTECH ’98）于1998年6月3日～6日在北京展览馆举行，参加本届展览会的中外厂商有200多个，本届展览会展出面积达9 000平方米，展台约300余个，他们分别来自16个国家和香港特别行政区，展出了国际上先进的口腔器械设备及材料和药品近2 000多种。在展览会期间，主办单位同世界牙科联盟（FDI）、参展厂商合作，举办了国际临床牙科进展报告会及其他专题的学术讲座、技术交流会，共计38多场，内容涉及预防、医疗和基础研究等方面的成果。参加报告会、学术讲座和技术交流会的听众达5 900多人。参观展览会的人员达2万多人次。

（于雁南）

**【第七届中国国际先进医疗器械设备展览会暨技术交流会在京举行】** 由中国卫生部和中国国际贸易促进委员会联合主办的“第七届中国国际先进医疗器械设备展览会暨技术交流会”（SINOMED ’98）于1998年6月9日～12日在北京国际展览中心隆重举行。卫生部、中国国际贸易促进委员会、国家药品监督管理局、国家中医药管理局、中国人民解放军总后勤部卫生部、中国人民武装警察部队卫生部，以及其他部委有关领导，有关国家驻华使节及商务官员、经贸组织代表、国内外参展厂商以及我国医药卫生界、贸易界人士共计800多人参观了展览会并出席了开幕招待会。

据统计，300家参展厂商分别来自中国、德国、法国、荷兰、意大利、英国、瑞典、瑞士、美国、加拿大、以色列、韩国、新加坡等16个国家和香港特别行政区，其中美国、德国和荷兰组织了国家展团参展。本届展览会展出面积达1.5万平方米，展位500多个。在诊断、监护、治疗、康复和保健系列产品中代表当今世界先进水平的产品近3 000个。

来自我国各省、自治区、直辖市，周边国家、地区以及世界其他一些国家和地区的专业对口观众达4.2万人次。

（张少怡）

**【"荷兰'98中国传统医药及保健产品科技成就展暨技术交流会"在荷兰举行】** 由卫生部国际交流中心主办的"荷兰'98中国传统医药及保健产品科技成就展暨技术交流会"于1998年12月3日～6日在荷兰阿姆斯特丹举行。

来自中国17个省、自治区、直辖市共38家厂家和单位参加了展览，共展出200余种，介绍产品600余种。

展览期间，荷兰政府、欧共体成员国、我驻荷兰使馆官员及当地经贸界人士1 000余人参观了展览会。

（万　翔）

**【加入国际学术组织的情况】**

1998年3月，经国务院批准，同意中华预防医学会加入世界公共卫生联盟。

1998年4月，经外交部批准，同意中国鼠害与卫生虫害防制协会加入亚大区杀虫管理联盟协会。

1998年5月，经外交部批准，同意中华口腔医学会加入国际口腔颌面外科医师会。

1998年6月，经外交部批准，同意中华医学会精神病学会加入国际儿童和少年精神医学会。

1998年11月，中华医学会申请加入世界胃肠病学组织，等待外交部批准。

（于雁南）

**【老项目新进展】**

| 项目名称 | 进展情况 |
|---|---|
| "吴阶平医学奖—保罗杨森奖"项目 | 第五届颁奖大会11月6日在常州举行，从下届起增设特别奖1名，并改为两年一评 |
| 中国卫生部国际交流中心与美国强生公司战略伙伴合作项目 | 资金投入150万美元 |
| 默沙东科研基金 | 1997年度中标仪式1998年7月在京举行 |
| 中国卫生部国际交流中心·日本第一制药医药学奖学金项目 | 按计划举行1997年颁奖大会，1998年度开始增加奖金额，至1998年度止已奖励博士100名，硕士400名，学士1 000名 |
| 中国卫生部国际交流中心·日本参天制药眼科医生奖项目 | 评出1997～1998年度赴日研修生10名，举办东北3省和西北3省培训班，于中华眼科学会上评出30篇优秀论文，在6省8县评出20名优秀基层义务工作者 |
| 中国卫生部国际交流中心·日本味之素株式会社氨基酸临床医师培训项目 | 举办学术研讨会，于南京培训中心举办3期培训班 |
| 中国国际先进医疗器械设备展览会暨技术交流会 | 第七届大会于1998年6月在京举行 |
| 中国国际口腔器材设备及材料展览会暨技术交流会 | 第三届大会于1998年6月在京举行 |

（王木石）

**1998年卫生合作协议签署一览表**

| 日　期 | 地　点 | 协议名称 | 协议内容 | 签字人 |
|---|---|---|---|---|
| 4月3日 | 瓦莱塔 | 中国—马耳他<br>医疗卫生合作协议 | 在初级卫生保健、急救医学、传统医学、环境卫生、传染病和非传染病等领域开展合作 | 孙隆椿<br>法鲁加（Farrugia） |
| 4月28日 | 北京 | 中国—斯洛伐克<br>卫生合作执行计划<br>1998—1999年度 | 儿科、移植学、矫形与创伤、针灸、康复、神经病学等领域 | 张文康<br>卢博米尔·亚沃尔斯基（Lubomir Javorsky） |
| 4月10日 | 乌兰巴托 | 中国—蒙古<br>1998—2002年执行计划 | 在传统医学、生物制品、大众健康、传染病防治等领域交流 | 孙隆椿<br>卓力格（Zorig） |

续表

| 日　期 | 地　点 | 协议名称 | 协议内容 | 签字人 |
|---|---|---|---|---|
| 10月28日 | 北京 | 中国—芬兰卫生合作备忘录 | 双方在初级卫生保健、健康促进、医院规划和建设、急救医学、老年保健等领域开展合作 | 张文康<br>西妮卡·蒙凯雷(Sinikka Monkare) |
| 8月8日 | 哈瓦那 | 中国—古巴卫生合作备忘录 | 主要合作领域：生物技术研究、医学教育、社区卫生服务、妇幼卫生保健等 | 曹荣桂<br>阿韦拉多·拉米雷斯(Abelardo Ramires) |
| 8月3日<br>10月20日 | 北京<br>华盛顿 | 中国—美国医学及公共卫生科学技术领域合作议定书 | 疾病控制、大众健康保护、生物医学研究、卫生服务和卫生政策研究等领域合作 | 张文康<br>莎拉拉（Shalala） |
| 5月12日 | 日内瓦 | 中国—英国卫生合作谅解备忘录 | 传染性、非传染性疾病、流行病学的应用、健康促进和社会医学、卫生保健的提供、营养学、中国传统医学的合作 | 张文康<br>特萨·卓维尔（Tessa Jowell） |

（慕英英）

**1998年外国卫生部长来访一览表**

| 序号 | 国　别 | 团长姓名、职务 | 来访日期 | 来访人数 | 来访主要活动 |
|---|---|---|---|---|---|
| 1 | 印度 | 恰图维迪副部长(Chaturvedi) | 1月6日～13日 | 4 | 了解妇幼保健和计划生育工作，拜会计生委、参观儿研所、爱婴医院和北京妇产医院 |
| 2 | 意大利 | 莫尼卡·贝托尼副部长（Monica Bettoni） | 4月17日～25日 | 30余人 | 举办中国—意大利医药研讨会、王陇德副部长出席研讨会。张文康部长会见并宴请贝托尼。贝还访问了上海 |
| 3 | 厄立特里亚 | 萨勒赫·迈基部长(Saleh. Maky) | 5月16日～25日 | 4 | 了解农村三级医疗网、赴河南参观制药厂并看望医疗队员家属。王陇德副部长与迈基会谈并宴请 |
| 4 | 斯洛伐克 | 卢博米尔·亚沃尔斯基部长（Lubomir Javorsky） | 4月27日～5月1日 | 5 | 参观农村三级医疗网、了解初级卫生保健和卫生改革情况。与张部长签署1998～1999年度执行计划 |
| 5 | 日本 | 山口刚彦副部长(Yama Kuqi Takehiko) | 5月21日～23日 | 4 | 王陇德副部长举行会谈，了解中国卫生现状，考察脊髓灰质炎项目，及两国在国际事务中的合作事宜 |
| 6 | 多哥 | 科菲·萨玛（Koffisama） | 12月12日～19日 | 3 | 访问北京和山西。在京期间，张文康部长与萨玛部长举行会谈。张部长详细介绍了我国的卫生工作方针政策、卫生改革情况。萨玛部长也介绍了多哥近年来卫生事业发展情况。双方就今后在派遣医疗队、传统医学等方面的合作交换了意见。萨玛部长在山西参观了医疗机构，商谈在多合作建药厂事 |
| 7 | 芬兰 | 西妮卡·蒙凯雷(Sinikka·Monkare) | 10月28日～30日 | 4 | 与张部长举行工作会谈、签署卫生合作备忘录 |

（慕英英）

## 【1998年审核批准在我国召开的国际会议】

| 会议名称 | 日期(月) | 地点 | 主办单位 | 批准机关 |
|---|---|---|---|---|
| 中美妇产科学术会议 | 9 | 成都 | 华西医科大学 | 卫生部 |
| 国际手术室护理研讨会 | 8 | 北京 | 中华医学会 | 卫生部 |
| 第二届国际临床神经病学术研讨会 | 10 | 成都 | 华西医科大学 | 卫生部 |
| 第四届国际热带病及寄生虫病学术研讨会 | 10 | 桂林 | 中华医学会 | 卫生部 |
| 第二届中日癫痫、神经免疫感染国际研讨会 | 10 | 北京 | 中日友好医院 | 卫生部 |
| 第四届国际肿瘤、老年病学及生态学会议 | 11 | 北京 | 中国预防医学科学院 | 卫生部 |
| 第八届亚洲农村医学大会 | 11 | 广州 | 中国农村卫生协会 | 卫生部 |
| 第二届中华医学会、香港内科学院和英国皇家内科学院内科会议 | 11 | 上海 | 中华医学会 | 卫生部 |
| '99北京国际心理咨询热线研讨会 | 1999.3 | 北京 | 北京医科大学 | 卫生部 |
| 第九届北京国际肠内肠外营养研讨会 | 1999.4 | 北京 | 中国医学科学院 | 卫生部 |
| 首届世界创新医学大会 | 1999.4 | 北京 | 中华医学会 | 卫生部 |
| 第四届东西方疼痛会议 | 1999.8 | 北京 | 北京医科大学 | 卫生部 |
| 第十四届世界性学大会会后会议 | 1999.8 | 北京 | 北京医科大学 | 卫生部 |
| 亚大区杀虫管理联盟1999年年会 | 1999.9 | 北京 | 中国鼠害与卫生虫害防制协会 | 国务院 |
| 第三十一届国际妊娠病理生理会议 | 1999.10 | 北京 | 中华医学会 | 卫生部 |
| 第九届世界公共卫生大会 | 2000 | 北京 | 中华预防医学会 | 国务院 |
| 第十二届亚非眼科会议 | 2000.11 | 广州 | 中山医科大学 | 卫生部 |
| 第三届亚洲地区口腔放射学术会议 | 2000 | 北京 | 北京医科大学 | 卫生部 |
| 第十五届国际药理学大会 | 2006 | 北京 | 北京医科大学 | 国务院 |

（于雁南）

# 军队卫生工作

# 军队卫生工作

【军队卫生工作】 1998年，军队卫生工作在完成重大军事演习、抗洪抢险等卫勤保障任务和为部队服务、加强基层建设、深化卫生改革等方面取得了显著成绩，为增强部队凝聚力、提高战斗力作出了新的贡献。

**一、抗洪抢险卫勤保障任务圆满完成**

全军8 500余名卫生人员奔赴抗洪一线，出动医疗队、防疫队450批次，诊治军地伤病员134.7万人次，筹措4 423余万元药材，保证了抗洪部队无传染病流行，无烈性传染病发生。这次抗洪抢险卫勤保障为今后组织灾害救援卫勤保障提供了有益的启示和借鉴。一是各级领导高度重视。从总后卫生部到各级卫勤机关都成立了精干的指挥协调组织，指挥靠前，保持了指挥顺畅、高效。二是卫勤保障始终抓住防病工作这个重点，防病措施积极有效。抗洪部队按照“建制为主，兼顾友邻，分片包干，主动保障”的卫生防病原则，采取军地、军兵种联防，实行定点、定人、定责任，措施落实到人。三是卫勤力量逐级加强，靠前配置，医疗服务精心周到。普遍采取了“加强一线，防治结合”的保障措施。全军67所医院、防疫机构和253个部队卫勤分队，以精湛技术、忘我精神热情为军民服务。四是充分发挥主渠道的作用，药材筹供及时充足。采取集中订货，划片供应，送货上门等方法，有力地保障了部队需要。

**二、落实“不经商”决定、实行联勤体制等重大行动进展顺利**

全军卫生系统认真贯彻落实党中央、中央军委关于“军队不经商”的决定和军委第二步调整改革指示，相继组织了自查、自纠活动。对开办的非医疗机构、编外医疗机构、非法聘用的地方卫生技术人员等问题，进行了认真清理。10月份，总后勤部和国家四部（署、局）联合发出禁止以军队名义发布医疗广告的通知，各级卫生机关和医疗机构认真贯彻执行，做到了令行禁止。1998年4月，中央军委决定军队实施第二步精简调整并建立联勤体制。在深入论证、认真征求军区、军兵种意见基础上，完成了全军卫生联勤实施方案和医院、疗养院调整归并方案。总部和大单位卫生机关顺利完成了机关调整精简。医院和部队医疗机构，认真贯彻上级指示精神，保持了卫生工作的稳定。

**三、为部队服务措施进一步落实**

全军医院坚持“以伤病员为中心”，积极开展创建“百佳医院”和为部队服务先进医院的活动。解放军总医院等12所军队医院被推荐参加全国“百佳”评选。全军评选了31所“为部队服务先进医院”。

各级卫生机关和医疗机构认真落实挂钩帮带工作，坚持从医院派遣技术骨干到边远艰苦地区医院和师医院顶岗代职并形成制度，受到基层医疗卫生单位和部队官兵的热烈欢迎。同时，积极做好老干部服务工作，认真落实节日慰问、年度体检、疗养安排、院前急救等服务措施。各级组织积极为基层官兵和老干部解决实际困难。总部投入5 000余万元，为200个团卫生队、147个航医室、30个机关院校门诊部、20个干休所中心卫生所更新配发了医疗设备。全军积极组织“巡修”活动，共为部队修复各类医疗设备5 600余台件，价值1 900余万元。为高原部队配备了450台小型制氧机。全军医院共拿出5.9亿元弥补军队人员医疗标准经费不足。

**四、基层卫生建设取得显著成绩**

全军部队以“九五”除害灭病规划为依据，以提高部队生活和环境卫生质量、增强官兵卫生素养为重点，掀起了创建等级卫生单位活动高潮。据初步统计，全军有206个团以上单位申报全军甲级卫生单位，经专家验收有106个团以上单位达到总部标准。有486个团以上单位达到军区级卫生单位标准。促进了部队医疗机构的规范化管理和建设。

根据全国复杂的疫情形势，从组织、技术和预防药品方面认真抓好防病措施落实。全军部队共完成32万干部和学员的乙肝免疫任务，组织对所有新兵进行了艾滋病检测。据统计，全军部队传染病发病基本平稳，实现了大灾之后无大疫。

**五、医学科技训练工作取得新的进步**

科技训练工作认真贯彻落实“九五”全军医学科研规划，认真加强科研项目管理，积极追踪问效，重点科研项目中期检查进展顺利。具有90年代先进水平的我军第一代野战机动医疗系统已顺利完成了有关试验。总部投入370余万元对45项应用型科技成果进行了推广扩试受到基层部队欢迎。据统计，1998年全军卫生系统科研成果，共获国家级奖31项，获军队科技进步和医疗成果奖199项，其中军事医学项目奖47项，均创历史最好水平。全国医院发表论文数量排序，前10名中军队医院占有7席。各军医大学和医学高等专科学校认真加强正规化教学，较好地完成了任务。全军新增博士学科28个，今年共招收博士、硕士研究生1 200余名。新增3名院士，全军卫生系统院士总数已达22名。全军成立了继续医学指导委员会，下发了项目与学分管理办法，“九五”人才培养工程建设顺利。

**六、卫生改革和宏观管理力度进一步加大**

全军卫生系统拨款制度、就医管理和药材供应等卫生改革积极推进，取得了可喜成绩。沈阳、北京、南京军区相继启动单病种核算拨款办法和就医管理改革，目前试点工作进展顺利，为1999年全军扩大试点、推进改革奠定了基础。

积极推进药材主渠道供应改革，全军对83个药材供应站进行了清理整顿，建立了25个主渠道供应点，目前，师以下部队常用药品统筹供应比例已达67%，使倡导多年的军队药材供应改革取得了实质性进展。

认真贯彻《献血法》，研究制定了军队献血管理配套法规，并在全军组织了声势浩大的无偿献血活动。

全军各级卫生部门以《药品管理法》为依据，对116所医院、疗养院，298个机关院校门诊部进行了检查，查处违法、违规30余起。组织对制剂质量进行了抽检，合格率为91.2%。同时，加强了药品审评、合理用药宣传和监督管理队伍建设，进一步提高了规范化建设水平。

认真加强卫生信息管理“三大工程”建设，全军90所医院参加了全军医院信息系统网络软件培训，60余所医院启动了软件运行而进入实用阶段。全军已完成60个远程医疗会诊点建设任务，为边远地区官兵医疗服务提供了新的渠道和手段。

全军计划生育工作认真贯彻落实军队计划生育条例，在宣传教育、基层管理、技术服务、干部培训等方面取得了新的工作成绩和新鲜经验，继续稳步走在全社会前列。

（刘胡波）

**【医疗管理工作】** 1998年全军卫生系统在面临军队精简调整、贯彻“不经商”重大决策和抗洪抢险等重大任务的情况下，紧紧围绕为部队服务工作主线和加强管理与改革等工作重点，充分调动各级医疗卫生单位和广大医务人员的工作积极性，医疗保障工作取得了较好的成绩。

1. 继续抓好“三个文件”的贯彻，推动为部队服务工作的落实 一是总后卫生部于1998年初召开全军医疗处长会议，围绕全军医疗机构特别是医院贯彻总部503、287号文件和王克部长在大连的讲话“三个文件”，做好“确保”工作进行了系统研究和部署。总后陆增祺部长助理作了重要讲话。北京、济南、兰州军区和空军等大单位卫生部门通过召开会议，下发文件，举办医院领导学习班，以及各级卫勤领导深入部队和医疗卫生单位抓落实，推动了医疗机构特别是医院为部队服务工作。二是及时通报表彰了1997年评选的31所全军为部队服务先进医院，激励全军医院学先进、创一流。三是加强为部队服务工作的检查监督，促进工作落实。1998年总后卫生部继续组织了30余所医院万名官兵问卷调查，各级卫生机关通过不同方式征求广大官兵和老干部的意见，及时改进工作。继续做好来信来访工作，大力查处群众反映突出的问题。全年来信来访呈现“三少一多”的情况，即老干部来信少，部队官兵来信少，医德医风信访少，表扬信多。四是认真研究贯彻党中央关于“军队不经商”的决策，及时召开会议，对全军卫生系统贯彻中央决策进行了具体部署。以总后名义与国家卫生部等五部署局联合发文，坚决禁止以军队名义发布医疗广告，有力地制止了编外医疗机构和一些单位的医疗广告，维护了军队的声誉和形象。对一些单位乱办医、乱打医疗广告和乱收费进行了查处，对规范医疗秩序、保证医疗机构集中精力做好为部队服务工作起到了一定作用。

2. 以创“百佳医院”为契机，努力提高医疗服务质量 1998年初总后卫生部下发了在全军医院开展创建“百佳医院”的通知，各医疗卫生单位高度重视，把它作为促进医院建设发展和提高医疗服务质量的重要活动，各级领导多次亲临医院检查指导，督促医院按照“百佳医院”的标准和为全军服务的要求，扎扎实实地抓落实。全军推荐了解放军总医院、南京总医院、兰州总医院、武汉总医院、昆明总医院、南方医院、长海医院、西南医院、西京医院、白求恩国际和平医院、150医院、210医院等12所医院。各医院以此为契机，扎扎实实把功夫下在医院建设与服务上，着力提高医疗服务质量。经一年来的建设，“百佳医院”普遍出现了“三多三少”的情况，即门诊与住院人次多，手术量多，医院的收益多；平均住院日减少，多数“百佳医院”降到16天以下，各种检查报告的时间明显缩短，病人平均住院费用下降。在“百佳医院”的带动下，全军医院医疗数量质量指标稳中有升。总平均住院日比1997年下降1.17天，军队人员平均住院日比1997年下降1.07天。

3. 加强法规制度建设，强化对医疗机构的管理 总后卫生部制订的法规文件有5大类16项。一是组织修订出版了第四版《医疗护理技术操作常规》和第二版《临床疾病诊断依据治愈好转标准》，组织全军各医疗卫生单位认真学习；二是制定下发了《军队医疗护理差错处理规定》和《军队医疗纠纷处理办法》等医政文件，以规范医疗秩序和程序；三是编制印发了《关于进一步加强护理管理工作的通知》、《军队聘用护士管理暂行办法》和《军队护士规范化培训暂行办法》等文件，在沈阳军区总医院召开了整体护理研讨会，并组织拍摄了《护士职业道德与行为规范》、《常用护理技术操作》和《专科护理技术操作》3个录像；四是根据国家出台的《献血法》、《医师法》和《医疗机构管理条例》，紧密结合军队实际，制定了相应的管理规定和办法。

4. 深化医疗保障制度改革，提高部队广大官兵和老干部的医疗服务水平

在军队卫生事业标准经费不足、供需矛盾十分突出和市场经济

的新形势下，总后卫生部把从改革中找出路作为医疗管理工作的一项重点。1998年，主要抓了南京军区医疗保障制度改革试点和沈阳军区单病种核算试点工作。通过对南京军区有关单位的多次调研，建立了以门诊用药为突破口，以持卡就医为手段，以提高保障水平和服务质量为目标，部队和医院双向控制和双向促进的医疗保障机制，提高了服务质量和卫生资源的使用效益。对广大官兵大病中的一些特殊医疗项目花费进行了集中调研，与单病种核算一起，对合理拨款，科学管理，保障广大官兵的大病医疗打下了工作基础。

5. 其他工作

一是血液管理工作。根据《献血法》的要求，积极组织宣传和贯彻《献血法》，举办了全军贯彻《献血法》学习班，及时成立了驻京部队献血管理委员会，召开了驻京部队献血动员大会，组织总部机关带头献血及医务人员志愿献血签名活动等。同时，确定了26所医院保留采供血职能，对战备用血作出了安排和部署；二是按照《护士法》要求，从1997年以来，为军队护士执业注册38 200名。1998年首次组织了护士执业考试，通过率82.5%，使护士管理工作进一步走上规范化轨道，并与国家护士管理工作接轨；三是加强伤病残管理工作。下发了《关于加强评残工作管理的通知》，推广了评残管理软件。组织专家修订评残标准。为解决伤病残人员长期滞留部队的问题，根据军委首长的批示，由总后卫生部牵头，会同总参军务部、总政组织部、国家民政部和财政部对长期滞留部队的伤病残人员进行了专题调研，研究提出了解决办法，正在抓紧落实。

（王文中）

**【继续医学教育】** 1998年，军队继续医学教育工作贯彻党的“十五”大和军委扩大会议精神，用新时期军事战略方针统揽全局，充分认识继续教育在军队卫生事业现代化建设中的战略地位，建立组织管理机构，完善规章制度，继续医学教育工作迈入规范化、制度化管理轨道，得到了健康快速的发展，取得长足进步。

1. 加强管理，建立组织管理机构　1998年6月24日～25日，总后勤部卫生部与总政治部干部部联合召开了全军继续医学教育指导委员会成立暨第一次委员会会议，成立了由医学专家、医学教育专家、医学教育管理和干部培训及科技干部管理专家组成的全军继续医学教育指导委员会和70个学科专业委员会，进一步加强了对军队继续医学教育的组织领导、科学管理和宏观指导，标志着军队继续医学教育工作进入了一个新的发展阶段。会议客观分析了军队继续医学教育的形势，明确了军队继续医学教育工作的日标、思路和措施，强调要充分认识继续医学教育在军队卫生事业现代化建设中的战略地位，建立一个激励学习，鼓励创新的继续教育管理机制，为质量建军培养和造就高素质的卫生专业技术干部队伍，迎接新世纪医学科学技术发展的挑战，适应军队质量建设的需要。各军区、各军兵种普遍加强了对继续医学教育工作的组织领导，正在陆续成立继续医学教育委员会或领导小组。

2. 统筹规划，制定跨世纪工作目标　全军继续医学教育指导委员会第一次委员会会议，着眼21世纪的发展，提出了跨世纪军队继续医学教育工作的基本思路。即：用新时期军事战略方针统揽全局，坚持面向现代化，面向世界，面向未来的跨世纪人才培养目标，立足现实，建立教育培训、考核评估、晋职使用一体化管理体系和与专业技术职务、专业学位挂钩的激励机制，力争到“九五”末期达到3个90%的目标。即到2000年底全军各大单位卫生系统开展继续医学教育的覆盖率达到90%，举办继续医学教育活动的学科专业达到90%，接受和参加继续医学教育的卫生技术干部达到90%，逐步实现继续医学教育工作管理正规化、项目审批化、内容规范化、形式多样化、考核标准化、训用一体化、投入多元化。

3. 建章立制，完善相关配套制度　在1997年总政治部、总后勤部联合颁发《中国人民解放军继续医学教育暂行规定》和总后勤部印发《中国人民解放军卫生技术干部进修教育管理办法》，对全军继续医学教育和卫生技术干部进修教育规范化管理工作作出明确规定的基础上，总后勤部卫生部和总政治部干部部又印发了《全军继续医学教育指导委员会章程》、《军队继续医学教育项目管理试行办法》和《军队继续医学教育学分管理试行办法》、《军队护士规范培训暂行办法》等文件，进一步构建了军队继续医学教育规章制度框架，逐步健全和完善了相关政策措施；并从9月起，在全军试行继续医学教育项目、学分申报审批、认可登记制度，要求建立健全工作运行体制和评估考核标准体系，确保继续医学教育工作全过程运行到位，全军继续医学教育工作步入规范化制度化管理发展轨道。

4. 精心组织，积极开展继续教育活动　在推行继续医学教育工作中，做到卫生部门与干部部门相结合，从宣传力度、政策导向、经费安排到具体操作上都通力协作，通过多种形式宣传和推行继续医学教育；做到典型引路与建章立制相结合，以临床住院医师规范化培训为突破口，逐步建立继续医学教育规章制度和管理体制；做到规范要求与因地制宜相结合，注重实效，灵活多样地开展工作；做到普遍教育与重点培养相结合，调动积极性，促进人才培养；做到培训内容与教育对象相结合，突出重点，增强了继续医学教育的吸引力。全军招收各类进修、专修人员10 064名，举办临床医学中青年人才基金班，在职人员申请硕士学位课程进修班，培训学科带头人、接班人368名，举办临床检验、诊断新技术及研究新进展、心血管疾病现代诊疗技术等11个临床实用新技术培训班，培训技术骨干469名，加强了高新医学科学技术的更新应用与新技术新方法的普及推广。

（成　宏）

**【部队就医管理改革试点】** 根据总

后勤部的统一部署，改革试点已于1998年5月5日正式启动，并于10月中旬在南京军区部分医院和部队正式开始试运行。

就医管理是军队医疗管理的重要组成部分，也是医疗保障中的薄弱环节。当前部队就医管理存在的主要问题，一是经费供求关系紧张，投入不足与消耗增长的矛盾日益突出；二是在投入不足的同时，还存在现有卫生资源利用不足和资源浪费；三是在各级医疗机构内部和医疗机构之间缺乏一种行之有效的经济运行调控机制；四是医院门诊用药问题十分突出；五是就医管理的标准制度、管理手段、监控措施比较落后。针对这些问题，部队就医管理改革从制度、机制和手段三个方面进行整体设计，同步推进，配套进行。一是从改革、调整各级救治、用药范围入手，建立职责分明的工作规范。主要是通过修订师、旅、团救治范围，明确各级职责，防止盲目收治和过度后送。修订各类医疗机构“用药目录”，明确各自保障范围和责任，减少在用药上互相推委的现象发生。二是从改革现行拨款和补偿办法入手，建立一种真正有利于落实“确保”的促进和激励机制。把经费(含医院和上级补贴)以指标形式下拨到部队，由部队卫生部门负责管理，部队官兵到医院看病费用从指标中扣除，实现利益主体的重新调整。同时，为防止利益主体调整后出现过度服务和不合理收费等现象，经费指标超支和节余均由部队和医院共同分担，形成一种超节分担、利益互动的模式，强化“节则两益，超则互损”的关系，使医院和部队双方都主动向“挖潜、节支、高效”的目标共同努力。三是从实现持卡就医办法入手，建立科学、简捷、方便的就医手段。通过建立计算机网络和就医管理数据库，依托医院局域网开发医疗卡支持系统，就医人员一律实行持卡就医，使就医流程更简便、快捷，就医管理更科学、准确。四是以门诊用药为突破口，推动就医管理的整体改革。门诊是部队和医院服务的结合点，又是医院管理和服务的薄弱点，从门诊用药突破，可以进一步提高门诊用药水平，把医院暗补变明补，更好地解决部队和老干部反映较多的门诊用药和门诊服务上的问题，争取部队官兵对医院工作的理解和支持。同时，以门诊用药为突破口，经费投入力度不大，操作难度适中，改革风险较小，有利于全军面上推广。

为使部队就医管理改革健康、顺利开展，试点中始终坚持把握四条基本原则。一是“确保”性原则。改革的着眼点和各项措施，是为了限制浪费，堵塞漏洞，更好地保障军人的基本的医疗需求服务，而不是降低现行医疗待遇。要有利于部队和老干部就医更方便、快捷、高效，有利于调动部队各级卫生机构的积极性，有利于实行按级负责，逐级后送的要求，进而达到有利于维护部队健康和提高凝聚力、战斗力，让部队和老干部满意。二是效益性原则。试点重点研究如何保障基本医疗需求和必需的特殊医疗，如何限制超出经费承担能力的过高的不合理医疗需求，力求使卫生资源得到最经济、最充分、最合理的利用，最大限度地产生保障效益和效能。三是承受性原则。在改革的力度和进度上，既要与国家、军队的改革步伐大体适应，又要充分考虑部队和各级医疗机构实际，使利益调整机制能够为医院和部队所理解和接受，并能在心理上、财力上承受。在改革的总体步骤上，采用整体设计，分步实施，循序渐进的办法来进行。四是可推广性原则。改革要解决的问题，既注意在点上有典型性，又要注意在面上有代表性，经验和做法不仅在点上和局部行得通，更要考虑在全军面上推广。

（李清杰）

**【全军卫生防疫工作】** 1998年，全军部队认真贯彻落实中央军委批准的《“九五”期间全军除害灭病规划》，大力开展创建卫生单位活动，扎扎实实做好卫生防病工作，经受住了复杂疫情、抢险救灾、作战训练等严峻考验。

深入开展创建卫生单位活动。全军部队以配套设施、规范管理、增强效益、提高环境生活质量为重点，加强综合整治、整体建设和分类指导，深入开展创建卫生单位活动，涌现出了一大批整体形象好、基础设施强、管理秩序良、服务保障优的文明卫生先进典型。全军有106个单位被命名为“全军甲级卫生单位”，有486个单位被命名为“军区级卫生单位”，有322个建制团以上单位达到了无吸烟单位标准。各级共组织各类健康教育讲座、演讲、文艺调演、知识竞赛、有奖征文980余次，有76万人次直接参与。85%以上连队卫生课做到了人员、时间、内容基本落实。第10个爱国卫生月活动中，全军分7个区域由战区爱卫会牵头，对118个城市的驻军进行联合检查，共有268个团以上单位受到军队和地方各级表彰。

大力加强部队卫生防病工作。4月，召开全军防疫机构建设座谈会，总结交流了1994年以来全军防疫机构改革建设经验，讨论分析了当前工作面临的形势和任务，明确提出了今后一个时期加强防疫机构建设、卫生防病工作的基本思路和任务要求。全军以传染病防治为重点，加强科学指导，实施综合防治，制定下发了《1998—2000年全军综合治理血吸虫病计划》，顺利完成了50余万名新兵、新学员的艾滋病检测任务，组织实施了32万人份乙肝疫苗的接种工作，进一步落实了鼠疫、霍乱、出血热、结核等对部队危害较大的传染病的综合防治措施。全军部队发病平稳，没有发生大的传染病暴发流行。1998年度传染病报告总发病数较1997年同期下降28%，病毒性肝炎、痢疾、肺结核、出血热等传染病发病均呈下降趋势，有力地保障了部队战备训练等各项任务的顺利完成。

全面做好抗洪抢险卫生防疫保障。各级卫生部门坚决贯彻党中央、中央军委关于抗洪救灾工作的一系列指示精神，按照总后勤部《关于加强抗洪救灾卫生防病工作的指示》要求和“建制为主、兼顾友邻、分片包干、主动保障”的原则，加强了防病工作组织领导和卫勤保障支援。全军有250余个师旅团卫生机构在抗洪一线实施伴随保障，140批次防疫队实施支援保障。抗洪部队普遍成立了卫生防病领导小组，在任务紧急、环境恶劣、疫情复杂的情况下，紧紧抓住一线卫生管理、疫情监测、消杀灭和回营后卫生检疫等重点环节，突出抓好霍乱、血吸虫病、钩端螺旋体病等重点疾病的综合防治工作，做到了防病组织不散、工作不断、秩序不乱。确保了30余万抗洪部队没有发生烈性传染病，没有发生传染病暴发流行，没有发生集体食物中毒，基本实现了大灾之后无大疫的目标。

（刘名华）

**【卫生联勤休制研究论证】** 为方便部队供应，减少重复建设，提高保障效益，根据军委江主席的指示和全军体制编制调整改革研究论证领导小组的统一部署，总后卫生部组织专门力量，围绕联勤后卫勤机构设置、职能调整、保障运行方式确定、通用与专用划分等问题，对卫勤保障体制调整改革进行研究论证，拟制了调整改革实施方案。根据这一方案形成的新的联勤体制，将按照区域保障与建制保障相结合、统供与专供相结合的方式，以军区为基础组织联勤。通用物资和通用勤务由联勤系统按区域组织保障，专用物资和专用勤务由军兵种后勤系统按建制组织保障。军区后勤部卫生部改称军区联勤部卫生部，适当吸收军兵种人员参加。军区联勤部卫生部、联勤分部卫生处、军兵种卫勤部门职能以及运行方式进行适当调整，明确通用与专用保障范围，对卫勤保障部（分）队进行撤并降改。为确保联勤体制的顺利实施，还将出台一系列配套措施。该方案已于1998年底上报中央军委审批，1999年1月正式启动，7月1日进行试运行，2000年1月1日联勤体制正式运转。

（黄殿龙）

**【全军卫生信息化三大工程建设进展】** 1998年，全军卫生信息化建设三大工程已经从"九五"初期的系统规划、宣传动员、软件研制和组织试点，进入了由点到面推广的新阶段。

军字1号工程医院信息系统网络软件，经过两年多的开发和试点，1998年被中国软件行业学会评为全国卫生系统第一套优秀软件，并且已经在70多所军地医院正式运行，还有部分医院正在积极进行组织、技术、设备和人员培训等各项准备。目前，这套系统在部分医院的运行已经显示了良好效果，在强化管理、提高效率等方面发挥了重要作用。有10多所医院已经在1号工程软件的基础上，运行了IC卡系统，在就医管理改革试点中发挥了较好的作用。据初步了解，全军部分试点医院在堵塞管理漏洞、减少"跑、冒、漏、滴"方面，每所医院每年就能增收节支几十万至上百万元的经费。少数地方医院运行这套系统也获得满意的效果，在医院管理和医疗保险方面发挥了较好的作用。

军字2号工程的远程医疗会诊系统，经过"九五"初期的准备阶段，1998年发展很快。1998年6月，全军在南京军区第98医院召开了远程医疗会诊研讨会，进行了进一步的组织发动，并制订了全军远程医疗管理暂行办法，完善了应用系统。此后，各大单位分别举办了培训班进行推广。到1998年底，全军已经推广到近107个会诊站点，初步形成了总部和军区两级管理、三级会诊中心和四级会诊站点的基本模式。在1998年抗洪抢险中，南京军区、济南军区和解放军总医院利用远程医疗系统为受伤的战士进行了会诊，取得较好的效果。据不完全统计，各会诊站点已经实施远程医疗会诊300多例，并进行了远程教学的试验。

军字3号工程军队卫生机关指挥管理自动化系统，已在总后勤部卫生部开始实施。1998年总后勤部卫生部计算机局网已经建成，与总后大网全部联通；本部机关人员分批进行了1个月的微机全员培训，并为每个人配备了微机；多种卫生工作信息已在网上发布，可供总后机关首长和机关人员查询浏览；部机关办公软件已开始试用，逐步实现各种公文的生成、审批和发布都在网上进行。

在卫生统计信息的综合利用方面，总后勤部卫生部经过大量论证和部分单位的试行，全面改革了旧的卫生统计报表体系，1998年在全军开始启用新报表系统，变单一的医疗、防疫统计报表为综合报表，丰富了卫生管理统计信息，为管理决策提供了更为完整、可靠的信息依据。在总后勤部卫生部指导下，沈阳军区后勤部卫生部组织人员进行了单病种拨款改革的研究，利用总后勤部卫生部存储的全军1995年、1997年度的200多万份病案首页数据，测算了军队病人单病种疾病医疗经费消耗，并在少数医院进行了试点，为军队医院拨款制度改革进行了探索。

（宁　义）

**【药材供应主渠道建设】** 贯彻落实全军药材工作会议精神和总后勤部《关于加强军队药材供应管理的意见》。全军各大单位相继召开会议，传达、学习全军药材工作会议和总部有关文件精神，结合各自实际制定了加强药材供应机构管理、规范筹措供应秩序、确保姓"军"为兵服务方向的具体措施。3月19日总后卫生部发出《加强全军药材供应主渠道建设应强调的几个问题》的传真电报和《卫生工作情况》，进一步阐明了加强主渠道建设需要注意的问题。同时，总后卫生部组织对全军现有药材供应机构进行了全面整顿，清理以营利为目的设立的药材供应站（中心）50多个，规定军以下部队卫生部门不再从事具体的药材采购工作，基本纠正了乱办供应、乱设供应机构的混乱局面。根据部队部署和划区保障的需要，3月27日总后卫生部发出《关于军队药材供应机构布局的通知》，批准各军区在全国25个大城市设立药材供应站，并明确药材供应站的业务工作由各联勤部卫生部直接领导，理顺了药材供应机构的领导关系。

加强药材供应主渠道基础建设。总后卫生部筹建并开通了集"全军统筹药材计划申报软件"和药材信息服务为一体的“全军医药卫生信息网药材信息站”,沈阳、北京、成都军区开发或完善了药材供应管理网络软件,完成了各药材仓库、供应站与机关之间的相互联网，药材供应管理自动化水平有了较大提高。全军各专业药材仓库全面开展业务正规化达标验收活动，兰州药材仓库在军区联勤部卫生部的领导和支持下，狠抓业务管理，改善硬件条件,落实各项制度,率先通过了总部组织的验收。成都军区成都、昆明两个药材供应站在上级有关部门的支持下，已列入正式编制。

完成年度药材供应任务。全军各级卫生部门和药材供应机构以保障部队为重点，认真完成年度药材供应任务,截至1998年10月底,共供应药材价值2.6亿元，筹措供应首长保健用药100余种690万元、高原部队特殊用药30余种230万元，并完成4项援外药材筹措供应任务。在完成正常药材供应任务的同时,以药材统筹为突破口,深化药材供应改革,遴选出21种全军统筹药材的供货厂家，与部分企业签定了互利互惠的合作协议，完成了1999年度全军统筹药材的订货工作。另外,在抗洪抢险期间,全军各级卫生部门依托药材供应主渠道，突出重点、快速筹措、划区保障、及时供应，共为抗洪部队筹措供应药材价值4 423万元，有力保障了部队卫生防病工作的开展。

（夏晓东）

**【国际交流】** 1998年军队卫生领域对外交流工作，认真贯彻军队外事工作为国家总体外交服务，为国防和军队现代化建设服务的指导思想,取得了明显成效。总后卫生系统全年约有1 300人次专业人员出国访问考察、参加学术会议、合作研究、进修学习,获取了大量信息,开阔了视野。先后组织两个军医代表团赴奥地利、意大利、日本等国访问，接待了巴基斯坦军医学院考察团、芬兰军医代表团和日本防卫医学代表团的来访。

1998年多边军事医学交流取得新进展。继中国任国际军事医学委员会主席国后，主动提出承办的首期中医针灸实用技术国际培训班于9月在上海第二军医大学成功举办，共有13个国家19名外军学员参训,培训班取得良好效果。11月,受外交部、总参谋部委托,总后卫生部负责具体承办了东盟地区论坛热区卫生和热带传染病防治研讨会，此次军事医学会议是中国军队参与东盟地区论坛进程的一个积极步骤。在时间短、人手少的情况下,组织了高质量的论文交流，为会议的成功奠定了坚实的基础。研讨会的成功召开对扩大专业领域内的交流与合作，增进与论坛各成员国的相互信任与了解发挥了积极作用。

1998年先后选派了各类管理人员、专业人员参加亚太军事医学会议、美国军医协会年会、联合国《禁止生物武器公约》谈判会议等国际专业会议以及国际军事医学委员会青年军医进修班、兽医军官培训班的培训。此外,还选派了赴老挝、津巴布韦等国的医疗设备安装组及9名护士赴新加坡参加培训。

（李　瑞）

**【全军卫生系统贯彻军队不经商决策】** 1998年下半年起，全军卫生系统坚决贯彻落实党中央、中央军委关于军队不再从事经商活动重大决策,行动积极,措施得力,成效明显。8月7日,总后卫生部召开驻京卫生单位贯彻党中央、中央军委关于军队不再从事经商活动决定会议，研究部署卫生系统贯彻落实的具体任务，将会议精神向全军医疗卫生单位进行了传达,反映较好。11月中旬,总后首长率队赴广州、郑州地区，调研军队部分医疗卫生单位对外有偿服务工作情况，督促落实不经商决策。12月，总后卫生部根据军委、总部有关精神和全军卫生系统实际,制订了《军队卫生单位对外有偿服务管理规定》。全军医疗卫生单位各级领导对贯彻军队不经商决策高度重视，把它作为一件大事来抓，对本单位存在的问题进行了深入的查找,认真整改。8月7日会议后,北京军区、空军、总装备部及时召开会议，联勤部后勤部领导亲自动员部署；总直各医院紧急召开党委会和全院人员大会，学习贯彻会议精神。北京军区、空军、二炮等单位成立了专项治理办公室或检查组,对编外医疗机构、医疗广告、乱收费以及出售非医疗用品等问题进行重点清理。空后卫生部领导亲自带队，对驻京2所医院、5个门诊部、14个干休所等卫生单位进行了全面检查。海军组成联合检查组,对各医疗卫生单位进行全面检查。解放军总医院组织各科室进行认真的自查自纠，对医疗工作中带有经营性质的行为进行了全面清理整顿，对有偿服务项目进行认真研究，严格规范。广州军区在贯彻军队不经商决策中,抓学习,统一广大卫生人员的思想认识，自觉做到与党中央保持高度一致;抓落实,不折不扣地执行上级指示,在原来工作基础上,又撤销编外医疗机构3个，停办特色门诊12个,并认真清理聘用医务人员,严格规范医疗有偿服务行为;抓方向，集中精力做好为部队服务工作,受到部队欢迎。济南军区分三步在全区开展医疗机构有偿服务专项整顿工作,一是协调地方卫生、工商行政部门清查医疗广告，对8个单位的违法广告进行了处理；二是制订了《聘用医务人员管理办法》,并抓紧落实；三是集中清理非法药品制剂生产、销售活动,共注销和吊销了11个基层医疗单位的《制剂许可证》。总之,全军各医疗卫生单位积极认真地贯彻落实军队不经商决策，严格执行总后与国家卫生部等五部委联合下发的关于禁止以军队名义发布医疗广告的通知，抓紧清理编外医疗机构，认真清理聘用人员,严格规范医疗行为,取得了初步成效。

（王文中）

**【军队医药卫生单位获奖成果项目】**

1998年度，全军医药卫生单位共有184项成果获国家和军队科技奖励。其中，获国家技术发明奖4项（二、三等奖各1项、四等奖2项）;国家科学技术进步奖27项(二等奖6项、三等奖21项);军队科技进步奖153项(一等奖9项、二等奖144

项)。

此外,有46项成果获军队医疗成果奖,其中一等奖6项、二等奖40项。

获奖项目如下:

**1998年军队医药卫生科技成果获国家科学技术奖励项目**

| 序号 | 项目名称 | 主要完成单位 | 主要完成者 | 获奖等级 |
|---|---|---|---|---|
| 国家技术发明奖(4项) | | | | |
| 1 | 新抗晕药盐酸苯环壬酯 | 军事医学科学院毒物药物研究所 | 张其楷 刘传缵 恽榴红 袁淑兰 王晓鸣 于桂华 王维贤 于瑞起 杨造萍 曾繁忠 | 2 |
| 2 | 半环式梯形加压钢板在股骨干粉碎骨折内固定的应用 | 兰州军区兰州总医院 | 葛宝丰 刘兴炎 文益民 甄平 白孟海 刘占宏 | 3 |
| 3 | 臂丛神经损伤诊断与治疗的新方法 | 第二军医大学 | 张少成 纪荣明 禹宝庆 | 4 |
| 4 | 多功能护理操作仪 | 南京军区第180医院 | 李秀美 魏培德 胡建华 | 4 |
| 国家科技进步奖(18项) | | | | |
| 1 | 幽门螺杆菌与海尔曼螺杆菌感染的流行病学、致病性及诊治研究 | 第一军医大学<br>上海第二医科大学附属仁济医院 | 周殿元 萧树东 王继德 刘文忠 杨海涛 潘志军 陈烨 张振华 张万岱 | 2 |
| 2 | 肾移植的基础与临床研究 | 第二军医大学 | 闵志廉 朱有华 齐隽 王亚伟 王立明 郑军华 徐丹枫 任吉忠 余加仁 | 2 |
| 3 | 肾综合征出血热病毒在人体的分布及其致病机理的研究 | 第四军医大学 | 杨为松 刘泽富 朱平 白雪帆 姚志强 陈思毅 唐永明 徐海峰 张文彬 | 2 |
| 4 | 抗人白细胞分化抗原单克隆抗体的研制及应用 | 军事医学科学院基础医学研究所<br>北京医科大学血液病研究所 | 白炎 沈倍奋 杨志刚 孙英勋 黎燕 陆道培 陈勇 赖春宁 贺永怀 | 2 |
| 5 | 克隆型血型试剂及其产业化生产的研究(推广类) | 南京军区后勤部军事医学研究所 | 唐家琪 潘秀珍 李先富 陶开华 于明明 张云 郭恒彬 | 2 |
| 6 | 重组人红细胞生成素的研制、试生产和临床应用 | 南京军区后勤部军事医学研究所<br>海南亚龙生物医学研究所 | 史江 方君 胡云龙 聂海洋 刁勇 吴钢 陶开华 张广仁 郑法雷 | 2 |
| 7 | 中国人α(β)-地中海贫血分子诊断技术及其应用的研究 | 第一军医大学<br>广东省广州市妇婴医院<br>广东省珠海市妇幼保健院 | 徐湘民 廖灿 周玉球 张基增 黄以宁 | 3 |
| 8 | 重症烧伤性、失血性休克微循环与白细胞流变学变化的实验研究 | 第一军医大学 | 赵克森 朱佐江 吴坤莹 武湘兵 姜勇 | 3 |
| 9 | 延迟复苏引起烧伤休克期重要脏器损伤的细胞分子生物学机理研究 | 第二军医大学<br>复旦大学 | 夏照帆 路卫 陈玉林 方之扬 葛绳德 | 3 |
| 10 | 心肌保护的研究 | 第二军医大学 | 朱家麟 陈龙 武士英 梅举 张宝仁 | 3 |
| 11 | 平战时胃肠内营养剂氮源及其应用研究 | 第二军医大学<br>上海市粮食科学研究所<br>上海信谊药业有限公司 | 赵法及 郭俊生 陈洪章 杨孝达 罗勇庆 | 3 |

续表

| 序号 | 项目名称 | 主要完成单位 | 主要完成者 | 获奖等级 |
|---|---|---|---|---|
| 12 | 微核形成机理、检测方法及其用于人群监测和毒性评价的系列研究 | 第三军医大学<br>江苏省肿瘤防治研究所 | 曹　佳　薛开先　程天民　马国建<br>易　东 | 3 |
| 13 | 呼吸系统疾病酸碱失衡的基础研究与临床应用 | 第三军医大学第二附属医院 | 钱桂先　毛宝龄　杨晓静　金发光<br>郭先健 | 3 |
| 14 | 三叉神经领域本体感觉中枢通路的发现 | 第四军医大学 | 李继硕　王百忍　罗丕福　张敬东<br>李金莲 | 3 |
| 15 | 增殖性玻璃体视网膜病变实验和临床研究 | 第四军医大学第一附属医院 | 惠延年　梁厚成　胡　丹　周　健<br>王　琳 | 3 |
| 16 | 重症喉气管狭窄成形术的临床及基础研究 | 第四军医大学第二附属医院 | 陈文弦　迟汝澄　刘文忠　马培堂<br>李忠泽 | 3 |
| 17 | 牙髓尖周病的厌氧感染和根管治疗新技术的研究 | 第四军医大学口腔医学院 | 史俊南　肖明振　倪龙兴　赵守亮<br>唐安尧 | 3 |
| 18 | 口腔粘结技术的系列实验研究和临床应用 | 第四军医大学 | 施长溪　徐君伍　马轩祥　蒋继英<br>陈吉华 | 3 |
| 19 | 镰刀菌毒素的系统提取分离分析及其毒理学研究 | 军事医学科学院毒物药物研究所 | 彭双清　罗　毅　杨进生　张理汉<br>遇秀玲 | 3 |
| 20 | 颞下颌关节急慢性损伤的基础和临床诊治研究 | 解放军总医院 | 洪　民　周继林　胡　敏　刘洪臣<br>洪　流 | 3 |
| 21 | 眼战伤及不同眼外伤的系列研究 | 解放军总医院 | 宋　琛　窦宏亮　黄一飞　马志中<br>朱燕莉 | 3 |
| 22 | 创（烧、战）伤后多器官功能障碍综合征发病机理和动物模型的研究 | 第 304 医院 | 盛志勇　胡　森　梁延杰　周宝桐<br>姚咏明 | 3 |
| 23 | 含有血运雪旺氏细胞的外膜管桥接神经缺损实验研究与临床应用 | 济南军区第 89 医院 | 范启申　王成琪　曹　斌　郑隆宝<br>张祚勇 | 3 |
| 24 | 自发性高胆固醇血症近交系 NJS 小鼠培育及其特性研究 | 南京军区南京总医院 | 孙敬方　潘震寰　田小芸　邹季虹 | 3 |
| 25 | 非骨性腰椎椎管、神经根管动态学实验研究及狭窄症的临床研究 | 南京南京第 85 医院<br>第二军医大学第二附属医院 | 连　平　贾连顺　孙荣华　杨广才<br>张　伟 | 3 |
| 26 | 全军精神疾病流行病学的调查研究 | 南京军区第 102 医院<br>沈阳军区第 215 医院<br>北京军区第 261 医院<br>广州军区第 191 医院<br>南京军区第 86 医院 | 王焕林　崔　庶　陈继军　梅桂森<br>邹华根 | 3 |
| 27 | 中级卫生技术人员专业技能计算机辅助考试的研究及应用 | 广州军区广州总医院 | 吴伟斌　黄家驹　孙方敏　张　波<br>赵燕芳 | 3 |

## 1998年军队医药卫生科技成果获军队科技进步奖项目

| 序号 | 项目名称 | 主要完成单位 | 主要完成者 | 获奖等级 |
|---|---|---|---|---|
| 1 | 百种药物透皮吸收行为的实验研究及新制剂的研制 | 北京军区总医院 | 许景峰 赵维娟 张梅 王金萍 刘梅 靳颖华 杨永革 王玉荣 崔艳 | 1 |
| 2 | 新型人肝细胞生成素的分子生物学与基因工程研究 | 军事医学科学院放射医学研究所 | 贺福初 杨晓明 王清明 魏汉东 陈惠鹏 谢玲 邢桂春 宫锋 吴祖泽 | 1 |
| 3 | JX-100X 刀系统 | 第一军医大学生物医学工程系<br>解放军总医院<br>佛山分析仪器厂 | 李树祥 陈运钦 王所亭 白先众 严静东 周凌宏 潘隆盛 陈超敏 李光明 | 1 |
| 4 | 肿瘤的细胞因子基因治疗的实验研究 | 第二军医大学基础部 | 曹雪涛 章卫平 于益芝 陶群 鞠佃文 陈国友 王全兴 王建莉 雷虹 | 1 |
| 5 | 风心病左心功能不全的病理及其分子生物学机制的研究 | 第二军医大学第一附属医院 | 张宝仁 于伟勇 王志农 钱伟 梅举 陆方林 郎希龙 杨军民 朱家麟 | 1 |
| 6 | 《烧伤治疗学》 | 第三军医大学第一附属医院<br>第304医院<br>第二军医大学<br>第四军医大学第一附属医院<br>人民军医出版社 | 黎鳌 杨宗城 盛志勇 方之扬 陈璧 汪仕良 肖光夏 黄文华 王兵 | 1 |
| 7 | 核糖核酸的加工修饰及其催化作用 | 第四军医大学基础部 | 杨静华 苏成芝 项秉懿 | 1 |
| 8 | 肝癌单抗HAb18导向研究及应用 | 第四军医大学基础部<br>第四军医大学第一附属医院 | 陈志南 刘彦仿 隋延方 米力 朱平 仇凯 张裕民 刘智广 边惠洁 | 1 |

## 1998年军队医药卫生科技成果获军队科技进步奖项目

| 序号 | 项目名称 | 主要完成单位 | 主要完成者 | 获奖等级 |
|---|---|---|---|---|
| 1 | 光化学杀菌搪瓷制品的研究 | 沈阳军区后勤部卫生防疫队 | 杨亚丽 刘步升 杨继源 廖辉 刘绍东 龚家荣 刘贤政 周菊林 郭玉新 | 2 |
| 2 | 精神分裂症细胞遗传学系列研究 | 大连医学高等专科学校<br>沈阳军区第215医院 | 洪美玲 张珉 王秉仪 李忠武 李庆 刘刚 赵先碧 孔祥泉 刘慧 | 2 |
| 3 | 成人、胎儿和病态巨核细胞增殖分化特性的实验研究 | 沈阳军区总医院 | 马东初 孙英慧 常奎忠 初俊杰 刘亚革 王海林 冯新莉 | 2 |
| 4 | 血小板活化因子在银屑病发病机理中作用的系列研究 | 沈阳军区总医院<br>第二军医大学 | 刘宝军 郑茂荣 陈伟 李少华 张海涛 张素珍 李淑琴 曲玉秋 戴方平 | 2 |
| 5 | 气道内$CD_4^+$T细胞活化及IL-5释放在哮喘发病中作用的临床和实验研究 | 沈阳军区第202医院 | 全宝文 唐迟兵 熊一霞 王东亮 闫鸿 高军 张武清 叶燕湘 | 2 |
| 6 | 白血病瘀症临床与病理基础研究 | 沈阳军区第210医院<br>沈阳军区总医院<br>第一军区大学中医系 | 魏艾红 张素芬 肖景文 向阳 季梅芹 喻方亭 韩福英 王秋娥 黄世林 | 2 |
| 7 | 脑血管病高危个体筛选方法和预防效果 | 北京军区总医院 | 张葆樽 王冬嫣 王苏 尹维民 冯雁玲 高军茂 张微微 王慧芝 李颖 | 2 |

续表

| 序号 | 项目名称 | 主要完成单位 | 主要完成者 | 获奖等级 |
|---|---|---|---|---|
| 8 | 超声多普勒检测肿瘤血供系统在肝癌诊断及肝动脉栓塞疗效评估中的应用 | 北京军区总医院<br>第四军医大学第一附属医院 | 张　梅　简文豪　钱蕴秋　王秀敏<br>王全华　吴爱民　李亚非　曾济平<br>朱　洁 | 2 |
| 9 | 肺动脉内皮细胞产生的血管收缩肽和牛磺酸在缺氧性肺动脉高压中的作用和意义 | 北京军区总医院<br>第三军医大学 | 于忠和　李继成　孙秉庸　王培勇<br>周燕虹　陈杭薇　刘晓联 | 2 |
| 10 | 急性心肌梗塞心脏微血管形态学研究 | 北京军区总医院 | 张俊杰　刘丽丽　王桂林　熊存峰<br>王树哲 | 2 |
| 11 | 旱莲草化学成分及其免疫活性的研究 | 北京军区总医院 | 张　梅　刘　梅　许景峰　邸晓辉<br>张卫东　张黎霞 | 2 |
| 12 | 可移动IGI步态分析系统的研制与应用 | 北京军区总医院 | 孙天胜　胥少汀　何铁春　张立仁<br>姜金卫　李增洲　陈迎朝　李　放<br>梁　毅 | 2 |
| 13 | 不同时期骨痂多种骨生长因子的表达与经皮注射骨生长因子促进骨折愈合的研究 | 北京军区总医院<br>第四军医大学第一附属医院 | 李亚非　胡蕴玉　时述山　刘　建<br>张　晶　吕　荣　刘树清　韩一生<br>李　丹 | 2 |
| 14 | 颌面部骨折固定方法的研究 | 北京军区白求恩国际和平医院<br>第四军医大学口腔医学院 | 王永海　周树夏　斯方杰　刘彦普<br>李凤和　毛天球　吕春堂　薛　毅<br>马　飞 | 2 |
| 15 | 北方部队坑道储水的卫生保障研究 | 北京军区第251医院<br>第65集团军工兵处 | 郑世英　张永良　穆国良　沈　喜<br>简桃生　吕　义　李　达　李自强<br>郑铁钢 | 2 |
| 16 | 养血清脑颗粒剂的系列研究 | 北京军区第254医院<br>天津市天使力联合制药公司 | 吴乃峰　闫希军　张国民　冯晓颖<br>王　苹　杨悦武　郭海平 | 2 |
| 17 | 新鬼臼毒素氮氧自由基衍生物GP-7的合成和抗肿瘤药理学研究 | 兰州军区兰州总医院<br>兰州大学<br>兰州医学院 | 贾正平　谢景文　陈耀祖　王彦广<br>张培炎　梁重栋　徐丽婷　张晓文<br>田　喧 | 2 |
| 18 | 新药胃尔康、胃尔宁的研究 | 兰州军区乌鲁木齐总医院<br>第四军医大学<br>广州军区广州总医院<br>兰州军区兰州总医院 | 李春越　孙启文　施新猷　周绍娟<br>孙桂华　余西林 | 2 |
| 19 | 偏头痛、丛集性头痛连续防治研究 | 济南军区总医院<br>第二军医大学<br>沈阳军区总医院 | 郭述苏　薛广波　陈春富　王桂清<br>王耀山　薛慎伍　于金萍　陈同慧<br>许荣家 | 2 |
| 20 | 透析和应激对尿毒症患者心血管病变影响的临床与实验研究 | 济南军区总医院<br>第二军医大学 | 孟建中　罗南萍　刘志民　王成海<br>邵玉萍　刘文渊　林葆城　许金廉 | 2 |
| 21 | 门脉高压症保留脾极性脾大部切除术与残脾及其免疫功能研究 | 济南军区第89医院 | 黄凤瑞　褚海波　徐学汇　陈胜茹<br>李鹏程　李银良　孙学军　潘龙文<br>肖松昌 | 2 |
| 22 | 强直性脊柱炎活动期诊断的临床、实验室及影像学研究 | 济南军区第107医院<br>青岛医学院附属医院 | 张立安　曹来宾　徐爱德　王　东<br>周洪超　张玉军　孙秋德　王玉丽<br>徐　涛 | 2 |
| 23 | 大肠癌癌前病变及早期诊断的研究 | 济南军区第150医院 | 高春芳　刘民生　王仰坤　鲁明良<br>李冬晖　魏　东　赵文召　曾骄云<br>赵元珍 | 2 |

续表

| 序号 | 项目名称 | 主要完成单位 | 主要完成者 | 获奖等级 |
|---|---|---|---|---|
| 24 | 显微外科护理技术应用研究 | 济南军区第153医院<br>济南医学高等专科学校 | 吕　青　佟　军　王迎丽　丁自海<br>张新芳　史　青　郭　杰　赵力连<br>张巧玲 | 2 |
| 25 | 带血管蒂骨（膜）瓣移位术新供区的解剖学与临床应用研究 | 福州医学高等专科学校<br>海军医学高等专科学校<br>湖北医科大学显微外科研究所<br>空军第451医院 | 张发惠　陈秀清　钟桂午　陈振光<br>郑和平　刘经南　刘　武　刘　凯 | 2 |
| 26 | 两种细胞因子产品质量控制体系的研究与应用 | 南京军区后勤部军事医学研究所<br>中国药品生物制品检定所 | 程雅琴　刁　勇　饶春明　古卓良<br>周　勇　聂海洋　王箐舟　许祥裕<br>张占全 | 2 |
| 27 | 恙螨体内HFRSV检测、增殖及抗原性的分子生物学研究 | 南京军区后勤部军事医学研究所<br>陕西省卫生防疫站 | 张　云　吴光华　唐家琪　朱　进<br>张家驹　陶开华　周燕萍　郭恒彬<br>李先富 | 2 |
| 28 | 基因多态性与我国肾小球疾病发病机理及预后的研究 | 南京军区南京总医院 | 刘志红　胡伟新　陈朝红　关天俊<br>陈惠萍　黎磊石 | 2 |
| 29 | 脑神经肽参与缺血性脑水肿的环节和保护 | 南京军区南京总医院<br>上海第二医科大学仁济医院 | 刘新峰　金泳清　陈光辉　卞留贯<br>谭百庆　郑惠民　杨　军　罗其中<br>张天锡 | 2 |
| 30 | 各类丙型肝炎临床病理特点的研究 | 南京军区南京总医院 | 周晓军　张泰和　董　新　黄　进<br>陆珍凤　严晓娟　喻毅强　陈　云<br>谢　力 | 2 |
| 31 | 快速血糖尿糖定量测定仪 | 南京军区南京总医院<br>南京海宁微电脑与分析检测仪器研究所 | 龚卫宁　汪午生　姜宗义　陈铭卫<br>王文才　祝正祥　储德宝　田巨龙<br>刘铁兵 | 2 |
| 32 | 卵巢自身免疫反应及其对生育影响的研究 | 南京军区南京总医院<br>南京军区第175医院 | 黄邱朝　武建国　刘　琦　虞　伟<br>张毅林　陈金弟　顾秋善　商学军<br>徐建平 | 2 |
| 33 | 脑致痫灶切除治疗顽固性癫痫的临床与病理相关研究 | 南京军区南京总医院 | 谭启富　汤黎明　孙克华　孙康健<br>华长春　周志韶　周晓军　陈　云<br>王锦德 | 2 |
| 34 | 解析单克隆抗体可变区基因序列的实验方法及其应用 | 南京军区福州总医院 | 兰风华　朱忠勇　唐玉钗 | 2 |
| 35 | 《实用医学检验学》 | 南京军区福州总医院<br>人民军医出版社 | 朱忠勇　陈之航　武建国　孟　泽<br>胡望平　李珍大　姚　磊　许洪钧<br>王德春 | 2 |
| 36 | 榄香烯乳抗肺癌作用的临床与实验研究 | 南京军区第81医院 | 秦叔逵　钱　军　王　琳　杨爱珍<br>何泽明　乐美兆　刘文虎　马永泉 | 2 |
| 37 | 内隐情感记忆、社会认知基础与应用研究 | 南京军区第85医院<br>华东师范大学心理系 | 刘素珍　杨治良　龚殿祥　杨广才<br>赵　华　钟毅平　刘素芬　汤秋琴<br>高　桦 | 2 |
| 38 | 光动力学疗法治疗上消化道癌的系列研究 | 南京军区第97医院<br>第四军医大学第一附属医院<br>徐州医学院 | 张南征　张学庸　陈世超　石凤娟<br>乔太东　钱广洪　朱　云　邵艾莉<br>刘军权 | 2 |
| 39 | 对平、战时官兵心理障碍与社会心理因素的研究 | 南京军区第102医院 | 张理义　崔　庶　曹连生　李　斌<br>高柏良　孙芳卿　薛云庄　曹根成<br>黄箭星 | 2 |
| 40 | DPP-140型多功能平板式自动泡罩包装机 | 南京军区第118医院<br>瑞安市华联制药机械实业公司 | 王林宽　胡宝钗　钱存生　姚智君<br>陈佩秋　章卫东　王海平　袁焕春<br>柯益荣 | 2 |

续表

| 序号 | 项目名称 | 主要完成单位 | 主要完成者 | 获奖等级 |
|---|---|---|---|---|
| 41 | 慢性乙型肝炎组织学分级分期及其动态变化的研究 | 南京军区第123医院 | 严家春 刘健虎 马 勇 裴 波 王振德 高显清 张泰和 | 2 |
| 42 | 电子数码X线胶片打号机 | 南京军区杭州疗养院 | 王春杰 田 枫 钟建文 尚太新 陈美宽 | 2 |
| 43 | 黄病毒基因检测技术应用系列研究 | 广州军区后勤部军事医学研究所 | 方美玉 林立辉 陈翠华 田小东 蒋廉华 陈火胜 彭翼飞 饶颐年 班 武 | 2 |
| 44 | 孤立肺结节CT、MRI-病理对照系列研究 | 广州军区广州总医院<br>海军总医院<br>解放军总医院 | 彭光明 张燕群 蔡祖龙 黄新华 李美玲 曹丹庆 | 2 |
| 45 | BG-951型一氧化氮治疗仪 | 广州军区广州总医院<br>驻北京分析仪器厂军事代表室 | 刘仲明 何京津 刘 芳 谢肇煦 江悦华 姜秀英 张 雁 赖晁文 杨传红 | 2 |
| 46 | 颈动脉海绵窦瘘血液动力学和临床与实验研究 | 广州军区武汉总医院 | 马廉亭 余 泽 徐国政 杨 铭 张小征 秦尚振 龚 杰 吴佐泉 张积志 | 2 |
| 47 | 高原颅脑火器伤和创伤性脑水肿的实验研究 | 成都军区总医院 | 胡威夷 张 捷 曾凡俊 黄茂清 严利春 李开慧 匡永勤 曾 力 韩金安 | 2 |
| 48 | Barrett食管的发病机理及临床诊治的研究 | 海军总医院 | 李 辉 姚松朝 张章渝 | 2 |
| 49 | 随机点同视机远距离立体视觉检查图研制与应用 | 海军总医院 | 颜少明 | 2 |
| 50 | 炎性脱髓鞘病的基础与临床研究 | 海军总医院<br>解放军总医院 | 戚晓昆 朱 克 蒲传强 张凤英 刘洁晓 | 2 |
| 51 | 多参数睡眠记录分析系统的研制开发 | 空军第四研究所<br>北京新兴生物医学工程研究发展中心 | 陈 蓓 庄 志 俞梦孙 张春艳 涂 权 苏 琳 张洪成 吕沙里 金瑋瑞 | 2 |
| 52 | 一种低毒副作用人TNFa衍生物的研制及抗肿瘤作用研究 | 空军总医院<br>军事医学科学院生物工程研究所 | 刘 丽 黄培堂 赵建增 周晓巍 李景泰 谢宝树 冯 彪 田生礼 程度胜 | 2 |
| 53 | 盐酸萘替芬原料药及软膏剂和溶液剂的研制 | 空军总医院 | 黄家章 温宁明 曲宁伟 信许娅 金 涛 刘 延 吉小莉 李 颖 苗 奕 | 2 |
| 54 | 血液净化系列新技术的研究及其临床应用 | 空军第455医院 | 路建饶 陆 石 田 军 吴镛基 代千华 江月娥 孙 晶 王学军 张金元 | 2 |
| 55 | 医用透明质酸钠凝胶的研制、实验研究及临床应用 | 空军第455医院<br>杭州嘉伟生物制品有限公司<br>空军第464医院 | 陈至善 杨岁虎 王立飞 王崇民 王振中 赵 琪 熊显华 魏延云 罗阳生 | 2 |
| 56 | 肝提取物诱导肝癌及非肝癌细胞凋亡的实验研究 | 空军第458医院 | 孔祥平 邹清雁 张宜俊 曾平鲁 尤玉琴 杨联萍 李茹冰 余宙耀 李灼亮 | 2 |
| 57 | 髓鞘碱性蛋白Ⅱ与慢性复发性变态反应性神经炎的研究 | 第二炮兵第262医院<br>北京医院 | 郭向东 许贤豪 李成文 牛俊英 渠占芬 钱江南 尹世敏 文凯明 | 2 |
| 58 | 脊柱新型三维椎弓根螺钉系统RF-Ⅱ、AF的研究及临床应用 | 国防科工委总医院 | 邹德威 海 涌 马华松 白克文 邵水霖 孙红娟 陈晓明 赵玉乾 张瑞娟 | 2 |

续表

| 序号 | 项目名称 | 主要完成单位 | 主要完成者 | 获奖等级 |
|---|---|---|---|---|
| 59 | 《美容整形外科系列专著》 | 国防科工委美容外科医院 | 方彰林 丁芷林 王积恩 李鸿凯 王 臻 罗汇东 | 2 |
| 60 | 犬传染性肝炎病毒的形态发生学及其抗原与核酸定位研究 | 农牧大学军事兽医研究所 | 常国权 杨盛华 邹啸环 王新平 李润萍 赵永军 | 2 |
| 61 | 动物性食品兽医卫生检验快速系列方法研究 | 农牧大学动物医学系<br>农牧大学军事兽医研究所 | 郑明光 马成林 柳增善 宋华宾 高晓伟 张国利 刘明远 赵 君 朱明琛 | 2 |
| 62 | 部队感染性腹泻病的综合防治研究 | 第一军医大学基础部<br>广州军区后勤部军事医学研究所<br>济南军区后勤部军事医学研究所<br>沈阳军区后勤部军事医学研究所<br>第二军医大学第一附属医院 | 俞守义 陈 清 孙长柱 王 红 聂 军 刘希真 任少堂 曾年华 郝宝善 | 2 |
| 63 | 脑ATP敏感钾通道门控机制与缺血缺氧性脑损伤早期保护的研究 | 第一军医大学基础部<br>军事医学科学院基础医学研究所 | 佟振清 唐向东 李玉书 于晓虹 孙文颖 娄之聪 华仲慰 李统威 肖中举 | 2 |
| 64 | 中国南北方两个汉族群体MHC补体单倍型及共同种异型的研究 | 第一军医大学基础部 | 陈仁馨 张明军 赖燕来 陈立茵 彭良平 刘 新 黄为民 赵 红 | 2 |
| 65 | 蛋白结合多糖PSK保护巨噬细胞免受过氧化损伤和阻断实验性动脉粥样硬化 | 第一军医大学基础部 | 陈 瑗 周 玫 刘尚喜 郭志刚 娄 宁 欧阳谦 庞战军 | 2 |
| 66 | 供受者PRA、快速HLA分型组织配型新方法在肾移植中的应用 | 第一军医大学第一附属医院<br>广州器官移植配型中心 | 于立新 肖露露 叶桂荣 白喜文 张 升 付绍杰 叶 欣 邓文锋 陈洪涛 | 2 |
| 67 | 失血性休克后白细胞介素1活性双峰型变化及其机制初探 | 第一军医大学第一附属医院<br>第二军医大学 | 石汉平 徐仁宝 高 瀚 齐德林 秦路平 缪明永 华积德 王成海 徐 洁 | 2 |
| 68 | 内皮素参与蛛网膜下腔出血后继发脑血管痉挛的机理及防治 | 第一军医大学第二附属医院 | 王向宇 朱 诚 陈长才 李铁林 徐如祥 | 2 |
| 69 | 心脏瓣膜置换术麻醉手术期间的血流动力学研究 | 第一军医大学第二附属医院<br>第一军医大学第一附属医院 | 肖广钧 招伟贤 叶小平 张志方 梁启波 宋吉贵 周 健 肖建斌 龙国粹 | 2 |
| 70 | 脊柱脊髓伤的基础和临床研究 | 第一军医大学第二附属医院 | 靳安民 余 斌 唐三元 周初松 邵振海 李 奇 杨建成 | 2 |
| 71 | 冠状动脉的形态学和生物力学特性研究 | 第二军医大学基础部<br>第三军医大学基础部<br>西安医科大学基础医学院 | 姜宗来 何光篪 凌凤东 胡海涛 王公瑞 纪荣明 党瑞山 | 2 |
| 72 | 白细胞介素-2双功能位点的研究 | 第二军医大学基础部<br>中国科学院上海生物化学研究所 | 蒋春雷 徐 荻 周月芳 由振东 路长林 王 焱 宋朝佑 王成海 刘新垣 | 2 |
| 73 | 速杀性毒剂在海上化学战中的杀伤特点和医学防护 | 第二军医大学海医系<br>海军核化研究所 | 朱明学 陈兆礼 赵 杰 潘雪松 朱艳萍 王 宇 沈志超 陈伟忠 袁 浩 | 2 |

续表

| 序号 | 项目名称 | 主要完成单位 | 主要完成者 | 获奖等级 |
|---|---|---|---|---|
| 74 | DNA聚合酶β的某些分子放射生物学性质及其DNA修复作用 | 第二军医大学海医系<br>第三军医大学预防医学系 | 蔡建明 郑秀龙 罗成基 程天民<br>高建国 杨如俊 陈全国 余宏宇<br>张丽民 | 2 |
| 75 | 柱切换高效液相色谱法在体内药物分析中的应用研究 | 第二军医大学第一附属医院<br>第二军医大学药学院 | 刘荔荔 高申 王卓 田维荣<br>刘皋林 吴玉田 胡晋红 | 2 |
| 76 | 中国楤木属药用植物的生药学研究 | 第二军医大学药学院<br>第二军医大学第一附属医院 | 王忠壮 汤海峰 郑汉臣 易杨华<br>苏中武 李承祜 胡晋红 檀密艳 | 2 |
| 77 | 天然云芝多糖成分及生物活性研究 | 第二军医大学药学院<br>第二军医大学基础部 | 陈海生 谭建权 魏文树 田野萍<br>廖时萱 李怀一 范存坤 严惠芳<br>唐仲进 | 2 |
| 78 | 表皮郎格罕细胞的鉴别、纯化及氮芥等药物对其免疫功能影响的研究 | 第二军医大学第一附属医院 | 郑茂荣 范青源 牟贤龙 谢勇<br>方跃明 封维阳 顾美芳 陶苏江 | 2 |
| 79 | 颈袢神经修复治疗声带麻痹的实验及临床研究 | 第二军医大学第一附属医院 | 郑宏良 周水淼 李兆基 崔毅<br>温武 陈世彩 周蓉珏 孙继虎<br>王琪 | 2 |
| 80 | 肛肠功能检查方法及其临床应用研究 | 第二军医大学第一附属医院 | 李实忠 卢任华 何继海 屠岳<br>郭冀湘 金国祥 陈栋 汪志杰<br>喻德洪 | 2 |
| 81 | 自毁性介质对脊髓损伤继发性损害作用基础与临床研究 | 第二军医大学第二附属医院<br>海军第411医院 | 肖建如 曾华武 赵定麟 侯铁胜<br>李医明 贾连顺 陆伟斌 陈德玉<br>邵擎东 | 2 |
| 82 | 缺血再灌注心肌损伤时间窗及代谢机制研究 | 第二军医大学第二附属医院<br>第三军医大学第一附属医院<br>解放军总医院 | 赵学 司良毅 袁文俊 吴宗贵<br>黄佐 陈德友 杨宗才 富维骏<br>张远慧 | 2 |
| 83 | 下丘脑和垂体功能异常的影像学及临床应用研究 | 第二军医大学第二附属医院<br>上海市儿科研究所<br>上海市儿科医院 | 陶晓峰 施增儒 叶军 姚庆华<br>肖湘生 刘光华 李玉伟 吴忆<br>宋正友 | 2 |
| 84 | 亚低温与颅脑创伤实验研究和临床应用 | 第二军医大学第二附属医院<br>兰州军区兰州总医院<br>南京军区第94医院 | 江基尧 朱诚 卢亦成 雷鹏<br>杨绮帆 梁玉敏 钱锁开 于明琨<br>白洪涛 | 2 |
| 85 | 《真菌病学》 | 第二军医大学第二附属医院<br>中国医学科学院皮肤病研究所<br>复旦大学微生物学和微生物工程系 | 廖万清 吴绍熙 王高松 张纪忠<br>盛宗斗 李秀凯 张玉麟 谈善庆<br>孔宪涛 | 2 |
| 86 | 严重烧伤后胰岛素受体信号传递障碍机制的研究 | 第三军医大学基础部 | 许霖水 吴喜贵 王占科 张波<br>毛旭虎 陈彬 徐爱民 董燕麟 | 2 |
| 87 | 食蟹猴疟原虫B株配子体的生物学特性研究 | 第三军医大学基础部 | 宋宗臣 祁兆平 况明书 韩万柏<br>宋兴 黄复生 | 2 |
| 88 | 烧冲复合伤与冲击伤心肺损伤的系列研究 | 第三军医大学预防医学系 | 郑怀恩 程天民 林远 屈纪富<br>李爱莲 冉新泽 粟永萍 阎国和<br>古德全 | 2 |
| 89 | 分离培养肝细胞用于生物人工肝治疗肝衰竭的实验研究 | 第三军医大学第一附属医院 | 王英杰 王宇明 李梦东 聂青和<br>杨晓明 陈国致 王小红 丁健 | 2 |
| 90 | 原发性肝癌相关基因的研究及其意义 | 第三军医大学第一附属医院<br>北京市肿瘤防治研究所 | 肖文华 房殿春 刘为纹 吕有勇<br>罗元辉 高崇峰 杜清书 | 2 |

续表

| 序号 | 项目名称 | 主要完成单位 | 主要完成者 | 获奖等级 |
|---|---|---|---|---|
| 91 | 在缺血性脑损害中钙对脑线粒体呼吸功能影响的研究 | 第三军医大学第一附属医院 | 李露斯 陈康宁 郑彩梅 邵淑琴 汪青松 黎红华 吕志勇 曹仁存 | 2 |
| 92 | 胆管癌浸润和转移机制及抗浸润实验研究 | 第三军医大学第一附属医院 | 王曙光 韩本立 马宽生 陈意生 何振平 李锐 段恒春 彭志明 | 2 |
| 93 | 肺表面活性物质和/或全肺灌洗防治吸入伤及其机理研究 | 第三军医大学第一附属医院 | 杨宗城 谢尔凡 李朝军 罗奇志 李晓辉 何保斌 刘志远 郑华飞 杨天德 黎鳌 | 2 |
| 94 | 嗜酸细胞在哮喘气道高反应性中的作用及调控的实验研究 | 第三军医大学第二附属医院 | 王长征 郭先健 金远林 王春霞 蒲萍 王金平 王顺朝 李淑平 | 2 |
| 95 | 脑干缺血的病理学机制及防治研究 | 第三军医大学第二附属医院 | 王东武 赵士福 李黔宁 何英 邓志宽 郑健 张基谟 | 2 |
| 96 | 慢性肾衰时残肾病理形态演变及某些相关因素作用的实验研究 | 第三军医大学第二附属医院<br>第三军医大学基础部 | 袁发焕 廖立生 史景泉 光丽霞 王沂芹 许平庆 可金星 | 2 |
| 97 | 扩张型心肌病心室重构与β-阻滞的治疗及其机理研究 | 第三军医大学第二附属医院 | 李隆贵 黄坚 李作坤 彭又华 孟素荣 张贵生 耿召华 林先河 杨生春 | 2 |
| 98 | 内淋巴囊对内淋巴系统内环境稳定调节作用的实验研究 | 第三军医大学第三附属医院<br>第四军医大学第一附属医院 | 刘兆华 李朝军 王锦玲 陈继川 王宜南 牟忠林 刘顺利 徐伟恒 | 2 |
| 99 | 《创伤弹道学》 | 第三军医大学野战外科研究所<br>中国兵器工业总公司208所<br>人民军医出版社 | 刘荫秋 王正国 马玉媛 张建平 李曙光 赖西南 田惠民 王昌仁 文小健 | 2 |
| 100 | 创伤/失血性休克后内源性内毒素移位、作用及机理研究 | 第三军医大学野战外科研究所 | 蒋建新 田昆仑 刁有芳 陈惠孙 朱佩芳 王正国 何娅妮 刘大维 徐红 | 2 |
| 101 | 创伤血清免疫抑制物的分离及其在创伤预后中的意义 | 第三军医大学野战外科研究所 | 李磊 王正国 张玉纯 胡承香 梁华平 顾长国 李叶君 吴晓华 代远明 | 2 |
| 102 | TRH抗失血性休克与肾上腺素能受体和阿片受体的关系研究 | 第三军医大学野战外科研究所 | 刘良明 胡德耀 陈惠孙 周学武 卢儒权 廖世海 吴炎 | 2 |
| 103 | 缺血、兴奋毒性、脂质过氧化等在脊髓继发损伤中的作用 | 第三军医大学野战外科研究所 | 胡文辉 廖维宏 杨恒文 何凤慈 李芳 张屹 王禾 陈恒胜 龙在云 | 2 |
| 104 | 神经系统内阿片μ受体的形态学研究 | 第四军医大学基础部 | 丁玉强 李金莲 龚良维 李继硕 | 2 |
| 105 | 肝内胆管细胞癌病因及发病的分子机理研究 | 第四军医大学基础部 | 王文亮 王春杰 胡敏 顾广玉 徐砺新 闫庆国 | 2 |
| 106 | 袖珍式电子伤票机及其信息传输系统的研制 | 第四军医大学生物医学工程系 | 王健琪 杨国胜 李宝泉 王华 周玉彬 郑增卯 | 2 |
| 107 | 《整形外科学》 | 第四军医大学第一附属医院 | 汪良能 高学书 张涤生 朱洪荫 黎鳌 鲁开化 孔繁祜 | 2 |
| 108 | 免疫PCR新技术的建立及其在胃癌血清学诊断中的应用 | 第四军医大学第一附属医院<br>第四军医大学基础部 | 樊代明 任军 周绍娟 杨安钢 陈峥 张学庸 苗继延 胡家露 丁杰 | 2 |

续表

| 序号 | 项目名称 | 主要完成单位 | 主要完成者 | 获奖等级 |
|---|---|---|---|---|
| 109 | bcl-2基因表达及其调变淋巴造血细胞凋零易感性的研究 | 第四军医大学第一附属医院<br>第四军医大学基础部 | 陈协群 黄高升 王文亮 杨平地<br>王成济 | 2 |
| 110 | 异体骨移植动物模型的建立与应用及对模型的可靠性研究 | 第四军医大学口腔医学院<br>第四军医大学实验动物研究中心 | 杨维东 施新猷 马振国 封兴华<br>周树夏 丁鸿才 刘彦普 吴军正<br>曹建广 | 2 |
| 111 | 形态计量指标及癌相关基因在判断口腔上皮癌变中的作用 | 第四军医大学口腔医学院 | 金　岩 杨连甲 陆先韫 乔并生 | 2 |
| 112 | 炎症性细胞因子与牙髓炎发病机理关系的基础研究 | 第四军医大学口腔医学院 | 牛忠英 史俊南 肖明振 郝建军<br>岳　玲 郭希民 陆怀秀 陈　健<br>徐默菡 | 2 |
| 113 | 含氟聚合物义齿软衬材料的制备及应用基础研究 | 第四军医大学口腔医学院 | 赵信义 王　筠 李　东 施长溪<br>刘　峰 蔡鸿丹 李　峰 张惠军 | 2 |
| 114 | 肾脏细胞凋亡的研究 | 解放军总医院 | 陈香美 王建中 廖洪军 叶一舟<br>董　柯 于力方 程庆砾 傅　博<br>师锁柱 | 2 |
| 115 | 急性脑缺血及再灌注损伤机制和于预治疗机制的研究 | 解放军总医院<br>军事医学科学院基础医学研究所 | 匡培根 吴卫平 王福庄 陶　沂<br>张小澍 刘　军 张凤英 丁爱石<br>刘洁晓 | 2 |
| 116 | 缺血预处理保护作用的普通性及其细胞信号转导机制研究 | 解放军总医院<br>北京医科大学第一附属医院<br>北京医科大学心血管基础研究所 | 刘秀华 张钧华 毛松岩 唐朝枢<br>苏静怡 陈　健 刘玲玲 汪丽蕙 | 2 |
| 117 | 糖尿病肾病早期诊断和血管紧张素转换酶抑制剂治疗及其机理的研究 | 解放军总医院 | 潘长玉 陆菊明 刘艳芳 耿纪录<br>姚合斌 刘振平 王晓东 田嘉禾<br>田　慧 | 2 |
| 118 | 颞骨立体形态学及临床意义 | 解放军总医院 | 姜泗长 戴　朴 方耀云 刘　阳<br>顾　瑞 王沛英 郗　昕 | 2 |
| 119 | 微波原位热疗在四肢恶性骨肿瘤保肢手术中的基本理论和临床研究 | 解放军总医院 | 卢世璧 胡永成 王继芳 郭新娜<br>赵彼得 解英俊 刘桂林 宋良发<br>马爱敏 | 2 |
| 120 | 战（创）伤后脂肪栓塞综合征早期诊断与治疗的实验研究和临床应用 | 解放军总医院 | 张伯勋 马承宣 滕青山 张　群<br>刘郑生 刘兴春 顾章平 卢世璧<br>梁雨田 | 2 |
| 121 | 《现代腹部外科学》 | 解放军总医院<br>中国协和医科大学协和医院<br>北京医科大学人民医院<br>首都医科大学附属医院 | 黄志强 顾倬云 朱　预 祝学光<br>孙衍庆 龚家镇 王　宇 | 2 |
| 122 | 低剂量辐射对真核基因损伤修复的兴奋效应 | 军事医学科学院放射医学研究所 | 周平坤 魏　康 隋建丽 章扬培<br>项晓琼 孙文种 刘学英 杨素红 | 2 |
| 123 | 放射性肝纤维化的病理和机理研究 | 军事医学科学院放射医学研究所<br>军事医学科学院科技部仪器中心 | 彭瑞云 王德文 高亚兵 熊呈琦<br>崔玉芳 杨瑞彪 汪宝珍 王晓民<br>李延平 | 2 |
| 124 | 哺乳动物细胞DNA辐射损伤与修复的研究 | 军事医学科学院放射医学研究所 | 夏寿萱 孙志贤 周平坤 章扬培<br>王惠琛 白晓彬 罗　瑛 杨素红<br>邢瑞云 | 2 |

续表

| 序号 | 项目名称 | 主要完成单位 | 主要完成者 | 获奖等级 |
| --- | --- | --- | --- | --- |
| 125 | 克服肿瘤细胞对亚硝脲耐药性的基础研究 | 军事医学科学院放射医学研究所<br>军事医学科学院基础医学研究所<br>军事医学科学院科技开发企业管理局 | 章扬培 季守平 陈建敏 杨 军 吴 英 由 英 隋建丽 | 2 |
| 126 | 蛋白多肽药物药代动力学方法学、特点和应用 | 军事医学科学院放射医学研究所 | 汤仲明 刘秀文 柴彪新 宋海峰 赵 明 屠 敏 吕秋军 徐兰平 邵建强 | 2 |
| 127 | 《造血干细胞移植基础》 | 军事医学科学院放射医学研究所 | 吴祖泽 毛秉智 卜凤荣 马恩普 李元敏 孙志贤 刘作斌 戴育成 叶根耀 | 2 |
| 128 | 人脑源性神经营养因子基因工程及其生物学作用研究 | 军事医学科学院基础医学研究所<br>北京市耳鼻咽喉科研究所<br>海军总医院 | 汪家政 范 明 陈 谦 余云开 孙建军 赵 彬 张 杰 吴 燕 刘 红 | 2 |
| 129 | 重组人粒细胞/巨噬细胞集落刺激因子(rh GM-CSF) | 军事医学科学院基础医学研究所 | 沈倍奋 杨志刚 汲言山 李安丽 韩双廷 江 虹 陈 兴 赖春宁 胡美茹 | 2 |
| 130 | 特殊军事作业的陆勤部队营养需要量研究 | 军事医学科学院卫生学环境医学研究所 | 高兰兴 萧锦腾 刘继鹏 金 宏 洪 燕 许志勤 王宗印 陈西京 奚金宝 | 2 |
| 131 | 方形黄鼠蚤松江亚种的研究 | 军事医学科学院微生物流行病研究所<br>内蒙古自治区赤峰市卫生防疫站 | 李承毅 吴厚永 王善青 刘 泉 张洪杰 费荣中 王志刚 | 2 |
| 132 | 重组人GM-CSF和MCAF融合蛋白的高效表达及其生物学活性研究 | 军事医学科学院生物工程研究所 | 叶棋浓 苏国富 王恒梁 黄翠芬 吕 军 朱厚础 | 2 |
| 133 | 急性有机磷农药中毒致外周呼吸肌麻痹急救治疗方案的研究 | 军事医学科学院附属医院<br>军事医学科学院毒物药物研究所<br>山东省聊城地区第二人民医院<br>山东省临清市人民医院 | 王汉斌 赵德禄 孙甲君 冯殿启 黄韶清 史寅奎 王玉琛 贾卫滨 潘东齐 | 2 |
| 134 | 造血干细胞移植治疗恶性血液病的临床研究 | 军事医学科学院附属医院 | 曹履先 胡亮钉 江 岷 陈 虎 刘惠兰 王桂林 邓春江 周振山 王维平 | 2 |
| 135 | 中国庚型肝炎病毒分子病毒学及感染状态研究 | 第302医院 | 程 云 貌盼勇 郭仁锋 李伯安 罗清华 何红霞 张建宗 辛绍杰 张鸿飞 | 2 |
| 136 | 创伤后肠源性内毒素血症防治途径及其意义的研究 | 第304医院 | 姚咏明 盛志勇 于 勇 于 燕 施志国 柴家科 周宝桐 陆连荣 王亚平 | 2 |
| 137 | 母牛分枝杆菌(微卡)菌苗的研制与应用 | 第309医院<br>中国药品生物制品检定所 | 庄玉辉 王国治 李国利 赵桂芳 张晓刚 沈小兵 吴雪琼 李晓明 金关甫 | 2 |

## 1998年军队医药卫生科技成果获军队医疗成果奖项目

| 序号 | 项目名称 | 主要完成单位 | 主要完成者 | 获奖等级 |
|---|---|---|---|---|
| 1 | 足跟再造及长期功能随访 | 济南军区总医院 | 蔡锦方 李秉胜 曹学成 梁 进 张 丽 张 抒 王源瑞 孙宝国 潘冀清 | 1 |
| 2 | 心脏房室间隔缺损和动脉导管未闭的介入治疗 | 南京军区第117医院 | 任森根 康 康 鲁金祥 施 红 张伟华 吴锦章 韩飞舟 杨 琳 杨 梅 | 1 |
| 3 | 口腔颌面部血管瘤的微波热凝和外科综合治疗 | 第二军医大学第一附属医院 | 彭玉田 周中华 杨振群 汪 华 徐晓刚 江中明 梁继宗 陈 夷 | 1 |
| 4 | 疑难肝脏海绵状血管瘤的外科治疗 | 第二军医大学东方肝胆外科医院 | 姚晓平 周伟平 王 义 吴孟超 | 1 |
| 5 | 应用整形外科技术于烧伤早期治疗提高患者生活质量 | 第四军医大学第一附属医院 | 陈 璧 徐明达 贾赤宇 苏映军 钟德才 汪良能 胡大海 朱雄翔 尹玉惠 | 1 |
| 6 | 老年呼吸衰竭救治及机械通气临床应用 | 解放军总医院 | 张进川 俞森洋 刘长庭 牟善初 夏文俊 杨 晶 朱京红 李爱平 高德伟 | 1 |

## 1998年军队医药卫生科技成果获军队医疗成果奖项目

| 序号 | 项目名称 | 主要完成单位 | 主要完成者 | 获奖等级 |
|---|---|---|---|---|
| 1 | 肢体不等长1410例分型与治疗的临床研究 | 沈阳军区第208医院 | 吴其常 张志刚 卞传华 阎敬军 赵挺武 苗旭漫 周荣华 门洪学 李淑芳 | 2 |
| 2 | 特殊染色新技术及改良法在临床病理诊断中的应用 | 北京军区总医院 | 邢惠清 丁华野 田玉旺 皋岚湘 邓永江 黄晓南 郭山春 王鲁平 吴 霞 | 2 |
| 3 | 931例原发性痛风的临床研究 | 北京军区第292医院 | 张开富 姚同林 王全贵 张利群 姚 央 刘 岚 瞿建军 段 斌 周洪泽 | 2 |
| 4 | 远端脾肾静脉分流术方法改进和长期临床疗效观察 | 北京军区白求恩国际和平医院 | 兆 坡 谭海东 宋步需 张利辉 赵增顺 刘继英 崔 忠 邵士义 张晓虹 | 2 |
| 5 | 1168例食管静脉曲张破裂出血综合治疗 | 济南军区总医院 | 权启镇 齐 凤 王要军 江学良 孙自勤 于峻基 狄剑时 | 2 |
| 6 | 肝穿刺活检3670例(4152次)临床应用研究 | 济南军区第88医院 | 甘天福 杜庆苓 于建国 丁明权 王根廷 赵汇川 侯宪荣 林国贤 张光曙 | 2 |
| 7 | 经皮腰椎间盘切吸术的临床应用研究 | 济南军区第153医院 | 郭 江 李晓予 祁广生 杨善生 王书成 郭新英 王 忠 甘 力 刘振帮 | 2 |
| 8 | 连续性肾脏替代治疗在重症急性肾衰中的临床应用研究 | 南京军区南京总医院 | 季大玺 刘 芸 谢红浪 任 冰 张素琴 徐 斌 黎磊石 | 2 |
| 9 | 肾穿刺活检技术在儿童肾脏病临床中的应用 | 南京军区南京总医院 | 刘光陵 夏正坤 高远赋 张连丰 李世军 阎树明 王兆全 王晓燕 李南云 | 2 |
| 10 | 颈外动脉血管内治疗的系列研究 | 南京军区第101医院 | 蔡学见 陈铮立 王玉海 胡开树 房文峰 孙秀兰 时中华 刘 斌 张由己 | 2 |

续表

| 序号 | 项目名称 | 主要完成单位 | 主要完成者 | 获奖等级 |
| --- | --- | --- | --- | --- |
| 11 | 拇指脱套伤Ⅰ期修复和严重毁损伤重建的临床研究 | 南京军区第117医院<br>南京军区第359医院 | 黄宏前 刘方刚 郑隆宝 杨 永<br>董中陵 葛庆木 卢一生 | 2 |
| 12 | 21年27种术式矫治膝关节畸形8619例 | 南京军区第359医院 | 张雪非 李新忠 邬华彬 刘方刚<br>曹师峰 冯克亮 丁玉林 陈步俊<br>唐迎九 | 2 |
| 13 | 呼吸衰竭患者的监测及治疗 | 广州军区广州总医院 | 邹霞英 秦伟毅 李志斌 陈哆娜<br>郭振辉 葛天兰 池丽庄 陈小容<br>黄 萍 | 2 |
| 14 | 缺氧缺血性脑病后遗症治疗的实验与临床研究 | 广州军区第181医院 | 王溶杨 吴佐泉 汪亚东 向月应<br>徐智琼 龙兰英 赵东海 蒋福刚<br>朱世和 | 2 |
| 15 | 延长CT球管寿命的质量控制技术 | 广州军区第303医院 | 黄桂雄 周卫兵 廖列平 范必力<br>侯 俭 瞿炳刚 陈永红 张宗礼<br>徐文斌 | 2 |
| 16 | 先心病动脉导管未闭及冠状动脉瘘可释放性弹簧栓栓堵术 | 海军总医院<br>中国医学科学院中国协和医科大学阜外心血管病医院 | 熊鉴然 刘廷玲 徐洪涛 费宇行<br>朱智明 杨 晔 王 浩 高连如<br>丁殿勋 | 2 |
| 17 | 眼震电图临床应用系列研究 | 海军总医院 | 单希征 汪 磊 陈东兰 孙炳云<br>江 平 | 2 |
| 18 | 综合治疗糖尿病合并肢端坏疽452例的临床研究 | 空军总医院 | 李仕明 朱西娥 史国珍 关小宏<br>刘德辉 唐 兰 梁乙安 刘佩莲<br>童 奥 | 2 |
| 19 | 食管癌穿孔的外科治疗 | 空军第455医院 | 段德溥 信德和 杨可贤 任犹俊<br>张绍明 张 珩 才志刚 李玉萍 | 2 |
| 20 | 大剂量国产胸腺肽治疗慢性乙型肝炎 | 空军第458医院 | 张宜俊 李灼亮 谢 庆 刘树人<br>王复生 贾彦征 吕丽春 余宙耀<br>杨永红 | 2 |
| 21 | 全麻下3060例次显微喉手术经验 | 空军第463医院 | 郭志祥 孙兴和 甘晓凡 徐振明<br>李家喜 傅小连 戴 嵩 吕春清<br>唐远玲 | 2 |
| 22 | X刀治疗的规范化及临床应用研究 | 第一军医大学第一附属医院 | 杨开军 刘承勇 任文德 漆松涛<br>方陆雄 杨 光 张 英 武华坪<br>许志新 | 2 |
| 23 | 纤维支气管镜在肺部感染诊断和急危重症抢救方面的应用 | 第一军医大学第一附属医院 | 朱建军 刘久山 周国红 谭筱江<br>段娥英 罗雅玲 邬梦麒 施红光<br>张秀华 | 2 |
| 24 | 急性心肌梗塞再灌注治疗及心脏性猝死的抢救复苏 | 第一军医大学第二附属医院 | 钱学贤 刘映峰 付向阳 贺江南<br>叶文胜 吴志坚 靳亚非 刘 磊<br>冯常森 | 2 |
| 25 | 早产、极低出生体重儿的监护和治疗 | 第一军医大学第二附属医院 | 封志纯 李 宏 毕军英 彭宜君<br>傅万海 兰和奎 邹商群 汤耀斌<br>张秀芬 | 2 |
| 26 | Oddi括约肌运动功能障碍诊断及治疗研究 | 第二军医大学第一附属医院 | 许国铭 邹多武 李兆申 孙振兴<br>谢苏庆 | 2 |
| 27 | 成功救治特大面积烧伤18例 | 第二军医大学第一附属医院 | 方之扬 许丰勋 葛绳德 刘世康<br>穆学夏 王 韦 陈玉林 霍正禄<br>路 卫 | 2 |

续表

| 序号 | 项目名称 | 主要完成单位 | 主要完成者 | 获奖等级 |
|---|---|---|---|---|
| 28 | 应用微创伤外科技术治疗胃肠道疾病的临床探索研究 | 第二军医大学第一附属医院 | 仇　明　郑成竹　沈炎明　柯重伟　黄　海　李际辉　方国恩　华积德 | 2 |
| 29 | 截瘫康复临床经验 | 第二军医大学第二附属医院 | 侯春林　刘明轩　匡　勇　陈爱民　包聚良　张　怡　戈俊国 | 2 |
| 30 | 颅脑外伤性动脉瘤和动静脉瘘外科治疗的临床研究 | 第三军医大学第一附属医院 | 王宪荣　张存生　高伯元　冯　华　朱　刚　林江凯　吴国材 | 2 |
| 31 | 重症急性胆管炎的救治 | 第三军医大学第一附属医院<br>第三军医大学基础部 | 孙文兵　黄志强　刘永雄　迟彦邦　钱光相　韩本立　蔡景修　王曙光　吴玉章 | 2 |
| 32 | 危重病人和 MODS 患者代谢功能紊乱及防治 | 第三军医大学第二附属医院 | 任成山　郭中杰　钱桂生　胡扬腾　高全杰　杨颂华　陆海华　毛宝龄 | 2 |
| 33 | 髋部骨关节损伤的外科治疗 | 第三军医大学第二附属医院 | 梅芳瑞　杨喜珍　周　跃　张　峡　赵慧毅　谷　诚　曾维权　王卫东　李长青 | 2 |
| 34 | 正畸局部固定矫治器临床应用和乳、替牙期反合早期矫治及其颅颌面结构分析 | 第四军医大学口腔医学院 | 段银钟　林　珠　张伶军　冷　军　姚　森　陈　华　张巧余　张宏杰　丁　寅 | 2 |
| 35 | 926 例人工心脏起搏器的临床应用研究 | 解放军总医院 | 朱中林　耿仁义　李伯君　李小鹰　王冬青　高玉清　宋　峰　李志坚 | 2 |
| 36 | 小儿自体外周血造血干细胞移植治疗恶性肿瘤的临床研究 | 解放军总医院 | 吕善根　彭　云　唐锁勤　冉崇蓉　魏晓军　王建文　刘景汉　刘作斌　王连元 | 2 |
| 37 | 白内障显微手术治疗系列研究 | 解放军总医院 | 何守志　李晓陵　马志中　郝燕霞　魏世辉　李朝辉 | 2 |
| 38 | 肝门部胆管癌的根治性切除术及临床病理学研究 | 解放军总医院 | 周宁新　黄志强　冯玉泉　刘永雄　顾万清　李维华　张文智　黄晓强　蔡守旺 | 2 |
| 39 | 人原代乳癌 MTT 药敏试验及晚期乳癌的预见性化疗 | 军事医学科学院附属医院<br>军事医学科学院放射医学研究所 | 宋三泰　徐建明　汤仲明　江泽飞　刘晓晴　李家益　李彦博　周　莉　张　婧 | 2 |
| 40 | 烧伤功能康复护理的研究 | 第 304 医院 | 贺　端　郭振荣　刘淑华　林瑞冰　卢军玲　路　林　王腊梅　王淑君　王丽娟 | 2 |

# 省、自治区、直辖市卫生工作

# 省、自治区、直辖市卫生工作

## 北京市

**1998 年基本情况**

| | 数量 | 与上年比增长数 | 与上年比增长率(%) | | 数量 | 与上年比增长数 | 与上年比增长率(%) |
|---|---|---|---|---|---|---|---|
| 卫生机构(个) | 5723 | －854 | －12.98 | 卫生人员(人) | 162609 | －4481 | －2.68 |
| 医院(个) | 676 | 3 | | 卫生技术人员(人) | 115976 | －3280 | －2.75 |
| 床位(张) | 69095 | 1149 | 1.69 | 乡村医生(人) | 5480 | 153 | 2.87 |
| 医院床位(张) | 66954 | 1128 | 1.71 | 个体开业人员(人) | 1604 | 3 | 0.19 |
| 平均每千人口医院床位(张) | 6.13 | 0.07 | 1.16 | 平均每千人口卫生技术人员(人) | 10.63 | －0.36 | －3.28 |

| | | | | | |
|---|---|---|---|---|---|
| 人口 | 总数(万人) | 1091.46 | 卫生费用 | 卫生事业费(万元) | … |
| | 出生率(‰) | 6.15 | | 卫生事业费与上年比增长率(%) | … |
| | 死亡率(‰) | 6.70 | | 卫生事业费占财政支出百分率(%) | … |
| | 自然增长率(‰) | －0.55 | | | |
| 医疗服务 | 诊疗总人次(万) | 5345.33 | | 卫生系统固定资产(万元) | … |
| | 门诊人次(万) | 4743.78 | | 卫生系统基建投资(万元) | 11768 |
| | 急诊人次(万) | 420.91 | | 平均每一门诊人次医疗费用(元) | 149.89(综合医院) |
| | 住院总人数(万) | 76.13 | | 平均每一出院病人医疗费用(元) | 7036.04(综合医院) |
| | 出院总人次(万) | 74.56 | | | |

**卫生改革**　①配合医疗保障制度改革，初步建立了计算机管理医疗保险个人台账，完成了计算机医疗行为过程控制的调研、医疗质量效益评估办法、单病种付费的研究等；出台了公费、劳保医疗用药报销范围，大型医疗仪器设备检查规定，与“总控”改革相配合，有效地控制了医疗费用的过快增长。1998 年全市公费医疗实际支出和人均支出比上年同期分别增长 11.48%和 6.7%，同比增幅分别下降 7.22 和 9.35 个百分点，享受医疗照顾人员全年实际支出和年人均支出的增长率仅为 1.09%和 0.15%。②平稳实施医药费“总量控制、结构调整”改革，效果明显。改革一年来，全市医药费总额增长 15.1%，药费总额增长 7%，明显低于改革前年均 32%的医药费用增长速度，均未突破 20%和 15%的“总控”指标，仅一年即为社会减少 14 亿元的医药费负担。初步实现收入的结构调整，医院医疗收入的比重由改革前的 39.7%提高到 43.9%，医务人员的技术劳务价值开始得到体现。医院用“总控”改革带来的经济效益加大投入，提高医疗服务水平，改善就医环境，让患者从改革中得到实惠。③机构与人事制度改革取得阶段性成果。市属 24 家医疗卫生单位全面启动机构与人事制度改革。12 家通过检查验收的医院，精简内部机构 45 个，缩减人员编制 10%，清退了 50%的临时工，全面试行聘任制，优化人员结构，调动了职工的积极性，实现了减员增效的目标。

**预防保健**　成立市、区两级防病工作委员会，充分发挥各级政府和部门的作用，落实卫生防病各项措施，保证了全年疫情的稳定，完成了市政府提出的各项任务指标。甲、乙类传染病累计报告发病数没有超出年初预定的防病指标；病毒性肝炎有较大幅度降低，发病与去年同期相比下降9.64%；连续14年未发生野毒株引起的脊髓灰质炎病例，计划免疫成果得到进一步巩固。结核病、职业病、地方病控制在较低发病水平。

全市孕产妇死亡率10.46/10万，婴儿死亡率7.58‰，两项控制指标创下历史最好水平。再创爱婴医院8所，爱婴卫生院21所，我市爱婴医院和卫生院增至104所和65所，0月～4月婴儿母乳喂养率已达90.3%，提前实现NPA终期指标要求。

**爱国卫生**　以迎接第四次全国城市卫生检查为契机，广泛深入地开展了群众性爱国卫生运动。确立"建首善，争一流，创建国家卫生城市"的工作目标，"迎检"期间，在城内8个区有386万群众参加了各种形式的创建卫生城市活动，整治大街小巷，拆除违法建设近60万平方米，撤销占路摊群市场120个、摊棚1万余间，重点整治了8558户中小餐馆，城乡卫生面貌有了较大改观，卫生水平得到提高。农村卫生厕所普及率达75%以上，自来水普及率达97.8%。

**社区卫生服务**　1998年5月，市政府召开了社区卫生工作会议，社区卫生服务在全市全面推开。市计委、劳动局等8个部门联合下发了《关于进一步加强本市社区卫生服务工作意见》；市卫生局、财政局、劳动局联合下发了《北京市社区卫生服务公费医疗、劳保医疗报销办法的暂行规定》。经过8个城区卫生服务站联合验收，先后确定纳入公费医疗、劳保医疗的社区卫生服务站149个，资格认定医师121名。统一制定了社区卫生服务站建站标准，实行科学管理和宏观指导；组织编写了全科医生培训大纲，上千名社区工作人员接受了系统培训。目前，本市城近郊区共建社区卫生服务站162个，覆盖了62%的居委会和48%的居民。为居民建立健康档案10.7万份，设立家庭病床7400张，为居民提供各种卫生服务达154万人次，较好地解决了社区居民的卫生需求。

**农村卫生**　农村卫生三项建设计划如期完成。设立24项工程，完成主体工程结构7项，完成投资825万元，其中被列为市政府为群众办实事的10个卫生建设项目全部按期完成。全市"卫生三项建设"项目已完成近九成。乡镇卫生院进行了功能和结构调整，全面推行乡村一体化管理模式，石景山等11个区县以及占全市乡镇总数56%的124个乡镇实行乡村卫生组织一体化管理，并初见成效，有限的卫生资源得到合理利用，医疗机构布局趋于合理。

农村合作医疗发展出现好势头。市政府年中召开北京市农村合作医疗工作会，进一步明确了1998年工作目标；针对问题，又召开"北京市农村合作医疗工作现场会"，指出思路，指导工作。至年底，开展合作医疗的乡镇、行政村分别达到222个和2315个，占全市乡镇、行政村总数的92.8%和57%；参加合作医疗176.13万人，覆盖了农业人口的一半，比1997年的39.3%提高了10个百分点。筹集合作医疗资金总额11355万元，参加合作医疗人口人均占有合作医疗资金64元。为提高合作医疗工作效率和服务质量，在全市14个郊区县开通农村合作医疗管理网络，率先在全国实行远程信息管理；全面开展"免四费"；启动了"三个一"工程，即每个系统卫生院有一部合作医疗服务咨询与急救电话，给每一位参加合作医疗的农民建立一份健康管理档案，为参加合作医疗的60岁以上农民办理一个急救卡。部分乡镇开始试点合作医疗风险基金，为1999年我市全面推广合作医疗大病风险基金奠定了基础。

继续开展卫生对口支农。截止到1998年底，全市城市医疗机构已向农村派出下乡医疗队571支，医务人员7 567人次，其中派出专家2 385人次；诊治病人8.7万人次。无偿支援各种设备877台，价值304.2万元；办培训班412次，业务培训基层卫生人员6 127名；为农村医疗机构支援新技术132项。充分发挥支援单位人才、技术优势，使农村医疗保健水平得到改善和提高，这项活动的开展深受农民群众的欢迎。

**医政管理**　全市664所各级各类医院，完成诊疗总次数5345.33万人次，出院74.56万人次，住院病人手术25.21万人次；病床使用率69.86%，周转率12.06次，平均住院日19.89天。市属医院治疗总人次906.07万人次，出院患者14.73万人次，住院手术5.95万人次，病床使用率84.43%，周转率11.71次，平均住院日25.94天。作为各级各类医疗机构加强内涵建设的重点，继续树立"以病人为中心"的服务观念，不断提高医疗服务质量、改善服务态度。继续抓好医院门、急诊改造，改善群众就医条件，20家医疗单位初步统计，已投入资金1.18亿元，大部分医院已完成电梯、电缆等基础设施的更新。朝阳医院、宣武医院率先实行中央空调，集中供气，彻底改善了夏季病人就医环境，其他医院也相继改善就诊条件，安装空调1 000台，更换候诊椅1 700把，新增磁卡、投币电话150部，改造厕所、浴室200余间，粉刷楼道、围墙11万平方米，直属医院病人就诊条件有了很大改观。在加大门急诊改造的同时，不断推出多项便民措施，如规范服务程序，门诊计算机联网，实行一条龙服务，代病人煎药、为病人开展汽车接送和家庭会诊等，受到病人、家属的欢迎。

加强财务管理，改革现行会计核算办法，开展了医疗成本测算的试点工作。与市财政局共同组织了本市首家大宗医疗设备政府采购，采取招投标方式，共购置急救车39辆，改善了市急救中心及18个区县医疗急救状况，并节省资金194.5万元。强化审计监督意识，基建维修工程审计效益突出，通过对30万元以上的维修工程和50万元新建工程实行分级审计把关，仅此一项，即为单位节约不合理开支1 700万元，维护了送审单位的合法权益。

**医学教育与科研** 市卫生局、市中医管理局联合召开1998年卫生科技工作会议，加快了我市重点及优势学科建设和发展，科研管理体制改革、科技投入，人才梯队建设等方面有了新的进展。市财政拨款重点学科建设2 000万元，以招投标的形式确定了10个重点学科和6个重点扶植学科，获市政府首批资助。首次以招投标的形式推动重点学科建设，收到很好的效果，各单位积极参与竞争，认真寻找与国外先进医疗技术水平的差距，制定本单位重点学科发展目标和发展规划，用经济手段引导对重点学科、重点项目、疑难病症的联合攻关，实现了系统内部的强强联合。这 工作有力地推动了各医院医疗、科研整体水平的发展。加强原有5个高技术实验室的同时，新建了安贞医院高技术实验室。1997年度全市获各级科研成果145项，其中部级成果4项，市级62项，成果中多数处于国内先进水平。

1998年，市卫生局系统又有10位优秀青年科技人员入选“科技新星”计划，全系统已有57人入选“科技新星”计划，占全市入选总数的三分之一。有6人被市政府批准为有突出贡献的专家，其中胡大一、韩德民被评为国家级有突出贡献的专家；13人被批准享受政府科技津贴；26人入选《北京市跨世纪优秀人才工程》。

继续推进医学教育，提高卫生队伍整体水平。完成了对北京地区高等医学院校本科教育的临床教学基地评审工作，教育条件得到改善，管理进一步规范。强化中专学校教育管理和质量监控，培训师资近千人次。经共同努力，首都医科大学被国务院学位委员会、教育部、卫生部批准具有授予临床医学硕士、博士专业学位资格，这对本市住院医师培训和培训临床学科骨干和技术带头人将起到相当大的推动作用。适应社区卫生服务的发展，在全国首家编写出《全科医生培训大纲》，为规范全科医生培训提供了依据。对13个区县乡村医生系统化、正规化教育评估验收，合格率达到100%。

**卫生法制建设** 贯彻实施《献血法》，率先出台了《北京市动员组织公民献血条例》。按照《条例》授权，又相继制定了有关血液调剂费用筹集、献血组织管理、医疗用血管理等配套办法。加大了无偿献血的宣传力度和工作力度，在五棵松307医院内设立了首家无偿献血室；组织了全市卫生系统万名适龄白衣战士志愿者无偿献血签名活动，占全市44%的白衣战士踊跃签名，为在全社会推行无偿献血带了个好头。在各级各类医院中推行节约用血，开展自体输血、家庭储血，1998年全市临床用血27万袋，比上年同期减少用血1.7万袋，节约用血取得初步成果。

深入贯彻有关法规，加强城近郊区高层建筑二次供水、水源厂、供水设备的卫生监督检查，结合城市卫生大检查和市人大检查《食品卫生法》贯彻落实情况，积极落实各项监督检查工作。与市教委等有关部门共同开展检查和联合执法。针对保健食品市场、食品生产企业、餐饮业、集贸市场、学生集体用餐卫生等内容，开展多次全市规模的监督检查，共监督检查4 704户次，违法处罚650起，罚款20 950元。监督执法覆盖率的提高，有效地预防和控制了食物中毒的发病率，保证了市民的食品卫生安全。

实施“药品质量工程”，依法加强对药品研制、生产、流通、广告、使用和价格等各个环节的全面管理，不断提高我市药品质量。全面整顿了本市中药饮片市场，对本市中药饮片生产企业的生产条件重新验收；实施有效措施防止伪劣中药饮片流入本市，经过整顿，全市中药饮片质量有所提高，力争两年内质量达到全国一流水平。

**精神文明建设** 1998年我国发生的百年不遇的特大洪灾，全市卫生系统以高度的政治觉悟和大局意识，在支援抗洪救灾和灾后防病防疫工作中发挥了首都医务人员的模范作用。市卫生局先后派出160余名预防和医疗技术人员，组成25支医疗队、防疫工作队赶赴灾区，为灾区诊治病人62 966人次，并完成大量的防疫工作。设立在安贞医院的北京市救灾药品捐赠站，承担了全市医药卫生行业及社会各界捐助药品的验收、保管、调运工作。两个多月共收到各界踊跃捐助价值4248万元的药品和医疗用品，先后配发运送到内蒙古、湖北、湖南、江西、黑龙江、吉林等6省区；局直属34个单位捐款300余万元。广大医务人员为确保大灾之后无大疫作出了突出贡献，受到灾区人民的高度评价。市卫生局抓住抗洪救灾这一契机，大力开展思想教育，印发《关于广泛深入地开展向抗洪救灾医疗队学习的决定》，贯彻江总书记抗洪救灾重要讲话精神，号召弘扬伟大的抗洪精神，努力做好各项卫生工作，全心全意为病人服务。

抓好典型宣传，开展职业道德教育。继续做好王忠诚这一典型的宣传，并设立了“王忠诚医学成就奖励基金”。在市委宣传部领导下，以第十五届世界麻风大会在北京召开为契机，成功地开展了学习宣传李桓英同志事迹的系列活动。在新闻媒体的大力配合下，李桓英同志20年来防治麻风、支援边疆、奉献边疆的感人事迹已广为人知，广大医务工作者普遍反映，这次活动塑造了白衣天使的形象，反映出首都医务工作者的本质和主流，是一次深刻而生动的职业道德教育和爱国主义教育。中国医学基金会向李桓英颁发了首届“医德医风奖”。开展了为院士挂像活动，把本系统吴英恺等8位院士的巨幅照片挂上荣誉墙，用典型进行爱岗敬业教育。以典型引路，同时在全系统广泛开展了“讲文明、树新风、做首都优秀医务工作者活动”，有效地促进了全系统的精神文明建设。

（白 莹）

# 天 津 市

## 1998 年 基 本 情 况

| | 数 量 | 与上年比增长数 | 与上年比增长率% | | 数 量 | 与上年比增长数 | 与上年比增长率% |
|---|---|---|---|---|---|---|---|
| 卫生机构（个） | 3 190 | －381 | －10.7 | 卫生人员（人） | 88 626 | －2 556 | －2.8 |
| 医　院（个） | 482 | －1 | －0.2 | 卫生技术人员（人） | 68 070 | －2 361 | －3.4 |
| 床　位（张） | 40 471 | －287 | －0.7 | 乡村医生（人） | 7 243 | ＋42 | 0.6 |
| 医院床位（张） | 39 134 | －333 | －0.8 | 个体开业人员（人） | 1 366 | －57 | －4.0 |
| 平均每千人口医院床位（张） | 4.30 | －0.06 | — | 平均每千人口卫生技术人员（人） | 7.47 | －0.31 | — |

| | | | | | |
|---|---|---|---|---|---|
| 人口 | 总　数（万人） | 910.7 | 卫生费用 | 卫生事业费（万元） | 39 889 |
| | 出生率（‰） | 9.41 | | 卫生事业费与上年比增长率（%） | 8% |
| | 死亡率（‰） | 6.05 | | 卫生事业费占财政支出百分率（%） | |
| | 自然增长率（‰） | 2.36 | | 卫生系统固定资产（万元） | 237 961 |
| 医疗服务 | 诊疗总人次（万） | 2 700.6 | | 卫生系统基建投资（万元） | 4 015 |
| | 门诊人次（万） | 2 335 | | 平均每一门诊人次医疗费用（元） | 66.40 |
| | 急诊人次（万） | 205 | | 平均每一出院病人医疗费用（元） | 202.48 |
| | 入院总人次（万） | 42.7 | | | |
| | 出院总人次（万） | 42.7 | | | |

注：(1) 本表按卫生部统计口径提供各项数据。
(2) 个体开业人员1366人已包括在卫生人员和卫技人员中。

### 卫生改革

1. 区域卫生规划　市委、市政府领导对区域卫生规划工作十分重视，多次在讲话和批示中强调区域卫生规划工作的重要性。市卫生局与市计委、市建委、市财政局等政府有关部门就区域卫生规划工作进行协商，做了一些前期准备工作。成立了天津市区域卫生规划编制工作办公室，区域卫生规划编制工作咨询委员会。根据区域卫生规划工作的需要，下发了相关文件，一是下发了关于控制卫生机构和病床数量的通知，要求各有关部门一律不得成立新的卫生机构，新建企业事业单位不再设立卫生机构，医疗机构现有病床不能突破，停止审批社会办医，关住增量闸门。二是与市计委联合下达了关于大型设备管理办法，要求天津市CT总数只能逐步减少、不再增加。卫生部对我市的一系列控制总量的举措表示满意，并在全国有关会议上进行推广。结合卫生部开展的卫生服务调查，在全市18个区县完成了入户调查和各级各类卫生机构(除个体医外)卫生资源普查，并进行了主要结果分析，为编制区域卫生规划提供了依据。为了优化资源配置，确立了“边规划、边调整、边实施”的原则，对部分卫生机构进行了调整，完成了市职工医学院与护士学校的两校合并；医大卫校、技工学校停止招生；将工人医院与心理卫生专科医院合并；调整了民族医院的行政归属。为使区域卫生规划的编制工作顺利进行，对全市卫生服务体系、执法监督体系、医疗保障体系总体框架，医疗机构、社区卫生服务系统、预防保健机构规划原则，以及卫生资源量化标准的测算方法进行了探讨；并制定了《关于制定区域卫生规划工作的指导意见（征求意见稿）》。

2. 医疗保险制度改革　为配合医疗保险制度改革，天津市卫生局认真传达全国城镇职工医疗保险制度改革工作会议精神，继续搞好塘沽区医改试点工作，不断完善各项配套措施，市内首批10家医院与塘沽区医保局签约，这10家医院将作为塘沽区病人在市内就医的定点医院，对前来就医的患者的各种收费遵循塘沽区医改的有关规定，促进了全市医疗机构的内部改革，为全市医疗机构进一步适应医改进行了有益的探索。完成了《天津市职工医疗用药报销范围目录》的修改工作。此次修改工作本着为医改服务，保证职工基本医疗、基本用药的原则，经过市有关部门及专家的充分论证，对1997年版的《天津市职工医疗用药报销范围目录》进行了调整，将一些已不符合要求的药品从《报销目录》中删除，并补充进一些疗效好、价格低的药品。圆满完成1998年的医药费用“总量控制、结构调整”工作，市卫生局通过实施门诊、住院均次费用的控制办法，并在部分单位进行按病种收费的试点，收到很好效果，全市医疗药费用总额控制在计划内，药品收入占总收入的比例有所下降。

**救灾防病** 1998年我国长江、嫩江、松花江流域发生了罕见的特大洪灾，根据卫生部的指示和市委、市政府的要求，全市卫生系统成立了对口支援黑龙江救灾工作办公室，派出1个防病专家组和5支医疗队，赴黑龙江协助当地卫生部门完成救灾防病任务。同时发动全市卫生行业各单位向灾区捐款、捐药、捐物；并开展义诊活动，将收入支援灾区。经过努力，全市卫生行业共向灾区捐赠了价值225万元的药品、183万元捐款和82万元的义诊收入。全市卫生系统在黑龙江防病治病的事迹受到了市委、市政府领导的充分肯定。

**预防保健** 制定并落实夏季卫生防病工作措施，使夏季肠道传染病得到了控制。针对1998年冬季出现的东北、华北地区流感病人激增的情况，市卫生防疫部门通过分析病毒种类，进行有针对性的防治，使流感得到了有效控制。1998年全市传染病发病率比上年同期下降4.2%。妇幼工作继续保持孕产妇死亡率、婴儿死亡率较低的全国领先水平；巩固爱婴医院创建工作成果，通过了卫生部组织的复查。地方病防治工作全面贯彻落实江总书记和中央领导同志指示和国务院、卫生部有关文件精神，加强对碘制品和加碘食品的管理为重点开展工作。杜绝了滥用碘制品、加碘食品的现象。进一步提高食盐加碘的科学性，协同有关部门对食盐中碘含量进行调整。慢性病控制工作加大干预力度，制定防治规范，取得新进展。

**医学科研** 全市卫生科技工作在整体推进的基础上，加大重点、优势学科的攻关力度，在器官移植、试管婴儿等学科取得突破性进展。1998年，市第一中心医院顺利地完成8例肾移植手术；市中心妇产科医院成功地实施了5例试管婴儿的临床妊娠。

**【全国社区卫生现场会在津召开】** 1998年10月，由中共中央精神文明办、国务院纠风办、卫生部联合在津召开“全国发展社区卫生服务，树立行业文明新风现场经验交流会”。全国30个省市及部分地区的代表参加了会议。中共中央精神文明办、国务院纠风办、卫生部领导出席会议并讲话。市委副书记刘峰岩在会上介绍了天津市开展社区卫生服务的情况，市卫生局局长张愈作了题为《发展社区卫生服务促进精神文明建设》的汇报，天津市社区卫生服务工作者代表作了经验介绍。天津市的社区卫生服务起步较早，50年代开设了全国第一张家庭病床；自90年代起，逐渐形成了以社区人群为服务对象，以家庭为服务单位，以“健康为中心”为服务目标，以医疗、预防、保健、康复、健康教育和计划生育指导为服务内容的全新的服务模式，实现了从“以医疗为中心”向“以健康为中心”的转变。会议充分肯定了天津市在发展社区卫生服务和树立行业文明新风方面所取得的成绩。根据现场会的精神，全市卫生系统进一步完善服务体制，提高医务人员素质，建立监督制约机制。截止到1998年底，全市以居委会为单位，城区社区卫生服务覆盖率达到了76%。1998年底，市委、市政府对“十佳社区卫生服务工作者”、“社区卫生服务先进单位”和“社区卫生服务先进个人”进行了表彰。

**【贯彻《献血法》】** 《中华人民共和国献血法》于1998年10月1日起实施，为加强对采供血工作的监督管理提供了法律依据。结合本市的具体情况，市卫生局参与了对《天津市公民义务献血和血液管理条例》的修改。加强对《献血法》的宣传。举办大型无偿献血宣传周活动，出动流动采血车进行街头宣传、采血活动；举办不同层次的普法学习班，印发宣传材料；市部分新闻单位也配合进行了宣传报道。市卫生局召开了全市卫生行业贯彻实施《献血法》动员大会，市卫生局局长张愈要求各单位做好输血工作的组织领导、宣传教育，同时抓好血液的开源节流工作；要求全市9万余名卫生职工中所有健康、适龄的医务工作者都要积极参与建立一支流动的急救血库，随时准备为生命垂危的伤员无偿献血。全市2.2万余名医务人员签名自愿无偿献血。为拓展血液来源，在全市开展了“凭证用血”的试点工作，即对完成献血任务的个人和单位可优先用血，对未完成献血任务的在用血时收取3倍押金，如在规定时间内个人直系亲属已献血或单位完成了献血任务，押金退回。既鼓励了献血者的积极性，又增强了未献血人员的献血意识，对公民献血起到一定的推动作用。为节约用血，市卫生局有关部门制定了各种输血治疗的用血标准并对医疗机构的节约用血、成分用血、临床用血情况进行评估，制定减少手术出血，及时彻底止血，开展自身输血，手术中出血的回输，严格异体输血指征等综合措施，以减少用血量。市血液中心已实行24小时全天候服务，接待家属互助献血，及时解决临床病人的急需。截止1998年底，全市共完成献血任务1.8万余人次，其中仅10月-12月份，就完成献血任务1.4万余人次。

（温今中　孟　欣）

# 河　北　省

## 1998 年 基 本 情 况

| | 数　量 | 与上年比增长数 | 与上年比增长率% | | 数　量 | 与上年比增长数 | 与上年比增长率% |
|---|---|---|---|---|---|---|---|
| 卫生机构（个） | 5386 | −6 | −0.11 | 卫生人员（人） | 241120 | 3921 | 1.65 |
| 医　院（个） | 791 | −4 | −0.5 | 卫生技术人员（人） | 192082 | 4762 | 2.54 |
| 床　位（张） | 165585 | −573 | −0.34 | 乡村医生（人） | 87 644 | 244 | 0.51 |
| 医院床位（张） | 104440 | −12 | −0.01 | 个体开业人员（人） | — | — | — |
| 平均每千人口医院床位（张） | 1.59 | −0.01 | −0.01 | 平均每千人口卫生技术人员（人） | 2.92 | 0.05 | 0.05 |

| | | | | | |
|---|---|---|---|---|---|
| 人口 | 总　数（万人） | 6569.3 | 卫生费用 | 卫生事业费（万元） | 70748.52 |
| | 出生率（‰） | 13.01 | | 卫生事业费与上年比增长率（%） | 5.79 |
| | 死亡率（‰） | 6.18 | | 卫生事业费占财政支出百分率（%） | |
| | 自然增长率（‰） | 6.83 | | 卫生系统固定资产（万元） | 461436.13 |
| 医疗服务 | 诊疗总人次（万） | 10156 | | 卫生系统基建投资（万元） | 19710 |
| | 门诊人次（万） | 9584 | | 平均每一门诊人次医疗费用（元） | 63.92 |
| | 急诊人次（万） | 250 | | 平均每一出院病人医疗费用（元） | 1976.53 |
| | 住院总人次（万） | 241 | | | |
| | 出院总人次（万） | 239 | | | |

注：本表按卫生部统计口径提供各项数据。

### 卫生改革

1. 卫生管理体制、运行机制和人事分配制度的改革在全省各级医疗卫生机构普遍推开　石家庄市第四医院推行的“以需定人、择优上岗、精干主业、减人增效”为主要内容的人事制度改革，调动了职工的积极性，产生了良好效果，为全省提供了经验。在农村，股份制、股份合作制、国有民营以及农村社区卫生服务等多种形式的改革蓬勃发展。以兴隆、武邑为代表的“盘活存量，资源重组，提高效益的乡镇卫生院股份合作制的作法，拓宽了筹资渠道，扩展了服务领域，给农村基层医疗卫生机构注入了生机和活力。定州市“连锁医疗”的办医形式，打破了旧的办医观念，是发展农村卫生事业的好形式，得到推广。

2. 社区卫生服务开始启动　5月份，在保定市举办了全省社区卫生服务培训班，并到北京、天津进行了参观学习。重点推广了保定市“双向管理，相互融通”的社区卫生服务管理模式。石家庄、唐山、秦皇岛、沧州、承德等市都结合本地实际开展了试点。

3. 积极进行“以病人为中心”转变服务模式的改革　各级医院紧紧围绕病人需求，完善制度、简化流程、提供便民措施、努力缩短平均住院日、减轻病人负担，医疗质量和服务水平有了提高。

4. 进行医疗机构执业登记，清理整顿社会办医　省卫生厅下发了《关于对现有医疗机构进行执业登记的通知》，各地对辖区医疗机构进行了执业登记。全省已有近 3 万所医疗机构进行了执业登记，并取得国家《医疗机构执业许可证》。在全省继续开展了医疗机构清理整顿工作，据不完全统计，今年全省共取缔无证行医 892 家，警告 321 家，罚没款 7 万多元，医疗秩序明显好转。

### 农村卫生

1. 初级卫生保健工作全面推进　按照省政府初级卫生保健规划目标和分年度实施计划，今年我省有 15 个县要实现初级卫生保健规划目标要求（肃宁县提前达到省级评审标准，要求提前一年审评）。为此，重点加强了对各县工作的检查、监督和指导。4 月份，组织专家按照标准，对 15 个县进行审评，共查 45 个乡镇，135 个行政村，75 个食品生产经营单位，135 所小学、1 420 个居民户，1 483 名小学生，结果有 2 个县达到合格标准，13 个县达到基本合格标准，完成了 1998 年初级卫生保健目标任务。

2.“三项建设”进展顺利　国家要求，到 2000 年要全部完成农村卫生“三项建设”工作任务。5 月份，省卫生厅与省计委、省财政厅联合召开了全省农村卫生“三项建设”工作会议，省与各市卫生、计划、财政部门签定了目标责任书。1998 年全省完成建设项目 320 个。目前，全省已有 94%的县级防保机构和 84%的乡镇卫生院基本实现了“一无三配套”（无危房，房屋、人员、设备三配套）。

3. 合作医疗稳步发展　按照规划目标，全年全省要有 40%的行政村实行合作医疗制度。为确保这一目标实现，省卫生厅先后制定下发了《关于发展和完善合作医疗制度的意见》、《河北省农村合作医疗分年度实施规划》，并在巩固全省14个合作医疗试点县的基础上，各市又选择了1～2个不同经济类型的县作为扩大试点，每个县也都确立了试点乡。着力对各试点的筹资水平、报免比例、合作方式等进行指导，推进了合作医疗的顺利发展。截至目前，全省实行各种形式合作医疗的行政村已达21 997个，占行政村总数的43.97%。

4．乡村一体化管理发展迅速　省卫生厅制定下发了《河北省乡村卫生组织一体化管理实施办法》，引导各地重点加强了对村卫生室及乡村医生的管理、指导和监督，进一步巩固和完善了县、乡、村三级医疗预防保健网。全省现已有1605个乡镇实行了“一体化”管理，占乡镇总数的77.98%。村级卫生组织也得到巩固和加强，村卫生室覆盖率达到97%以上。

**预防保健**

1．重点传染病得到有效控制　在坚持落实各项预防和控制措施的同时，加强了疫情监测与报告制度，上半年，对霍乱老疫区及肠道门诊开展情况进行检查，有效地防止了霍乱的暴发流行。进一步加强性病、艾滋病的监测和防治工作，在做好监测和宣传教育的基础上，制定了《1998年宣教示范区工作方案》。继续做好世行贷款结核病控制项目工作。对涂阳病人实行全程督导管理，初、复治涂阳病治愈率分别为98.4%和97.6%，各项指标均达到国家要求。继续落实灭鼠灭蚤和疫情监测等综合防治措施，巩固了“人间鼠疫不发生，鼠间鼠疫不下坝”的成果。加大了碘盐监督检测和打击私盐力度，加强了对特需人群补碘工作的规范化管理，确保了食盐加碘主导措施的落实，目前，全省有93%的县达到了消除碘缺乏病标准，合格碘盐食用率也达到了90%以上，完成了省委确定的考核目标。

2．计划免疫进一步巩固成果　在加强常规免疫的基础上，年初又完成了1997/1998年度第二轮强化免疫工作，今年全省未发生野病毒引起的脊髓灰质炎病例。进一步加强和完善了AFP（急性弛缓性麻痹）监测系统。截止11月底，全省共报告AFP病例289例，报告发病率达到1.53/10万，其余各项指标均达到国家要求。制定了《河北省麻疹控制行动计划实施意见》，与省教委联合下发了《关于开展麻疹控制试点工作的意见》，在石家庄、张家口、承德三市开展了控制试点。据各地报告统计，计划免疫四苗接种率在98%以上。

3．食品卫生加大监督管理力度　今年对省内生产的巧克力、糖果、酱腌菜、瓶装白酒等4类30份产品进行了抽检，合格率为100%；还对含乳饮料、熟肉制品、膨化食品、保健食品和炒烤食品等5类41种食品进行了抽检，合格率为44%。同时对全省20余家保健食品生产经营单位进行现场检查和督导。在全省开展了食品卫生大检查，查处了行唐、高邑等地的一些食品加工黑窝点，打击了制售假冒伪劣食品、化妆品活动。食品生产经营单位卫生监督覆盖率达到95%以上。

**妇幼卫生**　积极推进爱婴行动，制定下发了《河北省爱婴卫生院标准（试行）》，各市加大创建爱婴医院活动力度，新创建“爱婴医院”58所，全省“爱婴医院”总数达到324所。制定了《关于加强婚前保健工作的通知》、《河北省婚前保健服务规范》，完成了《河北省婚前保健管理办法》的部门会签工作。目前，城市婚检率已达到81%，农村达到40%。依据《母婴保健法》和《河北省母婴保健条例》，先后制定了《河北省〈出生医学证明〉管理办法》等3个规范性文件，促进并完善了对妇幼卫生的法制化管理。妇幼卫生合作项目进展顺利。

**爱国卫生**　召开了创建卫生县城工作现场会，在全省推广了威县、丘县的经验。针对今年我省部分地区流行性出血热发病率同比升高的现实，及时发出“关于开展春季灭鼠活动的通知”，对发病率较高的衡水、沧州、石家庄、保定、秦皇岛、唐山6市12个县的灭鼠工作进行了督促检查。对鼠药市场进行整顿，查处了一批进入市场的急性剧毒性灭鼠药。联合国儿童基金会WES（水与环境卫生）项目通过中期审评，武邑、康保、赞皇3个项目县累计改建厕所8 000多座，各市建立了示范村、示范户，农村改厕由点到面逐步推开，到目前，全省农村使用卫生厕所人数已达1 340.8万。农村供水与环境卫生项目进展顺利，按照世行和国家项目办要求，各项目县已完成了基线调查和第二年供水工程的初步设计。各地采取国家、集体、个人一起上的办法多方筹资，加快改水步伐，全省受益人口已达5 117.92万，占农村人口总数的94.2%。组织有关部门对《河北省爱国卫生条例》（草案）进行了立法调研，已上报省人大常委会审议。积极推进“九亿农民健康教育行动”，广大群众的健康意识和自我保健能力明显提高。

**医学科技与教育**　按照“九五”计划要求，大力推进重点学科建设和跨世纪学科带头人培养工作。在对22所三级甲等医院进行调查和向国内、省内专家咨询的基础上，制订了《河北省医学领域适用技术跟踪计划》，在经费有限、投入不多的情况下，采取取人之长，为我所用的拿来主义，并引入竞争机制，从国内领先项目中，筛选出适宜、实用的技术项目，通过招标确定项目实施单位，集中人力、财力、物力进行重点建设。今年已筛选出首批40个技术项目，并进行了项目招标，对于选定的项目，力求在一年内完成并产生效果，实现了短、平、快发展重点学科建设的要求。为加速学科带头人的培养，下发了《关于安排省级重点学科1998年度外出学习人员的通知》，经过与国内多家医疗科研单位联系，对全年选派学习人员进行了安排。现已有60人被送到国内培训基地培训，另有4人被派往国外学习深造。中医工作方面旨在培养专科人才的“433计划”进展顺利。医学教育对普通中专卫校进行了专业结构调整，推行了四年制护理教育，对社区医学专业实行技能考试，重在提高综合服务能力。积极发展成人教育，对住院医师进行规范化培训，全省70%的学科和单位开展了继续教育，1998年引进国家继续医学教育项目10个，培养人员近千人。乡村医生系统化、正规化教育已有76个县达到卫生部评估指标体系要求，合格率为54.7%。

**精神文明建设**　深入开展“讲文明、树新风”活动。3月组织召开了全省卫生系统“讲文明、树新风”活动先进事迹报告会，并就“广泛开展向先进人物学习活动，大力弘扬白求恩精神，推进卫生系统精神文明建设”提出了指导性意见。完成了《天使风范河北省医德医风标兵事迹录》和《医务人员文明服务指南》两本通俗教材部分章节的编写工作。省文明办先后两次将我们的做法通报全省。认真抓好创建文明服务星级单位活动，全系统共创建文明星级单位1 072个。继续深入开展纠风工作，在完善行风监督制约制度方面，在市以上医疗卫生单位普遍推行“一书、一卡”制（“一书”即病人入院时奉送“医患道德责任书”，“一卡”即病人出院时奉送“住院病人征求意见卡”）。4月初，在卫生部召开的全国卫生系统纪检监察暨纠风工作会议上，河北省卫生厅作了经验介绍，受到好评。

1998年，省卫生厅将卫生下乡继续做为重点工作，列入了工作考核目标。制定下发了《1998年全省卫生下乡活动实施方案》，确定今年卫生下乡的重点是在以往送医送药活动基础上，大力开展对口支援活动。各医院按要求，均组织了医疗下乡小分队，深入农村开展义诊、卫生知识宣传、疾病普查等活动。为使这项活动深入持久地开展下去，省卫生厅制定下发了《关于城市卫生技术人员晋升卫生系列技术职务前到基层工作的实施意见》，要求城市卫生技术人员在晋升主任医师、副主任医师之前必须到基层工作半年到一年。目前全省已建立县级卫生机构工作基地150个，乡级卫生机构工作基地230个。这一做法得到卫生部的肯定，并在全国进行推广。石家庄市把组织城市医疗单位人员到乡镇卫生院工作列为市委、市政府确定的12项重点工作之一，市政府领导亲自安排部署，现首批325名市、县级医务人员已分别到140所卫生院开展工作。据不完全统计，上半年全省共组织763支医疗队，4万多名医务人员开展送医送药活动1 454次，诊治病人19万人次，健康查体12万人次，免费发放治疗药品17万多元。在对口支援方面，203所县级医院得到省市级医院的对口支援，646所卫生院得到县级医院对口支援，已帮助对口支援单位开展新技术530项，免费接受进修卫生技术人员1 295人，培训农村医务人员1 500人次，赠送医疗设备价值110万元。

**抗震抗洪救灾工作**　1998年初，张家口张北、尚义发生强烈地震后，省卫生厅在省委、省政府领导下，紧急行动，精心安排，全力投入抗震救灾，组织开展了有效的医疗救护、防病灭病工作。地震当夜，党组书记胡景然立即率有关处室负责同志和省人民医院、省三院医疗队赶赴灾区现场，在省抗震前线指挥部领导下，协调指挥灾区医疗救护和疾病预防工作。据统计，此次抗震救灾省卫生厅共组织省、市、县医疗单位和解放军医院的130多名医疗和防疫人员，组成16支医疗救护和卫生防疫队深入10个乡镇70个重灾村，为近5万人次受灾群众进行了现场救治，发放157万元的应急药品和近60万片消毒药。省卫生厅的工作受到了省委、省政府领导的高度评价。厅机关和省直医疗卫生单位干部职工还踊跃捐款捐物。据不完全统计，省直卫生系统共捐献棉衣4 592件，棉被3 876件，现金103.8万元，全部用于支援灾民御寒和受损医疗机构恢复重建。在积极争取国际国内和上级部门援助方面，共接收国内外红十字组织和社会各界的捐款物折合人民币3 281万元。

长江中下游和松花江、嫩江流域发生严重洪涝灾害后，省卫生厅按照省委、省政府和卫生部的安排部署，全力开展了支援灾区人民抗洪救灾工作，共组织医疗队和防疫队66个，并在药品、器械和车辆方面做好了准备，随时准备奔赴灾区开展医疗救护和疫情处理。同时动员卫生系统广大干部职工踊跃捐款捐物，共计401.97万元，还紧急采购了灾区急需的饮水消毒药物28吨和部分器械送往灾区。为全国取得抗洪救灾全面胜利作出了贡献。省卫生防疫站和河北医科大学第二医院被卫生部评为抗洪救灾先进集体，另有7位同志被评为先进个人。

（赵书平）

# 山　西　省

## 1998 年 基 本 情 况

| | 数　量 | 与上年比增长数 | 与上年比增长率(%) | | 数　量 | 与上年比增长数 | 与上年比增长率(%) |
|---|---|---|---|---|---|---|---|
| 卫生机构(个) | 3282 | −4 | −0.12% | 卫生人员(人) | 163317 | 971 | +0.59% |
| 医　　院(个) | 709 | −2 | −0.28% | 卫生技术人员(人) | 134240 | 980 | +0.73 |
| 床　　位(张) | 109583 | −1187 | −1.07% | 乡村医生(人) | 40737 | 180 | +0.44 |
| 医院床位(张) | 77290 | −26 | −0.03% | 个体开业人员(人) | 4195 | 0 | 0 |
| 平均每千人口医院床位(张) | 2.44 | −0.02 | −0.8% | 平均每千人口卫技人员(人) | 4.23 | −0.01 | −0.23 |

续表

| 类别 | 项目 | 数值 | 类别 | 项目 | 数值 |
|---|---|---|---|---|---|
| 人口 | 总　　数(万人) | 3172.2 | 卫生费用 | 卫生事业费(万元) | 54.669 |
| | 出生率(‰) | 16.09 | | 卫生事业费与上年比增长率(%) | 5.9 |
| | 死亡率(‰) | 6.17 | | 卫生事业费占财政支出百分率(%) | 3.32 |
| | 自然增长率(‰) | 9.92 | | 卫生系统固定资产(万元) | 237000 |
| 医疗服务 | 诊疗总人次(万) | 4681.43 | | 卫生系统基建投资(万元) | 5946 |
| | 门诊人次(万) | 4079.93 | | 平均每一门诊人次医疗费用(元) | 29.25 |
| | 急诊人次(万) | 106.85 | | 平均每一出院病人医疗费用(元) | 648.5 |
| | 住院总人次(万) | 114.16 | | | |
| | 出院总人次(万) | 114.31 | | | |

注:个体开业人员每五年统计一次

1998年，是山西省卫生事业发展史上十分重要的一年，各项预定工作目标全面完成，开创了卫生工作的新局面。

**农村卫生** (1)农村初级卫生保健工作1998年又有11个农业县(市、区)通过初级卫生保健终末评审验收，有4个农业县经中期评估实现基本达标。至此，全省累计已有92个农业县(市、区)实现农村初级卫生保健最低限目标，占到全省农业县(市、区)总数的83%，圆满完成了年度规划任务目标。

(2)“农民健康工程”取得进展。1997年底，省委、省政府为贯彻落实《中共中央、国务院关于卫生改革与发展的决定》精神，坚持以农村为重点，推进“三项”农村卫生工作，制定了“农民健康工程”计划，并与各地、市签定了目标责任书。1998年，“农民健康工程”被各级政府作为一项“民心工程”全面展开并取得显著成绩。①农村卫生基础设施建设加快步伐。1998年为农村卫生基础设施建设总计投入5 881万元，其中省级投入1 950万元，各级配套投入3 931万元。新建贫困县防疫站、妇幼保健站各16个，维修或改建中心卫生院179个。至此，全省已有84%的县防疫站和妇幼保健院得到新建；65%的中心卫生院得到维修或改建。临汾地区发扬自力更生、艰苦创业精神，不等、不靠，在全区组织了“百乡卫生院大会战”，走在了全省的前列。②合作医疗发展迅速。各级政府开展了合作医疗试点或示范工作，涌现出了阳泉、晋中、长治和阳泉郊区、平定、榆社、平遥、翼城、襄汾、潞城、天镇、大同县等一批农村合作医疗的先进地、市和先进县(市、区)。据抽样调查，全省合医合药型合作医疗普及率达到21.6%，阳泉、晋中、长治三地、市普及率已达40%以上。10月底，在平遥县召开了全省农村卫生工作暨平遥合作医疗现场会，交流经验，王昕副省长到会就进一步推进农民健康工程、大力发展合作医疗工作进行了再动员。12月卫生部在天镇县召开了全国贫困县合作医疗现场会。③农村卫技人员培训力度加大。1998年全省又有3 500余名乡、村两级无专业学历卫技人员完成了系统化专业培训；有3 799人经过各种形式的培训，通过了医学中专水平的考核认证。在提高农村卫技人员整体业务素质方面取得了可喜成绩。

**预防保健** (1)防疫和疾病控制工作。计划免疫已成为常规性工作，步入了规范化、制度化、普及化管理轨道。全省“四苗”全程免疫接种率平均达到89.52%，受到了世界卫生组织和卫生部专家评审组的高度评价。农村乙肝疫苗接种率进一步得到提高，提前实现了国家“九五”规划目标任务。AFP监测指标全部达到国家要求，全省已连续六年未发现脊髓灰质炎野病毒株病例。1998年全国出现甲类传染病霍乱流行，山西省也发生了局部小范围流行和散在病例，累计发病39例，但因采取措施及时有效，使疫情得到有效控制。与此同时，进一步加强了对传染病、慢性病防治宣传教育的力度，利用报纸、电视、“健康之声”广播等新闻媒体系统传播了防病知识，在全省范围组织开展了心脑血管疾病预防的健康知识宣传入户行动。各级防疫站的基础设施、基本设备、业务建设进一步加强，全省已有5个地、市级防疫站、34个县级防疫站通过等级防疫站评审认证。

(2)妇幼保健工作。旨在降低我省新生儿出生缺陷的“削峰工程”全面启动，组织3 000余名专业人员完成了对全省新生儿出生缺陷的回顾性调查工作，摸清了全省各县(市、区)出生缺陷发生率底数，为采取防治措施、进行分类指导提供了可靠依据。创建爱婴医院、爱婴地(市)和爱婴省活动进一步加强，至1998年底全省已创建爱婴医院355所、爱婴卫生院282所，有10个地、市达到爱婴地、市标准。顺利通过了国家爱婴医院最高评审委员会专家组对我省“爱婴省”的评估，成为全国13个达到“爱婴省”标准的省份之一。

(3)地方病防治。全省合格碘盐覆盖率稳定在95%以上，儿童缺碘性甲状腺肿大率控制在10%以内；大骨节、克山病继续保持无新发病例；1998年新完成除氟改水工程43处，使20余万人口受益；在毗邻省份内蒙、河北发生鼠间鼠疫的情况下，我省加强监测工作，未发现鼠间疫情。特别是1998年在中央和省政府的重视下，顺利完成了对山阴县黑圪瘩乡、应县大黄卫乡、山阴县城关三个水砷中毒高发病区的引水工程，使3乡10村1.5余万口人摆脱了砷中毒危害，3个乡群众像过节一样隆重举行通水仪式，盛赞党和政府对病区人民的关怀。

(4) 以创建卫生城市为主要任务的爱国卫生工作取得可喜成绩。1998年共有15个城市区、34个县城荣获省级卫生城市、卫生县城称号；100个乡镇、300个行政村荣获省级卫生村镇标准。继太原、大同、晋城、忻州、侯马市被评选为国家卫生城市后，1998年又有长治、榆次两市和黎城、清徐两县经省级评估达到国家卫生城市和卫生县城标准，已分别申报全国爱卫会等候验收。特别是以WES三位一体项目为龙头的农村改水、改厕有了新的突破，农村自来水普及率达70.5%，较1997年又提高1.1个百分点。左权、榆社农村改厕已达近万户，在两县带动下，全省已有11个县开展了农村改厕试点工作。12月全省在左权县召开了农村改厕现场会。农村改厕工作的兴起，标志着全省爱国卫生工作有了新的突破，进入一个新的发展时期。

**医学科技与教育**　(1) 继续实施医学人才培训计划。1998年第五批医学跨世纪学科带头人培训、第四批医学外语人才培训和第三批分配到省直单位的应届大学毕业生外语培训工作顺利进行。继1996年首批确认6名中青年学科带头人之后，1998年经专家组严格考核，又有37人获得中青年学科带头人证书。省级医学重点学科评审工作全面展开，省级10个专业学科被评选为首批重点学科，并获得85万元重点学科建设补助费，特别是山医大二院血液科被国家确认为博士生培养点，实现了我省临床学科博士点零的突破。

(2) 医学科研工作。1998年省直卫生单位共有32项科研成果获得省级科技进步奖，其中两项获一等奖，4项达到国际先进水平。1998年新报批省级科研立项72项、省青年科学基金项目3项、省卫生厅攻关项目38项，是近10多年报批立项最多的一年，表明我省通过促进医学科技进步工程的实施，广大医务人员的科技意识有了显著提高，特别是1998年争取到卫生部科研基金项目4项，这也是山西省历年来争取到部级项目最多的一年。

**中医事业**　根据国家中医药管理局制定的《中医药人才113计划》要求，首批50名中医药专科特色人才培训计划的选拔工作已顺利完成，培训工作已开始。全省首批中医药外语人才培训班顺利开班。山西中医学院运用教育心理学原理指导教学方法改革及配套多媒体软件科研课题被国家中医药管理局中标立项。1998年全省又有7所中医院通过等级评审，有2所中医院的专科被评选为我省首批“中医特色专科”，太原市类风湿病医院被评选为我省首家中医特色专科医院。

**对外交流**　1998年全省共派出各种考察团组25批、83人次，选派出国研修生20人、劳务输出8人。与日本琦玉县卫生部、琦玉医科大学、岩手县卫生部签订了新一轮合作协议。山医大一院、太原市精神病院分别与越南太原中央多科医院、泰国精神病研究所结成了友好医院关系。全年接待国外医学访问团组14批92人次。特别是1998年我省首次接受国家经贸部委托，成功地举办有16个国家30名学员参加的“国际针灸培训班”，受到经贸部好评和各国学员的称赞，扩大了我省卫生工作的对外影响。

**卫生改革**　1998年，全省城镇职工医疗保险制度改革虽仍处于试点阶段，但不少医疗机构面对这项改革带来的挑战和机遇，产生了深化改革的紧迫感和责任感，主动迎接挑战，自觉进行配套改革。主要表现在：

(1) 医疗机构急诊室、监护室、手术室建设、厕所改造和庭院花园化建设工作，已由省直单位向地、市及部分县(市、区)医疗机构延伸展开。地、市以上医疗机构和部分县医院普遍建立了急诊急救工作的“绿色生命通道”，重点学科都具备监护条件，手术室监护、麻醉设备得到更新和完善，医疗环境、医疗条件和技术水平有了显著提高。同时，伴随“三室一厕一园”建设的加强，各医疗单位还采取了一系列便民服务措施，方便了群众就医，缩短了就诊时间，提高了治疗率和抢救成功率。省直医疗单位平均住院日较上年缩短了1.35天。

(2)从1998年初起省直医疗单位就对药剂科实行了单独管理和独立核算，既有效地遏制了药品费用的过度增长，也为1998年药剂管理改革打下了基础。

(3)根据区域卫生规划，提高卫生资源的综合效益，对一些效果不好的医疗机构进行关、停、并、转的试点工作悄然起步，如晋中地区医院兼并了榆次市第二人民医院，稷山县医院兼并了城关医院，永和县中医院兼并了城关镇医院，虽然面还不大，但已有了一个良好的开端。

(4)部分医疗机构对人事、分配制度的改革进行了大胆尝试。如山医大一院、省人民医院、稷山县医院等医疗机构试行全员聘用上岗制度，省人民医院对部分后勤科室进行剥离，实行了社会化服务等，这些改革虽然只是在少数医院开展，但为1999年的医疗机构全方位改革，提供了十分宝贵的经验。

(5) 许多城市卫生服务社区化工作得到蓬勃发展，如太原市、大同市、长治市所属各城区的社区服务已具规模，特别是太原市各级政府十分重视这项工作，在1998年短短一年间就建起社区卫生服务点68个，而且一起步就做到高标准、高起点、规范化管理。社区卫生服务的开展，为城镇职工医疗保险改革的推行，提供了有力保证。

**卫生法制建设**　1998年，根据省人大建立执法责任制的要求，卫生厅汇集编印了“卫生法律法规手册”，明确了各有关处室监督执法职责，建立了执法责任考核制度，进一步强化了卫生监督执法工作。

(1) 圆满完成了与省人大签定的立法责任书，《山西省食品卫生条例》经过反复征求意见、20多次修改，于11月30日经省九届人大常委会第六次会议审议通过，将于1999年3月1日起正式施行，成为山西省出台的第八部地方卫生立法。

(2)加大了卫生监督执法力度。依据《食品卫生法》,先后组织开展了元旦、春节期间食品卫生大检查,以保健食品、加碘食品、学生集体用餐为重点的夏季食品卫生大检查。全年共对99 286户食品生产经营者实施了卫生监督,对259 926名食品从业人员进行了健康体检,对257 775名食品从业人员进行了培训,对11 193户违法经营户进行了行政处罚,责令停业整顿647户,吊销卫生许可证59户,取缔非法经营点441户,销毁伪劣过期食品22万公斤。全年共抽检各类食品23类41 629件,合格率达90.4%,较1997年提高了1.75个百分点。特别是在查处发生在春节期间的假酒中毒事件和抢救中毒群众的工作中,广大卫生执法和医务、防疫人员发扬了不怕苦、不怕累、特别能战斗的精神,不仅迅速查清了毒源,而且及时、有效地开展了抢救工作,防止了事态的扩延,将中毒致残致死人员降到最低限度,受到了省委、省政府表扬和卫生部的通报表彰。依据《药品管理法》组织了以清查“证照”、药品质量和规范医疗单位制剂室为重点的药品执法监督大检查,共检查药品经营和使用单位2 026家,查处假冒伪劣药品635种,取缔非法经营单位32家,责令停业整顿124家,罚款102万元。太原市对南内环街药品市场进行了集中治理和整顿。增强了药品从业人员的守法意识,无证经营、非法销售现象得到遏制,伪劣假冒药品较以往明显减少。加强公共卫生场所监督执法,集中对理发美容、歌舞厅、游泳场(馆)、化妆品生产企业、饮用水及放射防护进行了监督检查。检查结果表明,全省公共场所发证率达91.67%,从业人员体检率达95.9%,卫生监测合格率达93.67%,比1997年提高了5.61个百分点。全省饮用水合格率城市达90%、农村达62.48%,分别较1997年提高了23.6%和16.74%。

(3)全面宣传贯彻《献血法》是1998年卫生监督执法的一件大事。在10月1日《献血法》正式实施前,开展了为期一个月的宣传活动,召开了电视电话会议,编印了《无偿献血手册》、《临床用血手册》,下发了“关于严格控制临床用血和规范临床用血的通知”等规范性文件,依法对医院用血情况及各中心血站进行了监督检查。及时查处了河津等三县非法采浆黑窝点和临汾市二院“2·18”输血事故。由于准备工作比较充分,各地群众无偿献血踊跃,目前除吕梁、朔州二地、市中心血站尚未正常运转外,其余地,市基本未发生“血荒”。

**精神文明建设** 1998年除继续坚持以正面教育为主,深入开展向赵雪芳、徐大毅、魏文亮等先进模范人物学习,继续加大社会监督力度,严肃查处违纪人员等医德医风和行风建设等措施外,重点抓了五件事:

(1)加大了医疗质量、医疗安全的教育,省卫生厅专门下达了加强医疗质量和医疗安全若干措施的文件,厅领导亲自深入到基层和医疗单位做动员报告,各医疗单位都有针对性地加强了医疗差错事故的防范制度和措施。

(2)开展了创建文明医院和“百佳医院”的活动,经过认真考核和评审,评出省级“文明医院”15所,向全国推荐“百佳医院”参评医院4所。通过创建活动,使医疗单位在科学管理、医护质量、服务态度等方面都有了明显提高。

(3)通过1998年抗洪救灾活动,在广大医务人员中深入开展了一场以弘扬抗洪精神为主旋律的爱党、爱国、爱岗教育。在抗洪救灾中广大医卫人员累计共向灾区捐款343万元、捐衣被75 040件。省妇幼保健院、儿童医院还派出医疗队开赴江西老区开展救灾医疗活动,受到灾区人民的热烈称赞,省委宣传部为他们组织了专场报告会,省妇联授予女医疗队员“三八红旗手”称号。

(4)深入开展卫生下乡活动。1998年全省共组织卫生下乡队268批(次),参加人员4 849人,为贫困患者义诊212 146人次,为贫困地区捐赠药品50余万元。

(5)参加了全省统一组织的对卫生、公安、工商三行业的社会评议,向社会各界发放征集意见书10万份,在评议中各界代表对卫生系统几年来连续不断抓行风的工作给予充分肯定,群众满意度在三行业中列第一位。

(续建邦 黄跃春 赵红娟)

**【山西省人民医院后勤改革迈出新步伐】** 医院后勤服务既要为医疗、科研、教学、预防提供优质服务,又要为广大患者以及医院职工创造更加方便、舒适的生活与工作条件。山西省人民医院在后勤服务改革方面迈出了新步伐,提出了后勤服务社会化目标。其主要做法是:

1. 思想观念上实现“两个转变” 由过去封闭式的后勤管理向全方位、开放式经营管理转变,由单纯的经营型“小而全”向经营型、社会化转变。同时,将“自主经营、独立核算、自负盈亏、自担风险”的激励机制引进医院后勤工作的管理模式中,逐步实现医院后勤服务社会化。

2. 建立经营管理制度 在坚持“有利于患者、有利于医疗、有利于医院事业发展”的前提下,医院成立了医院实体性的后勤服务公司,为了加强管理,编辑了《山西省人民医院后勤工作规范资料汇编》,其中岗位责任制共50项366条,各项规章制度88项716条,做到了责任明确、有章可循。在此基础上,制定出台了一系列经营管理制度,以合同的形式分别与后勤服务公司改革涉及部门进行了责、权、利的界定。按照规定,后勤服务公司要服从医院的领导和遵守各项规章制度,按时向医院交纳房、电、气、暖和折旧费用。定期接受医院财务科和审计科的检查,后勤服务公司所属人员的工资、奖金等一切费用均由公司自行支付,正式职工的工资晋升、职称评定、住房和公费医疗不受影响,利润分成实行4∶3∶3制,即40%上缴医院(纯利润),30%为积累投入再生产,30%自行分配。

3. 大胆试点,初具效果 本着先易后难、大胆探索,成熟一块改革一块的指导思想,首先从医院食堂、洗衣房、电话室、太平房等几个单位进行试点，这四个单位的试验和实践证明，后勤改革取得了一定的经济效益和社会效益，不仅对医院发展有利，对医疗、科研教学有利，对患者服务有利，而且使院方、患者、职工和后勤承包人员满意。具体表现在：

医院食堂：改革之前，一年由医院支付正式和临时工工资、水、电及房屋维修等费用20万元；改革后除全部费用自己负担外，1998年还上缴了医院房、水、电费用13万元，营业额比上年同期增加57.3%；

洗衣房：改革前，一年的工资费用要支付6万元，房屋器械维修6万余元，改革后除工资及各种费用均由自己负担外，1998年还上缴了医院房、水、电、气等费用44万元；

电话室：改革前，一年要支付职工工资和其他费用22万元；现在除自己负担外，每年还要上缴医院21万元；

太平房：改革前，医院一年要支付正式和临时工的工资与其他费用6万元；现在除全部由自己负担外，1998年还上缴医院8万元。

仅以上四项医院除每年可节省近60万元外，还可增加收入88万元。

从社会效益来看，医院后勤服务的社会化，把发展市场经济的竞争机制引进后勤工作，极大地调动了后勤服务人员的积极性与创造性，实现了后勤服务的三个转变即由过去的“让他干”变为“主动干”，由“大锅饭”变成“风险饭”，由“铁饭碗”变为“竞争饭”。医院对后勤服务管理按照制定的合同要求办事，管理直接、简洁、有效。

（安步月　杨振宙）

**【忻州地区妇幼保健院办院有特色】** 忻州地区妇幼保健院兴改革、抓管理、创特色，医院建设取得显著成绩。与1997年相比，业务收入增长3.7倍，固定资产增长37.9倍，出院人次增长2.6倍，门诊人次增长1.7倍，公用经费增长4.6倍，职工福利增长3.5倍。社区卫生服务网络初步形成，特色保健院初具规模，医德医风受到省地领导及群众一致好评。

（1）转变观念，强化服务意识、成本意识、竞争意识。为适应不同层次群众的需要，开设了导诊、导医台，成立了社区卫生服务部，动员全院职工深入社区、登门走访为居民提供上门服务，年门诊人次猛增加到1.5万人次；同时，推行了定编、定人、定任务、讲成本、讲效益的绩效挂钩管理办法，增强职工的忧患意识、竞争意识，提高职工工作的积极性、主动性。

（2）整章建制，规范服务，奖惩兑现。组织专人依照《全国医院工作条例》内容，编印并出台了《一般工作规范》、《服务忌语》、《孕产妇程序化工作程序》、《质量控制工作程序》、《儿童预防接种工作程序》、《急救中心工作程序》等规章制度，规范和指导医务人员的行为，要求每个医务人员都必须将规定牢记心里；同时，根据规定，采取一事一议、奖惩兑现绩效挂钩的办法，强化了全院职工的责任心。

（3）创办妇女儿童急救中心，开通急救绿色通道，使救治病人的能力大为提高。专设急救热线电话，原则，树立良好的坚持“病人第一，患者至上，先抢救，后收费”的服务形象，并产生了良好的社会效益，社会知名度显著提高。

（4）坚持“保健专科特色”，搞好优质程序化服务。为突出保健院特色，从保健部到儿保、妇保、生殖健康、计划生育指导、健康教育等科室均赋予了保健服务的内涵；为了降低孕产妇和新生儿死亡率，成立专门组织，开设孕妇学校，无偿为孕妇提供孕期保健、母乳喂养等知识，为孕产妇建立“孕产妇保健系统管理卡”，登门免费为其提供产前检查、产后访视等服务。

（5）建立社区卫生服务网络和家庭医师服务网络制度。抽调专人组成社区卫生服务部，配备服装、交通工具，印送名片，以便登门入户服务；同时，为拓宽社区卫生服务领域，吸收了10个大乡镇的乡村医生加入了医疗服务网络，把对群众的服务延伸到千家万户，业务范围进一步扩大。

（6）严格管理，廉洁行医。实行院长公开承诺制，使服务、监督、惩罚形成一个封闭的回路，从而使服务内容细化，服务标准量化，奖惩措施硬化，形成了医务人员自我约束和社会监督相结合的新机制，并在忻州地区首家推行“首问负责”的制度，受到了社会各界的好评。

（7）创办妇幼保健院文化，加强精神文明建设。医院组织编写了《妇幼院之歌》、《妇幼护士之歌》，并为职工制作院服，编撰80万字的各种规章制度，院内诗歌、自办期刊、服式、服务理念、院徽等充实了妇幼文化的内涵，使这种精神和文化渗透到管理之中，形成一种良好的氛围。

（杨振宙　褚德勤　赵红娟）

# 内蒙古自治区

**1998 年 基 本 情 况**

| | 数　量 | 与上年比增长数 | 与上年比增长率% | | 数　量 | 与上年比增长数 | 与上年比增长率% |
|---|---|---|---|---|---|---|---|
| 卫生机构（个） | 4641 | －222 | －4.5 | 卫生人员（人） | 129765 | －3838 | －2.87 |
| 医　　院（个） | 1991 | 0 | 0 | 卫生技术人员（人） | 104890 | －2390 | －2.22 |
| 床　　位（张） | 65794 | 407 | 0.6 | 乡村医生（人） | 18602 | 1389 | 8.07 |
| 医院床位（张） | 62679 | 761 | 1.2 | 个体开业人员（人） | 4988 | 546 | 12.30 |
| 平均每千人口医院床位（张） | 2.67 | －0.04 | 1.47 | 平均每千人口卫生技术人员（人） | 4.47 | －0.14 | －3.0 |

续表

| | | | | | |
|---|---|---|---|---|---|
| 人口 | 总　　数（万人） | 2344.85 | 卫生费用 | 卫生事业费（万元） | 56801.59 |
| | 出生率（‰） | 14.40 | | 卫生事业费与上年比增长率（%） | 10.7% |
| | 死亡率（‰） | 6.17 | | 卫生事业费占财政支出百分率（%） | 3.15% |
| | 自然增长率（‰） | 8.23 | | | |
| 医疗服务 | 诊疗总人次（万） | 3910 | | 卫生系统固定资产（万元） | 187.459 |
| | 门诊人次（万） | 3227 | | 卫生系统基建投资（万元） | 9246.3 |
| | 急诊人次（万） | 106 | | 平均每一门诊人次医疗费用（元） | 39.75 |
| | 住院总人次（万） | 103 | | | |
| | 出院总人次（万） | 103 | | 平均每一出院病人医疗费用（元） | 1694.69 |

注：本表按卫生部统计口径提供各项数据。

**卫生改革**　1998年全区卫生系统认真贯彻执行《中央、国务院关于卫生改革与发展的决定》和自治区政府《贯彻〈中共中央、国务院关于卫生改革与发展的决定〉的实施意见》，积极推进卫生改革和建设工作的稳步发展。全区提出卫生改革要争取实现五个突破，即加快卫生管理体制改革，积极实施区域卫生规划，努力在调整和优化卫生资源配置上有所突破；深化卫生单位内部运行机制改革，争取在人事和分配制度的改革完善上有所突破；不断完善卫生投入补偿机制，争取在落实卫生经济政策工作上有所突破；改革和完善城乡卫生服务体系，努力在推动社区卫生服务上有所突破；积极推进医疗保障制度改革，力争在农牧民合作医疗制度建设上有所突破。年内，卫生厅拟定《自治区区域卫生规划指导意见草案》，召开社区卫生服务现场经验交流会，印发《关于在全区农村牧区推行合作医疗制度的意见》。各级卫生单位进一步深化单位内部"三项制度"，即人事、分配和目标管理责任制的改革和完善工作。

**农村牧区卫生**　农村牧区卫生工作以初级卫生保健为龙头，以卫生三项建设为重点，继续加强三级网、乡村医生队伍和合作医疗建设。自治区出台了《关于进一步加强农村牧区卫生三项建设工作的意见》、《关于稳定和加强农村牧区卫生技术队伍的意见》和《关于卫生下乡对口扶贫的意见》，并召开全区卫生三项建设现场经验交流会。1998年全年共装备建设乡镇苏木卫生院225所，旗县防疫站10所，妇幼保健院12所，共完成投资4 440万元。其中国家投资350万元、自治区财政投资890万元、盟市旗县等地方财政和卫生单位投资3 200万元。完成新建、改建、扩建、维修面积96 444平方米，购置各类仪器设备1 800多台（件），培训技术和管理人员800余人。全区各地继续推行一证五统一的乡村一体化管理体制和农牧民合作医疗制度，参加合作医疗人口占旗县农牧业人口的12.7%。全区初级卫生保健达标旗县增加到75个，其中巩固提高60个、新增达标旗县15个，农村牧区卫生事业得到持续稳定的发展。

**预防保健**　1998年，全区共发生法定报告传染病29种，报告发病率为183.72/10万，死亡率为0.25/10万。全区加强传染病防治工作，重大疫情处理率达到100%。计划免疫"四苗"接种率以乡为单位达到85%以上，与计划免疫相关疾病发病率继续下降，其中脊髓灰质炎无病例报告。各地进一步加大结核病防治力度，确定目标，实现了对结核病控制项目工作的规范化管理。妇幼保健工作以保健为中心，加强孕产妇和婴幼儿两个系统管理，降低孕产妇和婴儿死亡率。全区两个系统管理率分别达到75.28%和70.95%，孕产妇和婴儿死亡率分别为72.55/10万和37.15‰。全区进一步加强"爱婴医院"的创建工作，年内对83个医疗保健机构进行了评估，对10所"爱婴医院"进行了复查，并按计划完成了妇幼卫生合作项目和卫生VI项目的中期评审工作。

**地方病防治**　地方病防治以鼠疫为重点，以碘缺乏病为中心，同时搞好地方性氟中毒、砷中毒等其他地方病防治工作。自治区卫生厅颁发了《内蒙古自治区鼠疫应急预案》，强化鼠疫疫情监测。年内，全区无人间鼠疫发生，已达标的鼠疫疫源旗县鼠密度均控制在国家标准内。各地认真贯彻国务院颁发的《食盐加碘消除碘缺乏危害管理条例》，全区碘盐监测覆盖率达到95%以上。

**爱国卫生**　城市继续以创建"卫生城市"为重点，加强环境卫生的综合治理，巩固已有成果；农村牧区以改水改厕为重点，主要抓了灾区环境卫生的综合治理。先后召开全区救灾防病防疫电视电话会议、爱国卫生灾后防疫电视电话会议，针对灾后环境问题，大力开展爱国卫生运动。年内，全区农村牧区改水受益人口新增68.57万。

**科技教育和医疗管理**　全区继续搞好跨世纪学术、技术带头人的选拔、培养工作，并积极开展继续医学教育。1998年，全区卫生系统获得自治区科技进步奖36项，其中一等奖1项，2等奖4项，三等奖31项。年内，全区开展新技术新业务推广10项。自治区增加专项经费投入，改善中蒙医技术装备条件，加快中蒙医药的研究和开发利用，继续加强对自治区

"名老中蒙医学术继承"工作的领导和管理，有2所中蒙医院被国家确定为示范医院建设单位，目前已进入二期建设阶段。各地加强医疗质量及血液管理，年内，自治区对1 272名护士进行执业考试，合格率73.9%；完成了9所中心血库的建设任务；此外，有2个旗县被确定为全国中医工作试点县建设单位。

**精神文明建设**　各级医疗卫生单位积极开展以病人为中心，创优质服务、树行业新风活动，并试行和扩大卫生服务社会承诺制。各级卫生部门进一步加大了对"三乱"治理的力度，积极开展职业道德建设，卫生厅组织自治区"白求恩奖"获得者在全区进行巡回报告。各级医疗卫生单位积极开展卫生下乡、卫生扶贫和科技支农活动。全区组织下乡扶贫医疗队386支，医务人员下乡4 243人次，诊治患者240 633人次，捐赠医疗设备和器械722台(件)。全区各地积极开展为城镇国有企业下岗特困职工送温暖活动，免收门诊检查费和住院护理费，减免CT、核磁共振等大型医用设备费10%～30%，减免住院床位费10%～15%，有的医院还开设"扶贫病房"，一些医院的妇产科对特困女职工免收孕产期保健费。

**卫生法制建设**　经自治区人大常委会审议，颁发了《内蒙古自治区爱国卫生条例》，进一步完善了我区的地方卫生法规体系。全区对卫生监督人员进行了培训考试，提高了卫生执法人员的素质和执法水平。各地加强卫生监督执法工作，全区食品卫生监督覆盖率达到99.2%，药品监督城市覆盖率达100%，基层覆盖率达75%以上。年内，对灾区捐赠药品进行了质量大检查，共抽检402批次，合格率为100%。全区共查处假劣药品案件121起，罚没药品总价值121.54万元。

（乔建东　杨　林）

**【卫生系统全力开展抗洪抢险救灾防病工作】**　1998年入汛以来，内蒙古地区自西向东发生大范围强降雨过程，许多河流发生百年一遇甚至从来没有过的特大洪水，呼盟、兴安盟、哲盟、赤峰、锡盟遭受严重的洪涝灾害，造成的破坏为历史罕见。卫生系统有589个单位受灾，倒塌房屋5.4万平方米，损坏房屋3.4万平方米，折合经济损失3 100万元；药品损失1 600万元；损坏仪器设备932台（件），折合经济损失700多万元；总计损失5 500万元。

汛期到来之前，卫生厅贯彻自治区党委、政府的指示精神，向全区下发通知，并召开专门会议，对可能发生的洪涝灾害和疫病控制工作进行了提前部署。洪涝灾害发生后，自治区卫生部门在党委、政府的领导下，立即把工作中心转移到全力以赴组织抗洪抢险、救灾防病工作上来。一是加强组织领导。自治区卫生厅成立了全区救灾防病工作领导小组，各盟市旗县也成立了相应的领导机构，并对救灾防病工作作了全面部署，提出具体要求。全区实行确保大灾之后无大疫责任制，像严防死守大堤那样，认真搞好救灾防病防疫工作。二是制定防病防疫工作具体措施。卫生厅先后制订下发了《救灾防病预案》、《鼠疫防治应急预案》、《洪涝灾害后救灾防病技术措施》、《洪涝灾害后环境卫生及疫源地消毒措施》、《重点传染病监测与处理方案》、《爱国卫生灾后防疫工作方案》等文件，明确了救灾防病各项技术措施和处理程序，指导各地救灾防病工作。全区各地加强疫情监测和疫情报告工作，实行24小时值班制度和疫情日报告、"零"病例报告制度，确保信息传递和指挥调度的畅通。三是加强督查落实，及时扑灭疫情。自治区卫生厅及灾区各级卫生部门领导深入灾区疫区，察看灾情疫情，指导防病防疫工作。同时派遣卫生防病防疫工作督导组分赴灾区巡回督导，落实各项防治措施。对个别地区出现的疫情，迅速组织力量就地扑灭，防止扩散和蔓延。四是积极组织各方面的力量支援灾区防病防疫工作。灾情发生后，全区共组织1 050个医疗防疫队，有4 000多名医务人员战斗在救灾防病第一线，累计救治病人60余万人次。全区各地卫生部门无灾帮有灾、小灾帮大灾，积极开展对口支援及义诊活动，支援灾区救灾防病工作。各级卫生部门千方百计筹措救灾防病经费、药品器材和物资等，累计达6 000多万元，其中北京市卫生局无偿捐赠救灾药品3 000多万元，上海市卫生局无偿捐赠救灾药品100多万元，为夺取救灾防病工作的阶段性胜利奠定了物质基础。五是大力开展灾后爱国卫生运动。灾区疫区积极开展居住环境的消杀清理工作，清除垃圾、污泥和动物尸体，消毒灭菌；非灾区也大搞爱国卫生运动，消除疾病传播条件。与此同时，各地特别是灾区加强卫生宣传和健康教育，提高群众的卫生意识和自我保健能力，全区共印发卫生防病宣传材料22.5万份(册)，录制下发专家讲座录像带150多盘。经过艰苦努力，全区救灾防病防疫工作取得重大阶段性胜利，截止1998年底，全区疫情平稳，个别地区出现的局部疫情得到及时有效的控制，未发生大的疫情暴发和流行，灾中灾后群众的基本医疗需求得到保障。

（乔建东　杨　林）

**【《内蒙古自治区爱国卫生条例》实施】**　1998年9月28日，内蒙古自治区第九届人民代表大会常务委员会第五次会议审议通过了《内蒙古自治区爱国卫生条例》。

该《条例》共30条。《条例》指出：爱国卫生工作是增强公众社会卫生意识，消除危害健康因素，除害灭病，保护环境和改善生活质量，提高各族人民健康水平和国民素质的社会性卫生活动。《条例》规定，爱国卫生工作实行政府领导，分级负责，部门协调，全民参与，法制规范，科学治理，社会监督的方针。开展爱国卫生运动是各级人民政府的重要职责，要把爱国卫生工作作为社会主义精神文明建设的重要内容，纳入当地国民经济和社会发展规划，并认真组织实施，使社会卫生状况的改善与经济发展和社会进步相适应。自治区爱国卫生工作的内容为：①组织有关爱国卫生的法律、法规、规章和政策的宣传、实施与监督；卫生宣传和健康教育；②城乡社会卫生管理，除害灭病、食品卫生、饮水卫生、环境卫生、公共卫生，卫生基础设施建设；③创建卫生城，卫生苏木、乡、镇、街道，卫生单位，卫生住宅；④农区牧区改水、改厕和环境卫生综合治理；⑤企业、事业单位的环境治理；⑥其他与爱国卫生工作有关的活动。《条例》对各级爱国卫生运动委员会的组织机构、职责范围、委员部门职责、监督管理、法律责任等也均做出规定：《条例》规定，各级爱卫会办公室是同级爱卫会的常设办事机构，也是同级人民政府负责爱国卫生工作的行政办事机构，设在卫生行政部门。各级爱卫会负责规划、部署、协调和指导本行政区域内的爱国卫生工作，完成同级人民政府交办的其他有关爱国卫生工作。旗县级以上的爱卫会各组成部门在同级政府领导下，按照本部门职责分工负责做好爱国卫生工作。爱国卫生工作实行专业监督与群众监督相结合的社会监督制度。旗县级以上的爱卫会要对本地区所有单位、个人遵守执行有关爱国卫生法律、法规情况及开展爱国卫生工作情况进行监督检查。《条例》的实行，对促进内蒙古自治区爱国卫生工作，将起到积极的推动作用。

（乔建东　杨　林）

## 辽 宁 省

### 1998 年 基 本 情 况

| | 数　量 | 与上年比增长数(%) | 与上年比增长率(%) | | 数　量 | 与上年比增长数 | 与上年比增长率(%) |
|---|---|---|---|---|---|---|---|
| 卫生机构(个) | 11710 | －96 | －0.8 | 卫生人员(人) | 302678 | －7593 | －2.4 |
| 医　院(个) | 1007 | －12 | －1.2 | 卫生技术人员(人) | 231183 | －4586 | －1.9 |
| 床　位(张) | 196279 | －2560 | －1.3 | 乡村医生(人) | 27378 | －51 | －0.2 |
| 医院床位(张) | 153946 | －1564 | －1.0 | 个体开业人员(人) | 7984 | 745 | 10.3 |
| 平均每千人口医院床位(张) | 3.76 | 0 | 0 | 平均每千人口卫生技术人员(人) | 5.65 | －0.05 | －0.9 |

| | | | | | |
|---|---|---|---|---|---|
| 人口 | 总数(万人) | 4090.4 | 卫生费用 | 卫生事业费(万元) | 84376.93 |
| | 出生率(‰) | 7.86 | | 卫生事业费与上年比增长率(%) | 5.05 |
| | 死亡率(‰) | 5.78 | | 卫生事业费占财政支出百分率(%) | 2.18 |
| | 自然增长率(‰) | 2.08 | | 卫生系统固定资产(万元) | 613913.07 |
| 医疗服务 | 诊疗总人次(万) | 8667.4 | | 卫生系统基建投资(万元) | 23784 |
| | 门诊人次(万) | 7231.6 | | 平均每一门诊人次医疗费用(元) | 50.42 |
| | 急诊人次(万) | 538.6 | | 平均每一出院病人医疗费用(元) | 127.66 |
| | 住院总人次(万) | 226.7 | | | |
| | 出院总人次(万) | 227.5 | | | |

**预防保健**　贯彻省市政府签订的预防保健目标责任书，各市财政加大了专项投入，疫苗经费都得到了落实，14 个市经考核全部进入甲等行列。全省计划免疫成果得到巩固，在搞好常规计划免疫的基础上，开展了强化免疫，计划免疫四苗覆盖率以乡为单位达到 95.8%，受到世界卫生组织、联合国儿童基金会官员的好评。全省传染病的总发病率和重点传染病得到了有效的控制，1998 年 1 月～11 月，全省共发生 22 种甲、乙类传染病，总发病例数比去年同期下降了 12.30%，病毒性肝炎等 7 种传染病发病下降明显。7 种地方病防治工作成果继续得到巩固，全省碘盐的合格率为 77.5%，比上年提高了 3.1 个百分点。妇幼卫生工作坚持依法行政，突出农村重点，孕产妇死亡率已降至 37.50/10 万，婴儿死亡率降至 18.30‰，出生缺陷率降至 7‰，创建爱婴医院成果得到巩固，累计有 334 家单位进入爱婴医院行列。农村初级卫生保健工作得到进一步加强，全省 74 个农业县（市、区）初级卫生保健工作提前两年实现全部达标，已达标的县（市、区）在重点难点指标方面有了新提高，农村乡村卫生组织一体化管理的乡镇已占总数的 94.8%，甲级卫生室达到 72.1%。农村三项建设完成总投资 1 740 余万元，又有 55 个乡镇卫生院、县防疫站、妇保院的危房得到改造，新建、翻建、维修总面积 3 万多平方米。城市卫生支农工作和三下乡活动取得一定的成绩，全年共支援 576 家乡镇卫生院，共派出 570 支医疗队，下乡 10 884 人次，培训 14 036 人次，诊治 59.5 万人次，共支援设备 1 270 台件，折合人民币原值 621 万元。

**爱国卫生**　经过第四次国检，全省城市卫生水平普遍提高，有 5 个地级市、4 个县级市被推荐参评全国卫生城市，农村自来水普及率达到 40%，农村卫生厕所普及率达到 35%。

**卫生监督**　依据国家《医疗机构管理条例》，清理整顿医疗市场，处罚 3 771 家医疗机构，取缔 2 513 家，罚款 251 万元。对社会办医疗机构、大医院分支机构以及外省来我省从医人员的资格、业务范围、开诊条件进行重新审核、登记和注册。暂停了性病治疗的广告宣传，医疗市场进一步得到净化。进一步加强对传染病防治的监督执法。放射卫生的监督率达到91.24%，合格率达到98.83%；18种主要食品卫生检验合格率达到88.5%；公共场所卫生和化妆品卫生的监督、监测率分别达到98.1%和100%。加大了药品监督管理力度，药品生产、经营、使用单位监督覆盖率达到100%，药品抽验率达到86%，共查处假劣药品案件1 043起，罚款金额为150万元，涉及假劣药品1 289个品种，查处假劣药案结案率达到90%以上。

**中医事业**　各级中医机构继续加强内涵建设和人才培养工作，巩固和提高了6所国家级、1所省级示范中医院的建设水平，举办了3个为期一年的技术骨干培训班。中医专科建设有新突破，经国家中医药管理局评估验收，确认辽宁中医学院附院小儿肺炎、苏家屯区中医院血栓病为全国中医专科专病治疗中心。1998年中标国家中医药管理局课题3项、省科委课题3项、省教委课题9项，获省科技进步三等奖3项。农村中医工作得到加强，积极探索了中医参与社区卫生服务和农村合作医疗的新途径。

**医学教育**　招生规模得到调整，取得了一批科研成果。全省普通高等医学院校的研究生招生数量有了明显的增加，研究生招生数比去年增加30%，本科生招生数保持稳定，普通中等卫生学校招生数比去年减少了10%（比1994年减少了近50%）。成人高等医学院校招生数比1997年减少36%，成人中等卫生学校停止了卫生类招生，完成了年初确定的压缩医学教育招生规模的任务。绝大多数的成人卫生职工中专与普通中专合并，并开设了非医学类专业。

医学科研 1998年全省卫生系统取得了省级科技成果48项，获得省政府科技进步奖73项，医药卫生行业组获省政府科技进步奖的数量居各行业之首。

**农村合作医疗**　农村合作医疗出现快速、健康发展的良好势头，特别是9月省政府召开的全省合作医疗电视电话会议之后，各地积极抓好合作医疗的普及工作，在全省迅速形成了大力推进合作医疗的工作氛围。主要特点是：①各级领导的认识和重视程度有很大提高，许多地方已把农村合作医疗列为农村卫生的中心工作，政府分管领导深入基层工作第一线，督导、检查、指导农村合作医疗工作，全省有13个市政府组织召开了农村合作医疗工作会或现场经验交流会，部分市还组织人大、政协进行专题视察，推动了合作医疗工作。沈阳市吕亿环副市长专门召开县区长会议，逐个落实任务，并亲自带队深入4个乡镇跟踪落实。锦州市李绩学副市长深入4县1区调研，检查、指导农村合作医疗工作。②工作力度加大。各地普遍调整了全年的工作目标，层层建立了责任制，组成较为得力的工作班子，一把手负责，实行分片包干，深入第一线组织指导发动工作。绝大多数地方形成了部门配合、齐抓共管的工作机制，财政部门确保引导资金到位，农业部门积极协助筹措资金，民政部门负责解决困难户、残疾户的资金。各县区和试点乡镇不仅成立了农村合作医疗工作指导和监督组织，而且在卫生部门指导下制订了科学可行的措施，抓住筹资工作环节，千方百计开展工作。③积极采取保障措施，推动合作医疗工作。各地普遍建立了农村合作医疗引导、配套资金，加大了对开展农村合作医疗工作乡镇卫生院的投入，清理整顿农村医疗、医药市场，加大了对农村合作医疗宣传工作力度，这些措施极大推进了合作医疗的普及推广工作。省卫生厅在1997年10月和1998年1月分别组织了两次合作医疗督导，从检查情况看，年初确定的每个县要有两个以上乡镇实现具有大病统筹功能的合作医疗工作目标已超额完成，全省开展多种形式合作医疗的乡镇达到497个，占乡镇总数的40.3%。加上参加医疗保险等形式，覆盖人口达到744.4万人，占农村人口的33.4%，其中大病统筹合作医疗占农村人口比例为11.98%。

**社区卫生服务**　社区卫生服务在探索模式、积极试点方面有了新进展。各地普遍进行了社区卫生服务的试点工作，省卫生厅作出了城市医务人员晋升中级职称，要先到基层社区服务的决定。尤其是沈阳、大连、鞍山、抚顺、本溪、丹东、锦州等地试点的进度较快，按省里年初确定的凡是设街道办事处的区都要选择一个街道作试点的工作目标，积极探索开展工作，取得了一定成绩。据统计，开展社区卫生服务的区达到35个、街道187个，试点街道占全省街道的26.8%，全省开展社区卫生服务的卫生服务机构达到148个，社区服务技术人员1 800多人，社区服务辐射人口323万，已为30多万人提供服务，建立固定服务关系近9万人。

**卫生改革**　减员增效作为1998年全省卫生改革工作的重点，注意抓好三项工作：一是深化单位内部人事分配制度改革，已经有1/3以上的医疗卫生单位实行了全员聘任、竞聘上岗工作，参加聘任的人员达到6.7万人，占总数的21.7%，单位内部人事分配制度改革普遍展开；二是结合各自实际，制订了减员增效的具体目标和工作方案；三是积极制订实施转岗分流和妥善安置人员的保证措施。据统计，全省卫生部门已转岗分流人员1.21万人，占卫生部门职工总数的6.14%，其中农村乡镇卫生院转岗分流3 890人，占职工总数的11.5%，全省已经清退临时工3 570人，占临时工总数的46.1%。沈阳、鞍山、锦州、营口、丹东、阜新等市卫生局从本地实际出发，积极开展减员增效工作。锦州已转岗分流1 054人，并保持了单位稳定。营口市搞层层聘任，采取不同形式共分流转岗1 124人，占职工总数的11.1%。丹东市多年来严把进人关，全市控编1 700人，每年节约经费30多万元。省人民医院去年下半年对行政科室和临床科室进行机构改革，普遍实行了聘任制，取得比较明显的效果，行政科室由27个减为12个，机关干部由212人减为114人，减少了近一半。

此外，鉴于我省卫生资源的实际，研究制订我省区域卫生规划标准，组织了两次专家论证会，提出了初步的方案。沈阳、鞍山、抚顺、本溪市也都在医疗机构设置规划、卫生机构合并重组方面进行了积极探索。全省医药费用“总量控制、结构调整”改革已全面铺开，14个市均已实行了这项改革，为下一步医疗保险制度改革和医院内部运行机制的改革打下坚实基础。

**精神文明建设** 全省县以上医疗机构普遍开展了“以病人为中心、优质服务”活动，在各级各类卫生机构开展了职业道德建设活动，推进医疗服务“承诺制”和卫生监督执法“公示制”。在对全省381个防疫、药检和县以下医疗机构职业道德建设验收中，有378个单位达标，其中195个单位达到优秀；115个市以上医疗单位，有114个达标，其中78个达到优秀。同时认真开展纠正行业不正之风工作，在进行教育、正面引导等方面开展了创建优质服务二十佳医院活动，同时做好专项治理工作，继续开展暗访和接受群众举报、投诉的受理工作，组织了医疗单位整治药品回扣自查自纠工作，省卫生厅还在全国率先出台了关于严禁医务人员收取药品临床促销费的规定。全省卫生部门全年共召开各种类型征求意见座谈会1 400余次，共聘社会监督员6 788人次。据沈阳市卫生局组织的“行业作风万人评”问卷调查活动结果看，卫生部门的社会形象有了明显好转。另据卫生部对本省8所医院的抽样调查统计，患者综合满意率已达90%，上升了2个百分点。

**其他工作** ①配合国有企业三年脱困的社会总体改革目标，全省各级医疗单位普遍在国内率先开展了医疗卫生济困活动，全省市级以上医疗机构普遍开设了特困职工门诊和病床，减免相关的诊查费用，体现了党和政府对下岗职工的关心，受到了社会的广泛称赞。全省共有302所医院，共开设特困诊室515个，开设特困病床2 047张，门诊诊疗13.8万人次，住院治疗9 363人次，减免医疗费162.4万元，医务人员捐款57.4万元。②认真贯彻江泽民总书记关于解决滥加碘问题的重要指示精神，采取果断措施，依法加强对碘制品和碘营养品市场的整顿和管理，停止对碘制品和加碘的特殊营养食品、营养强化食品的审批，在全省停止服用碘油丸，会同监察、工商、医药、物价部门对补碘工作违法违纪行为进行了全面检查，对有关单位进行了查处。③针对社会上对医院医疗纠纷投诉增多的实际，在全省各级医院部署开展了医疗管理稽察工作，将其作为医疗管理和医疗机构整顿的核心，对医院的各项管理、规章制度落实、医疗护理质量、医德医风等工作进行全面稽察，以切实解决医疗管理松懈、医疗服务质量不高的问题。从省卫生厅已经对5所医院实施稽察的情况看，这种活动发挥了医疗管理的导向作用，使医疗章制规程的落实得到重视，提高了医务人员依法行医的意识，使医疗服务质量得到了保证。④为支援去年一些省区抗洪救灾工作，全省组建6支机动医疗队，并于8月中下旬在全省医院组织义诊活动，其中省本级义诊收入约40万元，全部用于支援灾区救灾防病工作，支援黑龙江、吉林灾区急救药品共30万元。卫生援藏和支援三峡地区卫生工作也取得了一定成绩。

（韩明惠）

# 吉林省

## 1998年基本情况

| | 数量 | 与上年比增长数 | 与上年比增长率(%) | | 数量 | 与上年比增长数 | 与上年比增长率(%) |
|---|---|---|---|---|---|---|---|
| 卫生机构(个) | 3 832 | 169 | 4.60 | 卫生人员(人) | 174 680 | −387 | −0.22 |
| 医院(个)(不含乡镇卫生院) | 547 | −9 | −1.62 | 卫生技术人员(人) | 135 588 | 500 | 0.37 |
| 床位(张) | 93 232 | −1 791 | −1.88 | 乡村医生(人) | 17 332 | 483 | 2.87 |
| 医院床位(张) | 72 490 | −1 242 | −1.68 | 个体开业人员(人) | 4 488 | 1 041 | 30.20 |
| 平均每千人口医院床位(张) | 2.74 | −0.07 | −2.09 | 平均每千人口卫生技术人员(人) | 5.13 | −0.01 | −0.19 |

| | | | | | |
|---|---|---|---|---|---|
| 人口 | 总数(万人) | 2 643.75 | 卫生费用 | 卫生事业费(万元) | 66 415 |
| | 出生率(‰) | 11.81 | | 卫生事业费与上年增长率(%) | 6.92 |
| | 死亡率(‰) | 5.76 | | 卫生事业占财政支出百分率(%) | 3.49 |
| | 自然增长率(‰) | 6.05 | | 卫生系统固定资产(万元) | 213 674 |
| 医疗服务 | 诊疗总人次(万) | 4 277.66 | | 卫生系统基建投资(万元) | 456 |
| | 门诊人次(万) | 3 557.55 | | 平均每一门诊人次医疗费用(元) | 48.67 |
| | 急诊人次(万) | 219.40 | | 平均每一出院病人医疗费用(元) | 1 903.09 |
| | 住院总人次(万) | 113.34 | | | |
| | 出院总人次(万) | 112.60 | | | |

**卫生改革** 1998年吉林省在医疗保障制度改革、区域卫生规划和发展社区卫生服务、推行"一体化管理"和发展与完善农村合作医疗保健制度、卫生机构内部运行机制改革、医疗机构产权制度改革等方面，都有了较大进展。①四平市、通化市、舒兰市、集安市、辉南县，按照国家和吉林省的部署，积极开展了医疗保障制度改革试点，为城镇职工医疗保险制度改革奠定了基础。②合理调整区域卫生资源，积极开展社区卫生服务。辽源市、吉林市已按《决定》和《实施意见》的要求，初步制定了区域卫生规划，其他地区也都进行了卫生资源存量调查工作。目前，吉林省已建立256个社区卫生服务站，覆盖人口约355万。③各级医疗卫生单位在人事、分配、后勤管理"三项制度"改革方面都进行了积极的探索，卫生经济管理收到了明显的效益，卫生产业得到了较快的发展。④解放思想，更新观念，在深化卫生体制改革等方面进行了积极地探索，如辽源市在东辽县的5所乡（镇）卫生院进行了股份合作制试点，取得了一些新的进展。柳河县医院等单位，多方筹资，正运作试行股份合作制。

**卫生法制建设** ①加强卫生法制机构建设，成立了政策法规处，调整充实了行政复议办公室，建立健全卫生行政执法监督内部制约机制。②进一步加强地方卫生立法工作，完善卫生法律法规体系。制定了《吉林省地方卫生立法五年规划》，起草了《吉林省发展中医条例》、《吉林省母亲和婴幼儿保健条例》、《吉林省实施〈中华人民共和国献血法〉办法》。年内共完成26件法规审核。③加强卫生执法监督。吉林省各级卫生行政部门年内共作出行政处罚14 302件，其中警告5 623件，罚款3 245件，罚款金额355.7万元，罚没收违法所得或非法财物折合人民币795万元，暂扣或吊销许可证、执照38件，责令停产停业901件，有利打击了违法行为，进一步规范了医疗、卫生、药品市场。④加强法制建设调研和行政执法检查工作。与省政府法制局对《行政处罚法》和《食品卫生法》的执行情况进行了联合检查。⑤积极开展多层次、多形式"三五"普法工作。大力宣传《执业医师法》、《护士法》、《献血法》、《食品卫生法》、《传染病防治法》等卫生法律法规，收到较好效果。

**救灾防病**

1998年，吉林省中西部地区汛期遭受超历史记录的特大洪水袭击。灾情发生后，省卫生厅立即下发了《关于切实做好救灾防病工作的紧急通知》，组织动员灾区和非灾区的广大卫生防病人员投入到紧张的抗洪防病第一线，并迅速组成了由厅长和分管厅长负责的药品物资供应组、防病专家指导组、防病防疫组、鼠疫防治组、医疗救护组、信息宣传组、后勤保障组和恢复建设组等专项救灾防病组织。据统计，卫生厅组织厅直单位和灾区、非灾区医疗防疫小分队668支，仅省级卫生防疫机构就派出防疫小分队28次、出动车辆58台次，派防疫专业人员160余人次；派医务卫生工作者3 000余名，共诊治病人40万人次，实施了定点分片包干责任制，开展消、杀、灭工作。药品组截至1998年底共接受卫生部、社会捐赠、慈善机构、民政部门的救灾药品及消杀器械78次，80多个品种，4.7万余件，价值2 800万元，调集运输药品车辆223台次，搬运药品278次，卫生厅直接送往灾区救灾药品20余次。救灾药械的管理和发放工作通过了吉林省审计厅的审计，在整个救灾防病防疫工作中，全省卫生系统的广大卫生工作者，同心协力，忘我工作，昼夜奋战，主动放弃节假日休息，许多同志每天工作都在15小时以上，全身心投入到防病救灾工作中。1998年全省没有发生疫情暴发流行。

为落实党中央、国务院和省委、省政府关于加强灾区卫生防病和爱国卫生运动的指示，省爱卫会、省卫生厅于11月上旬对灾区的爱国卫生和卫生防病工作责任落实情况进行了责任督查。认为：在1998年洪灾发生后，各级爱卫会和卫生系统一边参加抗洪抢险以及灾后重建工作，一边治病防病，做了大量扎扎实实和有成效的工作。到目前为止，灾区没有发现鼠疫、霍乱等甲类传染病，其他传染病也未发生暴发流行，灾区疫情稳定，各项工作进行得井然有序，大灾之后全省卫生防病防疫工作取得了明显成效。一是各级政府高度重视救灾防病和爱国卫生工作，把救灾防病和爱国卫生工作真正纳入了政府议事日程，摆到了重要位置。二是全方位发动，责任明确，措施得力。三是卫生系统尽职尽责，全力以赴。四是广泛开展健康教育，提高灾区群众的自我保健能力。五是灾区医疗卫生防病机构的功能逐步恢复。六是深入开展了爱国卫生运动。同时也存在一些问题：一是由于灾后恢复和重建家园工作量较大，各部门都承担着很重的任务，部分地区洪水尚未退尽，卫生防病和爱国卫生工作还面临着许多困难，有些工作很难全部落实到位。需要各级政府进一步加大工作力度，统一领导，统筹协调，把救灾防病工作作为全社会的共同责任和行动切实抓好。二是灾区鼠害仍然很严重，局部地方鼠密度超过国家规定标准（5%以下）。三是灾后新村建设由于时间紧、任务重，现已迁入的新村缺少配套设施，有些问题亟待解决。四是灾区饮水供水设施受到不同程度的污染和损坏。五是消杀药品和设备不足。督查组对此提出了工作要求和意见：一要进一步强化各级政府对卫生防病和爱国卫生工作的领导责任，对卫生防病防疫工作的长期性、严重性、紧迫性要有足够的认识。二要突出抓好当前卫生防病工作的重点和难点问题。目前重点解决好灾区新村饮用水和卫生厕所以及今冬明春灭鼠问题。三要做好明春消杀药的储备工作，切实保障防病消杀药满足供应。四要搞好监测，加强指导。各级卫生部门要继续加强对水质、四害密度、疫情的监测报告工作。五要继续加大卫生防病宣传教育力度，开展全民健康教育，普及卫生知识，提高全民卫生意识。

在救灾防病工作中，吉林省卫生系统的广大卫生工作者，努力发扬伟大的抗洪精神，为保证抗洪抢险军民和灾区群众的身体健康发挥了关键作用。省卫生厅被省委、省政府授予"98抗洪抢险模范集体",省卫生防疫站等8个单位被卫生部授予"救灾防病先进集体",有22人立功、受奖,分别受到省委、省政府和卫生部的表彰奖励。洮南市福顺乡卫生院院长黄慧生,为救治被洪水围困的患病群众,不幸被急流卷走,献出了年仅52岁的生命,被省政府追认为"革命烈士",被卫生部追授为"抗洪救灾健康卫士"。

**农村卫生**

1. 继续开展城市卫生机构对口支援农村卫生工作　现已建立对口支援的乡镇卫生院407个,帮助对口支援单位开展新技术371项,免费接受农村卫生技术人员进修861人次,开展巡回医疗850次,下乡医疗队331支,下乡医务人员4 000余人次,诊治病人29.48万人次,赠送设备价值104.46万元,培训农村医务人员9 329人次。

2. 农村合作医疗工作　1998年吉林省农村合作医疗工作由试点阶段开始转向全面铺开阶段。截止到1998年底,全省894个乡镇中已有294个乡镇开展了不同形式的合作医疗,合作医疗覆盖率已达29%。其中长春市151个乡镇中已有90个乡镇开展了合作医疗,占乡镇总数的60%。

3. 全省开展农村"卫生改厕"年活动　农村卫生改厕工作是爱国卫生工作的重要组成部分,也是农村精神文明建设的一项内容,它直接关系到广大农民的身体健康和改善农村的生产生活环境。为此,省爱卫会制定并下发了《全省农村"卫生改厕年"活动实施方案》,决定在全省农村开展"改厕年"活动。通过该项活动的开展,大大地推进了全省农村改厕进程,据统计,1998年全省共建造卫生厕所38.03万座,使150.47万农民使用上了卫生厕所,全省卫生厕所普及率达到32.24%,由全国的第16位,上升到第13位。

省政协领导及委员视察农村改水改厕工作。5月25日~5月30日,在省政协副主席刘希林的带领下,省政协组织部分常委、委员对全省农村改水改厕工作进行了视察。委员们先后视察了通化县、集安市和省农村卫生改水工作站。通过视察,委员们对全省农村改水改厕工作给予了充分的肯定,同时对农村改水改厕工作中存在的问题和困难,以及今后的工作提出了很好的意见和建议。

**预防保健**　1998年3月调整了吉林省预防接种异常反应诊断小组成员。4月举办了吉林省边境地区防病培训班,起草了边境地区防病预案。在边境举办了边境地区卫生防病联防会议。5月调整了吉林省预防接种免疫程序,规范了吉林省预防接种工作。6月成立了吉林省证实消灭脊髓灰质炎准备工作小组和吉林省AFP病例专家诊断小组,为最终证实消灭脊髓灰质炎作准备。10月起草并实施了吉林省麻疹监测方案和新生儿破伤风监测方案。11月举办了全省计划免疫培训班,规范了计划免疫工作,起草了吉林省98/99年度强化免疫工作。1998年12月5日和1999年1月5日在全省范围内开展了强化免疫活动,第一轮免疫接种率为98.72%,第二轮接种率为98.73%。11月卫生部下发了计划免疫管理实施细则。截止12月底,全省麻疹疫苗、小儿麻痹糖丸、白百破三联制剂、卡介苗、乙肝疫苗接种率分别为97.28%、98.12%、97.86%、97.95%、82.58%。计划免疫相关传染病发病率大幅度下降。到1998年12月底止麻疹为0.06/10万,百日咳为0.10/10万,脊髓灰质炎发病1例,白喉无病例。

**社区卫生服务**　全省九个地区均不同程度地开展了城市社区卫生服务,现全省社区卫生服务站不断扩大,其中吉林、长春已全面开展并初步实施了规范化管理。由于社区卫生服务的开展,使一些社区的居民,特别是老年人的基本医疗得到保障,达到了小病不出社区、大病得到及时转治。医务人员还经常对社区居民进行防病治病等有关知识的健康教育,从而大大促进了社区群众健康水平的提高。

**地方病防治**

1. 碘缺乏病防治　全省碘盐质量三环节批合格率和样品合格率均达到了国家的标准。省地病办在吉林市举办了碘盐监督员培训班,各市、州相继按计划在当地举办了由县市区有关人员参加的培训班,学习了执法程序和有关文书的书写知识,提高了碘盐监督的质量。全省按照计划采集了孕妇产前尿和学生尿,测定了尿碘,对开展特需人群补碘工作提供了数据。据初步分析,各地结果<100μg/L,<200μg/L占47.4%,说明全省碘盐合格率虽然很高,但孕产妇仍有相当一部分人群处于碘营养不足状态,而这一人群又是重点保护人群。据此提出妊娠妇女应从妊娠开始每3个月做一次尿碘检查,以准确评价碘营养状况并采取相应措施。同时,各县(市、区)及市州还对8岁~10岁学生的尿碘进行了检查,数据显示这组人数碘营养水平达到了国家标准中位数为300μg/L(100—400μg/L)。全省新生儿TSH测定共完成6 000余人。就其结果看,TSH>5min/L占38%。结果与妊娠妇女产前尿结果相符,说明可能由妊娠期碘摄入不足而导致胎儿碘营养不足所致。今年3月,根据江泽民等中央领导对山东单县发生学生碘中毒事件的批示精神,省卫生厅下发了《关于清理整顿加碘食品及碘制品的紧急通知》并会同省教委联合下发《关于在中小学生禁止推销碘制品和加碘食品的通知》,要求各地按照国务院和省有关文件要求,以自检和整顿相结合的方式清理整顿,在全省开展了落实国办发[1997]30号文件的行政督查工作,有效地规范了碘制品和加碘食品的管理。5月5日是"防治碘缺乏病日"第五次宣传活动,省地方病领导小组下发了《关于开展第五次防治碘缺乏病日宣传活动的通知》,省政府刘淑莹副省长到吉林市参加宣传活动,到青山乡慰问碘缺乏病病人,并视察了吉林省地方病第二防治研究所的碘缺乏病室。省地病办与省盐务管理局在吉林卫生报上举办"碘缺乏病防治知识竞赛",全省参与人员达2万人。各市州也相应地开展了各种类型的宣传活动,碘缺乏病国际合作项目管理进一步完善，举办了全省项目管理师资培训班。为省级专业机构和9个市州防疫站配备监测设备132件，价值人民币100多万元。根据全省高碘疾病患者的需求，在各级盐业公司建立了非碘食盐销售窗口。9月，全省在长春承办了“中国实现消除碘缺乏病目标考核评估研讨会”，并在会上做了中心发言。10月，省代表在北京“中国消除碘缺乏病战略国际研讨会”上，用多媒体演示技术，做了题为《全民食用碘盐是实现消除碘缺乏病的根本措施》的大会发言。

2. 其他病种防治　全省布鲁氏菌病流调42 924人，血清学检查4 943人，阳性84人，阳性率为1.7%（1997年血检5304人，阳性69人，阳性率为1.3%），全省发病率为0.184/10万（1997年为0.203/10万）。对地方性氟中毒病重灾区的农安县、乾安县、通榆县、洮南市、梨树县、双辽市重患者进行了投药治疗，有效率为94.7%，氟痛康治疗70例，有效率为97.1%。省级专业机构对洪灾较重的镇赉县和通榆县的新建村屯井点饮水的氟含量进行了抽样调查，并提出了相应措施。1998年度全省克山病病区人群无急型、亚急型和自然慢型克山病发生。全省治疗慢型克山病2 659例，潜在型克山病497例，慢型克山病接治率96.62%；治疗有效2 711例，有效率85.90%。1998年省级专业机构向大骨节病区下拨治疗药品（正痛片）200万片，对全省Ⅰ度以上有疼痛症状的大骨节病现患16 833人进行了投药治疗，其中治疗有效14 238人，总有效率为84.58%。

**精神文明建设**　1998年的纠风工作在巩固成绩的基础上，坚持了纠建并举，整顿和建设相结合的方针，坚持“以服务对象为中心”，以提高卫生队伍素质为核心，以优质服务、树行业新风、建文明窗口为主题，以创建文明行业为目标，在吉林省卫生单位实施了“卫生服务满意工程”。继续采取行风明查暗访和住院门诊患者问卷调查的办法，加大了监督检查力度，从11月上旬开始，组成督查组，对长春、吉林、四平等7个市州的近20家医疗卫生单位进行了明查暗访及门诊、住院患者问卷调查，共发放问卷近1 000份，统计结果，对医生的服务态度与技术、护士的服务态度与技术等十项指标综合满意度有明显提高。

“以病人为中心，深化医院改革”工作继续深入发展。全省各级医院始终把顺应民意、把质量效益作为医院管理的永恒主题，紧紧围绕病人的根本利益和需求，积极进行各项改革，收到了明显成效。全省“十佳医院”评选结果于1998年4月揭晓，标志着全省创建优质服务医院工作取得阶段性成果，吉林省人民医院等13家医院榜上有名。在评选“十佳”的基础上，省卫生厅向国家推荐了7家医院参加全国百佳医院的评选，数量居全国首位。

**中医事业**

1. 强化中医医疗机构专科（专病）等内涵建设　各地按照《吉林省重点中医专科（专病）建设计划》，积极引导各级中医医疗机构加大在中医专科（专病）方面的资金、人才、设备等投入，促进了中医临床优势学科的发展。省中医院骨伤科等3个单位被确定为省中医专科(专病)医疗中心，辽源中医院眼科等16个单位被确定为省中医专科(专病)建设单位，这些单位在资金、人才、设备等方面都加大了向专科(专病)的投入，极大地促进了专科（专病）的发展。加强了中医医疗机构科学管理，强化中医医疗机构标准化、规范化建设。就中医医疗质量管理、中医医疗质量监测指标设立与监测，中医病案管理与分析统计等，聘请了国内医院管理学、信息学等专家，举办了全省中医医院院长培训班（全省有65%的各级中医医院院长参加了学习)，促进了全省中医医院标准化、规范化建设。加强中医药重点项目建设。对国家中医药管理局确定的省中医院、辽源市中医院、前郭县中医院、松原市宁江区中医院、榆树市中医院5所全国示范中医医院二期建设和省中医院的全国中风病急症医疗中心、全国中医白内障医疗中心建设，辽源市中医院全国中药制剂和剂型改革基地建设等重点项目建设，做到了项目的执行有目标、有实施方案、有组织领导、有支持条件、有质量监督、有检查评价。通过二期建设5所示范中医院千方百计改善条件，调整结构扩展医疗服务，在重点专科、中医急诊、中药制剂、微机化管理、诊疗设备、医院管理、护理水平、信息工作、学科带头人培养、科研工作等方面都有了明显的提高。

2. 农村中医工作　加强了农村中医工作先进县建设。国家中医药管理局在我省确定公主岭市、榆树市为全国农村中医工作先进县建设单位。两个县（市）的政府及卫生主管部门非常重视中医工作，成立了“中医工作领导小组”，加强对中医工作的领导。目前，两个县（市）按照《先进县建设验收标准》均制定了农村中医工作发展规划、年度计划，并采取相应措施，加大工作力度，建设工作进展顺利。加强了农村中医药人员的培养。各地按照《吉林省县级中医医院中医专科（专病）技术骨干培训项目实施办法》推荐专科（专病）培训对象，通过1年～2年的培训，培养一批在本地区和本单位开展专科(专病)的学科骨干和带头人，促进了农村县级中医医院专科（专病）的发展。按照《吉林省农村中医药人员培训方案》，公主岭、洮南、桦甸、敦化四个农村中医药人员培训试点县，结合实际制定了切实可行的培训方案，并按计划完成了培训任务，共培训乡村医生1 289人，各地积极探索农村中医药人员培训的不同方法。为鼓励中医药人员的积极性，加强农村中医药科教工作，全省对12个中医药科技成果推广工作先进单位，26个先进工作者，7个农村中医药人才培训先进集体，16个先进工作者进行了表彰。

3. 中医药科研和名老中医学术经验继承工作　为了继承和发展中医药学，适应社会和经济发展，省中医管理局就如何实现吉林省中医药现代化问题，分别对中药新药研究现代化、中医药教育现代化、中医医疗现代化，多次召集有关专家进行研讨，形成了《关于吉林省中医药现代化有关问题》的报告，并论证筛选出4项确有疗效、知识产权无争议的新药开发项目，报省政府并已得到省政府的经费支持。加大中医药科技成果的推广力度。建立了引进中医药科技成果的激励机制，促进了各级中医医疗单位积极引进项目，提高医疗水平。全省有48家医疗单位引进了新成果、新技术，提高了医院的技术水平，增加了医院的服务功能。有160余人参加了国家和省的4期中医药科技成果推广培训班，80%以上的学员能够运用推广科技成果，促进了科技成果的转化。中医药科学研究有了新的进展。全省各地积极主动开展科研工作，1998年有1项中医药科技成果获国家中医药管理局基础研究奖：4项中医药成果获吉林省科技进步奖；1项科研课题被确定为国家中医药管理局出国人员资助项目。全省共有128项科研课题参加了省中医管理局计划课题招标，通过评审43项中标列为省中医管理局科研基金计划项目课题。省中医中药研究院在已承担国家“九五”攻关项目“中药材质量标准规范化研究”东北地区牵头任务基础上，又与国内8家国家级重点科研单位及重点大学共同承担国家“九五”攀登计划中医现代化关键问题的重大项目。加强了中医药科研实验室的建设。全省中医药科研实验室的建设，坚持走“科技兴业”之路，1998年省国家级和省级实验室都按着国家中医药科学研究重点实验室建设标准及中医药科研实验室分级管理办法，本着高起点、高层次、高水平的目标，在实验室的管理、人才培养、仪器设备投入等方面加大了力度，保障了承担国家级和省级科研课题高质量地完成。全国老中医药专家学术经验继承工作按计划各带教单位积极组织落实，并加强了管理，把重点放在继承和发展上，着重培养继承人的实践能力，使继承人能较全面的继承名老中医专家的学术思想和临床经验。全省19名老中医药专家已配备了41名继承人。

4.加强中医法制化建设 全省加大了中医地方立法的工作力度，把《吉林省发展中医条例》的制定作为大事来抓，对制定《吉林省发展中医条例》的必要性进行了充分论证，明确指导思想，即一定要立足于发展中医事业上。《条例》明确了中医事业在全省经济建设和保障人民健康的地位和作用；明确各级人民政府应当加强对中医工作的领导，坚持中西医并重的方针；对中医事业的发展给予扶持政策；强调依法管理；加强中医内涵建设，中医药人才培养和科学研究的力度。《条例》经过近10个月的调研、论证、修改，于1998年11月25日经吉林省第九届人民代表大会常务委员会第六次会议审议通过。

**医学教育与科研**

1.中等医学教育改革 ①继续加强宏观调控，缓解供需比例失调的矛盾。在进一步压缩招生计划的同时，调整中等卫校的布局和数量，此项工作已同各市、州卫生局取得共识，并向省政府报告，得到了省政府领导的同意。已有8所卫生职工中专停止面向社会招生，从事在职学历教育、岗位培训等。②积极推进普通卫校办学水平的提高，争创省部级重点中专。指导普通卫校上水平、上档次、创一流，提高办学水平，提高办学效益，白城卫校等5所普通卫校参加了由省教委组织的办学水平评估，其中白城卫校、延边卫校、通化卫校被确定为省部级重点中专。③全科医生培养。组织编写全科医生系列教材及修订、再版，培训城市社区全科医生235人，全科乡村医生6 000余人，并在吉林医学院开设全科医学专业（专科），招收学员40人。④抓教学质量，组织了全省卫生职工中专主线专业——医士、护理、妇幼专业的毕业统考工作。统一组织有关专家命题、审题、印卷、阅卷，各学校各专业排出名次，对成绩优秀的学校予以表彰，激发了各学校抓教学质量的积极性和自觉性。三个专业共计2 600人参加了统考。

2.人才培养 ①举办学科技术骨干研修班。以白求恩医科大学为教学基地，举办学科技术骨干研修班，按硕士研究生的学位课程组织教学，并参加国家统一组织的攻读硕士学位外语水平考试，合格者列入研究生系列，攻读硕士学位。已有17人通过了外语水平考试，将成为骨干研修班首批硕士。举办第六期学科技术骨干研修班，招收学员36人。②学科带头人、学科技术骨干的培养。采用省厅和其所在单位共同资助的办法。现已确定全省医药卫生学科带头人71人，学科技术骨干193人。

3.科学研究 1998年，省卫生厅科研立项工作，坚持了“以高新技术和开发为主导，以应用研究为主体”的指导思想，多渠道、多层次地挖掘科研潜力，在研究和应用上，采取了强强联合、资源共享、优势互补的方法和措施，使科研水平不断提高。1998年国家级科研课题中标6项，获得资金72万元，省科委中标16项，获资金105万元；省卫生厅立题43项，获资金46.2万元。

4.继续医学教育和住院医师规范化培训 1998年以来，省卫生厅对此项工作进行了认真部署，精心安排，做到了有计划、有步骤、有实施细则、有考评结果。继续医学教育面达95%以上，比1997年提高5%；住院医师规范化培训率达到90%以上，均达到了考核标准。厅直的多数单位将继续教育的年终满25学分者作为单位评优和职称晋升的条件之一，使这项工作落到实处。

5.科研成果 1998年，举办科技成果推广学习班二次，推广适用性技术成果5项；全年鉴定（评审）科技成果（含卫生标准成果）78项；有49项科技成果获吉林省科学技术进步奖（其中二等奖4项，三等奖27项、四等奖18项）。

6.重点学科、重点研究室建设 1998年省卫生厅确定重点学科43个，建立重点研究室15个。省卫生厅拨款和重点研究室所在单位匹配资金总计达48万元。

**卫生监督**

1.食品卫生监督工作 加强以《食品卫生法》为重点的监督执法

检查工作，根据卫生部《关于1998年全国保健食品市场整顿工作安排的通知》，省卫生厅在年初制定了具体整顿措施并认真组织实施，重点对特殊功效成分的产品、新资源食品、营养强化食品以及特殊营养等7大类食品进行监督检查。据统计，全省保健食品整顿中对329个品种进行了监督检查，处罚了137个特定保健功能食品，销毁不合格产品5种，共587件，转为普通食品、营养强化食品，特殊营养食品及其他处理的产品共29种，对24个食品生产经营企业责令停止生产经营，没收违法所得6 800元，罚款24 600元，对65个食品生产经营单位进行了其他方面的不同程度的处罚。为了加强碘制品和加碘食品的监督管理，防止中毒事件的发生，根据卫生部“关于防止滥用碘制品和加碘食品的紧急通知”精神，省卫生厅及时下发了《关于加强对使用碘制品和加碘食品管理的紧急通知》，要求全省各级卫生行政部门对使用碘制品和加碘食品的监督管理工作给予高度重视，防止因服用碘制品造成群体反应的事故在我省发生。据统计，全省共检查各类食品生产经营单位306个，对黑龙江甘南乳制品厂生产的强化碘奶粉等24个品种的1 605件产品进行了抽查，对不符合卫生要求的6个品种生产碘食品单位进行了行政处罚，对其132件不合格产品予以监督销毁，并对违反规定监制该产品的行为予以全省通报批评。

2．药品监督管理　吉林省卫生厅为落实省政府1998年4月17日专题会议精神，针对公主岭市中国温州商城经营药品情况进行了调查，并将调查情况上报省人民政府。在上报调查情况当中，明确了对公主岭市温州商城非法经营药品的处理意见，明确要求要依照《药品管理法》的有关规定进行依法申办、依法经营、规范发展。1998年在遭受特大洪水期间，吉林省卫生厅发出明传电报，要求各级卫生行政部门要切实保证灾区人民用药安全有效，组织各级药品检验所，对救灾药品要做到批批无偿检验，绝不允许不合格药品流入灾区。

3．医疗广告工作　按照《医疗广告管理办法》的规定，省卫生厅严格审批广告内容，全年共审批593份医疗广告。8月6日，组织召开了省委宣传部、省卫生厅、省工商局、在长新闻媒体及广告经营部门参加的专题会议，对广告市场存在的问题进行了通报，并联合下发了《关于进一步加强医疗广告管理的通知》。11月17日～18日，全国、省、市三级人大代表来省卫生厅视察此项工作，受到了好评。按规定对存在问题的医疗广告进行吊销，同时通知工商行政管理部门，建议查处。全年共吊销37份，为净化医疗广告市场起到了积极作用。

**妇幼卫生**

1．全面执行《婚前保健工作规范》　按照卫生部下发的《婚前保健工作规范》要求，调整了婚前保健收费项目和收费标准。婚前保健项目由原来的2项扩大到8项。为执行规范，对全省婚前保健人员进行了系统培训。共培训从事婚前保健工作的业务人员和专业机构领导127人。

2．开展社区与家庭健康需求调查　为更好地为社区妇女和儿童提供卫生服务，按照卫生部的统一部署，吉林省参加了全国社区与家庭健康需求调查，对国家调查方案涉及本省的6个样本县相关调查人员组织了培训，并请项目大区专家组的专家参加了培训教学和技术指导工作，各地调查开始后卫生厅组织有关专家到6个县(市)进行了指导。通过调查，初步掌握了吉林省妇女儿童主要健康需求，为制定卫生和社会事业发展规划提供了科学依据。

3．创建爱婴医院（乡卫生院）工作　1998年度，全省9个地区共有22所医疗机构和妇幼保健机构申报创建爱婴医院，有84所乡卫生院申报创建爱婴乡卫生院。遵循省级评估程序，经过医院和地区自评、申报，省级审核与评估后，全省共向国家申报爱婴医院23所，爱婴乡卫生院84所。全省爱婴医院总数累计达到143个，占应创建总数（156个）的91.7%；爱婴乡卫生院85个，占应创建总数（155个）的54.8%。

4．制定《吉林省创建“爱婴省”实施方案》　1998年6月，省政府妇儿工委委托省卫生厅制定了《吉林省创建“爱婴省”实施方案》，《方案》要求各市（州）、县（市、区）政府妇儿工委和省直各成员单位结合各地、各部门实际，认真推进爱婴行动。《方案》阐明了到2000年实现“爱婴省”的背景，规划了1998～2000年的阶段性目标，明确了对策措施并确定了实施步骤。《方案》下发后，各地妇儿工委积极作出响应，相继制定了当地创建“爱婴县（市、区)”的实施办法，进一步明确财政、工商、新闻、卫生等部门的责任，并确定了1～2个县（市、区）作为试点单位，全省试点单位达到10个。初步形成了政府牵头、卫生先行、多部门配合、全民参与的爱婴氛围。

5．开展吉林省低出生体重、育龄妇女贫血情况调查　1998年8月～12月，吉林省作为全国抽样省份之一，抽取了长春市、松原市、磐石市、榆树市作为调查对象，开展了低出生体重、育龄妇女贫血情况调查。8月10日，在长春市举办了《吉林省低出生体重、育龄妇女贫血情况调查培训班》，40余人参加了培训。这一全国性的调查将填补“90年代中期中国儿童发展状况报告”中的部分空白。

6．开展《“九五”期间吉林省妇女发展规划》和《“九五”期间吉林省儿童发展规划》的监测评估工作　1998年5月，省卫生厅下发了《关于配合做好〈“九五”期间吉林省妇女发展规划〉和〈“九五”期间吉林省儿童发展规划〉监测评估工作的通知》，并成立了省卫生厅《“九五”期间吉林省妇女发展规划》和《“九五”期间吉林省儿童发展规划》监测评估工作领导小组，进一步明确了责任，分解细化了目标任务。这一做法受到省妇儿工委的好评，并向21个成员厅局进行了转发。

7．开展妇幼卫生合作项目中期审评工作　今年是全省参与执行

1996～2000年周期妇幼卫生合作项目的中期阶段，为评价项目执行效果，省级妇幼卫生合作项目技术指导组分别于7月14日～24日和10月31日～11月13日，对通化、榆树、德惠、乾安4个县市的提高妇幼卫生综合服务能力项目和舒兰、抚松、集安、东丰、洮南、和龙6个县市的社区及家庭健康促进项目进行了中期审评。详细了解了项目实施两年来的执行情况，重点对项目工作的领导力度、项目管理、人员培训、开展社区宣传动员、配套经费的落实、信息管理等方面进行了综合评价；认真分析、总结了前一阶段全省执行妇幼卫生合作项目的成功经验和存在的问题，提出了改进意见和建议。截止目前，此项目已到位项目资金（含设备折价）70万美元，设备总计313台（件）；实现省级配套资金20万元，实现县市级配套资金合计32万元，省市两级配套资金到位总计52万元。

8. 开展强化新法接生，消除新生儿破伤风项目培训工作　该项目是我国与联合国儿童基金会合作项目之一，吉林省的榆树市、通化县为项目执行单位。按照国家卫生部的部署，于4月13日～28日，分别在这两个县市举办了14期“省对县、县对乡、乡对村”的强化新法接生培训班，共培训县、乡、村三级人员811人。通过培训，使项目县基层妇幼卫生人员掌握了新法接生的相关知识，为进一步降低本地新生儿破伤风发病率奠定了基础。

9. 积极争取世界银行贷款卫生Ⅸ项目妇幼卫生子项目　“卫Ⅸ”项目是世界银行组织用于发展我国卫生事业的最后一次无息软贷款，吉林省被确定为项目省份之一。根据世界银行安排，全省贷款总额度为580万美元。目前，已经完成了项目建议书（中英文）、项目可行性研究报告和基础调查等项工作。该项目将于1999年正式启动，为期17年。此项目将覆盖全省20个县市、398个乡镇、4 499个村，总受益人口990余万人，占全省总人口的37.9％。

## 医政管理

1. 护理工作　为了纪念5.12国际护士节，以实际行动发扬南丁格尔的敬业精神，5月12日全省各市、州卫生局组织各医院的千余名护士上街进行健康咨询和卫生知识宣传活动。为进一步推动以病人为中心，开展整体护理，省卫生厅于7月9日在长春市儿童医院召开了“全省整体护理现场会”，全省部分医院院长80余人参加了大会。会上长春市儿童医院代表介绍了开展整体护理的经验，与会代表还参观了长春市儿童医院整体护理现场。目前全省二级以上医院普遍开展了整体护理试点工作。为推动整体护理工作的开展，于年初评选了“1997年整体护理优秀组织者活动”，全省共评选出43名优秀者。4月12日以各市、州为单位，全省设9个考点举行护士执业考试。其中有968人通过了国家护士执业考试，已由省卫生厅发给了“护士执业证书”。

2. 血液管理工作　1998年是《中华人民共和国献血法》颁布实施的第一年。为保障临床用血质量，全省各地积极采取措施推广无偿献血，充分利用新闻媒介向社会进行广泛宣传。9月全省有3 000余名卫生工作者走上街头，采取现场咨询、发放宣传品、出板报等多种形式，积极宣传《中华人民共和国献血法》。全省卫生系统开展了志愿无偿献血签名活动，全省有3万余名医务工作者参加了这次活动。根据卫生部的要求，全省原有的6个单采血浆站完成了淘汰手工采集血浆的方法，实现机器采集血浆的改造工作。

3. 防盲工作　为配合国际狮子会与中国合作的项目“视觉第一中国行动”，省卫生厅组织4支医疗队会同省残联分赴白山、通化、松原、白城等地开展白内障复明手术，共使549名患白内障病人恢复视力，重见光明。

4. 医疗事故鉴定工作　1998年吉林省医疗事故技术鉴定委员会共受理各类医疗事故鉴定27起（件）。其中一级医疗责任1起；一级医疗技术事故4起；二级医疗技术事故2起；三级医疗技术事故3起；不构成医疗事故的17起。医疗事故的构成比例比去年略有下降。

## 爱国卫生

1. 开展全省城市社区健康教育试点工作　为贯彻落实全国卫生工作会议精神，以社区卫生服务为中心，深入开展城市社区健康教育，满足社区人群健康教育需求，引导社区居民养成良好的卫生习惯，建立文明健康的生活方式，提高社区居民的生活质量、生命质量和整体健康素质。省爱卫办下发了健康教育试点实施规划及标准，要求结合社区卫生服务，做到“四结合”，即与预防保健相结合；与计划生育技术相结合；与医疗康复相结合；与重点人群医疗保健相结合。1998年，以街道为单位，在全省县以上城市开展社区健康知识知晓率达85％以上；健康行为形成率达80％以上。

2. 积极开展全省学校控烟工作　为贯彻落实《吉林省城市公共场所禁止吸烟规定》，减少烟草对青少年健康的危害，省爱卫会、省教委决定结合创建花园式学校，在全省开展创建无吸烟学校竞赛评比活动；九台市第三十中学校长获得“全国无吸烟学校优秀校长”称号；省爱卫办继续实施中国/联合国儿童基金会健康教育合作项目，开展学校预防吸烟活动，教育中小学生预防吸烟行为，降低学生的吸烟率，积极推广项目试点学校，推广“不吸第一支烟”干预模式，并举办了吉林省学校预防吸烟师资培训班。

3. 长春市的灭鼠工作通过了全国爱卫会的复查验收　按照《全国爱卫办关于组织对省会以上除四害达标城市进行复查的通知》的文件精神，全国爱卫办在1998年上半年组织专家对长春市灭鼠达标后的巩固工作进行复查。长春市委、市政府对此次灭鼠复查非常重视，市爱卫会在1997年下半年组织开展了大规模的灭鼠活动，成效显著。全国爱卫会灭鼠复查组于4月21日～24日，对长春市灭鼠达标后的巩固工作进行了复查，复查组认真听取了长春市人民政府关于《除害务尽，常抓不懈，努力提高我市灭鼠工作水平》和长春市防疫站关于《长春市巩固灭鼠先进城市成果技术工作报告》，通过资料考核和现场考核，各项指标都达到了全国爱卫会灭鼠达标的有关技术要求。在参检的全国35个直辖市、省会市、计划单列市中，排第5名。

4. 鼠疫防治　全省共扑灭黄鼠937 136只，完成任务数的123.5%。共组建14个监测组，完成2个固定监测点和37个流动监测点的监测工作。监测面积20.5万公顷，占全省疫源地面积的5.15%。黄鼠数量调查779公顷，平均密度为0.52只/公顷（1997年为0.56只/公顷）。对有沙土鼠的通榆、长岭、双辽、乾安县鼠的数量进行了调查和监测，密度为2.38只/公顷（1997年鼠密度为9.68只/公顷）。全省血清学检验22 873份，全部为阴性。省卫生厅投入60万元装备鼠疫实验室，其中10万元用于装备省地病一所强毒室，另外50万元装备县（市、区）强毒室，省地病一所于4月底将鼠疫强毒室闭路监测系统安装调试完毕。鼠疫疫源地县的鼠疫实验室，除扶余县因县址搬迁未建成，农安县正在施工外，其他11个县（市、区）已全部按标准建成使用。在洪水灾害前期，省卫生厅积极组织和走访有关专家研究洪灾与鼠防工作形势，从水灾发生发展趋势和监测数据，分析鼠类分布和生境改变易发生动物鼠疫的危险性，提出了水灾在许多方面对鼠类具有流行病学意义的影响，应十分重视灾区鼠防工作的建议。及时下发了《关于做好洪水灾区鼠防工作的紧急通知》、《吉林省洪水灾区灭鼠方案》、《吉林省洪水灾区鼠疫控制方案》、《吉林省洪水灾区鼠疫监测方案》，编印下发了鼠防宣传材料。省卫生厅建立了鼠防工作组，并组织有关人员实地踏查镇赉、通榆等10个受灾的鼠疫疫源县，对各疫源县的鼠情、监测及灭鼠情况进行详细的调研。以保护人群为主要目的，在灾区开展全面的灭鼠工作。对12个县级鼠疫强毒室恢复标准化运行。组织制作《吉林省救灾防病工作情况汇报》等5项多媒体资料，为有关领导和部门及时准确评估出灾后卫生服务需求，保证卫生机构全面恢复，提供了有力的信息支持。全省鼠疫疫源地受灾县（市、区）分别组成防治监测组8个，分布23个点工作（镇赉5个、洮南3个、大安3个、洮北2个、前郭3个、乾安4个、双辽3个），打验方290个，扑获鼠149只，鼠密度为0.51%；检验黄鼠血清961份，对发现的不明原因死鼠进行细菌学培养6只，结果全部为阴性。小型鼠数量调查，布夹2 800个，扑鼠136只，扑鼠率4.86%，家栖鼠数量调查，布夹2 832个，扑鼠267只，扑鼠率9.43%。

**【完善信息网络】**　吉林省地方病防治多媒体信息管理网设计参与单位13个，今年联通11个(86.1%)，至此，已基本实现全省地方病统计信息管理计算机联网，应用CEMS V.3.0 for win95软件进行实际传递。年初，省地病办举办了全省地病系统的微机学习班，各市州地办和防疫站的地方病信息管理员在吉林大学计算机系进行了计算机网络培训。省地病办在网上出版了《地方病防治网上快车》的电子信息简报。

（王　跃　闫德胜）

# 黑龙江省

## 1998年基本情况

| | 数量 | 与上年比增长数 | 与上年比增长率(%) | | 数量 | 与上年比增长数 | 与上年比增长率(%) |
|---|---|---|---|---|---|---|---|
| 卫生机构(个) | 7 620 | −56 | −0.73 | 卫生人员(人) | 204 709 | −24 810 | −10.81 |
| 医院(个) | 1 981 | −9 | −0.45 | 卫生技术人员(人) | 174 980 | −3 503 | −1.96 |
| 床位(张) | 120 470 | −793 | −0.65 | 乡村医生(人) | 22 888 | 577 | 2.59 |
| 医院床位(张) | 113 565 | 2 465 | 2.22 | 个体开业人员(人) | 6 295 | 53 | 0.85 |
| 平均每千人口医院床位(张) | 3.19 | 0.04 | 1.27 | 平均每千人口卫生技术人员(人) | 4.63 | −0.15 | −3.14 |

| | | | | | |
|---|---|---|---|---|---|
| 人口 | 总数(万人) | 3 773 | 卫生费用 | 卫生事业费(万元) | 3 398.014 |
| 人口 | 出生率(‰) | 11.68 | 卫生费用 | 卫生事业费与上年比增长率(%) | — |
| 人口 | 死亡率(‰) | 5.32 | 卫生费用 | 卫生事业费占财政支出百分率(%) | 2.79 |
| 人口 | 自然增长率(‰) | 6.36 | 卫生费用 | 卫生系统固定资产(万元) | 297 927 |
| 医疗服务 | 诊疗总人次(万) | 4 989 | 卫生费用 | 卫生系统基建投资(万元) | 12 531 |
| 医疗服务 | 门诊人次(万) | 4 182 | 卫生费用 | 平均每一门诊人次医疗费用(元) | 43.63 |
| 医疗服务 | 急诊人次(万) | 148 | 卫生费用 | 平均每一出院病人医疗费用(元) | 132.39 |
| 医疗服务 | 住院总人次(万) | 150 | | | |
| 医疗服务 | 出院总人次(万) | 150 | | | |

注：本表按卫生部统计口径提供各项数据。

1998年，黑龙江省卫生部门认真贯彻落实《中共中央、国务院关于卫生改革与发展的决定》和《中共黑龙江省委、省政府关于贯彻〈中共中央、国务院关于卫生改革与发展的决定〉的实施意见》，围绕省委提出的“搞好二次创业，实现富民强省”的战略目标，不断深化卫生改革，积极推进卫生事业的发展，较好地完成了1998年的各项工作任务。

**救灾防病工作** 1998年，黑龙江省嫩江、松花江流域遭受了历史罕见的特大洪涝灾害，全省卫生工作者迅速行动起来奔赴抗洪抢险和救灾防病第一线，省卫生厅成立了救灾防病指挥部，与全省军民一道，以不畏艰险，敢于胜利的英雄气概，同肆虐的洪水展开了殊死大搏斗。在救灾防病工作中，广大卫生工作者不怕疲劳，连续作战，顽强拼搏，无私奉献，用血肉之躯筑起了坚不可摧的防病治病大堤，做到了哪里有抗洪抢险军民和灾区群众，哪里就有医疗、防疫人员防病治病。未受灾地区的各级卫生部门心系灾区、情系灾民，发扬中华民族一方有难，八方支援的传统美德，想灾区之所想，急灾区之所急，从人力、物力、财力等方面全力支持灾区抗洪抢险和救灾防病工作。据统计，全省累计下派防疫小分队18 313批次、医疗小分队18 736批次，卫生防疫人员69 415人次、医护人员77 259人次，为灾区群众提供防疫防病服务828.7万人次，诊治病人1 700万人次，发放宣传材料624 100份，投入1 031万元的消杀灭药械和3 170万元的医疗药品。灾区共综合治理村屯4 592个，消毒处理房屋2000万余平方米，消毒处理外环境4100万平方米，新建厕所10 898个；共投入鼠药488吨，消毒药500多吨，消毒处理污染水源14 133万次，销毁处理变质食品21 414公斤；免费为灾民接种疫苗39万人份，灾区四苗接种率平均达到93.51%，建卡率达到99.5%，鼠密度由原来的10%～57%降到5%。经过全省灾区干部群众和广大卫生人员的共同努力，全省疫情平稳，取得了救灾防病工作的阶段性胜利。

**农村卫生工作** 农村初级卫生保健达标步伐加快。按照《全国2000年人人享有卫生保健规划》的要求，各地狠抓初级卫生保健达标工作，1998年又有桦川、密山、通河、克东、木兰、延寿6个县（市）达到国家规定的初级卫生保健工作基本标准。目前，全省初级卫生保健合格县已达到57个，占全省总县数的85%，比上年增长8个百分点，为到本世纪末如期实现初级卫生保健规划目标奠定了基础。农村合作医疗稳步发展。在各级政府的领导和支持下，各级卫生部门与有关部门密切配合，认真解决合作医疗工作中的重点和难点问题，促进了合作医疗健康发展，全省合作医疗覆盖面已经达到36%，比上年提高6个百分点。农村卫生三项建设稳步推进。去年共完成129个农村卫生机构装备任务，其中强化装备中心乡镇卫生院35所，装备县级卫生防疫站23所、县妇幼保健院37所、县级医院34所，总投资2 466万元，装备仪器设备1 300台件。到目前为止，县级防保机构、中心乡镇卫生院和一般乡镇卫生院已全部完成了第一轮设备装备任务。与此同时，去年还完成了76个农村卫生机构房屋改造任务。其中：乡镇卫生院55所、县妇幼保健院18所、县卫生防疫站11所，累计改造房屋面积49 012平方米，总投资2 330万元。卫生支农工作深入发展。全省有64所二级、三级医院对口支援了66所县（市）医院；210所城市二级医院和县医院对口支援了321所乡镇卫生院，帮助解决疑难重症，提高农村卫生队伍技术水平。为受援单位举办培训班1 624期，免费接受进修学员402人，在受援单位诊疗病人45 060人次，开展各种手术1 582人次，无偿向受援单位捐赠各种诊疗仪器设备85台件，价值45万元。在“三下乡”活动中，哈医大一院、二院、省医院等9所医疗机构和10名医务人员被省委宣传部等11个部门授予先进集体和先进个人光荣称号。

**预防保健** 在全省组织开展了第六、第七两轮消灭脊髓灰质炎强化免疫接种工作，报告接种率达99.22%。在灾区通过落实各项措施，较快地恢复了冷链系统，及时开展了查漏补种、应急免疫接种和常规计划免疫接种，全省以乡为单位儿童计划免疫接种率继续巩固在90%以上。以接种疫苗为主防治病毒性肝炎，以灭鼠为主防治流行性出血热，以合作项目为主防治结核病，以监控为主防治艾滋病，以加强饮水、饮食卫生监督管理防治霍乱等工作不断强化，有效地控制了重点传染病的发生，在全省大面积发生洪涝灾害的情况下，传染病总报告发病率依然维持在1997年水平。以强化妇幼保健技术服务规范为重点，有效地提高了妇幼保健服务质量和水平；以推进妇幼保健保偿责任制为手段，不断扩大了妇幼保健工作覆盖面；以合作项目为契机，促进了妇女和儿童多发病、常见病的防治。全省孕产妇和儿童系统管理率分别达到87%，婚前医学检查率上升到72%，婴儿死亡率下降到29.6‰，孕产妇死亡率下降到28.4/10万，新创建爱婴医院67所。依法加强了对碘盐市场的监督管理，一年来，共查处无碘私盐案件20起，没收无碘私盐近10万吨，保证了全省居民吃上合格碘盐。继牡丹江、七台河市之后，鸡西、黑河市又达到了国家规定的消除碘缺乏病标准。在全国城市卫生检查评比中，佳木斯、牡丹江、大庆、绥化、绥芬河、富锦等6个市被评为全国卫生城市，继续巩固和发展了卫生城市创建成果。大力开展灾区环境卫生综合治理，综合治理村屯4 592个，占受灾村屯总数的92.58%，消毒处理居民住房2 047万平方米。农村自来水受益人口总普及率达到44.42%，比上年增长1.64个百分点；农村卫生厕所总普及率达到42.43%，比上年增长3.43个百分点。

**中医事业** 全省中医医疗机构为主动适应市场经济积极深化卫生改革，进一步加强内涵建设，发挥中医特色和优势，不断完善综合服务功能，逐渐改善设备设施条件，促进了医疗技术水平和服务质量的提高。省中医研究院国家中医肾病医疗中心、国家剂改中心的创建工作和哈尔滨市中医院申报的国家级示范中医医院已顺利通过国家中医药管理局的评审验收。经专家评审，确定了10个省级中医专科医疗中心。绥化地区有70%的县（市）达到了农村中医工作先进县标准，其中2个县向国家中医药管理局申报了国家级中医工作先进县。县级中医院技术骨干培养计划正式启动，省中医药学校被列为国家部局级重点校建设单位；有8项中医药科研课题获得了省政府科技进步奖，标志着全省中医工作进入一个新的发展时期。

**医学科技与教育** 以医学应用技术研究为重点，取得了一批可喜的医学科研成果。1998年，省卫生厅受理申报科技项目134项，经专家评议，择优选出34项给予资助；列入省科委科研攻关计划及自然科学基金项目77项，资助金额418.5万元；列入卫生部科学研究基金项目12项，资助金额33.4万元，列入卫生部青年科研基金项目2项，资助金额6万元。从参评的56项科研项目中评出省医药卫生科技进步奖41项，其中：一等奖9项、二等奖14项、三等奖18项；获省政府科技进步奖34项，其中：一等奖1项，二等奖6项，三等奖27项。从卫生部“十年百项”计划及我省医药卫生科技成果中，择优选出11项向全省推广。首次采用科研协作的办法，组织项目单位专家深入13个地、市办班，培训1000多人，有50多个不同类型的医疗卫生单位参加了科研推广协作。乡村医生正规化、系统化培训工作已全面展开，1998年共有5 756名乡村医生参加了省卫生厅组织的培训，3 552名乡村医生通过了乡村医生中专水平测试。全省共举办三期中心乡镇卫生院院长培训班，培训人员258名。在省教委的支持下，对地域分布不合理，办学评估结果差的16所卫生职工中专停止了学历招生，从根本上治理了乱办学、办学滥的现象。

**卫生法制建设** 在卫生法规、规章立法方面，编制了黑龙江省1998年～2000年地方卫生立法规划，出台了《黑龙江省中医发展条例》、《黑龙江省结核病防治条例》。在全省行政执法责任制检查中，卫生行政执法责任制工作取得最高分，受到省政府法制局的好评。举办三期行政处罚、诉讼知识培训班，共培训各级各类卫生行政执法监督人员近400名。依据《食品卫生法》和《黑龙江省食品卫生管理条例》，在开展经常性食品卫生检查的同时，在重要节日期间还组织专门力量对食品批发市场、零售商场、加工厂开展集中突击检查，保证了食品卫生质量。1998年春节期间，根据省政府领导的指示，迅速查封了流入我省的山西假酒，保护了人民群众的生命安全。全年食品卫生综合达标率为93.66%，食物中毒发生率控制在0.76/10万。为贯彻落实好《献血法》，利用多种形式广泛宣传无偿献血的重要意义，增强了公民无偿献血意识。加强了对采供血机构和医疗机构临床用血的管理，组织专家对无偿献血工作进行了检查指导。从1998年10月1日～11月15日无偿采血达17 345人次，共采血346.9万毫升。对一些城市暂时出现的血荒情况，采取了应急措施，保证了临床急需用血。按照《广告法》和《黑龙江省医疗机构管理条例》，与有关部门密切配合，对违法医疗广告业户进行了处罚。

**医政管理** 深入开展创“百佳”医院和争创“双十佳”医院活动，抓了急诊首诊负责制、三级医生查房、科内院内会诊、急诊急救、辅助检查科室报告时限和“三基三严”训练等重点环节的制度建设和规范化管理，促进了医院诊疗质量和服务水平的提高，全省二级、三级医院入院和出院诊断符合率及治愈好转率一直稳定在95%。在全省逐步开展整体护理工作，并取得较好的成效。按照卫生部《护士管理办法》的要求，去年对2 471名护士进行了执业考试，向合格者颁发了《护士执业证书》。进一步加强了医院感染管理，有效控制了医院感染事件的发生。为规范病案书写，在广泛征求意见的基础上，经请示卫生部同意，组织制定了8个专科的表格病案，并于去年5月1日在全省二级、三级医院试行。

经省政府批准，出台了《黑龙江省医疗服务收费标准》。《标准》对原有的2 938项进行了清理，取消796项，保留2 142项，其中有1 104项收费标准上调，462项收费标准下调，576项收费标准保持原有水平。这次医疗服务收费调整，不仅规范了医疗服务项目，减少了医疗服务不合理收费，而且增强了医疗服务收费的透明度，更加便于接受社会各界和广大群众的监督。

**精神文明建设** 开展了“树立行业新风，创建文明行业”、以“病人为中心”、“规范化服务竞赛”和“医疗卫生服务承诺”等活动，进一步规范了医疗卫生服务行为，增强了医疗卫生服务透明度，强化了卫生人员全心全意为人民服务的思想意识，激励了广大卫生工作者自觉树立正确的人生观、价值观、世界观和发扬救死扶伤、爱岗敬业、无私奉献的精神，有效抑制了不正之风的滋长和蔓延。与此同时，不断完善内部约束和外部监督机制，紧紧围绕少数医务人员服务质量低，服务态度差，收受患者钱物，吃请受礼，牟取私利和少数医疗单位擅自提高服务收费标准，私自设立收费项目，乱检查，开大处方以及卫生行政执法监督部门执法不严、不公、不廉等问题，积极开展专项治理和专项检查，严肃查处了一批违纪案件。

**对外交流与合作** 1998年，向日本、美国、新加坡等国家和台湾等地区33个派出学习、考察、出席国际会议团组达36个67人次；接待国外来访团组16个188人次。日本全国自治体病协会会长诸桥芳夫出席黑龙江省中日友好医院十周年庆典活动，并赠送一台核磁共振。通过对外交流，加深了友谊，密切了合作，学到了经验，有效地提高了我省医学科技水平。由各级财政担保，争取瑞典政府贷款490万美元，购置设备51台件，装备省厅直属单位和地、市、县医院21个；争取芬兰政府贷款400万美元，将装备50多家市、县级医院，有效地提高了装备单位的设备水平。

（董晓一）

# 上海市

## 1998 年基本情况

| | 数量 | 与上年比增长数 | 与上年比增长率(%) | | 数量 | 与上年比增长数 | 与上年比增长率(%) |
|---|---|---|---|---|---|---|---|
| 卫生机构(个) | 4 637 | −391 | −7.78 | 卫生人员(人) | 149 367 | −800 | −0.54 |
| 医院(个) | 473 | −1 | 0.22 | 卫生技术人员(人) | 108 358 | −613 | −0.51 |
| 床位(张) | 70 175 | 32 | 0.05 | 乡村医生(人) | 5 063 | 139 | 2.82 |
| 医院床位(张) | 68 306 | 495 | 7.30 | 个体开业人员(人) | 830 | −40 | −4.60 |
| 平均每千人口医院床位(张) | 5.23 | 0.04 | | 平均每千人口卫生技术人员(人) | 8.29 | −0.06 | |

| | | | | | |
|---|---|---|---|---|---|
| 人口 | 总数(万人) | 1 306.58 | 卫生费用 | 卫生事业费(万元) | 125 200 |
| | 出生率(‰) | 4.73 | | 卫生事业费与上年比增长率(%) | 13.30 |
| | 死亡率(‰) | 7.75 | | 卫生事业费占财政支出百分率(%) | 2.60 |
| | 自然增长率(‰) | −3.02 | | | |
| 医疗服务 | 诊疗总人次(万) | 6 532.95 | | 卫生系统固定资产(万元) | 605 344 |
| | 门诊人次(万) | 6 015.17 | | 卫生系统基建投资(万元) | 34 925 |
| | 急诊人次(万) | 517.78 | | 平均每一门诊人次医疗费用(元) | 111.81 |
| | 住院总人次(万) | 103.41 | | 平均每一出院病人医疗费用(元) | 6 364.39 |
| | 出院总人次(万) | 103.29 | | | |

1998 年是全面落实中共上海市委、上海市人民政府召开的卫生工作会议精神的第一年。1998 年卫生工作以深化改革的九项措施为抓手，以构建跨世纪的上海卫生体系为中心,推进卫生事业的全面发展。

**卫生改革** 1998 年，改革预防保健服务体系，成立上海市疾病预防控制中心。上海市卫生局所属 7 个防治机构(上海市卫生防疫站、上海市劳动卫生职业病防治研究所、上海市寄生虫病防治研究所、上海市结核病防治中心、上海市皮肤病性病防治中心、上海市肿瘤防治研究办公室和上海市心脑血管防治研究办公室)完成实质性整合,年内正式成立了上海市疾病预防控制中心和上海市预防医学研究院。

积极稳妥地深化医疗保险制度改革。10 月起建立个人缴纳医疗保险费制度；11 月 1 日起在试点基础上,全面实施《上海市城镇企业退休人员门诊急诊医疗保险暂行办法》,将退休人员门诊急诊医疗纳入医疗保险范围；会同市劳动和社会保障局制定政策，将自由职业者纳入医疗保险范围。改进住院医疗保险费用结算办法，加强对医保费用的监控。启动破产企业退休人员医疗费报销工作。组织开展了建国以来本市第一次全市劳动模范体检工作，共体检劳模 1.3 万余人。

“总量控制、结构调整”政策继续得到贯彻实施。全年医药费用总收入增幅控制在 15%以内，药品费用增幅控制在 12%以下，药品费用占医药费用总收入的比重降至 47%。

**预防保健** 全市甲乙类传染病发病率为 376.62/10 万，除性病发病率上升外，其余传染病发病率比上年下降 9.91%。加强对肿瘤、心脑血管病等慢性非传染性疾病的防治工作，开展以疾病危险因素监测和高危行为干预为主的社区综合防治试点工作。全面完成卫Ⅶ项目工作计划，顺利通过世界银行中期评估。

**社区卫生服务** 城市地段医院向社区卫生服务中心转换的试点工作初见成效，社区卫生服务中心试点由 5 个扩大至 11 个。顺利完成了新建 40 个社区卫生综合服务点和巩固、完善 200 个社区卫生综合服务点的市政府实事工程。全市 240 个社区卫生综合服务点服务覆盖人群 146 万人。

**农村卫生** 农村卫生工作进一步巩固和发展。合作医疗制度不断完善，合作医疗乡镇覆盖率由 1997 年的 92.5%上升到 100%，行政村覆盖率由 88.58%提高到 96.3%；全市合作医疗参与率达 72%；共筹集合作医疗基金 1.9 亿元。年内 10 个郊县已全部实行合作医疗大病基金统筹，统筹率为 95%，资金到位率达到 95%。33 个乡村卫生机构一体化试点单位在乡镇政府领导下实行了统一管理，乡、村卫生机构管理体制进一步理顺。1998 年，共有两批 582 名城市医院的医务人员分别到农村和基层医疗机构工作。

**医政管理** 在已建立 5 个专业质控中心的基础上又组建了麻醉、急诊 ICU、院内感染、核医学、血液透析 5 个专业质控中心。修订增补《上海市中医病症诊疗常规》，在中医医疗机构中开展创建“放心药房”活动，正式启动“三个一”科研计划，初步确定了一个药(抗柯)、一个病（糖尿病足)、一个理论（针灸调整机理研究、脏腑功能网络研究）作为研究的主攻方向。继续贯彻实施《上海市母婴保健条例》，孕产妇死亡率和婴儿死亡率分别降至1998年的11.35/10万、6.03‰。建立上海市残疾儿童报告制度。

**医学科研** 第二周期医学领先专业建设计划顺利实施。经过严格的专题论证和学科"打擂台"，共有48项学科进入医学领先专业建设第二周期计划，其中重点学科14项，医疗特色专科19项，初级卫生特色项目15项。获得国家科技进步奖13项，获得卫生部科技进步奖30项。"人类基因计划"列为国家"973"计划首批项目，"组织工程研究"和"恶性肿瘤攻关研究"通过"973"计划预审。新中标国家自然科学基金117项，第6次卫生部科技发展基金招标中标141项，占全国卫生系统中标总数的21.44%。启动脑卒中防治关键技术研究项目，《肝纤维化非创伤检测指标及有效干预措施的研究》两项重大疾病防治关键技术协作攻关课题完成立项。完成百名跨世纪优秀学科带头人培养计划第二批培养对象的选拔工作。已入选的95名学科带头人中，有14位获得国家、市级杰出人才基金和重大项目基金的资助，9位作为第一负责人获得市、部科技进步奖和优秀论文奖。

**卫生法制建设** 制定颁布了《上海市献血条例》、《上海市发展中医条例》等4部地方性卫生法规、规章。全年公共卫生监督检查70万户次，对食品生产经营单位的监督检查47万户次，抽查各类食品3.69万件。组织对保健食品、冷饮等20余次专项执法检查。环境卫生监督组织对公共场所监督2.23万户次，监测32.73万项次，对14个集中式供水单位进行卫生审核并核发卫生许可证。对小饮食店、小旅店、小理发店卫生管理开展地毯式监督检查，开展疏导无证食品摊点的试点。劳动卫生监督以有色金属冶炼和集装箱行业为重点开展了全市性监督执法。组织对全市800余所学校的饮水卫生和集体用餐情况进行检查。药品监督执法开展了对中药饮片、大输液、街头非法收购药品、麻醉药品、体外诊断试剂等专项检查。全年共检验药品2.69万件，其中抽检1.33万件，检出不合格药品531件。对劣药及违法案件共查处316件，罚没款134万元。严格审批药品广告503件，对其中违反药品广告管理办法的133件药品广告转工商行政部门处理，吊销药品广告批准文号6件。对全市一、二、三级医疗机构分批进行补办执业登记，重点审核医疗机构的名称、核定床位数、诊疗科目及大型医疗设备装备许可证等项目，已完成三级医疗机构44所、二级医疗机构176所、一级医疗机构298所、医疗机构分支机构90所的执业补登记工作，对9个违反《上海市医疗机构管理办法》的医疗机构作出相应处理。

**卫生信息** 卫生信息化工作跃上新台阶。上海市卫生局信息中心年内组建成立，涵盖卫生法规、政务公开、医疗服务、健康教育等多项内容的上海卫生信息网1998年8月13日正式向公众发布。

（张方方）

**【成立上海市疾病预防控制中心、上海市预防医学研究院】** 为适应上海疾病谱、死因谱变化，改变原有专业防治机构以单病种设置、功能交叉、科研经费分散、效率不高的状况，通过反复论证、精心筹备，上海市卫生局所属7个防治机构（上海市卫生防疫站、上海市劳动卫生职业病防治研究所、上海市寄生虫病防治研究所、上海市结核病防治中心、上海市皮肤病性病防治中心、上海市肿瘤防治研究办公室和上海市心脑血管防治研究办公室）完成实质性整合，11月30日，上海市疾病预防控制中心和上海市预防医学研究院正式成立。中心的成立是一次重大的预防体系的改革与突破，是卫生资源的一次重大调整，是上海预防工作史上的重要里程碑。

（杨建军）

**【颁布《上海市艾滋病防治办法》】** 12月30日，上海市人民政府以第64号令发布《上海市艾滋病防治办法》。《办法》明确各级人民政府有领导艾滋病防治工作、制定预防和控制规划、安排落实防治经费以及组织协调的职责，上海市卫生局是全市艾滋病防治工作的主管部门，区县卫生局负责辖区内的艾滋病防治工作。《办法》还明确了艾滋病防治机构、防治原则和权益保护，并对艾滋病的预防、控制、疫情的报告和公布、艾滋病病人和艾滋病病毒感染者的权利和义务、法律责任等作了进一步的规定。

（张方方）

**【颁布《上海市发展中医条例》】** 9月22日，上海市人大常委会第十一届五次会议审议通过《上海市发展中医条例》，11月1日起正式施行，标志着本市中医工作进入有法可依、依靠法制发展中医药事业的新阶段。为加强与《上海市发展中医条例》相配套的规章和规范性文件的制定，1998年底市卫生局制订修改了《中医医疗机构管理办法》、《中医师承教育管理办法》、《坐堂行医管理办法》、《气功管理办法》、《中药调膳品管理办法》5个规范性文件。

（刘文选）

**【实施中医单病种质量控制标准】** "中医单病种质量控制标准研究"1997年8月被上海市科委确定为软课题，1998年对11个体现和发挥中医特色的单病种的诊断依据、征候分类、诊疗常规、病种疗效标准指标、疗效评定、出院指征、住院天数、医疗费用等进行全过程质量控制标准研究。11个单病种质量控制标准分别为急性病毒性肝炎中医治疗质量控制标准、腰椎间盘突出症中医治疗质量控制标准、混合痔中医治疗质量控制标准、肛裂中医治疗质量控制标准、急性缺血性脑卒中中医治疗质量控制标准、急性高血压脑出血中医治疗质量控制标准、糖尿病足坏疽临床分型质量控制标准、胰瘅中医治疗质量控制标准、股骨粗隆间骨折中西医结合治疗质量控制标准、踝关节骨折中西医结合治疗质量控制标准、病毒性心肌炎中西医结合治疗质量控制标准。11 项中医单病种质量控制标准研究 90%已进入结题阶段。

(刘文选)

**【实行上海市残疾儿童报告制度】** 12 月 7 日，市卫生局下发《上海市残疾儿童报告实施暂行办法》，要求本市二级及二级以上医疗保健机构开展残疾儿童报告制度，并从 1999 年 1 月 1 日起正式实施。

(岑士平)

**【加强新生儿筛查工作制度】** 2 月 12 日，上海市卫生局印发《关于加强本市新生儿筛查工作几点意见的通知》，规定凡在本市各级各类医院出生的新生儿均应做新生儿疾病筛查。《通知》要求各级医疗机构重视新生儿筛查工作，主动向孕产妇宣传筛查工作的重要性。筛查的实验室检测由上海市儿科医学研究所、上海市儿童医院、上海医科大学附属儿科医院承担，筛查项目暂定为先天性甲状腺功能低下和苯丙酮尿症。筛查实验室在接到标本后两周内完成检测，并做好患病儿的治疗、随访工作。

(岑士平)

**【组建白内障手术医疗队】** 根据“视觉第一，中国行动”项目要求，1998 年市卫生局开展 4 万例眼病筛选工作，并组派 5 人手术小分队赴崇明县汲浜、海桥及嘉定区方泰等 3 个乡镇，完成白内障复明手术 62 例，其中脱盲数 61 例，脱盲率 98.39%，脱残数 52 例，脱残率 83.87%，人工晶体植入数 54 例，植入率 87.10%。

(李连庚)

**【颁布《上海市献血条例》及有关规定】** 经上海市第十一届人民代表大会常务委员会第五次会议审议通过的《上海市献血条例》10 月 1 日起正式实施。《上海市献血条例》是 1989 年颁布实施《上海市公民义务献血条例》后的又一部地方性法规，它的实施标志着本市的献血工作进入了法制管理的新阶段。《上海市献血条例》总结了本市多年来推行义务献血、无偿献血的经验，对献血工作中各级政府和有关部门、采供血机构、医疗机构的职责、对违法采血、用血行为的处罚等作了具体明确的规定。3 月 10 日，市卫生局下发了《采供血机构和医疗单位加强血液质量和用血管理的暂行规定》，对采供血机构和医疗单位加强管理、规范质控程序提出了明确的要求。

(李连庚)

**【成立上海市不良反应监察中心(ADR)】** 为加强对上市药品进行不良反应监察，控制药品不良反应发生率，12 月 23 日，上海市药品不良反应监察中心正式成立，挂设在上海医科大学附属华山医院，市卫生局副局长彭靖任“中心”主任。“中心”负责收集、整理、分析、评价本市药品不良反应监察报告资料，及时向市卫生局和国家药品不良反应监察中心报告，定期向市卫生局提供药品安全性报告和咨询服务。

(王　炜)

**【开展乡村卫生一体化管理试点】** 1998 年 6 月，市卫生局下发《关于上海市郊区乡村卫生机构实施一体化管理的若干意见》，开展乡村卫生机构一体化管理试点工作。33 个乡村卫生机构一体化试点单位在乡镇政府领导下实行统一管理，部分村卫生室布局和人员配备进行了适当调整，预防保健工作得到加强，乡、村卫生机构管理体制进一步理顺。

(郑训载)

**【开展城市医院支援农村卫生工作】** 根据全国和上海卫生工作会议精神，1998 年 6 月，市卫生局印发《关于上海城市医院支援农村卫生工作的若干意见》，明确城市医院在学科建设、适宜技术开发和人才培养上支援农村卫生工作。同月，市卫生局、市人事局联合下发《关于本市医疗机构中卫生中级专业技术人员到农村和城市基层医疗机构定期工作的意见(试行)》，规定本市医疗机构中卫生中级专业技术人员在晋升副高级专业技术职务前，必须到农村和城市基层医疗机构定期工作。1998 年共有两批 582 名城市医院的医务人员分别到农村和基层医疗机构工作。同时，10 所市级综合性医院、19 所市级专科医院、10 所区中心医院分别与农村和基层医疗机构签订了技术支援协议。

(郑训载)

**【269 名应届临床住院医师签订流动协议书】** 为在青年医师中营造钻研业务、不断进取的学术氛围，充分利用市级综合性医院人才培养优势，1998 年在 13 家市级综合性医院中试行了住院医师流动制度，269 名应届临床住院医师签订了流动协议书。经过三年在市级综合性医院的规范化培训，将按照一定的比例向二级、一级医疗机构流动。

(张萍萍)

**【转基因羊的研制和培育获重大突破】** 上海市儿童医院上海医学遗传研究所曾溢滔院士与上海复旦大学遗传学研究所合作进行的转基因羊的研制和培育取得突破性进展。表现在：①目的基因载体的构建已趋成熟，通过山羊乳腺瞬间表达系统和转基因小鼠证实了构建的目的基因载体的有效性和合理性；②建立了转基因羊研制的新技术路线。应用体外受精技术精确掌握了羊胚胎的发育规律以及受精卵显微注射的最佳时机，使注射后的受精卵成活率达 95%以上；通过胚胎分子鉴定，挑选有外源基因整合的胚胎进行移植，使整合率 在理论上提高到 100%；改进了胚胎移植技术，大大减少对受体母羊的损伤，使受孕率达到 70%。这项研究成果标志着我国转基因羊的技术已达到国际领先水平，在国内外产生巨大反响。

(朱炎苗)

**【实施《上海市城镇企业退休人员门急诊医疗保险暂行办法》】** 根据市政府的统一部署，6 月 22 日起，在上海仪电控股(集团)公司、上海中恒(集团)公司近 10 万退休人员中进行退休人员门诊急诊医疗保险制度改革试点。10月6日，市政府发布《上海市城镇企业退休人员门诊急诊医疗保险暂行办法》，11月1日起正式施行。《暂行办法》规定退休人员门诊急诊医疗费用由医疗保险基金给付50%，医疗保险基金给付以外的其余部分医疗费用仍由单位和职工合理分担。上海市医疗保险局与上海市经济委员会等6个部门根据《暂行办法》制定了《关于本市实施城镇企业退休人员门诊急诊医疗保险后单位和退休人员合理分担门诊急诊医疗费用的意见》，规定除医疗保险基金支付的50%外，退休人员在一、二、三级医疗机构就诊，原则上分别自负全额医疗费的5%、10%、15%，单位分别负担全额医疗费的45%、40%、35%。退休人员门诊急诊医疗保险的实施，是继上海实施住院和门诊急诊部门项目医疗保险制度改革的又一重大举措。

（洪　蕾）

# 江　苏　省

## 1998 年 基 本 情 况

| | 数　量 | 与上年比增长数 | 与上年比增长率(%) | | 数　量 | 与上年比增长数 | 与上年比增长率(%) |
|---|---|---|---|---|---|---|---|
| 卫生机构(个) | 14 572 | 1 186 | 8.14 | 卫生人员(人) | 326 074 | 1 873 | 0.58 |
| 医　　院(个) | 589 | －1 | －0.17 | 卫生技术人员(人) | 256 681 | 1 868 | 0.73 |
| 床　　位(张) | 170 108 | －234 | －0.14 | 乡村医生(人) | 61 315 | 1 057 | 1.72 |
| 医院床位(张) | 96 344 | 166 | 0.17 | 个体开业人员(人) | 3 256 | 17 | 0.52 |
| 平均每千人口医院床位(张) | 1.34 | －0.04 | －2.9% | 平均每千人口卫生技术人员(人) | 3.68 | 0.48 | 13.04 |

|  |  |  |
|---|---|---|
| 人口 | 总数(万人) | 6 983.3 |
| | 出生率(‰) | 9.83‰ |
| | 死亡率(‰) | 6.23‰ |
| | 自然增长率(‰) | 3.60‰ |
| 医疗服务 | 诊疗总人次(万) | 13 097 |
| | 门诊人次(万) | 12 031 |
| | 急诊人次(万) | 837 |
| | 住院总人次(万) | 275 |
| | 出院总人次(万) | 276 |

|  |  | |  |
|---|---|---|---|
| 卫生费用 | 卫生事业费(万元) | | 142 065 |
| | 卫生事业费与上年比增长率(%) | | 11% |
| | 卫生事业费占财政支出百分率(%) | | 3.3% |
| | 卫生部门固定资产(亿元) | | 111.4 |
| | 平均每一门诊人次医疗费用(元) | 综合医院 | 88 |
| | | 中医院 | 79 |
| | 平均每一出院病人医疗费用(元) | 综合医院 | 3 384 |
| | | 中医院 | 2 621 |

**卫生改革**　各地坚持以需求为导向，积极开展区域卫生规划的制订工作，努力加强卫生全行业的管理，合理配置卫生资源。镇江市区域卫生规划已经出台，绝大多数市的规划方案已经形成并报批。一些地区还按照边制定规划，边进行调整的思路，在力所能及的范围内对部分卫生机构进行了调整，努力优化卫生资源的配置。苏州市政府出台了加强卫生全行业管理的意见。同时，各地还努力改革卫生服务体系，大力开展社区卫生服务试点工作。南京、常州市社区卫生服务工作已经在全市范围内全面推开，扬州等市积极采取措施，制定了一系列规范性文件。从4月1日起，全省调整医疗收费价格。各地以缩短平均住院日为突破口，加大内部运行机制的改革力度，努力优化内部结构，调整资源配置，降低成本，提高工作效率和效益。一些单位试行了职工转岗、待岗、下岗的劳动人事制度改革。一些医院还加大后勤部门的改革力度，通过定额承包等措施，降耗增效。南京市成立了洗涤中心，逐步将医院的后勤服务向社会化过渡。连云港等一些地区积极开展乡镇卫生院产权制度改革的探索。卫生改革的逐步深化，有力地促进全省卫生事业的发展。

**农村卫生**　各级卫生部门紧紧围绕省委、省政府提出的“到1998年全省以县（市、区）为单位全面达到初级卫生保健合格标准；到2000年50%以上的县（市、区）以乡镇为单位达到合格标准”的目标，以加快初级卫生保健实施进程为龙头，切实加强农村卫生工作。制订工作计划，采取按季度督促、召开座谈会、检查指导以及必要的资金支持等措施，加大对初级卫生保健未合格县（市）的帮扶力度。经过各地的共同努力，9个县（市）均通过初级卫生保健合格评审，使全省所有县（市、区）均达到初级卫生保健合格标准，提前两年实施“2000年人人享有卫生保健”的目标。全省还普遍开展创建初级卫生保健合格乡镇活动。经市审评、省复核，全省有803个乡镇成为“江苏省初级卫生保健合格乡镇”，占全省乡镇总数的41%。许多地区还结合实际，积极开展乡村两级卫生组织一体化管理的试点工作，有力地促进农村基层卫生组织建设。进一步提高合作医疗科学化、规范化管理水平，制定了《关于进一步发展和完善农村合作医疗的意见》，并专门拨出300万元用于扶持17个县合作医疗保险启动工作。针对农村合作医疗出现的新情况，认真研究，及时采取一些可行的措施，加强合作医疗资金的筹集和管理。全省合作医疗覆盖率稳定在70%左右，正式运行合作医疗保险已近20个县（市）。

截止12月底，淮北5市新建农村水厂443座，延伸管网342处，新增受益181.2万人，改水攻坚实施3年，累计解决淮北地区487.7万人口卫生饮水问题，超额完成了省委、省政府提出的“1998年年底前解决淮北高氟和污染严重地区450万人口饮水问题”目标。全省面上改水工作发展也较迅速，据统计，全省新增自来水受益人口413.78万人，农村自来水普及率达68%，全省自来水普及县达到了15个。

**救灾防病工作** 1998年入汛以后，长江发生了自1954年以来又一次全流域性特大洪水。我省长江干流全线超过警戒水位，百万军民日夜坚守长江大堤达3个月之久。全省卫生系统把抗洪抢险防病作为头等大事来抓，立足抓早抓实，超前研究，超前部署，建立救灾防病领导小组和办事机构，组织制定、修订医疗急救和救灾防病工作预案，保证各项工作的有序开展。各地全力以赴，以确保大水之后无大疫，确保守堤军民和全省人民健康为目标，迅速组织人员和药品物资，投入到抗洪抢险防病第一线。据统计，全省共投入700多万元药品。派出医疗队396支，防疫小分队199支，出动医疗防疫人员4万多人次，救治病人40多万人次，完成抗洪抢险接触血吸虫疫水10.17万人次的预防服药工作，较好地保证抗洪抢险军民和人民群众的医疗救护及卫生防病工作，全省没有发生疾病流行，没有因抗洪抢险而发生急性血吸虫病感染，也没有因医疗抢救不及时而发生抗洪抢险人员死亡，实现了大水之年无大疫的目标。

**预防保健** 传染病防治工作继续以肝炎和霍乱防治为重点，全省法定报告传染病总发病率比上年下降5.3%，其中霍乱发病数在全国疫情普遍回升的形势下，虽然比上年有所上升，但上升幅度远低于全国平均水平，仍实现了不死人、不出现二代病例、不发生中高强度流行的目标，并将发病率控制在1/10万以下。以县为单位“基本消灭麻风病”通过了卫生部确认。以肿瘤防治为重点的慢性非传染性疾病防治工作开始启动。血吸虫病防治工作，落实了部门责任制，层层分解工作任务。据不完全统计，全省共投放8.98万个工日，灭螺面积1 901.26万平方米，完成土石方931.37万方。省级25项重点灭螺工程全部完成，便民河血防综合治理工程全面开工。海安、金坛两县（市）达到了消灭血吸虫病标准，提前完成“九五”计划确定的目标。全省新增15个县（市、区）达到基本消除碘缺乏危害标准。

妇幼卫生工作重点加强母婴保健专项技术服务执业许可评审工作，对全省从事助产技术人员进行了统一理论考试，有效规范了母婴保健技术服务。先后对327名妇幼保健人员进行了培训，省政府召开了创建爱婴市、县工作总结表彰会，提出今后一个时期创建工作的目标、任务和措施。全省对777所爱婴医院进行了评估复查。省妇幼保健中心顺利竣工，进一步健全了妇幼保健服务网络，各项妇幼卫生对外合作项目进展顺利。

**爱国卫生** 突出以创建卫生城市、卫生镇为龙头，以农村卫生为重点。苏州市通过了全国爱卫会国家卫生城市专家组考核鉴定，被命名为国家卫生城市，成为全省省辖市中首家国家卫生城市。无锡、常熟市通过全国爱卫会专家组的调研，海门市通过创建国家卫生城市省级调研。全省城乡环境卫生，确定以“联点成片、以城带镇、城乡联动、整体推进”的工作思路，创建卫生城市工作向农村集镇辐射。全省新增省级卫生镇33个镇。各地把健康教育作为卫生工作的基础和先导，健全网络、开拓进取、积极开展社区、学校、医院的健康教育和控烟活动，提高城市居民、学生的卫生知识普及率，卫生行为形成率有新提高，省爱卫会命名8个“无烟草广告城市”、98个“无吸烟单位”。

**医政管理** 认真贯彻全国和全省卫生工作会议精神，推进城市医院内部改革，召开全省医院工作会议，统一认识确保以病人为中心，缩短平均住院日为突破口，注重内涵发展，建设现代化医院的基本工作思路，坚持从抓好基础管理、院容院貌整洁、基础设施配套、常规设备齐全、基本制度落实、基本操作规范、服务质量良好6个方面着手，重点解决“三难”，方便病人就医，在门诊坚持和完善各项便民措施，积极改善住院条件，为病人提供必需的生活服务，全省选择与三级医院相适应的10个病种进行平均住院日追踪考核和三级医院解决“三难”问题的追踪考核，1～3季度全省26所三级综合医院与19个病区中，有男女冲浴室367个，占70.7%；厕所设施完备的501个，占96.5%；治疗饮食就餐率97.2%，住院病人就餐率73%、就餐病人满意率达85.4%，基本上解决病人吃饭难、洗澡难、上厕所难的问题。全省深入开展“创十佳、争百佳”的活动，进一步树立以病人为中心的服务思想。各医院紧紧围绕创优质服务，增加门诊医生中高级职称医生的比例，提高首次门诊确诊率，进一步落实三级医师查房制度，对住院病人及时明确诊断，采取有效治疗措施，严格执行各项技术操作规程，努力改进工作流程、服务方式、管理制度，使服务内容细化、服务标准量化，促进优秀服务规范化。同时，还加强对医院管理网络建设和医疗机构安全工作。

加强血液质量控制工作，紧紧围绕《中华人民共和国献血法》10月1日正式施行，大张旗鼓地开展学习宣传和无偿献血活动，省政府办公厅转发省卫生厅关于进一步加强血液管理工作意见。9月29日省政府召开了全省贯彻实施《中华人民共和国献血法》会议。对全省采供血机构和临床用血管理重新作出规划和调整，撤销和关闭7所单采血浆站、1所县血站、2所采血站和2所中心血库。全部停止手工单采血浆。截止年底，全省除2所新设置的单采血浆站尚未取得许可证外，其他采供血机构已经全部领取执业许可证，凭证执业率达100%。

**医学科技与教育**　制订《江苏省医学重点专科专项经费暂行管理办法》，全省重点专科建设工作逐步走上规范化管理的轨道。对第一批6个重点临床专科建设情况进行了检查，新明确10个重点专科。确定厅科研课题47项，部省级课题中标项目125项。全省获卫生部科技进步奖3项，省级科技进步奖31项，厅科技进步奖42项。医学教育工作拟订了《江苏省医学教育资源结构调整方案》，按照护理专业教改的要求，组织编写了10门教材。制订了《江苏省继续医学教育学分授予试行办法》及《江苏省继续医学教育项目申报、认可试行办法》。住院医师规范化培训工作在全省普遍展开，1998年全省有608人参加五年规范化培训后的结业考核，合格率达92.5%。

**中医事业**　全省中医工作认真贯彻科教兴省战略，召开了全省中医药科技教育工作会议，明确了今后一个时期中医科技教育工作的指导思想和工作重点，提出了《关于加强中医药科技教育工作的意见》。成立了省中医药科学技术委员会。全省组织开展第二批重点临床专科的申报工作，省中医院肾病实验室通过省级重点中医肾病实验室的评审验收。全省9项中医药科技成果获省政府、国家中医药管理局科技进步奖。中医药继续教育按照国家中医药管理局“113”人才培养计划要求，作为全国三个试点省份之一，出台了《县级中医院专科（专病）技术骨干培训项目实施办法》，首批28名技术骨干的培训已组织实施。成立了中医药继续教育委员会，确定了中医住院医师中医药继续教育课程。省第二批中医药专家学术经验继承工作进展顺利。加快中西医结合复合型人才培养，开办西学中研究生课程进修班和中学西专业证书班。成立省中医医疗机构评审委员会，对示范中医院、三级中医院的二期建设提出指导性意见，进一步明确了现代化综合性中医院的目标。通过办班、培训等形式，推广中医整体护理模式、中医急诊新技术和中医院急诊必备中成药。农村中医工作以帮扶计划实施为重点，对薄弱中医院的帮扶工作实施了动态管理，在对口支援单位的共同努力下，各项技术指导、人员培训计划和配套资金全部落实到位。全省确定了江宁等11个县（市）为第二省农村中医工作先进县扩展县，推进了全省农村中医工作的发展。

**卫生监督**　《江苏省职业病防治条例》已正式提交省人大常委会审议，《江苏省发展中医条例》前期立法调研已经完成，《江苏省初级卫生保健条例》软课题调研已经开始。依法强化对食品、药品等与健康相关商品的监督管理，针对近两年公共卫生违法事件频繁发生的情况，全省在组织安排好经常性卫生监督工作的同时，认真开展专项监督检查活动。先后对全省酒类市场、保健食品市场、重点食品和化妆品市场以及饼干市场进行专项整顿。全省以学生食物中毒防治为重点，加大《食品卫生法》执法力度。4月，各地对辖区内所有学校食堂及学生集体用餐生产经营者逐一进行专项监督检查；6月省有关部门联合组织4个检查组，分别对全省8个市近百所学校的集体用餐、学生用药等安全、卫生工作进行了专题检查。夏季，省政府还在全省组织《食品卫生法》执法检查。对23 217户次食品生产经营者实施行政处罚，其中罚款489万元，销毁违法食品50多万公斤。食物中毒事故和中毒人数分别比上年下降了9%和27%。

各地本着在监督中体现服务，在服务中实施监督的思路，切实加大药品监督管理力度，努力规范医药市场秩序。全省以农村基层医疗单位、个体药店、个体诊所、工矿企事业单位卫生所为重点，开展基层药品质量大检查，共出动7 732人次，检查26 564个单位，查出各类假劣药品15 505种次，价值按正品计达77.6万元。对市场流通量大、药品质量问题发生率高的强力天麻杜仲胶丸等23个品种286个批次的药品进行全面抽验，并根据国家药品监督管理局的紧急通知精神，对834家药品生产、经营企业及医疗单位的诺氟沙星胶囊进行专项检查，共抽验988批次，检出不合格的229批次，占总批次的23.18%，按照《药品管理法》的规定，严肃进行查处。同时，各地紧紧抓住大案要案，切实加大对药品违法案件的查处力度。据统计，全省共查处各类违法案件711起，没收药品按正品价格计208.79万元，没收违法所得168.4万元，罚款100.4万元。9月，省人大组织了全省《药品管理法》执法检查，对卫生行政部门执法13年来所做的工作及所取得的成绩给予充分肯定。

**精神文明建设**　全省先后召开创建文明卫生行业工作会议和创建文明卫生行业示范点工作总结会。各地根据统一部署，以社会民主评议为动力，普遍加强领导，创建文明卫生行业活动得到深入开展。各级医疗卫生单位以加强职业道德建设为核心，对广大干部职工深入开展职业规范、职业纪律和职业责任的教育，同时积极落实岗位规范，大力表彰先进典型。各级医院从改进工作流程，优化服务方式报告入手，在服务上做文章，积极落实各项便民措施，创造条件为群众提供方便。围绕群众反映较大的住院生活“难”等突出问题，加强基础设施配套建设，制定《关于在医疗卫生单位实行服务公示制度的通知》，转发了《盐城市卫生系统实行一次申告待岗制度的意见》和卫生部下发的《关于在医疗活动中严禁监督促销费开单费等回扣行为的通知》，全省二级以上医院从5月1日实行了公示制度，主动接受群众监督。与此同时，以药品回扣和以物代药等不规范行为为重点，加大了专项治理的力度，加强财务管理，举办全省卫生系统基建、修缮审计培训班，对厅直18个单位进行财务收支审计，共审计资金10.33亿元，查出损失浪费305.2

万元、纠正违纪金额293.3万元。根据省行风办的要求，各市对卫生行风进行了民主评议。社会评议结果，全省卫生行风进一步好转。

**对外交流** 围绕全省卫生改革与卫生工作的重点，积极开展国际合作与交流。全省接待来自澳大利亚、日本、英国、荷兰、德国、丹麦、奥地利、意大利、联合国儿童基金会及世界卫生组织等国家和香港、台湾地区的客人共29批180人次。审核上报各类公派出国（境）人员147批292人次，其中出席国际学术会议84批99人次、出国（境）进修13批13人次、出国（境）培训11批39人次、出国（境）考察团39批141人次，以省卫生厅组团10批60人次。加强了对外学术交流，促进学科发展，先后组织承办国际血吸虫病学术研讨会，血吸虫病地理信息系统培训班，第三届国际耳穴诊治研讨会，世界卫生组织成立50周年纪念日宣传咨询服务活动，第一届国际药膳交流江苏大会和江苏省国际友好城市20周年成果展，扩大江苏卫生系统通过友好城市渠道，在借鉴和利用国外的先进技术及管理经验，推动卫生改革的影响和知名度。完成第三期援助圭亚那医疗队派出工作，完成援助桑给巴尔、圭亚那、马耳他三支医疗队换班组建工作。

（周传章　纪国富）

# 浙　江　省

## 1998　年　基　本　情　况

| | 数　量 | 与上年比增长数 | 与上年比增长率(%) | | 数　量 | 与上年比增长数 | 与上年比增长率(%) |
|---|---|---|---|---|---|---|---|
| 卫生机构(个) | 7 524 | －891 | －10.59 | 卫生人员(人) | 194 224 | 2 868 | 1.50 |
| 医　院(个) | 3 341 | 62 | 1.82 | 卫生技术人员(人) | 155 865 | 2 550 | 1.66 |
| 床　位(张) | 110 590 | 2 858 | 2.65 | 乡村医生(人) | 25 208 | －8 734 | －25.73 |
| 医院床位(张) | 103 579 | 2 340 | 2.31 | 个体开业人员(人) | 714 | －10 626 | －93.70 |
| 平均每千人口医院床位(张) | 2.33 | －0.11 | －4.51 | 平均每千人口卫生技术人员(人) | 3.51 | 0.04 | 1.15 |

| | | | | | |
|---|---|---|---|---|---|
| 人口 | 总数(万人) | 4 446.86 | 卫生费用 | 卫生事业费(万元) | 104.099 |
| | 出生率(‰) | 11.5 | | 卫生事业费与上年比增长率(%) | 11.64% |
| | 死亡率(‰) | 6.2 | | 卫生事业费占财政支出百分率(%) | 3.63% |
| | 自然增长率(‰) | 5.3 | | | |
| 医疗服务 | 诊疗总人次(万) | 5 971.7 | | 卫生系统固定资金(万元) | 1 022.507 |
| | 门诊人次(万) | 5 292.1 | | 卫生系统基建投资(万元) | 8 638 |
| | 急诊人次(万) | 452.2 | | 平均每一门诊人次医疗费用(元) | 66.36 |
| | 住院总人次(万) | 136.5 | | 平均每一出院病人医疗费用(元) | 3 056 |
| | 出院总人次(万) | 136.6 | | | |

**农村卫生** (1)农村初级卫生保健　6月上旬，桑国卫省长助理、李兰娟厅长、喻华芝、陈晓非副厅长分别带领卫生行政管理、卫生防疫、妇幼保健评审组，对衢县、常山、青田、庆元、文成、苍南等6个县的农村初级卫生保健进行了终期评审，经省级评审组随机抽样检查，上述6个县全部达到初级卫生保健合格县标准。至此，全省已提前三年完成以县为单位农村初级卫生保健达标任务。

(2)**乡镇卫生院三项建设**　1998年初，全省乡镇卫生院共有一、二、三类危房35万平方米。为实现省委、省政府提出二、三年内完成乡镇卫生院危房改造任务的目标。省卫生厅对全省乡镇卫生院危房情况进行了摸底调查，厅领导先后带队去开化、龙游、衢县、常山、丽水、浦江、淳安等20个县市调查，基本上核实了各地的危房数字。在核实危房数字的情况下，加强对各地危房改造计划修订的指导，提出了“在区域卫生规划基础上，核定面积总数，明确改造规模，落实配套资金，确定补助总额，分批验收拨款”的总体要求。省政府还专门召开了全省农村乡镇卫生院危房改造现场会，会议总结、交流了近年来各地农村乡镇卫生院危房改造的工作和经验，研究、部署加快农村乡镇卫生院危房改造工作。副省长鲁松庭出席会议并讲话。省政府要求各地加快完成乡镇卫生院的危房改造，并指出，如果两年之后，还有危房的，要予以通报批评，发生问题的，必须追究责任，绝不能把危房带入21世纪。一年来，完成危房改造面积15.8万平方米，共投资2.32亿元。

1998年全省基本完成乡镇卫生院“老三件”改造任务，全年共投资850万元，为乡镇卫生院装备200毫安X光机、B超、半自动生化仪等医疗仪器设备2 150多台件。资金来源省政府250万元，卫生厅300万元，各地自筹300万元。通过多渠道投资，使乡镇卫生院的医疗设施较快地得到改善。

根据《浙江省乡村医生培训九五规划》的要求，1998年，全省乡村医生培训学校共招学生5 519人，为历年招生人数最多的一年，至年底，全省共培训乡村医生11 258人，乡村医生经系统化、正规化培训的已达到82.02%，实现了省政府下达的乡村医生培训目标。为推进农村社区医学，首次开设了农村全科医学自学考试，已有3 569人参加报考，为农村提供了更多合格的实用型人才。

(3)**农村合作医疗**　一年来，全省11个地市完成了农村合作医疗试点工作。为推广各地试点经验，省政府召开了由各市地县分管领导和卫生局长参加的全省农村合作医疗现场经验交流会，会上，省政府提出了2000年前，全省有50%以上农民享受多种形式合作医疗的具体目标，并下发了《浙江省农村合作医疗实施办法》。据统计，全省已有35%的农民参加农村合作医疗。

1998年，城市医疗卫生单位对口支援农村卫生工作取得显著成效，形成了规范化、制度化的工作机制。全年共建立了347个对口支援单位，共派出医疗队1 757批，下乡医护人员9 075人次，支援经费186万元，赠送医疗设备884件(台)，价值443.5万元。培训医疗骨干822人次，帮助开展新技术、新项目384项。免费接受对口单位进修人数826人。

**预防保健**　截至1998年底，全省发生甲、乙类传染病18种，共计130 397例，除性病发病数上升较快外，其余都比上年减少。1998年霍乱首发病例早于往年，疫情来势猛，仅一个月，疫情波及6个市地的20个县（市区）。针对这一疫势，在各级人大、政府的关心和领导下，召开数次市地卫生局长会议和专家咨询会，专题讨论和研究防治工作，提早设立肠道门诊，加强疫源检索和疫情监测，并派专家组赴疫区处理疫情。由于准备充分，措施得力，使全省的霍乱疫情及时得到控制，未出现流行态势，全年发病330例，比上年有所减少，没有出现二代病人和死亡病例。

计划免疫成果继续得到巩固。全省以乡为单位计划免疫接种率已连续多年达到85%以上。在艾滋病防治方面，通过验收，已建立了13个实验室，进一步扩大了监测对象，一年内，监测血清2.4万份，发现艾滋病病人8例，检出艾滋病病毒感染者11例。为继续巩固血防成果，全省广泛开展了查灭螺工作，据不完全统计，全省共查螺面积7 197万平方米，用工14万工，查出有螺面积41万平方米，灭螺面积26万平方米。全省已连续8年未发现急性感染病人、新感染病人（畜）和阳性钉螺。继续在20个鼠疫历史疫区设立28个固定监测点和48个流动监测点，进行鼠疫监测，未发现可疑疫情。结核病防治工作以抓防治归口管理为重点，在10个市地、30个县市按世界卫生组织要求，开展了结核病的监测工作。

1998年，长江、嫩江流域遭受特大洪涝灾害，省卫生厅先后组织6批医疗队分赴安徽、江西、湖北等省受灾地区，开展灾区医疗防疫工作，组织全省卫生系统开展赈灾救灾活动，向灾区捐款650万元，捐赠价值500万元药品。金华、衢州等市县也不同程度遭受洪灾袭击，省市卫生部门及时组派医疗防疫队26支，派出医疗防疫人员250人，调拨救灾药品，连夜赶赴灾区。省卫生防疫站、浙医一院、杭州市三院和泮卫利等9位同志被卫生部授予抗洪抢险救灾防病先进集体和先进个人。

1998年，根据妇女、儿童的健康需求，积极开展妇幼保健、计划生育技术指导、健康教育、家庭病床等工作，把妇幼保健服务深入到基层、到家庭。据统计，全省孕产妇死亡率25.44/10万、婴儿死亡率11.99‰、住院分娩率为97.94%、7岁以下儿童保健管理率和孕产妇保健覆盖率分别为87.55%和96.31%，均达到年初制定的目标，有效地保护了妇女儿童的健康。

**爱国卫生**　农村的改水改厕改善了农村卫生条件，有效地控制了疾病的发生。1998年，改变了农村改水经费补助办法，以签订项目责任书的形式，落实改水任务目标。全省农村自来水普及率已达79.1%，比上年增长1.37个百分点；全省农村卫生户厕普及率已达47%，比上年增长4个百分点。

**卫生改革**　开展医疗保障制度试点、制定区域卫生规划和推行社区卫生服务是全省1998年医疗卫生改革的重点，全省进行了大规模的医疗成本调查和核算工作。按全国的统一方法，选择11家医院，对99项成本进行了细致的测算。测算结果反映：门诊成本是收费标准的1.85倍，住院费成本是收费标准的2.92倍、手术成本是标准的1.37倍、麻醉为1.77倍、治疗为2.04倍，化验和检查两大类收费已基本到位。上述调查为下一步医疗保险制度改革提供了重要数据，宁波、金华的医改试点工作顺利进行。

为有效控制医药费用过快增长，1998年是全省实施总量控制，结构调整方案的第二年，为完善此项改革方案，卫生、财政、物价等部门在对上一年实施情况进行研究分析的基础上，经省政府同意，提出了1998年医药费增长幅度控制在20%以内，药品增长幅度控制在15%以内。为达到这一控制目标，我省制定了“总控”考核办法，并把考核结果与省财政拨款挂钩，加强医疗收费管理，经常进行收费的监督检查。1998年全省医药费增长幅度平均为14%，其中药品收入增长14%，基本达到省政府规定的目标。

为顺利推行区域卫生规划，省政府专门成立了由有关部门领导参加的协调小组，并建立了联席会议制度，省卫生厅成立了区域卫生规划领导小组及办公室。为推动此项工作，全省对12个县市进行了卫生服务调查，为配合区域卫生规划的制定提供了大量数据，已作前瞻性分析。全省还召开由市地政府分管领导参加的区域卫生规划工作会议，对下一步实施区域卫生规划提出了意见，并召集了高等院校的有关专家，认真研究了区域卫生规划的编制工作。目前正在逐步实施。

社区卫生服务在总结杭州、宁波、金华、衢州等试点经验的基础上，不少乡镇卫生院面向社区，深入家庭，开展医疗、预防、康复、健康教育和计划生育技术指导等基本卫生服务。

**卫生监督** 通过1997年行政执法责任制试点工作，进一步把行政执法责任制目标与工作责任制目标结合一起，实行领导分工，分级负责，一并实施。为了促进卫生执法队伍建设，还加强了对卫生执法人员法律知识和职业道德教育，并制定了《药品审批程序》、《化妆品生产企业卫生许可审批程序》、《生产涉及饮用水卫生安全产品审批程序》、《消毒药械、医疗卫生用品卫生许可审批程序》、《保健食品审批程序》、《食品生产经营企业卫生许可审批程序》、《射线装置卫生许可证发放程序》等办证程序，公开办事制度，接受社会和被监督单位的监督。1998年，全省把抓好经常性的卫生监督执法作为执法工作的关键来抓，在努力提高执法工作监督质量的前提下，加大卫生执法力度。全省各级卫生部门，以省人大确定的食品卫生执法为龙头，带动了整个卫生执法工作的全面开展。

一年来，仅食品卫生执法统计，全省共有食品经营单位3 829 125户，实施监督检查934 949户次，检测食品（具）样品60 672件。实施行政处罚12 442户次，其中罚款9 052万元，没收非法所得143万元，销毁劣变质食品225 186公斤。责令停止生产经营5 275户次，吊销卫生许可证30户，取缔非法生产经营活动1 415户。此外，还查处了一起涉及瑞安等地19家饼干生产企业因违法使用“喷涂油”而导致700余人食物中毒的大案，在卫生部和广东省卫生行政部门的支持下，省有关卫生行政部门共查封和销毁“喷涂油”1 000余桶，查封和销毁含“喷涂油”的饼干500多吨。有效地防止了中毒事件在全国范围的蔓延，这一大案的查处工作，受到了卫生部的表扬。

据统计，全省1998年食品卫生监测总合格率为84.91%，与去年持平。

全省环境卫生监督不断加强，一年来，共实施公共场所卫生监督监测103 337户次，卫生监督覆盖率为99.61%，实施行政处罚2 306户次，罚款55万余元。根据卫生部布置，全省重点开展了化妆品市场的监督检查，监督检验化妆品生产化妆品样品1 650件，合格率达95.81%。另据统计，全省厂矿企业中，各种应监测的有毒有害作业共有39 434个，实测31 127个点，监测合格率为57.75%。并为全省13万名厂矿企业职工进行了预防性健康检查。通过加大卫生监督执法，维护了消费者的权益，保障了群众的健康。

为了加大药品执法力度，坚持分级办案，集中精力抓大案、要案，努力做到案案有结果。据1月--11月份统计，全省共查处制售假劣药品案件559起，取缔无证经营30起，罚没款335.25万元。全省共抽检药品1 161个品种，其中不合格的为128个品种，不合格率为9.93%，与上年同期相比，不合格率下降1.8%。还查处了青田县海口镇等非法药品市场。通过药品的监督执法，保障了人民用药的安全、有效。

根据国务院《医疗机构管理条例》规定，为提高执法人员执法水平，省卫生厅一年内分别举办了4期医疗机构注册登记工作培训班。按照分级注册、分级发证原则，先后对省级15家医疗单位进行了注册登记工作，并颁发了执业许可证。各地的注册发证工作尚在进行。

**医学科技与教育** 根据医学科研机构实行“一院两制”、“一所两制”科技体制改革方针，对浙江省医学科学院创办的高新技术企业、宁波市微循环和莨菪类药研所的“一所两制”、温州市实验动物中心实行股份制等科技改革试点进行了调查和指导，使这些机构不断发展壮大，如宁波市微循环和莨菪类药研所的戒毒研究中心，应用自行创新的戒毒方法，治疗吸毒病人6 000余例，并从治疗手术中购置了1 800万元的大型精密仪器，使该所的基础研究取得了重大进展。为鼓励技术要素参与收益分配，对省医学科学院高新技术产业——普康医药生物技术公司的运行体制又作为改革尝试。上述改革为科技成果的转化和产业化、商品化提供了广阔的空间。

重点学科建设起步稳健，进展顺利，对16个省重点学科考核评估表明，经过一年的建设，这些学科初步形成重视学科和人才梯队建设的良好氛围，学科整体优势得到增强，重点学科建设推动了技术创新，一批科技成果正逐渐成熟。一年来，重点学科用于购置设备、改造实验室、人才培养等项目资金达3 200余万元。16个学科中，已有130多人被派往国内外进修或培训，其中，被派往国外学习的有58人，培养及在培博士、硕士121人。1998年，各重点学科新列各级政府科技项目达65项，显示了重点学科在医学发展中的作用和优势。

1998年，全省医学科技成果喜获丰收。“人工肝支持系统治疗重症肝炎”获得国家科技进步二等奖。获得省科技进步奖66项，其中，“流行性出血热疫苗（双价）的研究”、“同种异体肾移植的临床研究”获一等奖。同时，完成了1998年省医学科技进步奖的评审工作，共评出获奖项目66项，其中，一等奖7项、二等奖17项、三等奖31项、优秀奖11项。在获奖项目中，市地研究的科技成果已占46.97%。不少科技项目已转化为生产力，收到了良好的社会效益和经济效益。

**中医事业** 1998年是《浙江省发展中医条例》颁布后全面贯彻实施的第一年，也是实现全省中医事业向依法发展转变的关键一年。一年来，省人大、省政府先后两次对杭州、金华、湖州、台州、丽水等市地的10个县市就条例贯彻情况开展执法检查，检查结果表明，各级政府对中医投入有所增加，全省中医事业费比上年增长17%，省财政中医专款比上年增长55%，中医医院建设得到加强，中医医疗保健体系逐步形成。

加强中医医院标准化建设，一年来，又有12所中医院通过了等级评审，目前，全省通过等级评审的中医院已达70所，占总数的87.5%，超额完成了年初省政府确定的工作目标。通过放心药房建设规范；省级示范文明医院建设；院内感染质量控制管理；开展中医系统化整体护理等措施，加强了中医院内涵建设。已有13个县市被授予农村中医工作先进县称号，他们为农村中医工作的深入开展提供了有益经验。

积极培养中医药人才，对原确定的87名省级中青年中医临床学科带头人进行重点培养，又遴选出47名业务骨干作为国家级专科专病技术人才的培养对象，落实了专项培养经费。继续开展省级名中医评审工作，1998年，又评选出省级名中医23名，选拔7名业务骨干作为第一批名中医助手。

**精神文明建设** 1998年，全省各级卫生部门在学习党的十五大文件和总结全省卫生系统开展二轮职业道德建设、行风评议活动的基础上，提出以创建文明卫生行业为目标，以“回头看”检查评议为契机，全面开展创建文明单位、争做文明职工、树立文明行业形象活动。具体措施是：①及时调整和建立组织，加强行业主管部门对行风建设的领导；②精心部署行风建设与创建卫生文明行业工作，如医院通过创建“百佳医院”、“文明示范医院”等活动，进一步树立“以病人为中心，以质量为核心”的服务宗旨，为病人提供优质医疗服务；③做好行风建设“回头看”工作。各市地卫生部门专门组织人员，对各个医疗卫生单位的行风建设认真进行“回头看”检查，发现问题，及时解决，并不断加大纠风工作力度；④编写《天使情》优秀医务人员事迹汇编，组织白求恩式医务人员组成的报告团巡回演讲，弘扬先进，广泛开展职业道德教育；⑤抓好政务公开和推进社会服务承诺制，根据省委、省政府推行政务公开制度的要求，省卫生厅在认真调查研究的基础上，从工作职能和实际情况出发，选择与人民群众、办事单位关系密切的卫生执法监督处罚等17项内容，通过新闻媒体，向社会公开承诺。同时，组织全省各级卫生行政部门和医疗卫生单位实现政务公开和院（所、站、校）务公开。到12月底，全省11个市地、86个县市区卫生行政部门已全部实行政务公开；⑥根据群众举报和明查暗访，打击游医药贩，严肃查处一批违法违纪案件。通过上述措施，有力地促进了卫生系统的行风建设，据146 497份住院门诊病人问卷调查，病人对医院满意度：满意112 609份，占80.5%、较满意20 620份，占14.79%，满意和较满意占95.27%，比以往任何一年都高。

（沈家贤）

# 安 徽 省

## 1998 年 基 本 情 况

| | 数 量 | 与上年比增长数 | 与上年比增长率(%) | | 数 量 | 与上年比增长数 | 与上年比增长率(%) |
|---|---|---|---|---|---|---|---|
| 卫生机构(个) | 7 515 | —396 | —5.01 | 卫生人员(人) | 188 247 | 1 431 | 0.77 |
| 医　　院(个) | 2 992 | —211 | —6.59 | 卫生技术人员(人) | 153 716 | 1 511 | 0.99 |
| 床　　位(张) | 123 549 | 400 | 0.32 | 乡村医生(人) | 41 908 | 2 958 | 7.59 |
| 医院床位(张) | 114 544 | 499 | 0.39 | 个体开业人员(人) | 2 603 | 342 | 15.12 |
| 平均每千人口医院床位(张) | 1.86 | —0.01 | —0.54 | 平均每千人口卫生技术人员(人) | 2.50 | 0.01 | 0.4 |

| | | | | | |
|---|---|---|---|---|---|
| 人口 | 总数(万人) | 6 152.17 | 卫生费用 | 卫生事业费(万元) | 72 461 |
| | 出生率(‰) | 15.74 | | 卫生事业费与上年比增长率(%) | 9.4% |
| | 死亡率(‰) | 6.50 | | 卫生事业费占财政支出百分率(%) | 3.03% |
| | 自然增长率(‰) | 9.24 | | | |
| 医疗服务 | 诊疗总人次(万) | 7 563.04 | | 卫生系统固定资产(万元) | 333 520 |
| | 门诊人次(万) | 6 849.71 | | 卫生系统基建投资(万元) | 27 288 |
| | 急诊人次(万) | 226.84 | | 平均每一门诊人次医疗费用(元) | 28.16 |
| | 住院总人次(万) | 248.54 | | 平均每一出院病人医疗费用(元) | 133.64 |
| | 出院总人次(万) | 250.34 | | | |

注：本表按卫生部统计口径提供各项数据。

**农村卫生** 农村初级卫生保健取得新进展。经省检查评审，又有22个县（市、区）初级卫生保健达到合格标准。截止1998年底，全省已有72个县（市、区）初级卫生保健达到合格标准，占全省应该承担农村初级卫生保健任务的85个县（市、区）的85%。

合作医疗由试点阶段推向全面发展阶段。目前，全省大多数县已成立了合作医疗领导机构和管理组织，启动了合作医疗，全省享受合作医疗保健制度的农村人口覆盖比例达到30%以上。

农村卫生“三项建设”步伐加快，安排设备补助资金617万元，补助下拨“三项建设”基建资金580万元、设备资金396万元。完成了365

个乡镇卫生院、15个县防疫站、20个县妇保所(站)的“一无三配套”任务。

继续在农村地区开展以“喝卫生水、上卫生厕所、居住卫生环境”为主题的爱国卫生运动。召开农村改水改厕现场会，组织开展建设卫生厕所的试点与推广，在凤阳小岗村、涡阳、郎溪、舒城、长丰、岳西等重点县进行了改厕示范工作，在郎溪、舒城开展了改厕信贷周转金试点，以加快农村改厕工作步伐。据受灾的沿江六市地初步统计，灾后修复自来水厂167座，新建自来水厂34座，清掏和新打水井123 568眼，新建厕所3 717座。清理环境面积达1 700万平方米，消毒环境1 200万平方米。安排26万元奖励资金，对灾区新建厕所户进行奖励。

开始实施世界银行第四期农村供水与环境卫生贷款项目和联合国儿童基金会农村环境卫生与健康教育援助项目。全省农村地区广泛开展了基层共青团组织参与的改水改厕活动。

**疾病控制** 加大《传染病防治法》的执法监督工作力度，以预防控制霍乱、病毒性肝炎、艾滋病、血吸虫病、性病、结核病等传染病为重点，加强传染病的预防控制。全年完成儿童计划免疫“四苗”基础免疫和流脑、乙脑、乙肝等疫苗预防接种1 452.6万人次，接种率平均达到90%以上；计划免疫“四苗”等加强免疫预防接种719.59万人次；儿童计划免疫“四苗”接种率农村以乡镇为单位达96.1%，城市以街道为单位达98.9%。继续组织实施了消灭脊髓灰质炎强化免疫日活动，对376.03万儿童普服了两次脊髓灰质炎疫苗，消灭脊髓灰质炎主要监测指标均达到卫生部的规定，已连续7年未发生脊髓灰质炎野毒株病例；组织开展了部分地区强化免疫活动，合肥等13个地市482.23万名1岁～6岁儿童接种了麻疹疫苗强化免疫。

血吸虫病防治做好预防性灭螺和预防性服药工作。长江流域洪涝灾害发生前，在沿江地区投放75吨灭螺药品开展预防性灭螺；灾情发生以后，全省组织198支血防小分队共1 680名血防工作人员深入救灾防病第一线，为抗洪军民、灾民进行预防性服药25万余人；灾情控制后，又及时为部队、武警官兵进行体检和药品补服，由于准备充分，措施得力，未发生血吸虫病暴发流行。天长市达到了血吸虫病基本消灭标准。碘盐合格率持续稳定在90%以上，8岁～10岁儿童甲状腺肿大率达到10%以下。在全省基本消灭丝虫病的基础上，有5个市、县通过省级考核验收，达到消灭丝虫病标准；疟疾发病较上年同期下降了31.3%，有14个市、县通过省级考核验收，达到基本消灭疟疾标准，连续7年省内无恶性疟病例发生；麻风病患病率仍控制在1/10万以下；“加强与促进结核病控制项目”覆盖19个县市。保持碘盐合格率稳定在90%以上。

**中医事业** 制定并印发了《安徽省跨世纪中医学术和技术带头人培养实施方案》，并组织选拔考试。挑选了26名学历层次较高的中青年管理人员到全国一些较好的中医院挂职学习，以提高管理水平。

按照《安徽省中医专科专病建设实施方案》的要求，经综合考核评估，确定了省针灸医院等5所中医医院为省特色中医医院建设单位，淮北市中医医院的心内科等10个中医专科为省重点建设的中医专科，中医附院的肾病等20个中医专病为省重点建设中医专病。选派了50多名学历层次较高的中青年技术骨干到全国各地进修学习。

加强规范化建设，提高医疗技术质量。制定了《安徽省中医医院“放心药房”建设规范及评分细则(试行)》，开展了创建“放心药房”活动。为提高医疗、护理、急诊等各项工作质量，制定了二、三级中医医院急诊、门诊、护理、病区等4个内涵建设的标准及评分细则。进一步加强了对中医医疗市场的监督管理。组织了对全国农村中医工作试点县——潜山县的省级验收，对11个全省农村中医工作试点县的中期评估。组织了全省乡村中医药人员中专水平考试。

认真抓好名老中医药专家学术经验继承工作，经考核为46名条件考核合格者核发了出师证书。继续做好高等中医自学考试的组织管理工作。国家中医药管理局国际合作司、中国中医药学会、安徽省中医管理局、亳州市人民政府在亳州市共同成功举办了'98国际华佗学术研讨会。

**卫生监督** 进一步加大了药品监督和打击制售假劣药品的力度，查处一批重大假劣药品案件。当年，全省卫生部门查处假劣药品累计价值1 400万元，超过前4年总和；吊销违法药品广告11家，并移交工商行政部门查处，责令2家生产加工假劣药品生产企业停业整顿。7月，查处利用高科技手段制售假氟哌酸胶囊案件，制定了检验氟哌酸胶囊的新标准，上报国家药品监督管理局批转全国执行；对全省药品生产、经营和使用单位的氟哌酸胶囊进行封存检验，检出20多个批号的假药。8月，从河北省医药公司调拨给安徽省的2 278件、价值146万元的中央储备药品中，检验发现板蓝根冲剂16批、风油精6批、氟哌酸胶囊1批、正痛片1批，价值14.5万元的药品不合格。省卫生厅封存了这批药品，成立了专案组，立案查处，并及时向国家药品监督管理局做了汇报。国家药品监督管理局对省卫生厅认真负责，切实保障受灾群众用药安全给予了通报表扬。

加大医疗机构监督执法力度，严厉打击游医药贩，加强了性病诊疗市场的管理。同时，加大了医疗广告的管理力度。针对少数医疗机构和新闻单位违法刊播医疗广告，省卫生厅和省委宣传部、省工商管理局联合下发了《关于加强医疗广告管理的通知》，进一步规范了性病、精神病和传染病等特殊疾病的广告管理。对违法刊播医疗广告的医疗机构进行了处罚，吊销了8家医疗机构的《医疗广告证明》和一些单位的《医疗机构执业许可证》。加大大案、要案的查处力度，严肃查处了游医药贩陈永进勾结合肥市一些基层医疗机构，以行医为名，制售假药行骗的重大案件，对违法单位依法进行了严厉处罚，并责成合肥市卫生部门依法取缔其各种形式的租赁承包活动或吊销医疗机构执业许可证。

大力宣传和组织实施《献血法》，提高全体公民自愿无偿献血的积极性。采取多种形式组织无偿献血活动，《献血法》实施以来，全省无偿献血的人数已达1万余人，基本满足了临床用血的需要。加强对采供血行为的监督，组织了全省血液管理大检查，严厉打击非法采供血行为，查处了6家采供血单位，吊销了个别单位采供血执业许可证。

进一步加大公共卫生监督工作力度。全省食品卫生监督覆盖率达到97.5%，监测合格率达到85%。春节、国庆等节日期间，组织开展了专项食品卫生监督检查。进行了保健食品市场清理整顿，查处了违法生产经营厂家和不合格产品。进一步扩大对食品、药品、化妆品、公共场所、生活饮用水、放射卫生、学校卫生、职业卫生等的监督覆盖率，增加监督频次。公共场所卫生监督覆盖率为84.8%，监测合格率为46.5%；化妆品卫生监督覆盖率为95.8%，监测合格率为92.8%；生活饮用水卫生监测合格率为80.9%；放射卫生经常性卫生监督覆盖率为58.9%，监测合格率为91.8%；职业卫生预防性监督工作有新的进展，监督率由上年的56.98%上升到81.36%。

**妇幼卫生** 认真贯彻《母婴保健法》和安徽省《实施办法》，安徽省人民政府出台了《安徽省婚前医学检查管理办法》，进一步规范了婚前医学检查工作。爱婴行动取得新的成绩，又有24所医疗保健机构成为爱婴医院，30所中心卫生院成为爱婴卫生院，巢湖地区及所辖5个县市创建爱婴地市县基本通过省级评审。继续实施妇幼卫生合作项目，完成项目中期评审工作，启动了降低儿童死亡率和生殖健康/计划生育项目。开展了儿童死亡、孕产妇死亡和出生缺陷监测和评审工作。

**精神文明建设** 开展了以禁止开单提成为重点的专项治理工作。针对社会反映强烈的“大处方”、“滥检查”和“看病贵”等热点问题，省卫生厅明确提出，坚决禁止一切形式的开单提成，下发了《关于开展以禁止开单提成为重点的专项治理的通知》，严厉要求“四个禁止”，即：禁止诊疗活动中任何形式的开单提成，禁止奖金分配与药品收入、检查费、治疗费等经济指标直接挂钩，禁止医务人员收受生产经营单位支付的临床促销费，不准接受或参加以药品促销为目的的宴请、馈赠、考察、旅游等消费活动，禁止医务人员擅自外出会诊、手术、私自收取“会诊费”、“手术费”。首先在省直医院开展了以禁止开单提成为重点的专项治理工作，会同省政府纠风办对省直医疗单位行风专项治理工作落实情况做了专项检查。在省直医疗单位初见成效后，开展全省医疗机构行风专项治理工作，要求各级卫生主管部门和医疗单位做到“四个统一”（统一思想、统一要求、统一布置、统一行动）和“四个禁止”，并实行法人负责制。与省纠风办联合派出5个行风专项治理督查组，对全省17个地市贯彻省行风专项治理电视电话会议情况进行了全面督导。结果表明，这项活动开展以来，医院的“大处方”减少，大型医疗设备检查阳性率提高，医疗服务中不合理消费有所降低，大大减轻了病人的经济负担，同时促进了医疗单位服务行为规范化水平的提高和医疗秩序的好转。

在开展专项治理的同时，进一步加强医疗单位职业道德教育工作，制定下发了《全省卫生系统职业道德竞赛实施方案》，开展了省“窗口”行业职工职业道德竞赛活动。在全省卫生系统广大青年团员中，开展了争当“青年岗位能手”和创建“青年文明号”活动，进一步促进青年卫生技术人员的职业道德和文明素质的提高。

**医学科技与教育** 对全省首批13个临床医学重点专科与10个特色专业进行中期检查考评。加强科技成果的推广应用工作，筛选出省卫生厅第四批科技成果推广计划项目。完成了1998年卫生部科研基金和优秀青年科研专项基金课题的组织申报和推荐工作。获省级科技奖励的医疗卫生科技成果共69项（1997年度），其中科技进步奖44项，农村科技奖2项，自然科学奖23项。

继续做好跨世纪人才培养和重点学科建设工作，建立了跨世纪人才信息库，按照重点培养、定期考核、动态管理、择优劣汰的原则，对首批跨世纪学术和技术带头人进行了第一周期考核。开展了第二批推荐选拔工作，有17位学者被确定为第一层次培养对象，56位被确定为第二层次培养对象，90位为培养对象后备人选，并实行导师制度。

加快乡村医生教育进程，落实乡村医生教育《十年规划》目标。完成了全省乡村医生教育评估。适应社会需求，做好中等医学教育专业结构调整工作，继续减少医士类专业招生计划，增设了卫生监督、卫生信息管理、中医保健等新专业，扩大医技类和护理专业招生比例，增加四年制护理专业招生计划。继续对卫生类专业普通中专、成人中专、成人高等教育《专业证书》教学班的毕业生进行毕业统考。加强中等卫校师资队伍建设。委托上医大举办我省中等卫校临床医学师资研修班。加强继续医学教育和毕业后教育规范化管理，批准下达1998年省级继续教育项目272个，并将国家级项目转发范围扩大至各地、市级综合医院。

**卫生改革** 淮北、铜陵、芜湖三个医改城市继续开展试点工作。祁门、庐江、含山及安庆市等10个县市积极主动结合当地实际，在公费医疗实施范围内引入医改运行机制，建立了社会统筹医疗基金和个人账户相结合的基本医疗保险制度，并开展试点，有10.38万人参加社会医疗保险，占全省公费医疗享受人数的8.6%。在未试行医改的地方，有97.6%的县市继续贯彻公费医疗费用由国家、单位、个人三方合理负担的办法。

**对外交流** 圆满完成了新增援外医疗队组派任务，安徽省援也门医疗队增加到8个分队88名医务人员，同时加强了援外医疗队的管理。援外和外事工作受到了卫生部和省里的表彰，省卫生厅被省外办、省人事厅评为“安徽省外事工作先进单位”，省卫生厅援外办被卫生部授予“援外医疗队先进管理单位”，安徽省赴也门第十二批医疗队阿比洋分队被卫生部评为“先进医疗队”。

对外交流进一步扩大，共派出出国及赴台湾、香港、澳门地区人员32批，计77人次，其中，参加国际学术会议11人次，出国及赴台湾、香港、澳门进修、考察36人次，涉及到医疗、防疫、妇幼保健、改水改厕等专业。接待国外及台湾、香港、澳门来宾和来访学者21批，引进了改水改厕、农村初级卫生保健等一些国际合作项目。

**【救灾防病工作】** 1998年夏季，长江流域发生了一场百年不遇的特大洪水。灾前，省卫生厅根据有关部门的汛期报告，借鉴1991年大灾之年救灾防病的成功经验，下发了《关于做好防汛抗旱期间卫生防病工作的通知》和《救灾防病预案》、《疫情处理预案》等一系列文件，成立了救灾防病领导小组，在思想、组织和物质上提前做好救灾防病工作的各项准备工作。

灾情发生后，省卫生厅科学决策，精心组织，正确指导，加强督查，率领全省各级卫生部门和广大卫生工作者弘扬伟大的抗洪精神，全面发动，全面参与，以高昂的斗志，无私奉献的胸怀，全力以赴，积极、主动、有序、有效地投入救灾防病工作。一是层层建立了救灾防病领导组织和专门办事机构，动员部署、组织协调，指挥开展救灾防病工作。二是建立了严格的救灾防病工作制度，及时收集、传递信息，为领导提供决策依据。三是及时派出救灾防病小分队，深入防汛抗洪抢险第一线，驻点和巡回开展饮用水消毒、环境“消、杀、灭”、防病治病、卫生防病知识培训和宣传等工作。全省各级卫生部门派出医疗防疫小分队和血防小分队共2 100多支。做到了哪里有防汛军民、灾民，哪里有疫情，哪里就有医疗卫生工作人员。

针对今年洪涝灾害来势猛、受灾程度深、范围大、持续时间长、反复受灾等特点，省卫生厅实行了分类指导，狠抓重点工作、重点环节。一是切实抓好防汛军民和受灾群众的临时居住点饮用水消毒、食品卫生管理和环境卫生清理工作；二是抓沿江地区血吸虫病的防治工作；三是抓以霍乱为重点的肠道传染病防治工作；四是抓以救灾防病为中心的爱国卫生运动；五是抓流行性出血热的防治工作。并从实际效果出发，狠抓救灾防病各项措施的落实。一是抓救灾防病工作责任制，强化督查。卫生部门领导身先士卒，多次率队深入受灾乡、村，指导和督促各项防病防疫措施的落实；二是积极开展救灾防病宣传，增强广大群众自我防病意识；三是动员社会力量，一方有难，八方支援，紧急筹集和下拨救灾防病经费和药品，支持救灾防病工作。紧急向国家申请调拨药品，并及时地将卫生部支持的和各地捐赠的救灾防病经费、“消、杀、灭”及预防治疗药品下拨灾区。为加强对救灾防病经费和药品的监督与管理，省卫生厅及时制定下发了救灾防病经费和药品使用管理的规定，严明纪律，严格监督，做到专款、救灾药品专用。

为支援抗洪救灾，省卫生厅在安徽省直机关率先并多次开展“捐款购药献爱心”活动，累计捐款近30万元，全部用于购买灾区急需的药品，并及时送到灾区第一线。安徽省的救灾防病工作也得到了卫生部和一些兄弟省市的重视和关心，其中，浙江省卫生厅对口支援安徽省救灾防病工作，并派出了2支由医疗专家和防疫人员组成的医疗防疫小分队，在灾区为军民防病治病。

省卫生厅率领全省卫生系统积极、主动、有序、高效地组织开展救灾防病工作，出色地完成了救灾防病任务，保证了抗洪军民生命健康安全，保障了抗洪抢险工作的顺利进行。目前，灾区没有发生大的疫病流行，救灾防病工作取得了决定性胜利。1998年全省与灾害有关的法定报告传染病发病率，较1997年下降了7.18%。

**【颁布实施《安徽省儿童计划免疫管理条例》】** 1998年12月22日，安徽省九届人大常委会第七次会议审议通过《安徽省计划免疫管理条例》，自1999年5月1日起施行。

《条例》共分六章三十七条，主要内容包括：

（1）明确了儿童计划免疫管理主体的职责　①明确了儿童计划免疫是政府行为，各级政府要加强对儿童计划免疫的领导。②明确了各级卫生行政部门是儿童计划免疫的主管部门。③要求各级财政、教育、交通、公安、民政、计划生育等有关行政部门、宣传部门和基层组织要给予密切配合。④卫生防疫、医疗保健机构承担儿童计划免疫的业务工作。

（2）规范了儿童计划免疫的业务工作　①确定了儿童计划免疫的疫苗种类、供货渠道、储运条件。②要求使用全省统一的预防接种证。③接种点的布局要合理。④规定接种医生一定要培训后持证上岗，并按操作规程进行接种。⑤对偏远山区和流动人口儿童的接种也提出了方式。⑥儿童家长、幼托机构和小学要积极配合预防接种工作。

（3）规定了预防接种反应和事故的处理

规定了预防接种反应和事故的处理一定要及时、公正、公平。成立省、地、县三级预防接种异常反应和事故鉴定委员会。省级鉴定为最终鉴定。区分异常反应和接种事故，医药费分别由卫生事业费或责任单位、责任人支付。必要时，按国家的有关规定，给儿童一次性补偿或赔偿。

（4）确定了儿童计划免疫的保障体系　①省财政解决卡介苗、脊髓灰质炎疫苗、麻疹疫苗和百白破疫苗等四种疫苗经费。乙肝疫苗等其他疫苗费由被接种者承担。②预防接种可收取接种费，但在实行计划免疫保偿或者将儿童计划免疫纳入合作医疗保健范围的地方，预防接种费从儿童计划免疫保偿金或者合作医疗保健经费中列支，接种单位不得再向儿童监护人收取。③各级财政是解决冷链系统费用的主渠道。④推广儿童计划免疫保偿制。⑤儿童计划免疫冷链车按规定免征养路费等有关费用。

(5)《条例》还规定了法律责任。对违反本《条例》的行为，应追究相应的法律责任。

**【发布施行《安徽省婚前医学检查管理办法》】** 1998年5月5日，安徽省人民政府第六次常务会议讨论通过《安徽省婚前医学检查管理办法》，以省长令自1998年6月1日起发布施行。

《办法》共二十条。《办法》对立法的目的和依据、婚检工作的领导和监督管理、婚检机构(包括涉外婚检机构)执业许可的审批、婚检机构和医师必备的基本条件、婚检机构和人员应遵循的规章制度及原则、婚检的疾病和项目、婚检的医学意见、婚检的收费要求及减免原则、对有异议的婚检结果的医学技术鉴定程序、婚姻登记管理机关和计划生育部门的配合以及有关违法行为的处罚等方面做了具体规定。

(吴革非　周　涛)

# 福　建　省

## 1998 年 基 本 情 况

| | 数　量 | 与上年比增长数 | 与上年比增长率(%) | | 数　量 | 与上年比增长数 | 与上年比增长率(%) |
|---|---|---|---|---|---|---|---|
| 卫生机构(个) | 10 159 | 100 | 1.00 | 卫生人员(人) | 116 884 | 2 669 | 2.34 |
| 医　　院(个) | 319 | 9 | 2.90 | 卫生技术人员(人) | 97 361 | 2 368 | 2.49 |
| 床　　位(张) | 89 280 | 570 | 0.64 | 乡村医生(人) | 19 003 | 2 365 | 14.21 |
| 医院床位(张) | 81 759 | 824 | 1.02 | 个体开业人员(人) | 6 663 | 653 | 10.87 |
| 平均每千人口医院床位(张) | 2.48 | —0.02 | —0.8 | 平均每千人口卫生技术人员(人) | 2.95 | 0.02 | 0.68 |

| | | | | | |
|---|---|---|---|---|---|
| 人口 | 总数(万人) | 3 299 | 卫生费用 | 卫生事业费(万元) | 82 032.28 |
| | 出生率(‰) | 11.53 | | 卫生事业费与上年比增长率(%) | 9.33 |
| | 死亡率(‰) | 6.20 | | 卫生事业费占财政支出百分率(%) | 3.21 |
| | 自然增长率(‰) | 5.33 | | | |
| 医疗服务 | 诊疗总人次(万) | 5 957.38 | | 卫生系统固定资产(万元) | 358 263.60 |
| | 门诊人次(万) | 5 430.79 | | 卫生系统基建投资(万元) | 46 586.80 |
| | 急诊人次(万) | 243.31 | | 平均每一门诊人次医疗费用(元) | 39.04 |
| | 住院总人次(万) | 172.98 | | | |
| | 出院总人次(万) | 169.44 | | 平均每一出院病人医疗费用(元) | 2 111.33 |

**卫生改革**　①贯彻卫生改革发展决定。今年3月、10月，召开了两次全省地市卫生局长会议，传达贯彻全国卫生厅局长会议精神，部署卫生改革与发展的任务和进一步贯彻落实《省委、省政府关于加快卫生改革与发展的决定》工作。全省有9个地市和65个县市区党委政府召开卫生工作会议，传达贯彻全省卫生工作会议精神。9地市、60个县市结合当地实际，制定了贯彻省委、省政府《决定》的实施办法和政策措施。为了促进卫生改革与发展政策的贯彻落实，大多数地市县将卫生改革与发展任务分解到有关部门，并把卫生工作列为领导任期目标责任制与政绩考核重要内容和本届人大的监督内容。龙岩、漳州、泉州等3个地市与所辖各县市，有43个县市与所辖的各乡镇分别以政府名义签订了卫生责任状，加大了发展卫生事业的力度。②开展卫生重点课题调研。5月份，厅党组围绕重点工作组织了7个调研课题，深入开展调查研究。各位厅领导带领调研人员共计88人次，深入到9个地市的44个县市区进行现场调研，召开了84场座谈会，收集了大量的第一手资料，并认真分析讨论，结合学习理论，撰写了包括省委、省政府加快卫生改革与发展的决定贯彻情况、医院适应医改内部配套改革等7篇调查报告，为卫生决策提供了科学依据。8月底举行了调研课题报告会，并对调研报告进行了评议，取得较好效果。③推进医疗保障制度改革。遵照省政府社会保障制度改革的总体要求，联合省体改委提出"关于深化职工医疗保障制度改革思路"。联合省财政厅，并经省政府同意，制定出台了"关于加强省级公费医疗经费使用管理办法"，省级单位公费医疗费用逐年大幅度上涨的势头得到基本遏制。厦门、莆田市医改试点稳步推进，职工参保率分别达63%和78%，资金到位率分别达93.69%和87.34%。农村合作医疗稳步推进。制定了《福建省农村合作医疗发展规划》和《福建省农村合作医疗管理办法》。全省有6个地市、53个县市出台了农村合作医疗管理办法或意见，合作医疗覆盖率以农业县为单位达87.3%，以乡镇为单位达41.4%，以村为单位达14%，受益

农业人口约占 8%。

**城市社区卫生服务** 卫生厅拟定《福建省发展社区卫生服务意见》，报省政府批准执行。举办社区卫生服务研讨班，43 个县市区 80 多人参加研讨。抓好 14 个市区 28 个社区卫生服务试点，掌握情况，总结经验，稳妥推进。鼓楼区、丰泽区、建瓯市政府发出了发展社区卫生服务的决定或意见。

**农村卫生工作** 制定了加强农村卫生工作的 9 条措施，于 1998 年年底下发执行。加快初级卫生保健进程，3 月省政府在闽清县召开了 13 个初级卫生保健未审评县（市、区）政府领导座谈会，潘心城副省长到会作了讲话，对下一阶段初级卫生保健工作提出了具体要求。对列入 1998 年度达标计划并申报省级审评验收的 16 个县（市、区）进行初级卫生保健复核审评。至此，全省 76 个农业县区全部通过省级初级卫生保健复核审评，如期完成今年全面实现初级卫生保健规划目标的任务。城市初级卫生保健工作开始推行。推进农村卫生建设。抓好全省农村卫生三项建设攻坚扫尾工作，确保 2000 年完成三项建设任务。1998 年共投入资金约 4 000 万元（省级补助 1 400 万元），共安排三项建设项目 88 个，其中乡镇卫生院 74 个，县防疫站 8 个、妇幼所 6 个；安排 14 个中心卫生院重点加强建设，同时对闽北灾区三项建设给予重点扶持。全省累计投入资金 4.6 亿元，已有 85%的乡镇卫生院、防疫站、妇幼所接受改建扩建，占建设总数 70%的项目已经建成并不同程度地发挥了效益。配合实施区域卫生规划，继续安排县级医院设备装备，省级补助 520 万元，装备 13 所县级医院。至此，4 年来有 47 个县级综合医院装备得到改善。积极开展卫生支农活动。据不完全统计，组派下乡医疗队 1 357 支，医务人员 1.27 万人次，诊治病人 173.61 万人次，指导开展新技术项目 805 项，手术 2 275 例，赠送设备 269.09 万元，赠送药品及其他物品价值 303 万元。

**预防保健** 抓好传染病与地方病防治。全省甲乙类传染病报告发病率为 156.46/10 万，与上年基本持平；死亡率 0.12/10 万，比上年下降 40.6%。1 月和 12 月，开展两轮对 4 岁以下儿童消灭脊髓灰质炎强化免疫，约有 140 万名儿童服用了糖丸疫苗；4 月开展了首次麻疹强化免疫活动，120 多万名 2 岁、4 岁、13 岁儿童接种一针麻疹疫苗。强化肠道传染病防治，召集有关专家对霍乱疫情进行了分析和预测，并派出两个督查组分赴宁德、漳州等流行老疫区检查防治措施落实情况，霍乱得到较好控制。加强性病、艾滋病防治，共检测 10 万人次，检出 HIV 阳性者 33 例，与联合国计划开发署合作的多部门合作预防的控制艾滋病项目进展顺利。结核病防治得到中央和省领导的重视，制定了“福建省结核病归口管理办法(试行)”，新登记活动性肺结核 7 171 例，项目县涂阳病人治愈达 89.7%。麻风病防治进一步取得进展。组织全省进行了一次广泛的市场碘制品检查，抓好碘盐的生产和供应工作，福州、三明、南平、厦门等大部分地区的碘盐合格率和覆盖率均达到 90%以上，已有 25 个县市区达到消除碘缺乏病的标准。在 24 个监测点开展鼠疫监测工作，结合“创卫”开展灭鼠工作，全省达到基本控制鼠疫标准。疟疾降至历史最低水平，已有 27 个县市区达到基本消灭疟疾标准。地方性氟中毒、血吸虫病、丝虫病、布鲁氏杆菌病的防治与监测得到进一步加强。

**妇幼卫生** 开展妇幼保健机构创建达标工作，投入 129 万元，加强妇幼保健机构基础设施建设，内涵建设也相应得到加强。继续开展创建爱婴医院、爱婴市活动，1998 年新创建了 145 家爱婴医院、爱婴卫生院，累计已有 336 家爱婴医院、卫生院。5 月开始对全省爱婴医院进行全面复查，经省政府同意，10 月份正式授予 9 地市为“爱婴市(地)”称号。在全省 56 所地市级以上及地市所在地的县级医疗保健机构开展新生儿疾病筛查工作。为消除新生儿破伤风，积极开展强化新法接生、提高住院分娩率、育龄妇女破伤风类毒素接种等工作，绝大部分县达到消除新生儿破伤风的目标。5 个妇幼卫生项目县的“社区与家庭健康促进项目”开始实施。全省实行妇幼保健保偿的乡镇 736 个、村 10 532个，入保孕产妇 8.82 万人、儿童 10.97 万人。孕产妇和 7 岁以下儿童系统保健管理率分别达 79.42%、71.14%。

**爱国卫生** 重新调整充实后的新一届省爱卫会，以崭新的面貌积极抓好爱国卫生各项工作。组织有关专家对福州市、漳州市、永春县等“创卫”工作进行调研和指导，其中福州市创国家卫生城市、永春县创国家卫生县城通过了省级考核。对各地市推荐的卫生窗口单位进行了检查评比，已有 20 个汽车站、火车站、机场、港口码头达到省级卫生窗口单位标准。对福厦路沿线公厕等卫生工作进行检查和整顿。继续开展除“四害”工作，对三明等 8 个灭鼠、灭蚊、灭蟑达标 5 年以上的市进行了复查，对漳州、福清灭鼠达标进行考核，达到灭鼠先进城区标准。农村改水继续抓自来水普及率，据不完全统计，1998 年全省农村改水共投入 2 236.13 万元，新增自来水受益 81.07 万人，普及率达 63.57%。农村改厕共投资 23 780.9 万元，新建无害化户厕 24 万，普及率为 22.3%。

**中医事业** 实施国家中医药管理局“113”人才培训计划，选送 25 名县级中医院专科专病技术骨干赴全国 10 所中医、中西医结合专科（专病）医疗中心培训。组织全省 74 家中医院、综合医院参与国家中医药管理局重点科技成果暨临床科研协作，申报临床科研协作课题 137 项。遴选出 16 所中医院列入第三批分级管理重点建设。加快省级 13 个中医特色专科专病中心建设步伐，并开展重点项目中期评估。全国第二批 15 名老中医药专家带教 20 名高徒工作正在抓紧进行。中医临床住院医师规范化培训试点工作及中医药继续教育工作进一步得到加强。

**医学科技与教育** 1998 年各单位申报医药卫生科技进步奖 153

项，经评审授奖83项，其中省医药卫生科技进步奖74项（一等奖10项、二等奖27项、三等奖37项），医药卫生优秀科技著作科技进步奖9项；获省政府科技进步奖39项（二等奖3项，三等奖36项），科研管理实行以课题研究推动人才培养和学术梯队建设取得成效。继续向基层推广10项新技术成果，并举办培训班。省级累计投入1 800多万元建立卫生人才培养基金，考核遴选了89名跨世纪学术技术带头人后备人选。已启动首批省级10个医学重点专科，9个领先医疗特色专业、5个初级卫生保健特色项目，投入经费493万元。

抓紧中等医学教育结构调整，开办14个专业招生3 264名；普通中等医学教育新办急救医学、医学信息管理等4个专业，继续在8所中专卫校开办临床医学、药学、检验大专班，招生430名；停办医士专业；卫生职工、职业中等教育调整为招收乡村医士专业为主。委托省自考办开考高级护理、中医大专自学考试，近3万人次参加。继续做好乡村医生系统化教育和补课工作，全省1.2多万名在岗乡村医生参加学习。继续做好临床住院医师规范化培训工作。进一步推动继续医学教育工作，开办省级继续医学教育、医学进修班91期，4 383人次参加学习。

**医政管理** 全省8个地市成立急救中心并投入运转，中心血站基本建成，省血液中心正积极筹建。加大公民献血宣传力度，制定了临床用血筹集方案，全省全年共有8万人次参加了无偿献血。有7个地市急救中心和24个县级医院开通了31条“120”急救电话，覆盖61个县（市、区），急救网络均参加当地的“110”联动，取得良好的社会效益。完成第二周期医院评审准备工作，制定了“福建省医疗机构评审办法实施细则”及一系列规范性文件，并举办了评审培训班。43家医院开展整体护理，病人对护理工作的满意度比整体护理启动前提高10%以上。有2 183名护理人员参加护士执业考试，完成护士首次注册和颁发护士执业证书1 998份，累计全省已注册护士达30 661名。

组织两批高级卫生技术职务任职资格的评审，完成各地、各单位上报的965名申报人员的面试、论文答辩、学科评议和高评委的评审工作，评审通过873名。为支援农村卫生人才培养，制定并下发了《福建省城市卫生技术人员到县或乡卫生机构定期工作的实施办法（试行）》。首批派遣的省属单位有省立医院、协和医院等8家医院，重点向南平、三明、龙岩、宁德4个山区地市派遣。

**卫生监督与法制建设** 5月29日福建省九届人大常委员第三次会议审议通过了《福建省初级卫生保健条例》，从公布之日起施行。配合省政府法制局进行了《福建省实施〈母婴保健法〉办法》可行性调研，上报省政府审定。组织起草了《福建省公民献血条例》。

全省各级卫生行政部门深入开展查处制售假劣药品违法活动，共查出不合格药品4 600多种次，标值80多万元，行政处罚100多万元。药检部门统一检验药品6 216件，合格率为86.25%。食品卫生、学校卫生、环境卫生、劳动卫生、放射卫生等五大卫生监督全面展开。全省监督食品生产经营单位12.46万户，抽检各类食品样品3.92万件，合格率为87.7%，取缔非法经营活动2 040户，处以罚款159.7万元。6月开展了以学生集体用餐为重点的检查活动，检查学校及幼儿园食堂184个。对60家化妆品企业进行了卫生监督。进一步贯彻实施《母婴保健法》，继续开展母婴保健专项技术机构和人员的考核认定和发证工作。婚前检查、助产技术、家庭接生人员等考核发证9 923人。加强医疗市场的清理整顿和医疗机构的监督管理，共组织2 300人次，打击取缔无证行医等非法医疗机构1 450家和非法行医2 219人。对《医疗机构管理条例》实施并已经批准执业的医疗机构进行重新审核，核发医疗机构执业许可证2 558份，并在《福建卫生报》上公布。加强卫生审计工作，继续开展卫生基建修缮工程竣工决算审计，共审计412项，审计金额7 281.52万元，审减698.06万元，审减率9.59%，为国家节约了资金。

**精神文明建设** 继续抓好25个创建满意窗口示范单位建设和以病人为中心、创建优质服务“全国百佳”、“全省十佳”医院活动。继续开展禁止回扣、乱收费、“红包”违法行为的专项治理，取得初步成效。加强行业作风建设，4月底召开了全省卫生系统行业作风整顿建设电视电话会议。5月下发了行业作风整顿和建设实施方案以及考核验收千分制评分标准，并制定了详细的便于操作的考核方案。制定了卫生技术人员年度职业道德考核办法，考核结果作为卫技人员晋升、聘任专业技术职务的主要依据之一。

1998年6月南平、三明、宁德、福州等地市发生历史性罕见特大洪灾，为作好抢险救灾防病工作，保护人民生命安全，确保大灾之后无大疫，各级卫生部门把防病灭病和支援灾区作为压倒一切的大事来抓，“一方有难、八方支援”，全省共组织了375个医疗、防疫队计3 000多人次的医务人员赶赴灾区（其中省14支90人），开展环境消杀灭指导和防病治病。特别是受灾地区的卫生系统干部、职工，在当地党委、政府统一领导下，一方面抗灾自救尽快恢复业务，另一方面迅速调集人员奔赴灾情最严重的地方抢救伤病员，他们在灾害面前不退缩，顽强拼搏的精神十分感人。一段时间以来，省卫生厅、红十字会共筹集救灾款物计1 560多万元支援灾区，其中救灾款396万元、职工个人、单位及义诊捐款计308.6万元（其中支援长江流域救灾283.5万元）、消杀和医用药品价值127.73万元、食品衣物等730多万元。

**对外合作与交流** 全省组团出国考察、培训、讲学和交流等160批266人次，接待和邀请外宾来访讲学、交流和考察等68批376人次。何明厅长率有关血液管理人员赴美国血液中心考察，借鉴血液采供的规范化管理经验。曾昭鸿、陈秋立副厅长分别率团赴澳大利亚考察艾滋病防治、公费医疗制度改革，学习国外的有益经验。首次组织17名地市县卫生局长及医院院长赴澳大利亚进行医院管理培训。世界银行贷款卫Ⅳ项目工程累计支出达16 822.86万元，完成项目计划投资的 79.93%，为改善我省农村卫生人力状况起到积极作用。做好世界银行卫Ⅸ项目(艾滋病/性病防治项目)以及农村改水项目的申报、项目建议书起草工作。利用以色列政府贷款为省立医院等 5 家医疗单位引进 ECT 等医疗设备 288 万美元。由“香港明天会更好基金会”资助的“健康快车”来我省龙岩、三明市为 1 009 名贫困农村的白内障患者开展了复明手术，取得良好社会效果。

加强海峡两岸卫生交流与合作，组织赴台进行讲学、考察和学术交流活动 17 批 55 人次，接待台湾来访、交流活动 125 批 463 人次。福建中医学院接收台湾留学生 20 人次。根据“金门协议”，福建省红十字会实施双向遣返作业 6 批，接回私渡人员 1120 人。

(黄则贤　陈文加)

**【颁布施行《福建省初级卫生保健条例》】**《福建省初级卫生保健条例》经福建省第九届人民代表大会常务委员会第三次会议于 1998 年 5 月 29 日通过，自公布之日起施行。主要内容包括：

各级人民政府负责本行政区域内的初级卫生保健工作，并将其纳入国民经济与社会发展总体规划。县、乡两级人民政府应按期实现本行政区域内初级卫生保健规划目标。各级人民政府应从基本建设、医疗设备、人才培养等方面，加强县、乡两级医疗预防保健机构的建设，提高其技术水平和综合服务能力。乡镇卫生院负责本地区初级卫生保健的业务工作，推行乡、村两级卫生机构在人员、业务、药品、财务等方面的一体化管理。县、乡两级医疗机构应设立急诊科（室)，配备必要的人员和急救设备，村卫生所应配备急诊箱。县级以上人民政府卫生行政部门具体负责在城镇推行社区卫生服务，在居民区内健全卫生服务网点，配备全科医生，开展疾病预防、常见病与多发病的诊治，老年人和残疾人的保健等工作。城镇应逐步建立社会统筹与个人账户相结合的职工社会医疗保险制度和其他形式的医疗保障制度。县乡两级人民政府应发展和完善农村合作医疗制度，其经费的筹集以个人为主、集体扶持、政府适当支持，并随着经济的发展，逐步提高集体投入的比例。医疗预防保健机构应按照职责分工开展预防保健和预防接种工作，作好疫情报告，落实传染病、地方病及其他慢性疾病的防治措施，降低传染病发病率和地方病、职业病患病率；落实婚前保健、住院分娩措施，开展孕产妇、儿童系统保健管理，创建爱婴单位，降低孕产妇和婴儿死亡率。城乡基础卫生设施建设应纳入当地人民政府城乡建设规划。农村应普及符合国家标准的安全卫生饮用水，提高自来水普及率。医疗预防保健机构、大众传播媒体应开展健康教育，宣传初级卫生保健，普及卫生知识。

初级卫生保健的经费由国家、社会、集体和个人共同筹集。城市卫生技术人员在晋升主治医师、副主任医师之前，必须到县或乡镇卫生机构工作半年至一年。鼓励城市卫生机构对口支援农村，帮助农村卫生机构提高管理水平和服务能力。

《条例》还对处罚办法作了规定。

(黄则贤)

# 江　西　省

## 1998　年　基　本　情　况

| | 数　量 | 与上年比增长数 | 与上年比增长率(%) | | 数　量 | 与上年比增长数 | 与上年比增长率(%) |
|---|---|---|---|---|---|---|---|
| 卫生机构(个) | 7 972 | －84 | －1.1 | 卫生人员(人) | 149 356 | 751 | 0.51 |
| 医　　院(个) | 2 305 | －5 | －0.22 | 卫生技术人员(人) | 121 119 | 1 047 | 0.86 |
| 床　　位(张) | 91 641 | ＋1 390 | 1.52 | 乡村医生(人) | 30 423 | 259 | 0.85 |
| 医院床位(张) | 83 349 | ＋860 | 1.03 | 个体开业人员(人) | 3 010 | 145 | 4.82 |
| 平均每千人口医院床位(张) | 2.0 | — | — | 平均每千人口卫生技术人员(人) | 2.9 | — | — |

| | | |
|---|---|---|
| 人口 | 总数(万人) | 4 191.2 |
| | 出生率(‰) | 16.85 |
| | 死亡率(‰) | 7.05 |
| | 自然增长率(‰) | 9.53 |
| 医疗服务 | 诊疗总人次(万) | 3 415.5 |
| | 门诊人次(万) | 3 185.2 |
| | 急诊人次(万) | 145.6 |
| | 住院总人次(万) | 99.0 |
| | 出院总人次(万) | 100.4 |

| | | |
|---|---|---|
| 卫生费用 | 卫生事业费(万元) | 50 930.12 |
| | 卫生事业费与上年比增长率(%) | 5.18 |
| | 卫生事业费占财政支出百分率(%) | 2.91 |
| | 卫生系统固定资产(万元) | 253 725.17 万元 |
| | 卫生系统基建投资(万元) | 15 961.6 |
| | 平均每一门诊人次医疗费用(元) | 51.12 |
| | 平均每一出院病人医疗费用(元) | 1 768.8 |

注：本表按卫生部统计口径提供各项数据。

**救灾防病工作** 1998年，江西省遭受历史罕见的特大洪涝灾害，面对特大的洪涝灾害，全省各级卫生部门和广大卫生人员在省委、省政府的领导下，以高度的政治责任感，积极投身抗洪抢险和救灾防病斗争，涌现了许多可歌可泣的感人事迹。灾区卫生部门和广大卫生人员在自身受到惨重损失和生命危险的情况下，不顾自己的安危，日夜奋战在抗洪抢险和救灾防病第一线。非灾区和轻灾区的卫生部门也纷纷伸出援助之手，及时组派医疗防疫队，携带药品支援九江、上饶等重灾区。据统计，全省各级医院、中医院、防疫站、血防站、妇幼保健站等医疗卫生机构共派出4 100个医疗、防疫、血防队，出动医疗防疫血防人员27 600多人次，救治病人近百万人次，抢救病人14 300多人次。省卫生厅、省红十字会积极争取了9 622万元的救灾药品、物资和捐款1 002万元，及时下发到灾区。各灾区地(市)、县(区)卫生部门和红十字会也多方争取大量救灾药品和物资。省内外制药企业以及山东、广东、上海、北京、天津、浙江、江苏、河南、四川、广西、福建、云南、深圳、厦门及上海二军医大等兄弟省市和单位发扬“一方有难，八方支援”的精神，为江西省灾区捐助药品，派遣医疗队，保证了救灾防病治病的需要。在救灾防病斗争中，省政府、省爱卫会、省血防领导小组、省卫生厅先后多次召开有关会议，适时地调整和确定爱国卫生、防疫防病和血防工作策略，及早制定并下发救灾防病技术规程、爱国卫生工作规范和血防工作意见，派出防疫、血防、医疗专家深入灾区进行现场指导，及时发现、处置和扑灭疫情，从而保障了抗洪军民和灾区群众的健康与生命安全，有效地预防和控制了灾期、灾后疫病的暴发流行，没有一个抗洪军民因病死亡。到1998年底止，全省没有发生大的疫病流行，烈性肠道传染病发病数显著低于全国平均水平，至今未出现二代病人。流行性出血热发病数与前5年平均数大致持平。急性血吸虫病发病数明显低于其他疫区省份并与江西省往年疫情持平。钩端螺旋体病虽曾一度局部地区灶性暴发，但很快得到有效控制，累计发病数远低于以往受灾年份。对此，国务院、卫生部的领导和省委、省政府都给予了充分肯定和高度评价。省卫生厅被卫生部、国家防总和人事部评为全国抗洪抢险和救灾防病先进集体，不少单位和个人也受到卫生部和省委省政府的表彰。在全省卫生工作会议上，有25个救灾防病先进集体和60名先进个人受到表彰。

**爱国卫生** 洪涝灾害期间和灾后，各灾区和非灾区迅速组织开展了以清理环境卫生、环境消毒和杀虫为主要内容的群众性爱国卫生运动，印发卫生防病知识手册，开展卫生防病知识宣传教育。在全国爱国卫生灾后防疫电视电话会议之前，省爱卫会即召开了全体委员会议和全省爱国卫生工作会议，全面部署了灾后爱国卫生工作。国庆节前后，全省范围特别是灾区和农村广泛开展了以环境整治、除“四害”、修复被洪水冲毁的饮水设施和厕所为重点的爱国卫生运动，使灾后城乡卫生面貌在很短的时间内得到明显改观。

5月，省政府召开了全省创建卫生城市工作电话会议。组织21个城市的人员，培训学习了全国卫生城市检查标准。南昌市以塑造文明省会城市形象为目标，开展环境卫生整治，向创建全国卫生城市冲刺。4～6月份，全省各地爱卫会、工商、公安、卫生、农业等部门积极配合，开展了鼠药市场清查整顿，取缔了剧毒急性鼠药，规范了鼠药市场管理。

**医学科技与教育** 为全面贯彻落实党的十五大提出的“科教兴国”战略，在分析全省医药卫生科技现状的基础上，省卫生厅党组确立了依靠科教兴医，实现卫生事业可持续发展的战略。省卫生厅先后举办了省直医疗卫生单位党政一把手参加的科教兴医战略研讨班和中青年科主任科技管理培训班，组织领先专业建设项目的主要负责人和科室主任赴上海学习考察。组织有关专家开展了“江西省医疗、预防、保健技术水平现状”调查，56个省级医学、预防、保健专业学会就本学科国际国内和省内的技术水平现状，代表技术水平的具体技术项目，及今后10年可能出现的先进技术，开展了全面深入的调查分析，制订了各学科的科技发展规划与赶超计划。省卫生厅继续实施医学领先专业建设计划，下达了第三批计划项目9个，使医学领先专业建设项目总数达到21个。1998年底还确立了首批省直卫生系统跨世纪学术和技术带头人培养对象20人，进一步加强了人才培养。建立了省直医疗卫生单位引进博士研究生等高水平高学历医学人才的制度，从国内重点医科大学引进了一批德才兼备的硕士研究生和本科毕业生。中等医学教育专业结构调整工作进展顺利，中专医士类专业招生数由1995年的1 244人降至1998年的895人，医士类专业招生数占卫校招生总数比例，由调整前的28.5%下降至18.9%。

科教兴医战略的实施促进了江西省医学科研工作的开展。1998年有24项科技成果获厅级医学科技进步奖，17项科技成果获省级科技进步奖，2项科技成果获卫生部科技进步三等奖，又有“双合牵引胎盘娩出法”医学技术列入卫生部“十年百项”成果推广计划。我省累计有5项医学技术列为卫生部向全国推广的“十年百项”成果，与上海市并列全国第二位。

**基本建设** 1998年全省完成农村卫生三项建设项目191个，其中乡镇卫生院167个，县级卫生防疫、妇幼保健站(所)24个。受灾农村卫生机构恢复重建工作开始启动，在实地调查的基础上，制定了受灾卫生机构恢复重建的建设模式和标准，组织专家绘制了农村卫生院恢复重建的建设图纸，受灾卫生机构的恢复重建工作正在抓紧进行。县级以上特别是地市医疗卫生单位加强了医疗设备装备建设，增添了一大批仪器设备。省直医疗单位已拥有核磁共振、螺旋CT、直线加速器等现代化设备，江西医学院第一附属医院门诊大楼已基本竣工。全省地市级医院和不少县级医院也都拥有全身CT、彩超、血透分析仪等先进医疗设备。江西省医疗机构的医疗设备装备已基本达到全国中等偏上水平，医疗技术水平明显提高。

**妇幼卫生** 全省围绕实施《母婴保健法》和实现两个《纲要》目标，以贫困地区妇幼卫生基础建设为重点，努力提高妇幼保健机构的服务能力和服务水平。一年来，完成了县、乡级产儿科基本设备的配备，全面推广了儿童急性呼吸道感染标准病例管理和腹泻病例管理，建立了6个县级新生儿急救中心，健全了新生儿急救网络，我省5岁以下儿童死亡监测和出生缺陷监测工作受到卫生部表彰。世界银行贷款综合性妇幼卫生项目已完成中期评估，中英妇幼保健合作项目县开展了新生儿急救知识培训。母子系列保健保偿工作稳步发展。

**中医事业** 开展了国家级示范中医院二期建设和7所省级示范中医院建设，30个中医专科专病、急诊、制剂中心基地的建设也已启动。全国农村中医先进县创建工作进展顺利，高安市评为"全国农村中医工作先进集体"，余干县农村中医药人员培训试点工作得到国家中医药管理局的肯定。开展了农村中医药人员的业务培训工作，部分乡镇卫生院开设了中医特色专科。第二批全国中医药师承工作取得新进展。中医专科专病建设和人才培养取得新成效。

**卫生法制建设与卫生监督** 全省各地大力宣传贯彻《献血法》，参加无偿献血的人数和献血量比去年同期明显增加。为加强用血安全，建立健全了临床用血的申报、审批、登记制度，基本杜绝了输"营养血"、"人情血"的现象。各地开展了大规模的医疗市场整顿，取缔非法行医机构1 910个，取缔非法行医人员1 759人。加强对医疗广告审批程序和审批制度的管理，较好地规范了医疗广告市场。完成了重点食品、冷饮、月饼、酒类等8个品种三次大型抽验工作，对重点食品生产经营单位进行了督查与整顿。查处了宁红集团非法生产加药减肥茶等重大案件。在今年抗洪救灾期间，各级卫生防疫部门多次开展了食品卫生监督检查，制定了群体聚餐申报制度，对个体饮食摊点摊贩实行强制性加氯消毒，防止了因群体聚餐引起肠道传染病的暴发流行。开展了全省药品执法大检查，全年派出药品监督员3万多人次，监督检查药品生产经营企业3万多个，立案查处假劣药品案件885起，查处假药品价值360万元，没收假劣药价值223万元，罚没款221万元。为保证救灾药品的安全有效，制定了救灾药品必须经药检部门检验合格后方可分发的制度，查处了假冒江西国药厂药品及南通神怡制药公司江西办事处出售救灾假药案。卫生立法工作取得较大进展。完成了《江西省实施〈母婴保健法〉办法》、《江西省中医发展条例》、《江西省职业病防治条例》等卫生法规的调研论证工作。

**卫生改革** 省卫生厅加强了对九江市医疗保障制度试点和扩大试点地（市）的指导，多次深入试点地（市）开展调研，调整和完善改革办法，强化了医保基金征缴网络和基金使用的监控力度，调整了统筹基金个人挂钩比例，完善了费用定额管理办法，推动试点工作不断取得新进展。各非试点地（市）根据各自经济发展水平确定了适当的筹资比例和医疗保障水平，建立了大病附加保险，医疗保障制度改革工作全方位推进。省级公费医疗医药费开始实行窗口微机记账管理。对《江西省用药报销范围》内的药品进行了调整，完成了1998年公费医疗证年检工作。

**对外交流与合作** 全省全年派出考察、学习培训和讲学78人次。第13批援突尼斯医疗队8月份派出，第12批援突尼斯医疗队圆满完成任务回国。"'98江西微笑行动"为江西省187名患儿进行了颌面整形手术。在全国派出援外医疗队35周年纪念表彰大会上，江西有5人荣获"先进援外医疗队员"、3人荣获"优秀医疗队长"，第12批援突尼斯克比里医疗队荣获"先进医疗队"，萍乡市卫生局荣获"援外医疗队先进管理单位"。

**精神文明建设** 全省县和县以上医院广泛开展了以病人为中心，优质服务，树立医疗行业新风尚活动，省人民医院、赣南医学院附属医院、万载县人民医院被省质量管理协会评为1998年度省级用户满意单位，并被推荐参加卫生部"全国百佳医院"评比。以整治医疗活动中的临床促销费和开单费等回扣行为为重点，进一步加大了纠风工作力度。全省集中两个月时间对各级医院临床促销费和开单费等回扣行为开展了专项治理整顿，明确了10个"严禁"，规范了医疗服务行为。加强了基建、维修、专项卫生经费和财务收支特别是救灾款物的审计监督，救灾款物账目清晰，手续完备。全年共审计工程、项目22个，审减金额322.6万元。开展省直卫生单位财务审计7项，查处违纪金额2.6万元。通过专项经费审计，促进增收节支81万元。

**其他工作** 省医学会以学术交流为重点，举办学术活动69个、专业学术交流会18次，参加人数4 800多人次。创办发行了《江西医学检验》杂志。全年共举办继续医学教育学术讲座150期、学习班33期，1.5万多人次参加了学习。开展了科技咨询、义诊和卫生扶贫活动，受益群众6 500多人次。

省卫生厅党组加强了厅直领导班子思想政治建设，对厅直单位领导班子进行了适当调整，保证了各项工作的顺利进行。组派第二批挂钩扶贫工作组，赴波阳县莲湖乡进行扶贫工作。

**【全省实现大灾之年无大疫】** "灾情超历史，疫情如常年"，这是江西省1998年救灾防病成绩的真切概括。是年江西省洪涝灾害灾期之长、灾区之广、灾情之重均超历史，面对特大洪涝灾害，省卫生厅精心组织全省各级各类卫生机构和广大卫生工作人员，在各级党委、政府的正确领导下，以饱满的热情投入救灾防病战斗，紧紧依靠科学防病，不仅切实保障了抗洪抢险军民和灾区群众的健康及生命安全，在抗洪抢险两个多月没有发生一例因创伤、中暑和疫病死亡的抗洪抢险人员，而且有效地预防和控制了灾期灾后传染病的发生与传播。到1998年底止，全省没有发生疫病流行。江西抗洪救灾、科学防病工作主要做法是：

1. 突出一个“早”字，对防病措施要做在前面　①早组织、早准备。在洪灾到来之前，省卫生厅即根据气象部门“今年可能发生洪涝大灾”的预报，向各地（市）卫生局下文，要求切实做好救灾防病准备工作，成立了救灾防病领导小组和救灾防病办公室，并召开专门会议对可能发生在洪涝灾害中的疫情进行预测分析，制定防疫对策，以保证救灾防病工作有条不紊、紧张有序地进行。与此同时，各地（市）、县（区）卫生部门根据省卫生厅的要求，也立即召开会议进行动员部署，制定了适用于不同灾情、疫情的卫生防病预案，购置了大量救灾药品。省直医疗卫生单位组建了医疗队、防疫队，整装待发；各级卫生防疫和医疗单位也纷纷组建医疗队和防疫队，并做好了救灾防病的思想、组织工作和物资准备。②早预测、早防治。4月份召开的全省卫生防疫工作会议上，省卫生厅就对救灾卫生防疫工作进行了研究布置。此后，又先后下发了11个关于救灾卫生防病的文件。省、地（市）、县（区）卫生部门对灾期可能发生的疫情进行了预测，制定了防疫对策，准备了应急药品、试剂。6月初，省卫生厅又召开了灾期疫情监测报告会，制定了灾期疫情检索、报告制度。根据江西疾病发生、流行规律，省卫生厅组织专家对灾期灾后疫情进行了预测，确定了以霍乱、钩端螺旋体、流行性出血热、血吸虫病为重点的卫生防病策略。“不怕发生疫情，就怕有了疫情不知道”，从6月初开始，全省卫生行政部门和卫生防疫机构，坚持24小时值班制和疫情报告制度，组织有经验的专家和卫生技术人员驻扎在重灾区、老疫区，与当地卫生防疫人员一起共同研究防治对策，并进行现场防疫防病的技术指导，抢到了“第一时间”，控制了疫情蔓延和扩大。③早部署、早行动。随着洪水的退落，灾区爱国卫生工作显得尤其重要。为此，在全国爱卫会召开电视电话会议之前，省卫生厅即于9月18日召开了省爱卫会全体委员会议，研究、部署灾后爱国卫生工作，提出爱国卫生工作的重点是大力整治灾区和农村的环境卫生。随后，省政府办公厅又转发了省爱卫会《关于大力开展灾后爱国卫生运动的安排》。9月23日，省卫生厅又召开了全省灾后爱国卫生工作会议，对灾后爱国卫生工作迅速作出部署，对全省及14个重点县（区）灾后整治环境卫生突击活动作了布置。国庆节前后，全省范围特别是灾区和农村广泛开展了整治环境卫生为重点的爱国卫生运动。被洪水浸泡长达86天的湖口县城，在洪水刚刚退落后，县委书记、县长亲自带领全县各部门、各单位和县城居民大搞爱国卫生运动，在短短的2天内把长期浸泡的县城洗涮得干干净净。

2. 狠抓一个“严”字，对防病工作要一丝不苟　①要有严肃的科学态度。救灾防病工作面广量大，情况复杂，要使全省各个灾区的饮水消毒、环境卫生、医疗队组派等工作都能紧张有序地进行，就必须坚持科学安排、典型引路。省卫生厅领导深入九江县已溃的江洲大堤，与当地市、县、乡和卫生部门的负责同志一道调查研究，制定了灾民临时居住地防病防疫综合措施，将堤坝、水域划分责任段，建立了县、乡党政干部防疫防病工作的分级责任制；引进了净水机；设计建立了方便、经济、卫生的临时厕所；配备了饮水消毒员、环境消杀员以及卫生清洁员；落实了饮水消毒、环境消杀工作制度。然后要求全省重灾地（市）、县（区）卫生部门领导组织到九江县江新洲镇参观学习，使“江新洲”模式很快在全省推广，使全省灾区防病工作跃上一个新台阶。在洪灾后期，省卫生厅针对部分地区已经退水、部分地区正在退水、部分地区仍淹在水中的实际情况，又适时地调整卫生防病策略，实施不同的卫生防病措施。在洪水未退的地区，重点是解决临时转移在堤坝上、山坡上无家可归灾民的疾病治疗，灾民居住点的饮水消毒和临时厕所、临时垃圾点和与动物分居的卫生处理问题；正在退水地区，主要是开展以清除洪水垃圾为重点的爱国卫生运动，坚持做到水退到哪里，卫生清洁到哪里，消毒灭虫到哪里；已经完全退水地区，则结合恢复生产、重建家园，组织发动群众，大力开展爱国卫生运动，修复水毁饮水、厕所和垃圾处理设施，恢复和重建受灾卫生机构。②要有严格的工作作风。各级医疗防疫队的卫生人员发挥不怕疲劳和顽强拼搏的精神，克服种种困难，冒着生命危险，为被洪水围困的群众送医送药，展现了白衣天使的良好形象。为减轻灾区人民的负担，医疗队、防疫队下灾区或自炊伙食，或自带干粮，下村入户巡诊时饿了就吃方便面。卫生厅机关干部不计报酬，自己动手搬运救灾物资数百吨，并经常连夜押车将急需药品送往九江、上饶等重灾区。

3. 注重一个“实”字，对防病工作要脚踏实地　①注重卫生宣传教育落实。在整个救灾防病工作过程中，卫生宣传教育是一条贯穿其中的主线。为提高广大干部群众的防病意识，全省各级卫生部门都广泛地开展了卫生防病知识宣传。省卫生厅将救灾防病技术预案、主要传染病防治方案等卫生防病预案，先后在《江西日报》、江西电视台、《江西卫生报》等新闻媒体予以刊播，并组织有关专家在江西电视台进行了50多次卫生防病专题讲座，编印和发放卫生防病宣传材料80多万份，由卫生人员深入灾区、深入灾民临时住地进行广泛宣传教育。九江、抚州、鹰潭等地（市）亦分别印发了大量的卫生防病知识宣传单，起到很好的效果。上饶地区还编印了20余万份灾期常见病防治手册，用于培训火车站、汽车站、宾馆、旅店等公共场所卫生防疫人员。派驻在受灾乡村的医疗防疫队一边为群众防病治病，一边面对面宣传卫生防病知识，增强了群众自我防病意识和能力。②注重防治措施落实。在抗洪抢险期间，省卫生厅始终坚持做到工作有布置、有检查、有落实。为确保各项救灾防病工作落到实处，省卫生厅主要领导先后数次深入全省各灾区县（市），督导救灾防病工作。省卫生厅先后派出了16批次卫生防病工作督导组，大多都由处级以上干部带队，深入灾区基层防疫工作第一线，既检查工作，又指导工作。为检查落实灾区爱国卫生运动的开展情况，推动灾后爱国卫生运动深入展开，11月1日至10日，省爱卫会派出7个检查组，各由1名厅级干部带队深入14个重灾县，检查灾后农村环境卫生清理整治工作。各地（市）也都十分重视救灾防病措施的督促、检查和落实。③注重工作成效落实。全省的救灾防病工作是围绕“少发病、少死亡”的目标进行的，在方法、过程与成效、目标的比较中更注重后者。例如对急性肠道传染病疫情处理，基本做到了：在流行病学调查中查清病人发病前7天的饮食、饮水、大便、交往情况，时间上不跳缺，内容上不漏项，情节上不疏忽；在追访、检测密切接触者中，一人不漏、一项不少，在饮水、环境消毒、杀虫中，不留死角、不存隐患，一边消毒杀虫、一边成效检测；在对病人隔离治疗中，确保隔离严格、治疗彻底；在给高危人群服预防药中，坚持送药到手、看服下肚。

4. 落实一个“省”字，用有限的经费防大疫　①节省经费，用于救灾防病。为保证救灾防病所需经费，从洪灾一开始，省、地（市）、县（区）三级卫生部门从本来就十分紧张的正常业务经费中，拿出一部分资金，用于购买救灾防病药品。1998年省卫生厅尽量削减接待开支和会议费用，没买小汽车，把挤出来的钱用于救灾防病工作。②立足省情，争取多方支援。根据江西的实际情况，在洪灾发生之初，省卫生厅抢在全省和全国性捐赠活动之前，及时组织省直医疗卫生单位和省内制药企业捐款捐药，筹集了大量救灾药品，支援灾区。随着灾情的发展和防疫防病任务的加重，省卫生厅又积极争取省内外制药企业和山东、广东、上海、深圳、海南、河南、天津、北京等省（市）卫生部门和红十字会的大力援助，截止1998年底，省卫生厅、省红十字会共接受9 622万元的救灾药品、物资和捐款1 002万元，九江、上饶等受灾地（市）亦通过争取外援和自筹的办法，筹集了大量救灾药品，有效地保障了灾区群众疾病防治的需要。③结合实际，坚持因陋就简。洪灾期间，针对灾区和农村石灰较多的实际情况，省卫生厅坚持就地取材，采用洒放生石灰和喷洒敌敌畏相结合的消毒方法，对灾民临时居住的堤坝上、山坡上的临时简易厕所进行卫生处理，既保护了堤上的环境卫生，又节省了经费，减少了环境污染。

（陶　曦　谢建文）

# 山　东　省

## 1998 年 基 本 情 况

| | 数　量 | 与上年比增长数 | 与上年比增长率(%) | | 数　量 | 与上年比增长数 | 与上年比增长率(%) |
|---|---|---|---|---|---|---|---|
| 卫生机构(个) | 11008 | 15 | 0.14 | 卫生人员(人) | 372433 | 6754 | 1.85 |
| 医　　院(个) | 3170 | 19 | 0.60 | 卫生技术人员(人) | 300738 | 6816 | 2.32 |
| 床　　位(张) | 207733 | 1258 | 0.61 | 乡村医生(人) | 121122 | 1987 | 1.67 |
| 医院床位(张) | 196398 | 2730 | 1.41 | 个体开业人员(人) | 6071 | — | — |
| 平均每千人口医院床位(张) | 2.22 | 0.02 | 0.91 | 平均每千人口卫生技术人员(人) | 3.40 | 0.06 | 1.80 |

| | | | | | |
|---|---|---|---|---|---|
| 人口 | 总数(万人) | 8838.2 | 卫生费用 | 卫生事业费(万元) | 221361.50 |
| | 出生率(‰) | 11.58 | | 卫生事业费与上年比增长率(%) | |
| | 死亡率(‰) | 6.12 | | 卫生事业费占财政支出百分率(%) | 17.43% |
| | 自然增长率(‰) | 5.46 | | 卫生系统固定资产(万元) | 796669.02 |
| 医疗服务 | 诊疗总人次(万) | 13816.4 | | 卫生系统基建投资(万元) | |
| | 门诊人次(万) | 11304.1 | | 平均每一门诊人次医疗费用(元) | 41.10 |
| | 急诊人次(万) | 365.5 | | 平均每一出院病人医疗费用(元) | 139.27 |
| | 住院总人次(万) | 405.0 | | | |
| | 出院总人次(万) | 407.1 | | | |

**卫生改革**　卫生厅会同省计划、财政部门，组织专门力量，集中精力编制了《山东省卫生资源配置标准》。草案拟定后，征求了各方面的意见，并两次组织专家论证，经反复讨论修改已基本成熟，待省政府颁布实施。省及各地在资源存量调整方面取得新进展。卫生厅在调研基础上拟定了对有关厅直单位的联合、合并方案。青岛市采取合并、兼并、让渡、盘活地产等多种形式，先后对全市30余家卫生机构进行了

调整。淄博市对市第一人民医院等6家医疗卫生单位进行了调整。

社区卫生服务进一步发展。完成了全省城市卫生服务体系改革配套措施的调研，草拟了《山东省关于发展社区卫生服务的意见》。济南、青岛、济宁等试点城市进一步扩大服务范围，拓展服务内容，完善配套政策，同时加强了质量管理。目前，济南市已有41个办事处、285个居委会启动社区卫生服务，占城区居委会的61.2%，覆盖人口60万人。青岛市将社区卫生服务纳入城市社区服务一并组织实施，已建服务站38个，服务点192个。济宁市在市中区建站28处，并在兖州、曲阜、邹城3市开展了与初级卫生保健相结合的农村社区卫生服务实验区。淄博市社区卫生服务起点高，进展快，目前建立社区卫生服务中心(站)74个，城区居委会社区卫生服务覆盖率达72%。

医疗保险制度改革(医改)试点运行良好。威海市医改工作不断改进和规范，全市机关事业单位参保三率(单位参保率、职工参保率、基金到位率)均占97%左右，基金收支趋于平衡。潍坊市医改试点准备工作已基本就绪。临沂、淄博等市根据当地实际情况进行医疗保险制度改革。

其他各项配套改革进展顺利。继续推行并完善院(站、所)长负责制和综合目标管理责任制，建立健全了各项规章制度。探索符合卫生事业单位特点的卫生行政、专业技术和工勤人员的管理制度，试行竞争上岗和聘任制。加快卫生服务价格改革步伐，进行了医疗项目成本测算和收费项目调整，初步建立了全省医疗服务成本测算网络，整理拟定了新的医疗收费标准。成立了山东省卫生管理专家委员会，并对今后一个时期的卫生改革进行了深入研究和探讨。

**农村卫生** 召开了全省初级卫生保健暨农村卫生三项建设攻坚工作会议，部署了攻坚阶段的目标任务和工作措施。举办了全省初级卫生保健培训班。修订了以乡镇为单位实施初级卫生保健的审评细则。又有8个县通过初级卫生保健省级评审，全省实现初级卫生保健规划目标的县(市、区)达到121个，占全部农业县(市、区)总数的93.80%。继续加强农村卫生三项建设，又有260所乡镇卫生院和30处县级防保机构达到“一无三配套”的要求。建立了省级财政合作医疗专项扶持资金，确定了33个省级合作医疗示范县，全省合作医疗覆盖率为53%。加强了乡村卫生一体化管理的规范化建设。修订了《全省乡镇卫生院、一级医院评审标准实施细则》，草拟了《山东省城市卫生机构对口支援农村卫生工作实施办法》。

**预防保健** 年初召开了全省预防保健工作会议，对重点工作进行了部署安排。根据卫生部要求和省政府指示，及时发出了《关于进一步加强霍乱防治工作的紧急通知》，召开了肠道传染病防治工作电话会议，确定了相应的对策和措施，并多次向疫区派出工作组、专家组，帮助、督导当地处理疫情，使局部暴发流行地区的疫情得到有效控制。计划免疫和消灭脊髓灰质炎工作继续走在全国前列。全省救灾防病工作准备充分，组织、技术、措施到位，局部受灾地区未发生重大疫情。按照卫生部的部署，全力做好对口支援江西省救灾防病工作。在省委、省政府的统一领导和省民政、医药等部门的大力配合下，共支援江西药品、设备、器械、疫苗和资金4批，计2 049.35万元，先后向灾区派遣医疗防疫队3批15支85人，诊治病人5.6万人次，圆满完成了对口支援任务。卫生厅作为救灾防病先进集体受到卫生部的表彰。

加大地方病防治工作力度。今年实现了消除碘缺乏病阶段性目标，比国家规定时间提前两年。完成了310个氟病村的降氟改水任务，使14.5万群众饮用了卫生低氟水。经省政府同意，成立了山东省母婴保健医学技术鉴定委员会，婚前医学检查、出生医学证明管理进一步规范，新生儿疾病筛查工作逐步展开，卫生部在我省确定的妇幼卫生社区服务试点工作取得明显进展。继续推进爱婴行动，全省新创建爱婴医院73所，爱婴卫生院311所，全省爱婴医院总数达497所，爱婴卫生院731所。开展了第二周期妇幼卫生合作项目中期评估。制定了《山东省各级医疗保健机构产科建设标准》。

深入开展创建卫生城市活动。莱州、青岛、胶州3市通过了全国爱卫会国家卫生城市复查，青州、招远两市通过了国家卫生城市考核鉴定。青岛火车站、日照港口被评为全国卫生火车站和卫生港口。开展了第4次全国城市卫生检查评比活动，检查了43个城市，12个市地级城市和31个县级城市的平均分分别为95.83和96.82。又有3个城市(县城)被命名为省级卫生城市(县城)。全省农村自来水普及率达到54%，新增饮用自来水人口251万。卫生厕所普及率达45%。

**中医事业** 继续强化中医医院内涵建设，制定了《山东省中医医院重点科室建设标准及评审细则》，进一步加强了18个重点中医专科和示范中医院的二期建设。继续开展了农村中医工作先进县、先进乡镇创建活动，确定了5个全国先进县和6个全省先进县建设单位，制定下发了建设标准。威海市被国家中医药管理局确定为第一个市地级农村中医工作先进市建设单位。加强中医药人才培养，出台了《山东省跨世纪中医药人才培养实施细则》，着手实施山东省跨世纪中医药人才培养工程。对师承工作进行了考核验收，67名学术继承人成绩优良，继承工作效果显著。制定了《山东省科研协作中心试行管理办法》，强化协作攻关，中医药科研水平有了新的提高。获国家中医药管理局1998年度中医药科技进步奖、基础研究奖一等奖1项，二等奖1项，三等奖3项，占总受奖数的11%以上，在全国名列前茅。

**医学科技与教育** 制定了《山东省医药卫生重点学科、特色专科管理实施细则》、《山东省医药卫生重点学科评估标准》，对首批重点学科进行了三年建设阶段性评估。确定了1998年卫生科技发展计划，新立项课题243项。完成了省科技进步奖、省医学科技进步奖评审工作，评出奖励项目192项。组织了省政府科研项目“提高婴儿出生质量综合技术的研究开发与示范工程”的研究工作。对全省116所市地级医院、143个县级卫生防疫站的计量认证工作进行了评估检查。在医学教育方面，加强临床教学基地建设取得明显成效。对全省中等卫生学校进行了9个专业4万多人的统考。制定了《山东省医药卫生中青年重点人才培养计划》，并完成了培养计划的实施准备工作。培训乡镇卫生院业务骨干542名。开展了全省乡村医生系统化、正规化培训评估工作，摸清了全省12万名乡村医生受教育情况，制定了全省乡村医生教育规划，培训乡村医生2万多人。启运了住院医师规范化培训工作，在滨州、济宁两所医学院设立了全科医学在职培训基地，培训在职全科医生280人。开展国家和省级继续医学教育项目75个。进行了卫生专业技术职务评审工作，有300人取得正高级专业技术职务资格，2 626人取得了副高级资格。

**卫生法制建设** 认真贯彻落实中央、省领导同志的重要批示精神，从讲政治、讲大局的高度，全力做好单县、宁阳“碘钙营养片”和潍坊英才学府学生食物中毒事件的善后处理工作，从中汲取教训，举一反三，采取相应措施，严格监督管理，规范服务行为，转变行业作风。对全省食品、药品、保健品普遍进行了清理检查，对卫生监督执法队伍进行了整顿。卫生行政执法证件换发工作成效明显，组织全省1.3万名卫生行政执法人员进行了多种形式的法律知识培训及考试，进一步提高了他们的业务素质。集中开展了以集体就餐单位为重点的食品卫生专项检查，全省共检查学校1 981所，学生集体用餐生产经营单位496所，受罚单位616个，罚没款5.1万元。召开了全省药品监督工作会议及药品质量监督检查新闻发布会。重点加强了基层药品监督管理，出台了《山东省基层医疗机构药品管理暂行办法》。积极开展了《献血法》的宣传工作。对全省贯彻实施《献血法》情况进行了检查。加强卫生法制建设，出台了《山东省实施〈食盐加碘消除碘缺乏危害管理条例〉办法》。

**精神文明建设** 年初召开了卫生厅直属单位党的工作会议，对厅机关及直属单位党的思想、组织、作风建设作了全面部署和安排。5月根据卫生部部署，结合山东省实际，在青岛召开了全省卫生行业作风教育整顿暨第3次示范点建设座谈会，总结工作，交流经验，研究部署了今后一个时期的任务。表彰了“三学三创”先进单位和个人，开展了对“百佳医院”申报评选单位的明查暗访，制定了《山东省卫生系统文明行业创建活动先进集体、文明单位考核标准》。进行了全省卫生行业作风教育整顿，对群众反映强烈的热点问题，实行标本兼治、综合治理。主动为下岗特困职工和贫困人口排忧解难，制定下发了《关于在全省卫生系统广泛开展为下岗特困职工办实事送温暖活动的通知》，出台了6项医疗优惠措施，受到群众欢迎。重视发挥各级领导班子的带头示范作用，切实转变工作作风。

**对外交流** 卫生领域对外合作与交流也取得新成绩。山东省卫生考察团成功访问了坦桑尼亚，就合作办医问题达成了合作意向。对台湾地区卫生交流开始起步，卫生厅组派了分别由卫生管理专家和医学科技专家组成的两个参观访问团赴台进行了学术交流和考察。

（马远新　宋怀吉）

**【全省卫生行政执法证件换发工作】** 1998年，山东省卫生厅根据省政府1997年8月22日颁布的《山东省行政执法证件管理办法》的要求，制定了换发卫生行政执法证件工作实施方案，印发全省各地实施；组织有关卫生法学专家编印了《山东省卫生专业法律知识培训与考试大纲》。对全省卫生行政执法人员进行了资格审查、公共法律和专业法律知识培训和考试，全省共有13 321名卫生行政执法人员参加了卫生法考试，及格率为99.54%，平均成绩92.8分。考试合格人员名单及考试成绩已分别报送省、地、县政府法制部门，待新证制作完毕即可颁发给各级卫生行政执法人员。

（葛永宏）

**【对口支援江西灾区救灾防病工作】** 山东省卫生厅在民政、医药等有关部门的大力配合支持下，按照卫生部的部署，迅速行动，精心组织，圆满完成了对口支援江西救灾防病任务。据统计，全省卫生系统共筹款项888万元，其中单位和个人捐款457万元，义诊收入431万元；捐助药品价值197万元，捐献款物总额达1 085万元，民政系统募集了800多万元药物。先后向江西灾区发出了4批对口支援的物资，款物总价值达1 887万元，捐赠药品重点选择灾区需要的抗生素类、抗感冒类、眼药类及皮肤病、消化道用药、消杀药品、疫苗和计划免疫冷链设备等。根据江西省卫生厅的请求，自8月29日至9月29日，山东省卫生厅从省直卫生机构、高等医学院校附院及济南、青岛、淄博、烟台、潍坊、泰安市的医疗防疫单位，抽调85名同志，组成了15支医疗队，携带总额近200万元的药品，奔赴江西九江。先后诊治各类病人达5.6万人次，成功地抢救了一些危重病人，帮助灾区完善了卫生防病工作方案。9月4日，江泽民总书记还亲自视察了在永修县大堤为群众防病治病的山东医科大学附院医疗队。

（葛永宏）

# 河 南 省

## 1998 年 基 本 情 况

| | 数　量 | 与上年比增长数 | 与上年比增长率(%) | | 数　量 | 与上年比增长数 | 与上年比增长率(%) |
|---|---|---|---|---|---|---|---|
| 卫生机构(个) | 11 774 | 4 580 | | 卫生人员(人) | 326 035 | 4 217 | 1.31 |
| 医　院(个) | 2 999 | －2 | －0.06 | 卫生技术人员(人) | 263 156 | 1 128 | 0.43 |
| 床　位(张) | 194 214 | 4 980 | 2.53 | 乡村医生(人) | 99 394 | －437 | －0.47 |
| 医院床位(张) | 179 869 | 4 086 | 3.27 | 个体开业人员(人) | 4 866 | 266 | 5.78 |
| 平均每千人口医院床位(张) | 1.93 | 0.02 | 1.05 | 平均每千人口卫生技术人员(人) | 2.83 | 0 | 0 |

| | | | | | |
|---|---|---|---|---|---|
| 人口 | 总数(万人) | 9 315 | 卫生费用 | 卫生事业费(万元) | 104 480.20 |
| | 出生率(‰) | 14.17 | | 卫生事业费与上年比增长率(%) | 14.11% |
| | 死亡率(‰) | 6.37 | | 卫生事业费占财政比增长率(%) | 2.45% |
| | 自然增长率(‰) | 7.80 | | 卫生系统固定资产(万元) | 539 919.42 |
| 医疗服务 | 诊疗总人次(万) | 11 787.7 | | 卫生系统基建投资(万元) | 24 581 |
| | 门诊人次(万) | 10 620.1 | | 平均每一门诊人次医疗费用(元) | 26.48 |
| | 急诊人次(万) | 401.5 | | 平均每住院床日费用(元) | 115.70 |
| | 住院总人次(万) | 335.5 | | | |
| | 出院总人次(万) | 330.5 | | | |

注：1998年卫生机构数包含个体开业。

**农村卫生**　1998年初，与省文明委联合发出通知，在全省开展乡镇卫生院优质服务活动，并列为全省精神文明建设的三件实事之一，要求乡镇卫生院积极为辖区群众开展医疗和预防保健优质服务。各级政府采取措施，落实卫生经济政策，进行卫生院“一无三配套”建设，确保1998年全省有70%的乡镇卫生院实现“一无三配套”。进一步加大对乡镇卫生院的支持力度，全省县以上医疗卫生单位都承担扶持1～2所乡镇卫生院发展建设的责任和义务，委派业务技术骨干到乡镇卫生院工作，定期轮换，在业务技术建设、人才培养、推广新技术及科学管理等方面与卫生院挂钩，进一步提高乡镇卫生院医疗技术水平、综合服务能力及科学管理水平。与有关部门协调，在高级职称晋升中，对长期在基层为农民群众服务的卫生技术人员给予适当的政策倾斜，使全省153名长期在乡镇卫生院工作的专业技术人员得以晋升高级职称。继续稳步发展初级卫生保健，农村卫生三项建设步伐加快。省初级卫生保健办公室对去年市地自查合格的14个县(市)进行了初级卫生保健复核验收。全省农村初级卫生保健合格和基本合格县(市)达到103个，占全省114个县(市)的90.5%。又完成农村卫生三项建设项目单位302个。截止1998年底，全省在农村卫生三项建设方面共投入资金67 771万元，完成三项建设项目单位1 626个，占全省三项建设项目单位总数的71%。

**救灾防病工作**　针对濮阳、驻马店等地发生严重内涝灾害的情况，全省卫生系统紧急行动起来，全力投入到救灾防病工作中。广大卫生工作者深入基层，深入一线，特别是深入到灾区、疫点，实行省、市、县、乡、村有机结合，分片包干，责任到人，按照“饮水要消毒，饮食要卫生，环境要清扫，彻底灭蚊蝇”的要求，全面开展了以管水、管粪、管饮食和灭蚊、灭蝇、灭鼠等“三管三灭”为主要内容的群众性爱国卫生运动。先后派出30多个专家督导组赴灾区、疫点指导救灾防病工作，发送价值100多万元的消毒药品和物资，组织省直20家医疗单位对口支援20个受灾较重的乡镇卫生院，共援助了价值260多万元的款物和药品、设备。同时，把卫生防疫防病工作作为压倒一切的中心任务，精心组织，周密部署，认真落实各项卫生防疫防病措施。各级红十字会积极组织救灾，先后向“三江”灾区捐赠了价值1 630万元的救灾物资(含款项)，向中国红十字总会争取救灾款项70多万元。经过全省上下的共同努力，灾区和全省疫情平稳，重点传染病得到有效控制。在全国爱国卫生和灾后防疫电视电话会议上，副省长李志斌代表河南省作了典型经验发言。

**预防保健**　各地认真贯彻实施《传染病防治法》、《河南省计划免疫条例》，严格执法，强化疫情监测手段，严格疫情报告制度，落实各项预防控制措施，及时扑灭疫情，在大灾之年防止了重大传染病和寄生虫病的流行和蔓延。同时，重点加强了对各市地艾滋病初筛实验室的装备，切实开展艾滋病抗体阳性的初筛工作；制定了《河南省乙型肝炎疫苗接种行动计划》；强化计划免疫，做好特殊人群的疫苗接种，巩固消灭脊髓灰质炎成果，全省连续6年无脊髓灰质炎野毒株病例发生；加强了结核病归口管理，特别是推广了新野县实施加强与促进结核病控制项目与农村合作医疗相结合的经验，拓宽了结核病防治工作的路子。建立健全慢性非传染性疾病防治体系，逐步开展慢性非传染性疾病防治工作。认真贯彻实施《河南省爱国卫生条例》，积极开展卫生城市创建活动。登封市和新郑市创国家卫生城市进展顺利，另有20个城市成为省级卫生城市，6个县城为省级卫生县城。拿出扶持资金50万元，对24个县的农村自来水建设进行重点扶持，新增自来水受益人口56万人，农村自来水受益人口累计达3 451.81万人，农村自来水普及率44.52%。农村改厕进展顺利，完成改厕68万多户，累计农村改厕849.04万户，占全省总农户的44.89%。在创建卫生城市活动中，把单纯的卫生工作变成了政府行为，促进了卫生防疫站的建设。地方病防治继续得到加强，又有256个地氟病自然村完成了降氟改水工程，洛宁、卢氏、灵宝、陕县克山病、大骨节病基本控制工作通过了省级考核验收。

**妇幼卫生** 以贯彻执行《母婴保健法》和《河南省母婴保健条例》为重点，在深入调查研究的基础上，大力开展社区妇幼卫生服务，建立健全妇幼保健保偿责任制。7岁以下儿童系统管理率、孕产妇系统管理率分别达69.97%、27.44%；婴儿死亡率、5岁以下儿童死亡率、孕产妇死亡率分别为27.44‰、29.35‰、66.70/10万，分别比1990年下降了29%、31%、40%。继续开展爱婴医院建设，全年共有5所医疗保健机构通过了省和国家级爱婴医院评估，144所乡卫生院达到爱婴医院"十条标准"，截至年底，全省共创建爱婴医院432所，爱婴卫生院692所。

**中医事业** 各地认真贯彻《河南省中医条例》和全省振兴中医大会精神，以急诊工作为重点，全面加强了中医医疗机构的内涵建设。继续开展急诊科室达标建设活动，并评选出10个达标建设先进单位给予奖励；加强了专科专病网络建设，强化了中医医疗机构的科学管理，分层次对各级中医院院长进行了管理知识培训；继续实施科教兴医战略，按照"112"人才培养计划，选出了第二批培养对象；组织了全省中医临床住院医师规范化培训考试。加强农村中医工作，确定了第四批重点县中医院建设单位，为县级中医院装备了急需实用的诊疗仪器。省中医药研究院建成了符合国家二级清洁级标准的实验动物中心。该院附属医院被国家中医药管理局确定为全国中医高血压病医疗中心建设单位。同时，河南省被国家中医药管理局定为全国中医专科专病骨干培训试点省，国家中医药管理局"113"人才培训计划正在全省全面展开。临颍、尉氏县被确定为全国农村中医工作先进县创建单位。

**社区卫生服务** 1998年初下发了《河南省发展社区卫生服务实施意见》，要求各地根据社区卫生服务的需要，转变服务功能，改革服务模式，扩展服务领域，组织和鼓励医护人员深入社区、深入家庭，提供基本医疗、预防、保健、康复、健康教育和计划生育技术指导等综合卫生服务。各地积极行动，扩大试点，进一步探索发展社区卫生服务的新途径，特别是许昌、漯河、濮阳、新乡、安阳等市，相继开展了以社区人群为中心，以需求为导向，以家庭为单位，以街道为基本服务范围的社区卫生服务，向社区人群提供优质、快捷、廉价的预防保健、医疗、康复、健康教育服务，受到居民的欢迎。

**卫生监督** 1998年初，组织开展了以酒类为重点的食品、药品和医疗市场大检查活动。据统计，各级卫生行政部门共派出卫生监督员12 624人次，出动车辆2 072台次，检查食品生产经营单位40 317家，取缔无证或不合格白酒生产经营单位170家，查处和销毁了一批不合格白酒和其他食品。根据省政府整治乱办医和虚假医疗广告电视电话会议精神，按照"政府领导，部门联动，依法严管，综合整治"的原则，集中力量，精心组织，于4月—6月在全省开展了声势浩大的整治乱办医和虚假医疗广告联合执法活动。针对制售假劣药品案件时有发生的情况，采取得力措施，对影响较大的涉及本省8个市地的34家药品生产企业、678批（次）产品的假诺氟沙星胶囊案、刘金鹏制造假胞二磷胆碱注射液案、新辉制药厂生产假注射用头孢拉啶案等8起案件进行了坚决查处。进一步加强了血液管理力度，对23所采供血机构进行了年度审验，对其供血进行了质量监测。召开了实施《献血法》动员会，省政府召开了全省施行《献血法》电视电话会，开展了丰富多彩的宣传活动，无偿献血人数迅速增加，杜绝了个体卖血现象，保证了临床医疗用血的安全和需要。无偿献血工作的顺利实施，有力地保障了广大群众的身体健康。同时，加强卫生立法工作，努力健全卫生法规体系。省人大常委会审议通过《河南省职业病防治条例》，正式颁布实施。

**医学科技与教育** 继续实施科教兴医战略，评审通过第一批27个临床医学重点专科，给予重点扶持。脐血干细胞移植治疗白血病在河南医科大学一附院首获成功，居全国领先水平。试管婴儿技术获得突破性进展，填补了我省生殖医学的空白。心脏介入治疗、肿瘤介入治疗等介入治疗术得到广泛应用。完成了临床住院医师规范化培训综合考试，全省参加考核人员3 336人，合格3 133人，颁发了临床住院医师规范化培训合格证书，发证率93.92%。完成了30所卫生职业中专办学条件评估。开展了全省乡村医生系统化、正规化中等医学教育评估验收工作。

**精神文明建设** 在全省开展乡镇卫生院优质服务活动，各个乡镇卫生院都采取了多种便民服务措施，积极为辖区群众提供医疗和预防保健服务。开展向下岗特困职工献爱心送温暖活动，在一些收费项目上，如挂号费、门诊检查费、门诊护理费、床位费等，予以减免，组织专家不定期到有关企业、厂矿为下岗职工义诊。深入开展向太康县张集乡卫生院和郏县人民医院学习活动，号召各级医疗卫生单位学习他们“以民为本、服务至上”和“一切围着病人转，优质服务求发展”的先进经验。全省各级医疗卫生单位都结合实际，出台了一系列便民服务措施，赢得了社会的好评。积极推行社会服务承诺制试点工作，确定了40个试点单位。对于试点工作中暴露出来的突出问题，绝不姑息迁就，予以严肃处理。如林州市人民医院对见义勇为光荣负伤的回乡探亲的解放军战士拖延治疗事件发生后，及时进行调查处理，取消了该院试点单位资格，撤销了该院的“二级甲等医院”称号，在全省卫生系统予以通报批评。并利用这个反面教材，在全省开展宗旨教育、理想教育和职业道德教育，认真查摆问题，限期整改工作中的薄弱环节，坚决杜绝类似事件的再次发生，对全省卫生系统起到了警示作用。始终把“讲学习，讲政治，讲正气”作为卫生系统思想作风建设的重要内容。针对卫生部门在工作作风中存在的问题，制订了“10条规定”，从思想上、政治上、行动上对各级卫生部门提出了具体要求，有力地促进了卫生部门工作作风、工作方式的转变。广大干部职工自觉加强学习和党性锻炼，树立起了正确的世界观、人生观和价值观，自觉与党中央和省委保持一致，“求团结，干实事，讲奉献，促发展”已成为全省卫生系统广大干部职工的自觉行动。据调查，1998年，社会群众对全省卫生系统综合满意度达90%以上。

**【整顿乱办医和虚假医疗广告】** 1998年4月—6月，河南省开展整治乱办医和虚假医疗广告联合执法活动。该省按照“政府领导，部门联动，依法严管，综合整治”的原则，集中力量，精心组织，对全省24 931家社会办医和个体诊所进行清查整顿，共依法取缔非法行医机构8 425家，对全省符合执业条件的4 456家社会办医、个体诊所颁发了医疗机构执业许可证，打击游医药贩1 264人，查处非法从事诊疗活动的民办科研机构52个，清理国有医疗机构承包、租赁科室464个，行政处罚2 202家，处罚款160.26万元，没收非法所得7.51万元，没收医疗器械、药品折合人民币168.78万元，取缔了几家影响较大的乱办医“钉子户”，乱办医和虚假医疗广告势头得到了有力遏制。

**【开展乡镇卫生院优质服务活动】** 1998年初，河南省卫生厅与省文明委联合发出通知，在全省开展乡镇卫生院优质服务活动，此项活动被中共河南省委列为精神文明建设的三件实事之一。其主要内容是：①实行24小时应诊制，热情待患，使用文明礼貌用语，简化就诊和住院手续；②常规化验检查项目和放射科平片2小时内出报告；③完善便民措施，常年免费供应开水，应呼应邀出诊服务率达到100%；④加强急诊抢救，接诊、转诊及时，抢救成功率在85%以上；⑤完善消毒隔离制度，一人一针一管一用一灭执行率100%。药品合格率100%；⑥严格执行国家物价政策，无乱收费现象发生。做到医疗检查、药品及各项收费标准公开上墙，接受群众监督；⑦派出医疗小分队义务为群众巡诊和健康检查，每月至少一次。

**【脐血干细胞移植治疗白血病在河南医科大学第一附属医院首获成功】** 脐血干细胞移植是近10年发达国家兴起的一种高新科技临床研究和应用项目，是目前公认的治疗白血病、再生障碍性贫血的最有效方法之一，也是恶性肿瘤在大剂量化疗放疗后的一项重要保护措施，特别是脐血干细胞移植在基因治疗方面具有广阔前景，自1989年美、法两国科学家联手取得首例成功以来，国外已完成近500例脐血干细胞移植，而截止1997年底，我国尚未成功1例。河南医科大学一附院自1996年开始，制定了脐血干细胞移植的研究计划及目标，组织精干的科技攻关小组，进行刻苦攻关，终于于1998年4月25日获得成功，成为我国脐血干细胞移植治疗白血病成功的首例。1998年12月，河南省卫生厅确定脐血干细胞移植为重点科研项目，并一次性拨款50万元予以资助。

**【对口支援乡镇卫生院】** 针对一些乡镇卫生院困难重重，举步维艰的状况，河南省卫生厅决定进一步开展县级以上医疗卫生单位对口支援乡镇卫生院活动。要求从1998年8月1日起，全省县级以上医疗卫生单位都要与乡卫生院重新建立对口支援关系，承担支援乡卫生院建设的责任和义务，3年内，每个县级医疗卫生单位支援乡卫生院至少1所，市(地)级以上医疗卫生单位支援乡卫生院1～2所。到2000年底，使受援的中心卫生院技术水平和综合服务功能达到卫生部颁布的一级甲等卫生院标准，一般乡卫生院达到一级乙等(或甲等)标准。经检查验收不合格者不能脱钩，继续对口支援直至合格。

**【发布《河南省职业病防治条例》】** 1998年11月25日，河南省九届人大常委会第六次会议审议通过了《河南省职业病防治条例》，该《条例》已于1999年1月1日起施行。

《条例》共分总则、职业病预防、职业危害因素测定、职业健康检查、职业病诊断与处理、法律责任、附则等七章三十六条。《条例》第五条规定：“各级人民政府应当加强对职业病防治工作的领导，在制定本地区国民经济和社会发展规划时，统筹安排职业病防治工作，支持和鼓励职业卫生科学研究、推广先进的职业病防治技术、普及职业病防治知识。”

《条例》第七条规定：“有害作业单位对本单位的职业病防治负有直接责任，合理安排职业病防治经费、专款专用；应当设置有效的职业卫生防护设施，建立健全职业卫生制度，改善劳动条件，使作业场所职业危害因素的浓度、强度等指标符合国家卫生标准和有关规定。”

《条例》第八条规定：“劳动者有了解作业场所职业危害因素及其后果和所采取的治理措施的权利，有接受职业卫生培训的权利，有依法要求有害作业单位改善劳动条件和获得职业病预防与治疗的权利。

作业场所职业危害因素的浓度、强度等指标超过国家卫生标准和有关规定，未采取治理措施，又未配置必须的个体防护设施的，劳动者有权向卫生行政部门检举、控告。”

《条例》第十三条规定：“涉及有害作业的新建、改建、扩建、技术改造和技术引进等项目的选址、设计和施工必须符合国家卫生标准和有关规定，其职业卫生防护设施必须与主体工程同时设计、同时施工、同时投入生产和使用。

涉及有害作业建设项目的设计审查和竣工验收，应当有卫生行政部门进行评价，提出审核意见。经卫生行政部门审核同意建设，单位方可施工和投入使用。”

**【河南省试管婴儿技术获突破性进展】** 试管婴儿(即“体外受精-胚胎移植”)是近十年在世界范围内广泛开展的一种高新科技临床研究和应用项目。该技术是治疗多种原因所引起的不孕症的一项措施，在生殖医学、人类遗传学及早期胚胎学等基础学科研究方面具有广阔的前景。1998年初，河南医科大学一附院成立攻关小组，南下广州学习有关试管婴儿的新技术、新经验，在预试验过程中，对试管婴儿的每个步骤、每个环节、每个细节都进行了认真研究和精心准备。在设备到位、技术胸有成竹的情况下，于10月20日～30日，开展了试管婴儿技术，并取得了圆满成功。

**【濮阳市被定为“控制吸烟先进城市”试点城市】** 近年来，河南省濮阳市把控烟工作作为开展全民健康教育、提高市民素质的一个突破口，紧紧围绕全国控烟达标城市标准，组织社会各界多角度、多层次地开展全民控烟活动。目前该市城区居民吸烟率降至24.29%，低于全国平均吸烟率13.33个百分点，49.85%的家庭成为无吸烟家庭，90%以上的居民不同程度地了解和掌握了吸烟危害健康的知识，90%的单位建立健全了控烟制度，115个单位被评为无吸烟单位，控烟工作走在了全国城市的前列。我国控制吸烟先进城市试点工作启动后，该市被中国吸烟与健康协会定为全国唯一试点城市。

**【开展全省农村卫生工作调查】** 为摸清全省农村卫生工作的现状，找出农村卫生工作存在的主要问题，研究相关政策，把加强农村卫生工作的各项措施落到实处，更好地为农业和农村工作服务，1998年10月～12月，河南省开展了全省农村卫生工作调查。厅机关组成6个调研小组，分赴18个市地，对每个市地抽查3个县市，每个县市抽查3个乡镇，每个乡镇抽查3个行政村作为样本村，开展全面调研。同时要求各市地与省厅联合行动，同步进行，厅调研组重点抽样与全省各市地普查相结合。各调研组采取发放调查表格，收集有关数据和资料；走村入户，实地察看了解；召开县、乡政府干部、县卫生局、乡镇卫生院长、县乡村卫生人员、农民群众等各级层、各侧面座谈会的形式，开展了深入细致的调查活动，掌握了第一手资料，为1999年将要以省政府名义召开的全省农村卫生工作会议做了充分准备。

（李向前）

# 湖 北 省

## 1998 年 基 本 情 况

| | 数 量 | 与上年比增长数 | 与上年比增长率(%) | | 数 量 | 与上年比增长数 | 与上年比增长率(%) |
|---|---|---|---|---|---|---|---|
| 卫生机构(个) | 11 584 | 22 | 0.19 | 卫生人员(人) | 303 083 | 720 | 0.24 |
| 医 院(个) | 530 | 3 | 0.57 | 卫生技术人员(人) | 239 648 | 639 | 0.27 |
| 床 位(张) | 150 880 | −2079 | −1.36 | 乡村医生(人) | 46 696 | 1975 | 4.23 |
| 医院床位(张) | 130 268 | 527 | 0.40 | 个体开业人员(人) | 2332 | −728 | −23.79 |
| 平均每千人口医院床位(张) | 2.21 | −0.02 | −0.90 | 平均每千人口卫生技术人员(人) | 4.06 | −0.03 | −0.73 |

| | | | | |
|---|---|---|---|---|
| 人口 | 总数(万人) | 5 907.2 | 卫生费用：卫生事业费(万元) | 82 773.1 |
| 人口 | 出生率(‰) | 12.58 | 卫生费用：卫生事业费与上年比增长率(%) | 12.59 |
| 人口 | 死亡率(‰) | 6.70 | 卫生费用：卫生事业费占财政支出百分率(%) | 2.98 |
| 人口 | 自然增长率(‰) | 5.88 | | |
| 医疗服务 | 诊疗总人次(万) | 9 211.2 | 卫生费用：卫生系统固定资产(万元) | 572 946.0 |
| 医疗服务 | 门诊人次(万) | 8 389.0 | 卫生费用：卫生系统基建投资(万元) | 62 348.0 |
| 医疗服务 | 急诊人次(万) | 426.2 | 卫生费用：平均每一门诊人次医疗费用(元) | 67.8 |
| 医疗服务 | 住院总人次(万) | 222.1 | 卫生费用：平均每一出院病人医疗费用(元) | 2 372.8 |
| 医疗服务 | 出院总人次(万) | 221.7 | | |

注：本表按卫生部统计口径提供各项数据。

**卫生改革** 1998年，湖北继续深入贯彻落实《中共中央、国务院关于卫生改革与发展的决定》和《中共湖北省委、湖北省人民政府关于贯彻〈中共中央、国务院关于卫生改革与发展的决定〉的实施意见》，初步确定了全省区域卫生规划工作的指导思想、原则，全省多数市、州初步拟订了本地区域卫生规划，并进行了积极的探索。1998年，湖北继续开展社区卫生服务试点工作，如武汉、宜昌等地按照“精心试点，充分准备，规范运作”的原则，通过发展社区卫生服务推进了基层卫生改革，加强了基层卫生服务，在部分城区已初步形成了社区卫生服务的框架，受到居民的欢迎。为配合抓好国务院医改试点工作，湖北各地按照总体规划、分步实施的原则，积极稳妥地推进全省城镇医疗制度的改革试点，尤其在加强公费医疗管理、对转诊转院、特殊检查、用药范围、审批报销、监督审计等方面推出一系列改革措施，收到明显的成效。

卫生机构内部运行机制改革步伐加快。1998年，湖北省各地都不同程度地进行了人事用工分配制度改革，在定岗定编定员的基础上，实行双向选择，优化组合，竞争上岗，减员增效，激发了队伍的活力，促进了工作质量和效益的提高。医疗机构以病人为中心，努力提高医疗质量，改善服务态度，同时加强医疗成本核算，努力减轻病人负担。湖北省卫生厅机关首次实行中层干部竞争上岗，通过公开考试考核，择优录用了一批正副处级干部。湖北的荆州、襄樊等市政府与各县市（区）签订“卫生事业发展综合目标管理”责任状，强化政府对卫生发展的责任意识，推动各项卫生工作的开展。

**农村卫生** 湖北省的团风、五峰等11个县（市、区）按照规划要求，认真实施初级卫生保健工作，经过审评，全部达到合格标准。截至目前，湖北省83个县（市、区）中有82个达到规划目标要求，占98.8%。至此，全省基本完成了实施农村初级卫生保健的普及、发展阶段的任务。湖北省已达到初级卫生保健目标的县市有56.8%的乡（镇），以乡镇为单位实施初级卫生保健工作，达国家规划目标。努力推动农村合作医疗工作，1998年上半年，湖北省农村合作医疗呈现良好的发展势头，至6月底统计，以乡镇为单位的合作医疗开办率达到44.0%。尽管春夏季的洪涝灾害对农村合作医疗带来一定影响，随着灾区农村基层医疗服务逐步恢复正常，受水灾影响的地方农村合作医疗也陆续恢复。全省实行乡村卫生组织一体化管理的乡镇已达到73.1%，使农村三级卫生网进一步巩固，为合作医疗的开展奠定了坚实基础。

湖北积极开展对阳新、通山及十堰市、恩施州的12个特困县扶贫攻坚任务，在资金紧张的情况下，先后召开三次现场会确定了任务，支援卫生、血防经费500多万元和加强基层卫生人员培训工作。继续支持三峡卫生移民建设，湖北省在全力投入救灾防病，资金十分紧张的情况下，仍挤出270万元，支持三峡卫生移民建设。截至目前，三峡库区共接受各方面赠送设备价值363.7万元，资金494.8万元。

**预防保健** 强化重大传染病控制和急性传染病防治监测，重点抓好以霍乱为重点的肠道传染病防治，做好消灭脊髓灰质炎的强化免疫和性病、艾滋病的监测控制工作。深入贯彻执行《母婴保健法》，积极开展婚检及其管理工作，加强了孕产妇保健和婴幼儿保健工作。据湖北省妇幼卫生监测点数据表明：全省1998年孕产妇死亡率66.5/10万，略高于1998年的计划目标65/10万；婴幼儿死亡率23.6‰，5岁以下儿童死亡率32.2‰，5岁以下儿童中重度营养不良发病率为3.1‰，基本达到湖北省90年代儿童发展规划纲要实施方案的目标。妇幼卫生国际合作项目进展顺利，创建爱婴医院活动深入开展，湖北省累计已有273所医疗保健机构、139所卫生院达到爱婴医院和爱婴卫生院标准。

**爱国卫生** 1998年，湖北省新增农村改水受益人口88.8万人，全省累计改水受益人口达到4 156.31万人，占农村人口的90.1%，其中自来水受益人口占50.1%；农村改水受益率和自来水普及率提前两年完成湖北省政府下达的任务指标；农村卫生户厕年新增70万座，累计达500多万座。世界银行贷款农村改水项目和联合国儿童基金会水灾援助项目工作进展顺利，第一年供水工程已全面施工。

**疾病控制** 湖北的血防工作各地继续按照抓重点、办试点、攻难点的工作思路，加强机构建设，充实血防力量；落实血防政策，增加血防投入；完成血防试点工作任务，实施科学灭螺；积极摸索血防与新一轮水利建设和农业综合开发相结合，改造钉螺孳生环境，兴办效益血防的路子。在预防急感、查治病人、查灭钉螺、机构建设、队伍培训、办好试点、摸索新路等方面都做了大量工作，取得了成效。1998年，湖北共查螺565万亩，灭螺45万亩；查病380万人，治疗和扩大化疗152万人；普查耕牛28万头，治疗和扩大化疗15万头。加强地方病防治工作力度，严格食盐加碘和加碘食品管理，加强了碘缺乏病防治；按计划完成了改水降氟和改灶降氟任务。

**中医事业** 加强省级示范中医院建设，湖北先后有鄂州市等5所中医院达到“湖北省示范中医院标准”，南漳县中医院列为省级示范中医院建设单位。天门、新洲两市县的农村中医工作通过了省级评审。继续开展中医院分级管理工作，在市、州卫生局申报的基础上，经湖北省卫生厅组织专家评审，巴东等9所中医院达到二级甲等标准。目前，湖北已有41所中医院达到二级甲等标准，9所中医院达到三级甲等标准，占湖北中医院总数的63%。重视中医专科专病中心建设，1998年，湖北出台了“湖北省专科（专病）中心建设方案”，在市、州卫生局初审、申报的基础上，经组织专家评审，确定襄樊市中医院骨伤科为“湖北省中医骨伤科专科”，十堰市中医院的精神科为“湖北省中西医结合精神病医疗中心”，云梦县中医院的小儿疳科为“湖北省小儿疳病医疗中心”。同时，湖北卫生厅还完成了武汉市中西医结合医院“全国中西医结合肾病医疗中心”的省级验收工作。一批国家级和湖北省卫生厅中医科研课题进展顺利，1998年，湖北省卫生厅下达省级课题33项，其中13项已通过鉴定；中医药“113人才培训计划”已开始实施。

**医学科技与教育** 湖北完成了1998年度省科技进步奖申报工作，受理124项，推荐50项参加终评，全部通过。由湖北省卫生厅鉴定科技成果46项，其中国际领先3项，国际先进6项，国内领先22项，国内先进8项。积极促进卫生科技成果转化，一批适宜的医疗技术在农村基层推广。为加强农村适宜卫生技术人才培养，湖北继续实施农村卫生人才培养“1555工程”，开展了乡村医生培训实施前的准备工作，通过改革卫生中等教育，加强了卫生中等教育质量控制。

**对外交流** 1998年湖北先后派遣因公出国团组36批计98人次，接待来鄂访问团组18批76人次。继续组派援阿尔及利亚医疗队和援莱索托医疗队。加强援外医疗队管理，积极拓展对外交流渠道。WHO总干事布伦特兰在湖北灾区考察后，对湖北省的救灾防病工作给予了较高的评价。

**卫生执法监督** 深入贯彻执行《药品管理法》，以查处伪劣药品为重点，规范药品市场为主要内容，全面开展药品监督管理工作。湖北进一步加大查处假劣药品案件力度，对仙桃二药厂、房县药厂等7起生产假劣药品案件作出了处理。湖北省药检所共抽验1 181个品种，药品合格率88%。认真贯彻《食品卫生法》，以食品卫生为龙头，学校卫生为突破口，推进了卫生监督监测工作全面开展，加强夏秋季食品卫生质量抽检工作，食品卫生合格率和从业人员体检合格率均有不同程度提高。1998年，湖北共抽检食品样品53 923件，合格率87.6%，比1997年有所提高。学校卫生得到加强，生活饮用水卫生、化妆品、医疗机构管理和血液管理工作得到加强。卫生、公共场所卫生、劳动卫生、放射卫生的监督执法力度进一步加大，卫生质量不断提高。宣传贯彻《献血法》，在全省开展“万人献爱心，无偿捐热血”活动，千方百计保证临床用血。

**精神文明建设** 湖北省卫生厅机关开展讲学习、讲政治、讲正气的“三讲”教育，三个新一轮教育等系列专题教育活动。厅领导班子创建“五好班子”进入湖北省直机关先进行列；湖北省厅机关创建文明单位通过武汉市检查达标。精神文明建设的加强对于完成好全年各项工作起到了极大的促进作用，“以病人为中心，文明优质服务”活动在湖北省医疗卫生单位普遍开展，医疗服务态度和质量有新的改善和提高。全省各地卫生系统精神文明建设也不断加强并取得新成绩，为完成好全年各项工作起到了重要的保障作用。

（江世虎 刘永录）

**【救灾防病取得了重大胜利】** 1998年，湖北省长江流域遭受了历史上罕见的特大洪涝灾害，受灾地区聚集着230万抗洪军民和490万被转移安置群众，恶劣的生活环境存在着多种导致传染病和血吸虫病发生和流行的因素，救灾防病工作面临极其严峻的形势。在党中央、国务院和湖北省委、省政府的坚强领导和国内外各界的大力支援下，经过全省卫生战线广大职工的共同努力，取得了大灾之年无大疫的重大胜利。湖北省先后向灾区派遣医疗、防疫、血防工作队累计3.2万支，共15万人次，深入抗洪救灾防病防疫第一线，开展查病治病、饮水消毒、环境清理、卫生宣传、食品卫生管理和防疫技术指导工作。据统计，防病期间，湖北共向全省灾区投入医疗和消杀灭药品、物资器械及资金达1.5亿元，保护了抗洪大军和受灾群众的身体健康和生命安全。据疫情分析，1998年湖北省传染病总发病率为233.28/10万，死亡率0.67/10万，病死率0.29%，分别比1997年下降3.65%、15.19%和12.19%，与水灾年份1991年和1996年相比更是大幅度下降。灾区疫情平稳，重点疾病和血吸虫病得到有效控制，没有发生大的疫病流行。

（江世虎 刘永录）

**【卫生部和湖北省嘉奖抗洪抢险救灾防病先进集体和先进个人】** 湖北省卫生厅等8个集体、王宗贤等20人被卫生部授予全国抗洪抢险救灾防病先进集体和先进个人。同时，湖北省卫生厅、省人事厅决定给石首市卫生局等13个单位记集体二等功；给公安县卫生局等23个单位记集体三等功；荆州市中心医院等68个单位予以嘉奖；给李力等21名同志记个人二等功；给王俊松等51名同志记个人三等功；对毛精华等130名同志予以嘉奖。

（江世虎 杨 勇）

**【扎扎实实开展灾后水毁卫生设施重建工作】** 湖北省把灾区卫生设施重建工作作为卫生工作的重要任务之一，要求全省各灾区卫生机构要按照“目标责任状”和湖北省卫生厅提出的重建指导原则方案，认真组织实施好灾后医疗卫生机构重建工作，尽快恢复水毁卫生设施的服务功能。到1998年底，湖北省受灾的1 044多个卫生机构，计划重建或迁建单位66个，一般维修单位918个，计划新建房屋面积453 867平方米，维修房屋454 167平方米，购置设备9 575.6万元，预计总投资37 024.4万元。为保证在1999年汛期到来前恢复水毁卫生设施功能，湖北省鄂州、公安等地卫生部门多方筹集恢复重建资金，完成迁建、扩建、改建和维修业务用房面积近10万平方米；并投入医疗设备重建资金1 000多万元添置了一批X光机和B超等，确保在1999年汛期到来之前全部投入使用。

为解决灾区群众饮水卫生问题，湖北经多方努力，争取到联合国儿童基金会向灾区6个县(市)紧急援助80万美元(折合人民币660万元)，从1998年10月起，这个项目在湖北的嘉鱼、洪湖等重灾区全面启动，已修复水厂115个，修复手动泵 920 台，发放消毒药物“一片净”4.5 吨。各灾区县（市）组织专业人员对水池、管道集中进行清洗消毒，开展水质监督监测，使 70 万灾民群众重新用上了安全卫生水。

（江世虎 刘永录）

【农村卫生三项建设稳步推进】 到 1998 年底，湖北省累计卫生三项建设累计投资 5.4 亿元，其中用于基建 4.5 亿元，设备装备 0.7 亿元，人才培训 0.2 亿元。根据评估结果，与乡镇卫生院改造前相比，业务用房平均增加 45%，住院工作量增长 46%，拥有 100MA 以上 X 光机的单位由 38%上长到 68%，有 B 超的卫生院由 29%增加到 56%。

（江世虎 李陕生）

# 湖 南 省

## 1998 年 基 本 情 况

| | 数 量 | 与上年比增长数 | 与上年比增长率(%) | | 数 量 | 与上年比增长数 | 与上年比增长率(%) |
|---|---|---|---|---|---|---|---|
| 卫生机构(个) | 9711 | 595 | 6.53 | 卫生人员(人) | 256608 | 6035 | 2.41 |
| 医 院(个) | 702 | −8 | −1.16 | 卫生技术人员(人) | 212499 | 6923 | 3.37 |
| 床 位(张) | 144442 | −108 | −0.075 | 乡村医生(人) | 48687 | 1419 | 3.00 |
| 医院床位(张) | 134320 | −368 | −0.27 | 个体开业人员(人) | 5202 | 630 | 13.77 |
| 平均每千人口医院床位(张) | 2.07 | −0.14 | −6.33 | 平均每千人口卫生技术人员(人) | 3.27 | −0.10 | −2.97 |

| | | | | | |
|---|---|---|---|---|---|
| 人口 | 总数(万人) | 6502 | 卫生费用 | 卫生事业费(万元) | 97122.87 |
| | 出生率(‰) | 12.31 | | 卫生事业费与上年比增长率(%) | 18.92 |
| | 死亡率(‰) | 7.10 | | 卫生事业费占财政支出百分率(%) | 3.59 |
| | 自然增长率(‰) | 5.21 | | 卫生系统固定资产(万元) | 99254.48 |
| 医疗服务 | 诊疗总人次(万) | 8590.5980 | | 卫生系统基建投资(万元) | 44160.83 |
| | 门诊人次(万) | 7836.5476 | | 平均每一门诊人次医疗费用(元) | 39.03 |
| | 急诊人次(万) | 321.1316 | | 平均每一出院病人医疗费用(元) | 1609.62 |
| | 住院总人次(万) | 216.2815 | | | |
| | 出院总人次(万) | 214.8503 | | | |

注：本表按卫生部统计口径提供各项数据。

1998 年，在省委、省政府的领导下，全省广大卫生工作者认真学习邓小平理论，全面贯彻落实中共中央、国务院和省委、省政府关于卫生改革与发展的两个《决定》，同心同德，服务大局，和衷共济，顽强拼搏，以大无畏的英雄气概与洪水、疾病及困难作斗争，各项卫生工作都取得了较大成绩，卫生事业有了新的发展。

**卫生改革** ①医疗保障制度改革，按照国务院的总体部署，益阳市、湘潭市开展了试点。两市卫生部门认真履行职能，规范基本用药，实施门诊住院费用控制，加强内部管理，促进了医疗保障制度改革的顺利开展。全省各级医疗机构实施了医疗收费“总量控制、结构调整”的目标管理，对医疗费用过快增长的势头有所抑制，药品收入占业务收入的比重下降到 49.69%，达到了预期控制目标。②区域卫生规划，按照“控制总量，调整存量，优化增量，提高质量”的总体思路，省里和一些地市进行了区域卫生规划的编制工作，开展了社区卫生服务的试点。省里对省直卫生资源配置进行了适当调整，省结核病医院划归衡阳医学院作为附属第三医院，省湘东医院与醴陵市人民医院合并作为湖南医学高等专科学校的附属医院。长沙市撤消了市二医院、五医院和医疗急救中心，组建新的市中心医院，将市慢性病防治所并入市卫生防疫站，优化了卫生资源配置。长沙、株洲、郴州等地市积极开展社区卫生服务试点，探索为基层人群提供优质价廉卫生服务的新途径，受到社区居民的好评。③绝大部分医疗机构的卫生服务模式逐步由“以医疗为中心”向“以病人为中心”转变，后勤围着临床转，临床围着病人转的服务局面开始形成。医疗卫生单位还普遍实行了人员双向选择，优化组合，一些长期由临时工承担的工作也基本由正式职工代替，迈开了转岗分流、减员增效的第一步。

**农村卫生** ①发展了初级卫生保健成果。年内又有 7 个县市达到初级卫生保健低限标准，全省已有 103 个县市区成为初级卫生保健合格县，占全省县市区总数的 98.1%。②扩大了合作医疗试点。在巩固提高 1997 年 16 个普及试点县的基础上，1998 年又启动了 14 个普及试点县。全省已有 591 个乡镇、8 615 个行政村推行了合作医疗。郴州、益阳等地市高度重视合作医疗，党政主要领导亲自抓，试点县的 90%以上乡镇得到了推广普及。③推行了乡村卫生机构一体化管理。各地都开展了乡村卫生机构一体化管理试点，长沙的浏阳市、郴州的永兴县一体化管理很有成效，推动了整个农村卫生工作的发展。④加快了卫生扶贫工作步伐。各级对卫生扶贫工作继续实施项目管理，层层签订项目合同，保证了配套资金及时到位。1998 年全省确定卫生扶贫工程 106 个，其中县级防疫站 9 个、妇保院 11 个、卫生院 86 个，总投资 4 100 万元，建筑面积 8.3 万平方米。⑤加强了城市卫生机构对口支援农村工作。全省地市以上医院共对口支援 783 所卫生院，帮助受援单位开展新技术 1 323 项，免费接受医务人员进修 1 526 人，派医疗队 1 458 支、医务人员 11 542 人次，在基层医院开展手术 3 917 例，举办医务人员培训班 824 期，培训农村医务人员 27 454 人次，赠送设备 4 884 台件，价值 356.06 万元，改善了工作条件，提高了技术水平。

**救灾防病** 1998 年，全省遭受了历史上罕见的洪涝灾害，部分地方又发生了霍乱流行。在严重的自然灾害和人民群众面临疾病威胁的严峻形势面前，全省开展了一场声势浩大的'98 卫生防疫大行动。各级党委、政府实行了救灾防病领导责任制，坚持一手抓抗洪救灾，一手抓防病治病。各有关部门密切配合，互相支持，形成了搞好救灾防病的强大合力。广大卫生工作者把救灾防病、确保大灾无大疫作为自己的天职，在救灾防病的岗位上恪尽职守，无私奉献，顽强拼搏，取得了救灾防病的阶段性胜利，赢得了社会的高度评价和广泛赞誉。1998 年全省传染病总发病率与上年基本持平，肝炎、钩端螺旋体病、乙脑、血吸虫病等急性感染性疾病的发病率还有不同程度地下降。在这场惊心动魄的救灾防病斗争中，以赵丛菊同志为代表的广大卫生工作者谱写了一曲曲救死扶伤的社会主义精神文明凯歌，为伟大的抗洪精神增添了光辉的一页。

**预防保健** 血吸虫病、碘缺乏病、结核病的防治工作又取得新的成绩。孕产妇死亡率、婴儿死亡率和 5 岁以下儿童死亡率较上年有所下降。全年农村新建自来水工程 3 000 多个，新增自来水受益人口 120 万，新增卫生厕所 430 万座，创“省级文明卫生单位”225 家、“百佳文明卫生单位”12 家，2 个县城成为“省级卫生县城”。

**中医事业** 中医专科特色建设力度加强，全省有 37 个中医专科进入省级重点建设的医疗专科行列，其中湖南中医学院附一医院的中医肝病科、眼底病科、湖南中医学院附二院的皮肤疮疡科、湘潭市中医院的小儿马蹄内翻足矫治科已被国家中医药管理局列为全国中医专科（专病）治疗中心创建单位。农村中医建设步伐加快，有 8 所县级中医医院进入二甲中医院行列，有 7 个县市达到农村中医建设先进县市标准，有 16 个县市达到农村中医建设合格县市标准。

**卫生法制建设** 《湖南省中医条例》和《湖南省实施〈中华人民共和国母婴保健法〉办法》已经省人大常委审议颁布，于 1999 年元月 1 日正式施行。各地对药品、公共卫生和医疗机构进行了执法检查。一年来，共查处违法药品案件 3 356 起，货值 1 310 万元；食品卫生合格率达 89.3%，城市和农村生活饮用水合格率分别达 90.09%、89.37%，化妆品卫生合格率达 93.67%；清理整顿医疗队伍、医疗广告和采供血机构，对个体行医人员进行了考试考核，取消了不合格者的行医资格。认真宣传贯彻《中华人民共和国献血法》，无偿献血量占采血总量的比例由 1997 年的 2.7%提高到 20%。

**医学科技与教育** 医学教育结构调整工作进展顺利，全省 16 所中等卫校招生人数较上年减少 30%，其中医士专业全部停止招生，医学影像、口腔、妇幼等专业招生人数也较上年有较大下降；原有 62 所卫生职业、职工中专已全部停止招生，开始承担培训乡村医务人员的任务。医学继续教育有序进行，举办了首期跨世纪学术与技术带头人及后备人员培训班；96、97、98 级毕业的临床住院医师全部接受了正规化培训；1 000 多名医院科主任和主治医师接受了医学新理论、新知识、新技术的培训教育；1 200 多名乡村医生得到了正规系统的医学教育。医学科研与推广工作取得了可喜成绩。湖南医科大学遗传实验室成功地克隆出了世界首例人类耳聋基因，全省有 3 项科研成果获卫生部科技进步奖，32 项获省科委科技进步奖；第八批 10 项医学科技成果推广项目已在县级以上医院推广应用。

**精神文明建设** 全省卫生系统深入开展了“以病人为中心，树行业新风”、“四满意”服务竞赛和医疗服务“四公开、五承诺”活动，增设举报箱 1 000 多个、举报监督电话 780 多部，聘请社会监督员 7 000 多名，行风监督网络基本形成，行业作风有了进一步好转。据调查，服务对象对医疗卫生单位的服务满意率达到 95%。

（彭　亮　薛天剑）

## 广 东 省

### 1998 年基本情况

| | 数　量 | 与上年比增长数 | 与上年比增长率(%) | | 数　量 | 与上年比增长数 | 与上年比增长率(%) |
|---|---|---|---|---|---|---|---|
| 卫生机构(个) | 8 805 | －137 | －1.53 | 卫生人员(人) | 313 737 | 8 175 | 2.68 |
| 医　　院(个) | 2 373 | 25 | 1.06 | 卫生技术人员(人) | 252 213 | 6 351 | 2.58 |
| 床　　位(张) | 158 351 | 3 038 | 1.96 | 乡村医生(人) | 30 607 | 102 | 0.33 |
| 医院床位(张) | 147 604 | 3 108 | 2.15 | 个体开业人员(人) | 8 418 | －503 | －5.64 |
| 平均每千人口医院床位(张) | 2.07 | 0.01 | 0.49 | 平均每千人口卫生技术人员(人) | 3.54 | 0.03 | 0.85 |

续表

| | | | | | |
|---|---|---|---|---|---|
| 人口 | 总数(万人) | 7 143.43 | 卫生费用 | 卫生事业费(万元) | 228 152 |
| | 出生率(‰) | 16.51 | | 卫生事业费与上年比增长率(%) | 8.8 |
| | 死亡率(‰) | 5.61 | | 卫生事业费占财政支出百分率(%) | 2.8 |
| | 自然增长率(‰) | 10.90 | | 卫生系统固定资产(万元) | 1 622 600 |
| 医疗服务 | 诊疗总人次(万) | 38 016.2 | | 卫生系统基建投资(万元) | 210 000 |
| | 门诊人次(万) | 36 039.3 | | 平均每一门诊人次医疗费用(元) | 72.8 |
| | 急诊人次(万) | 1 522.31 | | 平均每一出院病人医疗费用(元) | 4 438 |
| | 住院总人次(万) | 337.30 | | | |
| | 出院总人次(万) | 336.86 | | | |

注:本表按卫生部统计口径提供各项数据。

**卫生改革** 1998年,是落实广东省政府于1994年提出的工作目标:“三五年内,我省卫生事业发展的总体水平上进入全国先进行列,某些项目赶上世界先进水平”的最后一年。主要表现在:平均期望寿命1997年全省7个死因点调查为74.39岁,提前达到全国先进水平。1998年的婴儿死亡率从1997年的28.99‰下降到26.66‰,进入前5位,孕产妇死亡率进一步下降。卫生资源配置日趋合理,卫生服务利用主要指标高于全国平均水平,其中每名医生日均工作量、病床使用率、居民基本医疗的可及性等指标位居国内前5名。全省乡镇卫生院基本完成一无三配套建设任务,农村卫生三项建设国内领先。创建卫生城市、农村改水改厕等工作步入全国前列。鼻咽癌、肝炎综合防治水平赶上世界先进水平。卫生科技教育水平大大提高,科教投入、科研成果、科技支撑条件和设施进入全国先进行列,我省卫生改革与发展第一步目标基本实现。

区域卫生规划工作取得实质性进展,着手研制“广东省卫生资源配置标准”。社区健康服务逐步推开,目前全省有197个社区健康服务点已在运转。积极配合城市职工医疗保障制度改革,进一步深化医院改革;推广应用医院优质、高效、低耗管理取得了新进展。珠海市积极参与医改工作,加快医疗机构的内部改革。总结中山市、四会市卫生监督执法的经验,为加强卫生执法改革、理顺卫生执法体制奠定了基础。事业单位机构改革开始启动,厅直各单位正在制定改革方案,深圳、清远、顺德也开始进行了这项工作。

**医政管理** 各地认真扎实地开展以病人为中心,讲文明、树新风活动,广泛开展《医学伦理学》的学习,积极创建全国“百佳医院”和省“百家文明医院、百家文明卫生院”,大力推行便民、利民、为民措施,医疗服务质量有了提高,就医环境得以改善,医德医风有所好转。10月份,全省102个县级以上医院和101个乡镇卫生院分别被评为省“百家文明医院”和“百家文明卫生院”;宝安区人民医院、广东医学院附属医院、惠州市中心人民医院、汕大医学院第一附属医院、清远市人民医院、高州市人民医院、广东省中医院(广州中医药大学第二附属医院)和第一军医大学附属南方医院等8所医院被评为全国“百佳医院”。

《献血法》自10月1日实施以来,进展顺利,势头良好。阳江市因地制宜,深入发动农民无偿献血,走出了一条全民献血的好路子;中山市政府发文下达献血计划指标和规定医院用血原则,献血任务已安排到2001年,医疗用血与《献血法》实施前同期比较下降30%;湛江市抓好献血点的建设,方便群众献血。据不完全统计,仅10月～12月份,3个月内全省就有近12万人参加无偿献血,无偿献血量近2 300万毫升,分别比1997年同期增加近10万人和5.5倍,用血量与同期相比有所下降。全省无偿献血量占临床用血的比例逐月上升,1998年10月～12月份依次为50%、62.14%、64.78%。至年底,深圳、珠海、阳江、茂名、惠州、中山、潮州等7个市无偿献血量满足医疗临床用血需要,韶关、东莞、佛山、湛江、肇庆、清远等市超过80%。

医政执法重点加强社会医疗机构的监督管理,据不完全统计,1998年省及各市共组织清理整顿5 994次,参加执法人员3万余人次,关闭取缔医疗机构2 871家,责令停止整顿医疗机构1 469家。广州、深圳整顿医疗机构的力度大,效果好。广州市检查了1 511个社会医疗机构,依法取缔了无证社会医疗机构507个;深圳市共检查1 320个,依法取缔无证社会医疗机构913个。整顿医疗广告收到初步效果。

**农村卫生** 韶关市合作医疗工作由试点进入了全面推广阶段,市政府把实现全市30%以上农村人口参加合作医疗列为政府要办好的与人民群众生活密切相关的实事来抓,制定发展规划,明确阶段性规划目标,并与各县(市、区)政府签订了发展农村合作医疗责任书,强化考核,做到思想认识、组织领导和政策措施三到位,并在地方财政比较困难的情况下拨出专款支持合作医疗。全市97.9%的镇和80.3%的村推行了合作医疗,农村人口合作医疗覆盖率达33.26%,是1997年底的10倍。江门市合作医疗覆盖率增加25%。广州、深圳、佛山、汕头、中山等市合作医疗亦呈现出良好势头。目前,全省21个市都开展了合作医疗工作,参加合作医疗和各种集资医疗形式的农业人口达964万人，占全省农业人口总数的19.92%。广州、深圳、佛山、江门等市提前2年实现或基本实现了60%农村人口覆盖率的目标。

农村卫生投入继续增加，农村三项建设不断完善。1998年省下拨乡镇卫生院一无三配套建设收尾工程补助，县级防保机构改造建设和设备装备，贫困县、新分县和少数民族县等的扶持专款7 000多万元以上。据统计，1998年全省农村卫生三项建设共投入12.21亿元，比1997年增长5.4%，基层卫生设施和装备水平有新的提高。"医者有其居工程"建设稳步发展。

卫生扶贫逐渐从院际扶持转为市县挂钩，扶贫工作深入开展。广州、深圳、珠海等市对扶贫工作抓得紧，效果好，由他们对口扶持的医院均达到了二甲医院水平。

**爱国卫生** 汕头市被全国爱卫会命名为"国家卫生城市"；中山市黄圃、深圳市坑梓等9个镇被评为"广东省卫生镇"，省级卫生镇达到23个。改水、改厕工作继续推进，全省基本完成了高氟改水任务。

城市初级卫生保健达标工作积极开展，70%的市(区)建立健全了城市初级卫生保健领导机构，广州市又有4个区成为达标单位，全省已有6个城市初级卫生保健单位达标。农村初级卫生保健工作继续推进。1998年清新、吴川、封开、阳西、连南、阳山、英德、徐闻、饶平、揭西和阳江市江城区、汕头市达濠区、湛江市赤坎区、揭阳市榕城区等14个县(市、区)实现了规划目标，成为达标或基本达标单位。目前全省共有99个县(市、区)完成初级卫生保健规划任务，占农村初级卫生保健任务的县(市、区)总数的86.1%。

**疾病控制** 通过加大《传染病防治法》的监督执法力度，继续巩固消灭鼠疫和血吸虫病的成果，重点抓了霍乱、病毒性肝炎、结核病、性病和艾滋病的预防控制，同时做好其他急慢性传染病、慢性非传染性疾病、地方病、寄生虫病的防治。加强了防疫站和精神病医院等级评审工作，促进了卫生防疫防病机构的规范化、科学化管理。1998年结核病控制项目新发(复发)涂阳病人24 251例，完成任务数的115.37%。全省19个县(市)通过了广东消灭麻风病的省级验收，9个县(市)通过省的消灭丝虫病验收，8市26个县(市、区)通过省的稳定控制人间布鲁氏杆菌病考核验收。目前，全省91个县(市、区)达到基本消灭麻风病标准，54个县(市、区)达到消灭丝虫病标准。1998年霍乱疫情发病时间早，来势急，分布较广，经过各地的共同努力，较好地控制了疫情。1997/1998年全省消灭脊髓灰质炎强化免疫接种率达97.66%，顺利完成了任务。入汛以来，西江流域及粤西地区遭受特大洪涝灾害，卫生系统积极组织救灾防病工作，加强指导和疫情监测，取得了大灾之后无大疫的胜利。

**妇幼卫生** 《广东省母婴保健管理条例》10月1日实施。5月召开全省农村妇幼卫生工作现场会，农村卫生院产科建设和急救能力进一步增强，60%的乡镇卫生院进行了产儿科必备设备装备，97%的乡镇产儿科人员得到培训，90%的乡卫生院开展了住院分娩工作，孕产妇住院分娩率达64.97%，比1997年提高了10个百分点。

**卫生监督** 执法监督力度进一步加大，1998年全省销毁各类违法产品24万公斤，罚款300万元(上缴财政)，依法吊销企业《卫生许可证》375家。直接查处假劣药品案件13宗。

**中医工作** 中医院开展创建"放心药房"活动，新确定17个省级中医专科专病、急症和剂型改革中心建设单位。加大了农村中医的投入，进一步落实人才培养、专科建设、设备调剂等对口扶持措施，加快特困山区和少数民族地区中医院的建设步伐。中医药科研的投入和管理出成绩，受理课题339项，立项204项，评定中医药科技进步奖39项。广州中医药大学与新兴中医药学校合办的成教中医大专班教学点已顺利开课。筹建省中医研究院和中医职业教育学院的工作正在进行之中。

**医学科技与教育** "五个一科教兴医工程"进入中期建设，工程建设起到导向作用，6项科研成果获国家科技进步奖，13项科研成果获卫生部医药科技进步奖，其中，"医院优质高效低耗管理模式研究"成果在全国推广，55项科研成果获省科委科技进步奖。在高、精、尖技术方面，组织开展了哮喘、鼻咽癌、烧伤、器官移植、冠心病、食道癌跨单位的协同攻关，成功开展肺移植术和心脏移植术，培育广东的学科优势。卫生中等教育继续抓好调整改革。为山区、少数民族和特困地区培养临床医学大专人才工作进展顺利。

**救灾防病工作** 在支援长江流域特大洪涝的抗洪救灾、防病治病工作中，组织55支医疗队分赴湖北和江西灾区防病治病。据不完全统计，我省医疗队深入灾区第一线，共为抗洪军民和灾民诊治疾病近9万人次。全省卫生系统职工还向灾区积极捐款捐物、赠送药品价值达1 000万元之多。在12月4日卫生部召开的全国抗洪抢险防病暨精神文明建设表彰电视会议上，省卫生厅等5个单位和9位同志个人受到表彰。

**其他工作** 卫生对外交流、援藏、支援三峡库区巫山县的搬迁等工作扎实展开。

(彭　炜　赖育健)

## 广西壮族自治区

### 1998 年 基 本 情 况

| | 数量 | 与上年比增长数 | 与上年比增长率(%) | | 数量 | 与上年比增长数 | 与上年比增长率(%) |
|---|---|---|---|---|---|---|---|
| 卫生机构(个) | 13 387 | −464 | −3.3 | 卫生人员(人) | 155 267 | 1 486 | 1.0(0.97) |
| 医院(个) | 1 791 | 33 | 1.9 | 卫生技术人员(人) | 123 797 | 1 162 | 0.9 |
| 床位(张) | 85 231 | −2 503 | −2.9 | 乡村医生(人) | 33 806 | 795 | 2.4 |
| 医院床位(张) | 81 273 | −2 003 | −2.4 | 个体开业人员(人) | 8 091 | −438 | −5.1 |
| 平均每千人口医院床位(张) | 1.76 | −0.05 | −2.8 | 平均每千人口卫生技术人员(人) | 2.68 | 0.01 | 0.4 |

| | | | | | |
|---|---|---|---|---|---|
| 人口 | 总数(万人) | 4 675 | 卫生费用 | 卫生事业费(万元) | 59 453 |
| | 出生率(‰) | 15.87 | | 卫生事业费与上年比增长率(%) | 2.02 |
| | 死亡率(‰) | 6.86 | | 卫生事业费占财政支出百分率(%) | 3.00%(不含公费) |
| | 自然增长率(‰) | 9.01 | | | |
| 医疗服务 | 诊疗总人次(万) | 6 648.41 | | 卫生系统固定资产(万元) | 380 773 万元(其中公费 582 万元) |
| | 门诊人次(万) | 5 967.75 | | 卫生系统基建投资(万元) | 3 337 万元 |
| | 急诊人次(万) | 482.21 | | 平均每一门诊人次医疗费用(元)(综合医院) | 37.18 |
| | 入院总人数(万) | 154.72 | | 平均每一出院病人医疗费用(元)(综合医院) | 1 955.01 |
| | 出院总人数(万) | 154.73 | | | |

注：医院数字中含乡镇卫生院的数字。

**卫生改革** 国务院医改扩大试点城市之一的北海市医改工作稳步推进，全区现有 54 个市、县实行医改。22 个县对卫生资源进行重新规划和配置，50 个县完成中心卫生院调整工作。22 个社区卫生服务试点工作起动。54 个县理顺了卫生院的管理体制。各地积极进行乡村一体化管理模式试点，一些医疗机构在经营管理和运行机制改革方面进行有益探索。至 1998 年底，通过等级评审的医疗卫生机构有 209 个，其中综合医院 28 个、中医院 15 个、妇幼保健院 30 个、乡镇卫生院 130 个、卫生防疫站 6 个；通过计量认证的卫生防疫站 29 个、药检所 3 个。

**农村卫生** 自治区人民政府在玉林市召开全区农村卫生工作暨经验交流会，自治区党委副书记杨基常、自治区人民政府副主席吴恒到会做重要讲话，各地、市、县分管卫生工作的专员、市长、县长和卫生局长共 300 人参加会议。年内，又有 18 个县（市、区）达到初级卫生保健合格标准，13 个县达到基本合格标准，至此，全区初级卫生保健达标或基本达标的县(市、区)已达到 88 个，占 94.62%。农村合作医疗迅猛发展，累计有 1.18 万个行政村建立合作医疗，覆盖率达 80%，参加人数 2 118 万人，占农业人口的 56.2%，13 个地、市完成《自治区党委、自治区人民政府关于加快卫生改革与发展的决定》提出的 70% 的目标。乡镇卫生院新建业务用房 18.8 万平方米，88 个中心卫生院、275 个普通卫生院基本完成“一无三配套”工作；为 49 个贫困县的中心卫生院培养了一批检验、麻醉等短缺人材；有 1.49 万名乡村医生取得中专水平证书，占全区乡村医生的 45.13%。

**救灾防病** 1998 年，广西局部地区遭受洪涝灾害，全区卫生系统和红十字会共派出 532 支医疗防疫工作队，出动人员 3 400 多人次，治疗病人 15 万多人次，卫生厅和红十字会共下拨 587.8 万元的救灾物资，实现大灾之后无大疫的目标。

**预防保健** 全年共报告甲、乙类传染病 22 种 9.71 万例，总发病率 210/10 万，死亡率 0.62/10 万，发病率比 1997 年上升 18.47%，死亡率下降 13.61%。造成传染病发病率上升的主要原因是，全区有 80 个县（市）开展传染病漏报调查，报告率 90.31%，为历年最高的一年。儿童计划免疫接种率为：卡介苗 95.45%，小儿麻痹糖丸 97.79%，百白破 97.33%，麻疹疫苗 96.64%。6 月，卫生部在南宁举办“艾滋病知识展览”，展期 25 天，参观人数达 20 多万人。年内新发现疟疾病人 357 例，平均发病率 0.77/10 万，比上年上升 5.48%。从 1998 年起，全区碘盐监测采用统一定量法，加工环节检查 1 700 份，合格率 89%；批发环节检查 6 950 份，合格率 83.61%；零售环节检查8 800份，合格率 92.76%；居民用户环节检查 3 775 份，合格率 89.46%。血吸虫病已连续 6 年无螺、10 年无新病人。

**妇幼卫生** 1998年，全区新法接生率94.88%，住院分娩率49.27%，孕产妇死亡率60.07/10万，婴儿死亡率25.54‰，新生儿破伤风死亡率1.14‰，婚检率39.07%，其中城市婚检率78.71%，施行计划生育4种手术96.12万例。卫生厅编写《广西壮族自治区妇幼保健机构规范化管理工作》等3种资料，培训人员292人，年内又有30个妇幼保健机构通过等级评审，其中，自治区妇幼保健院通过三级甲等评审，7个妇幼保健院通过二级评审，21个通过一级甲等，1个通过一级乙等。有118所医疗保健单位(其中68个乡卫生院)，通过国家级爱婴医院评审，贵港市、梧州市成为首批爱婴市。

**爱国卫生** 以自治区人民政府吴恒副主席为主任的新一届自治区爱国卫生运动委员会成立。爱国卫生月和自治区成立四十周年大庆期间，广泛开展爱国卫生运动，据不全统计，参加人数605.6万人，清理卫生死角1.03万处，清运垃圾14.5万吨。下发《自治区党委办公厅、自治区人民政府办公厅关于在全区开展创建文明城市、卫生城市、城市环境综合整治和市容南珠杯竞赛活动检查考评的通知》，有16个市、县被自治区人民政府批准命名为“自治区卫生城市(县城)”。全年农村改水受益人口新增239.09万人，比上年提高6个百分点，其中饮用自来水人口218.54万人；农村改厕新增卫生户厕75.71万座。农村改水受益率87.4%，卫生户厕普及率36.99%。整顿剧毒急性鼠药市场，捣毁自行配制鼠药加工点14个。自治区人民政府组织检查组，对世界银行贷款农村供水与环境卫生项目6市、县进行全面考核验收，检查82个水厂，对180多位村民进行健康教育知识问卷，广西基本达到世界银行项目要求。

**中医事业** 年内，卫生厅批准广西中医学院一附院等10所中医医院为自治区示范中医医院建设单位，参照全国示范中医医院的验收标准进行建设，建设期限为2年。召开全区中医医院管理工作暨经验交流会，对今后两年的中医工作进行部署。邕宁、宾阳、荔浦、灵川、岑溪、贵港等6县(市)中医医院分别通过二级甲等医院的评审。广泛开展“以病人为中心，优质服务”，创建“全国百佳医院”、“全区十佳医院”活动，推动了中医医院的精神文明建设和医疗质量、服务水平的不断提高。成立“广西县级中医医院专科(专病)技术骨干培训项目管理领导小组”，下设办公室，制订《广西壮族自治区县级中医医院中医专科(专病)技术骨干培训实施细则》，选定12个自治区级的专科(专病)进修科目，选送40名县级中医医院骨干到区外进修。灵山县通过全国农村中医工作先进县的评审，永福县、恭城县被定为自治区级农村中医工作先进县建设单位。开展中医整体护理工作，成立广西中医医院整体护理专家指导组，建立由广西中医学院第一附属医院等20家中医医院组成的整体护理协作网。

**医学科技与教育** 获广西医药卫生科技进步奖37项，其中一等奖3项，二等奖8项，三等奖26项；获广西科技进步奖25项，其中一等奖1项，二等奖2项，三等奖22项。全年全系统投入科普经费45万元，推广科技成果及引进先进适宜技术15项，参加学习860多人次。组织科技下乡、科普活动1 182人次；举办科技培训班376期，参加培训8 110人次。开展全区医疗卫生单位强检计量器具的检查工作，抽查区直医疗单位18家，合格率33.3%，地、市级医疗单位30家，合格率3.3%，社会办医43家，合格率9.3%。1998年高等医学院校招生2 617人，其中博士生6人，硕士生64人，本科招生1 946人，专科生601人；成人大专招生1 282人；普通中等卫生学校统招生4 624人，成人中专生1.29万人。

**卫生法制建设** 自治区人大颁布《广西壮族自治区计划免疫条例》，使计划免疫管理步入法制化的轨道。成立广西第一个法学专业社团——广西卫生法学会，并在北海市召开广西卫生法学会成立暨第一次会员代表大会。积极开展卫生领域依法治理工作，全区14个地、市卫生局、区直32个医疗卫生单位成立普法依法治理工作领导机构，制定依法治理规划。组织全区卫生法普法考试，参考人数达15万人。全年发放食品卫生许可证151个，食品批件174个，食品卫生许可证发证率98.09%；对37万从业人员进行卫生知识培训工作，对48万名从业人员进行健康检查。完成食品卫生监督60.53万户次，合格率86.72%；监测各类食品4.95万份，合格率77.10%；全区食品监督覆盖率97.23%，食品卫生合格率83.85%，全年发生食物中毒71起，中毒人数3 572人，死亡8人，分别比上年上升108.82%、357.36%。医院制剂实行全区重新登记批准文号，共换发医院制剂批准文号5 400个，批准制剂品种8 400个。查处假劣药品案件1 488件，1 781种次，标价183.43万元，罚款153.52万元。召开全区血液工作会议，下发《关于加强采供血(浆)活动监督工作的通知》，撤消一家违规采浆站。积极宣传贯彻《中华人民共和国献血法》，全区无偿献血人数达2.41万人。

**精神文明建设** 各级医疗机构广泛开展“以病人为中心，深化医院改革，争创百佳医院”活动，全行业树立17个精神文明示范点，115个卫生窗口单位推行承诺制。1 380个集体、3.8万人参加创建“青年文明号”活动，有63个集体获地、市级青年文明号荣誉称号。

(张炳礼　徐广保　那　苓)

# 海南省

## 1998 年基本情况

| | 数　量 | 与上年比增长数 | 与上年比增长率(%) | | 数　量 | 与上年比增长数 | 与上年比增长率(%) |
|---|---|---|---|---|---|---|---|
| 卫生机构(个) | 2 545 | －50 | －1.9 | 卫生人员(人) | 40 394 | －430 | －1.1 |
| 医　院(个) | 175 | — | — | 卫生技术人员(人) | 32 155 | －303 | －0.9 |
| 床　位(张) | 21 480 | －224 | －1.0 | 乡村医生(人) | 2389 | 97 | 4.2 |
| 医院床位(张) | 16 047 | －229 | －1.4 | 个体开业人员(人) | 2225 | －53 | －2.3 |
| 平均每千人口医院床位(张) | 2.85 | －0.05 | | 平均每千人口卫生技术人员(人) | 4.4 | －0.1 | |

| | | | | | |
|---|---|---|---|---|---|
| 人口 | 总数(万人) | 753 | 卫生费用 | 卫生事业费(万元) | 18 723 |
| | 出生率(‰) | 18.48 | | 卫生事业费与上年比增长率(%) | 12.9 |
| | 死亡率(‰) | 5.56 | | 卫生事业费占财政支出百分率(%) | 3.07 |
| | 自然增长率(‰) | 12.92 | | | |
| 医疗服务 | 诊疗总人次(万) | 1 098.6 | | 卫生系统固定资产(万元) | 97 826 |
| | 门诊人次(万) | 1 007.5 | | 卫生系统基建投资(万元) | 582 |
| | 急诊人次(万) | 48.9 | | 平均每一门诊人次医疗费用(元) | 79 |
| | 住院总人次(万) | 30.4 | | 平均每一出院病人医疗费用(元) | 2 925 |
| | 出院总人次(万) | 30.4 | | | |

注：本表按卫生部统计口径提供各项数据。

**农村卫生**　1998 年，海南省卫生厅以省委、省政府承诺为民办实事好事的农村合作医疗、改水改厕及扶贫等为重点，大力推进农村卫生工作，进一步改善了农村医疗卫生条件。年初，省卫生厅组织有关人员对农村合作医疗、改水改厕进行了调查，提出了工作方案。3 月初，省政府召开了全省农村合作医疗座谈会暨农村改水改厕表彰会，总结了上年农村合作医疗、改水改厕工作，表彰先进，并部署了 1998 年工作任务。王厚宏常务副省长到会讲了话。6 月，新一届省委、省政府作出承诺，将农村合作医疗、改水改厕列为 1998 年为民办的实事好事，并颁发了《海南省农村合作医疗管理暂行办法》和《1998～2000 年全省农村合作医疗发展计划》。8 月上旬和 9 月中旬，省政府又分别在昌江县和儋州市召开了全省农村改水改厕和全省农村合作医疗现场会，于迅副省长分别到会讲了话。为了争取部门配合，齐抓共管，省政府办公厅出面协调省卫生厅、省民宗厅、省民政厅、省农业厅、省发展计划厅、省财政厅、省水利局、省扶贫办公室等有关责任单位，扶持农村改水改厕工作。如省扶贫办不仅要求省级机关将农村改水改厕列入下乡扶贫的一项重要工作，而且专门安排 50 万元支持通什、屯昌、陵水、保亭、琼中等 5 个国家级贫困市县开展农村改水改厕示范村工作。省财政厅拨款 80 万元作为农村改水改厕补助奖励资金。省水利局划出 40 万元，重点安排 45 个省级贫困乡镇的自来水建设。省民宗厅采取民房改造和改厕同步进行的方法支援农村改水改厕工作。省卫生厅组织直属单位和各家三级医院，实行分片包干，定点（市、县）支持和督促指导农村合作医疗工作，抓第一把手、抓进度、抓落实。各市县政府专门召开会议部署，把任务分解到乡镇，做到任务到村，工作队到户。据统计，全省已有 555 个村委会、56 万人参加了不同形式的合作医疗，占政府年度承诺为民办实事好事任务的 102.7%和 93.33%。全省新增加饮用自来水 37.9 万人，新建户厕 18 万间，占省政府年初规定任务的 252.7%和 120%。全省饮用自来水人口累计达 278.6 万人，占农村总人口的 44.15%；全省农村改厕累计 39.2 万户，占农村总户数的 28.68%。省卫生厅成立卫生扶贫领导小组，制定《三亚市育才乡扶贫方案》，指定一名副厅长负责，发动厅直单位职工捐款捐物。全年总投入资金 42 万元，购买山羊 289 只，分给 44 户农家饲养，改造民房 20 家，建立卫生室 4 间，修建村道 100 米，兴建自来水厂一座。省卫生厅制定了《海南省农村卫生“三项建设”三配套基本标准》，确定全省 64 个中心卫生院进行房屋、设备和人员培训重点建设，共投入资金 910 万元，完成建筑面积 1.15 万平方米，设备投资 150 万元，人才培训投资 50 万元。农村初级卫生保健工作取得新进展。10 月初，昌江县农村初级卫生保健通过省级评审考核验收合格，至此，全省除陵水县外，18 个市县已达到初级卫生保健合格或基本合格目标，占全省总市县的 94.7%，位居全国前列。

**爱国卫生**　省爱卫办先后举办了城市卫生与农村改厕技术、除四害技术等 4 个培训班，全面系统地对全省爱国卫生工作骨干队伍进行了培训。组织全省城市、县城爱国卫生检查评比，开展了创建卫生达标单位活动，经考核评审验收，又有47个单位达标，至此，全省有省级卫生先进单位504个。开展了大规模的灭蚊、蝇、鼠、蟑螂“四害”活动,加强了鼠药市场管理。海口市巩固灭鼠达标工作，得到全国爱卫会的好评。4月,全省开展爱国卫生月活动,重点宣传创建卫生城市、卫生县城、卫生乡镇工作,突出整治单位大院、居民区、乡镇及旅游景点环境卫生，使全省城乡卫生面貌有了明显改观。

海南省二届人大常委会第四次会议于1998年11月20日审议并通过《海南省爱国卫生管理条例》,自12月1日起实施,标志着本省爱国卫生工作走上法制化管理轨道。

**预防保健** 省卫生厅年初制定下发了重点传染病防治方案，并组织专家深入到基层检查督促传染病防治措施的落实。通过发动群众参与和专业队伍防治相结合的办法，重点抓了霍乱、皮肤炭疽疫情的扑灭、春秋季抗疟、肺结核、病毒性肝炎、寄生虫病的防治,性病、艾滋病预防与控制等工作，有效地控制法定报告传染病的发生与流行。计划免疫“四苗”全程接种率达到91%,全年无野株病毒感染的脊髓灰质炎病例发生。继往年4个市县达到卫生部颁发《消灭丝虫病》标准后，又有三亚市丝虫病防治通过省级审评并确认已达到卫生部颁发的标准。全省已有14个市县达到基本消灭麻风病目标。与此同时,继续落实世行贷款结核病控制项目工作，完成了项目要求的覆盖率、发现率、阴转率、治愈率等指标。全年没有登革热病例发生。

**妇幼卫生** 全省妇幼卫生部门在“六一”国际儿童节、世界母乳喂养周期间,开展了多种形式的《母婴保健法》、母乳喂养宣传活动。全省共设宣传咨询点166个，散发传单及小册子3.10万份，播放录相208场，接受咨询和宣传教育的有25.45万人，接受义诊1.42万人。举办妇幼保健培训班，邀请省内外著名妇幼专家讲课，受培训的妇产科、儿科、妇幼保健业务骨干共3 396人。组织全省2 054名妇幼保健人员参加专业理论考试，进一步规范全省母婴保健技术服务，提高了母婴保健的技术水平。在巩固提高原有63家爱婴医院、爱婴卫生院成果的同时，当年又有7家市县医疗保健单位、26家乡镇卫生院通过省级评审验收，进入了创建爱婴医院的行列。海口市保健院通过了二级甲等妇幼保健院的评估。联合国儿童基金会官员对海口市开展爱婴社区卫生服务工作给予肯定和好评。

**中医事业** 各级中医医院和海口市中医药学校加快基本建设。全省共投入基建资金400万元，已完成建筑面积2 000平方米；投入设备经费120万元，购置大型诊疗设备11件，进一步改善了工作条件。三亚市中医院与北京中医药大学附属东直门医院联合办院，向全国公开招聘专业人员,美化就医环境,对全员进行礼仪培训，提高了医院知名度。专科专病建设加强,临高、儋州、琼海等14所市县中医医院通过内引外联,开展高血压、骨伤、结石、哮喘、糖尿病等10多个专科专病项目，扩大了服务范围，增加了收入。省卫生厅制定了《海南省中医医院专科（专病）技术项目培训实施细则》,举办了中医护理、中药炮制加工培训班。各级中医医院进行内部管理和分配制度改革，实行院、科、人三级核算,效益优先,提高了工作效率,增强了活力和竞争力。琼海市全国农村中医试点市工作进展顺利。

**医政管理** 全省二、三级医院积极开展创建全国“百佳医院”、全省“五佳医院”活动。省医院把以病人为中心,优质服务落到实处,制订10条便民措施，设立扶贫病房，对困难病人实行低收费，受到患者称赞。海南医学院附属医院推行便民承诺，开展“方便、廉价、优质”服务。省第二人民医院开设“汽车流动医院”,深入到黎村苗寨开展巡回医疗,为黎苗族群众送医送药上门。全省实施卫生下乡活动，有5家三甲医院对口支援5家贫困县医院、21家三甲（乙）医院对口支援68家乡镇卫生院；各级医院先后派出259名专家到受援医院工作，帮助培训业务骨干，开展新技术，加强管理，提高了医疗服务水平。据统计,对口支援捐赠医疗设备512台（套）,价值129万元；组织下乡巡回医疗队260支，下乡医务人员1 329人次；培训农村医务人员1 987人次，诊治病人15万人次。组织“视觉中国第一行动”白内障手术医疗队深入到陵水、昌江、乐东、临高、琼中等县,完成白内障手术847例,深受农民欢迎。省卫生厅制订了《综合医院评审标准实施细则》,做好医院分级管理,组织专家深入到各二、三级医院进行指导，促使医院管理逐步走上标准化、规范化和科学化的轨道。《中华人民共和国献血法》10月1日实施前后，全省各地采取各种形式开展无偿献血宣传活动，组织卫生系统万名白衣战士自愿无偿献血。据统计，参加无偿献血有2.55万人,献血量5 110万毫升,占全省临床用血量的86.9%。

**医学教育与科技** 省卫生厅组织完成了《海南省卫生人力需求预测与中等医学教育发展思考》课题的调研工作，为人才培养提供了科学依据。根据社会的需求,调整了中等医学教育专业结构，新开设整体护理、计划生育等8个专业。举办第一期乡村医生培训班，培训乡村医生197人；举办第二期学制一年半的女乡村医生培训班，择优录取女学员108名；举办各类在职卫生人员培训班28个，培训1 495人次。成立了“海南省卫生厅医药卫生科技学术委员会”,建立了全省卫生系统科技成果、科技立项、科技评审论证专家库。制定了《海南省医药卫生科技五年计划重点项目、重点实验室、优势专科的考评方案》,经专家评审确定重点实验室12个、优势专科20个、重点科研项目18个。组织申报省部级课题28项,中标10项。荣获1998年度省科技进步奖23项,其中二等奖2项,三等奖12项,四等奖9项。

**卫生监督** 治理整顿医、药市场。实行医疗广告格式化审批和统一规格发布制度，医疗广告混乱状况明显好转。对全省8家戒毒机构进行检查，强化内部管理，做到专人、专柜、专锁、专账、专用处方“五专”管理。加大打击制售假劣药品违法行为，组织全省药品质量大检查，共检查587个单位，查出假药23种（次），价值7.98万元；劣药32种（次），价值15.43万元；没收违法所得3万元，罚款16万元；立案审查20宗，结案15宗。完成新西药临床审批12个品种，生产初审8个品种，中药生产初审2个品种，标准转正6个品种，审批进口药品72件。全省监测各类食品8 015份，合格率90%；监测集中式供水和分散式供水源6 667个，合格率89.4%；劳动卫生被监测样本、放射卫生监测点合格率也明显提高。

（杨才绩）

# 四　川　省

## 1998　年　基　本　情　况

| | 数　量 | 与上年比增长数 | 与上年比增长率(%) | | 数　量 | 与上年比增长数 | 与上年比增长率(%) |
|---|---|---|---|---|---|---|---|
| 卫生机构(个) | 31 917 | 525 | 1.65 | 卫生人员(人) | 307 922 | 257 | 0.08 |
| 医　　院(个) | 873 | 8 | 0.92 | 卫生技术人员(人) | 251 189 | | |
| 床　　位(张) | 190 788 | −359 | −0.20 | 乡村医生(人) | 60 918 | 586 | 0.96 |
| 医院床位(张) | 102 665 | 334 | 0.33 | 个体开业人员(人) | 18 185 | | |
| 平均每千人口医院床位(张) | 2.05 | −0.01 | | 平均每千人口卫生技术人员(人) | 3.02 | | |

| | | | | | |
|---|---|---|---|---|---|
| 人口 | 总数(万人) | 8493 | 卫生费用 | 卫生事业费(万元) | 126 470.37 |
| | 出生率(‰) | 14.62 | | 卫生事业费与上年比增长率(%) | 17.9 |
| | 死亡率(‰) | 7.14 | | 卫生事业费占财政支出百分率(%) | 9.53 |
| | 自然增长率(‰) | 7.48 | | | |
| 医疗服务 | 诊疗总人次(万) | 17 000 | | 卫生系统固定资产(万元) | 604 092 |
| | 门诊人次(万) | 15 566.51 | | 卫生系统基建投资(万元) | 5 884.57 |
| | 急诊人次(万) | 446.28 | | 平均每一门诊人次医疗费用(元) | 40 |
| | 住院总人次(万) | 346.40 | | | |
| | 出院总人次(万) | 343.11 | | 平均每一出院病人医疗费用(元) | 1 926 |

注：本表按卫生部统计口径提供各项数据。

**卫生改革**　对省卫生厅确定的从1995年开始的卫生综合改革试点的射洪县、苍溪县、成都市青羊区、什邡市、省肿瘤医院的改革试点工作进行了终期评估。评估确认，上述试点县(市、区)和单位的主要改革措施是：改革卫生行政管理体制，成立乡镇卫生行政办公室；调整医疗卫生机构，优化卫生资源配置，在盘活存量上狠下功夫；改革卫生行政监督执法体制，尝试成立卫生监督股和县级综合执法队；改革预防保健体制，成立防保科(所)，充实防保人员，完善农村三级医疗预防保健体系和城区医疗预防保健网络；改革医疗卫生单位管理运行机制，尝试实行经营管理责任制、承包制、综合目标管理责任制等多种模式；同时在干部人事制度、分配制度、农村医疗保障制度、卫生科技与医学教育等方面的改革也取得了宝贵经验。对广元、巴中、达川三市(地)及通江县基层卫生机构产权制度改革问题进行了专题调研，上述地方在改革中对部分医疗机构的产权进行了出售；调研后形成了《关于我省卫生产权制度改革状况汇报》材料，对全省卫生系统此方面的改革给予了及时指导。全面启动泸州、绵阳所属区县的医疗保障制度配套改革工作；新增德阳、广元、青川、彭州等26个医疗改革试点县(市、区)；在118所医院开展“医院主管公费医疗经费”检查工作；制定下发《四川省社区卫生服务试点工作意见》等3个规范性文件，草拟《四川省社区卫生服务工作质量标准》；确定攀枝花市、成都市青羊区、绵阳市科学城、西昌市为社区卫生服务试点；在成都武侯区、龙泉驿区、德阳旌阳区启动慢性非传染性疾病的社区卫生服务综合防治试点工作；在攀枝花、宜宾、广元、成都、梓潼、华蓥、开江7市县开展妇幼卫生社区服务试点工作；与省计委、财政厅共同制定《四川省社区卫生规划标准》；绵阳、泸州、广元3市的区域卫生规划试点工作平稳进行。

**落实《中共四川省委、四川省人民政府关于卫生改革与发展的决定》**　省政府发出《关于对贯彻落实〈卫生改革与发展的决定〉的情况进行检查的通知》，要求在各地自查的基础上进行检查。卫生厅及时上报了《关于报送各地、市、州贯彻落实卫生改革与发展决定的自查情况的报告》，同时提出了检查建议。11月中下旬，根据省政府领导的意见，卫生厅派出3个调研组，对绵阳、南充、广元、巴中、自贡、宜宾6市、地的涪城区、西充县、高坪区等12个县(市、区)以及20多个乡镇的落实“决定”情况进行了专题调研。从各地自查及调研情况看，各地党委、政府重视“决定”的贯彻落实工作，除攀枝花市以外，各市地州均召开了卫生大会，大部分县(市、区)也召开了卫生大会，并出台了实施意见，制定了配套文件；各市、地、州认真落实政策，加大卫生事业投入，据泸州、甘孜、乐山等11个市、地、州的统计，1997年的卫生事业费决算数为3.48亿元，比1996年的3.24亿元增加2 348万多元，1998年的卫生事业费预算数为3.29亿元，比1997年的3.1亿元增加1 900万元；据南充、巴中、遂宁等8个市、地不完全统计，1997年乡统筹中提取卫生经费2 180.68万元，提取卫生经费平均占统筹费的1.81%，其中1997年实际用于卫生的经费为2 572.85万元，占当年统筹费的1.49%，1997年农民人均统筹卫生费平均为0.75元。

**农村卫生** 内江、宜宾等10个市、地、州的18个县(市、区)达农村初级卫生保健规划目标低限标准，全省累计135个县(市、区)达到初级卫生保健低限合格标准，占全省176个农业县(市、区)的76.7%。为贯彻省委省政府停止初级卫生保健检查达标活动精神，卫生厅及时发出《关于贯彻省委、省府〈关于停止在农村开展各种升级达标活动的通知〉继续做好农村初级卫生保健工作的通知》，指导全省继续做好农村初级卫生保健工作。会同省计委、财政厅等有关部门联合下发《关于开展合作医疗的实施意见》；对广元市中区、剑阁县等6个试点县区的农村合作医疗实施情况进行调研及合作医疗立法调研，向省人大、省政府上报了《四川省农村合作医疗管理条例》；在36个县(市、区)进行合作医疗扩大试点，15个市地州的27个县(市、区)启动了合作医疗试点工作，试点乡(镇)145个，入保农民140万人。全省20%的乡镇实行了农村卫生组织一体化管理。

全年计划改造乡镇卫生院440个、县级防保机构30个，中央安排资金880万元，省级专项资金1 200万元，年度计划执行率和完成率分别为95%、77%；对盆周山区和贫困地区卫生院建设进行了安排；对1998年灾后乡镇卫生院重建工作进行了安排，争取国家灾后补助经费500万元。

**民族卫生** 对首批民族卫生扶贫工程项目进行终期评估验收，经过建设的甘孜、阿坝、凉山的10县均顺利通过工程验收。第二批民族卫生扶贫工程被省委、省政府列为全省为民办实事的10件大事之一，6月2日在三个州的10个民族贫困县全面启动。项目培训了40名工程管理人员，投入资金1 050万元，对149个乡镇卫生院、138个村卫生站(室)、21个县级医疗机构的业务用房、基本设备、技术人员、药品周转、特贫医疗减免等方面进行建设和补充，进一步缓解了边远贫困农牧区各族人民对防病治病的基本需求与落后的医疗卫生条件之间的矛盾。国家计委扶持四川藏区卫生建设第一批项目顺利实施；开展了对30个民族县进行民族地区卫生状况调研及第三批民族卫生扶贫项目的选点调研工作；四川省牙病防治新长征活动在甘孜、阿坝开展。

**卫生支农** 省级和各市、地、州医疗卫生单位全面开展卫生下乡支农活动；卫生“三下乡”活动10个先进集体、20名先进个人受到省委宣传部表彰；对口支援三峡库区开县、西藏昌都地区卫生工作继续进行；援助西藏的第21批医疗队6月9日赴昌都；召开了四川省对口支援西藏昌都地区卫生事业第二次援藏会，会上，向昌都地区卫生局捐赠10万元。

**医政管理** 认真贯彻实施《中华人民共和国献血法》、《四川省公民献血条例》(修正)，成立了“四川省献血领导小组”，办公室设在卫生厅；开展了“5.8无偿献血周”活动，10月1日举办“四川省暨成都市《中华人民共和国献血法》、《四川省公民献血条例》(修正)首日活动仪式”。举办四川省整体护理培训班，培训地县两级骨干200多人；对成都市三医院、泸州医学院附院、川北医学院附院整体护理模式病房试点工作进行评估指导，对自贡市第四人民医院、内江市第一人民医院的整体护理工作进行检查指导。组织5 213名护理人员参加全国护士注册执业考试。进一步加强对医学美容业的管理，与省工商局联合下发《关于对开展医学美容业务的各类美容机构进行清理整顿的通知》。完成对华西医大附二院“三甲”评审，对泸医附院“三甲”复查，对攀钢总医院、攀枝花中心医院、达川地区医院、广元市人民医院“二甲”复查，完成对自贡市第一人民医院、第四人民医院和内江市第一人民医院“三乙”评审。推荐华西医大附一院、省人民医院、绵阳精神卫生中心、简阳市人民医院参加全国“百佳”医院评审，并接受卫生部百佳办抽查。推荐华西医大附一院等46所医院作为救援网络医院。加强一次性医用制品的管理，下发了《四川省医疗卫生机构一次性医用塑料制品管理意见(试行)》和《四川省医疗废物管理意见(试行)》。举办3期“增进医院系统在实现中国90年代儿童生存发展规划目标中的作用”合作项目培训班，140余人受训。

**妇幼卫生** 在各地自查的基础上，对成都、宜宾等6市地贯彻《中华人民共和国母婴保健法》情况进行抽查，完成80余名省市级母婴保健员培训工作；创建50所爱婴医院，全省累计达304所，培训80名省级爱婴医院评估员；1998年，孕产妇死亡率为63.5/10万，婴儿死亡率为48.4‰，孕产妇保健系统管理率为76%，儿童系统管理率为70%；制定《四川省一级妇幼保健院等级评审细则》、《四川省二级妇幼保健机构等级评审细则》、《四川省婚前保健单位执业评审标准》；评审39所一级妇幼保健院；成都、攀枝花等4市城市社区妇幼卫生服务试点工作取得阶段性成效，梓潼、华鎣、开江等3县市妇幼卫生社区服务试点工作逐步开展;仪陇县、成都锦江区、广安县妇保院“爱幼中心”项目进入建设阶段;接受联合国儿童基金会对妇幼卫生合作项目执业情况的审计;对21个妇幼卫生合作项目县进行中期自查;举办1期NPA监测抽样县调查员培训班,培训40余人。

**预防保健** 省政府与各市、地、州政府(行署)签订了1998年计划免疫工作责任书,并对各地完成情况进行年终检查;全省儿童计划免疫“四苗”接种率达91.17%,麻疹发病率平均为6.33/10万。对1997年开展艾滋病防治项目工作的7个市、地、州进行了考评,与11个市、地、州签订艾滋病防治工作责任书;举办第一期中国——欧盟性病艾滋病实验室诊断培训班,培训25人。对32个麻风病低流行县进行达标考核验收。在全省普遍遭受旱、涝、冰雹、泥石流、洪水等自然灾害及凉山州、攀枝花市、绵阳市、成都周边县发生急性肠道传染病情况下,卫生厅组织医疗队124支次,出动医疗防疫人员3 000多人次,消毒处理5 500多万平方米外环境,投放价值1 200余万元医疗、消杀灭药品,多渠道落实救灾治病专项经费990万元,设43个疫情监测点,加强疫情报告,有效控制了疫情蔓延,确保“大灾之后无大疫”。加强食品卫生监督,查获3 000余瓶山西流入四川的假酒,对食品质量实行季度抽查制和公告制,严格查处成都“毒血旺”事件。起草报送《四川省化妆品卫生监督实施办法》,完成对洗发类、沐浴类化妆品和家用净水器的抽检,重点清查“祛斑美容霜”。省政府发布《四川省职业病防治监督管理办法》;对建筑材料放射卫生进行抽检。45个防疫站通过等级评审。1998年,全省共报告甲、乙类传染病23种、197 214例,年报告发病率、死亡率及病死率分别为239.39/10万、0.37/10万,0.16%。与1997年比较,分别上升13.77%、22.22%、7.42%。26种法定传染病中,鼠疫、脊髓灰质炎、布鲁氏杆菌病无疫情报告;麻疹、流脑、狂犬病、疟疾的发病率与1997年相比有所下降;由于水灾等自然灾害及人口流动加大,部分传染病呈上升趋势,与1997年相比,其中黑热病上升275%,钩体病上升138.25%,艾滋病HIV感染者上升490%,伤寒98.46%,百日咳上升69.24%,猩红热上升63.18%,梅毒上升57.53%。

**地方病防治** 血吸虫查病144.5万人次,治疗病人21.93万人次,查螺12 000万平方米,灭螺1 011.8万平方米,血吸虫病人群感染率降至1.88%(415/22051),较“八五”期末下降10.48%;彭州市达到基本消灭血吸虫标准。完成35个碘缺乏监测点的监测工作,全省学生甲状腺触诊法检查肿大率为12.5%,比1997年下降32.8%;在阿坝壤塘县进行3个月的鼠疫疫源地调查;重点装备3个县的鼠疫监测设备;新建一批降氟炉灶,完成6个监测点工作;完成5个克山病监测点工作;完成4个布鲁氏杆菌病监测点工作,道孚、新龙、理县消灭布鲁氏杆菌病达标;完成9个疟疾监测点工作,全省报告发病1 668人,同比下降40.09%,平均发病率2.02/10万;对高发区以乡(村)为单位开展灭蚊防疟工作,井研、江油、石棉、荥经4县达到卫生部基本消灭疟疾标准;钩虫病完成赛特斯大面积普治的成效观察,探索最佳化疗方案。

**爱国卫生** 郫县、蒲江2县获省级卫生县城称号;233个单位获省级卫生单位称号;新建省市县三级卫生村1 170个;城市中小学健康教育开课率达74.46%,农村达42.84%;农村改水新增受益人口166.34万,新增改厕62.18万户。

**药政管理** 抽验药品22 885批次,合格17 665批次;依法查处制售假劣药品违法案件9 191起,销毁价值1 062.6万元假劣药品,取缔非法药品经营摊点2 711个;举办《药品生产质量管理规定》(GMP)培训班,培训270人;卫生部成都生物制品研究所等4家药品生产企业通过国家GMP认证,填补了全省该项空白;审核发布药品广告766件;完成70个西药地方标准升部级标准的审查上报;增添保管麻醉药品的防护设施,对麻醉药品的使用、经营单位进行监督检查;培训30名药品监督员。

**医学教育** 起草《关于加快四川省中等医学教育专业结构调整工作的意见》及实施方案,社区医学专业招生数在1997年基础上下调34.3%;10所省部级重点卫校、省卫校均实施4年制护理教育;建立全省中等医学教育质量督导组,制定《四川省中等医学教育督导工作暂行规定》。成人教育招生8 794人,其中本科25人、专科1 625人、中专7 144人;爱德基金会培养农村卫生技术人才348人;举办全省乡村医生中专水平统一考试,8 000人参考,完成33个县(区)乡村医生中等医学教育达标复评;部署全省继续医学教育评估自查工作。

**医学科研** 筛选确定卫生厅医学重点学科建设项目5个,提供资助80万元;卫生厅科研基金第8次招标88项课题中标;完成43项卫生部科研基金、优秀人才科研基金的申报工作;完成省科委重点项目和应用基础课题申报;向基层推广10项适宜技术;完成省政府科技进步奖医疗卫生专业组评审,评出一等奖1项、二等奖4项、三等奖19项;获准引进12项国外智力项目;聘请国外专家16名,获资助17.6万元。

**对外交流** 派出105人次出国(境)学习、进修、考察访问、参加会议等;援莫桑比克第10批医疗队和援佛得角第6批医疗队完成任务回国,派出援莫第11批医疗队和援佛第7批医疗队,组建与几内亚比绍复交后第一批援几医疗队;接待来自亚、欧、美及香港特别行政区的客人149人次;接受国际医疗服务机构的资金设备援助;与美国“心连心”组织共同组建“汽车眼科医院”项目达成初步意向;无国界医生组织提供资金在壤塘县开展大骨节病康复项目顺利进行。制定《四川省卫生厅因公出国(境)暂行规定》。

**中医事业** 开展医院分级管理工作,抓好专科(专病)建设,确定

13个重点中医专科(专病)建设单位;复查、抽查宜宾、乐山等6市地26所达标医院;30余所医院进行整体护理试点;30所医院药房达"放心药房"标准。确定28个省级农村中医工作先进县(市)建设单位。省中医管理局科研基金资助项目中标课题40项。科研成果获省科技进步三等奖7项,厅局级中医药科技进步二等奖3项、三等奖5项,获1997年度国家中医药管理局科技进步三等奖3项。确定实验动物中心等6个局级重点研究室建设单位。向全省各级医疗单位推广29项中医药科技成果,启动两个藏药新药的研究,争取"九五"国家中医药科技攻关课题项目经费637万元。遴选中医药科学技术带头人20名,中医药临床学术技术带头人100名,县级中医医院中医专科专病技术骨干200名,制定《四川省中医药继续教育网络章程》;完成了国家第二批老中医药专家学术经验继承工作的年度教学任务,开展了省级继承工程的32名导师、44名继承人的教学工作。完成中医院校招生3 290名;授予郁文骏等107位专家"四川省名中医"荣誉称号,成都、内江、广元、雅安等地市评选了当地名中医。广元市中医院被评为省级精神文明服务"示范窗口"单位,成都中医药大学附属医院等4所医院被评为厅局级文明服务"示范窗口"单位,内江市中医院等12家单位被评为省中医系统"十佳医院"。完成对成都市中西医结合医院创建全国"百佳医院"复评。

**精神文明建设** 全面开展优质服务"示范窗口"建设和创百佳、十佳医院、讲文明树新风、争先创优活动;召开全省卫生系统精神文明建设工作会议,评出"十佳城市医院"、"十佳县医院"、"十佳乡镇卫生院"各10所,表彰"讲文明,树新风先进集体"62个、先进个人100名。制定下发《四川省卫生系统行业作风整顿和建设的实施意见》;针对群众反映的医疗卫生服务热点问题继续开展纠风专项治理;据抽样调查,患者对卫生单位、卫生人员的医疗技术、服务态度、服务质量等综合满意度达93.55%,管理相对人员对卫生监督监测人员的综合满意度达96.85%,对药品监督监测人员的综合满意度达97.08%;患者、管理相对人员的投诉均有较大幅度减少。

**红十字会工作** 在全国及我省大部分地区遭受严重洪涝灾害的情况下,遵照《中华人民共和国红十字会法》规定,依法开展社会募捐救助活动。印发了《关于开展赈灾募捐救助活动的通知》、《'98年人道募捐救助活动紧急呼吁书》;成立"四川省红十字会赈灾募捐工作委员会",下设7个工作小组。募集捐款2 248 978.64元(指定捐赠长江中下游灾区62 205.08元),各类救灾物资价值16 495 237.36元、新台币914 000元、衣物5 000余件,香港、美国红十字会捐赠的赈灾购粮款447.5万元。救灾款物及时送往长江中下游灾区和黑龙江、内蒙古等7省灾区,以及省内21个市地州灾区。省红十字会被中国红十字总会授予"全国抗洪抗震救灾先进集体"称号,肖维武等10人被授予"全国抗洪抗震救灾先进个人"称号。

**重要会议**

3月17日~18日全省卫生工作会议在成都召开,会议总结了1997年卫生工作,对1998年的重点工作做了部署。

3月18日四川省鼠疫防治工作会议暨省鼠疫防治指挥部第二次会议在成都召开。会议提出了开创鼠疫防治工作新局面、为经济建设服务的要求。

5月11日省政府召开全省加强夏秋季肠道传染病预防控制工作电话会议。会议要求各地各级政府及有关部门要高度重视霍乱、痢疾、肝炎等肠道传染病的预防控制工作,努力降低发病、减少死亡,保护人民群众的身体安全。

9月中旬组织召开"四川省职工医疗保障制度"课题研究会议。会议研究了职工个人医疗保险实施方案、职工个人医疗保险配套管理办法和措施,对目前几种职工医疗保险模式中的难点和困难提出解决方案。

10月16日~17日在苍溪县召开全省卫生综合改革试点工作交流总结会。会议全面总结了综合改革试点工作取得的成绩,对今后的改革工作提出要求,对改革试点的射洪县、苍溪县、什邡市、成都青羊区和省肿瘤医院进行终期评估验收。

(周学文 邹 兵 许秀英)

# 重 庆 市

## 1998 年 基 本 情 况

| | 数 量 | 与上年比增长数 | 与上年比增长率(%) | | 数 量 | 与上年比增长数 | 与上年比增长率(%) |
|---|---|---|---|---|---|---|---|
| 卫生机构(个) | 4 643 | −110 | −2.3 | 卫生人员(人) | 109 118 | 59 | 0.05 |
| 医 院(个) | 2428 | −125 | −0.49 | 卫生技术人员(人) | 88 769 | 1 508 | 1.71 |
| 床 位(张) | 65 934 | −17 | −0.025 | 乡村医生(人) | 19 475 | 1 298 | 7.14 |
| 医院床位(张) | 58 763 | 434 | 0.774 | 个体开业人员(人) | 5 125 | 43 | 0.85 |
| 平均每千人口医院床位(张) | 2.16 | 0.24 | 11 | 平均每千人口卫生技术人员(人) | 2.91 | 0 | 0 |

续表

| | | | | | |
|---|---|---|---|---|---|
| 人口 | 总数(万人) | 3 059.69 | 卫生费用 | 卫生事业费(万元) | 35 075 |
| | 出生率(‰) | 11.63 | | 卫生事业费与上年比增长率(%) | 10 |
| | 死亡率(‰) | 7.08 | | 卫生事业费占财政支出百分率(%) | … |
| | 自然增长率(‰) | 4.55 | | | |
| 医疗服务 | 诊疗总人次(万) | 5 556.07 | | 卫生系统固定资产(万元) | 213 496 |
| | 门诊人次(万) | 5 450.74 | | 卫生系统基建投资(万元) | 22 014.06 |
| | 急诊人次(万) | 147.34 | | 平均每一门诊人次医疗费用(元) | 42.09 |
| | 住院总人次(万) | 100.06 | | 平均每一出院病人医疗费用(元) | 2 475.93 |
| | 出院总人次(万) | 101.65 | | | |

**救灾防病工作** 1998年夏季，重庆市大部分区县多次遭受特大洪灾等自然灾害。灾区环境污染严重，加之重庆市周边地区2号病流行，灾后防疫工作面临极其严峻的考验。全市广大医务人员在市委、市政府领导下，在自身损失严重的情况下，全力投入到救灾防病的第一线。全市累计出动卫生防疫人员1 600多人次，发放饮水消毒灭菌片近3 000瓶，处理数十吨受淹霉变食品，环境清污消毒、杀虫600多万平方米，使用各种含氯消毒剂85吨，杀虫剂1 800多公斤，投放灭鼠药毒饵100多吨，极大地改善了灾区卫生状况；全市加大了健康教育宣传力度，发放宣传资料数十万份，增强了群众自我保健能力，同时，打好了秀山流行性感冒，荣昌县甲型肝炎流行和主城区2号病防治三大扑疫攻坚战。确保了灾区群众的基本医疗；及时控制了2号病疫情，全市没有发生一例二代病人，无一病人死亡；全市甲乙类传染病发病率较上年同期下降0.65%，取得了大灾之后无大疫的阶段性胜利。受到卫生部、市委、市人大、市政府，市政协领导的高度评价。

**农村卫生** 狠抓了以初级卫生保健为龙头的农村卫生工作，市人大颁布了《重庆市初级卫生保健条例》，使全市初级卫生保健工作逐渐纳入法制管理轨道。5月，全市最后一批初级卫生保健达标县通过了初级卫生保健终末审评，使重庆市成为全国第四个以县为单位初级卫生保健达标的省市。全市46.88%的乡镇实现初级卫生保健规划的目标。

农村合作医疗工作，被列为市政府为民办实事项目。市政府批转了《关于发展和完善合作医疗的若干意见》，市财政拨出100万元专项资金支持合作医疗的启动和发展。20多个区县出台了发展合作医疗的文件，108个乡镇1 620个村启动了合作医疗，百万左右农民成为合作医疗的受益者。

开展了“乡镇卫生院建设年”活动。制定了《乡镇卫生院工作目标》和《乡镇卫生院管理规范》；进行了乡镇卫生院长基本情况调查，举办了乡镇卫生院院长培训班；狠抓了《决定》中各项卫生经济投入政策的落实。市财政落实了农业人口0.1元/人专款补助经费240万元。全市有90%的乡镇落实了2～3名防保人员的工资。全市投入资金610万元，建设了120个乡镇卫生院，5个防疫站，5个妇幼保健院。

全市共筹集农村改水资金10 265.35万元，新建、改扩建乡镇水厂61个，又有100万农村人口饮上了清洁、卫生的自来水。

**卫生改革** 医疗保障制度改革、区域卫生规划、社区卫生服务是1998年卫生系统三大重点领域的改革。巴南区已在全区实施了新的区域卫生规划。万州、沙坪坝、渝北区已开展区域卫生规划试点工作。黔江、北碚等区县对所属医疗卫生单位进行撤并调整。目前全市已完成11个区县的卫生机构调查和6 600户居民的入户调查。社区卫生服务进展顺利。市政府批转了重庆市卫生局《关于深入开展社区卫生服务的意见》，全市已形成以渝中区为先导，以主城6区为主体，向远郊辐射的局面。主城区52个街道已建成社区卫生服务中心32个，社区卫生服务分站83个，主城区社区卫生服务网络已初步形成。制定了市级医院公费医疗管理办法和经费管理办法，加强了对医院公费医疗的管理，进一步遏制了公费医疗费用的不合理增长，为在我市实施城镇医疗保险制度改革的平稳过渡奠定了基础。使我市1998年底没有出现突击开药、医药消费明显增高的现象。

**局机关机构改革** 结合我市卫生工作实际调整了机构设置，使机关处室从23个减少到17个。在机构改革中引入了竞争机制，实现了三个突破：一是干部年轻化上的突破，处级干部平均年龄从48.5岁降到了39.9岁，下降了8.6岁，二是干部选拔方式上的突破，对9个副处长职位进行了竞争上岗，各处室一般干部全部进行了双向选择；三是干部交流的突破，处级干部交流面达到95.8%。

**医政管理** 广泛开展了争创全国“百佳医院”、重庆市“十佳医院”创建“放心药房”、讲“四心”献真情、一切以病人为中心活动，和以保证医疗安全为重点的医疗质量大整顿。加强了急救绿色通道建设，进一步完善了120急救医疗体系，缩短了术前等候时间、平均住院日，增设了便民措施，病人反映的两差(环境卫生差、伙食差)四难(打电话难、喝开水难、看报难、洗澡难)等问题得到较好解决，市属医院已基本实现电脑收费，市级医院住院部病房空调安装率已达到40%，投资600多万元改造医院厕所和浴室1万余平方米。为下岗职工减免了部分诊疗费和检查费。各医院的诊疗条件、医疗质量和服务态度都有较大提高，患者对医院的综合满意度达到94.8%。

**妇幼保健** 全市新创爱婴医院、爱婴卫生院108所，全市爱婴医院、爱婴卫生院已达到194所。沙坪坝区和双桥区成为全市首批爱婴区。采取了提高住院分娩率等一系列措施，切实降低了孕产妇及婴幼儿死亡率，提高了妇女儿童的健康水平，1998年全市孕产妇死亡率降至70.29/10万，婴儿死亡率降至20.85‰。

**爱国卫生** 以创建卫生区县为主要工作方式，以居民区、城乡结合部等为工作重点，在全市广泛开展了创建卫生城市活动。制定了26个与创建卫生城市相关的法规和规范性文件。市领导张德邻、蒲海清、程贻举等亲自参与“万人治脏”等创建卫生城市活动，并多次研究、检查创建卫生城市工作，使我市的与创建卫生城市工作受到市民好评。12月初对14个区县进行了创建卫生城市检查评比，9个主城区被评为卫生区，2个卫生县复查合格，2个市被评为卫生城市。完成了荣昌、璧山等11个县卫生防疫站等级评审工作。投入110万元资金完成了市防疫站保健食品功能实验室，艾滋病确认室验室的建设，全市综合防病能力得到较大提高。

**卫生监督** 完成了市卫生局公共卫生监督所和监督二所及25个区县（自治县、市）卫生局公共卫生监督所的组建工作。制定出台了《重庆市初级卫生保健条例》等11个地方性法规和规章，《重庆市医疗事故处理办法》等法规正抓紧起草。加强了卫生行政执法的规范化管理，强化了五大卫生监督力度。开展了为期100天的医疗机构专项整治活动。重点整顿了无证行医、医疗广告、性病专科，净化了医疗环境。开展了药品质量大检查加强了救灾药品质量监督管理。

**医学科技与教育** 拟定了《把重庆建设成为长江上游医学中心方案》，建立了重庆市医学科技专家库。科研工作取得较大成效，获市科技进步二等奖7项、三等奖17项。评出了局级科技进步奖一等奖3项、二等奖7项、三等奖9项。开展了中等卫生学校专业结构和布局调整的工作，组织完成了1万余名乡村医生中专水平考试。

**对外交流与合作** 积极争取世界银行、世界卫生组织、外国政府和民间组织在经费、设备、人员培训方面对重庆市卫生事业发展的支持，并取得较大成效。

卫Ⅷ项目已落实软贷款1 000万美元，占全国总额的七分之一，加上地方配套资金，共筹资1 536万美元（折合人民币12 702万元）。英国政府无偿援助卫Ⅲ项目的DFID项目引资工作取得成效。经重庆卫生局大力争取，英国政府项目考察团初步确定无偿援助重庆市卫Ⅷ项目370万英磅，折合人民币近5 000万元。

争取到美国“心连心”组织无偿提供的232万美元（价值人民币1 948万元）的药品和医疗器械；日本驻华使馆利民援助项目2项，设备购置款139万元人民币。

国际奥比斯眼科飞机医院飞抵重庆市，使重庆市69名眼病患者重见光明。并为重庆市培训300名眼科医务人员，赠送了42万元的医用材料，与重庆医学院附一院合作建立了重庆市第一座眼库。

重庆医学院附一院、外科医院利用国外政府贷款共824万美元（折合人民币约7 000万元）的项目已落实，日本无偿援助市妇幼保健服务体系和设备项目（约10亿日元）争取工作进展顺利。

11月26日法国驻华大使毛磊先生及科技参赞和一等秘书访问重庆市卫生局，与重庆市卫生局就学术交流、人才培养、医疗保险等问题达成初步合作意见向。

（董蜀荣 杨荣刚）

# 贵州省

## 1998年基本情况

| | 数量 | 与上年比增长数 | 与上年比增长率(%) | | 数量 | 与上年比增长数 | 与上年比增长率(%) |
|---|---|---|---|---|---|---|---|
| 卫生机构(个) | 9 113 | 158 | 0.98 | 卫生人员(人) | 101256 | －332 | －0.99 |
| 医　院(个) | 407 | 8 | 1 | 卫生技术人员(人) | 89577 | －534 | －1 |
| 床　位(张) | 57844 | 284 | 0.99 | 乡村医生(人) | 18431 | 1715 | 0.9 |
| 医院床位(张) | 40446 | 575 | 0.98 | 个体开业人员(人) | 12087 | 774 | 0.93 |
| 平均每千人口医院床位(张) | 1.5 | | | 平均每千人口卫生技术人员(人) | 2.8 | | |

续表

| | | | | | |
|---|---|---|---|---|---|
| 人口 | 总数(万人) | 3605.8 | 卫生费用 | 卫生事业费(万元) | 45101.71 |
| | 出生率(‰) | 22.02 | | 卫生事业费与上年比增长率(%) | 14.5 |
| | 死亡率(‰) | 7.76 | | 卫生事业费占财政支出百分率(%) | 2.9 |
| | 自然增长率(‰) | 14.48 | | | |
| 医疗服务 | 诊疗总人次(万) | 1482.84 | | 卫生系统固定资产(万元) | 141063 |
| | 门诊人次(万) | 1301.86 | | 卫生系统基建投资(万元) | 7689 |
| | 急诊人次(万) | 71.72 | | 平均每一门诊人次医疗费用(元) | 23.72 |
| | 住院总人次(万) | 52.70 | | 平均每一出院病人医疗费用(元) | 691.84 |
| | 出院总人次(万) | 52.42 | | | |

注:本表按卫生部统计口径提供各项数据。

**农村卫生** 农村卫生工作进一步加强,全年共投入农村卫生“三项建设”资金3 258.8万元,安排建设项目211个,其中乡镇卫生院192个,县卫生防疫站12个,县妇幼保健站7个。无论是资金投入还是项目安排,都是“八五”以来最多的一年。

为进一步推动农村合作医疗工作和促进初级卫生保健工作开展,省政府下发了《发展和完善全省农村合作医疗意见的通知》,从总体目标、基本原则、组织领导、部门职责等方面对发展合作医疗提出了要求。各地、州、市分别确定1个县(市、区)开展合作医疗试点,同时安排了93万元合作医疗启动资金下拨各地,扶持试点工作。至1998年底,全省已有592个村开展了合作医疗,占行政村总数的2.75%。省卫生厅制定下发了《贵州省农村初级卫生保健第三阶段规划目标》,各地对目标进行分解落实,有10个县的初级卫生保健工作经过地、州、市级评审验收,达到合格或基本合格标准。

**医学科技** 医药科研机构围绕重点疾病防治开展科研工作,加大科技成果推广力度,推广了国家“八五”重点科技攻关项目“百达克”、国家中医药管理局中医药科技成果推广项目“增生平片”、“云芝糖肽胶囊”等多项科技成果。

**卫生改革** 卫生改革不断深化,区域规划工作逐步受到重视。遵义市、六盘水市的卫生、计委、财政等部门密切配合,着手区域卫生规划编制工作。铜仁地区制订了《医疗机构设置规划》,并报行署批准实施。遵义市积极引导城市卫生资源向缺医少药的农村转移,市人民医院兼并了忠庄镇卫生院,遵义县医院和团溪镇卫生院联合办院,使卫生资源得以重组,提高了卫生资源利用效益。

**卫生法制建设** 卫生法制建设步伐加快,《贵州省母婴保健条例》经省八届人大第五次会议通过,从1999年元月1日起实施。继贵州省公共卫生监督所成立之后,黔南州也组建了公共卫生监督所,实行五大卫生监督综合执法,1998年,全省食品卫生监督覆盖率达96.6%,公共场所卫生监督覆盖率达96.4%。为尽早完善本省实施“献血法”,省卫生厅代省政府草拟了《贵州省实施〈中华人民共和国献血法〉细则》。药品监督管理工作进一步加强,全年共查处假劣药品案件7 112起,价值达128万元,并对违法单位和责任人给予了相应的行政处分和经济处罚。

推行医院服务价格改革 贵州省现行的医疗收费标准是1991年制定的,在1997年调查研究和成本测算基础上,1998年又对我省27所医院的实际收费情况进行调查。并参照邻省新近出台的收费标准,结合我省实际,提出了医疗服务收费标准的调整方案,拟对我省医疗收费标准进行调整。新拟定的项目收费标准1 800余项,经有关专家多次论证和征求各地物价、财政、卫生等部门的意见,反复对拟定标准进行修改,现已定稿,正在会同物价、财政部门拟文上报省政府,待批准后执行。

**预防保健** 继续抓好肠道传染病防治工作,重点培训了县级防疫机构和省、地级医疗卫生机构实验室工作人员。进一步加强对伤寒、霍乱流行地区防治工作的检查督导和疫情监测报告制度,各地均普遍开设肠道门诊,加强病源检索工作。1998年由于受全球霍乱大流行的影响,从6月底至10月下旬,全省9地州市的43个县先后发生霍乱疫情,共发病2 758例、病死70例。在省委、省政府和卫生部的重视、领导下,经各地积极防治,疫情于10月下旬得到控制。卫生部疾控司和中国预防医学院的领导、专家10月初来贵州考察后认为,我省的霍乱防治工作取得了显著的成绩,大部分疫点未发生二代病例,病死率小于3%,仅相当于全球平均水平的一半。伤寒、肝炎、痢疾、炭疽等疾病也得到积极防治和控制,至11月底,全省急性传染病发病率280.9/10万,明显低于全年420/10万的控制指标。

计划免疫冷链运转工作正常,在1997年卫生部扶持32个计划免疫薄弱县基础上,进一步搞好今年的常规免疫工作。至11月底止,大部分县(市)已完成6次冷链运转。据对9个地州市18个县的抽样调查结果显示,麻疹疫苗接种率90.9%,卡介苗94.5%、百白破87.3%、脊髓灰质炎90.9%。

根据世界卫生组织和卫生部消

灭脊髓灰质炎工作计划，全省于10月初就完成了布置的任务和培训工作。AFP监测各项指标已达到或接近卫生部要求，未检出脊髓灰质炎野病毒，世界卫生组织、联合国儿童基金会以及JIC等其他国际组织多次派员来黔考察，均认为全省消灭脊髓灰质炎工作成绩显著。

寄生虫病防治工作重点仍然是疟疾，从1998年初开始即在各疟疾高流行县开展春季抗复发治疗，其后在夏秋季节加强了流动人口疟疾检疫和现症病人查治、疫点乡村预防服药工作。至10月底，全省共发生疟疾713例，发病率2.05/10万，比上年又有所下降。

**妇幼卫生** 全省分期分批对86个县（市、区）的253名婚检人员进行培训。对各地州市推荐的县级以上妇幼保健机构按“贵州省等级妇幼保健机构”评审标准进行摸底调查指导，先后对福泉等地、县进行调研，建立模式，形成全省妇幼卫生工作服务规范标准。并组织有关人员对各地州市已评审的从事婚前健康检查的单位进行抽查验收，通过考核发放合格证，实行持证上岗制度。同时继续进行县以上医疗保健机构“爱婴医院”的巩固和创建工作，有17家医疗保健机构通过省级爱婴乡（镇）卫生院的评审，达到了“乡（镇）爱婴卫生院”的标准。

**医政管理** 按照《医院、乡（镇）卫生院评审标准及制定标准》，采取平时评审占15%，周期评审占85%的方法，全年共完成35所医院的评审工作。同时对全省所有医院按《医疗机构基本标准》进行级别认定，为医院第二周期评审和区域卫生规划制定打下了基础。

继1997年开始的全国百佳医院创建活动以来，开展了“贵州省百佳医院创建活动”。通过创建活动，根据各地自查和推荐，确定了贵阳医学院附院、省人民医院、贵阳市二医、遵义医学院附院参加全国百佳医院评选。并推荐省人民医院、贵阳医学院附院两院参加中央电视台等5家新闻单位的展播、展示。6月省卫生厅承办了“全国创建百佳医院展播、展示西南片区会议”。10月下旬，组织了对4所参评医院的复核、评审，并经省人大、省政协同意，正式报卫生部。为此，百佳医院创建活动在各地普遍开展，截止11月底，已有12所医院通过自评和地州市评审推荐参评。

**中医事业** 1998年拨出20万元专项经费，委托贵阳中医学院及附属医院为全省县级中医医院培养50名中医骨伤科、肛肠科业务骨干，学习期限一年，目的是使受训人员在受训专科和专业理论知识及治疗水平方面有显著提高，从而提高县级中医医院医疗质量和学术水平，促进我省农村中医事业的发展。

继续实施中医医院分级管理评审工作。大方县中医医院通过贵州省中医医院分级管理评审组二级甲等中医医院达标评审，被评为二级甲等中医医院。

根据国家中医药管理局部署，1998年，在全国示范中医院和全省各级甲等中医医院组织开展“放心药房”建设工作。经评审，遵义市红花岗区中医院，贵阳中医学院一、二附院、黔南州中医医院、大方县中医医院通过验收，达到国家中医药管理局“放心药房建设规范”标准。

**药政管理** 为保证广大群众用药安全有效，全省各级医院在贯彻执行“药品管理法”时，始终把药品质量放在首位，建立、健全了药品采购供应、入库验收、制剂配制、检验等各项规章制度。并按卫生部有关规定，进一步加强了医疗单位药品管理工作。同时，省卫生厅先后深入到三都、福泉、织金、都匀、六枝等地的药品生产企业35家及6家医院、4家国营药店和8家个体诊所药店进行监督，收效良好。

根据《新药审批办法》及有关规定，1998年共初审上报国家新药36个品种，中药保护品种17个，审查申请仿制药品130个品种，初审上报卫生部药典委员会29个品种，初审申请立项中药戒毒新药5个品种。为进一步做好药品广告审批工作，依法对省内外在黔药品广告进行严格审查，对夸大宣传的违法药品广告，会同有关部门及时查处，吊销其批准文号，经过药品广告的严格审批及查处，对规范我省药品广告起到积极的作用。

**爱国卫生** 全省农村改水工作进展较快，大约可解决100万人饮水卫生问题，较去年增长3.34%，超额完成全国爱卫会下达的年增长1%和我省规划的2.2%速度和年初签订的40万人的目标任务。农村改厕工作较上年有进步，多数地州市举办了改厕学习班，落实了匹配资金。80个县（市、区）开展了改厕试点工作。据不完全统计，全省投入改厕经费430万元，共完成改厕试点8 700户，超额完成下达的2 440户的任务。全省86个县（市、区），有79个县（市、区）开展了大面积灭鼠，占全省总县数的91.8%，其中65个县达标，占灭鼠县的82.2%。贵阳、清镇市灭鼠工作成效显著，上半年全国专家到贵阳验收灭鼠工作，给予较高评价。

**精神文明建设** 根据卫生部和贵州省关于民主评议行风工作要求，结合卫生系统实际，在全省医疗机构开展了民主评议行风试点工作，对评议的指导思想、评议范围、对象、内容、方法及步骤、时间安排都提出了具体的要求，并制定下发了《贵州省医疗机构民主评议行风试点工作实施意见》、《贵州省医疗机构民主评议行风内容和标准》，将该项工作落到实处。

为开展以病人为中主，优质服务，树行业新风和创百佳医院活动，省卫生厅组织“纠行风，树新风”巡回演讲团，到全省9个地、州市共演讲12场，听众达8 000余人，通过演讲身边人和事，讴歌近年来全省卫生战线职业道德建设中涌现出来的先进典型，使全省卫生战线广大职工深受教育。

（舒立志　高春秀）

# 云南省

## 1998 年 基 本 情 况

| | 数量 | 与上年比增长数 | 与上年比增长率(%) | | 数量 | 与上年比增长数 | 与上年比增长率(%) |
|---|---|---|---|---|---|---|---|
| 卫生机构(个) | 11867 | 413 | 3.61 | 卫生人员(人) | 147159 | 1296 | 0.89 |
| 医院(个) | 2137 | 10 | 0.47 | 卫生技术人员(人) | 119200 | 973 | 0.82 |
| 床位(张) | 95965 | 1972 | 2.10 | 乡村医生(人) | 23591 | 910 | 4.01 |
| 医院床位(张) | 86984 | 1309 | 1.53 | 个体开业人员(人) | 123 | 38 | 44.71 |
| 平均每千人口医院床位(张) | 2.10 | 2.09 | | 平均每千人口卫生技术人员(人) | 2.88 | 2.89 | |

| | | | | | |
|---|---|---|---|---|---|
| 人口 | 总数(万人) | 4143.8 万 | 卫生费用 | 卫生事业费(万元) | 107 106.59 |
| | 出生率(‰) | | | 卫生事业费与上年比增长率(%) | 10.19% |
| | 死亡率(‰) | | | 卫生事业费占财政支出百分率(%) | |
| | 自然增长率(‰) | | | | |
| 医疗服务 | 诊疗总人次(万) | 5991.32 | | 卫生系统固定资产(万元) | 385 981.54 |
| | 门诊人次(万) | 5358.92 | | 卫生系统基建投资(万元) | 57334 |
| | 急诊人次(万) | 313.39 | | 平均每一门诊人次医疗费用(元)(综合医院) | 38.40 |
| | 入院总人数(万) | 172.12 | | 平均每一出院病人医疗费用(元)(综合医院) | 2276.41 |
| | 出院总人数(万) | 163.01 | | | |

注：医院数字中含乡镇卫生院的数字

**农村卫生** 坚持“以农村为重点”的方针，农村卫生工作进一步加强。各级政府切实加强对农村卫生工作的领导，把农村卫生工作纳入当地农民脱贫致富奔小康的规划目标，确立了以发展初级卫生保健为“龙头”，强化了农村三级医疗预防保健网的支持体系，赋予其新的活力，出现了全面推进农村卫生的新格局。1998 年已有 123 个县(市)达到合格或基本合格标准，农村初级卫生保健的实施，有力地推动了农村卫生的综合建设与管理。农村卫生“三项建设”得到实质性加强。1998 年国家和省安排房屋改造资金 4 186 万元，新建和续建项目 307 个，安排非贫困县攻坚乡设备款 550 万元。已有 72% 的机构安排了房屋改造资金，排除危房 50 余万平方米；为 207 个卫生院配备了价值 1 700 多万元的设备，培养成人医学大专生 803 人，已毕业和就读的电大生 2 730 人；省级财政为贫困县 791 个卫生院安排了设备资金 2 373万元。乡镇卫生院基础设施条件的改善，增强了服务能力，经济状况有了好转。各地采取不同措施，积极稳妥地推动合作医疗制度进程，合作医疗覆盖率达到 8.4%；乡村医生补助水平普遍提高，通过人员培训，村卫生组织建设加强，队伍基本稳定，集体办医率提高；试行“乡村一体化”管理改革，使三级医疗卫生服务网、合作医疗和乡村医生结为一体，形成农村卫生服务体系的“三根支柱”，产生了整体效应。农村改水、改厕工作取得较好成绩，当年农村改水受益人口达到 143 万人，累计受益人口 2 418 万人，覆盖率达到 71.69%，新建卫生户厕 16.4 万座。

**疾病控制** 全面加强计划免疫工作，巩固消灭脊髓灰质炎成果；大力开展爱国卫生运动，防止鼠疫疫情的暴发流行；落实以霍乱为主的肠道传染病防治措施。提高对疫情、灾情和突发事件的应急反应能力，保证应急资金、药品、器械供给及时到位。“6268”工程和艾滋病预防控制体系建设进展顺利，边境一线卫生防疫屏障稳固，鼠疫强毒室及监测点的设备装备到位，改善了监测检验条件，提高了监测能力。

**妇幼卫生** 完善各种配套法规，省人大九届五次会议通过了《云南省母婴保健条例》，妇幼卫生法规的实施，进一步增强了各级卫生部门依法行政，依法服务的意识，拓宽了发展思路，打开了工作的新局面。加强了妇幼保健机构建设与管理，通过妇幼保健院创等达标评审工作，提高了服务能力和水平；实行儿童疾病综合管理，巩固了爱婴行动成果。为有效降低孕产妇死亡率，昆明、楚雄等地设立了危急孕产妇和危重症儿童抢救基金，降低了孕产妇和婴儿死亡率，提高了妇女儿童的健康水平和生存率。世界银行贷款和国际妇幼卫生项目的实施，有力地推动了项目县妇幼卫生工作的开展，带动了全省妇幼卫生事业的发展，孕产妇保健覆盖率、系统管理率，住院分娩率，新法接生率均比上年提高；孕产妇死亡率由上年的 133.99/10 万下降到 126.49/10 万，婴儿死亡率从 42.62‰下降到 40.99‰。

**中医事业** 全省中医药工作按

照卫生厅党组确定的“一个目标，两翼并重，三个重点，四个结合，处理好五个关系”的总体思路，狠抓落实，各地政府和卫生部门认真贯彻“中西医并重”的方针，使全省中医药工作取得了新的进展。一是农村中医药工作得到加强，全省10个中医试点县通过省级验收合格，陆良、威信两县还进入了全国农村中医工作先进县行列；二是中医机构内涵建设步伐加快，基础质量不断提高，等级医院建设的成果得到巩固；三是中医药人才培养工作全面启动，住院医师规范化培训工作步入正轨，中医学科带头人和骨干的培养按计划顺利实施；中医科技成果已逐步转化为生产力，民族医药事业发展步伐加快，四是中医医院改革有了良好开端，城市中医院开展社区医疗服务，中医优势得到发挥，基层中医院积极参与、主动适应的意识增强，转变服务模式，拓宽服务领域；五是中医机构建设步伐加快，工作条件明显改善，功能增强并趋于合理。

**医政管理** 医疗机构管理和内部运行机制改革进一步深化。全省各地认真实施《医疗机构管理条例》，继续治理社会办医，对医疗机构重新登记和考核，取缔非法医疗机构318个，非法行医人员1 177人，规范了医疗秩序，强化了对社会办医机构和执业人员的监督管理。医疗机构内部从抓基础、重质量入手，坚持“以病人为中心”提高整体服务水平，制定和规范医疗文书，加强临床医师、护士基本技能的训练，提高医护人员的临床诊治技能和基本操作水平，继续实行和完善院长负责制，扩大经营自主权，积极探索人事制度、分配制度、财务制度改革，各级医疗单位，增强改革意识，转变服务模式，在开展社区服务，联合办医，设立方便门诊、发展专科特色，调动了广大卫生人员的积极性。采供血网络建设，医疗急救机构建设进展良好；面向基层服务，坚持卫生支农活动，派遣医疗队下乡支农，技术扶贫，帮助基层卫生单位开展新技术，赠送仪器设备，产生了良好的影响。

**医学科技与教育** 坚持“依靠科技与教育”的方针，实施“科技兴医”战略。召开了首次全省科教会议，制定了《云南省卫生厅关于实施“科教兴医”的暂行办法》、《云南省医学教育和发展规划》，促进了医学科技进步。1998年，医药卫生科技成果获省政府科技进步奖86项，占全省科技进步奖的43.6%，获国家科技进步奖1项，卫生部2项，并加快了科技成果的转化工作，绝大多数医疗单位推广应用先进适宜技术，为病人提供优质服务。

**精神文明建设** 大力倡导以为人民服务为核心的社会主义职业道德教育，深入持久地开展职业责任、职业道德、职业纪律教育。组织开展“讲文明、树新风”优质服务，创“百佳医院”、“青年文明号”、“三下乡”等一系列活动。全省卫生系统行业作风建设的七项综合满意度平均达到92.93%。涌现出先进集体45个，先进个人167人。

（李玉勤）

**【红河州卫生行风建设收实效】** 红河州委政府及卫生行政部门本着对党对人民高度负责的态度，把行业作风建设作为卫生工作的重中之重，周密计划，精心组织，认真布置，及时指导。采取上下联动、内外结合，面向社会，发动群众积极参与的形式使全州民主评议行风工作健康有序地开展，顺利地完成了1998年民主评议行风工作的任务，取得了明显的效果。他们具体做法是：

健全机构，加强领导，认真组织，扎实工作，促进行风评议工作全面开展。

一是健全和落实民主评议行风机构，成立了民主评议行风领导小组，并由州长白成亮任组长，州委、纪委分管领导任副组长，有关部门的领导为成员。随后州卫生局以及全州各县(市)政府卫生局已相应成立了领导小组和办公室，分工明确、专人负责，形成了党、政、工、青、妇齐抓共管，主要领导亲自抓，分管领导重点抓的局面。二是州政府办公室以红政办发（1998）37号文件对全州民主评议行风工作作出部署安排，对民主评议行风的主要对象、目标、任务、方法步骤等提出了明确要求。三是领导挂帅，及时召开会议，亲自动员和安排部署工作。6月5日州政府召开了全州卫生系统开展民主评议行风工作电视电话会议，对开展民主评议行风工作的目的、意义等作了动员报告，强调要提高认识，加强民主评议行风工作的领导，通过纠风建设，提高卫生技术人中的道德修养。州卫生局领导作了“以病人为中心，全面推进卫生系统民主评议行风工作”的讲话，并作了具体的安排部署，州纠风办主任到会提出了具体要求。四是抽调精兵强将组成评议组，州及各县（市）由人大代表、政协委员、纪检监察、信访部门、工、青、妇、新闻单位和有关部门的离退休干部等选聘评议代表，组成调查组和评议组，分赴单位、厂矿、乡镇进行座谈及明查暗访、广泛征求群众意见。采取形式多样的评议方法，五是各县（市）评议员分别到机关、厂矿、乡镇、农村召开各届人士座谈会共39次，978人，走访门诊、住院病人，出院病人及有关人员3 601人。通过广泛征求和收集意见，各调查组认真整理归类，提出被评单位行风建设的成绩是哪些，存在的问题是什么。对群众反映关注的“热点”和“难点”问题，坚持实事求是的原则，向单位和有关人员进行核实，得出正确的看法和结论。对突出的重点问题，各调查组与被评单位反复认真核实，确定改进措施。五是把行风建设真正纳入部门的行业管理，做到纠风工作与管理工作紧密结合起来，纠风工作与行业业务、改革措施同研究、同部署、同落实、同考核、同总结，使之经常化、制度化。六是加强了政治思想和职业道德教育，树立全心全意为人民服务的宗旨。针对少数职工态度差、有生冷、硬、顶等问题，各医疗卫生单位从加强职工的政治思想和职业道德教育入手，对职工开展职业道德、职业纪律、职业规范、职业责任教育、开展全心全意为人民服务的宗旨教育，开展爱岗敬业，维护“窗口”形象教育等，不仅教育内容丰富，而且还有所创新。如州医院向社会公布10条承诺、蒙自县医院开展评选“十佳护士”活动，个旧市等医院开展“以病人为中心，假如我是一个病人”演讲比赛，营造“有理想、有道德、有文化、有纪律”的四有卫生队伍，增强了全心全意为人民服务的责任感和使命感。七是开展职工、住院、出院、门诊病人的问卷调查工作。全州卫生系统发出职工问卷调查 2 275 份，调查结果综合满意度为 97.87%；住院、出院、门诊病人问卷调查各 100 人份，调查结果 7 项综合满意度为 97.06%，总得分 989 分。

（李玉勤）

**【昭通地区中医工作有特色】** 昭通地区拥有中草药品种达 500 多种，其中收载于中国药典、云南省药典的就有 250 多种，大宗中药品种就有 60 多种。积极发展中医药事业，开展中医药工作就自觉地形成了地委、行署、各级政府和卫生行政部门的共识。

到目前为止，全区已初步形成了以地、县中医院为指导中心，乡镇卫生院为枢纽，村卫生所为基础的农村中医药三级服务网，基本保证了广大群众对中医药的需求。

为推动该区中医事业发展，根据国家“七五”期间中医药事业发展规划和云南省振兴中医工作规划，结合地区中医药事业发展的可行条件和需要，经行署审议批准，行署卫生局下发了《昭通地区中医事业“七五”规划》。《规划》从全区中医机构的建立、中医病床的发展、人才的发展及培训、中医业务的开展等方面作出了量的规划和质的要求，并为其发展规划从思想上、组织领导上、政策上、投入上均制定了主要措施。要求各级政府要加强领导，卫生行政部门主要负责人要亲自抓，并确定专人负责具体工作，落实各项措施，确保《规划》的实现。

到 1998 年末，全区中医药事业发展初具规模。有县以上中医院和门诊部（水富）12 所，其中地区中医院 1 所，县中医院或门诊部 11 所；县以上综合医院均设立了中医科；全区 173 个乡（镇），能开展中医中药业务的卫生院 98 个，占 59.39%，30 个中心卫生院设有中医科；全区 1 220 个行政村（办事处）已建村卫生所 1 189 个，有乡村医生 2 650 人，乡医能掌握中草药或基本懂得中医药的有 1 625 人，占乡村医生数的 61.3%；60%的村卫生所能利用中草药为群众防病治病。县、乡、村中医中药医疗预防保健网络基本形成。

全区中医病床已由《规划》之前 1986 年的 160 张发展到 508 张，增长了 3 倍，每万人拥有中医病床 1.1 张；全区有中医药人员 579 人，其中中医人员 452 人，中药人员 127 人，每万人拥有中医药人员 1.3 人；全区有中医副主任医师 14 名，中医主治医师 159 名，主管中药师 35 名。

全区县以上中医机构及综合医院中医门诊总人次 276 498/年，年出院总人次 7 947 人次，其中县级中医医院(门诊部)日门诊平均每院 176 人次，门诊中治率达 70%以上；县级中医院住院 6 947 人次，病床使用率达 67.9%，病床周转次数 26.3 次/年；县级中医医院业务收入 752.83 万元，院均 75.28 万元，人均效益 1.67 万元。

全区 11 所县级中医院（门诊部）总建筑面积已由《规划》前 1986 年的不足 3 000 平方米发展到 21 740平方米，院均 2 174 平方米，增长了 7 倍。

为加强中医药人才培养和中医药队伍的建设，提高在职各级中医药人员的业务素质，采取多种形式、多渠道、多层次培养中医药人才，通过西学中班、提高班、函授、自学、进修等形式培养了近 500 名中医药、中西医结合人员。

到 1998 年底止，全区已培训乡村医生 846 人，参加全省乡村医生中医药知识统一考试 1 190 人，考试合格 577 人。为更好地发挥中医特色，各级中医院都能以突出中医、中药特色办院，除开展中医内、儿、外、妇科治疗疾病外，还积极开展中医骨伤、痔瘘、皮肤、针灸推拿等中医专科、小科业务；深受广大患者的欢迎和赞誉。此外，各级中医医院还积极发挥我区中医药优势，在专科、专病、专药建设，科学研究，适宜技术开发，中草药资源开发利用等方面都做了大量的工作。

（李玉勤）

**【曲靖市推广应用“村办乡管”农村卫生新路子】** 曲靖市实行乡村一体化以后，使农村医疗和防疫保健工作逐步得到落实，基本上做到了小病不出村，重病不出乡，相应减轻了农民的负担，较好地满足了人民的基本健康需求。自 1990 年，曲靖市沾益县菱角乡党委、政府在调查研究基础上，努力探索了一条巩固和发展乡村卫生组织的管理模式：即“乡村一体化”路子。有的放矢地制定了相应的制度和管理措施，以乡卫生院为主体，抽调素质高、责任心强的村卫生人员到乡卫生院组建村卫生组织管理办公室，由一名副院长任办公室主任，统一规划村卫生所的建设；统一村卫生人员的补贴标准；统一下达卫生工作任务和考核指标；统一进购药品；在全乡范围内统一配备村卫生人员；统一设备购置和村卫生人员的培养，做到按月考核，按月兑现奖惩，使村卫生组织的管理步入了规范化和制度化管理的轨道。通过几年的运行，乡、村卫生组织的社会效益和经济效益同步增长，自我生存能力和发展后劲不断增强。村卫生组织巩固率达百分之百，基本上做到了群众满意，卫生人员高兴，卫生所年年有节余，固定资产不断壮大。“村办乡管”即“乡村一体化”管理模式逐渐为同行所接受。

为了进一步推广菱角乡“村办乡管”的经验，巩固全市的乡村卫生组织，促进农村卫生事业的健康发展，1998 年市政府先后出台了“关于推行‘村办乡管’经验的决定”和“关于建立农村合作医疗制度的意见”，进一步统一了思想，明确了职责，落实了任务。

为打牢基础，提高质量，市卫生局 1998 年两次组织全市 136 个乡（镇）卫生院长进行培训，以提高他们的组织管理和实际操作能力。原县级曲靖市为了积极创造条件，解决“村办乡管”中存在的实际问题，市委、政府决定多方筹集资金近3 000万元，统一标准、统一时间，建盖了200个村卫生所，彻底解决了村卫生组织的硬件条件，为全市加强农村卫生组织建设树立了榜样，受到了国家卫生部原部长陈敏章以及省政府主管领导的充分肯定，得到了广大群众的拥护。

他们的经验是：①党委、政府重视，是抓好卫生“乡村一体化”管理的根本；②选好院长是关键；③巩固和发展乡村卫生组织要把管理和解决实际困难结合起来。

（李玉勤）

**【全省血吸虫病防治工作取得的成就】** 到1998年底，全省血吸虫病17个流行县（市）中，已有10个县（市）达到了消灭血吸虫病标准，2个县(市)达到了基本消灭血吸虫病标准。全省历年累计查出的病人325 268人。近90%病人治愈，历年累计查出钉螺面积2.2亿平方米，现尚余2 931万平方米。86%的有螺面积已经消灭。人群血吸虫感染率已由1989年全省血吸虫病流行病学调查时感染率的16.8%降到1995年的5.99%。“九五”期间，血吸虫病急性感染病人、慢性早期病人、晚期病人目标任务的下降完成数均占计划数的60%。易感地带的钉螺消灭面积也占计划数的60%。

（张显清）

**【加强传染病防治 迎接'99昆明世博会】** 为迎接'99世博会，按照省、市及'99昆明世博会筹备指挥部的要求，加强霍乱、鼠疫防治，不发生重大疫情，加强食品卫生监督，不发生中外来宾集体性食物中毒，为中外来宾提供优质医疗服务，为世博会提供一个文明、卫生、优美、安全的良好环境。昆明市市委、市政府高度重视灭鼠防病工作，先后批转下发了《昆明市鼠疫防治工作预案》等5个灭鼠防病文件。市委、市政府把灭鼠防病工作列入了重要的议事日程，安排了灭鼠防病专项经费470万元，筹建了11个鼠疫强毒实验室，成立了“昆明市灭鼠防病工作领导小组”，“鼠疫应急疫情处理工作队”和“昆明市灭鼠防病技术顾问组”。

在全市范围内开展了4次声势浩大的以灭鼠为重点的爱国卫生运动，12县（市）区都成立了灭鼠防病领导小组，县和乡召开灭鼠防病动员大会，层层签订灭鼠防病责任书，县委、人大、政协主要领导带队组成督查组，卫生局、防疫站和各乡镇卫生院抽调专业人员，深入乡镇、办事处，实施行政督查和技术指导。组建培训投药员队伍12万人，开展形式多样的宣传活动，普遍开展以整治环境、清除鼠蚤孳生地为重点的爱国卫生运动，清理“五堆”（垃圾堆、粪堆、柴堆、草堆、石堆），铲除房前屋后10米内的杂草，各农户自建形式多样的小粮仓，保藏粮食。自1997年11月至1999年2月，全市共投放毒饵2 333.3吨，使全市平均鼠密度由1997年11月份的23%下降到1998年12月份的1.04%。

为及时主动发现鼠间疫情，就地扑灭，不发生疫情蔓延，不发生人间鼠疫，1998年在全市设立固定监测点21个，流动监测点114个，共开展鼠密度监测110次302个点，先后共布放鼠笼夹13万只次，市防疫站和10个郊县区防疫站鼠疫监测强毒实验室共完成2 806份鼠血清抗体监测，6 529份鼠肝脾病原体培养和1 174批跳蚤的分类鉴定及病原培养，结果全部为阴性。加强了鼠疫疫情报告，落实疫情三报和自死鼠零报告制度，报告率达到89.6%，未发现成批自然死鼠、未发现疑似鼠疫病人和原因不明的高热急死病人。

市委、市政府高度重视霍乱防治工作，提出：“严防霍乱传入，一旦传入，立即扑灭，不发生二代病人”的工作目标。

为确保'99世博会不发生霍乱流行，1998年以来，坚持开展“市——县，县——乡，乡——村”的“霍乱防治四级督查”工作，实施“零病例报告”，坚持24小时值班，在交通要道、风景旅游区、城镇的宾馆、旅社、招待所设立义务报病员，实行义务报病制度。县级以上医院常年开设肠道门诊，做到“人员、房屋、诊疗”三落实，坚持“逢泻必检，逢疑必报”。加强外环境监测，市防疫站在市区范围内设立了11个固定监测点，60个流动监测点，共采样40次242件，县区防疫站设立固定监测点51个，采样523件，经检验未发现霍乱弧菌。加强农村饮水消毒，在10个郊县区的478个自然村1 717处饮用水源落实每天一次的漂白粉消毒，共发放漂白粉32.4吨，消毒合格率达96%以上。加强霍乱疫区相邻地区的霍乱防治工作，在禄劝县的皎西、沙朗、云龙、撒营盘等乡镇设立霍乱监测哨点，建立监测实验室，对工作人员开展培训，储备防治药品和物资，发挥一线监测防治作用。

为确保中外来宾不发生集体性食物中毒，1998年以来，全市重点抓了卫生监督体制改革，强化食品卫生监督，一是以邓小平理论和党的十五大提出的“依法治国、建设社会主义法制国家”为指导，依照政事分开和精简、效能统一的原则，调整卫生资源配置，理顺卫生监督体制，组建了昆明市卫生监督大队，初步实现了依法行政，政事分开和综合管理，改变了目前卫生事业单位中存在的政事职责不分和卫生监督队伍分散，“多头执法”，执法力度不强，监督执法与有偿服务不分等现象。

二是强化食品卫生监督，实行省、市、区三级卫生监督部门联合执法，成立了食品卫生联合整治领导小组，抽调4区32名监督员组成联合执法队，全面整治中低档餐厅食品卫生；积极开展卫生示范街活动，对8条重点街道262家食品单位进行了整改，改造房屋，增添设备，使卫生面貌根本改观；开展了专项治理工作，取缔了豹子头村非法屠宰窝点和21个卫生不合格的熟食品制售点。有力地打击了熟食品非法制售活动；治理白色污染，组织开展对宾馆、饭店、酒楼招待所、饮食摊点和内部单位食堂等使用一次性不可降解泡沫塑料餐饮具的查处工作，对违反政府通告的行为依法给予行政处罚和依法没收泡沫快餐具；开展夏季冷饮、保健食品市场、市售糕点、中秋月饼、餐饮具消毒、白酒市场等专项监测及突击检查，对不合格的单位进行整改，对假劣食品进行查封销毁；加强了建筑工地食物中毒安全防范工作，市卫生监督部门春节前深入管辖区域内的工地食堂进行卫生审查发证及帮助指导工作，有效地降低了食品中毒事故的发生。

三是探索卫生管理体制改革，成立区域性个体食品生产经营卫生管理领导小组；成立餐饮业行业协会，实行自主管理；各餐饮单位配备卫生管理员，负责本单位的卫生检查和卫生指导；在街道办事处内设立食品卫生检查员，协助食品卫生监督员实施卫生执法；落实法人代表培训制度，每年经培训考试合格后，方能办理换发卫生许可证手续；实行违法教育培训制，对违法食品生产经营单位的法人进行教育培训，合格后方能重新经营；由发证单位与新申请卫生许可证的单位签订“卫生管理责任书”，明确自身卫生管理职责及所承担的法律义务，强化企业法人的自身管理意识及法制意识。

四是建立激励机制，加强舆论监督。设立新闻媒介曝光台，开展食品卫生流动红旗竞赛，树立“食品生产经营卫生模范”，对有突出成绩的单位，市卫生局协同个体劳协，消协在新闻媒体上推荐，以提高商业信誉，增加经济效益。

五是加强世博园的食品卫生监督工作，在世博园试运行期间，对16户食品经营单位进行审查指导，发放卫生许可证，市防疫站派出医务人员，在节日期间放弃休息，上门服务，对世博园内的食品经营单位，公共场所从业人员152人进行健康检查，发放健康证148份；市卫生监督部门每日派出6～10名监督员对世博园内的食品加工，经营单位进行巡回检查，发现问题及时督导改进；针对园内饮食单位蝇密度高的问题，市防疫站派出专业人员指导投药喷洒，有效地降低了蝇密度，确保了食品的安全卫生。

（李玉勤）

**【临沧实行卫生责任目标制】** 临沧各级党委、政府结合卫生工作实际，出台了促进全区卫生事业发展的一系列政策措施，并从1997年开始在全区范围内实行卫生工作目标责任制管理，在整个卫生工作管理上取得了历史性的突破，促进全区卫生工作水平跃上一个新的台阶。两年来的实践证明，实行卫生工作目标责任制管理，目标明确，职责分明，思路清晰，具有很强的导向性、计划性，避免了工作的随意性、盲目性，提高了卫生管理水平，使卫生事业不断向前发展。

为加强卫生管理，行署把实行卫生工作目标责任制管理作为推动全区卫生工作的一个主要手段来抓，并实行“双线”签订卫生目标管理责任书，即按行署→县政府→乡(镇)政府和行署卫生局→县卫生局→乡卫生院两条线，层层签订目标管理责任书，使卫生工作既强化了政府行为，又明确了各级卫生业务主管部门、医疗单位及有关部门的职责任务，增强了各级政府、卫生系统及有关部门对搞好卫生工作的责任感、紧迫感，调动了工作积极性。同时，在省确定考核的各项指标的基础上，结合实际，针对薄弱环节，增加了一些对各县政府和各县卫生部门的考核指标，充实了目标责任书的考核内容。有的县把责任书签订到了村公所、办事处，把各项指标任务分解落实到最基层，推动了卫生事业的发展。

目标管理，贵在落实。责任书层层签订后，行署极为重视，抓好落实。分管卫生工作的副专员经常询问和了解完成任务指标的进展情况，及时与卫生主管部门研究解决存在问题，并对工作提出要求，进行督促检查。按照行署要求，地、县卫生部门针对各项具体任务，深入基层，深入实际，调查研究，针对薄弱环节，加强指导和检查，查缺补漏，抓好执行责任书的过程管理。

由于加强了过程管理，全区较好地完成卫生工作的一些主要考核指标。1997年，先后有耿马县、临沧县、镇康县发生了4起鼠间鼠疫，由于监测工作到位，疫情发现早，地、县领导加强过程管理，疫区处理组织指挥有力，地区及时组织卫生防疫专业人员赶赴现场指导，疫区处理工作均一疫达标，以较小的投入，获得了较好的工作效果，且4起疫情未波及人间。全区也未发生霍乱病暴发流行。

对目标责任书执行情况进行检查考评，是抓好目标责任制管理的一个重要环节。行署每次都认真研究，并组织考评工作组分赴各县检查考评。考评工作采取各县自评和地区考评相结合的办法，通过听(听自查汇报)、看（看与考核内容有关的工作情况)、查(查阅有关文件、材料、记录、报表等)、访（访问有关人员，了解情况)、议（考核组评议)、反馈（向当地政府和卫生部门反馈考核意见）的程序，既坚持标准，又实事求是，客观公正地评价各县对目标责任书的执行情况，总结经验，找准不足，提出改进意见。通过考评，使各县政府及卫生部门提高了对当地卫生工作情况的认识，找准了差距，明确了方向，改进了工作，从而达到了促进工作的目的。

在实行目标责任制管理过程中，行署根据年终的检查考评情况严格兑现奖惩，表彰奖励先进，鞭策督促后进，收到了很好的效果。促进了卫生事业的发展。他们的体会是：

一是实行目标责任制管理有利于明确目标层层分解落实任务。实践证明，实行目标责任制管理有利于紧密各级政府和卫生部门之间的上下联系和统一，整体推进卫生工作。

二是实行目标责任制管理有利于形成好的工作导向，明确工作重点和薄弱环节，使工作有的放矢，克服随意性和盲目性。

三是实行目标责任制管理有利于加强对卫生工作的领导。各级政府层层签订责任书，强化了卫生工作的政府行为和各级政府的责任感、紧迫感，增强了工作的可操作性，并能让各级领导及时掌握工作进展情况，及时研究解决问题和困难，从而加强对卫生工作的领导。

四是实行目标责任制管理有利于各级卫生行政部门和卫生医疗单

位加强管理，提高工作效率和效益。目标责任书目标明确、任务具体、职责分明，紧密了上下联系和统一，为加强系统管理创造了条件，为实现科学化、规范化管理奠定了基础。

（李玉勤）

## 西藏自治区

### 1998 年 基 本 情 况

| | 数　量 | 与上年比增长数 | 与上年比增长率(%) | | 数　量 | 与上年比增长数 | 与上年比增长率(%) |
|---|---|---|---|---|---|---|---|
| 卫生机构(个) | 1307 | －17 | －1.30 | 卫生人员(人) | 10974 | 45 | 0.41 |
| 医　　院(个) | 108 | 0 | 0 | 卫生技术人员(人) | 8785 | 88 | 1.01 |
| 床　　位(张) | 6512 | 266 | 4.26 | 乡村医生(人) | 4631 | 0 | 0 |
| 医院床位(张) | 4887 | 389 | 6.48 | 个体开业人员(人) | 102 | 0 | 0 |
| 平均每千人口医院床位(张) | 1.99 | — | — | 平均每千人口卫生技术人员(人) | 3.58 | — | — |

| | | | | | |
|---|---|---|---|---|---|
| 人口 | 总数(万人) | 245.39 | 卫生费用 | 卫生事业费(万元) | 18.874 |
| | 出生率(‰) | 16.16 | | 卫生事业费与上年比增长率(%) | 10.76 |
| | 死亡率(‰) | 6.93 | | 卫生事业费占财政支出百分率(%) | 4.3 |
| | 自然增长率(‰) | 9.23 | | | |
| 医疗服务 | 诊疗总人次(万) | 276.6 | | 卫生系统固定资产(万元) | 43 239 |
| | 门诊人次(万) | 236.1 | | 卫生系统基建投资(万元) | 599 |
| | 急诊人次(万) | 12.8 | | 平均每一门诊人次医疗费用(元) | |
| | 住院总人次(万) | 4.6 | | 平均每一出院病人医疗费用(元) | |
| | 出院总人次(万) | 4.4 | | | |

注：本表按卫生部统计口径提供各项数据。

**农牧区卫生**　继续实施农牧区初级卫生保健规划，自治区卫生厅发出通知并指导部分县开展初级卫生保健达标试评工作。拉萨、昌都、日喀则等地市通过对部分县自查自评，找出了问题和差距，制定了达标计划。制定并组织实施1998年度农村卫生“三项建设”计划，全区新建10所县卫生防疫站、1所县妇幼保健站和15所中心乡卫生院，总投资724.8万元，农牧区卫生机构建设得到加强。此外，各地市加强乡村医生培训，举办各种形式培训班培训了500多名乡村医生。年初，卫生厅确定在21个县开展合作医疗试点工作，并于3月份在拉萨举办全区初级卫生保健和合作医疗管理培训班，7个地市和21个试点县的82名政府领导、卫生管理人员参加培训。4月份，卫生厅组派2个工作组分赴林芝、江孜两县蹲点近3个月，帮助指导当地开展合作医疗。各地市高度重视合作医疗试点工作，及时制定下发《实施合作医疗的意见》，有18个县制定《合作医疗实施方案》。江孜、林芝、昂仁、琼结、乃东、谢通门6县全面启动，行政村合作医疗覆盖率达100%。全区共有95个乡镇制定《合作医疗实施方案》，并完成基金筹措工作，有61个乡镇已全面启动运行，按规定的补偿比例给群众报销医药费1～4次。11月23日～25日，卫生厅在日喀则地区江孜县召开全区农村合作医疗试点经验交流现场会，7个地市、46个县和自治区有关部门共254人参加会议，推广了江孜等县试点经验，进一步明确目标和政策，安排部署下一步全区合作医疗工作任务。

**预防保健**　全区继续加强传染病、地方病防治、监测和管理，特别是重点疾病的控制。1月～10月，全区共发生法定报告传染病15种，总发病率为418.44/10万，死亡率2.31/10万，与去年同期相比，发病率上升12.85%，死亡率下降32.05%。传染病发病率回升，与雪灾、水灾等密切相关。去冬今春，那曲、阿里发生特大雪灾，山南地区等又在夏季发生洪涝灾害。自治区党委、人民政府对灾时和灾后卫生防疫防病工作极为重视，及时下发《关于认真做好卫生防疫防病工作的通知》，各级卫生部门切实加强灾区卫生防疫防病。卫生厅先后12次组派厅直各单位60多名医务人员赴灾区开展工作，向灾区调运价值100多万元药品，组织各种疫苗30万人份，下拨疫情处置费49.7万元。8月24日～26日，自治区党委、人民政府在山南召开全区鼠疫防治工作紧急会议，研究问题，分析形势，安排部署今后鼠防工作任务。会后，卫生厅下发《全区今冬明春灭獭工作方案》，订购27万元、10吨灭獭药品分发到各地。《西藏鼠疫防治工作预案》、《全区鼠防工作奖励办法》等正在组织制定和报批中。进一步加强碘缺乏病防治，培训各级碘缺乏病防治人员250名。组织对拉萨市区开展碘盐监测，共抽检1 800份，合格率为88.33%。订购60万人份碘油胶丸下发各地对特需人群开展补碘。积极开展大骨节病调查，查清全区有25个县、121个乡、408个行政村流行大骨节病，以昌都、林芝地区为重，两地正在加强防治。比利时无国界医生组织和自治区地病所合作，在病区开展了改水、病人理疗、投服亚硒酸钠，对540个村改造粮食储备办法等。加大对麻风病、结核病防治力度，有7个县与比利时达美恩基金会合作实施麻风病结核病项目。此外，全区加强计划免疫工作，组织开展爱国卫生和健康教育，加强性病、艾滋病监测、防治。妇幼卫生工作主要抓了23个项目县工作。第3季度完成对23个项目县、46个乡、184个行政村妇幼卫生项目中期审评，完成贡嘎、江孜2县400例2岁以下儿童的母亲健康需求调查。山南地区医院、拉萨市和日喀则市医院通过“爱婴医院”省级评估。自治区为3个项目县解决了110万元基建经费，卫生厅为基层配备600多件简易产包和部分设备。全区妇幼卫生服务能力增强。

**藏医藏药** 全区进一步加强藏医机构建设。卫生厅投资30万元，昂仁、索县配套30万元，完成了对2县藏医院的重点建设任务，同时对阿里、林芝地区藏医院进行重点建设。各级藏医机构积极开展分级管理达标工作，规范藏医医疗、护理管理，加强对藏医药管理人员、技术骨干和专病专科人才的培训提高，对全区名老藏医带徒继承工作进行了阶段考核。3月，举办一期全区藏医医疗质量管理培训班。年内印发《西藏自治区藏医医院分级管理办法》，组织实施《县级中医专科（专病）技术骨干培训项目实施计划》，召开了首届全国藏医药发展研讨会，开展了藏医院“放心药房”建设工作。为使藏药成为全区新的经济增长点，继续大力开展藏药研究和开发工作，由自治区藏药厂研制生产的新剂型藏药十味龙胆花颗粒、六味能消胶囊、六味枸杞口服液、十味蒂达胶囊获国家新药证书，为古老的藏药生产逐步走向现代化、工业化批量生产创造了条件。林芝奇正藏药厂研制生产的“奇正消痛贴”于3月份获瑞士第26届日内瓦国际发明与新技术展览会金奖，实现了西藏科技成果在国际舞台上零的突破。

**医学科技与教育** 坚持“以科技进步”、发展卫生事业的方针，重点开展高原医学、藏医药学、地方病防治等方面的研究。经自治区编委批准，独立成立了自治区地方病防治研究所，与有关部门筹建中国藏医药研究院，进一步加强自治区医学科学研究所、藏医药研究所建设。向国家和自治区申报科研课题6项，组织厅级科研课题评审和验收各1项。年内共招收本科生30名，大专生78名，中专生144名。接受大中专毕业生176名，内地西藏卫生中专班59名。在西藏医学专科学校成立了继续医学教育中心，负责全区继续医学教育和卫生技术人员在职培训工作。西藏医专在全区中专学校评审中，荣获文明学校称号。

**精神文明建设** 全区各级卫生部门把精神文明建设作为贯穿在卫生工作中的一项重要工作来抓，切实加强以医德医风为主要内容的职业道德教育，重点在地市以上医疗单位深入开展了“以病人为中心，文明优质服务，树行业新风”活动，制定下发《西藏自治区“优质服务医院”检查评比标准》，并于8月召开全区开展创建“优质服务医院”工作经验交流座谈会。各地市对创建活动进行了自查自评，卫生厅将于1999年上半年组织对部分医院进行检查验收。自治区第一人民医院被列为全区行业作风建设评议试点单位，针对存在的突出问题，认真研究，提出改进措施，狠抓落实，行风建设取得显著成效，得到自治区有关部门和社会的好评。各级医疗卫生单位以整治药品“回扣”、乱收费、收受“红包”等为突破口，规范医疗行为，努力改善服务态度，提高医疗服务质量，广泛开展向先进模范人物学习活动，通过采取有效措施，有力促进了卫生部门精神文明建设。

**卫生改革** 逐步调整和合理配置现有卫生资源，拟定出《西藏县乡卫生机构调整与建设方案》和《西藏县卫生服务中心和中心乡卫生院基本建设规划》，使农牧区卫生机构向多功能、一体化方向发展；加强对社会办医的监督管理，严格考核和审批、依法打击和取缔了一些非法诊所；组织对自治区第一人民医院、林芝地区卫生防疫站等进行等级评审，分别被批准为迄今为止全区第一家“三级甲等医院”和地市级二等卫生防疫站；加快劳动人事制度改革，实行职称评聘分开，进一步完善职称评审办法和卫生人员奖惩制度；起草《西藏医疗服务项目收费标准》，逐步理顺和调整收费价格体系；为配合城镇职工医疗保障制度改革，卫生厅已提出在财务管理、医疗体制、社区卫生服务等方面的改革措施。

**卫生法制建设** 卫生厅设立综合卫生监督处，加大卫生行政执法力度，调整聘任了一批卫生行政执法监督员和卫生监督员；组织修订《西藏自治区实施〈药品管理法〉办法》，组织起草《西藏自治区实施〈母婴保健法〉办法》、《西藏自治区实施〈食品卫生法〉办法》和《西藏自治区个体行医管理办法》以及《西藏自治区性病防治管理办法》等，目前正在按规定程序修改、征求意见和报批，并已纳入政府“九五”立法规划；开展经常性卫生执法监督工作。全区共发放食品卫生许可证7 279户，健康证11 685人，食品卫生监督覆盖率达90%以上。发放公共场所卫生许可证1 702户，健康证2 660人。不定期对药品生产、经营企业进行监督检查50多次，完成全区药品抽样328种、检品722件，查处了一批假劣、违禁药品和过期失效药品。

**对外合作与交流** 共接待外宾31次，接受世界卫生组织、美国、比利时等外援资金和设备40万美元、82万元人民币和10万元港币，在地方病防治、改水、计划免疫等方面进行广泛的合作。特别是中国西藏藏医考察团于6月赴美国、巴西、智利、阿根廷、墨西哥等5国考察期间，大力宣传藏医药，扩大西藏的影响，在国外反响强烈，收到显著效果。

（王健鹏）

**【西藏合作医疗稳步发展】** 根据《西藏自治区人民政府批转自治区卫生厅等部门关于在农村建立合作医疗制度试点的请示的通知》，自1997年下半年开始，西藏自治区积极稳妥地开展合作医疗试点。年内，卫生厅确定21个县为试点县，有18个县正式运行。江孜、林芝、昂仁、琼结、乃东、谢通门6县全面铺开，合作医疗行政村覆盖率达到100%。全区有61个乡镇已全面开展试点。西藏农牧区合作医疗试点工作的主要做法是：①建立组织，制定方案。各试点县都成立了由县委或政府主要负责同志挂帅的合作医疗试点工作领导小组，各乡镇都成立了合作医疗管理委员会，有的乡镇成立了审计监督委员会。各地、市行署（政府）都下发《实施合作医疗的意见》，有18个县和61个乡镇制定《合作医疗实施方案》。同时，各级政府充分发挥引导作用，举办各种培训班，统一思想认识。②以乡镇为单位建立合作医疗基金。采取国家、集体和个人三方面共同筹集基金，国家下拨的免费医疗专款为建立合作医疗基金的重要组成部分，人均投入为每年15元；有集体经济的乡镇给予了一定比例的投入；农牧民个人筹资一般都在年人均收入的1.5%～3.0%左右，最低的为每人每年筹资2.5元，高的达到30元；③确定报销比例和开支范围。各试点县和乡镇都做到了量力而行，以筹定支，合理报销。江孜县等试点县采取对农牧民看病全收费，一个月或一季度到乡合作医疗管理委员会报销，报销比例一般都规定住院高于门诊，在乡看病高于县，县高于地市以上医院。昌都地区规定，年人均筹资在15元以上的乡镇，报销比例为20%～30%，最高封顶线1 000元，由乡卫生院直接减免。林芝县将合作医疗基金分为医疗基金占80%，防保占10%，风险占5%，储备占3%，管理占2%进行分配使用。目前，已有61个乡镇按规定的比例给群众报销医药费1～4次。通过及时补偿兑现，增强了群众对合作医疗的信任度；④采取合作医疗的形式。琼结县采取“乡办县管”，其他各试点县均采取“乡办乡管”的管理形式。有的县采取“合医不合药”、“合药不合医”，有的采取“合医又合药”的形式，均根据各自的实际和有利于群众看病、便于管理的原则进行。西藏合作医疗试点工作已取得明显成效。

（王健鹏）

# 陕 西 省

## 1998 年 基 本 情 况

| | 数量 | 与上年比增长数 | 与上年比增长率(%) | | 数量 | 与上年比增长数 | 与上年比增长率(%) |
|---|---|---|---|---|---|---|---|
| 卫生机构(个) | 5639 | －308 | －5.18 | 卫生人员(人) | 161372 | 44 | 0.03 |
| 医院(个) | 2779 | －439 | －13.64 | 卫生技术人员(人) | 130297 | 386 | 0.29 |
| 床位(张) | 94760 | －31 | －0.03 | 乡村医生(人) | 35011 | －1279 | －3.52 |
| 医院床位(张) | 90865 | 454 | 0.05 | 个体开业人员(人) | 7807 | －457 | －5.53 |
| 平均每千人口医院床位(张) | 2.60 | — | — | 平均每千人口卫生技术人员(人) | 3.72 | －0.01 | －0.26 |

| | | | | | |
|---|---|---|---|---|---|
| 人口 | 总数(万人) | 3501.07 | 卫生费用 | 卫生事业费(万元) | 55352 |
| | 出生率(‰) | 13.56 | | 卫生事业费与上年比增长率(%) | 21.28 |
| | 死亡率(‰) | 6.43 | | 卫生事业费占财政支出百分率(%) | 3.33 |
| | 自然增长率(‰) | 7.13 | | | |
| 医疗服务 | 诊疗总人次(万) | 5500.35 | | 卫生系统固定资产(万元) | 184745.37 |
| | 门诊人次(万) | 4830.28 | | 卫生系统基建投资(万元) | 22101.52 |
| | 急诊人次(万) | 229.99 | | 平均每一诊疗人次医疗费用(元) | 56.90 |
| | 住院总人次(万) | 120.29 | | 平均每一出院病人医疗费用(元) | 2067.47 |
| | 出院总人次(万) | 118.79 | | | |

**农村卫生** ①初级卫生保健：根据省政府安排，省级五部门联合抽样复核评审了地市上报的合格县和基本合格县，评审认定，1997年7个县合格，3个县基本合格。全省累计已有94个县实现了初级卫生保健合格和基本合格。在延安市召开10县初级卫生保健工作座谈会，并参观志丹县农村改水改厕工作，推动了10县初级卫生保健工作的进程，到年底，已完成地市自查评审。②合作医疗：7月，召开了全省合作医疗现场经验交流会，交流了各地合作医疗工作经验，参观了蒲城、澄城两县合作医疗点，明确了全省合作医疗工作的目标任务。10月，召开了全省合作医疗电话会议。省卫生厅与省委小康办联合下发了

加快发展和完善农村合作医疗的意见。商洛等地市实行小康村验收合作医疗一票否决制。③健康工程：1998年列入健康工程计划的乡镇卫生院200所，省财政投入2 000万元，地县配套经费2 000万元。举办了乡镇卫生院院长培训班，邀请卫生管理专家授课，对当年列入健康工程的200所乡镇卫生院院长进行了培训。举办了200所项目卫生院卫生技术人员培训班，请供货厂家技术人员和省级医疗单位专家讲授X线机、B超、心电图等设备的操作、使用、维修保养及诊断专业知识。改革了健康工程项目设备发放办法，学习结束后，项目卫生院的学员当场开箱验货，既保证了设备质量，又使设备尽快发到单位。④三项建设：全年列入农村卫生三项建设项目61个，其中乡镇卫生院40所，县级卫生防疫站10所，县级妇幼保健院11所。⑤卫生支农：省卫生厅组派51支农村卫生工作队，参加医务人员250多人，到边远贫困地区县医院、中心及乡镇卫生院开展对口支援。省卫生厅组织3次集中式卫生下乡活动，抽调医疗卫生、健康教育人员60余人，义诊600多人次，宣传咨询5 200余人次，发放宣传资料11.2万份，免费赠药1.6万余元。各地市开展了各种形式的卫生下乡活动，先后抽调百余所医疗卫生单位的300多名医务人员义诊10余次，诊治病人6 000多人次，宣传咨询7 000多人次，散发宣传资料11万余份，免费赠药5.5万余元，捐赠现金近3 000元，衣物400多件，棉被12条，面粉10袋。

**地方病防治** 调整了省地方病防治领导小组人员组成，主管省长任组长，29个部门的负责人参加。省机构编制办公室和省卫生厅发出了《关于建立健全地方病防治领导小组及其办事机构的通知》，省人事厅、卫生厅联合发出了《关于对从事地方病防治工作的专业技术人员发给荣誉证书及退休荣誉金有关问题的通知》。在5月5日第五届“防治碘缺乏病日”，全省各地卫生、盐业、健康教育及各有关部门近千人走上街头，设立宣传咨询点。采取多种形式宣传碘缺乏病防治知识，省地方病防治领导小组办公室、卫生厅、盐务局与陕西电视台联合举办了“健康是福”防治碘缺乏病秦腔电视专题晚会。各级政府和有关部门把落实省政府制定的地方病防治“九五”规划和重病县三年防治计划作为卫生工作的重点，重病县大骨节病区有11个县完成手术127例，7个县病区搬迁768户，15个县由“甘露工程”安排地方病区改水6.42万人，其中大骨节病中、重病区改水3.66万人，4个县防氟改灶1.02万户。榆林地区在全区实行碘盐配给制，在北六县特需人群补服碘油丸41.3万人。9个已改水改灶的氟病区县1 500例氟骨症患者得到有效治疗。以绥德县为重点，30万份布鲁氏菌病防治知识宣传单分送到村到户，全省新发病比1997年下降了68.8%。大骨节病区有12个县达到了基本控制标准，44个县730万余人口食用硒碘盐。根据国务院和卫生部有关要求，对特需人群补碘工作进行了调查，设立了举报电话，清理整顿补碘市场。

**预防保健** 开展了第五轮、第六轮脊髓灰质炎强化免疫日活动。在12月5日的活动中，省委、省政府领导为儿童喂服糖丸，全省设服苗点3.4万个，发放糖丸366万丸，180余万0—47月龄儿童获得强化免疫，服苗率为99.8%。开展了预防艾滋病知识宣传竞赛和“3.24世界防治结核病日”活动。入夏以后，重点抓了以霍乱为主的肠道传染病防治工作。全年全省未发生甲类传染病，传染病总报告发病率比1997年下降了1.6%。

加强了对《母婴保健法》执法证件、出生医学证件等发放与管理，到1998年年底，全省共发放监督员证654人份、执业许可证958份、技术合格证3798人份、家庭接生员证4970人份。全年发放出生证约18万人份。在7个地、市21个县区开展婚前医学检查。全省孕产妇系统管理率为85.12%，儿童系统管理率为66.77%，住院分娩率为68.76%。西安市儿童系统管理实行IC卡微机管理。据1997年监测，孕产妇死亡率为47.76/10万，5岁以下儿童死亡率为38.05‰，婴儿死亡率为34.69‰，分别比1990年下降63.5%、30.8%和22.9%。完成了67所爱婴医院评审，其中49所通过卫生部的抽评认可。

**爱国卫生** 开展了爱国卫生月活动。礼泉县被全国爱卫会命名为“国家卫生县城”，这是全国爱卫会命名表彰的陕西省第一个“国家卫生县城”。组织了第四次卫生城市检查，由省政府、省人大、省政协领导率团，抽调23名专业人员组成3个检查团，对9个城市进行了检查，检查结果已报全国爱卫会认定。公布了1997年全省县城卫生检查评比结果，乾县、富平、眉县、澄城、兰田、黄陵、洛南、岚皋、三原、府谷10县获“创建卫生县城优秀奖”，澄城县县长薛景民等12名县级领导获“创建卫生县城县长奖”，甘泉等9个县获“县城卫生进步奖”。表彰命名了121个省级卫生先进单位。农村卫生厕所普及率为27.1%。西安市人民政府颁布了《西安市公共场所禁止吸烟暂行规定》。

**中医事业** 6所全国示范中医院把建设重点放在加强管理和专科专病、内涵建设上，医疗质量和服务水平明显提高。陕西中医学院附院通过抓内涵建设和规范化管理，病床使用率上升为93%，日门诊人次较1997年增加了30%以上。在硬件建设和筹资渠道上也进行了改革，据不完全统计，6所示范中医医院采取多种形式筹集资金2 000多万元，配备了必要的医疗设备，整体服务功能进一步增强。开展了省级示范中医院建设工作，7所中医院列入建设计划，落实建设资金500万元。第四批16所省级重点中医院建设单位两年共投入资金567万元，其中省级投资160万元；新添大中型诊疗设备131台件，价值339万元，新建维修房屋10 809.5平方米，培养中医专科人才120名，培训在职人员380名；门诊人次、床位使用率、经济收入分别比建设前的1996年增长8.2%、8.8%和46.9%。坚持“成熟一所评审一所”的原则，评审确定三级乙等中医院

1所，二级甲等中医院2所。全年查处违法广告69起，吊销广告证明文号3个，协助工商部门查处2起。宝鸡、渭南中医学校实行并轨招生，渭南中医学校被国家中医药管理局定为局级重点学校建设单位，建设工作已经起步。把培养学科带头人和专科专病人才作为在职人才培养工作的重点，举办了中医护理、肝病、骨伤、脑病等学习班5期，培养专科专病人才150人。选拔县级中医院有培养前途的专科骨干到省、市级中医院重点专科和外省专科医院进修学习，经费全部由国家承担，经严格挑选，首批40名县级中医院专科专病技术骨干已进入培训基地学习。为62位名老中医药专家选配93名学术继承人，通过三年跟师学习，已学成出师，达到副主任医师水平。评审了1998年度省中医药科技进步奖，14项成果获奖。

**医学教育与科技** 以县为单位对全省乡村医生系统化、规范化教育工作进行了检查评估。举办了副主任医师学习班、主治医师学习班、山区县义务培训班，培养各类人员213人。举办了县卫生局长学习班，26名县级卫生局长参加学习。继1997年研究生课程班招生之后，1998年与第四军医大学签署了联合举办研究生课程班的协议，第一期36名学员已进入临床学习，第二期28名学员正在进行基础课学习。与世界卫生组织合作开展了“陕西省社区医学教育”项目，请WHO代表来西安讲学，介绍国外社区医生的培养、管理和使用情况，之后，举办社区医学教育骨干教师培训班2期，3期共培养学员80名。制定了高等医学院校临床教学基地评估指标体系与评分标准，由省卫生厅与省教委联合印发执行。继续组织医学考试，参加护士执业考试3 609人，合格2 741人；参加卫生职业学校毕业生考试9 955人，合格9 186人。1998年列入省科技发展计划项目26项，省自然科学基金项目36项，共获得科研经费141.5万元。改革了省卫生厅科研基金管理办法，试行重点项目招标。全年鉴定医学科技成果24项，获省政府科技进步奖14项。

**法制建设与执法监督** 《陕西省保健用品卫生监督管理办法》、《陕西省爱国卫生条例》分别于1998年4月以省政府第48号令和6月以省人大常委会第2号公告发布实施。认真贯彻《药品管理法》，充分发挥药品监督执法的主体作用，与医药、工商、技术监督、公安等部门密切配合，集中力量，协同作战，查处了一批违法案件。据不完全统计，全省共出动药品监督检查人员20 927人次，检查单位26 285个次，查出假劣药品11 538种次，查处假劣药品案件734个，取缔非法药品经营户538家，共查处、销毁假劣药品价值人民币216.41万元，罚没款总计101.17万元。全省地市以上药检所共做检品12 747件，比1997年增加64.3%，不合格率16.4%，比1997年下降了5.5%，其中抽验为72.7%，比1997年增加51.1%，抽验不合格率为17.4%，比1997年下降了5.7%。同时，对本省15个药品生产企业的14个品种54个批次药品进行抽验，其质量全部符合规定。

**救灾防病工作** 1998年，长江、嫩江和松花江流域发生了历史上罕见的洪涝灾害，陕西的陕南和关中局部地区也遭受了历史上罕见的暴雨洪水袭击，灾害发生后，省卫生厅及时调整工作部署，把抗洪救灾防病作为当时压倒一切的中心任务。一是立即组建救灾防病工作队到灾区参加救灾防病和医疗救护；二是积极与有关部门配合，做好救灾药品储备、调运和质量监督，确保灾区医疗防疫需求；三是发动厅机关及厅直单位捐款捐物，支援灾区人民抗洪救灾。全省共组派救灾防病工作队251队次，发放消杀灭药品30多吨价值50多万元，省卫生厅机关及直属系统捐款27.1万元人民币，660美元，捐赠卫生器材、药品30.32万元，被服18 883件。对水毁严重的30个乡镇卫生院每院一次性补助10万元，帮助其灾后重建，尽快恢复医疗卫生工作。经过努力，实现了大灾之后无大疫的目标。

**对外交流与合作** 全年接待来陕西参观访问、进行学术交流的国外专家学者18批73人，组织各种形式的报告会、座谈会及手术表演9场，参加者约600人次。派遣出国进修、考察访问、参加国际学术会议团组32批62人。邀请外国卫生代表团来陕西访问3批28人。进行了世界银行贷款卫生Ⅵ项目中期评估、卫生Ⅶ项目乙肝疫苗扶贫和卫生Ⅲ项目总结工作，新引进了卫生Ⅷ项目秦巴卫生子项目及奥地利政府货款项目。以上4个世界银行贷款项目共计利用外资4 228万美元，地方配套资金1.66亿元人民币，总投资约4.34亿元人民币，奥地利政府贷款266万美元。

**精神文明建设** 开展了创建文明窗口示范单位和文明卫生行业活动，全省确定41个单位为“文明窗口示范单位”。西安地区22所医院被确定为省卫生厅行风建设重点单位。组织了全省卫生系统医德医风先进事迹报告团，共作报告11场次，听众1万余人，举办了省卫生厅直属单位领导干部党风廉政建设培训班，68名处级干部参加了培训。继续开展“创佳评差”活动，在年初召开的全省卫生工作会议上，省卫生厅厅长刘爱梅与10个地市卫生局局长签订了“创佳评差”竞赛活动任务书，全省涌现出最佳单位22个，最佳个人53名，其中第四军医大学西京医院、商洛地区医院、安康地区中医院、西乡县人民医院受到省委、省政府表彰。省卫生厅被省委、省政府命名为“最佳厅局”。渭南中心医院等6单位和云峰等12人荣获陕西省“白求恩精神奖”，宜君县医院等6单位和王忠等52人获陕西省“505医德奖”。

（杨智海）

**【开办在职人员研究生课程班】** 为了贯彻落实全国和全省卫生工作会议精神，实施“人才奠基、科技兴医”战略，陕西省卫生厅与第四军医大学联合开办“在职人员与研究生毕业同等学历课程进修班”（简称“研究生课程班”，下同）。

1．目标：为地市级以上医院和

省级科研院所培养面向21世纪的青年学科带头人，逐步改善卫生系列尤其是临床医学专业高层次人才后继乏人的现状。

2. 选拔条件及培养方法：①学员条件：坚持四项基本原则，品学兼优，工作认真负责，身体健康；大学本科学历并获得学士学位；从事本专业或相近专业工作四年以上；年龄35周岁以下；②考试及录取程序：报名：报考者凭本人相关证件到单位报名，由地市卫生局、卫生厅直属单位按省卫生厅分配的报名限额汇总后报省卫生厅；考试和录取：考试科目：英语、西医综合（含内科、外科、生理、病理）；省卫生厅在招生限额内根据考试成绩择优录取；③培养方法：学制3年。委托第四军医大学参照国家计划内医学硕士研究生相关专业培养计划及教学大纲，安排教学、实习和科研。第一年为基础课学习阶段；第二年为专业课和实习阶段，其教学在指定的教学医院进行；第三年原则上回原单位从事专题研究并完成毕业论文。

3. 费用：由学员所在单位支付，省卫生厅酌情给予补贴。

4. 学员待遇：学员在学习期间，行政、工资及粮户关系不转，仍享受原单位同等人员一切福利待遇。三年学习期满，成绩合格并通过论文答辩者，由省卫生厅发给相应的学业证明，在全省医疗卫生单位享受硕士研究生毕业后的有关待遇，毕业后一律回原单位工作。

为了明确各自责任，保证培养条件，提高培养质量，陕西省卫生厅与第四军医大学于1998年9月签订了《联合培养研究生课程班学员协议书》，并明确将此项工作列入军民共建活动，要求双方紧密配合，共同为培养合格卫生人才创造条件。研究生课程班每年招收学员30名，已从1997年起招生，两年共招生64名。

（杨智海）

**【陕西进行农村卫生综合改革试点】** 为贯彻《中共中央、国务院关于卫生改革与发展的决定》精神，进一步深化农村卫生改革，全面推动农村卫生工作，陕西省人民政府确定从1998年～2000年用3年时间在渭南市澄城县进行农村卫生综合改革试点工作。

改革的主要内容涉及农村卫生管理体制、经营运行机制、三级卫生网建设、预防保健、卫生执法体系、医疗保障制度、卫生投入等7个方面。

为了确保农村卫生综合改革试点工作顺利进行并达到预期目标，澄城县成立了由县长任组长，主管副书记、副县长任副组长、县级14个工作部门主要负责人为成员的农村卫生综合改革领导小组，县委、县政府制定了《澄城县农村卫生综合改革试点方案》和《澄城县农村卫生综合改革试点工作1998年行动计划》。1998年度县委、县政府以“实现一个突破”（用人机制改革）、加快三项建设（县医院门诊楼、乡镇卫生院房屋建设和器械装备）、抓好四件硬事（推行合作医疗、理顺执法体制、发展社区卫生服务、进行“三位一体”试点）为总任务，主要抓了以下几个方面的改革：

1. 实施区域卫生发展规划，合理配置卫生资源　城区严格控制新增卫生资源；农村重点调整乡镇卫生院结构和功能。在全县18个乡镇原设置17所卫生院的基础上，增设防保所1所。通过调整，将原6所中心卫生院保留3所，其他降为乡卫生院，另外升格2所乡卫生院为中心卫生院，共设中心卫生院5所，医疗防保型卫生院9所，防保型卫生院及防保所4所。三种类型的卫生院按不同标准，合理确定功能任务，在其基本建设、科室设置、人员配备等方面区别对待、分类指导。

2. 理顺卫生院管理体制，强化乡镇政府卫生行政管理职能　乡镇卫生院下交乡政府、实行县卫生局与乡镇政府双重领导，乡镇政府设立卫生综合办公室或配备卫生行政管理人员，使社会卫生工作有人管、有人抓。

3. 改革卫生单位用工分配制度　在进一步完善院（站、所）长负责制的同时，实行“定编定岗、全员聘任、竞聘上岗、落聘分流”为内容的人事改革，全系统较改革前少设岗位235个，分流各类人员170人。对分流人员采取三条途径内部消化，一是提前离岗，二是待岗培训，三是转换岗位。在分配上，体现“效益优先，兼顾公平”的原则，向临床一线倾斜。不同岗位，实行不同的工资标准，拉开分配档次。凡能用指标考核的项目，一律与工资奖金挂钩，扩大效益工资，按工作量提成，激励能者多劳，保证多劳多得。人事分配制度的改革，使管理加强，服务改进，效益提高。1998年全系统业务收入较1997年增长16%。

4. 以改革为动力，加快乡镇卫生院建设步伐　充分调动乡镇政府在卫生院建设中的作用。17所卫生院普遍建起了门诊楼、住院楼或综合楼，建筑总面积11 250平方米，其中新建6 950平方米；总投资460万元，其中乡镇政府投资和卫生院自筹资金占一半以上；5所中心卫生院配备了供暖设施。投资140万元，为17所乡镇卫生院配备了B超、X光机、心电图机及常用医疗设备80台件，提前达到了省政府提出的“健康工程”目标。

5. 推行乡村卫生组织一体化管理　对村卫生所由乡卫生院实行“五统一”管理，即统一乡村医生管理、统一药品购进与调拨、统一财务管理、统一培训、统一工作考评考核。对所有乡村医生、个体开业医生实行考试上岗。鼓励和提倡乡村医生个人出资创建村卫生所，经验收达到甲级卫生所标准的，县上给予300～500元奖励。到1998年底，50%以上的村达到甲级卫生所标准，266个行政村卫生所普遍达到“机构健全、人员稳定、服务主动、任务落实”的基本要求。

6. 推广合作医疗　按照“自愿、适度、受益”的原则，引导广大农民加入合作医疗，全县已有118个行政村建立合作医疗制度，占行政村总数的44.3%。全年群众筹集合作医疗资金40多万元。

7. 理顺了卫生行政执法体制　成立了县卫生执法监督办公室（正科级），确定了编制，配备了专职工作人员，制定下发了《关于加强卫生行政执法工作的实施意见》。通过培训、考试、资格审定，重新确认了各类卫生执法监督员，初步形成了新的执法网络，保证了各项执法工作的落实。

8. 试行医疗、预防保健、计划生育“三位一体”改革　在善化乡将卫生院与计划生育服务站合并，成立乡计划生育医疗卫生服务中心，人员统一调配，设备统一使用，任务统一安排，受乡党委、政府领导，接受卫生、计划生育主管部门业务指导和工作考核。村级成立相应服务站，作为中心的基层网络。新机构运转后，资源共享，人员互用，出现了工作协调统一、高效运转的局面，尤其是计划生育与预防保健等社会卫生工作的有机结合，使原来的底子难摸清、对象难搞准、工作掣肘等状况明显改善，服务水平和工作效率大大提高。

9. 改革服务模式，进行社区服务试点　县级 3 个医院各选择 1 个居民区进行社区服务试点，为社区群众提供医疗、预防、保健、康复、健康教育等综合性卫生服务。社区服务人员进入家庭，进行健康状况调查，免费为居民体检，已为 400 户家庭、1 200 余人建立了健康档案。

（杨智海）

**【西安市实施儿童保健计算机管理】**

1. 方法、内容：由西安市卫生局负责组织有关儿童保健专家、卫生统计学专家、基层妇幼工作者进行儿保服务需求调查，共同讨论确定儿童保健计算机管理软件使用标准、保健服务内容、信息处理方法等，在此基础上委托专家设计开发管理软件。

软件包括以下六方面的内容：①儿童体格发育评价与指导：根据衡量儿童体格发育状况的年龄、体重、身高、头围、胸围等指标自动判断儿童发育状况是否符合标准，并显示其发育水平，对于不符合标准的可确定是否属于生长发育迟缓、低体重、营养不良、肥胖等情况，同时进行生长发育指导；②膳食营养分析与评价：通过分析儿童一日三餐的饮食状况，或分析幼儿园的食谱，可以判断儿童摄入的各种营养成分如蛋白质、脂肪、碳水化合物、微量元素等是否符合其年龄、体重的需要并给出评价结果，对摄入营养成分不合理者可进行膳食营养指导；③神经心理测试与指导：选用正常儿童相应年龄段的智力、神经心理发育标准，对儿童进行动作、语言、知觉、情绪等方面进行评价；④生长及神经心理发育训练指导：采用国际上通用的儿童神经心理训练指导标准，针对生长发育评价和神经心理发育有问题儿童，依据不同的年龄，从动作、语言、视觉、体格锻炼等方面给家长提供具体的训练方法；⑤小儿常见病防治：对儿童常见的贫血、佝偻病、肺炎、腹泻等疾病根据患病儿童的症状，进行分析诊断，并提出预防、治疗意见和建议；⑥计划免疫记录：可对儿童各种计划免疫接种进行登记、查询，并根据儿童免疫记录提示儿童漏种的疫苗；⑦托幼机构集体儿童的体格发育评价、食谱营养成分计算、评价、计划免疫统计、差漏。

以上功能通过儿童保健 IC 卡，使 0～6 岁儿童均可享受儿童保健计算机软件咨询服务。

截止 1999 年 2 月底全市共建儿童保健计算机服务站 103 个，其中区级保健站 8 个、托幼园所 24 个、医疗单位 71 个。

2. 主要成效：①实现了儿童保健工作的规范化、科学化管理，保证了儿童保健工作资料的准确性和完整性；②减轻了儿童保健工作者的工作量，提高了工作效率；③将儿童保健专家的学术及经验输入电脑，有助于基层儿童保健工作者业务技术水平的提高；④方便了保健对象，提高了儿童保健工作质量。

（杨智海）

# 甘　肃　省

## 1998 年 基 本 情 况

| | 数　量 | 与上年比增长数 | 与上年比增长率(%) | | 数　量 | 与上年比增长数 | 与上年比增长率(%) |
|---|---|---|---|---|---|---|---|
| 卫生机构(个) | 8 977 | 15 | 0.17 | 卫生人员(人) | 99 276 | 57 | 0.057 |
| 医　院(个) | 367 | −7 | −1.87 | 卫生技术人员(人) | 81 907 | 481 | 0.59 |
| 床　位(张) | 58 287 | 1 227 | 2.15 | 乡村医生(人) | 23 632 | 291 | 1.24 |
| 医院床位(张) | 55 475 | 1 065 | 1.96 | 个体开业人员(人) | … | | |
| 平均每千人口医院床位(张) | 2.2 | 0.02 | 0.9 | 平均每千人口卫生技术人员(人) | 3.25 | −0.02 | 0.61 |

| | | | | | |
|---|---|---|---|---|---|
| 人口 | 总数(万人) | 2 519.37 | 卫生费用 | 卫生事业费(万元) | 58 509 |
| | 出生率(‰) | 16.45 | | 卫生事业费与上年比增长率(%) | … |
| | 死亡率(‰) | 6.41 | | 卫生事业费占财政支出百分率(%) | 4.67 |
| | 自然增长率(‰) | 10.04 | | 卫生系统固定资产(万元) | 160 636 |
| 医疗服务 | 诊疗总人次(万) | 4 305.7 | | 卫生系统基建投资(万元) | 5 501 |
| | 门诊人次(万) | 3 898 | | 平均每一门诊人次医疗费用(元) | (综合医院)31.11<br>(中医医院)21.30 |
| | 急诊人次(万) | 105.9 | | 平均每一出院病人医疗费用(元) | (综合医院)1 486.16<br>(中医医院)1 328.87 |
| | 住院总人次(万) | 81.1 | | | |
| | 出院总人次(万) | 80 | | | |

注：本表按卫生部统计口径提供各项数据。

**农村卫生**

1. 乡镇卫生院建设 1998年，全省计划安排改造建设171所，总建设规模为6万平方米，共投入资金3 860万元。1998年初，省卫生厅与各地、市、自治州卫生处（局）签订了责任书。6月～11月，由厅领导带队，厅机关各处室负责人参加，组成5个工作组，数次深入贫困县多、建设任务最重的定西、陇南、甘南、临夏4地州31个县市和基层卫生机构基础较好的平凉地区7县市，进行调研、督导、检查。9月8日，省政府下发了《关于进一步加快乡镇卫生院建设的通知》，要求地、县、乡三级都要成立乡镇卫生院建设工作领导小组，并层层建立目标责任制，保证完成当年建设任务。省政府还决定，从1998年起，将41个国列贫困县乡镇卫生院建设资金的补助配套比例进行调整，其中房屋建设资金省补和地方配套的比例，由原来的1∶1调整为1∶0.5；基本设备购置资金全部由省财政承担，不再要求地县配套。省卫生厅将卫生院设备采购纳入“政府采购制”予以配套。年底，经过各地验收，全省完成房屋建设任务的卫生院有122所，占计划任务的71%；正在建设的42所，占25%；未动工的7所，占4%。定西、张掖、酒泉、武威、庆阳、平凉6地区39个县市由于领导重视，资金投入到位，全部完成了房屋建设任务。

2. 合作医疗 经过试点，全省有106个乡镇、443个行政村实行了合作医疗制度，覆盖人口70余万，占全省农村人口的3.4%。古浪县是卫生部确定为全国贫困地区合作医疗试点县，采取“保大病又保小病，以大病为主，兼顾计划免疫和妇幼保健”的合作医疗模式，以农户为单位，人均缴纳22元，由乡政府负责筹集交乡卫生院和合作医疗协会，专户专账管理，专款专用。据对定宁、黄羊川两乡调查，1998年，两乡26个行政村、18 183人参保，共缴纳入保费25万元，到11月底，医疗保偿总额为11.88万元，受益2.9万人次。基本解决了农民群众看病难问题，尤其受到贫困农户欢迎。

全省村级卫生组织的管理进一步加强，酒泉地区在实践中探索出“乡村一体化”管理模式。

3. 农村卫生技术人才培养 重点加强对乡镇卫生院大专层次人才培养和短线专业人员的培训。兰州医学院、甘肃中医学院和兰州军区医高专等大专院校，共招收大专层次学员2 210人，其中有卫生院委培定向大专生323名；在省级进修基地开办一年制主治医师培训班，为县、乡医疗机构培训主治医师125名；在中专卫校开办半年期进修班，为乡镇卫生院培训放射专业人员72名，检验专业人员83名；通过爱德基金会为村卫生所（室）培养乡村医生684名。

4. 卫生下乡支农 一年内省、地、县医疗单位共为贫困地区派医疗队636个，支农医务人员6 180人次，共诊治病人25万人次，并为乡、村医疗机构捐助医疗器械829台（件），免费培训乡村医务人员4 000余人次。有295个县以上医疗单位分别与乡镇卫生院建立对口支援关系。

为实施“视觉第一中国行动”防盲治盲工程，1998年省城10家大型医院抽调人员，组成送光明扶贫医疗队，先后分赴临夏、甘南、陇南、庆阳4地州的20个县（市），为2 025例白内障患者施行复明手术，使他们重见光明，被当地农牧民誉为“光明的使者”。

1998年，世界银行贷款“加强中国农村贫困地区基本卫生服务项目”（简称卫生Ⅷ项目），进入实施阶段。项目信贷资金1 000万美元，内配资金4 496.3万元，总费用为1.28亿人民币，覆盖甘肃省定西、陇南、临夏3个地州的10个县，受益人口350万。

5. 初级卫生保健 1998年，又有7个县通过了初级卫生保健终末评审。至此，全省累计有63个农业县（市）达到或基本达到“2000年人人享有卫生保健”规划目标，占全省县（市）总数的73%。

**预防保健** 顺利完成了全省1997/1998第二轮（153.4万儿童）、1998/1999第一轮（180万儿童）脊髓灰质炎强化免疫任务，共投放疫苗370万份。经对全省报告AFP85例监测，已连续5年未发现野毒株引起的脊髓灰质炎病例。全省各类传染病总发病率比1997年上升3.92%。死亡人数同比下降42.86%。部分地区发生甲、乙类传染病疫情，由于发现及时，处治措施得力，疫情迅速得到控制。

妇幼卫生工作以贯彻落实《母婴保健法》为重点，分层次举办婚检医师培训班，规范了婚前医学检查工作。经审核，对全省72个从事婚检技术的机构颁发了执业许可证，对324人颁发了上岗合格证书。继省级母婴保健技术鉴定委员会和监督员队伍组建之后，全省已有5个地市18个县组建了母婴保健技术鉴定委员会，并有50%的地、县建立了母婴保健监督员队伍。1998年，又有42所爱婴医院、4所爱婴卫生院通过省、地两级评审，累计全省爱婴医院有116所，爱婴卫生院4所，爱婴市2个。

地方病防治工作继续采取以食用碘盐为主，补服碘油为辅的综合防治措施，全省碘盐覆盖率为93%，以县为单位，居民户碘盐监测定量合格率为73.7%。建立了全省鼠疫疫区疫情处理指挥网络，提高了应急处理能力；在兰州医学院开办预防医学（鼠疫防治）专业成人脱产大专班，招收学员31名。

爱国卫生工作进一步加强，又有9个城市达到省级卫生城市标准，2个县城被评为省级卫生县城。在全省13个县26所中学开展了控制吸烟试点工作。新增农村卫生厕所10万余座。

**医政管理** 以争创全国“百佳医院”、全省“十佳医院”为契机，广泛开展“以病人为中心，优质服务树医疗行业新风”活动，全省医疗机构从提供优质、高效、便捷的服务出发，从抓“窗口”、攻“瓶颈”入手，改善服务态度，提高医疗质量，改革工作流程，出台了一系列便民措施，开展全方位的优质服务。兰州医学院第一附属医院和敦煌市人民医院已通过“百佳医院”省级评审。继续开展对“红包”、“回扣”等不正之风的专项治理。省卫生厅先后制定下发了《关于进一步加强全省卫生系统纠正行业不正之风工作的意见》、《关于重申药品采购和使用中有关规定的通知》,加大了对违规违纪行为的惩处力度,并在全省开展争创医德医风先进集体和先进个人活动,有24个单位、70名医务人员受到卫生厅表彰奖励。为更好地保证干部职工的基本医疗需求,减少药品浪费,省卫生厅、省财政厅对全省公费医疗用药报销范围进行了部分调整,将临床使用少、价格偏高,且有其他药物可替代的124种药品,调出公费医疗用药报销范围;对疗效肯定、临床需要、价格适中、副作用小的118种药品,经临床和医学评审同意,列入报销范围。贯彻实施《医疗机构管理条例》,在全省开展整顿医疗机构,打击非法行医活动,取缔非法医疗机构263家,打击非法行医人员316名,其中兰州市查处违规性病诊所34家。整顿医疗广告,撤销了一批违反规定的医疗广告,并决定停止审批性病、皮肤病、病毒性肝炎等方面的医疗广告。

10月1日《献血法》实施后,兰州市区医疗临床用血曾一度紧缺,11月上旬,全市出现大面积“血荒”,导致市内58家医院停止了择期手术。由于省市领导的重视,各新闻媒体的广泛宣传,省血液中心工作人员的努力,广大市民对无偿献血有了初步认识,加入献血队伍的人逐日增多。为方便献血者,省红十字血液中心向社会作出采供血服务承诺,开通了“献血热线电话”、“献血专线车”,在交通方便、人员集中的闹市区设立两处固定献血点,医疗机构科学合理用血,节约用血,使临床用血紧张状况缓解。

**卫生监督执法** 举办了全省传染病防治执法培训班,开展传染病管理监督执法大检查,对医疗卫生单位和一次性医疗卫生用品生产单位消毒工作进行了整顿。强化重大节假日及夏秋季食品卫生监督检查,全省食品卫生监测合格率86.76%,比1997年提高1.89个百分点;食物中毒报告9起,中毒319人,无死亡,较1997年略有下降。对省产化妆品进行了专项抽查,合格率90%以上;饮用水质监测合格率城市为87.25%,农村69.41%。

1998年,药品监督管理工作坚持不断、不松、不乱,配合省人大等部门,历时7个月,对省内9个地区67个单位的药品执法情况及10 578个药品生产、经营、用户的药品质量进行了检查,共查出伪劣药品2 872种,伪劣中药材2.48万公斤,价值77.5万元,罚没款28.2万元,并对夸大宣传疗效、误导患者的14种违法药品广告,吊销了广告审批文号,并予以查处。全年卫生厅发布药品质量公报两期,共通报337个生产、经营企业和医疗单位的52种药品,抽验742批,第一期通报的合格率为87.6%,与1997年同期相比合格率提高4%;第二期通报合格率为94.7%,与去年同比高出9%;医疗单位制剂合格率由1997年的86.3%提高到94.1%。

**中医事业** 加强中医医院内涵建设,经过评审,有3所中医院达到二级甲等标准。组织专家对全省重点中医专科专病建设基地进行评审,提出加强建设的意见。贯彻落实国家中医药管理局“113”县级中医院专科专病人才培养工程,投入25万元,首批选派50名中青年中医人员赴省外进修学习。开展第二批全国老中医药专家学术经验继承工作,为40名老中医药专家配备助手和学术继承人80名。制定政策措施,进一步规范了全省中医、中西医结合、民族医医师执业管理工作。

(乔公先)

**【中国西部(兰州)眼库建立】** 1998年8月5日,甘肃省卫生厅与美国眼科复明协会(GANSUINC)决定,在甘肃建立非营利性质的“中国西部眼库”。根据协议,双方合作共同承担提供人体角膜组织,开展角膜移植手术,并通过宣传教育、培训和临床示范,提高民众自愿捐献角膜的意识,为甘肃及中国西部地区的医院提供眼角膜移植技术。在眼库有效运转前,美方同意最大可能提供为培训中国医生所需要的角膜。

从1993年起,甘肃省卫生厅与美国眼科复明协会合作,采取流动服务的方式,每年深入甘肃省边远贫困山区和少数民族地区,为农牧民眼疾患者提供无偿治疗服务,已成功地治愈白内障病人1 800多例,施行角膜移植15例,并诊断疑难病症数千人次。美国眼科复明协会主席威廉姆·康若德教授因此获1998年中国政府“友谊奖”。

(乔公先)

# 青 海 省

### 1998 年 基 本 情 况

| | 数 量 | 与上年比增长数 | 与上年比增长率(%) | | 数 量 | 与上年比增长数 | 与上年比增长率(%) |
|---|---|---|---|---|---|---|---|
| 卫生机构(个) | 1 263 | 62 | 5.16 | 卫生人员(人) | 25 620 | −576 | −2.2 |
| 医 院(个) | 591 | −1 | −0.17 | 卫生技术人员(人) | 21 159 | −259 | −1.2 |
| 床 位(张) | 17 096 | −80 | −0.47 | 乡村医生(人) | 4 999 | 121 | 2.5 |
| 医院床位(张) | 6 432 | −91 | −0.55 | 个体开业人员(人) | 1 298 | 241 | 22.8 |
| 平均每千人口医院床位(张) | 3.27 | | | 平均每千人口卫生技术人员(人) | 4.2 | | |

续表

| | | | | | |
|---|---|---|---|---|---|
| 人口 | 总数(万人) | 502.8 | 卫生费用 | 卫生事业费(万元) | 14.846 |
| | 出生率(‰) | 21.26 | | 卫生事业费与上年比增长率(%) | 3.1 |
| | 死亡率(‰) | 6.78 | | | |
| | 自然增长率(‰) | 14.48 | | 卫生事业费占财政支出百分率(%) | 3.4 |
| 医疗服务 | 诊疗总人次(万) | 619.0 | | 卫生系统固定资产(万元) | 55.746 |
| | 门诊人数(万) | 501.1 | | 卫生系统基建投资(万元) | 3.250 |
| | 急诊人次(万) | 27.1 | | 平均每一门诊人次医疗费用(元) | 34.66(综合医院)<br>27.9(中医医院) |
| | 住院总人次(万) | 20.3 | | | |
| | 出院总人次(万) | 19.8 | | 平均每一出院病人医疗费用(元) | 2 080.00(综合医院)<br>1 237.22(中医医院) |

**卫生改革** ①城镇职工医疗保障制度改革稳步进行。各地在认真总结经验的基础上不断扩大试点，海东地区、果洛州、海西州医改工作正式启动。省级医疗保险基金筹措基本顺利，基金运转平稳。颁布了《青海省省级行政事业单位职工医疗保险特殊检查治疗管理办法暂行规定》，进一步规范了大型医疗设备特殊检查治疗的管理，确定了首家省级医疗定点医药商店，方便了广大参保人员购药。调查表明，干部职工对新的医疗制度满意或基本满意率为70.27%。②区域卫生规划开始起步。各州、地在体制转轨、结构调整、资源有效利用等方面做了许多有益的探索，通过对现有医疗卫生机构采取撤并、搬迁、兼并、联营等多种形式的调整，使现有卫生资源得到更加合理的利用，取得了较好的社会和经济效益。果洛州强化政府对卫生资源的宏观调控能力，出台了实施区域卫生规划、合理配置卫生资源的具体办法，州属6县实行"多位一体"的办医模式，使有限的卫生资源发挥出更大的综合效益。③合作医疗试点工作有所进展。组织人员对贵南、乐都、大通等全省合作医疗试点县及都兰、平安、民和、互助、湟中、湟源等县进行了实地调研和指导。各地也都把实行合作医疗作为"民心工程"列入重要议事日程，切实加强领导，因地制宜、实事求是地确定适合本地区的试点方案。目前，全省已有12%的村开展了不同形式的合作医疗。④社区卫生服务工作开始试点。确定西宁市城东区为全省社区卫生服务试点单位，并已着手制定社区卫生服务管理的配套政策和有关措施。省职防院、高科所等单位结合医疗保障制度改革，率先开展"以社会效益为主，以病人为中心，以家庭为单位，以社区为范围"的社区服务，建立职业病、高原心脏病、心脑血管病患者的医疗档案，开展医疗保健知识电话咨询和上门诊治服务，方便了群众。⑤医疗卫生机构分级管理第一周期工作全面推进。各级各类卫生机构，认真按照分级管理原则，建立健全各项规章制度，加强内涵建设，实行等级规范化管理取得了较好成效。年内有3所医院被评为"二级甲等医院"，两所医院被评为"二级乙等医院"。

**农牧区卫生** 制定并实施了《青海省1998年初级卫生保健工作计划》，在加强县乡医疗机构内涵建设、强化业务指导职能和提高综合服务能力的同时，加强了村级合格卫生室建设，对乡村医生进行了多层次、多渠道的培训，使其医疗水平有了较大提高。年内完成了都兰、民和、互助、平安、海晏、共和6县的初级卫生保健审评工作。至此全省已有76%的县达到国家初级卫生保健审评标准。

"三项建设"年内共筹措资金230万元，设备资金59万元，安排建设乡卫生院13所（建筑面积2 600m$^2$）、县级防保机构5所（建筑面积2 200m$^2$），同时为乡卫生院配备X光机、B超、心电图机等设备95台（件）。

认真开展卫生扶贫工作，按照《卫生扶贫对口帮扶协议书》的要求，向14个国定贫困县派遣了技术扶贫医疗队。至此已连续12年共124支医疗队分赴边远牧区开展卫生扶贫工作。根据"视觉第一·中国行动"实施方案，完成了全省眼科机构现状调查，建立了青海省眼病防治数据库，向卫生部申报了5个拟建县医院眼科项目，祁连县医院眼科被列入第一批建设计划。与省残联联合开展了"青海省'98光明工程"，组建7支医疗队分赴海东、黄南、玉树、果洛所属各县为1 631名白内障患者进行了复明手术。全年有118支卫生下乡医疗队赴农村开展支农工作，赠送医疗设备和器具2 092台（件），价值人民币10万元。举办医务人员短训班21个，共培训农村医务人员1 900人（次），诊治病人约11万人（次）。其中省人民医院的流动手术车在海晏、平安、贵德、贵南、大通等县进行巡回医疗中，现场为农牧民患者施行各类手术120余例，义诊近6 000人（次），受到农牧民群众的欢迎。

**预防保健** 计划免疫工作以消灭脊髓灰质炎为重点，积极开展疾病控制工作，对全省六州、一地、一市24个县（区）计划免疫工作进行了督导检查和接种率调查，全省四苗接种率分别为：卡介苗87.42%，糖丸81.24%，三联80.57%，麻苗77.92%。15岁以下AFP病例发生率为1.4/10万，全年无脊髓灰质炎野毒株引起的麻痹病例发生，零病例报告率为87.07%。继续开展高危人群性病、艾滋病监测工作，性病监测2 718人次，艾滋病监测12 859份，发现HIV感染者2例。对12个卫生部结核病控制项目县开展督导检查30次，发现涂阳病人660例，治愈率为93%。对黄南州的同仁、尖扎县和海南州所属各县的麻风病疫情进行了调查，访视复查病人243人，家属亲友及周围人群检查1 340人次。目前全省麻风现症病人减少到23人，联合化疗率91%以上。进一步加强了卫生监督工作，省级食品卫生监督覆盖率95%，公共场所卫生监督覆盖率100%，大、中专院校综合卫生监督监测覆盖率为98%，县以上企事业单位放射卫生监督覆盖率为88%，县以上企业劳动卫生监督覆盖率为67.04%。

以实施合作项目为突破口，带动了各项妇幼保健工作的开展。组织有关专家对23个"卫Ⅵ"项目县、11个妇幼卫生"人力发展"项目县和5个"社区及家庭健康促进"项目县进行了中期评估，其中妇幼卫生"人力发展"和"社区及家庭健康促进"项目已通过卫生部中期评估。截至1998年底，"卫Ⅵ"项目共落实经费2 817.13万元，占总投资的51.43%，其中贷款报账1 883.48万元，占总贷款数额的55.46%；落实配套资金933.65万元，占应配套金额的44.84%。继续认真贯彻执行《母婴保健法》，对全省医疗保健机构进行了专项技术考评，对55个单位颁发了执业许可证，对872名从事专业技术的业务人员进行了考核、考试，颁发了上岗证。协同省民政厅联合制定下发了《青海省婚前医学检查管理办法》，有3所医院通过省级爱婴医院评估并呈报卫生部审批。通过一年的努力，全省新法接生率为79.07%，较1997年上升1.24%，婴儿死亡率为46.42‰，较1997年下降3.51%；5岁以下儿童死亡率55.03‰，较1997年下降2.47%，孕产妇死亡率为190.60/10万，较1997年下降7.45%。

认真执行《青海省2000年消除碘缺乏病目标责任书》，全面完成了20个监测点碘缺乏病监测任务，认真开展非碘盐稽查工作，处理违法盐业案件294起，没收非碘盐530吨，发放碘油胶丸100万人份。鼠防工作立足于抓早、抓实，全省共组建8个鼠疫固定监测队，18个流动监测队，监测面积达到1 040平方公里，共处理疑似人间鼠疫4起，确定人间鼠疫2起，发病6人，死亡3人。海北、海东地区人间布鲁氏菌病达到了国家规定的基本控制区标准，通过了省级考核验收。完成了兴海、贵德和班玛县大骨节病、河南县人体包虫病、互助和湟中县布鲁氏菌病的调查与防治工作。

组建了第四次全国卫生城市检查团（青海团），对德令哈、格尔木市开展了检查评比，同时对西宁市创建卫生城市活动进行了指导检查。成立了青海省除"四害"专家委员会，制订并出台了青海省除"四害"管理规定，修订完善了"青海省爱国卫生管理条例"，对1997年度命名的"爱国卫生合格单位"进行复查。开展修建、改建标准化楼阁式卫生户厕试点工作，并召开了东部农业区"规范化卫生厕所"示范会。健康教育覆盖面不断扩大，新列健康教育项目推广县（区）4个，湟中、互助、平安3县中小学校健康教育开课率达100%。

**中藏蒙医药** 坚持"一体、两翼、三个重点"的总体要求，积极实施"振兴工程"，目前该工程基地建设及人才培养对象的布点任务已完成，全面进入建设和培训阶段。召开了全省老中医、藏医专家学术经验继承工作会议和全省中医、中西医结合、针灸学会会员代表大会，完成了《中国医学百科全书·藏医学》汉文编译任务，同时由省藏医院承担的《藏药混乱品种的审核鉴定》和省高科所承担的《藏药七十味珍珠丸药效及作用机理研究》被国家中医药管理局确定为1997～1998年度民族医药课题。各中医医院加大改革力度，强化内涵建设，在科学化管理、综合服务功能、人员素质、技术水平等方面都有了较大的提高，加大了医院自身建设力度，推动了医院的全面发展。

**医学科技与教育** "科教兴国"方针在卫生系统继续得到贯彻，医学科研共完成各级各类科研课题30项，申报省级各类科研项目24项，下达卫生厅科研指导性计划实施项目28项。在省第八次科技进步奖评审中卫生系统共有11项成果获得二、三、四等奖。医学教育结合本省实际，合理调整专业结构，提高教学质量和办学效益。同时，对乡村医生开展了系统化、正规化中等医学教育，全省举办医药卫生人员短期培训班6期，培训人员320人，安排省内临床进修79人，外省进修6人。对未取得中专毕业证书的812名乡村医生进行了中专水平测试。成立了高等医学院校和教学医院评审工作领导小组和专家小组，安排部署了青海省高等医学院校临床教学基地的评审工作。协调并委托青海医学院为海南、海西、果洛、玉树、海北等州举办成人自考大专辅导班，招收中专毕业生200人，其中绝大多数人获得了单科考试合格证，受到用人单位的好评。

**对外交流与合作** 医疗卫生工作不断扩大对外交往，巩固和发展卫生领域与国际组织、各国政府和民间的交流与合作，积极参与国际间卫生活动。有32批52位本省专家、学者前往美国、瑞士、日本、菲律宾、新加坡、加拿大、香港等国家、地区进行考察和交流，有4人赴日本、丹麦、澳大利亚研修，有9批47位美国、日本、德国、布隆迪、加拿大、澳大利亚等国家的学者来青海省进行项目考察和学术交流，向日本枥木县高根泽町派出了第二批气功师和药膳师进行技术指导。"卫八"项目第一批项目县已经开始启动，第二批项目县即将进行评估。接受爱德基金会、联合国儿童基金会及国际医生组织等捐赠的医疗设备、车辆、急救药品折合人民币116万元和卫生院改造资金40万元。

**卫生监督** 认真贯彻《中华人民共和国献血法》，开展了多种宣传活动，积极倡导无偿献血；依照《药品管理法》，对全省500余家药品生产、经营、使用单位进行了监督检查，查处假劣药品案件1 200余起，不合格药品、过期失效药品1 500余件（次），金额达200余万元；取缔游医药贩150多起、违法广告2起，开展了药品回扣的专项清查工作；依据《中华人民共和国食品卫生法》，调查处理食物中毒事件 3 起，对本省保健食品市场进行了整顿，查处违法保健食品 82 种；会同有关部门对西宁市、海西州、海东地区的白酒市场进行整顿，对全省 6 个酒厂 20 个品种进行了卫生检查，均为合格；组织了省内卫生系统首次行政处罚听证会，使省卫生行政部门对“八一酒楼”的行政处罚得以执行。

**精神文明建设** 坚持以提高卫生队伍整体素质和职业道德水平为目标，进一步加强了政治思想工作和社会主义精神文明建设，促进了卫生事业健康发展。根据社会主义市场经济条件下卫生行业风气的新情况和新特点，各级卫生部门和医疗单位，把加强职业道德教育与建立健全行之有效的内外监督约束机制和各项规章制度有机地结合起来，大力弘扬白求恩精神，针对群众关注的热点问题，采取有效措施，进行综合治理，并大力开展优质服务竞赛、医疗卫生服务承诺和“一切为了病人”等活动，省人民医院、青医附院被省委、省政府命名为省级文明单位。在市场竞争条件下对患者满腔热忱、对工作认真负责、对技术精益求精、爱岗敬业、文明行医的行业新风已初步形成。

（文绍俊）

## 宁夏回族自治区

### 1998 年 基 本 情 况

| | 数 量 | 与上年比增长数 | 与上年比增长率(%) | | 数 量 | 与上年比增长数 | 与上年比增长率(%) |
|---|---|---|---|---|---|---|---|
| 卫生机构(个) | 485 | +3 | +0.62 | 卫生人员(人) | 27 841 | +399 | +1.45 |
| 医院(个) | 382 | +7 | +1.87 | 卫生技术人员(人) | 22 165 | +3 | |
| 床位(张) | 13 653 | +433 | +3.28 | 乡村医生(人) | 3 007 | −155 | −4.90 |
| 医院床位(张) | 13 043 | +512 | +4.09 | 个体开业人员(人) | 956 | 956 | |
| 平均每千人口医院床位(张) | 243 | +0.03 | +1.25 | 平均每千人口卫生技术人员(人) | 4.13 | 2.80 | −1.67 |

| | | | | | |
|---|---|---|---|---|---|
| 人口 | 总数(万人) | 536.57 | 卫生费用 | 卫生事业费(万元) | 12 599 |
| | 出生率(‰) | 18.19 | | 卫生事业费与上年比增长率(%) | 18.30% |
| | 死亡率(‰) | 5.11 | | 卫生事业费占财政支出百分率(%) | 2.80 |
| | 自然增长率(‰) | 13.08 | | | |
| 医疗服务 | 诊疗总人次(万) | 1 092.78 | | 卫生系统固定资产(万元) | 67 102.80 |
| | 门诊人次(万) | 996.34 | | 卫生系统基建投资(万元) | 3 118.70 |
| | 急诊人次(万) | 48.41 | | 平均每一门诊人次医疗费用(元) | 综合:48.38<br>中医:31.85 |
| | 住院总人次(万) | 20.42 | | 平均每一出院病人医疗费用(元) | 综合:2 044.89<br>中医:1 417.72 |
| | 出院总人次(万) | 20.38 | | | |

注：本表按卫生部统计口径提供各项数据，机构数不含诊所、医务室。

**卫生改革** 改革乡村卫生组织管理体制：卫生厅下发了《关于实行乡村卫生组织一体化管理》的通知，中卫等县对乡村卫生所的工作制度、人员、业务、工作考核、药品品种及订购、财务账目等由乡镇卫生院实行“五统一”管理，以稳定乡村卫生队伍，拓宽服务范围，防止游医假药进入农村，促进了乡镇卫生院和村卫生室的巩固与发展。中宁县对乡级预防保健机构实行新的管理体制，在乡镇卫生院建立了防保站，提高了乡村预防保健工作质量。

石嘴山市政府制定了《社区卫生服务实施意见》，建立社区卫生服务站 13 所，对大武口区 65%的居民进行了入户调查和建档工作。银川市在老城区建立了 3 个社区卫生服务点，开展了社区医疗、预防、保健工作。积极参与城镇职工医疗保险制度改革，全区已有 68%的市县实行了医院直接参与公费医疗经费的管理，采取以收定支、节约重奖、超支由医院和医保中心分别负担的办法，使医疗费收支基本达到平衡。并组织修订了《宁夏回族自治区公费医疗用药目录》，使公费医疗用药进一步规范化。

进一步完善卫生经济政策，与自治区物价局、财政部门共同制定了我区新的医疗收费标准，降低了大型仪器设备检验费，提高了技术劳务费，增设了诊疗费，使卫生服务价格逐步趋于合理。

积极实施区域卫生规划，按照自治区医疗机构管理办法进行整顿。今年全区共取缔、撤销、停业整顿个体医疗机构 620 所，对全区二级以上医院及专科医疗机构进行了注册登记工作。各地聘请了医疗机构监督员，加强了对医疗机构的监督管理。

**农村卫生** 山区初级卫生保健工作全面启动，自治区人民政府与我区最贫困的（同心、盐池、固原、海原、西吉、泾原、彭阳)县签订了初级卫生保健目标责任书,卫生厅举办了山区7县初级卫生保健管理培训班,组织人员对7县初级卫生保健工作进行了评估和指导工作。

在永宁、中卫、平罗、彭阳四县进行农村合作医疗试点,各试点县确定了试点乡,制定了实施方案。卫生厅组织召开了合作医疗试点县主管县长和卫生局局长座谈会,并对试点县的合作医疗工作进行了调研。

自治区卫生厅、财政厅、计委共同召开了全区乡镇卫生院建设与管理现场会,联合下发了《关于进一步加强农村乡镇卫生院建设的意见》。完成乡镇卫生院、卫生防疫站、妇幼保健所翻扩建项目28个,投入资金971万元。完成房屋建筑面积12 840m²,消除危房面积8000m²,配备设备100台(件)。

深入开展文化、科技、卫生三下乡活动。1998年以来全区共组建各类巡回医疗队123支,下乡医务人员2 738人次,诊疗所病人3万多人次,赠送医疗设备248台(件),价值30.27万元。举办农村卫生人员培训班269期,培训了568人次。帮助对口支援单位应用新技术114项。

**预防保健** 各地认真贯彻执行《传染病防治法》和《宁夏回族自治区计划免疫管理条例》。加强传染病的监测与报告。全区传染病报告总发病率为323.63/10万,对脊髓灰质炎等重点疾病加强监测,加强了AFP监测系统管理。建立艾滋病监测哨点2个,结核病新发涂阳病人登记率和治愈率均达到项目要求。

**地方病防治** 碘缺乏病防治工作加大盐政执法和碘盐卫生监督监测,提高合格碘盐普及率。全区共供应碘盐1.6万多吨,查处私盐、非碘盐952吨。并组织各地、市、县开展碘缺乏病防治自查工作,共调查8—10岁中、小学生3万多人。全区居民户合格碘盐普及率73.6%,甲状腺肿大率为7.75%,尿碘中位数为275μg/L。降氟改水工程投资397万元,其中自治区财政投入100万元;市县配套、受益区群众自筹297万元,安排工程8处,病区受益人口2.6万多人。

**妇幼卫生** 认真贯彻实施《母婴保健法》,努力降低孕产妇和婴儿死亡率,积极开展创建爱婴医院、卫生院活动,1998年又有5所县级医疗保健单位和12所乡镇卫生院达标,被命名为爱婴医院。全区17所二级妇幼保健机构进行了注册登记。在山区8县开展了破类突击接种工作。全区孕产妇住院分娩率为50.48%,新法接生率为92.15%,孕产妇死亡率和婴儿死亡率分别为97.34/10万和34.08‰。

**爱国卫生** 在城市、县城开展了创建卫生城市和先进单位活动,经组织检查吴忠市、青铜峡市达到了全国卫生城市标准;石嘴山区被命名为自治区级卫生区。对1995年以前批准的418个自治区卫生先进单位进行了复查认证。考核命名了一批卫生先进单位,农村改水受益率达到81.16%,自来水普及率为29%,卫生厕所普及率为15.43%。

**中医事业** 中医工作以加强中医机构内部建设和农村中医工作为重点,积极创建等级医院和放心药房。全区各级中医医疗机构诊疗、门诊、急诊病人达100.7万人次,住院病人为10 289人次,分别比去年增加4.89%和11.6%。经专家评审8个市县中医院达到"放心药房"建设标准。全区门诊中医院进行了注册登记。举办了为期10天42名学员参加的内科学习班。完成了老中医专家学术经验交流工作第一阶段工作任务。

**医学科技与教育** 全区中等卫生学校招生518名,成人中专招生217名,职业中专招生706名,成人大专招生161名。举办各类卫生专业技术培训班11期,参加学习506人次,安排区外进修258人次。

积极引进、推广应用国内外先进的适宜技术。共评出58项获奖成果。推广了儿童哮喘早期诊断及综合治疗技术等4项卫生科技成果。

**卫生监督** 以贯彻执行《食品卫生法》和《药品管理法》为重点,全面加强各项卫生监督执法工作。全区已有食品卫生,传染病管理,碘盐监督,母婴保健,医疗机构等各级各类医疗卫生监督员804名,食品卫生监督覆盖率99.2%,食品抽查合格率85.02%;公共场所卫生监督覆盖率99.41%,监测合格率为89.97%;集中试供水单位监督覆盖率69.58%,水质监测合格率为78.22%。

全区共查处违法药品广告9起,撤销药品广告2起,审查检验和注册登记药品共207家,223个品种。检验药品2 256件,检出不合格药品264种次。其中抽检1 036件,不合格率19.02%,共查出假劣药品31起,罚款31.2万元。

**对外交流与合作** 1998年共执行外援项目10个,引进外资650万元人民币。中澳技术合作项目在实施阶段的基础上又新扩项目区5个。维修了2所卫生院,建设村卫生室5个,为县、乡、村计划生育和妇幼保健机构配备设备27种,1 115台(件),培训专业人员491名。世界银行贷款秦巴卫生项目在同心、海原、西吉、泾源四县正式启动。该项目总投资2 460万元。香港民爱中心和香港嘉道理慈善基金会援助项目,为15个县镇卫生院援助医疗设备150台(件),价值180万元。爱德基金会援助培训各村卫生人员项目经费86.16万元。首批100名村医得到爱德基金会援助,完成中专学业已毕业。今年又招收爱德村医150名。培训乡镇卫生专业技术人员122名。

**精神文明建设** 组织开展了全区卫生行业优质服务年活动,召开了动员大会,做了具体安排,自治区政府副主席刘仲做了重要讲话。各医疗单位以便民措施为突破口,努力消除就医"三长一短"现象,实行划价、收费取药一条龙服务,延长门诊时间,缩短住院时间,据自治区和银川市纠风办联合调查,卫生行业作风群众满意率有较大地提高,医疗保健单位由50.26%提高到73.35%,卫生执法单位由50.26%提高到66.99%。在创建百佳医院中,宁夏医学院附属医院,石嘴山第一人民医院被推荐为全国百佳医院。

1998年5月20日，贺兰县金山乡发生了特大洪灾，卫生厅深入灾区了解灾情，会同自治区红十字会及时给灾区送去药品和食物，组织群众掩埋死禽畜进行大面积环境消毒、净化、消毒饮用水井，免费诊疗病人1 200余例，预防接种679人份，共投放药品疫苗等物品4万余元。

积极参与自治区成立40周年庆祝活动，举办了卫生成就展，组织了卫生彩车游行方队，抽掉医疗和卫生监督人员共45名，设立11个医疗保健点，完成了中央首长等领导医疗保健任务。

（井树礼）

## 新疆维吾尔自治区

### 1998 年 基 本 情 况

| | 数　量 | 与上年比增长数 | 与上年比增长率(%) | | 数　量 | 与上年比增长数 | 与上年比增长率(%) |
|---|---|---|---|---|---|---|---|
| 卫生机构(个) | 6 615 | +1 | 0.02 | 卫生人员(人) | 122 642 | −53 | −0.04 |
| 医　　院(个) | 526 | +4 | 0.77 | 卫生技术人员(人) | 97 591 | +23 | 0.02 |
| 床　　位(张) | 71 095 | −463 | −0.65 | 乡村医生(人) | 7 154 | +2 | 0.03 |
| 医院床位(张) | 66 495 | −601 | −0.90 | 个体开业人员(人) | 3 644 | +42 | 1.17 |
| 平均每千人口医院床位(张) | 3.87 | −0.04 | −1.02 | 平均每千人口卫生技术人员(人) | 5.68 | 5.68 | 0 |

| | | | | | |
|---|---|---|---|---|---|
| 人口 | 总数(万人) | 1 718.08 | 卫生费用 | 卫生事业费(万元) | 67 875 |
| | 出生率(‰) | 19.66 | | 卫生事业费与上年比增长率(%) | 19 |
| | 死亡率(‰) | 6.55 | | 卫生事业费占财政支出百分率(%) | 4.6 |
| | 自然增长率(‰) | 13.11 | | | |
| 医疗服务 | 诊疗总人次(万) | 3 595.52 | | 卫生系统固定资产(万元) | 200 388 |
| | 门诊人次(万) | 3 266.62 | | 卫生系统基建投资(万元) | 2 333 |
| | 急诊人次(万) | 104.78 | | 平均每一门诊人次医疗费用(元) | 45.43 |
| | 住院总人次(万) | 119.48 | | | |
| | 出院总人次(万) | 118.04 | | 平均每一出院病人医疗费用(元) | 1 809.44 |

注：本表按卫生部统计口径提供各项数据。

**卫生改革**　自治区卫生厅下发《关于发展社区卫生服务工作的实施方案》，并将乌鲁木齐、伊宁、阿克苏、奎屯4个城市作为试点单位。此外，石河子、克拉玛依市也开展了社区卫生服务。这6个城市已设置社区卫生服务站30个，参加社区卫生服务站的医务人员近百人。各地、州、市的医疗机构设置规划基本完成。哈密、吐鲁番等地进行了区域卫生规划的调研，对地区及其所在市两级卫生防疫、妇幼卫生机构的组合提出了初步方案。各地认真贯彻执行卫生厅下发的《公费医疗基本用药目录》和《公费医疗使用大型医疗设备报销范围》，对临床用药和大型医疗设备检查加强管理，使医疗费用过快增长的势头有所遏制。

**农牧区卫生**　喀什地区英吉莎县的初级卫生保健工作通过自治区的审评验收，至此，除塔什库尔干自治县暂不审评外，其他县、市全部达到国家或自治区规定的初级卫生保健标准。为了巩固成绩，防止工作滑坡，对部分已达标的县、市进行了督促检查和追踪审评。合作医疗工作取得进展，以行政村为单位，全区合作医疗覆盖率43%，参加合作医疗的人数占农业人口的31.7%。合作医疗实行乡办乡管、村办乡管的村，分别占实行合作医疗村总数的84.9%和13.1%。为了推动合作医疗工作，自治区人民政府于11月27～29日在新和县召开了全区合作医疗现场经验交流会。卫生厅在吐鲁番市举办了一期合作医疗培训班。自治区年内共投入1 000多万元，用于县级医疗卫生机构建设。自治区和地、州医疗部门继续实施城市医务人员下乡服务制度，共组派下乡医疗队297个，下乡服务医务人员1 596人。卫生厅制定下发了《自治区城市医务人员下乡服务工作暂行管理办法》，对下乡服务工作进行规范化管理。据统计，下乡医疗队共诊治病人106.42万人次，完成各种手术22 890例，为基层医院举办各类培训班、专业讲座2 000次，培训医务人员9 029人次。医疗队还为当地医院赠送医疗设备200台(件)。为了发扬下乡服务的优良作风，卫生厅组织下乡服务先进事迹报告团，到部分地、州进行巡回演讲，听讲的医务人员达3 000多人。

**预防保健**　继续加强霍乱防治，全区设立肠道门诊687个，登记腹泻病人64 185例，其中粪检52 919例，阳性率0.58%；此外，还对健康人群进行病源检索，对外环境水样、公厕混合便及各类食品进行病源检测。全年报告霍乱病人332例，死亡15例，报告发病率、死亡率分别为1.93/10万和0.09/10万，病死率为4.52%。疫情主要发生在乌鲁木齐市和伊犁、阿克苏地区，其中乌鲁木齐市是首次发生霍乱流行，疫情主要发生在城乡结合部，病人以外来打工人员为主。自治区人民政府对霍乱防治工作十分重视，发出紧急通知，要求各地认真做好防治工作。各地加强领导，加大了防病宣传和食品卫生管理的力度。艾滋病预防与监测工作得到加强。自治区人民政府对艾滋病预防与控制工作领导小组进行调整，增加了成员单位。领导小组制定了成员单位的分工职责。教育、司法、公安、交通、外事、铁路等部门结合自身工作特点，部署了本系统的防治、宣传工作。各地卫生部门在加强国家级和自治区级监测哨点连续纵向监测工作的基础上，扩大监测范围，开展了横断面现患调查。对采供血机构及医院消毒质量和检测质量加强监督管理。艾滋病防治知识的宣传教育面进一步扩大，卫生厅还举办了预防艾滋病电视知识竞赛。在地方病防治工作方面，重点加强鼠疫和碘缺乏病防治。鼠疫监测结果表明，一些地方的动物鼠疫仍处于高强度流行。地方病防治部门在鼠疫疫源地加强了宣传教育、预防接种工作以及对旱獭狩猎的卫生管理。74个县、市开展碘缺乏病监测，共调查8～10岁学生62 347人，查出甲状腺肿大14 089人，甲状腺肿大率为22.6%。对新婚育龄妇女、孕妇以及0～14岁儿童等特殊人群进行碘化油注射，接受补碘的人数达25万人。自治区卫生厅与自治区扶贫领导小组办公室在南疆和田、喀什、阿克苏、克孜勒苏4个地、州实施土盐水加碘缓释器的项目，以保证缺碘人群获得必要的碘补充，共发放碘缓器30万只，基本上落实到户。莎车、泽普、叶城、英吉莎、拜城5县执行美国卡瓦尼斯等基金会援助的灌溉水加碘项目，完成灌溉水加碘的耕地面积达27.6万多亩。继续执行世界银行贷款结核病控制项目，加强了结核病归口管理，全年发现、登记涂阳病人11 536例。

**妇幼卫生** 各地认真贯彻《母婴保健法》，加强妇幼卫生服务网建设，扩大孕产妇和婴儿保健系统管理。卫生厅举办婚前保健培训班，培训婚检医师180多人。卫生厅和公安厅联合下发《自治区出生医学证明管理办法》，全区开始启用《出生医学证明》。进一步开展创建“爱婴医院”工作，67个医疗保健机构通过审评，成为“爱婴医院”。此外，奎屯市通过审评，成为自治区第一个“爱婴市”。

**爱国卫生** 创建卫生城市活动深入开展，各地城市卫生综合管理水平逐步提高。自治区爱卫会组织第6次城市卫生检查，70%以上的城市进入卫生城市行列，40%的县城进入卫生县城行列。在农村主要开展“卫生示范乡、村”建设，80多个乡、村达到卫生示范乡、村的要求。农村改水、改厕工作取得新的进展。改水受益人口达881.8万人，占农村应改水人口的80.2%；其中饮用自来水人口814.93万人，占改水受益人口的93%。推广应用双瓮式、漏斗式等卫生厕所，有65万户改厕，卫生厕所覆盖率为23%，比1997年提高5个百分点。在爱国卫生活动中加强了全民健康教育。据测试，居民健康知识知晓率达91%，健康行为形成率为89%；中小学生健康知识知晓率达92%，健康行为形成率为88%。开展“九亿农民健康教育活动”以来，自治区爱卫办累计向全区发放健康教育录相片1 600盘、录相带900盒、各种宣传材料11万份。

**医政管理** 卫生厅制定了自治区综合医院的评审标准。各地开展了医疗机构执业登记工作，依法加强了对个体办医的管理。组织护士执业全国统考，参加考试的护士2 344人，合格率为63.8%。护士注册人数有36 347人，第一周期护士注册登记工作基本结束。推行整体护理的医院增加到31个，这些医院实行整体护理的病区也比上年增加，整体护理的质量明显提高。各地积极开展《献血法》的宣传活动，并组织无偿献血活动。广大医务人员积极参加全国“百万适龄白衣战士志愿无偿献血签名活动”，乌鲁木齐地区卫生系统参加签名的医务人员达1 988人。卫生厅举办了《献血法》知识电视竞赛。加强采供血机构管理，6个血站达到相应标准，获得执业许可证。乌鲁木齐市医疗单位的成分输血率达到30%。开展“视觉第一行动”，完成1 642例白内障病人复明手术。

**中医民族医工作** 中医民族医医疗机构进一步加强内涵建设和诊疗技术规范化管理。卫生厅举办了专科专病技术骨干培训班。卫生厅下发了关于开展“放心药房”建设的工作方案。为加强农村中医药工作，新疆中医药学会举办了一期农村中医临床应急技能提高班，讲授实用中医技能。该提高班实行义务授课，免费培训，受到基层中医人员的欢迎。自治区中医医院被批准为卫生部临床药理基地，6个专业科室被定为基地的研究室。

**药政管理** 以查处假劣药品案件，打击制售假劣药品违法活动作为重点，加强药品监督管理工作。自治区药政局查处制售假劣药品案件23起，没收违法所得10万元，罚款5.3万元，没收劣药相当于正品价格32.4万元。受理审查药品广告458个，批准392个；撤销违法宣传的药品广告批准文号20个。加大药品抽检工作，自治区药检所完成药品抽检1 257件，合格率为89.1%。《中华人民共和国卫生部药品标准(维吾尔药分册)》正式颁布，这是我国第一部维吾尔药的国家标准，收载维吾尔药品202种，其中维吾尔药材115种，制剂87种。

**医学科技与教育** 临床住院医师规范化培训和继续医学教育工作全面启动。约2 000名临床住院医师领取《临床住院医师规范化培训大纲》及考核手册。卫生厅已公布首批继续医学教育项目113项，全区有5 000名中级以上卫生技术人员领取《继续医学教育学分登记卡》。在卫生科技工作方面，针对防病改水中某些地方出现水含氟量较高的问题，组织联合攻关。包虫病免疫诊断、早期药物治疗的研究取得阶段性重要进展，犬用吡喹酮缓释剂在包虫病预防中应用的研究也取得重要成果。1998年取得科技成果19项，获自治区科技进步奖8项。

**精神文明建设** 卫生厅与各地、州、市卫生局签订了纠风目标责任书，各级医院进一步加强职业道德建设和纠风工作。自治区人民医院和自治区中医医院开展了社会服务承诺活动。为把纠风工作引向深入，卫生厅在乌鲁木齐市友谊医院召开了全区医院纠风工作现场经验交流会。卫生系统认真贯彻落实自治区党委、人民政府《关于开展向吴登云同志学习活动的决定》，广泛深入地开展向吴登云同志学习的活动，有力地促进了职业道德建设。

（邓克中）

**【广泛开展向吴登云同志学习活动】** 吴登云同志是乌恰县人民医院院长。他于60年代初毕业于扬州医专后主动要求进疆工作。近40年来，他扎根边疆，无私奉献，艰苦创业，全心全意为各族人民服务，被誉为“生命的守护神”、“白衣圣人”。1998年9月22日，自治区党委、人民政府作出《关于开展向吴登云同志学习活动的决定》，新疆各新闻媒体对吴登云的先进事迹作了大量报道，在全社会特别是卫生系统引起了强烈的反响。9月26日，自治区卫生厅在新疆人民会堂隆重召开动员大会，号召卫生系统广大医务工作者向吴登云同志学习。自治区党委副书记克尤木·巴吾东在讲话中指出，吴登云同志是在卫生战线上涌现出来的先进典型，卫生系统要在学习活动中先走一步，要通过学习活动有力地促进精神文明建设。9月27日，自治区和乌鲁木齐市的医疗单位联合举行大型义诊活动，150多位副高以上医务人员参加义诊，前来咨询、就医的群众达数千人。在开展义诊活动的同时还举办了无偿献血活动和以向吴登云学习为内容的板报比赛。全区各医疗卫生单位均对学习活动作出具体部署，通过各种形式宣传吴登云的先进事迹；广大卫生医务人员紧密联系工作和思想实际，深入学习吴登云的崇高精神。全区医疗单位还开展了学习吴登云，争创“十佳”医院的活动。为了推动学习活动的深入开展，卫生厅组织了向吴登云学习的演讲团，在乌鲁木齐地区医疗卫生单位进行演讲，宣传吴登云的崇高精神，同时宣传身边的好人好事。

（邓克中）

**【积极推进合作医疗工作】** 全国和自治区两级卫生工作会议召开后，各地把推行合作医疗列入政府重要议事日程，加快恢复和发展合作医疗。1998年，全区开展合作医疗工作的县、市有59个，占县、市总数的70.2%，开展合作医疗的乡、镇有324个，占乡、镇总数的42.6%；开展合作医疗的行政村有3 842个，占行政村总数的43%；参加合作医疗的人数达353万人，占农业人口的31.7%。在实行合作医疗的村中，合医合药的占57.1%，合医不合药的占14.2%，合药不合医的占28.7%。在合作医疗的管理上大多采取乡办乡管或村办乡管的形式，两者分别占实行合作医疗村总数的84.9%和13.2%。乌鲁木齐县还在3个乡进行了合作医疗保险的试点工作。从总体上看，南疆5个地、州的合作医疗发展较快，如喀什地区合作医疗的乡、镇覆盖率已达82.5%，合作医疗的农业人口覆盖率达到76%。为了提高各地对合作医疗的管理水平，自治区卫生厅在吐鲁番市举办了首期合作医疗管理培训班，14个地、州30个县、市的卫生局局长和有关管理人员共52人参加了培训。为了贯彻落实党的十五届三中全会通过的《中共中央关于农业和农村工作若干重大问题的决定》的精神，自治区人民政府于11月27～29日在新和县召开了全区合作医疗现场经验交流会。7个地、州和县、市的领导介绍了开展合作医疗工作的经验。自治区党委副书记克尤木·巴吾东、自治区副主席买买提明·扎克尔发表了讲话，要求各级政府加强对合作医疗工作的领导，大力做好宣传教育和动员工作，积极引导广大农民参加合作医疗。要从当地实际出发，建立合作医疗筹资机制，并要加强对合作医疗的科学管理和民主监督。

（邓克中）

**【石河子大学医学院一附院努力缩短择期手术病人住院日】** 石河子大学医学院第一附属医院在创建全国“百佳”医院活动中，为了解决患者“手术难”的问题，将每周安排两次择期手术，改为每日安排，提高手术台使用率和手术周转率。为确保择期手术天天做这一举措的落实，该院采取了一系列措施和办法：①制定择期手术的病种范围；对择期手术病人优先安排手术；②提高医技科室的工作效率，最大限度地缩短各项检查结果的报告时间；③手术室全天开放，上下午连台手术，双休日照常工作；④规定麻醉医师和手术医师必须提前上岗，做好手术准备；⑤加强术后监护，减少并发症和非正常医疗结果，使患者早日康复出院；⑥合理计发双休日劳务费、站台费，调动医护人员的积极性。目前，该院择期手术病人术前住院日已由过去的103个小时缩短到52.8个小时。该院还根据不同专业的特点，规定了各科室的平均住院日，并将缩短平均住院日纳入目标管理责任制进行管理。目前，病人平均住院日已由原来的20.1天缩短到15.2天。随着整个平均住院日的缩短，平均住院费用也有所下降，但住院、出院病人数增加，分别比1997年增长21.7%和20.3%；业务收入也增长了20.7%。

（邓克中）

# 学术团体和群众团体

# 学术团体和群众团体

【中华医学会】

**主要工作进展情况** 组织管理：适应国家医疗保障制度改革的需要，新成立了医疗保险分会。在全国开展会员重新登记工作，有7个省、市医学会已完成10万名会员的重新登记。发展专科会员284名，总数已达到1 800余名。有13个专科分会进行了换届改选工作。

学术活动：召开了113个全国性学术会议，其中综合性年会和重点学术会议15个，专题学术会议98个。

对外交流：加入了国际儿童及青少年精神病学学会，主办了双边、多边和国际性学术会议11个，接待国(境)外与会代表1 225人次和来访团组10批计147人次，派出团组50批计118人次。

学术杂志：新创办英国医学杂志中文版(季刊)、中华围产医学杂志(双月刊)、中华肝胆外科杂志(双月刊)、中华创伤杂志英文版(半年刊)，杂志总数由63种发展到67种。

委托任务：受卫生部委托，开展了眼科准分子激光治疗仪(PRK)、直线加速器(LA)、在部分省继续开展了CT、MRI共4种大型医用设备使用人员上岗培训工作，共有2 700人参加；继续承担了卫生部科研成果评审组织工作、日本医学奖学金特别研究生和2000年度笹川生评审组织工作；协助卫生部召开了脐带血库标准规范研讨会。

重点推广工程：推广项目由12个发展到16个，新增加的项目是：南京远望新技术研究所研制的“《医疗块规》——临床医疗信息库”、沈阳第五制药厂生产的“娃服灵”、宁夏制药厂生产的“博尔泰力(苦参素)注射液”、东北制药厂生产的“卡孕栓”。

**业务楼翻扩建捐款工作** 学会将这项工作作为“凝聚工程”列为1998年重点工作之一。现有业务楼系1956年兴建，其形象与功能已给学会开展业务工作带来了诸多不便。1997年7月学会第21届第9次常务理事会议和第2次全体理事会议正式决定，对业务楼进行原地翻扩建，并通过接受各界捐款筹集经费。翻扩建方案经卫生部批准后，学会成立了以吴阶平名誉会长为总顾问、陈敏章会长为主任的翻扩建指导委员会，向所属专科分会、地方医学会、医疗单位和医药公司发出了通报和捐款倡议，制定了业务楼翻扩建捐款感谢和纪念方案，决定于业务楼翻扩建完成后成立“中华医学会联谊会”，以长期与捐款的个人和单位保持联系与合作。捐款倡议得到了医药卫生界各方面广泛的响应，香港医学会、香港社团诊所医生协会、香港医学组织联会、香港中华医学会及香港大学、香港中文大学等也给予了大力支持。到1998年底止，已收到捐款2 000余万元。

**“院长谈科普”学术座谈会** 11月在上海召开，这是中华医学会有史以来首次主办这样的会议。全国各地的60位医院院长参加。卫生部副部长、中华医学会副会长兼科普分会主任委员殷大奎在会上作了《贯彻新时期卫生工作方针，加强医学科学普及工作，为提高全国人民健康水平服务》的主题报告。院长们经过讨论，对以下问题达成共识：①医院是医学科普的重要阵地。目前许多医务人员崇尚高技术，而忽略可以用来治病的语言。上海中山医院的调查表明，令病人最不满意的是医生只给处方，不作任何解释。病人对医生的话往往言听计从，从这个意义上说，医生的话就是科普。②领导重视是搞好医院科普的关键。会议期间，上海中山医院、北京天坛医院、中山医科大学附属医院、湖南湘雅医院、华西医科大学、北京朝阳医院等介绍了开展科普工作的经验，其中共同的一点就是领导重视。上海中山医院在院长杨秉辉的带领下，医务人员从事科普教育工作已蔚然成风。③科普创作应列入职称评审条件。卫生部办公厅于1987年曾下发过一个由中华医学会起草的文件，提出应把科普创作视为科技劳动，科普文章视为科技成果，并列入技术职称评审的条件。一些医院、尤其是大医院已把科普工作提到重要议事日程，对科普工作做得好的医务人员进行奖励和表彰，在评审职称时同样考虑其科普业绩。院长们还对进一步搞好医院科普工作提出了建议：①医务人员在撰写论文时应同时写一篇科普文章；②把医院开展健康教育和科普工作的成绩作为评选全国百佳医院的指标之一；③各个媒体都应当好医学科普的桥梁。

**医史博物馆60年庆典暨学术研讨会** 1998年5月12日由中华医学会、上海中医药大学和上海医学会医史分会在上海联合召开。医史博物馆系中华医学会于1938年7月在上海成立，1951年中华医学会总会由上海迁移北京后改属上海分会，1959年1月又改属上海中医药大学，1998年初恢复隶属于中华医学会并受中华医学会和上海中医药大学双重领导。该馆现有1万多件藏品，除陈列展出医学文物外，还收藏保存了大量历代医学文献和20年代～30年代全国医药期刊，是上海地区医学界教书育人的一个阵地,中国医学史研究的一个基地,中外医学交流的一个窗口。上海市副市长左焕琛为该馆题词"爱我中华,知我中华"以示祝贺。中华医学会和上海市博物馆界的领导及来自全国的医史工作者50余人参加了庆典暨学术研讨会。

(陈清森)

**附 中华医学会1998年学术会议一览表**

| 会议名称 | 日期(月) | 地点 | 主要内容 |
| --- | --- | --- | --- |
| 第2次全国老年呼吸系病学术会议 | 1 | 哈尔滨 | 老年呼吸疾病的诊断、治疗及基础研究等 |
| 第7次全国神经病理学术会议 | 3 | 重庆 | 脑肿瘤的组织病理学、免疫组织化学和分子生物学的研究进展,周围神经及肌肉病变的病理学、组织化学和分子遗传学研究进展,脑血管病和脱髓鞘疾病的临床病理学和实验病理学研究进展,神经系统老化和变性疾病的临床病理学研究进展,病理学及分子生物学新技术在神经病理学研究中的应用,其他神经系统疾病病理学 |
| 首次全国专业美容与护理美学学术研讨会 | 3 | 海口 | 1. 美容皮肤科学的基础与应用研究,专业美容护理的基本技能,专业美容护理的学科范围与技术规范,损容性皮肤病治疗与护理,美容保健学的各类问题,中医美容,物理美容技术,美容文刺技术,日常美容护理,特殊皮肤的美容护理,各种美容技术操作等;2. 护理美学与美容护理学的基础理论,临床各科的护理美学应用,美容护理心理学,各种美容手术的护理,护士的职业形象设计 |
| 第5次全国电子计算机医学应用学术会议 | 4 | 成都 | 医院信息系统的组织、开发与利用,医院信息管理体制的研究与探讨,医务人员在医疗实践中应用计算机的体会与见解,计算机在医学教育、教学中的应用,医院各级管理人员在应用计算机管理中的体会与见解,医学专家系统 |
| 第6次全国妇科肿瘤学术会议 | 4 | 郑州 | 妇科肿瘤的临床与基础研究,子宫颈癌、子宫内膜癌、卵巢癌、滋养细胞疾病及外阴癌的诊断治疗规范化,其他有关妇科肿瘤的诊断 |
| 第3次全国实验外科学术会议 | 4 | 武汉 | 消化道疾病外科的实验研究,临床研究,实验与临床 |
| 第5次全国急诊医学学术会议 | 4 | 南京 | 急诊科建设,院前急救,危重病抢救等 |
| 第2次全国骨科中青年学术交流会 | 4 | 无锡 | 骨科基础及临床和临床研究 |
| 第5次全国创伤学术交流会 | 5 | 大连 | 创伤并发症及其防治,多发伤及各部位伤的院前急救、院内救治及护理,创伤评分,创伤临床与实验研究 |
| 第5次全国胃肠外科学术会议 | 5 | 九江 | 胃肠(包括食管)外科的临床研究与实验研究,诊断新技术、新方法等 |
| 第4次全国支原体学术会议 | 5 | 青岛 | 支原体的实验诊断、临床、流行病学、防治、基础研究 |
| 第2次全国诊断病理学术研讨会 | 5 | 烟台 | 诊断病理的经验总结,有助于诊断病理实际工作的新经验及新认识,疑难疾病的诊断,新技术在诊断病理中的应用经验总结和技术工作的经验总结,读片会诊病例以及有关诊断病理的专题报告 |
| 第2次全国老年消化专业学术会议 | 5 | 北京 | 幽门螺杆菌相关性疾病的诊断、治疗、研究近况及目前存在问题的探讨,酸相关性疾病的治疗及其特殊类型的研究进展,消化道肿瘤的早期诊断与癌前病变的研究,消化道、胆道系统动力障碍疾病的诊断、治疗与研究,消化系统疾病(如消化道大出血、消化道血管病变、炎症性肠病及肝、胆、胰等疾病)的诊断(如内镜、影像等)及治疗与研究 |

续表

| 会议名称 | 日期(月) | 地点 | 主要内容 |
|---|---|---|---|
| 第3次全国检验中青年学术会议 | 5 | 西安 | 血液学、体液学、生化学、免疫学、微生物学、实验室管理(包括计算机应用)等方面检验领域的进展及新技术应用 |
| 第4次全国变态反应学术研讨会 | 5 | 广州 | Ⅰ型变态反应疾病(如过敏性鼻炎、支气管哮喘、荨麻疹、湿疹等)基础与临床研究、抗原提纯和标准化研究、地区性特殊致敏原研究的最新成果,以及变态反应诊治的新经验等 |
| 第3次全国肺部感染和间质性肺病学术会议 | 5 | 上海 | 抗菌药物的临床应用,肺部感染的病原体检测,医院获得性感染的诊治,社会获得性感染的诊治,免疫缺陷患者肺部感染的诊治,间质性肺病的诊治 |
| 全国语言病理语言康复学术会议 | 5 | 宁波 | 聋哑儿语言训练和人工耳蜗植入后的语言训练,喉癌术后发音重建,食管发音、人工喉、电子喉的研究,口吃,青春期后假声,功能性失音,开放性鼻音,腭裂修补后语言训练,痉挛性发音障碍,吐字不清,运动性失音等 |
| 全国腹泻病防治学术研讨会 | 5 | 北京 | 腹泻病流行病学调查、病原学监测、诊断技术、治疗及预防 |
| 第2次全国眼科中青年学术会议 | 5 | 北京 | 眼科基础与临床研究的新成就和新进展 |
| 首次全国创伤修复(愈合)与组织再生学术交流会 | 5 | 北京 | 创伤修复(愈合)与组织再生的基础研究,与皮肤、肌肉、神经、血管、肌腱和骨、软骨等修复有关的新技术、新方法,慢性溃疡与疤痕发生的基础与临床研究,内脏损伤修复,组织修复材料与新型敷料,与创(烧)伤修复有关的药物研究,传统医学与创伤修复,创(烧)伤修复模型,创面修复的护理,其他与创伤修复有关的研究 |
| 全国小儿血液病学术会议 | 6 | 山东荣城 | 出凝血疾病诊断和治疗的研究,输血(含血制品)疗法安全性和指征的研究,脐血造血干细胞、外周血造血干细胞移植和骨髓移植的临床和实验研究,其他小儿血液病诊治的新进展 |
| '98全国放射学术交流会(英语) | 6 | 北京 | 人全身各个系统疾病影像学诊断、影像学基础、介入放射学治疗和影像学对比剂临床应用及实验研究的经验 |
| 第5次全国骨与关节损伤专题研讨会 | 6 | 大连 | 骨盆及髋部损伤的治疗及相关基础与临床研究 |
| 第2次全国美容外科学术交流会 | 6 | 贵阳 | 1. 美容外科:整形美容基础研究,整形美容外科新技术、新进展,整形美容临床经验总结,美容外科的并发症、后遗症;2. 皮肤美容:新技术、新药物及新进展;3. 口腔颌面美容:基础理论研究及临床经验总结;4. 医学美学:基础理论研究及美学心理学研究 |
| 第7次全国心身医学学术会议 | 6 | 威海 | 21世纪心身医学发展,心身医学理论框架,心身相关的机理,心身健康与行为制约,心理健康教育,心身疾病病因,次健康与心身医学发展,个性特征、社会事件及应付方式与心身健康 |
| 全国医学信息高级研讨会 | 6 | 成都 | 医学信息文献资源共享,网络建设,查新,改革与提高,医药信息与期刊编辑等 |
| 第5次全国头颈肿瘤外科学术交流会 | 6 | 北京 | 头颈部肿瘤基础与临床研究的新成就及新进展,降低患病率、继续提高生存率和治愈率、改善患者的生存质量等 |

续表

| 会议名称 | 日期(月) | 地点 | 主要内容 |
| --- | --- | --- | --- |
| 全国冠心病血运重建治疗学术研讨会 | 8 | 青岛 | 血运重建治疗适应证的选择和效果的评价；不同血运重建方法适应证的选择，新的血运重建方法，正确应用PTCA、支架植入术、旋磨术、冠状动脉旁路移植术及TMR；急性心肌梗死老年人、青年以及心功能不全、复杂病变、三支或单支冠状动脉病变患者的血运重建治疗；血运重建治疗资料汇总分析及远期疗效随访；10年来的工作经验、教训及反思 |
| 第3次全国预防保健学术会议 | 8 | 承德 | 医院预防保健管理，医院开展社区医疗服务，家庭病床，计划免疫，传染病管理，婴幼儿保健，围产期保健，母婴同室，学校卫生与食品卫生，健康教育，医院预防保健模式，医院感染（包括医院感染调查与监测、病房管理、供应室、手术室、高危病房管理、病原微生物、流行病学、消毒与隔离、抗生素合理应用），预防保健教学与科研，计算机管理等 |
| 第7届全国眼科学术会议 | 8 | 北京 | 眼科领域的新成就和新进展 |
| 第5次全国行为医学学术会议 | 9 | 开封 | 1. 行为因素与人类健康和疾病的关系以及在行为诊断、行为预防干预、健康教育、生活质量、社区卫生服务中的研究成果；2. 行为医学理论和技术在医疗、预防、保健、康复中的应用研究；3. 有关心理卫生、心身疾病、医学行为、行为治疗、生物反馈等领域中的应用研究；4.《行为医学教育大纲》及《行为医学继续教育纲要》草案；5. 行为医学各项专业技术标准、规范草案 |
| 全国慢性阻塞性疾病与纤维支气管镜学术会议 | 9 | 大连 | 慢性阻塞性疾病诊断、治疗、发病机理、流行病学及其他基础研究；纤维支气管镜对呼吸系统疾病的诊断，经纤维支气管镜的介入性治疗，小儿纤维支气管镜的应用和与纤维支气管镜有关的生化、分子生物学及新方法研究 |
| 第5届第2次全国泌尿外科学术会议 | 9 | 上海 | 泌尿外科各领域的临床和实验研究，新疗法，新技术和新进展 |
| 第5次全国肾脏病学术会议 | 9 | 北京 | 肾小球疾病，肾小管间质疾病，急、慢性肾功能衰竭，高血压及水、电解质紊乱，透析与肾移植，中西医结合治疗肾脏疾病等方面的临床与实验研究；有关肾脏的生理、生化、细胞生物学与分子生物学的基础研究；其他学科与肾脏疾病有关的临床或基础研究 |
| 第3次全国心电生理和起搏学术讨论会 | 9 | 北京 | 心率失常的临床研究与基础研究，心电图和其他无创性检查技术（动态心电图、运动试验、心率变异性、室晚电位等），心内和食管电生理，心率失常的药物治疗（包括药物的电生理评定），心率失常的非药物治疗或预防性治疗（道管射频消融、心脏起搏、外科手术治疗、植入型心率转复除颤器），心率失常的流行病学研究等 |
| 第7次全国胰腺外科学术研讨会 | 9 | 成都 | 急性胰腺炎的基础实验、临床资料及经验总结，慢性胰腺炎的基础实验及经验总结，胰腺肿瘤，胰腺内分泌肿瘤，有关胰腺疾病的基础研究以及先进检查技术等 |
| 全国妇产科内窥镜专题研讨会 | 9 | 贵阳 | 腹腔镜、宫腔镜、胎儿镜在妇产科疾病诊断和治疗中的应用，内窥镜操作技术的改进和内窥镜并发症的处理 |
| 第2次全国精神科学术会议 | 9 | 成都 | 精神疾病的病因、病理机制、流行病学、临床、诊断、治疗、预防、康复，儿童精神卫生，民族文化与精神卫生，以及其他相关问题 |

续表

| 会议名称 | 日期(月) | 地点 | 主要内容 |
| --- | --- | --- | --- |
| 第4次全国整形外科学术会议 | 9 | 西安 | 整形外科临床及基础研究方面的新方法、新成果、新进展 |
| 全国临床医学科研设计专题研讨会 | 9 | 济南 | 病因研究、临床诊断、临床治疗(包括各种治疗的措施、方法、药物)以及预后的科研设计，临床科研设计中统计学方法的应用 |
| 第5次全国脑电图及神经电生理学术会议 | 9 | 深圳 | 有关脑电图及神经电生理方面的研究及进展 |
| 全国组织、细胞和基因细胞移植学术研讨会 | 9 | 济南 | 组织移植，细胞及转基因细胞移植，免疫耐受，免疫隔离技术，免疫抑制剂开发和应用，实验室研究，临床应用研究等 |
| 第4次全国细菌L型学术会议 | 9 | 济南 | 细菌L型的基础研究，细菌L型感染的临床诊断和治疗，细菌L型在流行病学中的意义及其防治措施，细菌L型的检验技术，细菌L型对微生态及其制剂的作用，细菌L型的致病性及其与某些疾病的发病机制等 |
| 第4次全国暨第3次全军危重病医学学术研讨会 | 9 | 海口 | 全身炎症反应综合征、脓毒状态和多器官功能障碍的防治，危重病患者的氧代谢，AIDS的防治，有关危重病医学的基础及临床研究，抗生素的合理应用等 |
| 全国围产医学基层医师学术会议 | 9 | 镇江 | 母儿产前产后合并症的防治 |
| 第4次全国普外科中青年医师学术交流会 | 9 | 青岛 | 普外科领域内各专业的临床研究，诊治经验和临床总结，普外科领域内的新技术，普外基本问题及实验研究 |
| 第7次全国肌电图与临床神经生理学术会议 | 9 | 珠海 | 肌电图、神经电图、诱发电位等研究的新进展，基础研究，神经系统疾病及相关学科的肌电图与神经生理的临床研究及经验总结 |
| 第3次全国医学细胞生物学学术会议 | 10 | 沈阳 | 医学细胞生物学教学以及分子诊断学的科研和教学 |
| 第5次全国物理医学与康复暨首次中青年学术交流会 | 10 | 杭州 | 物理医学与康复评定新方法的研究与应用，治疗新技术的作用机制研究与临床应用，各种伤病的康复评定与治疗新方法、新经验，各种康复评定、治疗仪器的研制与应用，物理医学与康复的新理论探讨 |
| 第3次全国临床微生物检验学术会议 | 10 | 泰安 | 临床细菌、病毒、支原体、衣原体、真菌等实验诊断方面的新技术、新成果，细菌对抗药物敏感试验的新方法、新经验，临床微生物检验质量控制的经验体会，临床微生物检验分子生物学检测手段、进展 |
| 第9次全国高压氧医学学术会议 | 10 | 九江 | 高压氧基础理论研究，高压氧治疗的机制、生理影响及病理反应；高压氧治疗常见病及疑难病的新进展，包括持续性植物状态、各种创伤、心肌梗死、糖尿病及肿瘤等；高压氧与急救医学；高压氧在妇产科、儿科方面的应用；高压氧治疗中的护理经验；氧舱设备及医护器材方面的高科技产品介绍；婴儿氧舱的使用与安全管理 |
| 第9次全国病毒性肝炎学术会议 | 10 | 杭州 | 各型病毒性肝炎的病原学、流行病学、发病机理、病理、临床诊断，病毒性肝炎肝硬变、肝癌等合并症的治疗与预防，以及对1995年全国性学术会议修订的《病毒性肝炎防治方案》验证的研究 |
| 第5次全国儿童危重症学术研讨会 | 10 | 桂林 | 危急重症诊断与治疗新方法、新技术，危急重症的临床治疗经验，有关危重症的实验研究，新生儿危急重症的诊治，危重病例评分，危重症护理 |
| 第5次全国神经放射学暨第4次全国儿科放射学学术会议 | 10 | 大连 | 中枢神经系统、头颈部及儿科影像学的基础研究、实验研究和疾病诊断及治疗（包括X线、CT、MRI、DSA和介入等方面） |

续表

| 会议名称 | 日期(月) | 地点 | 主要内容 |
|---|---|---|---|
| 第4次全国小儿感染性疾病暨第2次全国小儿巨细胞病毒感染学术会议 | 10 | 宜昌 | 各种感染性疾病，包括细胞（含支原体、衣原体、立克次体和螺旋体）、病毒、真菌和寄生虫感染性疾病的流行病学及临床、诊断、治疗、预防和实验研究 |
| 全国临床营养支持学术会议 | 10 | 西安 | 肠内、肠外营养临床应用和实验研究 |
| 全国中枢神经系统感染性疾病暨第5次全国脑脊液细胞学学术研讨会 | 10 | 烟台 | 中枢神经系统的细菌、真菌、螺旋体、病毒和寄生虫等感染性疾病有关早期诊断的临床和实验室检查及其早期治疗，脑脊液学和脑脊液细胞学临床与基础研究，新技术、新方法运用，以及与脑脊液有关的各类诊疗方法 |
| 第5次全国放射医学与防护学术会议 | 10 | 屯溪 | 放射医学与防护领域的新成就和新进展 |
| 第8次全国糖尿病学术会议暨第13次全国中青年医学学术交流会 | 11 | 上海 | 糖尿病的流行病学，发病机制，口服药物的治疗，干预治疗，基因诊断及治疗，胰岛素抵抗与糖尿病，糖尿病并发症的防治（包括糖尿病肾病、糖尿病大血管病变、糖尿病眼底病变、糖尿病足等），以及胰岛素移植等 |
| 第5次全国心血管病学术会议 | 11 | 北京 | 心率失常及起搏电生理的临床研究和基础研究，心肌病、肺心病、风心病、心力衰竭的基础研究及临床诊治，冠心病的基础及临床研究与介入治疗，药物治疗学，高血压、脑卒中的基础和临床研究，心血管疾病的流行病学研究，超声心动图学，基因工程学等 |
| 第7次全国眼屈光学术会议 | 11 | 广州 | 眼屈光学的基础和临床研究，眼屈光外科学术研究，青少年近视的防治，验光配镜（包括角膜接触镜配戴）的研究 |
| ’98全国腹部器官移植学术会议 | 11 | 杭州 | 肝移植、脾移植、小肠移植、腹部器官联合移植和多器官移植、卵巢移植，以及与上述移植有关的器官保存、移植免疫、免疫抑制治疗、麻醉、护理等临床及实验研究的经验 |
| 全国老年人痴呆和抑郁症学术会议 | 11 | 北京 | 1. 老年人痴呆流行病学研究和预防、诊断、鉴别诊断和治疗，影像学研究，认知功能研究，神经病理、神经生化、神经分子生物学和动物模型等基础研究；2. 老年人抑郁症流行病学研究，诊断和治疗 |
| 第7次全国放射性药物与标记化合物学术会议 | 11 | 宁波 | 放射性药物的设计、研制及其应用，放射性药物与标记化合物分析的新技术、新方法，标记化合物的合成、制备及其在医学、生物学中的应用 |
| ’98全国儿科内分泌遗传代谢性疾病学术研讨会 | 11 | 珠海 | 小儿内分泌、遗传性、代谢性疾病病因和发病机制的研究，产前诊断和临床诊断、治疗的新进展，实验室新技术、新方法 |
| 第4次全国代谢性骨病学术交流会 | 11 | 珠海 | 包括骨性关节病在内的老年人易患的各种代谢性骨病，特别是骨质疏松症的基础与临床研究，流行病学情况、防治效果、骨测量方法的精确性比较及其改进等 |
| 第5次全国消化内镜学术会议 | 12 | 广州 | 消化内镜领域的新成就和新进展 |
| 海峡两岸妇产科学术交流会 | 3 | 南京 | 产科、妇科、妇科肿瘤、妇科内分泌、生死与助孕、计划生育的临床与基础研究 |
| 中华医学会-香港医学联合会学术会议 | 11 | 上海 | 对口学术交流 |
| 海峡两岸儿科医学学术会议 | 12 | 上海 | 对口学术交流 |

续表

| 会议名称 | 日期(月) | 地点 | 主要内容 |
|---|---|---|---|
| 第3届亚洲血管外科学术会议 | 5 | 北京 | 血管外科动脉疾病的诊断与治疗，血管外科静脉疾病的诊断与治疗，血管外科疾病的无创检查，血管外科疾病的基础及实验研究，介入放射学及腔内血管外科，血管疾病的药物治疗，微循环，血管外科诊断与治疗仪器的研究，与血管外科有关的疾病诊治和研究，血管外科疾病手术麻醉，血管外科疾病护理 |
| 国际颅脑超声学术会议 | 6 | 北京 | 颅脑超声领域的新成就和新进展 |
| 北京-香港-英国妇产科学术会议 | 8 | 北京 | 对口学术交流 |
| 第15届亚洲小儿外科学术会议 | 9 | 苏州 | 小儿外科领域的新成就和新进展 |
| 第5届亚洲皮肤科学术大会 | 10 | 北京 | 主题为“东方医学走向西方”，内容涉及皮肤病的基础研究和临床研究(包括皮肤科各领域)及临床病例报告 |
| 北京-香港-英国内科学术会议 | 11 | 上海 | 对口学术交流 |
| 第4届国际暨第2届全国热带病与寄生虫学学术会议 | 10 | 桂林 | 1. 登革热及登革热出血、流行性出血热以及其他虫媒病毒病、艾滋病及其合并症、衣原体病、支原体病、立克次体病、军团菌病、麻风病、感染性腹泻、莱姆病以及其他螺旋体病、热带真菌病、性病、疟疾、利什曼病、钩虫病、弓形虫病、溶组织内阿米巴病、贾第虫病、丝虫病、蠕蚴移行症、血吸虫病、肝吸虫病、肺吸虫病以及其他吸虫病、绦虫病、包虫病、热带性脾肿大症、热带性嗜酸细胞增多症、有毒动植物引起的疾病等的基础研究以及流行病学调查、实验室诊断、临床学；2. 媒介昆虫及防治；3. 旅行医学 |
| 中华医学会-澳大利亚中华医学会医学学术研讨会 | 11 | 北京 | 对口学术交流 |

**【中华预防医学会】**

**学术交流** 1998年中华预防医学会和所属分会(专业委员会)共组织68次全国性学术活动，其中总会召开的学术会议15次，参加人数4 000多人（详见附表）。学术活动侧重于饮水卫生、消毒、杀虫、灭鼠、预防传染病和寄生虫病、防止食物中毒等方面进行交流和研讨，并在抗洪救灾防病中发挥了很大作用。

**组织建设** 根据国务院民间组织管理工作会议精神，按照民政部、中国科协要求，完成了社团登记的申报工作。

生物制品分会于5月15日在北京组成第三届委员会，主任委员倪道明；媒介生物学及控制分会于9月2日在常州组成第三届委员会，主任委员汪诚信；足部健康法专业委员会于9月18日在海门组成第二届委员会，主任委员陈意麟；卫生毒理分会于11月10日在苏州组成第三届委员会，主任委员周宗灿；石化系统分会和石油系统分会于12月10日在无锡组成第二届委员会，主任委员分别为高维民和黄天华。健康促进与教育分会于9月27日在北京成立，主任委员杜金香。

**科技培训和继续教育** 完成了11期培训任务，共培训学员500多人(详见附表)。接受卫生部继续医学教育委员会委托，制定《公共卫生与预防医学继续教育试行办法》，经多次征求专家意见后，卫生部已正式颁布。经卫生部继续医学教育委员会批准，开始承办12项国家级继续医学教育项目。

**编辑出版工作** 有3种杂志得到上级批准的全国统一刊号。根据新闻出版署《关于目前期刊出版有关问题的通知》精神，对所属的32个系列杂志进行整顿，并对编辑队伍专业水平进行培训，进一步严格杂志标准化、规范化要求。

**对外联络与合作** 以不同形式召开或承办了3次国际学术会议(详见附表)。经世界公共卫生联盟同意，我国外交部、卫生部和国务院批准，将承办2000年9月在北京召开的世界公共卫生联盟大会。首次派代表团参加在日内瓦召开的32届世界公共卫生联盟工作会议，并在9月份接待其执行秘书来华考察和访问。与联合国人口基金会和联合国艾滋病规划署开展了两个合作项目。

**科技开发** 积极组织专家开展科技咨询活动，帮助企业改进产品质量，向消费者推荐优质产品。在与企业合作中逐步建立科学化、规范化管理制度。

（黄永昌　陈　洁）

## 附　中华预防医学会1998年学术会议情况

| 会议名称 | 日期(月) | 地点 | 主要内容 |
| --- | --- | --- | --- |
| 第六次全国劳动卫生与职业病学术会议——中国科协第三届青年学术年会卫星会议 | 5 | 大连 | 专题报告、学术交流、换届 |
| ’98全国糖尿病防治学术研讨会——中国科协第三届青年学术年会卫星会议 | 5 | 武汉 | 糖尿病的流行病学调查、实验研究、临床检验技术、健康教育与健康促进、社区防治与管理 |
| 第五次全国消毒学学术会议——中国科协第三届青年学术年会卫星会议 | 6 | 北京 | 医院消毒、消毒管理等专题报告，论文交流 |
| 加强产时保健，提高人口素质学术交流会——母亲安全工程启动大会 | 5 | 汕头 | 降低两个死亡率学术经验交流、降低剖宫产研讨，提高产科质量、出生人口素质、启动母亲安全工程 |
| 生物制品分会学术会议暨换届会 | 5 | 北京 | 学术报告、换届 |
| ’98全国媒介生物学及控制学术交流会暨换届会 | 9 | 常州 | 学术交流、换届、新产品展示 |
| 足部健康法专业委员会第五次全国学术会议暨换届会 | 9 | 海门 | 学术交流、换届 |
| 卫生毒理分会第五次全国学术会议暨换届会 | 11 | 苏州 | 学术交流、换届 |
| 石油、石化系统工业卫生工作研讨会暨换届会 | 12 | 无锡 | 学术交流、换届 |
| 健康促进与教育专业委员会成立暨学术研讨会 | 9 | 北京 | 成立分会、学术交流 |
| 高筑卫生防病大堤学术报告会 | 8 | 北京 | 洪涝灾害期间饮水卫生、消毒、杀虫、钩端螺旋体病防治 |
| 第七次全国微生态学学术讨论会 | 10 | 上海 | 微生态学基础研究、临床教学及微生态调节剂的工业化生产等领域研究进展和发展趋势 |
| 中日维生素国际学术研讨会 | 4 | 北京 | 维生素研究动态、进展 |
| 世界艾滋病大会报告会暨控制吸毒传播艾滋病研讨会 | 9 | 北京 | 传达世界大会情况及吸毒传播艾滋病的学术研究 |
| 公共卫生、预防医学继续教育研讨会 | 7 | 张家界 | 修改公共卫生、预防医学继续教育试行办法、讨论国际动态和我国实施的意见 |
| 尘肺X线诊断研讨会 | 5 | 大连 | 诊断标准应用经验及拍片方法讨论 |
| 职业流行病学研讨会 | 5 | 大连 | 职业流行病学方法 |
| 第五次生物监测学术交流会 | 10 | 桂林 | 劳动卫生生物监测与生物监测工作 |
| 第一次全国分子流行病学学术会议 | 9 | 张家界 | 分子流行病学及应用 |
| ’98全国流行病学学术会议 | 9 | 乌鲁木齐 | 流行病学、疾病控制 |
| 全国疾病预防学学术会议 | 10 | 歙县 | 疾病预防、消毒学 |
| ’98全国腹泻病防治学术会议 | 5 | 北京 | 腹泻病防治 |
| ’98全国计划免疫学术会议 | 11 | 乐山 | 计划免疫 |
| ’98全国艾滋病监测学术会议 | 3 | 重庆 | 艾滋病监测 |
| 预防AIDS，开展健康促进学校学术讨论会 | 10 | 天津 | WHO对健康促进学校活动的理论、评价体系，在学校预防AIDS的重要内容 |

续表

| 会议名称 | 日期(月) | 地点 | 主要内容 |
|---|---|---|---|
| 健康危险度评价方法应用研讨会 | 9 | 北京 | 专题报告国际上应用较广泛的健康危险度评价方法 |
| 中南、西南环境卫生学术会议 | 10 | 景洪 | 专题报告和论文交流 |
| 全国卫生监督执法学术会议 | 1 | 哈尔滨 | 执法经验、案例分析 |
| 第五次全国卫生防疫管理学术交流会 | 9 | 黄山 | 卫生防疫监督体制改革与建设、卫生防疫站等级评审、精神文明建设、疾病预防与控制、公共卫生监督工作 |
| 中青年卫生管理学组学术年会 | 2 | 昆明 | 21世纪卫生发展战略研讨 |
| 少数民族卫生管理学术年会 | 9 | 乌鲁木齐 | 少数民族地区初级卫生保健指标特点的探讨 |
| 卫生管理教育学组学术年会 | 10 | 合肥 | 新时期卫生管理教育的发展趋势 |
| 第四次全国医学寄生虫学学术交流会 | 11 | 广州 | 医学寄生虫学的应用研究及应用基础研究的成就和进展、座谈21世纪初期我国医学寄生虫学发展趋势 |
| 第三次全国医学线虫学学术交流会议 | 9 | 成都 | 交流肠道线虫、丝虫等医学线虫学研究进展 |
| 全国首届包虫病影像学、治疗学学术会议 | 8 | 乌鲁木齐 | 交流包虫病影像学、治疗学、临床研究进展 |
| 预防性卫生监督建筑识图研讨会 | 1 | 连云港 | 工业企业建设项目卫生预评价规范、卫生监督建筑识图 |
| 乡镇企业防尘防毒适宜技术研讨会 | 3 | 济南 | 防尘防毒技术、建筑识图 |
| 全国臭氧消毒技术研讨及产品展示会 | 6 | 北京 | 臭氧杀菌及有关性能、臭氧发生器的发展 |
| 继续教育研讨会 | 8 | 北京 | 妇女保健继续教育 |
| 更年期保健研讨会 | 10、11 | 上海 | 更年期保健现状及今后工作 |
| 儿童铅损伤防治学术报告会 | 1、3 | 北京 | 儿童铅损伤防治国内外新动态、发生原因及对策、发病机理及危害、筛查手段及方法 |
| 第二届儿童心理行为发育研讨会 | 9 | 成都 | 儿童心理行为发育与保健、气质特点应用及测查方法、智力和行为相关问题 |
| 第四届心系新生命活动，健康教育研讨会 | 11 | 海口 | 孕妇、家长健康教育内容和方法 |
| 海峡两岸儿科、儿童保健学术交流会 | 12 | 上海 | 2001年国际儿科学会议预备会 |
| 卫生微生物检验学术交流会 | 4 | 南京 | 专题报告、论文交流 |
| 劳动卫生检验学术交流会 | 10 | 广西 | 交流新技术、新方法、新经验 |
| 水质检验学术交流会 | 6 | 深圳 | 饮水、矿泉水和涉及饮水产品的检验及净化技术 |
| 室内空气污染监测和净化技术学术交流会 | 10 | 上海 | 室内空气污染监测和净化技术 |
| 化妆品卫生检验技术学术交流会 | 5 | 宁波 | 成立化妆品卫生检验学组 |
| ’98卫生统计学术研讨会 | 8 | 连云港 | 卫生统计新方法新技术、临床试验及统计方法、生命统计、统计方法在医学科研中的应用、统计软件的开发应用 |
| 第九届预防医学情报学术交流会 | 10 | 武夷山 | 情报服务、科技期刊与编辑、图书馆档案管理 |

续表

| 会议名称 | 日期(月) | 地点 | 主要内容 |
|---|---|---|---|
| 第八届全国医院感染学术会议 | 10 | 厦门 | 内源性感染发病机制与合理使用抗生素 |
| 全国慢性放射损伤学术研讨会 | 6 | 苏州 | 研讨慢性放射损伤的本质、推动慢性放射病诊断标准的修定和执行 |
| 迎接21世纪的放射医学与防护学术会议 | 10 | 黄山 | 学术报告、论文交流 |
| 足部健康法专业委员会北京地区会员座谈会 | 12 | 北京 | 经验交流 |
| 全国农村卫生改革与发展学术研讨会 | 9 | 宣州 | 探讨新时期农村卫生发展战略、合作医疗、乡村卫生组织一体化管理、全科医学服务因素等 |
| 全国物理因素损伤临床防治工作学术研讨会 | 10 | 鞍山 | 物理因素疾病及与工作有关的疾病讲座与讨论 |
| 全国自由基职业医学学术研讨会 | 10 | 无锡 | 化学中毒和自由基、职业中毒和抗自由基治疗 |
| 健康监护学术研讨会 | 11 | 海南 | 健康监护、高压氧治疗 |
| 氟防龋专题研讨会 | 10 | 北京 | 氟防龋机制及氟化物的合理应用 |
| 编辑专业委员会第三届学术研讨会暨系列杂志工作会议 | 10 | 张家界 | 科技期刊的比较与评价专题报告、经验交流 |
| '98妇幼卫生管理学术年会 | 11 | 广州 | 学术交流 |
| 石油系统疾病控制工作会议 | 6 | 北京 | 疾病控制措施 |
| 石油系统站等级评审研讨会 | 9 | 大庆 | 研究评审方案 |
| 煤炭系统水质卫生标准分析方法研讨会 | 8 | 北戴河 | 水质卫生标准分析方法研讨 |
| 全国放射生物剂量学习班 | 9 | 天津 | 方法普及 |
| 全国妇幼保健院院长培训班 | 10 | 上海 | 保健院的规范和管理、社区服务管理<br>卫生防疫管理 |
| 儿童心理行为及其疾病防治基础知识讲座 | 10 | 成都 | 儿童营养与智力、常见行为及其干预、气质的测查及应用、传达"母乳代用品销售条例"会议精神 |
| 等离子体灭菌与内窥镜消毒讲座 | 11 | 北京 | 美国强生公司 T.O. Addy 博士主讲 |

# 中国红十字会

# 中国红十字会

【中国红十字会的国内工作】

**组织发展概况** 1998年红十字会会员累计已达2 000多万人，基层组织累计已达10万多个。

**第六届五次理事(扩大)会召开** 中国红十字会六届五次理事(扩大)会议于1998年3月31日－4月3日在云南省昆明市召开。全国政协副主席、中国红十字会会长钱正英出席并在开幕式上作了题为《用十五大精神指导红十字会工作》的讲话。中国红十字会常务副会长顾英奇在会上作工作报告，题目为《学习贯彻十五大精神，积极推进两个转变，建构有中国特色红十字事业基本的框架》。由总监董赵洪娉女士率队的中国香港特别行政区红十字会代表一行6人第一次参加会议。会议增补中国红十字会总会党组书记王立忠为副会长(副部长级)，总结了1997年的工作，通过了5项决议案，交流了6份典型经验，部署了1998年的主要任务。

**救灾工作** 1998年是我国发生严重自然灾害较多的一年。1月，河北省张北地区发生了6.2级地震；紧接着西藏、青海部分地区发生特大雪灾。入夏以后，我国大部分地区先后遭受严重洪涝灾害。特别是长江流域发生了自1954年以来又一次特大洪水，松花江、嫩江流域也出现了超历史记录的洪灾。据统计，1998年，全国29个省、自治区、直辖市共有3.5亿人(次)受到各类灾害影响，因灾死亡5 511人，紧急转移安置2 082.4万人(次)；倒塌房屋821.4万间，损坏房屋1 662.5万间；农作物受灾5 014.5万公顷，成灾2 518.1万公顷，绝收761.4万公顷；各类灾害造成的直接经济损失为3 007.4亿元。在各种灾害中，水灾最重。全国有1.8亿人(次)不同程度受到水灾影响，因灾死亡4 150人，紧急转移安置1 839.3万人；倒塌房屋685万间，损坏房屋1 329.9万间；农作物受灾2 229.2万公顷，成灾1 378.5万公顷，绝收529.5万公顷；水灾造成的直接经济损失2 550.9亿元。灾害发生后，中国红十字会常务副会长顾英奇、副会长王立忠等先后带队共派出20多个救灾工作组，分别同国际联合会救灾代表、捐款(物)国救灾代表和香港特别行政区红十字会代表赴灾区进行灾情考察、评估和慰问灾区群众。1998年，中国红十字会通过与国际联合会、香港特别行政区红十字会、台湾红十字组织和与中央电视台、中华慈善总会及与全国政协办公厅举办的《我们万众一心——大型赈灾义演晚会》、《同舟共济，重建家园——全国政协委员赈灾义演晚会》，共接收境内外捐赠款物总值达8.08亿元人民币，及时分发到灾区。

**香港特别行政区红十字会领导易人** 1998年5月，香港特别行政区红十字会函告中国红十字会总会，邵逸夫爵士及郑栋材博士于1998年5月8日分别退任该会会长及主席职位，转任为该会副赞助人。现任总监董赵洪娉女士接任会长，顾问团委员杨铁梁先生接任主席，林胡秀霞女士继任总监。1998年10月22日～25日，香港特别行政区红十字会主席杨铁梁先生、总监林胡秀霞女士、秘书长方敏生女士一行6人访问中国红十字会总会。访问期间，中国红十字会常务副会长顾英奇、副会长王立忠等与香港特别行政区红十字会代表就捐赠救灾款物统一管理、业务归口联系等事宜举行工作会谈并达成共识。

**台湾事务** 1998年受理查人个案417宗，其中，台湾查寻大陆亲人个案20宗，查寻结果8宗；大陆查寻台湾亲人个案397宗，查寻结果418宗。处理大陆各地及台湾地区查人信函238封。自1987年以来到1998年底，共受理海峡两岸查人个案130 882宗，查寻结果27 221宗。1998年，海峡两岸红十字组织参与见证，主管部门执行遣返私渡人员4批881人次，刑事犯或刑事嫌疑犯10人。自1990年海峡两岸红十字组织签订“金门协议”以来，共遣返私渡人员129批24 421人，其中私渡去台人员24 334人次，刑事犯或刑事嫌疑犯87人次。1998年，台湾红十字组织为大陆灾区捐赠款物折合人民币1 100多万元。截止1998年底，共接受台湾红十字组织捐赠的赈灾款物折合人民币2.5亿多元。

1998年7月8日～16日，台湾“中华血液基金会”董事长林国信率团一行9人访问中国红十字会总会。常务副会长顾英奇会见代表团一行。顾英奇对台湾同胞近年来多次为内地灾区捐款捐物表示感谢，并简要介绍了总会的备灾、救灾、血液、救护及其他社会服务工作。

1998年7月28日～8月3日，中国红十字会总会在安徽省黄山市举办“1998年海峡两岸红十字青少年夏令营”。台湾红十字组织理事陈飞龙(台湾预防医学基金会董事长、南侨关系企业会长)一行36人和来自大陆部分省、市的50多名青少年代表参加。

**赴台交流** 1998年4月9日～16日，应台湾红十字组织邀请，中国红十字会常务副会长顾英奇一行3人赴台访问。在台期间,代表团一行与台湾红十字组织举行了工作会谈,就双方今后继续合作交流等事项达成共识,并访问了台北市、高雄市的红十字组织。

**"首批志愿无偿献血者座谈会"在京举行** 1998年5月8日,中国红十字会总会在北京召开"首批志愿无偿献血者座谈会"。全国政协副主席、中国红十字会会长钱正英、中国红十字会名誉副会长钱信忠、中宣部副部长刘鹏、中国红十字会常务副会长顾英奇、副会长王立忠和首都各界人士100多人出席座谈会。我国无偿献血工作起步于1984年,当年北京市有19人响应号召无偿献血。会后,有31人当场无偿献血。

**红十字青少年工作** 1998年8月8日～13日,中国红十字会总会在吉林省长春市和吉林市举办'98国际红十字青年夏令营。来自美国、德国、日本、马来西亚、巴基斯坦、韩国、丹麦、菲律宾、俄罗斯9个国家和香港特别行政区红十字青年朋友及国内29个省、自治区、直辖市红十字会的青年代表100多人参加。常务副会长顾英奇出席开营式并讲话。通过主题报告、分组讨论、卫生救护表演、知识竞赛和参观游览等活动,增进了各国营员的了解和友谊。

**举办备灾救灾及财务管理培训班** 1998年6月1日～5日,红十字会与红新月会国际联合会和中国红十字会总会联合举办的中国红十字会备灾救灾及财务管理培训班在江苏省红十字会备灾救灾中心开班。国际联合会代表苏珊娜女士、史凯波先生和普华会计公司专家参加培训班并为来自全国29个省、自治区、直辖市红十字会和6个区域备灾救灾中心的90多人授课。

**网上募捐活动启动** 1998年9月23日,为筹集善款,救助中国受灾群众的"全球网上募捐,重建龙脉家园"因特网国际互联网上募捐启动仪式在京举行。中国红十字会副会长王立忠、中国银行副行长赵安歌、中国联通公司董事长王金城出席启动仪式。利用国际互联网上募捐在国内的公益事业上尚属首次。中国银行、美国网上募捐公司、中国联通公司为此次网上救灾募捐提供全部免费的技术和网站服务。网上募捐活动募集到的救灾款项,通过中国银行转入中国红十字会总会的救灾专用账户。

**中国红十字会因特网网址简介** 中国红十字会因特网网址于1998年初开始筹建,6月正式开通。网址:http://www.chineseredcross.org.cn,现已提供的服务有WWW浏览,E-mail和FTP功能。1998年,中国大部分地区发生罕见的洪涝灾害,中国红十字会因特网络主页开辟"'98水灾救灾特讯('98 FLood Repoit)"专栏,发布灾区情况和中国红十字会的救灾工作。同时,通过因特网网络发布、介绍红十字会与红新月会国际联合会和各国红十字会工作情况。中国红十字会因特网网络主页全部为中、英文两种语言同时上网,主要内容是:中国红十字会简介、红十字会快讯、红十字报、博爱杂志、年报、备灾救灾、红十字青少年、红十字会资料室、各国红十字会网址、各地红十字会介绍等。

**举办东亚地区宣传工作研讨会** 1998年7月13日～16日,中国红十字会总会、国际联合会亚洲地区代表团联合在上海市举办东亚地区宣传工作研讨会,来自中国、日本、朝鲜、蒙古等国家及澳门地区和香港特别行政区红十字会的19名代表参加。经过会议交流、研讨就宣传工作的一些问题达成共识。

**举办"献血—生命的呼唤"图片展** 为配合1998年10月1日起在全国施行的《中华人民共和国献血法》,由中国红十字基金会、中国人口文化促进会、中华文学基金会、中国社会效益工程组委会联合主办的"献血—生命的呼唤图片展"于1998年9月15日在中国历史博物馆开展。中国红十字基金会荣誉会长宋平、卫生部部长张文康、中国红十字会副会长王立忠和有关部门领导、从事血液事业的专家学者100多人出席开幕式。此次展览共展出宣传图片1 100幅,分法规篇、知识篇、献血篇、专版篇4个部分。

**举行《中华人民共和国红十字会法》颁布施行5周年大会** 1998年11月5日,全国人大教科文卫委员会和中国红十字会总会联合在人民大会堂举行纪念《中华人民共和国红十字会法》颁布施行5周年大会。全国人大副委员长彭珮云,全国人大副委员长、中国红十字会名誉副会长何鲁丽,全国人大常委会委员、教科文卫委员会主任委员朱开轩,教科文卫委员会副主任委员张怀西,卫生部副部长、中国红十字会副会长彭玉,民政部副部长、中国红十字会副会长范宝俊,中国红十字会常务副会长顾英奇、副会长王立忠和来自中央有关部门、理论界、学术界、新闻界的有关专家学者以及中国红十字会在京部分理事和部分省、自治区、直辖市人大教科文卫委员会、红十字会的负责同志共160多人参加会议。

**召开'98抗洪抗震救灾总结表彰大会** 1998年12月2日上午,中国红十字会总会在北京举行'98抗洪抗震救灾总结表彰大会。全国政协副主席、中国红十字会会长钱正英、中国红十字会常务副会长顾英奇、副会长王立忠、卫生部副部长、中国红十字会副会长彭玉和来自全国各省、自治区、直辖市红十字会的代表共700多人参加大会。会上,向河北省张家口市红十字会、湖北省荆州市红十字会、内蒙古呼伦贝尔盟红十字会等102个先进集体,以及为救护灾民献出生命的湖南省常德市红十字会救护队员赵从菊等323名先进个人代表颁奖;还为22个捐款捐物百万元人民币以上的企业、单位和34个捐款捐物1万元以上的个人代表设立了感谢状。

**举办国际人道法和红十字基本知识培训班** 1998年12月7日～11日,红十字国际委员会和中国红十字会总会联合举办的"国际人道主义法和红十字基本知识培训班"在四川省乐山市开班。总会常务副会长顾英奇出席培训班并讲话,红十字国际委员会东亚地区代表团团长古浩德、国际联合会在华代表霍华德和北京大学国际法研究所教授李北杰参加培训班并为来自各省、自治区、直辖市红十字会及香港特别行政区红十字会、澳门红十字会的80多名代表授课。

**【中国红十字会的国际交往】**

**来访** 1998年3月4日～7日，红十字会与红新月会国际联合会亚太部部长东浦洋先生应邀来华访问。访问期间，中国红十字会常务副会长顾英奇与外宾举行工作会谈，双方就进一步加强合作与交流事宜取得共识。

1998年5月13日～15日，红十字国际委员会东亚地区代表团团长格鲁东克先生应邀来华访问，与中国红十字会就进一步加强双方之间的交流与合作举行工作会谈。

1998年5月21日～24日，国际联合会亚太部部长东浦洋先生来华访问。访问期间，中国红十字会副会长王立忠与外宾就进一步加强双方合作取得一致意见。

1998年6月15日～16日，意大利“天下一家”组织负责人佛朗哥神父一行4人应邀来华参加由该组织捐助47万美元兴建的中国红十字会房山儿童康复中心开业仪式，并指导和协调房山儿童康复中心的业务工作。

1998年7月6日～26日，澳大利亚红十字会主席格林先生、秘书长卡尔顿先生及其夫人一行3人应邀来华访问。7月6日晚，全国人大副委员长、中国红十字会名誉副会长何鲁丽、中国红十字会常务副会长顾英奇、副会长王立忠、秘书长李长明在京会见代表团一行。外宾一行还赴云南省和西藏自治区考察澳大利亚红十字会与上述两地的合作项目。

1998年7月10日～14日，红十字会与红新月会国际联合会救灾代表威亚德先生和卡瓦姆先生一行2人来华赴江西、福建两省灾区评估灾情。在京期间，与中国红十字会总会就如何加强在灾情救助方面的合作举行工作会谈，并取得一致意见。

1998年7月22日，蒙古红十字会秘书长赛牧丹多布吉先生和国际联合会驻蒙古代表洛·迪格先生出国访问途中顺访中国红十字会，中国红十字会常务副会长顾英奇与外宾举行工作会谈。

1998年8月22日～30日，以古巴红十字会副会长理卡多·冈萨雷斯·卡尔沃副会长为团长的古巴红十字会代表团应邀来华访问。访问期间，中国红十字会常务副会长顾英奇与外宾一行举行工作会谈，双方就今后加强两国红十字会之间联系与合作事宜达成共识。

1998年10月8日～13日，以保加利亚红十字会会长斯托物·萨耶夫为团长的代表团应邀来华访问。访问期间，中国红十字会副会长王立忠代表钱正英会长会见了代表团，对保加利亚红十字会给予我国灾区的药品援助表示感谢。代表团还访问了云南省红十字会。

1998年10月19日～11月7日，意大利“天下一家”组织代表佛朗哥先生和罗建中先生来京参加中国红十字会房山儿童康复中心理事会，并为儿童康复中心举办专职人员培训班。访问期间，全国政协副主席、中国红十字会名誉副会长赵朴初、中国红十字会副会长王立忠会见了外宾。

1998年11月6日～11日，红十字会与红新月会国际联合会主席海伯格夫人、副秘书长马格丽特夫人顺访中国红十字会总会。访问期间，中国红十字会常务副会长顾英奇、副会长王立忠与外宾举行工作会谈，就进一步加强双方的交流与合作取得一致意见。

1998年11月22日～26日，红十字会与红新月会国际联合会秘书长乔治·韦伯先生、国际联合会亚太部部长东浦洋先生一行2人应邀来华访问。中国红十字会常务副会长顾英奇、副会长王立忠与外宾举行工作会谈。顾英奇对近年来国际联合会在我国建立红十字会沈阳、孝感、西安、成都、广州、杭州备灾救灾中心给予的大量帮助和对今年我国遭受的洪涝灾害给予的大量救灾款物表示感谢。双方还就进一步加强中国红十字会与国际联合会之间的合作取得一致意见。

1998年11月29日～12月1日，澳门红十字会会长左立基先生率澳门红十字会代表团一行6人访问中国红十字会总会，就1999年12月20日澳门回归祖国后涉及双方之间的相关事宜与中国红十字会常务副会长顾英奇、副会长王立忠等举行工作会谈。此次会谈，双方确认，依据《中华人民共和国澳门特别行政区基本法》、《红十字会与红新月会国际联合会章程》和《国际红十字与红新月运动章程》，自1999年12月20日起，澳门红十字会将成为中国红十字会的一个享有高度自治的地方红十字会。

**出访** 1998年4月16日～17日，常务副会长顾英奇率中国红十字会代表团对澳门红十字会进行工作访问。访问期间，与澳门红十字会会长左立基先生就1999年12月20日后，澳门红十字会将成立中国红十字会的一个享有高度自治的地方红十字会事宜等问题交换意见并取得共识。

1998年9月15日～28日，以常务副会长顾英奇为团长的中国红十字会代表团一行5人应邀对美国和加拿大红十字会进行了工作访问。在美期间，代表团一行与美国红十字会负责人就双方今后合作问题举行工作会谈，取得共识，并访问了洛杉矶市、明尼阿波利斯市、波士顿市红十字会。在加拿大期间，代表团一行与加拿大红十字会负责人就双方进一步发展友好关系签署了一项合作意向书。

1998年11月11日～14日，副会长王立忠率中国红十字会代表团应邀访问越南红十字会。访问期间，与越南红十字会会长阮崇南、副会长阮娣慧、副会长兼秘书长阮盯宏就进一步加强两国红十字会之间的合作与交流举行工作会谈并取得共识。代表团一行还访问了胡志明市、河内市和广宁省红十字会。

**国际会议** 1998年2月9日～13日，中国红十字会代表出席在尼泊尔首都加德满都召开的“亚太地区社区卫生救护研讨会”。

1998年5月25日～27日，中

国红十字会代表出席在韩国汉城举办的“亚洲地区红十字会艾滋病工作小组第8次会议”。

1998年7月27日～8月1日，中国红十字会代表应邀参加国际联合会亚洲地区代表团在马来西亚首都吉隆坡召开的“亚洲地区红十字会救济与卫生紧急评价与反应研讨会”。

1998年9月16日～17日，中国红十字会代表应邀赴瑞士日内瓦参加国际联合会召开的“卫生与社区服务委员会会议”。

1998年6月28日～7月3日，中国红十字会代表出席在瑞士日内瓦召开的第12届世界艾滋病大会。会议围绕“缩短南北差异”，使生活在发展中国家的HIV阳性患者享有治疗和护理的同等权力等议题进行研讨。

1998年11月16日～19日，副会长王立忠率中国红十字会代表团出席在越南河内举行的“第五届亚太地区红十字会与红新月会会议”。参加本次会议的有42个国家红十字会、5个正在组建中的国家红十字会。10个捐款国红十字会，红十字会与红新月会国际联合会、红十字国际委员会也派代表参加。会议通过了指导未来4年亚太地区红十字会工作的《河内宣言》。

**其他** 1998年，中国红十字会向25个国家的红十字会、红新月会或政府提供了57万美元和价值120多万元人民币的物资援助，帮助这些国家的红十字会和人民克服由于自然灾害或其他原因造成的困难。

（刘静湖）

# 人事与干部

# 人事与干部

**【卫生部人才交流服务中心正式成立】** 1998年12月18日，卫生部人才交流服务中心在北京正式成立。卫生部人才交流服务中心是经中编办批准成立（中编办字［1996］77号）、由卫生部领导的全国卫生行业人才市场社会化服务机构。吴阶平副委员长、彭珮云副委员长分别为“中心”成立题词。张文康部长和人事部步正发副部长到会并作重要讲话，人事司司长、卫生部人才交流服务中心主任王环增同志在会上作了题为《开发卫生人力资源为改革和建设服务》的报告。“中心”遵循“人尽其才，才尽其用”的原则，通过政策导向、法律、法规指导下的市场机制运作方式，面向全国卫生行业积极开展人才资源开发、人才交流与人事代理等方面的工作，为卫生行业各单位，为各级各类专业技术人员、党政管理人员、企业经营管理人员及工勤服务人员等提供社会化服务。

“中心”主要职责是建立国内外信息交流网络，建立卫生行业的人才供求信息库，定期发布人才交流服务信息；创办卫生行业人才市场，为求职人员与用人单位双向选择提供服务，协助办理人员交流的调配手续；开办卫生系统大中专毕业生和毕业研究生“双向选择”的就业市场；协助作好国外的华人、专家、学者和出国留学生回国后的安置工作；承办卫生行业单位及个人的人事代理，开展人事诊断、人事测评、人事咨询等业务；组织人才智力流动，开展国内外人才、劳务、技术的交流与合作；为急需专门人才的重点科研单位、重点项目服务；为专家学者进行学术交流、技术咨询、技术成果转让与开发提供服务；为离退休的科技干部发挥技术专长服务；开展多层次、全方位、形式多样的人才培训工作；开展职称认定的考前培训及为公务员的上岗培训提供服务；为下岗人员的再就业提供技能培训；为劳务输出人员提供必要的补缺培训；提供社会化人才评价服务等。

（李赵城）

**【卫生部主管社会团体清理整顿工作】** 卫生部主管的社团为43个，其中协会21个，基金会12个，学会5个，研究会3个，促进会2个。在43个社团中，有分支机构的16个（共计86个分支机构）；创办实体的9个（共计14家）；有期刊杂志的21个（共计26种）。另外，卫生部还接受13个科协主管的社会团体的挂靠。

从1997年4月以来，卫生部根据国办发［1997］11号《国务院办公厅转发民政部关于清理整顿社会团体意见的通知》及其他中央有关文件精神，对主管的43个社团进行了全面的清理整顿，均按要求解决了党政机关干部的兼职、社团领导的超龄、法人代表的兼职、相同相似社团的合并、社团党组织的建设以及社团资金使用等多方面问题。这次清理整顿涉及面广，据统计，共有44名各级党政机关处以上领导干部辞去了社团领导职务；有32名超龄社团领导离开社团领导岗位；有11个社团建立了党组织；两个相似的社团正在重组。

到目前为止，除少数社团仍在整顿外，大多数社团已通过了自检和业务主管单位的审核。卫生部对主管社会团体的分支机构将进行清理整顿，并将出台《卫生部主管的社会团体管理办法》。

（卢 渊）

**【中国预防医学科学院与北京市卫生局共建“中国预防医学科学院北京地坛医院”】** 中国预防医学科学院与北京市卫生局共建“中国预防医学科学院北京地坛医院”，以充分利用现有卫生资源，优势互补，在预防、临床、科研、教育及对外交流各方面展开合作，共同促进传染病防治工作不断发展。1998年5月27日，中国预防医学科学院北京地坛医院举行了签字挂牌仪式。

共建机构工作内容包括：①承担中国预防医学科学院和北京市卫生局的传染病防治、科研任务。②合作开展各种科研活动，双方开放实验室、病床、图书资料室和信息系统，相互提供有关信息、技术和方法，共同申请重点科研课题，并共同享受科研成果。③合作开展传染病药物临床验证工作，其中包括在北京地坛医院内建立“卫生部临床药理基地”。④开展业务交流、技术指导和人才培养。中国预防医学科学院为北京地坛医院定向培养研究生，定期举办专业讲座、培训班，互派人员进行临床、实验室进修和学术交流。⑤共同开展国际、国内交流与合作，拓展对外交流渠道。安排有关人员赴国内外讲学、考察进修。对国内外来访人员安排参观、学习、进修、讲学、及举办国内、国际学术会议和培训班。

（李汝正）

# 卫生界人物

## 卫生部系统

**【卫生部部长、副部长】**

部　长　　陈敏章(1998年3月免)
　　　　　张文康(1998年3月任)

**张文康**　男,汉族,上海市南汇县人,1940年4月出生,1962年毕业于上海第一医学院医疗系,同年8月参军在第二军医大学海军医学系任教。1966年4月加入中国共产党。1988年被授予少将军衔。历任第二军医大学海军医学系助教、讲师、副教授、室主任,第二军医大学副校长兼训练部部长,解放军总后勤部卫生部副部长,卫生部副部长、国家中医药管理局局长,卫生部党组成员、党组副书记、国家中医药管理局党组书记。

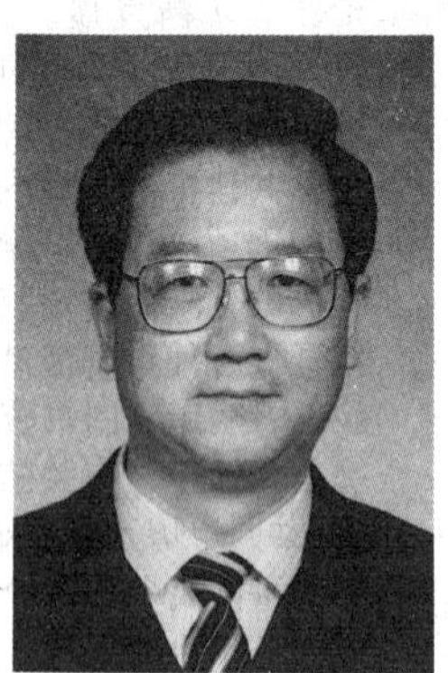

张文康

副部长　　孙隆椿(1998年6月免)
　　　　　王陇德
　　　　　殷大奎
　　　　　曹荣桂
　　　　　彭　玉(女)

卫生部副部长、国家中医药管理局
　局　长　　朱庆生(1998年10月任)

**朱庆生**　男,汉族,陕西省榆林市人,1943年12月出生,1962年8月至1967年12月在第二军医大学学习,1965年8月加入中国共产党。历任旅顺210医院、215医院军医,南京牛首山铁矿医院医生,南京鼓楼医院科副主任、副院长、院长,南京市卫生局局长,全国爱国卫生运动委员会办公室副主任(正局级),卫生部计划财务司司长,卫生部办公厅主任。

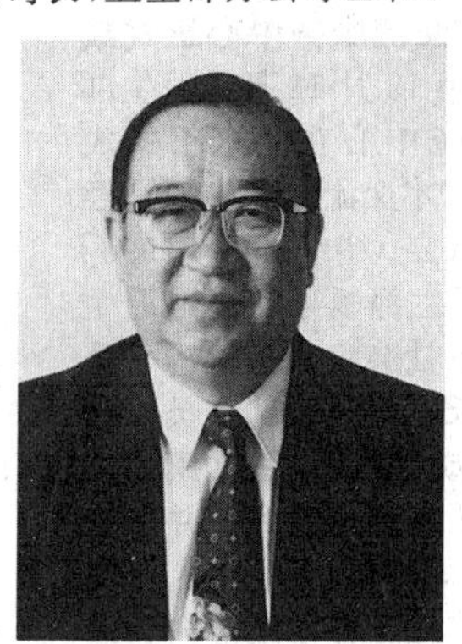

朱庆生

**【卫生部正、副司(局)长、主任】**

一、机构改革后的司局正、副司(局)长、主任

办公厅主任　　朱庆生(1998年10月免)
　　　　　　　陈啸宏(1998年10月任)
　副主任　　　李洪山
　　　　　　　齐小秋(1998年8月免)
　　　　　　　张耀华(1998年8月任)
人事司司长　　王立忠(1998年1月免)
　　　　　　　王环增(1998年9月任)
　副司长　　　王环增(1998年9月免)
　　　　　　　张爱莉(女)
规划财务司司长　刘新明(1998年8月任)
　　　副司长　赵自林(1998年8月任)
卫生法制与监督司
　司　长　　　齐小秋(1998年8月任)
　副司长　　　朱宝铎(1998年8月任)
　　　　　　　赵同刚(1998年8月任)
基层卫生与妇幼保健司
　司　长　　　李长明(1998年8月任)
　副司长　　　刘克玲(女,1998年8月任)
　　　　　　　郭生贵(1998年8月任)
医政司司长　　于宗河(1998年8月免)
　　　　　　　吴明江(1998年8月任)
　副司长　　　孙爱明
　　　　　　　刘克玲(女,1998年8月免)
疾病控制司(全国爱国卫生运动委员会办公室)
　司　长　　　王钊(女,1998年8月任)

副司长 陈贤义(1998年8月任)
施妈麟(1998年8月任)
邵瑞太(1998年8月任)
科技教育司司长 祁国明
副司长 周纪安(1998年8月任)
秦新华(女,1998年8月免)
周东海(1998年8月免)
国际合作司负责人 刘培龙
副司长 高细水
保健局局长 耿德章
副局长 秦小明(女)
王捍峰(女)
驻部监察局局长 杜玉侠(1998年5月免)
郁德水(1998年12月任)
副局长 王大方
离退休干部局局长 (缺)
副局长 訾乃庆

二、机构改革中更名、撤并的司局正、副司(局)长、主任

政策法规司司长 蔡仁华(1998年8月免)
副司长 赵同刚(1998年8月免)
宋森(女,1998年8月免)
计划财务司司长 刘新明(1998年8月免)
副司长 李泮岭(1998年8月免)
疾病控制司司长 王钊(女,1998年8月免)
副司长 陈贤义(1998年8月免)
地方病防治办公室
主任 张景霖(1998年8月免)
副主任 陈吉祥(1998年8月免)
王贺祥(1998年8月免)
卫生监督司司长 阚学贵(1998年8月免)
副司长 许桂华(女,1998年8月免)
朱宝铎(1998年8月免)
妇幼卫生司司长 王凤兰(女,1998年5月免)
副司长 庞汝彦(女,1998年8月免)
郭生贵(1998年8月免)
药政管理局局长 邵明立(1998年8月免)
副局长 张世臣(1998年8月免)
全国爱国卫生运动委员会办公室
副主任 刘玉良(1998年8月免)
施妈麟(1998年8月免)
苏菊香(女,1998年8月免)

(邓海华)

**【卫生部直属单位行政正、副职领导】**

中国医学科学院
院长 巴德年
副院长 钱昌年(兼,1998年6月免)
陈同鉴
卢圣栋(1998年6月免)
姜常胜
强伯勤 刘晓程
顾问 傅莱
中国预防医学科学院
院长 王克安
副院长 宫新生 吴宜群(女)
董永坤(女)
许桂华(女)(1998年11月任)
白呼群(1998年11月任)
北京医院
院长 耿德章
第一副院长 杨镜
副院长 栾文民 王家惠(女)
卢军达 郑宏
中日友好医院
院长 陈绍武(1998年10月免)
何惠宇(1998年10月任)
第一副院长 郑升叔
副院长 杨秉贤(1998年10月免)
左焕琮 刘晓勤
许树强(1998年10月任)
人民卫生出版社
社长 刘益清
副社长 张焕春(女,兼) 郭有声
程舜乾(女)
总编辑 刘益清(兼)
副总编辑 郭有声(兼) 夏泽民
白永波
健康报社
社长 白筠(女)
副社长 郅忠喜 吴瑞璞
总编辑 白筠(女,兼)
副总编辑 黄泽民 周方正
王硕(女,1998年2月任)
卫生部工业卫生实验所
所长 李开宝
副所长 李述唐 王志林
中国协和医科大学
校长 巴德年
副校长 钱昌年(兼,1998年6月免)
陆召麟(兼) 陈同鉴
卢圣栋(1998年6月免)
姜常胜 强伯勤
刘晓程
顾问 傅莱
北京医科大学
校长 王德炳(兼)
副校长 程伯基(兼) 吕忠生
韩启德 魏丽惠(女)
李东方 王宇
中国健康教育研究所
所长 (暂缺)

副所长 白景玮
吴胜利(女,1998年9月免)
唐晓音(女,1998年2月任)

中国医疗卫生器材进出口公司
总经理 栗福民

中国医疗卫生对外技术合作公司
副总经理 杨尊润

中国生物制品总公司
总经理 江焕波
副总经理 王玉山 李培清

北京生物制品研究所
所 长 倪道明

上海生物制品研究所
所 长 李培清(兼)

武汉生物制品研究所
所 长 周 坚(1998年3月免)

长春生物制品研究所
所 长 张嘉铭(1998年4月免)

成都生物制品研究所
所 长 杨洪举

兰州生物制品研究所
所 长 周书全

卫生部党校(干部培训中心)
副校长 丁道胜

中国农村改水技术中心
主 任 张以仁

卫生部统计信息中心
主 任 陈育德

卫生部国外贷款办公室
主 任 刘培龙
副主任 周纪安(1998年8月免)
史以庆(1998年12月免)
杨保平
蔡纪明(1998年8月任)
刘运国(1998年12月任)

卫生部国际交流中心
主 任 赵同彬
副主任 田 民(1998年12月任)
张 红(女,1998年12月任)

卫生部机关服务中心
主 任 朱庆生(1998年11月免)
陈啸宏(兼,1998年11月任)
常务副主任 薛晓林(1998年11月任)
副主任 王鑫泉
耿 煜

卫生部人才交流服务中心
主 任 王环增(兼,1998年11月任)

上海医科大学
校 长 姚 泰
副校长 谢荣国(1998年12月免)
彭裕文(1998年6月免)
曹世龙
陈 洁(女,1998年6月免)
王卫平
王小林(1998年6月任)

华西医科大学
校 长 张肇达
副校长 吕重九(兼) 赵小文(女)
鲍 朗 周同甫

中山医科大学
校 长 黄洁夫
副校长 古建辉(1998年3月免)
傅祖植(1998年3月免)
颜光美 许宗祥
陈汝筑(1998年3月任)
汪建平(1998年3月任)

同济医科大学
名誉校长 裘法祖
校 长 洪光祥
副校长 李国成 王祖勤

中国医科大学
校 长 (暂缺)
副校长 金魁和(兼) 韩民堂
马晓伟(1998年4月免)
孙宝志 滕卫平

湖南医科大学
校 长 胡冬煦
副校长 吴钟琪 孙振球
周宏灏 胡铁辉
陈主初 田勇泉

白求恩医科大学
校 长 吴家祥
副校长 闫永富 常忠贤
朱 迅 尤 红(女,兼)
李玉林

山东医科大学
校 长 王琰璧
副校长 李承俊 张 衡

西安医科大学
校 长 朱宏亮(1998年11月任)
副校长 陈恒元(1998年11月免)
樊小力(1998年11月免)
邱曙东(1998年4月任)
李 伟(1998年4月任)

**【各省、自治区、直辖市正、副卫生厅(局)长】**

北京市卫生局
局 长 朱宗涵
副局长 史炳忠 吕德仁
周凯发 郑东振
金大鹏 郭积勇

天津市卫生局

局　长　张　愈
副局长　赵藕善(女)　郭　亮
吴汉章　赵克正
吴春秋

河北省卫生厅
厅　长　王春然(1998年4月免)
胡景然(1998年4月任)
副厅长　陈巽昭(女,1998年10月免)
袁　中　沈洪瑞
张韶廉(1998年4月免)
赵　瑜(1998年10月任)
孙万珍(1998年10月任)
李建国(1998年10月任)

山西省卫生厅
厅　长　赵震寰
副厅长　徐大毅　李俊峰

内蒙古自治区卫生厅
厅　长　哈斯巴根
副厅长　刘树涛　包金生
郝　富

辽宁省卫生厅
厅　长　李　仁(1998年3月免)
马晓伟(1998年3月任)
副厅长　宁培秀　刘忠德
龙济瀛　郑殿祥
门振兴(1998年8月免)
梁东明

吉林省卫生厅
厅　长　迟达明
副厅长　王耀廷(1998年10月免)
徐　科(女)
刘万车
杨明信(1998年10月任)

黑龙江省卫生厅
厅　长　宋兆琴(女)
副厅长　冯喜英　李金亭
王恩海　索天仁
王大威(女)

上海市卫生局
局　长　刘　俊
副局长　张明岛　王龙兴
彭靖(女)　何梦乔
周海洋

江苏省卫生厅
厅　长　刘洪祺(1998年9月免)
周　珉(女,1998年9月任)
副厅长　张肖敏(女)　唐维新
郭兴华

浙江省卫生厅
厅　长　张承烈(1998年3月免)
李兰娟(女,1998年3月任)
副厅长　喻华芝(女)　陈晓非
周　坤
傅颂恕(1998年5月任)

安徽省卫生厅
厅　长　许占山(1998年2月免)
戴光强(1998年2月任)
副厅长　周可能　杜循珍(女)
刘自林(1998年4月任)
高开焰(1998年4月任)

福建省卫生厅
厅　长　魏忠义(1998年1月免)
何　明(女,1998年1月任)
副厅长　陆世法(1998年10月免)
曾昭鸿(1998年1月免)
杨　平
陈秋立(1998年12月任)

江西省卫生厅
厅　长　周　标
副厅长　王鱼门
饶青松(1998年10月免)
李学宁(1998年10月任)
张建华(女,1998年10月任)

山东省卫生厅
厅　长　张青林(1998年6月免)
王天瑞(1998年6月任)
副厅长　王文芳　包文辉
王宝亭
董先雨(1998年6月任)

河南省卫生厅
厅　长　刘全喜
副厅长　徐　晖(女)　张泽书

湖北省卫生厅
厅　长　王宗贤
副厅长　涂用宏　雷吉初
李　涛　李建明

湖南省卫生厅
厅　长　曾繁友
副厅长　王蔚文　刘爱华(女)
彭　涛　周绍明(女)

广东省卫生厅
厅　长　黄庆道
副厅长　张衍浩　张孝娟(女)
王智琼(女,1998年1月任)
关敏文(1998年11月免)
冯鎏祥
刘邹鲁(1998年11月免)
张寿生

广西壮族自治区卫生厅
厅　长　王荣慈
副厅长　刘唐威　谭明杰
韦波(1998年9月任)

海南省卫生厅
厅　长　陆　清(1998年5月免)
简梁盛(1998年5月任)
副厅长　朱继法　白志勤
王琼瑛(女)
曾瑜(1998年12月任)

重庆市卫生局
局　长　李祥龙
副局长　卓大华　吴昌培
马　达　田大光

四川省卫生厅
厅　长　卓凯星
副厅长　钟道友　斯朗旺姆(女)
王在银　梁德荣(女)
颜丙约

贵州省卫生厅
厅　长　乐光志(1998年3月免)
李嘉琥(1998年3月任)
副厅长　刘世钧(1998年11月免)
赵　松
班运秀(女,1998年11月免)
吴作云　苏玉水
周惠明(女,1998年5月任)

云南省卫生厅
厅　长　杨慈生(1998年2月免)
尧挥彬(1998年2月任)
副厅长　杨朝斌
詹文涛(1998年5月免)
詹海峰　杜克琳(女)
陈　洪

西藏自治区卫生厅
厅　长　土　登
副厅长　卢彦朝　阿　登
三八顿珠　顿　珠
薛晓林(1998年7月免)
高峻璞(1998年7月任)

陕西省卫生厅
厅　长　刘爱梅(女)
副厅长　耿庆义　杨世兴
黄立勋

甘肃省卫生厅
厅　长　梁世章(1998年4月任)
副厅长　张晋卿　马登科
刘克玲(女,1998年4月免)
侯志民(1998年4月任)

青海省卫生厅
厅　长　于丽璇(女)
副厅长　秦德奎(1998年12月免)
才　让　牛惠民
辛　骥

宁夏回族自治区卫生厅
厅　长　马成义(1998年6月免)
马玉章(1998年7月任)
副厅长　窦文敏　刘天锡

新疆维吾尔自治区卫生厅
厅　长　亚森．吐尔逊
副厅长　买买提明．沙比尔(1998年5月免)
柯　丽(女)　林天荣
田如玮　古丽布斯坦
王昭华(1998年11月任)

**【各计划单列市卫生局长】**

大连市　孙承岱
宁波市　朱元卿(1998年5月免)
何一天(1998年5月任)
青岛市　藏爱民(女,1998年4月免)
刘志远(1998年4月任)
深圳市　周俊安
厦门市　朱玉珍(女)
新疆生产建设兵团　秦惠创

## 全国爱国卫生运动委员会系统

**【全国爱国卫生运动委员会主任、副主任、办公室主任】**

主　任　李岚清
副主任　张文康　徐荣凯　陈耀邦
俞正声　解振华
办公室主任　张文康(兼)

**【各省、自治区、直辖市爱国卫生运动委员会主任】**

北京市　刘敬民
天津市　俞海潮
河北省　杨　迁(女)
山西省　王　昕(女)
内蒙古自治区　宝音德力格尔
辽宁省　张榕明(女)
吉林省　刘淑莹(女)
黑龙江省　王佐书
上海市　左焕琛(女)
江苏省　张连珍(女)
浙江省　鲁松庭
安徽省　蒋作君
福建省　潘心城
江西省　黄懋衡(女)
山东省　邵桂芳
河南省　李志斌
湖北省　王少阶
湖南省　潘贵玉(女)
广东省　李兰芳(女)

广西壮族自治区　吴　恒
海南省　于　迅
重庆市　甘宇平
四川省　宋宝瑞
贵州省　马文骏
云南省　梁公卿
西藏自治区　拉巴平措
陕西省　潘连生
甘肃省　吴碧莲(女)
青海省　白　玛
宁夏回族自治区　刘　仲
新疆维吾尔自治区　阿布来提．阿布都热西提

**【各计划单列市爱国卫生运动委员会主任】**

大连市　薄熙来
宁波市　盛昌黎(女)
青岛市　闫祥超
深圳市　李子彬
厦门市　江曙霞(女)
新疆生产建设兵团　伯塔依．库平

(李长宁)

# 国家药品监督管理局系统

**【国家药品监督管理局局长、副局长】**

局　长　郑筱萸
副局长　邵明立
副局长　任德权
副局长　戴庆骏
副局长　张文周
副局长　中国药品生物制品检定所所长 桑国卫

**【国家药品监督管理局司长、主任】**

办公室主任　曹文庄
药品注册司司长　张世臣
医疗器械司副司长(主持工作)　郝和平
安全监管司司长　白惠良
市场监督司副司长(主持工作)　李　军
人事教育司司长　金秀范
国际合作司副司长(主持工作)　常文佐
离退休干部司副司长(主持工作)　晋小虎
监察专员办公室副专员(主持工作)　冯树生

# 国家中医药管理局系统

**【国家中医药管理局局长、副局长】**

局　长　张文康(兼,1998 年 10 月免)
朱庆生(兼,1998 年 10 月任)
副局长　佘　靖(女)　于生龙
任德权　李振吉

**【国家中医药管理局司长、主任】**

办公室主任　陈啸宏(1998 年 8 月任,1998 年 11 月免)
李大宁(1998 年 11 月任)
人事与政策法规司司长　吴　刚(1998 年 8 月任)
医政司司长　孙塑伦(1998 年 8 月任)
科技教育司司长　何惠宇(1998 年 8 月任,1998 年 11 月免)
国际合作司司长　沈志祥(1998 年 8 月任)

**【国家中医药管理局直属单位行政正、副职领导】**

中国中医研究院、北京针灸骨伤学院
院　长　傅世垣(1998 年 11 月免)
王永炎(1998 年 11 月任)
常务副院长　姚乃礼(1998 年 11 月任)
副院长　张瑞祥(1998 年 11 月免)
高　德
李安邦(1998 年 11 月免)
阎孝诚　赵田雍
王一涛　魏怀伟

北京中医药大学
校　长　王永炎(1998 年 11 月免)
副校长　张文贵　牛健昭(女)
郑守曾　魏天卯

广州中医药大学
校　长　李任先
副校长　冯新送　刘国普
刘　良

中国药材公司
经　理　秦双发(1998 年 6 月免)
范洪哲(1998 年 6 月任)
副经理　刘晋儒　秦祖辉
祝红五
范洪哲(1998 年 1 月任,1998 年 6 月免)

中国中医药报社
社　长　曾宝忠
副社长兼副总编辑　王华章　王琦

中国中医药出版社
社长兼副总编辑　胡国臣
副社长　宋志恒　傅　芳(女)
兼副总编辑　傅　芳(女)
副总编辑　张年顺

中国中医药科技开发交流中心
主　任　于文明

国家中医药管理局台港澳交流合作中心
主　任　李天太(1998 年 9 月免)
副主任　李宝顺

中国传统医药国际交流中心

| | |
|---|---|
| 主　任 | 王亨立(女) |
| 副主任 | 沈毓龙 |

## 国家出入境检验检疫局系统

国家出入境检验检疫局局长、副局长

| | |
|---|---|
| 局　长 | 田润之 |
| 副局长 | 葛志荣 |
| 副局长 | 王凤清 |
| 副局长 | 于大海 |
| 副局长 | 宋明昌 |

国家出入境检验检疫局(机关)总师、司长、主任

| | |
|---|---|
| 总农艺师 | 姚文国 |
| 总兽医师 | 秦贞奎 |
| 办公室主任 | 魏传忠 |
| 法规与综合业务司 | |
| 司　长 | 兰　影 |
| 卫生监管司司长 | 陈晓枫 |
| 动植物监管司司长 | 夏红民 |
| 检验监管司司长 | 郭孝恩 |
| 认证监管司司长 | 裘亦良 |
| 科技与国际合作司 | |
| 司　长 | 李少卿 |
| 人事司司长 | 孙田田 |
| 财务司司长 | 齐京安 |

## 军队卫生系统

**【总后勤部卫生部部长、副部长】**

总后勤部卫生部

| | |
|---|---|
| 部　长 | 白书忠 |
| 副部长 | 李超林 |
| | 傅　征 |

**白书忠**　1944年4月出生于北京市。1962年8月于北京市考入第四军医大学并参军,1968年3月毕业。先后任军医、团卫生队队长、驻军医院医务处主任等职。1972年7月加入中国共产党。1979年2月参加对越自卫反击战。长期从事军队医疗卫生、院校教育、部队教育管理等组织领导工作。1983年6月任成都军区第三十七分部副部长,1985年10月任总后勤部第三后方基地副主任,1987年8月任第三军医大学第一附属医院政治委员,1989年8月任第三军医大学第一附属医院院长,1992年2月任第三军医大学副校长,1993年7月任总后勤部卫生部副部长,1996年3月任第一军医大学校长,1998年8月任总后勤部卫生部部长。1994年7月晋升为少将军衔。1996年9月任教授职务。在学术组织中的主要任职有:中华医院管理学会名誉会长,全军医药卫生标准化技术委员会主任委员等。

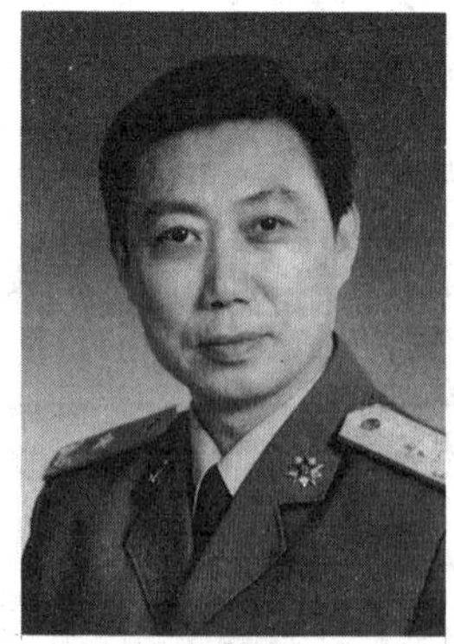

白书忠

**【总后勤部卫生部(机关)正、副局长、主任】**

| | |
|---|---|
| 办公室主任 | 张荣生 |
| 综合计划局局长 | 袁永林 |
| 副局长 | 毛常学 |
| 科技训练局局长 | 霍仲厚 |
| 副局长 | 彭东平 |
| 卫生防疫局局长 | 王赤才 |
| 副局长 | 李春明 |
| 医疗管理局局长 | 王耀宗 |
| 副局长 | 齐学进 |
| 全军保健领导小组办公室 | |
| 主　任 | 杜玉奎 |
| 药品器材局局长 | 袁天锡 |
| 副局长 | 朱书志 |
| 全军计划生育领导小组办公室 | |
| 主　任 | 刘继武 |

**【总后勤部卫生部直属单位行政正、副职领导】**

| | |
|---|---|
| 人民军医出版社 | |
| 社　长 | 余满松 |
| 副社长 | 陈琪福　李恩江 |
| 卫勤研究室主任 | 陈文亮 |
| 副主任 | 高永刚　贯万年 |
| 解放军医学图书馆 | |
| 馆　长 | 陈运奇 |
| 副馆长 | 马晋红　杜云祥 |
| 药品仪器检验所 | |
| 所　长 | 尹永祥 |
| 副所长 | 罗　军　石庆林 |

**【总后勤部直属卫生单位行政正、副职领导】**

| | |
|---|---|
| 第一军医大学校长 | 李　康 |
| 副校长 | 安郁宝　王绍惠 |
| 第二军医大学校长 | 李家顺 |
| 副校长 | 郭旭恒　吴　灿　肖振忠 |
| 第三军医大学校长 | 王　谦 |
| 副校长 | 刘美良　马振邦 |
| 第四军医大学校长 | 苏　博 |

副校长 沈志凯 李世春
农牧大学校长 李德雪
副校长 王松年 兰发祥
军事医学科学院院长 赵达生
副院长 张志祥 晁福寰
解放军总医院院长 朱士俊
副院长 田国良 林运昌 王晓钟
北京医学高等专科学校
校 长 洪先本
副校长 任勤有 戴增先 张东来
三〇二医院院长 李建华
副院长 吕占秀 吴文忠
三〇四医院院长 赵金光
副院长 李文考 赵国瑞
三〇七医院院长 王应征
副院长 宋三泰 赵玉亮 徐常伟
三〇九医院院长 蔡忠军
副院长 郑传福 梁严冬

**【各军区联勤部、各军兵种后勤部卫生部正、副部长】**

沈阳军区联勤部卫生部部长 刘 信
副部长 王志学 卢建华
北京军区联勤部卫生部部长 张雁灵
副部长 王洪达
兰州军区联勤部卫生部部长 陈友亮
副部长 汪军武
济南军区联勤部卫生部部长 刘海松
副部长 张广祥
南京军区联勤部卫生部部长 初元章
副部长 陈 勇
广州军区联勤部卫生部部长 江建荣
副部长 易仲才
成都军区联勤部卫生部部长 李鸿光
副部长 王 泽 刘殿阁
海军后勤部副部长兼卫生部部长 沈晓辉
副部长 傅世华 丁青艾
空军后勤部卫生部部长 陈义勤
副部长 张贵平 朱丽莎
第二炮兵后勤部卫生部部长 常映明
副部长 马衡阳
应勇江(兼)
原国防科工委后勤部卫生部部长 杨善芝
副部长 文 棣
武警总部后勤部卫生部部长 李 深
副部长 杨希忠 李朝福

(郭 进)

## 学术团体和群众团体

**【中华医学会会长、副会长、秘书长】**

会 长 陈敏章
常务副会长 曹泽毅
副会长 肖梓仁 王 镭 巴德年
汤钊猷 吴孟超 吴咸中
陆道培 殷大奎 郭子恒
胡亚美(女) 黄洁夫
秘书长 刘海林

**【中国解剖学会理事长、副理事长、秘书长】**

理事长 徐群渊
副理事长 刘 斌 陈克铨 朱长庚
秘书长 刘 斌(兼)

**【中国卫生经济学会会长、副会长、秘书长】**

会 长 孙隆椿
副会长 赵竹岩 王 斌 魏 颖
傅 征 王龙兴 刘新明
杜嘉祺 朱庆生 张清林
宋兆琴
秘书长 刘新明(兼)

**【中国优生科学协会会长、副会长、秘书长】**

会 长 钱信忠
常务会长 林佳楣(女)
副会长 王凤兰(女) 朱耀华 李崇高
高锦声 周宪庭 朱 俊
王连城 王世雄 李美林(女)
姜 漪(女) 杨梦庚 刘权章
关崇忻
秘书长 王连城(兼)

**【中国卫生摄影协会主席、副主席、秘书长】**

主 席 孙隆椿
常务副主席 张金杰
副主席 李祖慧(女) 丁遵新 杨玉凯
吕鸿恩
秘书长 杨玉凯(兼)

**【中国生物医学工程学会理事长、副理事长、秘书长】**

理事长 巴德年
副理事长 丁文祥 王君健 杨子彬
俞梦孙
秘书长 杨子彬(兼)

**【中国水利电力医学科学技术学会理事长、副理事长、秘书长】**

理事长 肖世友
常务副理事长 万兆樟 佟尉廷
副理事长 陈玮莹(女) 杨先爵
秘书长 张鹤林

**【中国防痨协会理事长、副理事长、秘书长】**

理事长　戴志澄
副理事长　张立兴　汪仲贤　王撷秀(女)　许成文　屠德华　端木宏瑾
秘书长　张立兴(兼)

**【中国癌症研究基金会理事长、副理事长、秘书长】**

理事长　李保荣
副理事长　孙　燕　杨保华
秘书长　李保荣

**【中国卫生统计学会会长、副会长、秘书长】**

会　长　朱庆生
副会长　陈育德　刘新明　袁永林　张寿生　宋兆琴　饶克勤　金水高　方积乾　宋文义
秘书长　饶克勤

**【中德医学协会理事长、副理事长、秘书长】**

理事长　吴在德
副理事长　陆道培　文历阳　吴孟超
秘书长　万开元

**【中国营养学会理事长、副理事长、秘书长】**

理事长　葛可佑
副理事长　陈吉棣　陈效曙　顾景范　李珏声　赵法及
秘书长　王光亚(女)

**【中国病理生理学会理事长、副理事长、秘书长】**

理事长　薛全福
副理事长　李楚杰　金惠铭　黄启福
秘书长　韩启德

**【中国麻风防治协会理事长、副理事长、秘书长】**

理事长　肖梓仁
副理事长　何达埙　赵天恩　潘春枝　张国成　陈家琨　胡鹭芳
秘书长　杨忠民

**【中国心理卫生协会理事长、副理事长、秘书长】**

理事长　陈学诗
副理事长　沈渔邨　龚耀先　刘福源　崔以泰　蔡焯基　李心天
秘书长　蔡焯基(兼)

**【中国健康教育协会会长、副会长、秘书长】**

会　长　郭子恒
常务副会长　毕效增
副会长　张义芳　高运甲　杨伟光　陈秉中　朱丰诚　刘玉良　梁浩才　黄敬亨　赵达生　朱庆生　王贺祥　白景玮
秘书长　王贺祥(兼)

**【中国农村卫生协会会长、副会长、秘书长】**

会　长　张自宽
常务副会长　孙爱明
副会长　郭友生　金大鹏　白　筠　李东方　陈佑邦　杜皓林
秘书长　杜皓林

**【中国免疫学会理事长、副理事长、秘书长】**

理事长　巴德年
副理事长　卢景良　金伯泉　周光炎　陈慰峰
秘书长　许贤豪

**【中国预防医学会会长、副会长、秘书长】**

会　长　何界生(女)
副会长　黄永昌　刘世杰　戴志澄　曾　毅
秘书长　王贺祥

**【中国输血协会理事长、副理事长、秘书长】**

理事长　倪道民
副理事长　王培华　洪俊岭　张钦辉　胡开瑞　郑志伟
秘书长　王培华(兼)

**【马海德基金会理事长、副理事长、秘书长】**

理事长　苏　菲
副理事长　戴正启　周幼马
秘书长　申鹏章

**【中国预防性病艾滋病基金会会长、副会长、秘书长】**

会　长　曾　毅
副会长　沈渔邨
秘书长　陈鸿书

**【中华国际医学交流基金会会长、副会长、秘书长】**

理事长　曹泽毅
副理事长　王树岐　冯　友
秘书长　冯友(兼)

**【中国医学基金会会长、副会长、秘书长】**

会　长　陶思亮
常务副会长　华俊东　张浩然
副会长　王永麟　刘　波　朱培康　齐谋甲　张凡琪　郭应禄　秦伯益
秘书长　华俊东(兼)

【中国医疗装备应用与维修技术协会理事长、副理事长、秘书长】

理事长　顾英奇
执行理事长　潘屏南
副理事长　李泮岭　于生龙　王春然　徐　虹
秘书长　王小韵

【中国优生优育协会会长、副会长、秘书长】

会　长　何界生
副会长　邹时炎　张玉岑　章瑞英　胡春华　刘海荣　王智均　曹泽毅　杨新力
秘书长　秦新华

【中国学生营养促进会会长、副会长、秘书长】

会　长　何界生(女)
副会长　邹时炎　许桂华
秘书长　郭栟懿

【中国医学影像技术研究会会长、副会长、秘书长】

会　长　郭普远
常务副会长　高元桂
副会长　祝志新　杨　镜　柴振明　姚锦钟　徐智章　谢楠柱　周　诚　潘忠允　栗政中　蔡祖龙
秘书长　曹海根

【中国康复医学会会长、副会长、秘书长】

会　长　耿德章
副会长　于宗河　邓开叔　卓大宏　周士枋
秘书长　刘福臻

【中华护理学会理事长、副理事长、秘书长】

理事长　曾熙媛
副理事长　王　敏(女)　秦力君(女)　刘华平(女)　顾美仪(女)
秘书长　王春生

【中国吸烟与健康协会会长、副会长、秘书长】

会　长　吴阶平
常务副会长　翁心植
副会长　张义芳　陈春明(女)　冯其贵　王如文　俞贵麟　曹荣桂　苏菊香(女)　韩长林　瞿冬芬
秘书长　张义芳

【中日医学科技交流协会会长、副会长、秘书长】

会　长　那彦群
副会长　金恩源　张熙增　赵书贵
秘书长　王序明

【中国足部反射区健康法研究会理事长、副理事长、秘书长】

理事长　杭雄文
副理事长　张红旌　牟天培　孟昭义　张义胜
秘书长　张红旌(兼)

【中国保健科技学会会长、副会长、秘书长】

会　长　刘　铮
常务副会长　牟天培
副会长　耿德章　阙学贵　潘学田　秦新华(女)　陈燕芳(女)　卫国福　王树岐
秘书长　张万有

【中国生理学会理事长、副理事长、秘书长】

理事长　杨雄里
副理事长　邓希贤　卢光启　何瑞荣　周曾铨　姚　泰
秘书长　许　荣

【全国卫生产业企业管理协会会长、副会长、秘书长】

会　长　孙隆椿
副会长　曹荣桂　蔡仁华　刘新明　于生龙　江焕波　杨忠兴　温学信　耿德章
秘书长　蔡仁华(兼)

【中国鼠害与卫生虫害防治协会会长、副会长、秘书长】

会　长　胡熙明
副会长　刘玉良　张景霖　宫新生　刘德全
秘书长　刘玉良(兼)

【中国性病艾滋病防治协会会长、副会长、秘书长】

会　长　王克安
副会长　戴志澄　张孔来　康来仪　郑锡文
秘书长　董永坤

【海峡两岸医药卫生交流协会会长、副会长、秘书长】

会　长　肖培根
常务副会长　王义之
副会长　曹泽毅　孙柏秋　傅世垣　韩济生　李恩复
秘书长　王义之

【中国医药生物技术协会理事长、副理事长、秘书长】

理事长 陈敏章
副理事长 王树岐 江焕波 刘海林
乔晓溪 肖梓仁 侯云德
赵 铠 潘学田
秘书长 刘海林

【中国药物滥用防治协会会长、副会长、秘书长】
会 长 陈敏章
副会长 胡熙明 范宝俊 潘学田
秘书长 陈寅卿

【中国医疗保健国际交流促进会会长、副会长、秘书长】
(正在变动中)

【中国卫生法学会会长、副会长、秘书长】
会 长 孙隆椿
副会长 朱 杰 朱宗涵 刘志诚
应松年 郭 纶 钱昌年
袁惠章 曹康泰 黄曙海
张立平 支峻波 白惠良
马敏新
秘书长 吴崇其

【中国红十字基金会会长、副会长、秘书长】
会 长 顾英奇
常务副会长 孙伯秋
副会长 金朱德 陶思亮 王立忠
刘利权 何在雄
秘书长 范雨田

【中国老年保健医学研究会会长、副会长、秘书长】
会 长 耿德章
常务副会长 郭普远
副会长 王士雯 王赞舜 石元俊(女)
刘元恕 朱高章 李生材
陈可冀 祝志新 宁 辉
秘书长 陈贤义

【中国性学会理事长、副理事长、秘书长】
理事长 徐天民
副理事长 王一飞 崔以泰
秘书长 朱 琪

【中国地方病防治协会会长、副会长、秘书长】
会 长 钱信忠
常务副会长 高淑芬(女)
副会长 王立忠 张玉玑 王环增
祁国明 盖国英 于海源
汪忠武 董志华
秘书长 高淑芬

【中国牙病防治基金会理事长、副理事长、秘书长】
理事长 王雨之
副理事长 张震康 孙英林 李世俊
卞金有
秘书长 张博学

【中国国际旅行卫生保健协会会长、副会长、秘书长】
会 长 曲绪禄
常务副会长 董长岭
副会长 周中孚 初造强 杨伯谦
秘书长 董长岭

【中国老年保健协会会长、副会长、秘书长】
会 长 钱信忠
常务会长 耿德章
常务副会长 张 愈
副会长 张 侃 王树岐 王恩良
孙柏秋 陈鸿书 云曙碧
金 锐
秘书长 李艳芳

【吴阶平外科医学基金会理事长、副理事长、秘书长】
理事长 郭应禄
副理事长 冯甑心 梅 骅 张 心
秘书长 邢燕萍

【中国器官移植发展基金会理事长、副理事长、秘书长】
理事长 裘法祖
副理事长 吴在德 刘雅兰(女)
秘书长 刘雅兰(兼)

【中国听力医学发展基金会理事长、副理事长、秘书长】
理事长 谭云鹤
副理事长 袁汉源 朱福林 姜其温
尉彭城
秘书长 梁 涛(兼)

【中国女医师协会会长、副会长、秘书长】
会 长 林佳楣(女)
副会长 迟宝兰(女) 庄炳谨(女)
秘书长 庄炳谨(兼)

【中华医院管理学会会长、副会长、秘书长】
会 长 张自宽
副会长 迟宝兰 于宗河 朱士骏
陈绍武 林发雄
秘书长 王志明

【中华口腔医学会会长、副会长、秘书长】
会 长 张震康
副会长 邱蔚六 樊明文 颜景芳

　　　　　吕春堂　王大章
秘书长　颜景芳(兼)

**【中国初级卫生保健基金会理事长、副理事长、秘书长】**

理事长　卢嘉锡
副理事长　方荣欣　姚　峻　宋金生　邱影新　李　蒙
秘书长　严晓蒸

**【中国肝炎防治基金会理事长、副理事长、秘书长】**

理事长　陈敏章
副理事长　戴志澄
秘书长　苏崇鳌

（卢　渊）

## 中国红十字会

**【中国红十字会会长、副会长、秘书长】**

名誉会长　江泽民
名誉副会长　赵朴初　王光英　何鲁丽(女)　钱信忠　陈敏章
会　长　钱正英(女)
常务副会长　顾英奇
副会长　王立忠　孙柏秋(女)　曲　折
秘书长　李长明

**王立忠**　1940年7月生，辽宁锦州人，中共党员，1965年8月毕业于沈阳医学院。历任卫生部工业卫生实验所干部、卫生部工业卫生局、办公厅干部、秘书、副处长、副主任，卫生部妇幼卫生司副司长、卫生部地方病防治司副司长、卫生部人事司司长、中国红十字会总会党组书记、副会长，1997年11月中共中央组织部明确其为中央国家机关副部级干部。

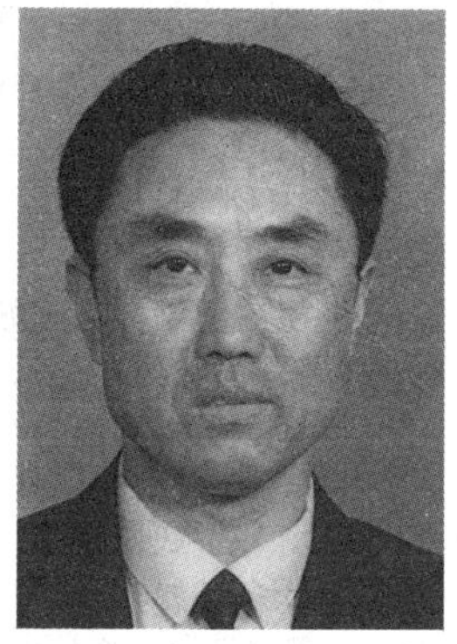

王立忠

（李长宁）

## 表彰人物

**【1998年全国医药卫生系统“五一劳动奖章”获得者】**

王琳芳(女)　中国医学科学院基础医学研究所教授
高晓兰(女)　北京天坛医院副院长
张汉伟　山西人民医院主任医师、副院长
毛学正　山西阳泉市第一人民医院主任医师
殷大发　辽宁丹东市康华医院主任医师
王乐民　黑龙江哈尔滨市第一医院心内科主任
王淑媛(女)　黑龙江佳木斯市中心医院党委书记
廉成章　黑龙江红兴隆国营农场管理局中心医院党委书记
刘存周　黑龙江哈尔滨制药总厂厂长
王正敏　上海医科大学附属眼耳鼻喉医院科主任
樊水玉(女)　上海佳博药业经营公司张华国药号中医师
陈　峰(女)　江苏南京市同仁堂制药厂销售员
邹元国　江苏南京红十字血液中心副主任
张云霞(女)　江苏盱眙县人民医院护士长
工雅莉(女)　浙江杭州拱墅区人民医院护士
裘仁治　浙江鄞县人民医院医生
陆永良　浙江湖州市第二人民医院副主任医师
柳国恩　浙江嵊州市人民医院医生
石　勤(女)　浙江建工医院护士长
王和平　安徽蚌埠市第二人民医院心血管科主任
谢北奎　安徽马鞍山医药保健品公司门市部主任
周天生　安徽石台县人民医院外科副主任医师
袁华音　安徽省立医院主任医师、安徽医大教授
卞国忠　安徽中医学院第一附属医院党委书记
李艳玲(女)　江西新建县大塘中心卫生院护师
舒普荣　江西鹰潭市蛇伤防治研究所所长
秦凤富(女)　山东青岛双星集团公司职工医院院长
李显成　河南郑州市管城中医院副主任医师
陈幸运(女)　河南开封医学高等专科学校附属淮河医院副主任医师
曹冠东　河南漯河市第一人民医院主任医师
张　敏(女)　河南援生制药股份有限公司贴签工
王伦长　湖北十堰市太和医院、郧阳医学院附院主任医师
胡炳强　湖南省肿瘤医院放射治疗科主任
庄意冰(女)　广东汕头经济特区鮀滨制药厂药物研究所所长
陈小凯　广东惠州市城区中医院针灸科组长
陈柏权　广东省台州市化学制药厂工段长
晨彦华　广西柳州市工人医院检验科主任
陈忠和　广西中医学院骨伤科研究所副所长
曾洪文　海南省干部疗养院院长
郑万川　海南省人民医院院长
张德明　四川雅安地区人民医院外三科主任
王　凡　重庆万县精神卫生中心护士长
禹　旭　贵州黔西南州人民医院副院长
罗富英(女)　云南麻栗坡县人民医院康复科清洁工
杨公衍　云南迪庆州医院内科主任医师
嘎　布　西藏自治区第二人民医院院长

哈木拉提·吾甫尔　　新疆维吾尔医研究所教授

（蔡顺利）

**【1998年全国医药卫生系统获“五一劳动奖状”先进集体】**

北京市积水潭医院烧伤科
河北省邯郸医学高等专科学校皮肤科教研室
吉林省蛟河市人民医院外科系
江苏省启东盖天力制药股份有限公司盖天力班
江苏省盐城市第三制药厂胶囊车间插丸班
湖北省武汉制药(集团)股份有限公司甲硝唑合环大组
四川蜀乐药业股份有限公司来福公司氨基酸生产工段
青海制药厂一车间丁丙诺啡组
天津药业有限公司
内蒙古自治区伊克昭盟医院
黑龙江省哈尔滨市药材总公司
河南省郑州市新郑制药股份有限公司
广东省高州市人民医院
广西赖氨酸厂
海南省儋州市第一人民医院

（蔡顺利）

**【第六届中国青年科技奖获奖者(医药卫生系统)】**

王　辰　　首都医科大学附属北京红十字朝阳医院
毕胜利　　中国预防医科院病毒学研究所
刘奕志　　中山医科大学眼科中心
王　柠　　福建医科大学附属第一医院
宋亮年　　解放军第二军医大学
张　旭　　解放军第四军医大学
姜　勇　　解放军第一军医大学
黄建生　　解放军第一军医大学
蒋华良　　中科院上海药物研究所
傅松滨　　哈尔滨医科大学基础医学学院
熊思东　　上海医科大学卫生部医学分子病毒学重点实验室

（李赵城）

**【第五届“吴杨奖”颁奖】** “吴阶平医学研究奖保罗·杨森药学研究奖”第五届颁奖大会11月6日在江苏常州市举行。神经科、麻醉科、内分泌(糖尿病)科、抗生素科、制药工程科5个专业的28位专家分获一、二、三等奖。

“吴杨奖”设立于1994年3月，由全国十大最佳合资企业杨森公司捐资，与卫生部、国家药品监督管理局联合设立，用以奖励我国医药研究各领域有突出成就的中青年科研工作者。该奖每年颁发一次，至今共颁奖5次，有22个研究领域的192位医学工作者获此殊荣，他们均为我国相关领域的学术带头人。1998年获得一等奖的有：上海瑞金医院神经科教授陈生弟、上海第六人民医院内分泌科教授吴松华及维生药业（石家庄）有限公司工程师陈梦霞。

（蔡顺利）

**【王振义获国际大奖】** 被世界医学界誉为“癌肿诱导分化第一人”的中国工程院院士，上海第二医科大学终身教授、瑞金医院上海血液学研究所名誉所长王振义，10月27日在巴黎获得1998年度法国世界(国际）祺诺台尔杜加大奖。

祺诺台尔杜加出生于意大利，在法国从事报刊出版事业，曾先后获法国十字勋章和新生奖章，1967年逝世。他的遗霜于1969年建立了祺诺台尔杜加基金会，设立了“世界(国际)祺诺台尔杜加奖”，每年奖励一名世界著名的文学家、艺术家或科学家。王振义教授首先在世界上运用中国生产的全反式维甲酸诱导分化治疗急性早幼粒细胞白血病取得成功，并最早主动提供药品给法国医学科学工作者，与其一起进行临床和基础研究，获得一系列突出研究成果，王振义教授的诱导分化疗法已被世界医学树立为治疗癌症的成功典范和革命性变革，即不通过传统的化疗方法来“杀死”和“消灭”白血病细胞，而以“教育”、“改造”的诱导分化的方法使之转变为正常细胞。

王振义教授是获此殊荣的第一个中国人，也是继1994年他本人获得美国凯特林医学奖、1997年3月获得瑞士布鲁巴赫癌肿研究奖之后，第三次获得的世界大奖。

（蔡顺利）

**【第四届中国青年科学家奖】** 生命科学方面卫生系统2人获奖，1人获提名奖，他们是：

郭亚军　　第二军医大学教授
王　宪　　北京医科大学三院血管医学研究所研究员
贺福初　　军事医学科学院研究员

（蔡顺利）

**【吴英恺荣膺中国医学科学奖】** 12月16日，我国医学科学最高奖第三次颁发，中科院院士、著名胸外科专家吴英恺教授获奖。吴教授在国内率先开展食管癌切除等现代胸心外科手术，率先开展心血管病流行病源学工作，为心血管病的防治作出了重要贡献。

（蔡顺利）

**【牛祝琴获世界杰出妇女发明奖】** 武警总医院药厂厂长牛祝琴在药坛耕耘20多年之后，获得联合国知识产权组织授予的世界杰出妇女发明奖，填补了武警部队一项空白。牛祝琴20多年如一日，从事新药研制，40多次获奖。她研制的“五味通栓口服液”继获得国家专利、新药证书，成为世界首创的新药之后，又于1998年8月获全国第1届发明博览会金奖。

（蔡顺利）

**【严仁华、周华康获内藤国际育儿奖】** 10月22日下午，为纪念《中日和平友好条约》缔结20周年，首届中国内藤国际育儿奖颁奖系列活动在京展开，荣膺该奖的著名妇幼保健专家严仁英教授、儿科专家周华康教授在“爱的心迹”图片展上与各界朋友见面。

28年前，日本兴起一场“培育温暖心灵”的育儿运动，它的倡导者是被誉为“日本育儿之神”的儿科专家内藤寿七郎博士、具有远见的企业家葛西健藏先生等。他们敏锐地观察到在经济发展的同时出现的种种社会问题，提出“培育温暖的心灵，才是幸福的根本”的主张。他们团结各界人士，加强了与中国的交流与合作。1997年，“内藤国际育儿奖”在日本和中国同时创设，旨在颂扬全世界为培育儿童温暖心灵作出贡献的杰出人士，以使这场运动更加深入到各国人民的心中。

首届中国内藤国际育儿奖获奖者是由中国关心下一代专家委员会和日中育儿研究会的两国专家共同评选产生的。

一幅幅珍贵的历史图片，记载了严仁英、周华康对祖国的下一代关爱呵护、无私奉献的心路历程。从城市到乡村，严仁英教授巡医问诊、调查研究，几十年如一日。在她的组织指导下，我国农村实现了不用大量投入而大大降低围产儿死亡率的目标。“生命意味着工作着的每一天”，这便是她奉行终生的人生哲学。周华康是我国“儿科之父”诸福棠的高足之一。几十年来，他时刻要求自己“把儿童的利益放在第一位”，严谨治学，淡泊名利，堪称模范。他资助、访视类风湿病患儿任善敏长达20余年，在儿科学界传为美谈。

（蔡顺利）

**【李晓明荣获意大利“大骑士勋章”】** 北京中医药大学教授李晓明连续12年赴意大利讲学，把中国的中医、中药、针灸、气功等传统医学毫无保留地奉献给意大利人民，最近荣获意大利总统授予的在科学和文化领域作出重大贡献的专家和学者的最高荣誉奖章——“大骑士勋章”。

1998年7月，意大利驻华大使夸罗尼先生在意大利驻中国大使馆进行授勋仪式。在授勋仪式上，夸罗尼大使宣布了意大利共和国总统和政府正式授予北京中医药大学医学气功研究所所长李晓明先生“大骑士勋章”的决定；同时，宣读了总统亲笔签名的授勋荣誉证书；然后，将一枚闪闪发光的、代表着崇高荣誉的勋章戴在了李晓明教授胸前，并表示热烈的祝贺。

夸罗尼大使在贺词中高度赞扬了李晓明先生在中意文化交流中作出的成绩，他说：“‘大骑士勋章’是意大利总统给予在科学和文化领域作出重大贡献的专家和学者的最高荣誉。李晓明先生连续12年赴意讲学，他以精湛的医疗技术，孜孜不倦的教学态度赢得了意大利人民对中国传统医学的真正信服。更可贵的是李晓明先生已将中国传统医学从民间的交流合作逐步扩展到意大利医学界、科技界。李晓明先生在多年的讲学活动中，为传播中国文化尽了自己很大的努力，并与意大利人民结下了深厚的友谊。他为意大利人学习中医作出了贡献。因而，意大利政府决定授予李晓明教授最高级别的‘大骑士勋章’荣誉。意大利政府和人民永远欢迎他。”

（蔡顺利）

**【第十三届赛克勒中国医师奖颁发】** 一年一次的赛克勒中国医师年度奖11月15日在北京颁发。1998年颁发的医学专业是耳鼻喉科，3位中青年医师由评委会从全国推荐的29名医师中评选出来。他们是第四军医大学唐都医院副教授崔鹏程、山东省立医院副教授王海波和昆明医学院附一院副教授隋军。

（蔡顺利）

**【第五届何梁何利奖颁发】** 卫生系统8位科学家获1998年第五届何梁何利医药医学奖，他们是：

王永炎　1938年生于天津，北京中医药大学校长。在中风病和脑病的临床及实验研究中取得重要成就。

吴旻　1925年生于北京，中国医科院肿瘤研究员，是我国肿瘤细胞遗传学和分子遗传学的重要开拓者，对食管癌的预防和治疗作出重要贡献。

俞永新　1929年生于福建仙游，中国药品生物制品检定所研究员。他研制成功乙型脑炎减毒活疫苗等一批活疫苗。

姜泗长　1913年生于天津，解放军总医院教授。他是我国著名的耳鼻喉科专家，发明了多项耳硬化症聋治疗技术并广泛应用于医疗实践。

闻玉梅（女）　1934年生于北京，上海医科大学教授。她在乙肝病毒分子病毒学及免疫学的研究方面取得重要成果。

黄量（女）　1920年生于上海，中国医科院药物所研究员。她在苗族化合物以及抗肿瘤、抗病毒、计划生育药物研究方面有突出贡献。

韩启德　1945年生于上海，北京医科大学副校长。他在心血管病理生理学的研究方面取得重要成果。

程国良　1937年生于浙江宁波，解放军401医院副院长。他是著名的手外科和显微外科专家，其断指再植、拇手指再造、部分手功能重建治疗技术国际领先。

（蔡顺利）

**【“张大宁星”命名】** 我国第一个以医学家名字命名的小行星——张大宁星，10月23日上午在北京举行颁发证书命名仪式，我国著名中医肾病学家张大宁获此殊荣。这次命名的张大宁星，是1996年10月23日，由中国科学院北京天文台发现的，编号为8311号。

（蔡顺利）

**【全国模范乡村医生名单】** 1998年，卫生部医政司、妇幼司、国家中医药管理局、中国农村卫生协会和健康报社评选出102名全国模范乡村医生，他们是：

宗和山　北京房山区长沟镇南正村卫生室
魏　斌　天津东丽区大毕庄镇欢坨村卫生所
李寿仙　河北张家口市桥西区沈家屯镇东辛庄

常宝成 河北秦皇岛海港区西港镇前道西卫生所
李月琴(女) 河北赵县杨户乡卫生院
樊顺祥 河北沙河市褡裢办事处褡裢村卫生所
孙海峰 河北武安市崇义南庄卫生所
许德富 河北三河市燕郊镇三街卫生所
张英迪 河北南皮县店子镇刘文三村
王振义 河北滦南县长宁镇柳行村卫生所
景明轩 山西灵石县南关镇南关村卫生所
曹福哲 山西平顺县苗庄镇北甘泉村卫生所
吴世旺 山西浑源县蔡村镇蔡村卫生所
郭崔山 山西曲沃县曲村镇北容村卫生所
阿格旺(蒙古族) 内蒙古镶黄旗鸿格尔易拉苏木赛乌素嘎查
王文玉 内蒙古赤峰市敖汉旗四道湾子镇小河沿村
梁秀兰(女 蒙古族) 辽宁新宾县嘉禾乡四道堡村
高学奎 辽宁瓦房店市邓屯乡高家村
张忠仁 辽宁海城市感王镇前堡村
韩向升 吉林德惠市天台镇天台村
郝国范 吉林舒兰市水曲柳镇大树村
王万斌 黑龙江庆安县大罗镇新生村
谢殿有 黑龙江富锦市向阳川镇兴隆村
张庆国 黑龙江宁安市东京城镇塘坊村
唐仁荣 上海浦东新区外高桥镇周家浜村
王祖金 江苏江宁县汤山镇尚庄村
宗景玮(女) 江苏常熟市虞山镇宝岩村
冒仲如 江苏如东县新林乡张益村
刘南山 江苏淮安市季桥乡卫生管理办公室
张仁礼 江苏宝应县望直港镇军师卫生室
夏和兴 江苏丹阳市司徒镇曹甲村卫生室
陈家鼎 浙江慈溪市周巷镇海英村
金子芳 浙江余杭市亭趾镇费庄村
张叙荣 浙江桐乡市石门镇石门村
王庆章 安徽亳州市大寺镇卫生院
房修学 安徽怀远县河溜镇房楼村
蒋国胜 安徽黄山市黄山区汤口镇岗村
张应旺 福建建瓯市东峰镇坪林村
林荣辉 福建龙岩市曹溪镇王庄村
吴三火 江西黎川县西城乡芦坑村
徐益华 江西宜春市下浦乡厚田村
李硝英 江西上犹县油石乡永坑村
徐法诚 山东胶州市胶西镇徐家村
孙中升 山东枣庄市金寺乡肖庄村
徐桂花(女) 山东东营市辛店镇东赵村
冯树娣 山东龙口市兰高镇兰高村
丁文平 山东寿光市营里镇西北河村
吴海涛 山东宁阳县宁阳镇小吴村
王秀真(女) 山东荣成市石岛镇大鱼岛村
李秋孝 山东莱芜市荣城区羊里镇仓上村
李春英(女) 山东惠民县桑落墅镇桑中卫生所
尹起莲 山东曹县城关镇北关村
王广兴 河南巩义市米河镇小里河村
潘章顺 河南汝阳县上店乡任庄村
罗传云(女) 河南罗山县楠杆镇马堰村
李正河 河南博爱县高庙乡义沟村
王修善 河南浚县善堂镇东什村
任丙臣 河南濮阳县徐镇卫生管理站
张新民 河南许昌县苏桥镇禄马村
李春花(女 回族) 河南沈丘县槐店镇第六诊所
李培鲁 河南邓州市白牛乡万庄卫生所
张志强 河南南阳市宛城区白河镇李八庙村
石桂清(女) 湖北襄樊市王寨办事处乔营村
桂运兰(女) 湖北武汉市洪山区九峰乡古架村
皮厚琼(土家族) 湖北长阳县贺家坪镇景阳坪村
梁启荣(女) 湖北十堰市郧县桂花乡香炉山村
秦永洋 湖北鄂州市华容镇牌坊村
李植选 湖南衡阳市效区茶山坳镇农林村
蒋国英(女) 湖南祁阳县下马渡镇六合堂村
邱项周 湖南平江县三市镇中沙村
李 凡 湖南邵东县魏家桥乡合塘村
刘贤凉 湖南浏阳市大窑镇枫林村
陈茂毫 广东雷州市英利镇新村
梁森 广东中山市火炬开发区张家边村
陈佐权 广东增城市新塘镇南安村
苏维新 广西防城港市港口区企沙镇华侨村
温固元 广西合浦县西场镇老温村
许大辉(壮族) 广西大新县榄圩乡武姜村
韦美珍(女仫佬族) 广西宜州市矮山乡宜畔村
潘在科 海南琼山市演丰镇苏民村
吴玉琼(女 彝族) 四川攀枝花市仁和区平地乡迤沙拉村
马元先 四川巴中市甘泉乡园艺村
吴泽生 四川古蔺县丹桂镇凤杉村
达夏旺堆(藏族) 四川甘孜州吉居乡
杨长松 四川温江县和盛镇晶光村
李正祥 四川丰都县虎威镇大桥村
兰国群 四川彭山县灵石镇平乐村
周永勤 贵州黔西县林泉镇合心村
吴培军(侗族) 贵州万山特区高楼坪乡水眼坪村
谢宗新 云南大关县黄葛乡新寨村
罗菊芬(女) 云南禄丰县金山镇科甲办事处卫生所
吾金(藏族) 西藏山南地区加查县坝乡卫生院
黄安民 陕西华县瓜坡镇瓜底村
徐建兴 陕西南郑县阳春镇徐庙村
高全扬 陕西西安市未央区红色村
屈万银 陕西延川县关庄乡杨家坪村
李寿荣 甘肃武威市谢河乡卫生院
宋金鹏 甘肃天水市秦城区吕二乡莲亭村
普日科(藏族) 青海玛沁县大武乡哈龙医疗站
王学仁 宁夏永宁县李俊镇西邵村
朱吉祯 新疆吉木萨尔县二工乡头工村
艾米地汗(女 维吾尔族) 新疆托克逊县伊拉湖乡团结村

(蔡顺利)

**【山西省卫生系统在“1.26 甲醇中毒事件”救治和事故处理工作中作出突出成绩受到通报表彰】** 1998年2月18日卫生部通报表彰在“1.26 甲醇中毒事件”救治和事故处理工作中作出突出成绩的山西省卫生系统。通报指出：今年春节前后，由于有毒工业化学品甲醇非法流入社会，山西省朔州市平鲁区、朔城区和大同市灵丘县先后出现部分群众因饮用不法分子用甲醇勾兑的“散装白酒”，发生严重甲醇中毒的恶性事件（“1.26”甲醇中毒事件，下同），导致296人住院治疗，其中27人死亡。事件发生后，山西省、朔州市、大同市和中毒发生地的各级卫生行政、医疗、卫生监督和卫生防疫单位，在各级党委、政府的统一领导指挥下，按照江泽民总书记的指示精神，认真履行法律赋予的卫生监督职责，发扬救死扶伤的革命人道主义精神，自始至终战斗在中毒事故现场第一线，积极为政府当参谋，协助当地政府最大限度地减少伤亡，有效地控制了中毒事故进一步蔓延，作出了突出成绩。经卫生部研究，决定对直接参加这次中毒事件调查、抢救的全体卫生行政和医疗卫生单位予以通报表彰。他们的突出事迹如下：

1. 及时发现，紧急报告 朔州市平鲁区人民医院在1月23日至26日期间连续接诊6名症状相似的危重病人，经抢救无效死亡。这个情况立即引起了该院的高度警觉，在设备条件有限，难以做出确切诊断的情况下，医院通过认真分析病史和临床表现，查阅有关资料，高度怀疑是由于饮用甲醇造成的中毒，院领导一班人经慎重研究后，于当晚6时向区卫生防疫站和区政府进行了紧急报告。从而，赢得了在除夕群众饮酒高峰到来之前控制事态扩大的宝贵时间。

2. 当好参谋，果断决策 朔州市区两级卫生局、卫生防疫站于1月26日晚接到中毒报告后立即赶赴现场，紧急调查了解情况。在当晚市、区党委、政府召开的有关部门紧急会议上，朔州市卫生防疫站凭借长期从事食品卫生执法和事故处理的经验，向政府提出了两项重要建议：一是建议采取紧急控制措施，立即查封所有散装白酒；二是对可疑有毒散装酒立即采样化验。政府当即采纳建议并紧急分工，制定了应急措施。由于当地没有甲醇分析条件，27日在省卫生厅的协调下，样品被紧急送往大同市第一卫生防疫站和山西省卫生防疫站连夜进行化验，确定了本次恶性事件是由于饮用含有大量甲醇的“散装白酒”中毒造成的。从而，各级政府及有关部门明确了事故控制和案件查处的方向，有效应急措施才得以进一步展开。为使广大群众及时了解甲醇的危害和中毒表现，朔州市、灵丘县卫生局、卫生防疫站紧急撰写、制作了大量宣传资料，通过政府广泛散发，利用一切宣传手段，尽可能通知到每户群众。不少群众得到通知后，主动到门诊就诊或咨询，有效地预防了危害进一步蔓延。

3. 全力以赴，尽天使之责 危情就是命令，现场就是战场。整个春节期间是中毒发病的高峰。中毒发生地的朔州市平鲁区人民医院、朔城区人民医院、朔城区中医院、大同市灵丘县人民医院是中毒群众的主要抢救现场。各医院打破常规门诊和住院制度，提出“一切为了患者”“抢救患者不惜一切代价”的口号，夜以继日地尽最大可能挽救每一位中毒群众的生命。

除夕（1月27日）上午，省卫生厅接到朔州市电话报告中毒事件后，紧急动员，组织成立了由卫生监督处处长带队，有省卫生防疫站、山西医大第二附属医院职业中毒科等有关领导和专家组成的中毒调查抢救组赶赴现场。这是省政府各部门中最先到达中毒现场的一支队伍，对指导当地开展事故调查，查明中毒原因，组织急救起到了重要作用。接着，山西省卫生厅数位厅领导亲自带队，组织山西省人民医院、山西医大第一附属医院、省眼科医院、省卫生防疫站等单位几十名医学、防疫和护理专家分几批下到现场，与当地的医疗卫生人员一道投入了紧张的救治和事故处理工作。与此同时，省卫生厅根据了解到的毒酒流向，立即通知大同市做好救治的各项准备工作，春节期间，当灵丘县中毒病人一出现，市卫生局局长立即带队率先赶赴现场并先后组织大同市第五、第三人民医院，市卫生防疫站25名医护人员赴现场指挥和救治。

全体卫生医护人员舍小家，顾大家，放弃了与家人团聚和节日休息，有的不顾家中有病的孩子和年迈的老人，有的带病出诊，还有的连续数日工作在病房，晕倒后经抢救再爬起来继续工作等。各级卫生行政、医疗卫生单位的领导，与广大医护人员一道，战斗在第一线，饿了啃袋方便面，渴了喝杯白开水。大家只有一个愿望，尽白衣天使的天职，把生命夺回来！灵丘县是国家级贫困县，是伟大的国际主义战士白求恩大夫战斗工作过的地方。广大医疗卫生人员，自觉地以白求恩同志为榜样，全心全意为患者服务，急病人所急，想病人所想，为贫困患者捐款捐物，使他们解除后顾之忧，安心治病。

由于救治及时，不少中毒病人转危为安，绝大多数住院病人已痊愈出院。对于视力损害较严重的病人，进行了特殊治疗，最大限度地减轻残疾。有关专家还大胆探索大剂量球后药物注射治疗，取得了较好的效果。

4. 调查取证，依法办案 虽然在这次事件处理中，各级党委、政府给卫生部门的主要任务是承担救治工作，但是，按照国家食品卫生法的规定，这次事件也是一起利用非食品原料生产加工食品的非法食品生产经营行为。案情发生后，当地卫生行政部门的食品卫生监督员依照食品卫生法的有关规定，不失时机地开展了案件调查取证工作。在中毒发生的各个县、区和甲醇流失源头的文水县，卫生行政部门共采样检验848份散装白酒，其中不合格292份；他们深入各个白酒生产销售点和病人家中进行现场调查，采集现场笔录和有关证据，参与对毒酒及其生产销售点的查封工作，共制作数百份卫生执法文书，为下一步依法查处做好了基础工作。灵丘县卫生防疫站的食品卫生监督员在驱车去大同市卫生防疫站送样检验中，由于天黑道险，途中翻车，未受伤的同志爬起来，拦了一辆车，继续前进，及时将样品送到并取回检验结果。站长在车祸中受伤住院，在病床上一边治疗一边指挥办案工作，病情稍有好转又投入了工作。除大同市外，吕梁、太原、忻州等地卫生局、卫生防疫站根据省卫生厅的指示，春节期间也紧急对当地的白酒市场进行了检查，2月4日，省卫生厅向全省各地、市发出《关于在全省开展散装白酒卫生监督检查的紧急通知》，并于2月5日召开了各地市卫生局长、监督科长、卫生防疫站长等人员参加的紧急动员大会。各地正在按照食品卫生法的规定，对本辖区进行一次突击性检查。对查获的违法行为依照食品卫生法有关规定予以严肃处理。

山西省各级卫生行政部门在这次事件中采取的事故处理措施是有力的，对迅速控制这次甲醇中毒恶性事件作出了突出贡献。我们要求全国广大医疗卫生人员向他们学习。以此为契机，进一步加强医德医风建设，进一步增强执法意识，加大食品卫生执法力度，更好地为保护人民健康，促进社会主义市场经济建设服务。有关山西省在本次救治工作和事故处理工作中涌现出的大量优秀事迹和典型人物，请健康报社与当地省卫生厅联系，进一步深入报道。我们也希望各大新闻媒介积极宣传报道这次事件处理中涌现出的好人好事。促进社会主义精神文明建设。

希望山西省各级卫生行政部门和医疗卫生单位继续做好救治的善后工作。不能放松警惕，要继续密切注视，随时发现并及时救治可能出现的病人。同时，要对这次事件进行认真总结，按照省委、省政府的要求举一反三。特别要认真研究今后如何加强基层食品卫生执法力度的措施和办法，进一步提高卫生执法水平。

山西“1.26事件”发生后，各地卫生行政部门已经紧急行动起来。卫生部已接到辽宁、河北、四川、河南、云南、广东、湖南、安徽等省关于紧急开展白酒市场检查的通知。希望各省、自治区、直辖市都积极行动起来，进一步加强酒类生产经营市场的监督管理。

为加强白酒市场监督管理，根据8部委《关于严厉打击制售假冒伪劣酒类产品违法行为的通知》要求，卫生部还将制定进一步措施，强化对酒这类特殊产品的管理。

（蔡顺利）

**【1998年逝世的医药卫生界人士】**

叶恭绍（1908～1998）著名预防医学家、教育家和社会活动家，新中国儿少卫生学奠基人，北京医科大学著名教授，1998年4月5日因病逝世，享年90岁。

叶恭绍教授，女，广东番禺人。1935年毕业于北京协和医学院，获得医学博士学位。毕业后从事预防医学工作，1943年赴重庆任中央卫生实验院实用营养组主任。1946年转入中央卫生实验院北平分院，创办了妇婴保健所，任所长。解放后，历任北京大学医学院（现北京医科大学）卫生系副主任、教授，儿少卫生教研组主任，北京儿童青少年卫生研究所名誉所长，北京市第一至五及七、八届人大代表、第七届常委会副主任，第六、七届全国政协常委，九三学社中央委员、北京分社副主任委员。她还曾任中国教育学会副会长、中华医学会常务理事、中华医学会卫生学会主任委员、中华卫生杂志总编辑、JAMA（中文版）编委会顾问、中华预防医学会资深会员、儿少卫生学会名誉主任委员及多种全国性学会的名誉职务。

叶恭绍教授解放后主持北京医科大学卫生系日常工作，使卫生系在50年代就得到了较快发展，为全国卫生系的发展作出了贡献。50年代后期，叶教授主编了全国医学院校试用教材《儿童少年卫生学》，尔后，她为几版教材的编、审和校订工作倾注了大量心血。70年代末，叶教授建议组织了对我国儿童青少年体质和健康状况的大规模全国性调研，并担任首席技术顾问。之后，这项调研活动每5年进行一次，积累的大量数据为指导和改善我国学生预防保健工作提供了重要科学数据，在世界上也属罕见。叶教授坚持宣传儿少工作的重要性，为创建我国第一个全国性“儿童青少年卫生研究所”付出了不懈的努力，叶教授出任该所名誉所长。自80年代初期以来，叶教授主编了多部有关儿少卫生的书籍，并撰写了近百篇论文及科普文章发表在各种学术刊物和科普读物上。

（李赵城）

**吴瑞萍**（1907～1998）著名儿科医学家、教育家，原首都医科大学附属北京儿童医院副院长，于1998年8月21日因病逝世，享年91岁。

吴瑞萍教授，男，江苏常州人。1933年毕业于协和医学院，获美国纽约州大学医学博士学位，后在协和医学院儿科任教。1939年～1940年在美国耶鲁大学医学院儿科任名誉研究员。1942年他与我国儿科事业奠基人诸福棠教授等一起创立了私立北平儿童医院，任副院长。1947年任北京大学医学院儿科教授。1955年任北京儿童医院副院长直至1984年。吴教授60年代为西城区政协委员，曾任第五、六届全国政协委员、中国医学科学院儿科研究所学术委员会委员、北京市科协委员、北京第二医学院儿科系主任和教授、北京市儿童保健所所长、北京儿童医院技术顾问等职。历任中华医学会北京分会副会长、会长、名誉会长及中华医学会儿科学会副主任委员、主任委员、名誉主任委员和《中华儿科杂志》第一副主编，是国内儿科界著名的领导人之一。

吴教授从医50多年，悉心为病儿服务。他对百日咳、白喉、痢疾、结核等儿科传染病悉心研究，尤其是首次提出了接受正规百日咳预防注射的小儿能获得完全保护的论点，受到国内外有关方面的重视。他主编了全国儿科通用教材《小儿传染病学》；自1943年以来，一直参与诸福棠教授主编的《实用儿科学》1～4版的编写工作，1985年担任第5版主编之一，该书获首届全国国家级优秀图书一等奖、1996年国家科技进步二等奖及1996年度卫生部医药卫生杰出科技著作科技进步一等奖。

吴瑞萍教授为人正直，谦虚谨慎，严于律己，宽以待人，治学严谨，为我国儿科事业作出了杰出贡献。

（李赵城）

**苏应衡**（1916～1998）政协山东省委员会原副主席、中国农工民主党山东省委名誉主委、山东医科大学教授，于1998年10月21日因病逝世，享年82岁。

苏应衡，男，广东省佛山市人。1949年5月参加革命工作，1956年加入九三学社，1985年加入中国农工民主党。1944年毕业于成都华西医学院，获医学学士学位及美国纽约大学医学博士学位。1952年～1979年任山东医学院副教授，1979年后任山东医科大学教授、博士研究生导师，山东省立医院外科主任、主任医师。1977年～1983年任第五届山东省政协常委，1988年～1993年任第六届山东省政协副主席，农工民主党中央咨监委员会常委、山东省委员会主委。1993年～1997年任第七届山东省政协副主席，第八届全国政协委员，农工民主党中央咨监委员会常委、山东省委员会主委。1997年7月后任农工民主党山东省委员会名誉主委。并先后兼任全国抗癌协会常务理事，《中华胸心血管外科杂志》名誉主编，山东省红十字会副会长、名誉会长，中华医学会山东胸心外科学会名誉主任，山东省抗癌协会名誉理事长等职。

苏应衡同志是国内著名的胸心外科专家、山东省胸心外科的奠基人之一，长期从事胸心外科专业的临床、教学和研究工作，具有扎实的理论基础和丰富的实践经验，培养了大批胸心外科高级医生。1992年经国务院批准享受政府特殊津贴。

苏应衡同志是与中国共产党长期合作共事的老朋友，他积极拥护中国共产党的路线、方针和政策，为巩固和完善中国共产党领导的多党合作和政治协商制度作出了积极的贡献。

（李赵城）

**鲁焕章**（1934～1998）著名的中西医结合外科和消化道内镜专家、天津医科大学教授和天津中医学院外科学教授、原天津市南开医院院长，1998年5月因病逝世，享年64岁。

鲁焕章教授，男，河北省乐亭县人，1959年毕业于河北医学院，1983年加入中国共产党，1986年被破格晋升为中西医结合主任医师，1990年被国家劳动人事部授予“有突出贡献的中青年专家”称号，1991年被天津市政府授予消化道内镜专家。曾任南开医院院长兼党委副书记、天津市中西医结合急腹症研究所副所长、天津市腔镜外科技术应用研究基地主任、全国中西医结合胆胰病医疗中心主任、天津市中西医结合研究院学术委员会副主任、中华消化内镜学会副主任委员兼外科学组组长、《中华消化内镜杂志》副主编、《中国中西医结合外科杂志》副主编等职。

鲁焕章教授对肝、胆、胰疾病的诊疗有深入研究，发表论文百余篇，主编或参编专著5部，由他在国内率先创立的胆胰病医疗中心成为在全国推广先进技术、培养高级专门人才的基地之一。近40年来，他以中西医结合研究为己任，开拓创新，在中西医结合治疗急腹症的研究领域取得较高的学术成就。鲁焕章教授是我国消化道内镜外科的创始人之一，由他主持的经内镜乳头括约肌切开配合利胆排石汤治疗胆管结石、中西医结合治疗重症胰腺炎和重症胆管炎等课题曾先后获部、市级科技进步二等奖，达到国内领先或国际先进水平。为中西医结合事业的健康发展奠定了坚实的基础。

（李赵城）

**施正信**（1909～1998）中国人民政治协商会议第六届、第七届委员、中华医学会原副会长，1998年8月因病逝世，享年89岁。

施正信教授，男，浙江宁波人。1935年考取第三期中英庚款公费留学，同年赴英国伦敦热带病及卫生学院学习热带病和公共卫生，两年后转美国约翰·霍普金斯大学公共卫生学院继续学习公共卫生，于1938年获博士学位。1942年到贵州医学院任教。抗战胜利后，他先后任当时贵州省卫生处长，中央卫生署保健处长，保健司长。1948年任香港大学社会医学教授。1952年赴瑞士日内瓦担任世界卫生组织(WHO)社会及职业卫生组官员，为新中国的卫生事业做了大量有益的工作。1966年他毅然放弃国外的优厚条件回国。1971年调卫生部外事局工作。在世界卫生组织恢复我国合法席位后，为加强我国与世界卫生组织的合作，做了大量工作。1975年任中华医学会常务理事，1980任副会长，并兼任中华医学杂志英文版编委会顾问。

施正信教授热爱社会主义祖国，拥护中国共产党的路线、方针、政策。一生追求真理，追求进步，献身于医学科学事业。1990年他主动把一生积蓄的5万元人民币赠给中华国际医学交流基金会，设立施正信公共卫生学奖学金，为国家的卫生事业和对外交往作出了积极的贡献。

（李赵城）

# 卫生工作纪事

# 卫生工作纪事

## 1998年卫生工作纪事

**1月5日** 国务院办公厅召开全国加强计划生育技术服务、提高出生人口素质工作会议。国务委员彭珮云要求卫生和计划生育部门齐心协力落实计划生育基本国策。

**1月6日** 中宣部、卫生部等10部委联合召开电视电话会议，表彰全国“三下乡”先进集体和先进个人。

**同日** 全国医药管理局长会议在京召开，国务院副总理吴邦国在致会议的贺信中提出，要努力完善医药法律法规体系，搞好药品行政监督和管理，努力推进全国职工医疗保险制度改革试点工作。

**1月8日** 国务委员彭珮云主持召开第二次国务院防治艾滋病性病协调会议，明确和部署了今后艾滋病性病防治的主要工作。

**同日** 卫生部、中共中央宣传部、国家教委、公安部、司法部、文化部、广播电影电视部、国家计生委和新闻出版署共同制订下发《预防艾滋病性病宣传教育原则》，以指导各地开展艾滋病性病宣传教育工作。

**1月9日** 卫生部和联合国艾滋病规划署中国专题组在北京召开“中国艾滋病控制国际捐款会议”，动员国际和国内力量，共同支持我国增强艾滋病预防与控制能力。国务委员彭珮云、卫生部部长陈敏章出席会议并讲话。

**1月11日** 首届吴孟超肝胆外科医学基金颁奖，顾建人、严济邦等人获奖。

**1月16日** 卫生部、WHO组成联合专家调查组，对广东省禽流感进行联合调查，共同维护了国家利益。

**1月17日** 据统计，1997年我国农村卫生工作和卫生扶贫工作得到进一步加强，全国农村卫生“三项建设”共完成投资20亿元，约有3500个乡卫生院、县级防疫站及妇幼保健站得到改造。

**1月22日** 卫生部原部长崔月犁同志病逝，终年78岁。

**1月24日** 1997年国家中医药管理局科技进步奖、基础研究奖公布，48项科研成果榜上有名。

**1月25日** 卫生部部长陈敏章率队赴河北望都皮肤病防治院参加世界防治麻风病活动，慰问麻风病人，与病人亲切握手并共餐，为社会正确对待麻风病人树立了典范。

**1月26日** 国务委员彭珮云同志召集医改领导小组工作会议，卫生部副部长王陇德参加会议。

**1月27日** 卫生部成立国家消灭脊髓灰质炎证实委员会。

**2月11日—13日** 1998年全国卫生厅局长会议在北京召开。会议主题是：深入学习邓小平理论，全面贯彻党的十五大精神和《中共中央、国务院关于卫生改革与发展的决定》。国务委员彭珮云、国务院副秘书长李树文等出席会议。卫生部部长陈敏章作会议主报告，彭珮云同志在会议闭幕式发表重要讲话。

**2月13日** 卫生部举行初级卫生保健普及阶段总结表彰会，84个县192人受表彰。

**2月14日** 1998年全国中医药工作厅局长会议在京开幕，国务委员彭珮云、国务院副秘书长李树文出席会议，卫生部副部长兼国家中医药管理局局长张文康在开幕式作报告。

**2月18日** 全国整顿中药材专业市场工作会议宣布，通过健全市场规划、加强市场管理，我国中药材专业市场整顿工作收效明显。

**同日** 卫生部发出《关于表彰山西省卫生系统在“1.26甲醇中毒事件”救治和事故处理工作中做出突出成绩的通报》，要求全国广大医疗卫生工作者向他们学习。

**2月19日** 国家经贸委、国家技术监督局、国家工商局、卫生部等8部委局联合发布《关于严厉打击制售假冒伪劣酒类产品违法行为的通知》。

**2月27日** 卫生部和农业部共同在广西北海市召开全国乡镇企业职业卫生会议，卫生部副部长殷大奎和农业部有关负责人出席会议并讲话。

**3月9日—10日** 卫生部副部长彭玉出席北京、河北、山西、内蒙古四省区鼠疫联防工作会议。

**3月10日** 国务院机构改革方案经九届全国人大第一次会议通过，中华人民共和国卫生部继续保留，列入国务院组成部门序列。

**同日** 卫生部副部长张文康会见世界卫生组织总干事中岛宏先生。

**3月17日** 卫生部、国家中医药管理局联合召开座谈会，纪念邓小平在科学大会发表讲话20周年。

**3月18日** 根据中华人民共和国第九届全国人民代表大会第一次会议决定，江泽民主席签发国家主席令任命张文康为卫生部部长。

**3月21日**　受国务院办公厅委托，卫生部主持召开北京市、河北省、内蒙古自治区、山西省政府秘书长及卫生厅领导参加的鼠疫联防工作会议，会议遵照国务院精神，研究建立四省(区、市)政府鼠疫联防工作机制，同时成立联防工作小组。

**3月25日**　卫生部下发《关于开展第二次国家卫生服务调查的通知》，定于6月1日—25日在全国范围内开展第二次国家卫生服务调查。

**3月26日**　卫生部部长张文康向中共中央政治局常委、国务院副总理李岚清同志汇报卫生部的工作情况。

**3月28日**　国务院办公厅转发全国爱卫会、农业部、卫生部等8部委局《关于剧毒急性鼠药特大中毒事件情况的报告》，要求严禁使用急性剧毒鼠药。

**4月1日**　卫生部颁发了《卫生部核事故医学应急方案》。

**4月2日**　卫生部部长张文康在全国卫生系统纪检监察暨纠风工作会议上提出，“一把手”要负总责，带头树立良好的医疗风气。

**同日**　全国爱卫会、卫生部在云南省昆明市召开南方8省、区爱国卫生灭鼠防病工作会议，会议主要针对南方家鼠疫源地特点，要求通过大力开展爱国卫生运动，加强防疫工作，切实做好灭鼠防病工作。

卫生部副部长彭玉到会并作重要讲话。

**4月3日**　山东省单县发生数百名小学生服用碘钙营养片引起不良反应事件后，江泽民总书记十分关心，明确指示有关方面采取措施，全力以赴抢救住院的小学生，保护少年儿童身心健康，并依法惩处那些见利忘义的不法分子。卫生部为此发出《关于防止滥用碘制品和加碘食品的紧急通知》。

**4月4日**　卫生部卫生统计信息中心发布《1997年全国卫生事业发展情况统计公报》。

**4月7日**　世界卫生组织成立50周年暨1998年世界卫生日纪念大会在北京隆重举行。国务院副总理李岚清、卫生部部长张文康、世界卫生组织驻华代表季卿礼博士等出席会议并讲话。

**4月9日**　经国务院批准，全国爱卫会下发了《全国爱卫会关于开展第四次全国城市卫生检查评比活动的通知》，定于1998年第三季度统一组织第四次全国城市卫生检查评比活动。后因抗洪救灾防病工作的需要，此项活动暂停。

**同日**　全国爱卫会根据对铁路、交通、民航三个部门推荐的火车站、港口、机场、长途汽车站、旅客列车和客机进行检查的结果，命名表彰了一批全国卫生车站、港口、机场、旅客列车和客机。

**4月11日**　首次国家基本药物目录调整工作完成，品种数量增加6.1%。

**4月16日**　中宣部、全国人大教科文卫委员会、卫生部、中国红十字会总会等14个部委和团体联合发出通知，要求做好《中华人民共和国献血法》的学习和贯彻实施工作。

**同日**　卫生部在京召开纪念派遣中国援外医疗队35周年大会，并对援外医疗队先进集体和先进个人进行了表彰，全国人大常委会副委员长吴阶平、何鲁丽及有关部委领导出席会议。卫生部部长张文康发表讲话。

**同日**　新组建的国家药品监督管理局正式挂牌成立，将统一行使对药品、医疗器械的执法监督职能。

**4月24日**　为贯彻国务院第一次全体会议精神，卫生部部长张文康提出加强卫生部机关管理，改进工作作风的新要求。

**4月25日**　卫生部发出《关于开展学生集体用餐卫生监督检查工作的通知》和《全国学生集体用餐卫生监督检查方案》，要求各地卫生行政部门认真组织实施。

**同日**　卫生部在全国开展了以“免疫——孩子健康与幸福家庭”为主题的儿童预防接种宣传日活动。

**5月4日**　卫生部邀请了联合国艾滋病规划署执行主任皮奥特博士访问中国，国务院副总理李岚清接见了皮奥特博士，就加强中国的艾滋病防治工作进行了会谈，促进了联合国艾滋病规划署与中国合作项目的发展。

**5月5日**　卫生部、教育部在人民大会堂举行了中学生艾滋病有奖征文的颁奖活动，全国人大副委员长彭珮云、联合国艾滋病规划署执行主任皮奥特博士应邀参加了颁奖活动。

**同日**　第五届防治碘缺乏病日，主题为“科学补碘”。卫生部召开消除碘缺乏病全国电视电话会议，认真落实江总书记指示，做好消除碘缺乏病工作。

**5月5日—7日**　卫生部、中华医学会、中华预防医学会在广东召开“全国加强产时保健，提高出生人口素质暨母亲安全工程启动大会”，以响应世界卫生组织1998年的世界卫生日主题——母亲安全。

**5月6日**　国务院第三次常务会议讨论了艾滋病问题，卫生部部长张文康向常务会议汇报了全国艾滋病情况，会议决定由国务院颁布《中国预防与控制艾滋病中长期规划(1998—2010年)》。

**5月9日**　为落实以食盐加碘为主的综合措施，卫生部决定停止审批加碘保健食品。

**5月11日**　世界卫生组织第51届世界卫生大会在日内瓦召开。卫生部部长张文康率团出席本届大会并在全体会议上发言。

**5月14日**　卫生部授予102名乡村医生“全国模范乡村医生”称号。

**5月15日**　经过卫生部“基本消灭麻风病”考核验收组的考核，江苏省成为我国第5个达到“基本消灭麻风病”的省份。

**5月26日**　全国爱卫会根据对苏州、汕头市创建国家卫生城市工作的考核结果，命名苏州、汕头两市为国家卫生城市。

**5月28日—30日**　卫生部部长张文康主持召开在全国医疗保障制度改革中医疗机构配套改革工作研讨会。

**5月31日**　第11个世界无烟日，主题为“在无烟草环境中成长”。

**同日** 人民的好医生、全国首枚白求恩奖章获得者、山西省长治市人民医院副院长赵雪芳同志因病医治无效逝世，终年63岁。

**6月2日** 卫生部召开会议，传达贯彻中央国家机关落实制止奢侈浪费八条规定经验交流会精神，张文康部长就倡导艰苦奋斗、制止奢侈浪费、加强机关管理、改进工作作风提出要求。

**同日** 第六届WHO与中国广东省、海南省和香港特别行政区以及澳门地区传染病控制联席会议在香港特别行政区举行，以卫生部疾病控制司司长王钊为团长的中国代表团一行18人出席了会议。

**6月9日** 根据国务院关于贯彻落实《中华人民共和国行政处罚法》的通知要求，卫生部决定废止69件部门规章或规范性文件，自发布之日起停止执行。

**6月11日** 卫生部发出《关于进一步做好消除碘缺乏病工作的通知》，严格规范补碘行为。

**同日** 卫生部副部长殷大奎参加全国消灭脊髓灰质炎证实工作研讨会。

**6月18日** 全国爱卫会和卫生部共同主持召开了全国卫生防疫及救灾防病工作电话会议，卫生部部长张文康就进一步加强肠道传染病防治及救灾防病工作作了紧急动员和部署。

**6月22日** 国务院办公厅以国发〔1998〕74号文件下发了《卫生部职能配置、内设机构和人员编制的规定》。

**6月23日** 为认真贯彻国务院第一次全体会议精神，卫生部提出关于加强机关管理，改进工作作风的八条意见。

**6月26日** 九届全国人大常委会第三次会议审议通过《中华人民共和国执业医师法》，该法自1999年5月1日起实施。

**7月2日** 国务院下发《国家中医药管理局职能配置、内设机构和人员编制规定》，职能调整后的国家中医药管理局为卫生部管理的主管国家中医药事业的行政机构。

**同日** 继创建卫生城市活动之后，全国爱卫会组织开展了创建卫生镇活动，并于日前正式命名了首批江苏省张家港市塘桥镇等4个国家卫生镇（卫生县城）。

**7月8日** 卫生部副部长殷大奎参加上海市疾病控制中心方案论证会。

**7月13日** 卫生部召开暑期部长办公会，贯彻落实国务院确定的卫生部“三定”方案；讨论研究在城镇职工医疗保险制度改革中医院配套改革的思路和方案。

**7月23日** 经中央机构编制委员会批准，卫生部成立艾滋病预防与控制中心，该中心隶属中国预防医学科学院。

**7月28日** 卫生部召开部属高校工作会议，要求部属各高校提高教育质量，注重办学效益。

**8月3日** 卫生部党组部署学习邓小平理论活动，张文康部长强调各级领导干部要带头学习、指导实践。

**8月4日** 卫生部原部长陈敏章教授获美国约翰霍普金斯大学“为人类作出杰出贡献学者学位奖”和该校公共卫生学院“院长奖章”。

**8月5日** 卫生部在北京召开医疗机构产权制度改革座谈会。

**8月8日** 卫生部针对我国洪涝灾区的防病情况，拟定救灾防病对策，并致电慰问参加抗洪救灾防病的全体卫生工作者。

**8月11日** 国务院办公厅以国办发〔1998〕115号文件下发了《国务院办公厅关于调整全国爱国卫生运动委员会成员的通知》。中共中央政治局常委、国务院副总理李岚清同志任全国爱卫会主任，卫生部部长张文康同志任全国爱卫会副主任，并兼任全国爱卫会办公室主任，国务院副秘书长徐荣凯同志及23个有关部门负责同志任全国爱卫会副主任、委员。

**8月14日** 江泽民总书记赴长江抗洪前线指导抗洪斗争，并强调要加强卫生防疫工作。

**8月14日—18日** 卫生部副部长殷大奎率北京天坛医院医疗防疫队赴湖北洪涝灾害地区、曹荣桂率中日友好医院医疗防疫队赴湖南洪涝灾害地区支援一线卫生防疫工作。

**8月15日** 国务院办公厅发出紧急通知，要求切实做好洪涝灾害地区救灾防病工作。

**8月17日** 中共中央政治局常委、国务院副总理李岚清主持会议，研究救灾防病工作，卫生部部长张文康参加会议。

**8月18日** “视觉第一中国行动”赴藏国家医疗队启程，卫生部部长张文康、副部长王陇德为医疗队授旗。

**8月21日** 全国救灾防病工作紧急会议在京召开，卫生部部长张文康传达了江泽民等中央领导同志对救灾防病工作的重要指示，紧急部署防疫工作。

**8月25日** 中共中央政治局常委、国家副主席胡锦涛视察黑龙江哈尔滨市救灾防病工作，看望了参加防病工作的医务人员。

**8月28日** 卫生部发出关于做好救灾防病健康教育的通知。

**8月29日—9月1日** 中共中央政治局常委、国务院总理朱镕基赴东北视察救灾防疫情况，卫生部部长张文康随同前往。

**8月28日—9月2日** 中共中央政治局常委、国务院副总理李岚清赴江西、湖南、湖北视察救灾防病情况，卫生部副部长殷大奎随同前往。

**9月3日—6日** 江泽民总书记视察湖南、江西、黑龙江灾区，卫生部部长张文康随同前往。

**9月7日** 以“创造一个没有麻风病的世界”为主题的第15届国际麻风病大会在北京召开。国家主席江泽民为本届大会题词：消灭麻风病，造福全人类。会上，我国麻防战线上125个先进集体和201名先进个人受到卫生部的嘉奖。

**9月8日** 中共中央办公厅、国务院办公厅发生通知，要求各地做好灾区防病防疫工作，卫生部要求全国卫生系统贯彻《通知》精神，加强卫生防病防疫工作。

**9月10日** 中共中央政治局常委、国务院副总理李岚清主持会议，研究灾区饮用水卫生问题，卫生部副部长殷大奎参加会议。

**9月11日** 卫生部发出通知重申在医疗活动中严禁临床促销费、开单费等回扣行为。

**9月11日—13日** 中共中央政治局常委、国务院副总理李岚清赴吉林、内蒙古、黑龙江视察救灾防病情况，卫生部副部长殷大奎随同前往。

**9月18日** 中共中央政治局常委、国务院副总理李岚清在致全国施行《中华人民共和国献血法》电视电话会议的信中要求，广大共产党员、共青团员要响应国家号召，带头参加无偿献血，切实履行《中华人民共和国献血法》所赋予的职责和义务。

**同日** 卫生部党组发出通知要求各司局、直属单位增收节支、制止浪费，支援抗洪救灾工作。

**同日** 卫生部发出通知要求加强灾后重建和机构改革期间劳动卫生与职业病防治工作。

**9月23日** 中共卫生部党组决定：追授黄慧生、赵丛菊同志“抗洪救灾健康卫士”荣誉称号，并在全国卫生系统开展向黄慧生、赵丛菊同志学习的活动。

**9月24日** 科学技术部、卫生部联合发布施行《人类遗传资源管理暂行办法》。

**9月25日** 卫生部组织召开抗洪救灾国家医疗队事迹报告会。

**9月27日** 卫生部组织召开职业卫生立法研讨会。全国人大教科文卫委员会、国务院法制办、劳动和社会保障部、中华全国总工会、中国企业家协会等部门以及有关法学家、劳动卫生与职业病防治专家参加了会议。

**9月28日** 卫生部机关召开施行《中华人民共和国献血法》动员会，并现场开展无偿献血活动。

**9月29日** 卫生部部长签发卫生部第2号令，发布《血站管理办法（暂行）》。

**9月30日** 在国务院研究科技救灾会议上，中共中央政治局常委、国务院副总理李岚清提出了关于加强国家卫生防疫信息网络建设，整体提高我国疫情预报和疾病防治工作水平的要求。

**10月1日** 《中华人民共和国献血法》正式实施，这标志着我国血液管理工作进入了一个法制管理的新阶段。

**同日** 1998年度卫生部医药卫生科技进步奖揭晓，129个项目榜上有名。

**10月5日** 中国消除碘缺乏病战略国际研讨会在北京举行，国务院副总理李岚清致信强调要完善中国消除碘缺乏病防治策略。

**10月6日** 卫生部发出通知要求切实加强灾后移民建镇与重建家园中的卫生工作。

**10月8日** 卫生部以“了解您的血压”为主题，在北京举行全国首届高血压日座谈会，倡导开展一场全民健康运动。

**10月9日** 全国爱国卫生运动委员会召开全国爱国卫生灾后防疫电视电话会议。中共中央政治局常委、国务院副总理、全国爱国卫生运动委员会主任李岚清要求各级党委和政府、各级爱卫会恪尽职守、全力以赴做好爱国卫生和卫生防疫工作，夺取灾后防疫工作的胜利。

**10月18日** 由卫生部原部长陈敏章同志倡导的牙防新长征活动历时一年，圆满结束，在陕西延安市召开总结表彰大会，殷大奎副部长参加会议并讲话。

**10月20日** 卫生部与国家计划生育委员会共同组织的生殖健康/计划生育项目启动。

**10月21日** 全国干部保健工作会议在南京召开，卫生部部长张文康出席会议并讲话。

**同日** 卫生部召开鼠疫防治专家咨询组会议，分析了我国鼠疫防治形势和任务，对《鼠疫防治规定》、《全国鼠疫监测工作方案》及《国家鼠疫应急预案》进行了讨论修改。殷大奎副部长出席会议并作重要讲话。

**10月22日** 国务院体改办主任刘仲黎主持召开医改座谈会，卫生部部长张文康、副部长王陇德参加会议。

**10月22日—25日** 国家计委、卫生部、建设部等委托中国卫生经济学会在北京举办’98北京医院建筑设计及装备国际研讨及展示会暨第二届医院建筑设计及装备国际研讨会。

**10月29日** 中央精神文明建设指导委员会办公室、国务院纠风办和卫生部在天津联合召开全国发展社区卫生服务、树立行业新风现场经验交流会。

**11月2日—5日** 卫生部在成都召开妇幼卫生监测资料总结及业务培训会议。

**11月2日—8日** 全国《食品卫生法》宣传周，主题为“预防学生食物中毒”。

**11月3日** 卫生部召开办公会，讨论并初步确定了全国卫生监督体制改革的原则和思路。

**11月10日** 中共中央政治局常委、国务院副总理李岚清对结核病防治工作作了重要批示。

**11月12日—14日** 亚太地区儿童发展部长级磋商会在泰国召开，中国提交的《中国儿童发展状况报告》得到与会者的好评。

**11月13日** 全国爱国卫生运动委员会举行第十二次全体委员会议，研究和部署今后一个时期的爱国卫生工作。国务院副总理、全国爱卫会主任李岚清强调继续广泛深入开展爱国卫生运动。

**11月16日** 全国人大常委会副委员长彭珮云主持召开艾滋病流行趋势与防治对策座谈会，卫生部副部长殷大奎参加会议。

**11月21日—22日** 国家主席江泽民、国务院总理朱镕基分别会见来访的世界卫生组织总干事格罗·布伦特兰。卫生部部长张文康与布伦特兰进行了工作会谈。

**11月23日** 中共中央政治局常委、国务院副总理李岚清在江西、广东考察时指出，要加强灾区卫生监测和防疫工作。

**同日** 世界卫生组织总干事格罗·布伦特兰在北京医科大学进行演讲，并参加烟草与健康研讨会。

**同日** 卫生部下发《计划免疫技术管理规程》，以促进全国计划免疫工作的科学化、规范化管理。

**11月24日** 中国肝炎防治基

金会成立大会暨第一届理事会第一次会议在北京召开。

**11月26日—27日** 全国城镇职工医疗保险制度改革工作会议在京召开。中共中央政治局常委、国务院副总理李岚清在会上指出，各地要高度重视城镇职工基本医疗制度改革工作，同时要加快医药卫生体制改革步伐，以促进城镇职工基本医疗保险制度的建立。

**11月26日** 卫生部、公安部、劳动和社会保障部、国家工商行政管理局联合发出通知，清理整顿按摩服务场所、严厉打击非法经营活动。

**11月28日** 国务院第254号令发布《国内交通卫生检疫条例》，自1999年3月1日起实施。

**同日** 卫生部下发《关于碘制品和加碘食品清理整顿工作情况的通知》，并决定不再审批新的补碘保健食品。

**同日** 卫生部召开全国临床医学专业学位试点工作会议，彭玉副部长、朱庆生副部长出席会议。

**11月29日** 建国以来首次全国卫生法制工作会议在上海召开。会议主题是贯彻依法治国，全面推进卫生法制建设。国务院法制办主任杨景宇，全国人大教科文卫委员会副主任张怀西，卫生部部长张文康、副部长殷大奎等出席会议并讲话。

**同日** 上海市疾病预防控制中心成立。

**12月1日** 世界艾滋病日，主题为“青少年——迎战艾滋病的生力军”。预防艾滋病教育展览在北京揭幕，全国人大常委会副委员长彭珮云、卫生部副部长殷大奎以及国际组织驻华机构的代表出席了开幕式。

**12月2日** 国务院印发了《中国预防与控制艾滋病中长期规划(1998—2010年)》，该《规划》要求建立政府领导、多部门合作和全社会参与的艾滋病性病预防和控制体系，在全社会普及艾滋病性病防治知识，控制艾滋病的流行与传播。

**12月4日** 中共中央政治局常委、国务院总理朱镕基参加全国消灭脊髓灰质炎第六次强化免疫活动，给适龄儿童喂服脊髓灰质炎疫苗糖丸。

**同日** 卫生部召开电视电话会议，表彰在抗洪抢险、救灾防病中表现突出和取得显著成绩的99个先进集体和263名先进个人。卫生部部长张文康要求全国卫生系统大力弘扬抗洪精神，切实加强精神文明建设，进一步深化卫生改革。

**12月14日** 国务院发布《关于建立城镇职工基本医疗保险制度的决定》(国发[1998]44号)文件。

**12月18日** 卫生部人才交流服务中心成立。

**12月30日** 1998年中国医药科技十大新闻在北京揭晓。

(毛群安 许培海)

# 1998年中国医药科技十大新闻

一、医药卫生科技工作者为确保1998年大灾之后无大疫作出重要贡献

面对1998年全国特大洪水，医学专家严密监视分析疫情，圈定重点防治病种，并根据不同病种的流行特点及时提出防治对策。卫生医药部门调动大批医务人员及大量药品前往灾区，进行治疗及防病防疫指导，开展卫生科普宣传。

二、复方丹参滴丸成为第一个通过美国食品和药品管理局(FDA)新药临床预审的中药制剂。这是天津天使力制药有限公司生产的治疗心血管疾病的传统植物药。

三、我国疾病相关基因的发现及转基因动物技术获重大突破。

湖南医科大学遗传学国家重点实验室在国际上首先克隆了神经性耳聋基因，这是我国拿到的第一个人类疾病基因。上海医学遗传研究所在国际上开创转基因羊技术路线，并获5只转基因羊，其乳汁有人凝血因子LX蛋白的特异表达。

四、我国艾滋病流行病学调查取得大量科研数据——查明传入源，理出传播链，绘制分布图

中国预防医学科学院国家艾滋病参比实验室首次在全国范围内开展艾滋病病毒分子流行病学调查，经过对20多个省、自治区、直辖市采集200余份标本的测定，我国已发现5种亚型的艾滋病毒。

五、我国发现第七种肝炎病毒并完成其全基因克隆和序列测定

中国军事医学科学院微生物流行病研究所运用分子生物学技术，在我国检测出第七种肝炎病毒——非甲非庚病毒(TTV)感染者，并完成了一株TTV病毒全基因的克隆和序列测定工作。

六、一项大规模临床试验表明：卡托普利可救治急性心肌梗死患者

中国医学科学院阜外心血管医院牵头组织650家医院于国内首次开展的多中心随机双盲对照临床试验，结果显示，卡托普利可明显降低急性心肌梗死患者病死率。这项研究成果荣获1998年度卫生部科技进步一等奖。

七、我国发布《人类遗传资源管理暂行办法》

为有效保护合理利用我国人类遗传资源，国家科学技术部、卫生部共同制定了这个暂行办法，并经国务院同意发布实施。

八、科学家研究发现亚洲基因库主要源于非洲

中国医学科学院医学生物研究所研究人员在《美国科学院学报》发表论文指出：“当今亚洲的基因库主要源于非洲起源的现代人”，这一观点震惊了世界。这将证明在东亚从直立人到解剖学意义上的现代人类是持续不断进化的假设的错误性。

九、新型肝癌导向药物研制取得重要突破

第四军医大学历时16年，在国内率先研制出一种能自动识别癌细胞并能携带两种抗癌物质的“双弹头”新型“生物导弹”，并用其攻击肝癌病变区获得成功。这项科研成果荣获1998年度军队科技进步一等奖。

十、我国自己研制开发的生物技术新药重组链激酶问世

上海医科大学创制的抢救急性心肌梗死和脑血栓形成等疾病的特效药——重组链激酶（r-SK）获国家正式生产批文。这是我国第一个拥有自主知识产权的一类生物技术新药。

（毛群安）

# 卫生统计工作

# 卫生统计工作

## 卫生统计信息工作

**【卫生统计信息工作】** 1998年2月，中共中央办公厅、国务院办公厅发出了《关于坚决反对和制止在统计上弄虚作假的通知》，这是严格依法统计，防止统计弄虚作假的又一重大措施，对于进一步提高统计数字质量，推动统计法制建设起到重要作用。为贯彻落实《通知》精神，吉林、江苏、湖北、广西、贵州、陕西等卫生厅（局）在省、自治区、直辖市政府的统一部署下，组织有关领导和统计人员进行学习，并抽查了本省（自治区、直辖市）部分地区卫生部门的统计工作。检查结果表明，各级卫生部门领导和统计人员基本上能够按照《统计法》办事，自觉遵守职业道德，恪尽职守，没有以任何理由、任何方式在统计上弄虚作假，各级卫生事业单位认真执行统计报表制度，如实向当地卫生行政部门报送统计数据。

卫生部统计机构依据1996年修正后重新公布的《中华人民共和国统计法》，对1992年卫生部发布的原《全国卫生统计工作管理办法》进行修订。该《办法》在修订过程中认真征求了各卫生厅（局）统计人员和卫生部有关司（局）的意见。此次修订原《办法》的主要内容是卫生统计机构职责、卫生统计资料的管理和公布。修订目的是在各级卫生部门深入贯彻执行《统计法》，依法保证各级卫生行政部门统计组织建设及其行政职能的运行，提高统计数据的真实性和可靠性，有效发挥统计信息、咨询与监督的整体功能。

卫生部1998年于6月1日～25日开展了第二次国家卫生服务调查，调查范围包括全国随机抽取95个县（市、区）、475个乡镇（街道）、950个行政村（居委会）的5.6万多户，20余万人口。广东、江苏、浙江、安徽、重庆、宁夏等省、自治区、直辖市结合本地区区域卫生规划的需要，扩大了调查范围。该项调查包括《住户居民健康询问调查》和《卫生机构调查》两大部分。通过此次调查采集的数据，对全国城乡及不同类型地区居民健康水平、卫生服务需求、医疗保健费用、卫生资源及其利用效率、医疗保障制度改革等情况进行深入了解和系统分析，探讨社会主义市场经济条件下卫生服务供需之间的特点和影响因素，预测今后卫生服务供需变化趋势，为促进卫生改革与发展，加强卫生事业宏观调控和科学管理提供信息咨询。

卫生部机关因特网络得到进一步拓展，今年又有卫生法规与监督司以及办公厅其他处（室）直接入网。为规范管理医院信息系统，加快医院信息化基础建设步伐，保障用户利益和医院计算机应用的健康发展，卫生部制定并发布了《医院信息系统（HIS）软件基本功能规范（试行）》。

（陈育德　毛嘉文）

**【1998年国家卫生服务调查】** 1998年在全国范围内开展了第二次国民健康和卫生服务抽样调查。调查包括基于“人群”的家庭健康询问调查和基于“机构”的卫生服务调查。家庭健康询问调查的内容主要包括：①调查对象生活环境、生活方式和卫生服务可及性等家庭成员的社会人口学特征；②家庭成员的社会人口学特征；③调查前两周患病情况及严重程度；④调查前半年患慢性病、失能和残疾情况；⑤调查前两周因病就诊和未就诊、调查前一年住院和应住院而未住院及医疗费用等情况；⑥孕产妇和儿童保健情况。“机构”调查的内容主要包括：①自然人口、社会经济发展；②卫生资源收集、供给和使用；③县及县以上医院、卫生防疫站、妇幼保健院（所、站）等卫生机构利用情况；④乡镇（街道）卫生组织资源及其利用情况；⑤村（居委会）卫生组织形式、卫生资源及其利用情况等。家庭健康询问调查的对象为全国抽中样本（95个县或市，475个乡镇或街道，950个村或居委会、5.6万多住户）的20余万人口。卫生机构调查为抽中样本县（市或市区）、样本乡镇（街道）、样本村（居委会）的卫生机构和基层卫生组织。本次调查除住户在样本村重新抽取外，基本沿用了1993年第一次卫生服务调查的样本，因此，前后两次调查的资料具有充分的可比性。目前，调查已全部

完成，主要指标初步分析结果如下表，全面分析正在进行中。

**第二次卫生服务调查主要指标初步分析结果**

| 调查指标 | 合计 | 城市 | 农村 | 调查指标 | 合计 | 城市 | 农村 |
|---|---|---|---|---|---|---|---|
| 两周患病率（%） | 15.03 | 18.71 | 13.77 | 就诊治疗占病人总数% | 61.45 | 49.92 | 66.82 |
| 年慢性病患病率（%） | 12.76 | 20.05 | 10.27 | 自我医疗占病人总数% | 28.54 | 43.61 | 21.53 |
| 两周就诊率（%） | 16.43 | 15.15 | 16.52 | 年住院率（%） | 3.53 | 4.84 | 3.08 |
| 平均就诊次数 | 1.78 | 1.72 | 1.80 | | | | |

（徐 玲）

**【电子病历的研究进展】** 我国引入电子病历（CPR）的概念始于1994年。1995年国家卫生信息化工程——金卫工程实施后，电子病历的研究得到了足够的重视。1997年卫生部启动了标准化、数字化电子病历的研究课题，中国人民解放军总后勤部卫生部也以解放军总医院为基地进行了电子病历的专题研究。在此基础上于1998年5月召开了首次电子病历专题研讨会。

1. 与传统的手工书写方式相比，电子病历具有给病人提供最佳的病患治疗环境，减少病人重复检查痛苦、减轻病人医疗负担、高效实时管理（见附表）、为医疗管理的规范化提供保证等诸多优势，应成为今后我国医院信息系统开发所追求的目标。

2. 实现电子病历的关键问题是医疗信息本身及信息交换的标准化，要进一步加快相关标准的开发进程。

3. 在电子病历系统开发中，要有效保证病人及医疗信息的安全性。目前电子病历的研究方法是以表格病历为基础，以初步诊断疾病的临床表现为依据，用模糊数学的方法建立数据模型，进而建立标准数据库；计算机应用手段上采用了一次编程多处运行、中间件、跨平台、因特网及企业内部网等先进技术。

**手工书写病历与标准化，数字化电子病历对照表**（以500张床为例）

| | 存取病历耗时 | 书写病历耗时 | 占用房屋面积 | 房屋条件要求 | 使用人员数量 | 检索病历内容耗时 | 病历使用限制 | 病情遗漏可能 | 随意性 |
|---|---|---|---|---|---|---|---|---|---|
| 手工病历 | 5～10分 | 2.5小时 | 150～200平方米 | 防震防火防水防尘 | 7～10人 | 10～30分 | 1人近程单独使用 | 易有 | 随意性强易漏检 |
| 电子病历 | 5秒 | 20分 | 20～30平方米 | 防尘 | 3～4人 | 1～3分 | 多人远程同时使用 | 一般没有 | 可随意书写查询 |

（高燕婕）

**【卫Ⅷ项目完成第一批项目县基线调查】** “世界银行第8个卫生贷款”项目，简称“卫Ⅷ项目”在中国的山西、河南、安徽、贵州、重庆、甘肃、青海7个省中开展，分两批县进行。第一批28个项目县于1998年9月～10月开展了基线调查。基线调查内容包括：①项目县基础情况调查。采取全面调查的方法，了解项目县的基础情况；②卫生机构调查。采取全面调查的方法，调查项目县内各级（县、乡、村）、各类卫生机构（医疗、防疫、保健）的卫生资源、卫生服务能力、卫生资源的使用效率和卫生经费筹集情况；③家庭询问调查。采取抽样调查方法，了解居民基本生活状况、两周患病与慢性病患病、就诊与住院及医疗费用支付等有关项目县居民卫生需要及需求情况；④定性研究调查。采取抽样调查的方法，以专题小组讨论的形式，了解居民对目前医疗机构的满意程度及对医疗保障制度的看法。通过基础调查全面了解项目县在项目开展前的一般基础情况及卫生资源、卫生需求和卫生服务利用状况，为项目县卫生资源规划、开展合作医疗提供了信息支持，为项目监督管理和项目评价提供了依据。调查得到了世界银行与中国政府对卫生Ⅷ项目第一次联合督导团的充分肯定。

（徐 玲）

**【制定《医院信息系统（HIS）软件基本功能规范（试行）》条例】** 卫生部信息化工作领导小组通过了《医院信息系统（HIS）软件基本功能规范》，于1998年4月1日以卫计算发（1998）第1号文件印发试行。全文共计19章84条。按照医院信息系统软件产品必须达到《医院信息系统（HIS）软件基本功能规范》的要求并通过评审方能进入市场的有关规定，今年分别对众邦慧智公司研制的《中国医院信息系统（CHIS）》其中的8个模块和解放军总后卫生部送审的《军惠医院信息系统》中的7个模块进行了评审。

（姜 新）

**【“国家恶性肿瘤危险因素监测项目”第一次危险因素监测调查】** 恶性肿瘤危险因素监测调查是国家“九五”科技攻关项目“恶性肿瘤发病、死亡及危险因素监测方法研究”专题的一项重要内容。监测调查于

1998年3月完成现场调查和数据录入。本次调查的恶性肿瘤包括肺癌、乳腺癌、食管癌、胃癌、肝癌、结肠癌；参加调查的地区有北京市、上海市、天津市、武汉市、广州市、哈尔滨市、重庆市、江苏启东、广西扶绥、河北磁县、河南林县、山东临朐、福建长乐、浙江嘉善。从1995年以前登记的肿瘤病人中抽取病例，并抽取1：1的病历对照及每个地区1 500个正常人为调查对象，确定监测研究的方法为病例与对照、病历与正常人群对照、回顾性队列研究、多组间比较研究。3月，天津专家组讨论确定了调查数据的分析方法，12月在厦门，每个地区汇报了各自的分析结果。目前初步认为，吸烟、结核史、大气污染、摄入蔬菜少是肺癌的危险因素，而厨房油烟、被动吸烟与女性肺癌关系更加密切；乳腺癌主要与女性生理生育状况有关，其次与精神因素、饮食习惯及家族史关系密切；表面抗原阳性、核心抗原阳性和肝病史是肝癌的最主要危险因素，其次是酗酒、家族史、手术史和精神压抑；食管癌主要与常吃腌晒食品、吸烟、饮酒有关。

（徐　玲）

# 卫 生 统 计

## 卫生机构、床位、人员

### 1998年全国卫生机构、床位、人员数及构成

| | 实有数 | | | 构成(%) | | |
|---|---|---|---|---|---|---|
| | 机构(个) | 床位(张) | 人员(人) | 机构 | 床位 | 人员 |
| **总计** | **314 097** | **3 143 020** | **5 535 682** | **100.0** | **100.0** | **100.0** |
| 其中：医院合计 | 16 468 | 2 169 870 | 3 072 806 | 5.2 | 69.0 | 55.5 |
| 县及县以上医院 | 15 277 | 2 123 703 | 3 008 197 | 4.9 | 67.6 | 54.3 |
| 其他医院 | 1 191 | 46 167 | 64 609 | 0.4 | 1.5 | 1.2 |
| 卫生院合计 | 50 613 | 743 863 | 1 156 627 | 16.1 | 23.7 | 20.9 |
| 城市街道卫生院 | 542 | 6 170 | 16 883 | 0.2 | 0.2 | 0.3 |
| 农村乡(镇)卫生院 | 50 071 | 737 693 | 1 139 744 | 15.9 | 23.5 | 20.6 |
| 疗养院 | 503 | 101 775 | 46 717 | 0.2 | 3.2 | 0.8 |
| 门诊部 | 3 928 | 24 654 | 81 495 | 1.3 | 0.8 | 1.5 |
| 诊所、卫生保健所、医务室 | 225 421 | — | 478 664 | 71.8 | — | 8.6 |
| 内：私人办诊所 | 126 068 | — | 164 727 | 40.1 | — | 3.0 |
| 专科防治所、站 | 1 889 | 29 008 | 59 973 | 0.6 | 0.9 | 1.1 |
| 卫生防疫机构 | 4 018 | 1 449 | 222 081 | 1.3 | 0.0 | 4.0 |
| 妇幼保健机构 | 2 724 | 27 273 | 88 130 | 0.9 | 0.9 | 1.6 |
| 药品检验机构 | 2 020 | — | 27 228 | 0.6 | — | 0.5 |
| 医学科学研究机构 | 423 | 6 401 | 33 575 | 0.1 | 0.2 | 0.6 |
| 高等医学教育机构 | … | 610 | 103 023 | … | 0.0 | 1.9 |
| 中等医学教育机构 | … | 4 444 | 96 529 | … | 0.1 | 1.7 |

注：妇幼保健机构不含妇幼保健院，妇幼保健院计入医院中。以下各表同。

## 1998年全国卫生机构专业卫生人员数及构成

| | 人员数（人） | 各类人员构成（%） | | | 人员数（人） | 各类人员构成（%） | |
|---|---|---|---|---|---|---|---|
| | | 占总人员 | 占卫生技术人员 | | | 占总人员 | 占卫生技术人员 |
| **总　计** | **5 535 682** | **100.0** | — | 护士 | 473 711 | 8.6 | 10.7 |
| 卫生技术人员合计 | 4 423 721 | 79.9 | 100.0 | 助产士 | 48 696 | 0.9 | 1.1 |
| 高级卫生技术人员 | 2 724 670 | 49.2 | 61.6 | 药剂士 | 130 824 | 2.4 | 3.0 |
| 内：中医师 | 255 641 | 4.6 | 5.8 | 检验士 | 58 552 | 1.1 | 1.3 |
| 西医师 | 1 247 257 | 22.5 | 28.2 | 其他技士 | 51 823 | 0.9 | 1.2 |
| 中西医结合医师 | 11 077 | 0.2 | 0.3 | 初级卫生技术人员 | 449 899 | 8.1 | 10.2 |
| 护师 | 745 125 | 13.5 | 16.8 | 卫生技术人员合计中： | | | |
| 药剂师 | 234 221 | 4.2 | 5.3 | 医　生 | 1 999 521 | 36.1 | 45.2 |
| 检验师 | 124 243 | 2.2 | 2.8 | 内：医师 | 1 513 975 | 27.3 | 34.2 |
| 其他技师 | 107 106 | 1.9 | 2.4 | 护师、士 | 1 218 836 | 22.0 | 27.6 |
| 中级卫生技术人员 | 1 249 152 | 22.6 | 28.2 | 其他技术人员 | 145 060 | 2.6 | — |
| 内：中医士 | 70 085 | 1.3 | 1.6 | 管理人员 | 435 507 | 7.9 | — |
| 西医士 | 401 521 | 7.3 | 9.1 | 工勤人员 | 531 394 | 9.6 | — |

注：医生包括中医师、西医师、中西医结合医师、中医士、西医士和其他中医，医师包括中医师、西医师和中西医结合医师。以下各表同。

## 1998年全国医院、卫生院机构、床位、人员数

| | 机构数（个） | 床位数（张） | 人员数（人） | | 机构数（个） | 床位数（张） | 人员数（人） |
|---|---|---|---|---|---|---|---|
| **医院合计** | **16 468** | **2 169 870** | **3 072 806** | 肿瘤医院 | 62 | 16 473 | 21 791 |
| 县及县以上医院小计 | 15 277 | 2 123 703 | 3 008 197 | 康复医院 | 76 | 11075 | 8 540 |
| 综合医院 | 10 768 | 1 488 028 | 2 128 576 | 口腔医院 | 73 | 1 879 | 8 859 |
| 中医医院 | 2 444 | 229 000 | 349 261 | 眼科医院 | 30 | 2 537 | 3 336 |
| 医学院校附属医院 | 221 | 126 815 | 210 461 | 耳鼻喉科医院 | 11 | 880 | 1 447 |
| 内：综合医院 | 140 | 100 130 | 166 481 | 骨科医院 | 58 | 6 024 | 8 219 |
| 中医医院 | 43 | 17 695 | 27 908 | 整形医院 | 5 | 668 | 873 |
| 口腔医院 | 14 | 992 | 3 745 | 中西医结合医院 | 53 | 10 863 | 17 054 |
| 肿瘤医院 | 7 | 3 407 | 4 974 | 其他专科医院 | 128 | 12 384 | 15 953 |
| 传染病院 | 120 | 25 178 | 28 303 | 其他医院 | 1 191 | 46 167 | 64 609 |
| 精神病院 | 481 | 97 299 | 70 856 | 内：综合医院 | 871 | 31 768 | 51 387 |
| 结核病院 | 100 | 24 415 | 23 307 | 中医医院 | 89 | 2 828 | 3 012 |
| 妇幼保健院 | 467 | 35 737 | 68 802 | **卫生院合计** | **50 613** | **743 863** | **1156 627** |
| 妇产医院 | 47 | 8 263 | 13 265 | 城市街道卫生院 | 542 | 6 170 | 16 883 |
| 儿童医院 | 37 | 9 808 | 19 000 | 农村乡(镇)卫生院 | 50 071 | 737 693 | 1 139 744 |
| 麻风病院 | 47 | 9 011 | 2 495 | 中心卫生院 | 9 600 | 285 751 | 406 429 |
| 职业病院 | 49 | 7 366 | 7 799 | 乡卫生院 | 40 471 | 451 942 | 733 315 |

## 全国卫生机构、床位数

| | 1949年 | 1957年 | 1965年 | 1975年 | 1985年 | 1990年 | 1995年 | 1998年 |
|---|---|---|---|---|---|---|---|---|
| **机构数总计(个)** | **3 670** | **122 954** | **224 266** | **151 733** | **200 866** | **208 734** | **190 057** | **314 097** |
| 内:医院 | 2 600 | 4 179 | 5 746 | 8 399 | 12 227 | 14 705 | 16 010 | 16 468 |
| #县及县以上医院 | 2 600 | 4 179 | 5 445 | 7 757 | 11 497 | 13 489 | 14 771 | 15 277 |
| 卫生院 | — | — | 36 965 | 54 026 | 47 387 | 47 749 | 51 797 | 50 613 |
| 疗养院 | 30 | 835 | 887 | 297 | 640 | 650 | 582 | 503 |
| 门诊部、所 | 769 | 102 262 | 170 430 | 80 739 | 126 604 | 129 332 | 104 406 | 229 349 |
| 专科防治所、站 | 11 | 626 | 822 | 683 | 1 566 | 1 781 | 1 895 | 1 889 |
| 卫生防疫站 | … | 1 626 | 2 499 | 2 912 | 3 410 | 3 618 | 3 629 | 3 613 |
| 妇幼保健机构 | 9 | 4 599 | 2 795 | 2 025 | 2 724 | 2 820 | 2 832 | 2 724 |
| 药品检验机构 | 1 | 28 | 131 | 310 | 1 420 | 1 892 | 1 995 | 2 020 |
| 医学科研机构 | 3 | 38 | 94 | 141 | 323 | 337 | 427 | 423 |
| **床位数总计(万张)** | **8.46** | **46.18** | **103.33** | **176.43** | **248.71** | **292.54** | **314.06** | **314.30** |
| 内:医院 | 8.00 | 29.47 | 63.31 | 97.79 | 150.86 | 190.12 | 210.28 | 216.99 |
| #县及县以上医院 | 8.00 | 29.47 | 62.12 | 94.85 | 148.71 | 184.71 | 205.33 | 212.37 |
| 卫生院 | — | — | 13.25 | 62.03 | 72.06 | 72.29 | 73.31 | 74.39 |
| 疗养院 | 0.39 | 6.89 | 9.84 | 3.72 | 10.62 | 12.30 | 11.60 | 10.18 |

注：1. 1995年及以前的卫生机构数总计及门诊部、所均不包括私人办诊所（1998年私人办诊所126 068个）。
2. 1995年及以前的卫生院机构、床位数系农村乡（镇）卫生院数字（无城市街道卫生院）。
3. "#"系指其中数。以下各表同。

## 全国卫生机构专业卫生人员数（万人）

| | 1949年 | 1957年 | 1965年 | 1975年 | 1985年 | 1990年 | 1995年 | 1998年 |
|---|---|---|---|---|---|---|---|---|
| **卫生人员总计** | **54.12** | **125.44** | **187.23** | **259.35** | **431.30** | **490.62** | **537.34** | **553.57** |
| 其中： | | | | | | | | |
| 卫生技术人员合计 | 50.50 | 103.92 | 153.16 | 205.71 | 341.09 | 389.79 | 425.69 | 442.37 |
| 中医人员 | 27.60 | 33.70 | 32.14 | 22.86 | 33.62 | 36.85 | 35.86 | 33.97 |
| 中药人员 | … | 5.35 | 7.18 | 8.62 | 15.12 | 16.97 | 16.72 | 16.36 |
| 高级卫生技术人员 | 3.89 | 7.89 | 20.34 | 31.85 | 75.02 | 174.75 | 216.39 | 238.19 |
| 内:西医师 | 3.80 | 7.36 | 18.87 | 29.30 | 60.22 | 105.85 | 118.60 | 124.73 |
| 护　师 | … | … | … | … | 6.83 | 43.15 | 63.38 | 74.51 |
| 西药师 | 0.05 | 0.24 | 0.83 | 1.28 | 3.30 | 10.38 | 13.32 | 14.71 |
| 中级卫生技术人员 | 10.33 | 34.16 | 61.99 | 93.84 | 133.95 | 115.30 | 109.75 | 111.31 |
| 内:西医士 | 4.94 | 13.57 | 25.27 | 35.61 | 47.28 | 33.12 | 36.48 | 40.15 |
| 护　士 | 3.28 | 12.82 | 23.45 | 37.95 | 56.87 | 54.30 | 49.18 | 47.37 |
| 助产士 | 1.39 | 3.58 | 4.56 | 6.49 | 7.56 | 5.84 | 4.90 | 4.87 |
| 西药剂士 | 0.29 | 1.84 | 3.72 | 5.72 | 8.97 | 9.05 | 7.80 | 7.88 |
| 初级卫生技术人员 | 8.69 | 22.82 | 31.50 | 48.54 | 83.38 | 45.93 | 46.97 | 42.54 |

注：1. 本表高、中、初级卫生技术人员数内均不再包括中医和中药人员。
2. 1965年以后中医人数减少，主要是部分中医改为不脱产的赤脚医生，不再计入卫生技术人员中。

## 全国市、县医院床位数及专业卫生技术人员数

| | 1949 年 | 1957 年 | 1965 年 | 1975 年 | 1985 年 | 1990 年 | 1995 年 | 1998 年 |
|---|---|---|---|---|---|---|---|---|
| 医院、卫生院床位(万张) | 8.00 | 29.47 | 76.56 | 159.82 | 222.92 | 262.41 | 283.61 | 291.37 |
| 市 | 5.99 | 22.06 | 45.77 | 63.74 | 96.21 | 138.67 | 173.96 | 187.16 |
| 县 | 2.01 | 7.41 | 30.79 | 96.08 | 126.71 | 123.74 | 109.65 | 104.21 |
| 卫生技术人员(万人) | 50.50 | 103.92 | 153.16 | 205.71 | 341.09 | 389.79 | 425.69 | 442.37 |
| 市 | 17.68 | 38.19 | 65.15 | 95.73 | 167.73 | 218.53 | 265.92 | 281.85 |
| 县 | 32.82 | 65.73 | 88.01 | 109.98 | 173.36 | 171.26 | 159.77 | 160.53 |
| #医生(万人) | 36.34 | 54.63 | 76.28 | 87.77 | 141.33 | 176.31 | 191.78 | 199.95 |
| 市 | 6.60 | 13.81 | 26.88 | 36.74 | 70.93 | 97.76 | 118.42 | 124.23 |
| 县 | 29.74 | 40.82 | 49.40 | 51.03 | 70.40 | 78.55 | 73.36 | 75.72 |
| #护师、士(万人) | 3.28 | 12.82 | 23.45 | 37.95 | 63.70 | 97.45 | 112.57 | 121.88 |
| 市 | 2.36 | 10.01 | 17.56 | 24.00 | 39.21 | 63.40 | 79.04 | 86.96 |
| 县 | 0.92 | 2.81 | 5.89 | 13.95 | 24.49 | 34.05 | 33.53 | 34.92 |

补充资料：1998 年医师 151.40 万人，其中：市 102.09 万人，县 49.31 万人。

## 全国平均每千人口医院床位数及专业卫生技术人员数

| | 1949 年 | 1957 年 | 1965 年 | 1975 年 | 1985 年 | 1990 年 | 1995 年 | 1998 年 |
|---|---|---|---|---|---|---|---|---|
| 医院床位(张) | 0.15 | 0.46 | 1.06 | 1.74 | 2.14 | 2.32 | 2.39 | 2.40 |
| 市 | 0.63 | 2.08 | 3.78 | 4.61 | 4.54 | 4.18 | 3.50 | 3.52 |
| 县 | 0.05 | 0.14 | 0.51 | 1.23 | 1.53 | 1.55 | 1.59 | 1.53 |
| 卫生技术人员(人) | 0.93 | 1.61 | 2.11 | 2.24 | 3.28 | 3.45 | 3.59 | 3.64 |
| 市 | 1.87 | 3.60 | 5.37 | 6.92 | 7.92 | 6.59 | 5.36 | 5.30 |
| 县 | 0.73 | 1.22 | 1.46 | 1.41 | 2.09 | 2.15 | 2.32 | 2.35 |
| #医生(人) | 0.67 | 0.84 | 1.05 | 0.95 | 1.36 | 1.56 | 1.62 | 1.65 |
| 市 | 0.70 | 1.30 | 2.22 | 2.66 | 3.35 | 2.95 | 2.39 | 2.34 |
| 县 | 0.66 | 0.76 | 0.82 | 0.65 | 0.85 | 0.98 | 1.07 | 1.11 |
| #护师、士(人) | 0.06 | 0.20 | 0.32 | 0.41 | 0.61 | 0.86 | 0.95 | 1.00 |
| 市 | 0.25 | 0.94 | 1.45 | 1.74 | 1.85 | 1.91 | 1.59 | 1.64 |
| 县 | 0.02 | 0.05 | 0.10 | 0.18 | 0.30 | 0.43 | 0.49 | 0.51 |

补充资料：1998 年平均每千人口医师 1.25 人，其中：市 1.92 人，县 0.72 人。

## 全国卫生技术人员中获得中级及以上技术职称人数

| | 1990 年 | 1992 年 | 1994 年 | 1995 年 | 1996 年 | 1997 年 | 1998 年 |
|---|---|---|---|---|---|---|---|
| **总　计** | **729 070** | **726 228** | **913 909** | **974 678** | **955 208** | **1 008 663** | **1 046 774** |
| 主任医、药、护、技师合计 | 11 792 | 12 568 | 25 368 | 28 516 | 28 761 | 29 777 | 29 506 |
| 主任医师 | 10 879 | 11 547 | 23 412 | 26 393 | 26 411 | 27 246 | 27 447 |
| 主任护师 | 116 | 163 | 218 | 223 | 294 | 235 | 169 |
| 主任药师 | 467 | 460 | 1 074 | 1 155 | 1 262 | 1 388 | 1 039 |
| 主任技师 | 330 | 398 | 664 | 745 | 794 | 908 | 851 |
| 副主任医、药、护、技师合计 | 91 778 | 91 951 | 122 991 | 139 432 | 145 855 | 156 837 | 164 055 |
| 副主任医师 | 82 339 | 82 905 | 109 424 | 123 206 | 127 495 | 136 981 | 143 740 |
| 副主任护师 | 1 640 | 1 569 | 3 395 | 4 698 | 5 491 | 5 926 | 5 877 |
| 副主任药师 | 4 174 | 3 860 | 5 073 | 5 847 | 6 707 | 7 147 | 7 635 |
| 副主任技师 | 3 625 | 3 617 | 5 099 | 5 681 | 6 162 | 6 783 | 6 803 |
| 主治医、药、护、技师合计 | 625 500 | 621 709 | 765 550 | 806 730 | 780 592 | 822 049 | 853 213 |
| 主治(主管)医师 | 459 030 | 460 989 | 541 169 | 553 777 | 508 948 | 520 946 | 526 562 |
| 主管护师 | 91 664 | 83 739 | 126 786 | 145 396 | 159 109 | 178 675 | 197 424 |
| 主管药师 | 39 689 | 41 049 | 50 630 | 55 154 | 56 944 | 60 623 | 63 182 |
| 主管技师 | 35 117 | 35 932 | 46 965 | 52 403 | 55 591 | 61 805 | 66 045 |

注：从 1996 年起，本表数字均不包括诊所、卫生保健所、医务室获得中级及以上技术职称的人数。

## 全国按床位数分组的县及县以上医院数

| | 合　计 | | | #综合医院 | | | #中医院 | | |
|---|---|---|---|---|---|---|---|---|---|
| | 1985 年 | 1990 年 | 1998 年 | 1985 年 | 1990 年 | 1998 年 | 1985 年 | 1990 年 | 1998 年 |
| **总　计** | **11 497** | **13 489** | **15 277** | **8 748** | **9 760** | **10 768** | **1 414** | **2 037** | **2 444** |
| 50 张以下 | 3 943 | 4 585 | 4 698 | 2 903 | 3 258 | 3 492 | 752 | 927 | 682 |
| 50—99 张 | 2 664 | 3 202 | 3 081 | 2 032 | 2 184 | 1 959 | 355 | 644 | 767 |
| 100—149 张 | 1 668 | 1 802 | 2 749 | 1 306 | 1 347 | 1 884 | 168 | 237 | 552 |
| 150—199 张 | 1 047 | 1 070 | 1 191 | 842 | 816 | 832 | 69 | 105 | 193 |
| 200—299 张 | 1 131 | 1 250 | 1 487 | 908 | 985 | 1 098 | 56 | 85 | 172 |
| 300—399 张 | 535 | 751 | 872 | 422 | 596 | 668 | 13 | 28 | 45 |
| 400—499 张 | 259 | 388 | 411 | 199 | 291 | 289 | 1 | 9 | 18 |
| 500—799 张 | *250 | *441 | 659 | *136 | *283 | 486 | — | *2 | 13 |
| 800 张及以上 | — | — | 129 | — | — | 60 | — | — | 2 |

注：*系指 500 张床位以上的医院数。

## 全国县及县以上医院分科床位数

| | 实 有 数(张) | | | | 构 成(%) | | | |
|---|---|---|---|---|---|---|---|---|
| | 1978 年 | 1985 年 | 1990 年 | 1996 年 | 1978 年 | 1985 年 | 1990 年 | 1996 年 |
| **总 计** | **1 092 914** | **1 487 148** | **1 847 072** | **2 082 836** | **100.0** | **100.0** | **100.0** | **100.0** |
| 内 科 | 314 781 | 421 865 | 501 985 | 541 468 | 28.8 | 28.4 | 27.2 | 26.0 |
| 外 科 | 252 230 | 321 875 | 392 288 | 433 599 | 23.1 | 21.6 | 21.2 | 20.8 |
| 妇产科 | 91 310 | 142 934 | 174 230 | 194 214 | 8.4 | 9.6 | 9.4 | 9.3 |
| 儿 科 | 71 485 | 97 730 | 118 673 | 128 575 | 6.5 | 6.6 | 6.4 | 6.2 |
| 眼 科 | 13 360 | 21 220 | 29 633 | 42 323 | 1.2 | 1.4 | 1.6 | 2.0 |
| 耳鼻喉科 | 14 047 | 20 941 | 26 119 | 31 290 | 1.3 | 1.4 | 1.4 | 1.5 |
| 皮肤科 | 8 197 | 9 964 | 10 043 | 13 219 | 0.8 | 0.7 | 0.5 | 0.6 |
| 传染科 | 91 281 | 112 765 | 121 790 | 107 049 | 8.4 | 7.6 | 6.6 | 5.1 |
| 精神科 | 45 269 | 71 984 | 93 471 | 107 362 | 4.1 | 4.9 | 5.1 | 5.2 |
| 结核科 | 35 056 | 34 907 | 36 211 | 27 746 | 3.2 | 2.3 | 2.0 | 1.3 |
| 口腔科 | 3 495 | 6 093 | 9 538 | 13 345 | 0.3 | 0.4 | 0.5 | 0.6 |
| 中医科 | 46 200 | 129 453 | 210 698 | 306 171 | 4.2 | 8.7 | 11.4 | 14.7 |
| 职业病科 | 10 234 | 8 946 | 10 781 | 11 229 | 0.9 | 0.6 | 0.6 | 0.5 |
| 肿瘤科 | 9 044 | 13 447 | 25 309 | 40 366 | 0.8 | 0.9 | 1.4 | 1.9 |
| 其 他 | 86 925 | 72 994 | 86 303 | 84 880 | 8.0 | 4.9 | 4.7 | 4.1 |

## 全国分科西医师数

| | 实 有 数(人) | | | | | 构 成(%) | | | | |
|---|---|---|---|---|---|---|---|---|---|---|
| | 1963 年 | 1978 年 | 1985 年 | 1990 年 | 1996 年 | 1963 年 | 1978 年 | 1985 年 | 1990 年 | 1996 年 |
| **总 计** | **142 640** | **358 520** | **602 237** | **1 058 460** | **1 057 545** | **100.0** | **100.0** | **100.0** | **100.0** | **100.0** |
| 内 科 | 51 112 | 146 664 | 223 917 | 387 730 | 317 944 | 35.8 | 40.9 | 37.2 | 36.6 | 30.1 |
| 外 科 | 20 489 | 56 093 | 89 467 | 154 715 | 179 977 | 14.4 | 15.7 | 14.8 | 14.6 | 17.0 |
| 妇产科 | 9 218 | 22 295 | 44 680 | 92 359 | 108 634 | 6.5 | 6.2 | 7.4 | 8.7 | 10.3 |
| 儿 科 | 10 281 | 19 433 | 36 162 | 56 661 | 60 446 | 7.2 | 5.4 | 6.0 | 5.4 | 5.7 |
| 眼 科 | 2 650 | 6 028 | 12 160 | 20 262 | 22 009 | 1.8 | 1.7 | 2.0 | 1.9 | 2.1 |
| 耳鼻喉科 | 2 321 | 5 870 | 10 553 | 17 619 | 18 681 | 1.6 | 1.6 | 1.8 | 1.7 | 1.8 |
| 皮肤科 | 1 085 | 2 294 | 5 435 | 10 752 | 12 940 | 0.8 | 0.6 | 0.9 | 1.0 | 1.2 |
| 传染科 | 2 041 | 6 112 | 14 447 | 22 954 | 24 851 | 1.4 | 1.7 | 2.4 | 2.2 | 2.3 |
| 精神科 | 1 404 | 3 128 | 6 683 | 11 570 | 13 912 | 1.0 | 0.9 | 1.1 | 1.1 | 1.3 |
| 结核科 | 3 387 | 3 880 | 7 156 | 10 002 | 10 437 | 2.4 | 1.1 | 1.2 | 0.9 | 1.0 |
| 口腔科 | 3 106 | 5 741 | 11 044 | 23 725 | 30 574 | 2.2 | 1.6 | 1.8 | 2.2 | 2.9 |
| 影像科 | 2 640 | 6 978 | 14 411 | 32 397 | 29 255 | 1.8 | 2.0 | 2.4 | 3.1 | 2.8 |
| 检验科 | — | — | — | — | 25 720 | — | — | — | — | 2.4 |
| 职业病科 | … | 1 598 | 2 880 | 5 387 | 7 948 | … | 0.4 | 0.5 | 0.5 | 0.7 |
| 肿瘤科 | … | 2 159 | 3 678 | 6 950 | 10 537 | … | 0.6 | 0.6 | 0.7 | 1.0 |
| 其 他 | 26 054 | 57 632 | 90 796 | 132 193 | 183 680 | 18.3 | 16.1 | 15.1 | 12.5 | 17.3 |

注：1996 年分科西医师数不包括诊所、卫生保健所、医务室的西医师数。

## 全国县综合医院机构、床位、人员数

| | 单位 | 1947 年 | 1957 年 | 1965 年 | 1975 年 | 1978 年 | 1985 年 | 1990 年 | 1995 年 | 1998 年 |
|---|---|---|---|---|---|---|---|---|---|---|
| **实有数** | | | | | | | | | | |
| 机构数 | 个 | 1 437 | 2 193 | 2 276 | 2 324 | 2 363 | 2 276 | 2 240 | 2 038 | 2 037 |
| 床位数 | 张 | 11 224 | 69 545 | 175 409 | 262 598 | 298 326 | 364 133 | 388 958 | 354 900 | 349 888 |
| 人员数 | 人 | 13 202 | 86 123 | 169 281 | 238 834 | 288 714 | 436 949 | 477 849 | 468 829 | 484 177 |
| 其中:卫技人员 | 人 | 11 000 | 61 348 | 131 033 | 179 654 | 221 778 | 341 278 | 376 433 | 368 350 | 383 791 |
| 内:医生 | 人 | 2 525 | 20 305 | 52 033 | 66 762 | 85 242 | 119 503 | 137 381 | 134 051 | 141 147 |
| 护师、士 | 人 | 3 192 | 13 415 | 37 246 | 50 169 | 55 815 | 101 461 | 139 452 | 138 624 | 144 193 |
| **平均每院** | | | | | | | | | | |
| 床位数 | 张 | 7.8 | 31.7 | 77.1 | 113.0 | 126.2 | 160.0 | 173.6 | 174.1 | 171.8 |
| 人员数 | 人 | 9.2 | 39.3 | 74.4 | 102.8 | 122.2 | 192.0 | 213.3 | 230.0 | 237.7 |
| 其中:卫技人员 | 人 | 7.7 | 28.0 | 57.6 | 77.3 | 93.9 | 149.9 | 168.1 | 180.7 | 188.4 |
| 内:医生 | 人 | 1.8 | 9.3 | 22.9 | 28.7 | 36.1 | 52.5 | 61.3 | 65.8 | 69.3 |
| 护师、士 | 人 | 2.2 | 6.1 | 16.4 | 21.6 | 23.6 | 44.6 | 62.3 | 68.0 | 70.8 |

## 全国农村乡（镇）卫生院机构、床位、人员数

| | 单位 | 1965 年 | 1975 年 | 1985 年 | 1990 年 | 1995 年 | 1998 年 |
|---|---|---|---|---|---|---|---|
| 机构数 | 个 | 36 965 | 54 026 | 47 387 | 47 749 | 51 797 | 50 071 |
| 床位数 | 张 | 132 487 | 620 281 | 720 619 | 722 877 | 733 064 | 737 693 |
| 人员数 | 人 | 245 361 | 860 773 | 905 871 | 889 219 | 1 051 752 | 1 139 744 |
| 其中:卫生技术人员 | 人 | 214 427 | 749 912 | 784 070 | 776 925 | 918 870 | 999 432 |
| 内:医生 | 人 | 109 555 | 371 198 | 313 517 | 358 770 | 424 615 | 478 764 |
| 护师、士 | 人 | 13 096 | 69 698 | 74 731 | 115 884 | 141 954 | 167 406 |
| 平均每院床位数 | 张 | 3.6 | 11.5 | 15.2 | 15.1 | 14.2 | 14.7 |
| 平均每院人员数 | 人 | 6.6 | 15.9 | 19.1 | 18.6 | 20.3 | 22.8 |
| 其中:卫生技术人员 | 人 | 5.8 | 13.9 | 16.5 | 16.3 | 17.7 | 20.0 |
| 内:医生 | 人 | 3.0 | 6.9 | 6.6 | 7.5 | 8.2 | 9.6 |
| 护师、士 | 人 | 0.4 | 1.3 | 1.6 | 2.4 | 2.7 | 3.3 |
| 每千农业人口乡卫生院 | | | | | | | |
| 床位数 | 张 | … | … | 0.86 | 0.81 | 0.81 | 0.81 |
| 人员数 | 人 | … | … | 1.09 | 0.99 | 1.17 | 1.25 |

注：1985、1990 年农村乡（镇）卫生院数均不包括无床乡卫生院，故平均每院床位数较其他年份高。

## 全国按床位数分组的农村乡（镇）卫生院数

| | 中心卫生院(个) | | | 乡卫生院(个) | | |
|---|---|---|---|---|---|---|
| | 1985 年 | 1990 年 | 1998 年 | 1985 年 | 1990 年 | 1998 年 |
| **总　计** | **10 970** | **10 054** | **9 600** | **36 417** | **37 695** | **40 471** |
| 无床 | — | — | 194 | — | — | 6 465 |
| 1—5 张 | 741 | 529 | 226 | 13 780 | 14 084 | 7 443 |
| 6—10 张 | 990 | 1 049 | 504 | 9 826 | 10 655 | 8 188 |
| 11—30 张 | 5 536 | 5 093 | 4 433 | 10 952 | 10 884 | 14 950 |
| 31—50 张 | 2 636 | 2 374 | 2 748 | 1 491 | 1 582 | 2 594 |
| 51—100 张 | 978 | 921 | 1 287 | 341 | 443 | 708 |
| 100 张以上 | 89 | 88 | 208 | 27 | 47 | 123 |

注：1985、1990 年中心卫生院和乡卫生院总计均不包括无床乡卫生院。

## 全国中医机构、床位、人员数

| | 单位 | 1952 年 | 1957 年 | 1963 年 | 1975 年 | 1985 年 | 1990 年 | 1995 年 | 1998 年 |
|---|---|---|---|---|---|---|---|---|---|
| 中医人数 | 人 | 306 000 | 337 022 | 339 291 | 228 635 | 336 224 | 368 462 | 358 552 | 339 666 |
| 中医院数 | 个 | 19 | 257 | 124 | 160 | 1 455 | 2 115 | 2 482 | 2 576 |
| 内:县及县以上中医院 | 个 | 19 | 257 | 124 | 160 | 1 414 | 2 037 | 2 371 | 2 444 |
| 中医院床位数 | 张 | 224 | 5 684 | 9 254 | 13 675 | 102 393 | 175 655 | 227 185 | 249 523 |
| 内:县及县以上中医院 | 张 | 224 | 5 684 | 9 254 | 13 675 | 101 418 | 160 899 | 206 812 | 229 000 |
| 中医药研究院、所 | 个 | — | 16 | 33 | 29 | 54 | 55 | 65 | 67 |

补充资料：1998 年中医人员中，民族医总数 6074 人（蒙医 3134 人，藏医 1995 人，维医 736 人，傣医 209 人）。

## 全国分科中医师和中医院床位数

| | 中医师数(人) | | 中医院床位数(张) | |
|---|---|---|---|---|
| | 1990 年 | 1996 年 | 1990 年 | 1996 年 |
| **总　计** | **239 602** | **219 193** | **160 899** | **234 333** |
| 内科 | 150 140 | 146 622 | 75 534 | 84 423 |
| 外科 | 13 219 | — | 22 706 | 40 519 |
| 妇产科 | 8 025 | 8 031 | 8 262 | 16 775 |
| 儿科 | 6 374 | 5 001 | 5 283 | 10 079 |
| 骨伤科 | 9 580 | 9 453 | 20 349 | 37 208 |
| 针灸科 | 11 438 | 5 395 | 4 197 | 7 733 |
| 肛肠科 | 3 318 | 3 203 | 7 897 | 10 591 |
| 推拿科 | 4 459 | 2 853 | 2 367 | 3 433 |
| 皮肤科 | 1 591 | 1 898 | 961 | 1 534 |
| 眼科 | 1 526 | 2 242 | 1 859 | 3 909 |
| 耳鼻喉科 | 965 | 1 520 | 688 | 1 622 |
| 肿瘤科 | — | 897 | — | 2 917 |
| 其他 | 28 967 | 32 078 | 10 796 | 13 590 |

注：1996 年分科中医师数不包括诊所、卫生保健所、医务室的中医师数。

## 全国卫生防疫、防治机构、人员数

| | 单位 | 1952年 | 1957年 | 1965年 | 1975年 | 1985年 | 1990年 | 1995年 | 1998年 |
|---|---|---|---|---|---|---|---|---|---|
| **机构数合计** | 个 | **481** | **2 505** | **3 388** | **3 625** | **5 085** | **5 540** | **5 895** | **5 907** |
| 卫生防疫站 | 个 | 147 | 1 626 | 2 499 | 2 912 | 3 410 | 3 618 | 3 629 | 3 613 |
| 卫生防病中心 | 个 | — | — | — | — | — | … | 19 | 24 |
| 预防保健中心 | 个 | — | — | — | — | — | … | 81 | 109 |
| 专科防治所、站 | 个 | 188 | 626 | 822 | 683 | 1 566 | 1 781 | 1 895 | 1 889 |
| 国境卫生检疫所 | 个 | 20 | 21 | 26 | 30 | 37 | 50 | 81 | 82 |
| 食品卫生检验所 | 个 | — | — | — | … | 34 | 60 | 50 | 47 |
| 环境卫生监测站 | 个 | — | — | — | … | 38 | 31 | 19 | 15 |
| 其他预防保健机构 | 个 | *126 | *232 | *41 | … | … | … | 121 | 128 |
| **人员数合计** | 人 | **20 504** | **57 436** | **77 179** | **93 025** | **194 829** | **239 976** | **270 041** | **282 054** |
| 其中:卫生技术人员 | 人 | 15 750 | 45 806 | 63 879 | 71 746 | 151 710 | 189 317 | 211 789 | 219 388 |
| 内:医生 | 人 | 2 155 | 18 424 | 42 502 | 41 237 | 85 430 | 119 647 | 133 119 | 138 187 |
| **平均每所、站人员数** | 人 | **42.6** | **25.3** | **22.4** | **25.7** | **38.3** | **43.3** | **45.8** | **47.7** |
| 其中:卫生技术人员 | 人 | 32.7 | 20.2 | 18.5 | 19.8 | 29.8 | 34.2 | 35.9 | 37.1 |
| 内:医生 | 人 | 4.5 | 8.1 | 12.3 | 11.4 | 16.8 | 21.6 | 22.6 | 23.4 |

注：*系指防疫队个数。

## 全国妇幼卫生机构、床位、人员数

| | 单位 | 1949年 | 1957年 | 1965年 | 1975年 | 1985年 | 1990年 | 1995年 | 1998年 |
|---|---|---|---|---|---|---|---|---|---|
| 妇幼保健院数 | 个 | 80 | 96 | 115 | 103 | 272 | 328 | 396 | 514 |
| 床位数 | 张 | 1 762 | 6 794 | 9 233 | 8 307 | 24 443 | 32 304 | 38 368 | 44 000 |
| 儿童医院数 | 个 | 5 | 16 | 28 | 23 | 26 | 33 | 35 | 37 |
| 床位数 | 张 | 139 | 2 295 | 4 527 | 4 546 | 6 209 | 7 866 | 9 407 | 9 808 |
| 妇幼保健机构 | 个 | 9 | 4 599 | 2 795 | 2 025 | 2 724 | 2 820 | 2 832 | 2 724 |
| 床位数 | 张 | … | … | … | 1 406 | 10 110 | 14 263 | 21 618 | 27 273 |
| 妇产科西医师 | 人 | … | 4 194 | 9 218 | … | 44 680 | 92 359 | … | 108 634 |
| 儿科西医师 | 人 | … | 4 539 | 10 281 | … | 36 162 | 56 661 | … | 60 446 |
| 助产士 | 人 | 13 900 | 35 774 | 45 639 | 64 875 | 75 517 | 58 397 | 48 997 | 48 696 |
| 农村接生员 | 人 | … | 657 335 | 685 740 | 615 184 | 513 977 | 470 982 | 359 052 | 310 110 |

注：1. 为了统一统计口径，1995、1998 妇产医院及其床位数均计入妇幼保健院中。
2. 1965 年妇产科、儿科西医师系 1963 年数字，1998 妇产科、儿科西医师系 1996 年数字。

## 全国医学科学研究机构、人员数

| | 单位 | 1947 年 | 1957 年 | 1963 年 | 1975 年 | 1985 年 | 1990 年 | 1995 年 | 1998 年 |
|---|---|---|---|---|---|---|---|---|---|
| **实有数** | | | | | | | | | |
| 机构数 | 个 | 4 | 38 | 120 | 141 | 323 | 337 | 427 | 423 |
| 总人员 | 人 | 300 | 4 512 | 8 250 | 12 389 | 33 434 | 38 717 | 38 326 | 33 575 |
| 内:科技人员 | 人 | … | 4 299 | 5 770 | 8 140 | 23 392 | 28 606 | 27 617 | 24 764 |
| 卫生技术人员 | 人 | … | … | … | 6 033 | 19 628 | 23 308 | 21 378 | 19 260 |
| 其他技术人员 | 人 | … | … | … | 2 107 | 3 764 | 5 298 | 6 239 | 5 504 |
| **平均每院(所)** | | | | | | | | | |
| 人员数 | 人 | 75.0 | 118.7 | 68.8 | 87.8 | 103.5 | 114.9 | 89.8 | 79.4 |
| 内:科技人员 | 人 | … | 113.1 | 48.1 | 57.7 | 72.4 | 84.9 | 64.7 | 58.5 |
| 卫生技术人员 | 人 | … | … | … | 42.8 | 60.8 | 69.2 | 50.1 | 45.5 |
| 其他技术人员 | 人 | … | … | … | 14.9 | 11.7 | 15.7 | 14.6 | 13.0 |

注：1947 年 4 个科学研究机构系指设在南京的中央卫生实验院和设在北京、沈阳、兰州 3 个中央卫生实验分院。

## 全国民族自治地方卫生机构、床位、人员数

| | 单位 | 1949 年 | 1957 年 | 1965 年 | 1975 年 | 1985 年 | 1990 年 | 1995 年 | 1998 年 |
|---|---|---|---|---|---|---|---|---|---|
| 机构总计 | 个 | 361 | 13 819 | 25 306 | 21 575 | 30 432 | 31 973 | 28 957 | 16 183 |
| 内:医院、卫生院 | 个 | 230 | 603 | 6 275 | 9 749 | 10 061 | 10 574 | 12 331 | 12 514 |
| 疗养院 | 个 | 2 | 17 | 43 | 25 | 47 | 48 | 45 | 40 |
| 医院、卫生院、疗养院床位数合计 | 张 | 3 310 | 22 050 | 93 229 | 194 158 | 294 945 | 338 217 | 393 650 | 365 319 |
| 卫生技术人员 | 人 | 3 531 | 65 649 | 156 889 | 232 218 | 423 733 | 488 661 | 527 438 | 479 820 |
| 其中:少数民族 | 人 | … | … | … | … | … | … | 180 049 | 156 323 |

注：1998 年民族自治地方卫生机构、人员数均不包括诊所、卫生保健所和医务室的机构、人员数。

## 全国卫生部门卫生机构、床位、人员数

| | 1949 年 | 1957 年 | 1965 年 | 1975 年 | 1985 年 | 1990 年 | 1995 年 | 1998 年 |
|---|---|---|---|---|---|---|---|---|
| **机构总数(个)** | **2 461** | **26 408** | **22 323** | **29 854** | **37 955** | **40 479** | **44 185** | **46 023** |
| 内:医院 | 1 650 | 3 259 | 3 697 | 4 208 | 5 747 | 7 090 | 7 773 | 8 034 |
| #县及县以上医院 | 1 650 | 3 259 | 3 697 | 4 143 | 5 639 | 6 947 | 7 559 | 7 873 |
| 卫生院 | — | — | 10 071 | 17 843 | 17 157 | 16 955 | 21 684 | 22 560 |
| 疗养院 | 20 | 143 | 184 | 83 | 84 | 78 | 74 | 70 |
| 门诊部、所 | 693 | 15 797 | 1 507 | 419 | 2 291 | 2 892 | 821 | 1 586 |
| 专科防治所、站 | 11 | 614 | 775 | 622 | 1 437 | 1 638 | 1 760 | 1 760 |
| 卫生防疫站 | — | 1 563 | 2 375 | 2 774 | 3 079 | 3 143 | 3 138 | 3 156 |
| 妇幼保健机构 | 9 | 3 617 | 2 471 | 1 981 | 2 648 | 2 697 | 2 701 | 2 601 |
| 药品检验机构 | 1 | 28 | 131 | 310 | 1 418 | 1 889 | 1 992 | 2 018 |
| 医学科研机构 | 3 | 34 | 89 | 135 | 299 | 309 | 402 | 398 |
| **床位总数(张)** | **44 591** | **306 217** | **579 724** | **1 016 035** | **1 416 842** | **1 698 265** | **1 911 416** | **2 003 080** |
| 内:医院 | 41 000 | 239 644 | 463 342 | 639 082 | 984 639 | 1 260 455 | 1 425 192 | 1 501 745 |
| 卫生院 | — | — | 72 904 | 327 638 | 369 043 | 363 627 | 404 223 | 417 178 |
| **人员总数(人)** | **66 270** | **490 401** | **754 886** | **1 250 066** | **2 242 982** | **2 692 751** | **3 189 271** | **3 459 315** |
| 其中:卫生技术人员 | 44 389 | 353 538 | 562 201 | 933 752 | 1 685 280 | 2 057 389 | 2 452 793 | 2 687 999 |
| 内:医生 | 12 692 | 115 951 | 240 598 | 392 605 | 691 040 | 878 014 | 1 036 604 | 1 148 321 |
| 护师、士 | 13 022 | 76 971 | 145 538 | 216 138 | 399 367 | 606 525 | 730 401 | 816 046 |

注：1995 年及以前的卫生院机构、床位数系农村乡（镇）卫生院数字（无城市街道卫生院）。

## 1998年全国按隶属关系分的县及县以上卫生部门医院机构、床位、人员数

| | 机构数（个） | 床位数（张） | 人员数（人） | | 机构数（个） | 床位数（张） | 人员数（人） |
|---|---|---|---|---|---|---|---|
| **总　　计** | **7 873** | **1 494 931** | **2 184 120** | **中医医院合计** | **2 229** | **214 980** | **330 449** |
| 卫生部属 | 59 | 36 037 | 67 916 | 卫生部属 | 3 | 1 130 | 2 031 |
| 省、自治区、直辖市属 | 377 | 184 508 | 287 112 | 省、自治区、直辖市属 | 28 | 7 242 | 11 627 |
| 直辖市区、省辖市、地区（自治州、盟）属 | 1 822 | 513 384 | 736 177 | 直辖市区、省辖市、地区（自治州、盟）属 | 311 | 55 953 | 84 043 |
| 省辖市区、地辖市属 | 1 983 | 304 243 | 451 758 | 省辖市区、地辖市属 | 540 | 56 632 | 91 807 |
| 县（旗）属 | 3 632 | 456 759 | 641 157 | 县（旗）属 | 1 347 | 94 023 | 140 941 |
| **综合医院合计** | **4 019** | **931 391** | **1 373 220** | **其他各类医院合计** | **1 625** | **348 560** | **480 451** |
| 卫生部属 | 3 | 3 083 | 7 772 | 卫生部属 | 53 | 31 824 | 58 113 |
| 省、自治区、直辖市属 | 74 | 42 171 | 75 052 | 省、自治区、直辖市属 | 275 | 135 095 | 200 433 |
| 直辖市区、省辖市、地区（自治州、盟）属 | 792 | 314 090 | 480 333 | 直辖市区、省辖市、地区（自治州、盟）属 | 719 | 143 341 | 171 801 |
| 省辖市区、地辖市属 | 1 124 | 223 599 | 327 887 | 省辖市区、地辖市属 | 319 | 24 012 | 32 064 |
| 县（旗）属 | 2 026 | 348 448 | 482 176 | 县（旗）属 | 259 | 14 288 | 18 040 |

## 全国县及县以上卫生部门医院床位与人员、医护之比

| | 1952年 | 1957年 | 1965年 | 1975年 | 1978年 | 1985年 | 1990年 | 1995年 | 1998年 |
|---|---|---|---|---|---|---|---|---|---|
| **每张床位与总人员之比** | | | | | | | | | |
| 县以上综合医院 | 1.06 | 1.28 | 1.23 | 1.28 | 1.38 | 1.54 | 1.46 | 1.49 | 1.53 |
| 县医院 | 1.22 | 1.24 | 0.97 | 0.91 | 0.97 | 1.20 | 1.23 | 1.32 | 1.38 |
| 医学院校附属医院 | 1.19 | 1.34 | 1.25 | 1.41 | 1.58 | 1.77 | 1.80 | 1.70 | 1.66 |
| **每名医生与护理人员之比** | | | | | | | | | |
| 县以上综合医院 | 2.28 | 1.84 | 1.35 | 1.28 | 1.10 | 1.12 | 1.12 | 1.10 | 1.11 |
| 县医院 | 1.45 | 1.19 | 0.98 | 0.99 | 0.87 | 1.15 | 1.11 | 1.11 | 1.08 |
| 医学院校附属医院 | 2.26 | 1.92 | 1.43 | 1.45 | 1.23 | 1.18 | 1.12 | 1.08 | 1.11 |

注：护理人员包括护师、护士和护理员。

## 全国工业及其他部门卫生机构、床位、人员数

| | 单位 | 1949年 | 1957年 | 1965年 | 1975年 | 1985年 | 1990年 | 1995年 | 1998年 |
|---|---|---|---|---|---|---|---|---|---|
| **机构数** | 个 | **404** | **19 725** | **44 561** | **74 161** | **118 187** | **123 388** | **108 718** | **94 198** |
| 内:医院 | 个 | 150 | 500 | 1 748 | 3 614 | 5 401 | 6 430 | 7 016 | 7 297 |
| 疗养院 | 个 | 5 | 691 | 692 | 214 | 553 | 567 | 505 | 429 |
| 门诊部、所 | 个 | 76 | 16 069 | 41 381 | 69 552 | 111 100 | 113 811 | 97 994 | 83 322 |
| **床位数** | 张 | **9 734** | **139 322** | **312 200** | **423 605** | **634 268** | **769 093** | **813 193** | **741 782** |
| 内:医院 | 张 | 9 000 | 48 119 | 157 849 | 310 992 | 458 115 | 560 310 | 604 706 | 600 325 |
| 疗养院 | 张 | 700 | 50 536 | 77 474 | 23 129 | 91 247 | 107 493 | 100 305 | 87 706 |
| **人员数** | 人 | **35 326** | **189 472** | **385 855** | **741 375** | **1 252 597** | **1387 066** | **1 390 694** | **1 254 808** |
| 其中:卫生技术人员 | 人 | 25 880 | 142 972 | 294 301 | 592 470 | 998 983 | 1096 423 | 1 089 647 | 994 570 |
| 内:医　生 | 人 | 9 941 | 51 827 | 128 797 | 236 011 | 433 452 | 524 153 | 508 787 | 458 924 |
| 护师、士 | 人 | 10 791 | 42 986 | 72 156 | 125 430 | 194 883 | 292 887 | 315 609 | 303 375 |

## 全国农村村级卫生组织情况

| | 单位 | 1985年 | 1988年 | 1990年 | 1992年 | 1993年 | 1995年 | 1998年 |
|---|---|---|---|---|---|---|---|---|
| **行政村数** | 个 | **716 639** | **734 095** | **749 963** | **735 355** | **731 755** | **736 671** | **732 411** |
| 设置医疗点的村数 | 个 | 625 992 | 641 076 | 646 529 | 651 031 | 651 861 | 655 105 | 655 590 |
| 占行政村的比重 | % | 87.4 | 87.3 | 86.2 | 88.5 | 89.1 | 88.9 | 89.5 |
| **村设置的医疗点数** | 个 | **777 674** | **806 497** | **803 956** | **796 523** | **806 945** | **804 352** | **728 788** |
| 村或群众集体办 | 个 | 305 537 | 287 586 | 266 137 | 294 417 | 279 382 | 297 462 | 325 115 |
| 乡村医生或(与)卫生员联合办 | 个 | 88 803 | 78 873 | 87 149 | 83 742 | 94 700 | 90 681 | 89 310 |
| 乡卫生院设点 | 个 | 29 769 | 29 845 | 29 963 | 34 213 | 34 914 | 36 388 | 39 044 |
| 个体办 | 个 | 323 904 | 369 209 | 381 844 | 350 633 | 374 296 | 354 981 | 259 849 |
| 其他 | 个 | 29 661 | 40 984 | 38 863 | 33 518 | 23 663 | 22 876 | 15 470 |
| **乡村医生和卫生员** | 人 | **1 293 094** | **1 247 045** | **1 231 510** | **1 269 061** | **1 325 106** | **1 331 017** | **1 327 633** |
| 乡村医生 | 人 | 643 022 | 731 653 | 776 859 | 816 557 | 910 664 | 955 933 | 990 217 |
| 卫生员 | 人 | 650 072 | 515 392 | 454 651 | 452 504 | 414 442 | 375 084 | 337 416 |
| 每千农业人口乡村医生和卫生员 | 人 | 1.55 | 1.44 | 1.38 | 1.41 | 1.47 | 1.48 | 1.46 |

注：乡村医生是指经过县级卫生行政部门考核，获得乡村医生证书的人员。

## 1998年各地区卫生机构、床位数

| | 机构数(个) | | | | | | 床位数(张) | | |
|---|---|---|---|---|---|---|---|---|---|
| | 合计 | #医院 | #卫生院 | #诊所、医务室 | #卫生防疫站 | #妇幼保健所、站 | 合计 | #医院 | #卫生院 |
| **总计** | **314 097** | **16 468** | **50 613** | **225 421** | **3 613** | **2 663** | **3 143 020** | **2 169 870** | **743 863** |
| 北京 | 5 722 | 449 | 227 | 4 613 | 21 | 10 | 69 095 | 63 144 | 3 810 |
| 天津 | 3 190 | 251 | 231 | 2 473 | 23 | 16 | 40 471 | 36 794 | 2 340 |
| 河北 | 20 071 | 791 | 3 712 | 14 685 | 201 | 160 | 165 585 | 104 440 | 40 362 |
| 山西 | 8 592 | 709 | 1 917 | 5 310 | 147 | 121 | 109 583 | 77 290 | 26 337 |
| 内蒙古 | 7 517 | 470 | 1 521 | 4 729 | 148 | 109 | 65 794 | 47 461 | 15 038 |
| 辽宁 | 11 710 | 1 007 | 1 155 | 8 383 | 129 | 108 | 196 279 | 153 946 | 22 213 |
| 吉林 | 6 321 | 547 | 881 | 4 398 | 89 | 64 | 93 232 | 72 490 | 14 222 |
| 黑龙江 | 7 620 | 873 | 1 108 | 4 780 | 225 | 169 | 120 470 | 100 269 | 13 296 |
| 上海 | 5 467 | 299 | 174 | 4 815 | 30 | 11 | 70 055 | 60 544 | 7 762 |
| 江苏 | 13 364 | 589 | 2 021 | 10 001 | 137 | 112 | 170 108 | 96 344 | 62 735 |
| 浙江 | 17 457 | 416 | 2 926 | 13 579 | 98 | 70 | 110 620 | 77 534 | 26 075 |
| 安徽 | 7 699 | 492 | 2 500 | 3 942 | 127 | 106 | 123 549 | 73 067 | 41 477 |
| 福建 | 10 159 | 319 | 996 | 8 334 | 95 | 76 | 89 280 | 56 679 | 25 080 |
| 江西 | 8 041 | 612 | 1 693 | 5 034 | 118 | 102 | 91 641 | 62 996 | 20 353 |
| 山东 | 14 642 | 964 | 2 206 | 10 497 | 167 | 124 | 207 733 | 141 343 | 55 055 |
| 河南 | 11 774 | 940 | 2 059 | 7 806 | 181 | 136 | 194 214 | 127 799 | 52 070 |
| 湖北 | 11 584 | 530 | 1 552 | 8 687 | 123 | 96 | 143 873 | 87 814 | 42 454 |
| 湖南 | 17 737 | 702 | 2 616 | 13 554 | 140 | 122 | 144 442 | 93 471 | 40 849 |
| 广东 | 15 435 | 719 | 1 654 | 11 716 | 155 | 42 | 158 351 | 105 881 | 41 723 |
| 广西 | 13 888 | 479 | 1 312 | 11 519 | 115 | 77 | 85 231 | 62 345 | 18 928 |
| 海南 | 2 598 | 175 | 310 | 1 924 | 30 | 22 | 21 480 | 16 047 | 4 612 |
| 重庆 | 9 716 | 296 | 2 142 | 6 545 | 51 | 43 | 65 934 | 39 549 | 19 214 |
| 四川 | 31 917 | 873 | 6 803 | 21 755 | 210 | 187 | 190 788 | 110 168 | 60 222 |
| 贵州 | 9 113 | 407 | 1 470 | 6 592 | 101 | 85 | 57 844 | 40 446 | 14 046 |
| 云南 | 11 867 | 594 | 1 543 | 8 853 | 150 | 141 | 95 965 | 64 041 | 22 943 |
| 西藏 | 1 307 | 108 | 768 | 303 | 82 | 32 | 6 512 | 4 572 | 1 733 |
| 陕西 | 10 440 | 700 | 2 079 | 7 013 | 123 | 85 | 94 760 | 71 979 | 18 886 |
| 甘肃 | 8 977 | 367 | 1 503 | 6 561 | 103 | 90 | 58 287 | 42 893 | 12 582 |
| 青海 | 1 903 | 167 | 424 | 1 168 | 59 | 48 | 17 096 | 14 127 | 2 305 |
| 宁夏 | 1 654 | 97 | 285 | 1 169 | 28 | 25 | 13 653 | 11 479 | 1 564 |
| 新疆 | 6 615 | 526 | 825 | 4 683 | 207 | 74 | 71 095 | 52 918 | 13 577 |

注：诊所、医务室机构数包括卫生保健所。

## 1998年各地区卫生机构专业卫生人员数

| | 卫生人员 | 其中:卫生技术人员 | | | |
|---|---|---|---|---|---|
| | | 合　计 | #医生 | 内:医师 | #护师、士 |
| **总　计** | **5 535 682** | **4 423 721** | **1 999 521** | **1 513 975** | **1 218 836** |
| 北　京 | 162 567 | 115 941 | 51 869 | 46 102 | 38 882 |
| 天　津 | 88 213 | 68 070 | 31 482 | 27 346 | 20 857 |
| 河　北 | 267 095 | 218 057 | 104 012 | 75 518 | 48 894 |
| 山　西 | 179 850 | 150 773 | 71 735 | 57 195 | 38 403 |
| 内蒙古 | 129 765 | 104 890 | 52 331 | 37 903 | 26 163 |
| 辽　宁 | 302 678 | 231 183 | 98 489 | 78 737 | 75 209 |
| 吉　林 | 174 680 | 135 588 | 58 887 | 44 065 | 41 138 |
| 黑龙江 | 226 719 | 174 980 | 76 055 | 59 369 | 51 807 |
| 上　海 | 148 446 | 108 358 | 50 326 | 42 566 | 35 658 |
| 江　苏 | 326 150 | 256 757 | 116 269 | 90 596 | 71 289 |
| 浙　江 | 194 815 | 156 452 | 70 337 | 50 545 | 38 528 |
| 安　徽 | 188 017 | 153 486 | 67 532 | 50 894 | 39 258 |
| 福　建 | 116 884 | 97 361 | 41 924 | 31 018 | 27 832 |
| 江　西 | 149 376 | 121 139 | 52 563 | 42 740 | 35 275 |
| 山　东 | 372 433 | 300 738 | 132 917 | 105 012 | 86 928 |
| 河　南 | 326 035 | 263 156 | 106 753 | 82 936 | 60 607 |
| 湖　北 | 301 755 | 239 648 | 101 089 | 79 155 | 72 871 |
| 湖　南 | 256 608 | 212 499 | 93 177 | 62 151 | 53 720 |
| 广　东 | 313 737 | 252 213 | 105 492 | 78 621 | 76 725 |
| 广　西 | 156 097 | 124 627 | 60 298 | 44 332 | 38 765 |
| 海　南 | 40 036 | 31 797 | 12 625 | 9 022 | 9 507 |
| 重　庆 | 109 118 | 88 769 | 43 423 | 30 644 | 19 811 |
| 四　川 | 307 922 | 251 189 | 126 864 | 88 612 | 57 009 |
| 贵　州 | 101 256 | 84 400 | 44 138 | 29 943 | 20 998 |
| 云　南 | 147 159 | 119 200 | 59 138 | 43 139 | 33 784 |
| 西　藏 | 10 974 | 8 785 | 5 089 | 3 397 | 1 760 |
| 陕　西 | 161 860 | 130 785 | 62 935 | 47 272 | 33 027 |
| 甘　肃 | 99 276 | 81 907 | 38 304 | 27 425 | 21 129 |
| 青　海 | 25 678 | 21 217 | 9 719 | 7 627 | 6 340 |
| 宁　夏 | 27 841 | 22 165 | 10 513 | 8 781 | 6 672 |
| 新　疆 | 122 642 | 97 591 | 43 236 | 31 312 | 29 990 |

## 1998年各地区平均每千人口医院及卫生院床位、医生、护士数

| | 医院、卫生院床位(张) | 医生(人) | 内:医师(人) | 护师、士(人) | | 医院、卫生院床位(张) | 医生(人) | 内:医师(人) | 护师、士(人) |
|---|---|---|---|---|---|---|---|---|---|
| **总　计** | **2.40** | **1.65** | **1.25** | **1.00** | 河　南 | 1.92 | 1.14 | 0.88 | 0.65 |
| 北　京 | 6.10 | 4.72 | 4.20 | 3.54 | 湖　北 | 2.21 | 1.72 | 1.34 | 1.24 |
| 天　津 | 4.30 | 3.46 | 3.00 | 2.29 | 湖　南 | 2.07 | 1.44 | 0.96 | 0.83 |
| 河　北 | 2.21 | 1.59 | 1.15 | 0.75 | 广　东 | 2.07 | 1.48 | 1.10 | 1.08 |
| 山　西 | 3.33 | 2.30 | 1.84 | 1.23 | 广　西 | 1.76 | 1.30 | 0.96 | 0.84 |
| 内蒙古 | 2.71 | 2.27 | 1.64 | 1.13 | 海　南 | 2.82 | 1.72 | 1.23 | 1.30 |
| 辽　宁 | 4.31 | 2.41 | 1.92 | 1.84 | 重　庆 | 1.92 | 1.42 | 1.00 | 0.65 |
| 吉　林 | 3.33 | 2.26 | 1.69 | 1.58 | 四　川 | 2.05 | 1.53 | 1.07 | 0.69 |
| 黑龙江 | 3.12 | 2.09 | 1.63 | 1.42 | 贵　州 | 1.54 | 1.25 | 0.85 | 0.59 |
| 上　海 | 5.23 | 3.85 | 3.26 | 2.73 | 云　南 | 2.18 | 1.48 | 1.08 | 0.85 |
| 江　苏 | 2.28 | 1.67 | 1.30 | 1.02 | 西　藏 | 2.57 | 2.07 | 1.38 | 0.72 |
| 浙　江 | 2.33 | 1.58 | 1.14 | 0.87 | 陕　西 | 2.60 | 1.80 | 1.35 | 0.94 |
| 安　徽 | 1.86 | 1.10 | 0.83 | 0.64 | 甘　肃 | 2.23 | 1.54 | 1.10 | 0.85 |
| 福　建 | 2.51 | 1.29 | 0.95 | 0.85 | 青　海 | 3.49 | 2.07 | 1.62 | 1.35 |
| 江　西 | 2.05 | 1.29 | 1.05 | 0.87 | 宁　夏 | 2.43 | 1.96 | 1.64 | 1.24 |
| 山　东 | 2.21 | 1.50 | 1.18 | 0.98 | 新　疆 | 3.84 | 2.49 | 1.81 | 1.73 |

## 1998年省会所在市及百万人口以上市平均每千人口医院床位、医生、护士数

| | 医院、卫生院床位(张) | 医生(人) | 内:医师(人) | 护师、士(人) | | 医院、卫生院床位(张) | 医生(人) | 内:医师(人) | 护师、士(人) |
|---|---|---|---|---|---|---|---|---|---|
| 北　京 | 6.60 | 5.21 | 4.73 | 4.13 | 南　京 | 5.87 | 4.69 | 4.40 | 3.51 |
| 天　津 | 5.72 | 4.39 | 3.88 | 3.16 | 济　南 | 5.46 | 3.87 | 3.65 | 3.24 |
| 石家庄 | 9.01 | 6.06 | 5.56 | 3.80 | 青　岛 | 4.42 | 3.71 | 3.38 | 2.70 |
| 唐　山 | 8.50 | 4.24 | 3.56 | 3.67 | 淄　博 | 4.45 | 2.29 | 1.97 | 1.80 |
| 太　原 | 8.92 | 5.63 | 5.08 | 4.51 | 武　汉 | 5.27 | 4.51 | 3.98 | 3.53 |
| *呼和浩特 | 5.58 | 4.43 | 3.90 | 3.26 | 广　州 | 7.71 | 5.71 | 5.16 | 4.74 |
| 包　头 | 5.57 | 3.99 | 3.40 | 2.97 | *海　口 | 8.05 | 3.75 | 5.38 | 4.87 |
| 沈　阳 | 7.65 | 4.88 | 4.09 | 3.74 | 成　都 | 5.42 | 3.63 | 2.78 | 2.00 |
| 大　连 | 9.98 | 5.23 | 4.50 | 4.34 | 贵　阳 | 5.12 | 3.62 | 3.30 | 2.74 |
| 鞍　山 | 10.70 | 6.03 | 4.93 | 4.93 | 西　安 | 9.16 | 5.96 | 5.13 | 4.19 |
| 抚　顺 | 8.16 | 3.80 | 3.08 | 3.60 | 兰　州 | 8.07 | 5.26 | 4.55 | 3.68 |
| 长　春 | 6.15 | 4.04 | 3.76 | 3.25 | *银　川 | 7.41 | 5.61 | 5.27 | 4.26 |
| 吉　林 | 8.44 | 4.11 | 3.63 | 3.81 | 乌鲁木齐 | 16.07 | 5.53 | 5.18 | 4.54 |
| 上　海 | 5.49 | 4.13 | 3.55 | 2.97 | | | | | |

注：1. *系指非农业人口不足百万的省会所在市；2. 人口数系指总人口数；3. 表中数字不含县；4. 缺哈尔滨、齐齐哈尔、杭州、福州、南昌、郑州、长沙、南宁、重庆、昆明、拉萨、西宁市数字。

## 各地区农村村级卫生组织情况

| | 无医疗点村数比重(%) | | | 村设置的医疗点数(个) | | | 平均每村乡村医生和卫生员(人) | | |
|---|---|---|---|---|---|---|---|---|---|
| | 1990年 | 1995年 | 1997年 | 1990年 | 1995年 | 1998年 | 1990年 | 1995年 | 1998年 |
| **总　计** | **13.8** | **11.1** | **10.5** | **803 956** | **804 352** | **728 788** | **1.64** | **1.81** | **1.81** |
| 北　京 | 8.8 | 12.3 | 17.4 | 4 835 | 4 499 | 3 641 | 1.57 | 1.59 | 1.50 |
| 天　津 | 6.4 | 5.9 | 7.6 | 4 304 | 5 027 | 4 313 | 2.00 | 2.16 | 2.00 |
| 河　北 | 5.2 | 6.1 | 5.5 | 65 048 | 64 910 | 59 235 | 1.90 | 1.87 | 1.89 |
| 山　西 | 10.2 | 9.7 | 9.9 | 29 390 | 31 025 | 30 044 | 1.38 | 1.75 | 1.76 |
| 内蒙古 | 15.3 | 9.5 | 7.2 | 14 314 | 14 502 | 13 336 | 1.40 | 1.65 | 1.76 |
| 辽　宁 | 2.8 | 2.6 | 2.5 | 18 985 | 18 188 | 18 258 | 1.76 | 1.90 | 1.98 |
| 吉　林 | 7.6 | 7.2 | 6.2 | 9 675 | 10 922 | 10 416 | 2.05 | 2.25 | 2.60 |
| 黑龙江 | 3.9 | 3.8 | 5.0 | 14 159 | 14 299 | 13 677 | 1.91 | 2.05 | 2.02 |
| 上　海 | 3.0 | 3.4 | 3.0 | 2 918 | 2 839 | 2 754 | 2.28 | 2.15 | 2.02 |
| 江　苏 | 4.9 | 4.2 | 4.7 | 35 239 | 35 042 | 33 304 | 1.95 | 2.19 | 2.19 |
| 浙　江 | 40.4 | 38.7 | 38.5 | 29 944 | 27 774 | 22 725 | 0.86 | 0.82 | 0.74 |
| 安　徽 | 5.7 | 4.9 | 5.7 | 44 904 | 38 053 | 29 533 | 1.57 | 1.95 | 2.22 |
| 福　建 | 4.1 | 3.7 | 3.5 | 22 170 | 20 613 | 18 572 | 1.97 | 1.88 | 2.12 |
| 江　西 | 5.0 | 4.6 | 4.8 | 26 079 | 27 995 | 25 441 | 2.20 | 2.00 | 2.03 |
| 山　东 | 3.4 | 4.9 | 7.3 | 96 867 | 93 122 | 73 254 | 1.51 | 1.73 | 1.60 |
| 河　南 | 2.7 | 2.3 | 2.5 | 80 669 | 75 395 | 66 666 | 2.90 | 2.92 | 2.60 |
| 湖　北 | 16.1 | 13.0 | 12.0 | 30 036 | 31 817 | 27 803 | 1.83 | 1.88 | 1.87 |
| 湖　南 | 13.5 | 9.4 | 8.0 | 47 789 | 49 684 | 46 587 | 1.27 | 1.33 | 1.42 |
| 广　东 | 7.8 | 8.4 | 8.5 | 29 815 | 30 228 | 29 603 | 1.72 | 1.74 | 1.79 |
| 广　西 | 3.7 | 4.2 | 2.9 | 26 015 | 26 575 | 24 041 | 2.70 | 3.03 | 3.22 |
| 海　南 | 60.4 | 20.7 | 17.5 | 2 596 | 2 912 | 2 841 | 0.42 | 1.59 | 1.63 |
| 重　庆 | … | … | 14.0 | … | … | 19 140 | … | … | 1.58 |
| 四　川 | 18.8 | 16.2 | 15.5 | 70 942 | 72 016 | 50 045 | 1.44 | 1.59 | 1.66 |
| 贵　州 | 60.8 | 32.3 | 22.2 | 10 544 | 18 469 | 20 704 | 0.72 | 1.17 | 1.33 |
| 云　南 | 3.6 | 1.1 | 1.3 | 16 753 | 17 796 | 15 483 | 2.20 | 2.69 | 2.83 |
| 西　藏 | 82.2 | 72.7 | 44.9 | 1 982 | 1 940 | 2 015 | 0.33 | 0.61 | 0.67 |
| 陕　西 | 11.4 | 12.5 | 13.5 | 32 438 | 32 042 | 29 163 | 1.60 | 1.76 | 1.71 |
| 甘　肃 | 9.6 | 7.3 | 8.0 | 21 172 | 23 001 | 22 255 | 1.86 | 2.02 | 2.02 |
| 青　海 | 13.8 | 11.3 | 4.0 | 3 969 | 3 775 | 3 872 | 1.48 | 1.53 | 1.38 |
| 宁　夏 | 9.2 | 6.7 | 7.8 | 2 729 | 1 979 | 2 310 | 1.70 | 1.78 | 1.75 |
| 新　疆 | 14.9 | 15.0 | 12.9 | 7 676 | 7 913 | 7 757 | 1.21 | 1.34 | 1.32 |

# 医　疗　服　务

## 1998 年全国医院、卫生院诊疗人次及入院人数

| | 诊疗人次数(亿次) | | 入院人数（万人） | 每百诊次的入院人数 | |
|---|---|---|---|---|---|
| | 合　计 | 其中:门、急诊 | | 合计 | 其中:门、急诊 |
| **总　计** | **21.25** | **19.95** | **4 995** | **2.4** | **2.5** |
| 县及县以上医院 | 12.02 | 11.16 | 3 202 | 2.7 | 2.9 |
| 卫生部门 | 8.17 | 7.84 | 2 538 | 3.1 | 3.2 |
| 工业及其他部门 | 3.60 | 3.08 | 622 | 1.7 | 2.0 |
| 集体所有制 | 0.24 | 0.23 | 38 | 1.6 | 1.7 |
| 私人开业及其他 | 0.01 | 0.01 | 4 | 4.0 | 4.0 |
| 其他医院 | 0.37 | 0.35 | 36 | 1.0 | 1.0 |
| 卫生院 | 8.86 | 8.44 | 1 757 | 2.0 | 2.1 |
| 城市街道卫生院 | 0.12 | 0.12 | 6 | 0.5 | 0.5 |
| 农村乡镇卫生院 | 8.74 | 8.32 | 1 751 | 2.0 | 2.1 |
| 中心卫生院 | 2.76 | 2.59 | 678 | 2.5 | 2.6 |
| 乡卫生院 | 5.98 | 5.73 | 1 073 | 1.8 | 1.9 |

补充资料：1998 年全国每万人口入院人数为 411.1 人。

## 1998 年全国县及县以上综合医院分科门诊人次数（万次）

| | 门诊总人次数 | 其中 | | | | |
|---|---|---|---|---|---|---|
| | | 内科 | 外科 | 妇产科 | 儿科 | 中医科 |
| **综合医院合计** | **78437.3** | **24062.2** | **9409.3** | **6235.2** | **5515.6** | **6761.4** |
| 卫生部门 | 48319.5 | 13281.0 | 5546.7 | 4625.2 | 3949.1 | 4326.4 |
| 卫生部属 | 1752.7 | 419.4 | 217.3 | 147.2 | 126.6 | 112.0 |
| 省、自治区、直辖市属 | 6284.4 | 1634.5 | 759.5 | 526.4 | 394.4 | 445.2 |
| 直辖市区、省辖市、地区(州、盟)属 | 15909.0 | 4097.4 | 1678.7 | 1508.2 | 1245.9 | 1331.3 |
| 省辖市区、地辖市属 | 10838.0 | 3054.4 | 1210.2 | 1118.4 | 962.0 | 1028.3 |
| 县(旗)属 | 13535.4 | 4075.3 | 1681.0 | 1325.0 | 1220.2 | 1409.6 |
| 工业及其他部门 | 28951.2 | 10386.5 | 3756.7 | 1531.4 | 1492.1 | 2321.3 |
| 集体所有制 | 1077.3 | 368.4 | 91.5 | 62.7 | 66.2 | 110.4 |
| 私人开业及其他 | 89.3 | 26.3 | 14.4 | 15.9 | 8.2 | 3.3 |

## 全国医院、卫生院病床使用情况

| | 病床使用率(%) | | | 病床周转次数(次) | | | 出院者平均住院日(日) | | |
|---|---|---|---|---|---|---|---|---|---|
| | 1990 年 | 1995 年 | 1998 年 | 1990 年 | 1995 年 | 1998 年 | 1990 年 | 1995 年 | 1998 年 |
| **县及县以上医院合计** | **80.9** | **66.9** | **60.2** | **17.6** | **15.5** | **15.8** | **15.9** | **14.7** | **13.1** |
| 卫生部门 | 85.6 | 70.2 | 63.1 | 19.2 | 17.1 | 17.5 | 15.5 | 14.2 | 12.6 |
| 综合医院 | 85.7 | 70.8 | 63.3 | 22.3 | 19.3 | 19.6 | 13.5 | 12.6 | 11.3 |
| 卫生部属 | 89.2 | 92.7 | 92.2 | 11.2 | 14.2 | 16.9 | 28.5 | 23.4 | 20.0 |
| 省、自治区、直辖市属 | 97.5 | 85.9 | 81.1 | 15.5 | 14.3 | 16.8 | 22.8 | 21.3 | 17.6 |
| 直辖市区、省辖市(地区)属 | 94.6 | 79.8 | 72.2 | 19.3 | 17.0 | 18.0 | 17.5 | 16.4 | 14.1 |
| 省辖市区、地辖市属 | 81.8 | 68.0 | 60.6 | 21.4 | 20.6 | 20.6 | 13.5 | 11.3 | 10.2 |
| 县(旗)属 | 80.2 | 63.2 | 54.5 | 25.1 | 21.1 | 20.7 | 11.0 | 10.1 | 9.0 |
| 中医医院 | 73.6 | 57.4 | 49.8 | 13.9 | 14.0 | 13.8 | 18.0 | 13.9 | 12.4 |
| 医学院校附属医院 | 98.6 | 88.0 | 83.0 | 15.6 | 16.1 | 17.7 | 22.5 | 20.6 | 16.6 |
| 传染病院 | 83.4 | 57.5 | 48.8 | 8.7 | 7.3 | 7.0 | 34.1 | 28.1 | 25.4 |
| 精神病院 | 95.3 | 82.2 | 74.8 | 3.6 | 4.0 | 4.1 | 80.9 | 66.9 | 59.9 |
| 结核病院 | 86.3 | 56.8 | 49.4 | 4.6 | 5.4 | 5.8 | 67.0 | 39.4 | 31.2 |
| 妇幼保健院 | 79.0 | 63.2 | 60.0 | 34.6 | 30.7 | 31.0 | 8.1 | 7.2 | 7.5 |
| 儿童医院 | 88.1 | 79.3 | 69.0 | 28.5 | 25.9 | 26.2 | 11.1 | 9.5 | 8.8 |
| 职业病院 | 78.9 | 59.1 | 49.4 | 4.6 | 4.8 | 5.0 | 59.1 | 46.9 | 34.8 |
| 肿瘤医院 | 96.8 | 85.7 | 81.8 | 8.1 | 8.5 | 9.3 | 42.4 | 35.5 | 31.7 |
| 其他专科医院 | 78.7 | 65.0 | 63.6 | 10.6 | 7.6 | 9.2 | 25.2 | 30.8 | 24.8 |
| 工业及其他部门 | 69.8 | 59.2 | 53.2 | 13.8 | 11.8 | 11.7 | 17.0 | 16.7 | 15.1 |
| 集体所有制 | 69.5 | 54.7 | 52.2 | 13.8 | 12.4 | 11.7 | 16.9 | 13.9 | 16.0 |
| 私人开业及其他 | … | 68.9 | 53.1 | … | 12.3 | 13.2 | … | 19.2 | 13.6 |
| **其他医院合计** | **68.5** | **69.5** | **49.1** | **10.0** | **8.3** | **9.2** | **22.1** | **19.8** | **16.6** |
| **卫生院合计** | **43.4** | **40.3** | **33.2** | **28.6** | **29.9** | **24.2** | **5.2** | **4.6** | **4.6** |
| #农村乡镇卫生院 | 43.4 | 40.3 | 33.3 | 28.6 | 29.9 | 24.4 | 5.2 | 4.6 | 4.6 |
| 中心卫生院 | 48.4 | 43.6 | 35.2 | 28.7 | 28.2 | 23.7 | 5.8 | 5.4 | 5.1 |
| 乡卫生院 | 39.5 | 38.0 | 32.0 | 28.3 | 31.0 | 24.7 | 4.8 | 4.0 | 4.3 |

注：1990、1995 年卫生院合计不包括城市街道卫生院数据。

## 全国卫生部门城市医院住院病人前十位疾病构成（一）

| 顺序 | 1955年 | | 1965年 | | 1975年 | |
|---|---|---|---|---|---|---|
| | 疾病种类 | 疾病构成(%) | 疾病种类 | 疾病构成(%) | 疾病种类 | 疾病构成(%) |
| 1 | 消化系病 | 24.74 | 消化系病 | 18.99 | 消化系病 | 19.65 |
| 2 | 呼吸系病 | 11.72 | 呼吸系病 | 18.17 | 呼吸系病 | 19.02 |
| 3 | 妊娠病、分娩病及产后病 | 11.34 | 传染病(肺结核除外) | 12.19 | 传染病(肺结核除外) | 9.06 |
| 4 | 传染病(肺结核除外) | 9.43 | 妊娠病、分娩病及产后病 | 7.25 | 外伤及中毒 | 8.48 |
| 5 | 外伤及中毒 | 6.39 | 外伤及中毒 | 6.25 | 妊娠病、分娩病及产后病 | 5.15 |
| 6 | 女生殖器病 | 3.41 | 泌尿系病 | 3.55 | 泌尿系病 | 3.56 |
| 7 | 寄生虫病 | 3.38 | 寄生虫病 | 2.78 | 恶性肿瘤 | 3.40 |
| 8 | 肺结核 | 3.31 | 眼病 | 2.68 | 心脏病 | 3.45 |
| 9 | 眼病 | 2.83 | 女生殖器病 | 2.58 | 眼病 | 2.85 |
| 10 | 皮肤病 | 2.74 | 恶性肿瘤 | 2.24 | 女生殖器病 | 1.80 |
| | **十种疾病合计** | **79.29** | **十种疾病合计** | **76.68** | **十种疾病合计** | **76.51** |

## 全国卫生部门城市医院住院病人前十位疾病构成（二）

| 顺序 | 1980年 | | 1985年 | | 1989年 | |
|---|---|---|---|---|---|---|
| | 疾病种类 | 疾病构成(%) | 疾病种类 | 疾病构成(%) | 疾病种类 | 疾病构成(%) |
| 1 | 呼吸系病 | 19.16 | 消化系病 | 19.00 | 消化系病 | 20.13 |
| 2 | 消化系病 | 18.42 | 呼吸系病 | 18.34 | 呼吸系病 | 17.75 |
| 3 | 外伤及中毒 | 9.22 | 外伤及中毒 | 9.82 | 外伤及中毒 | 12.46 |
| 4 | 传染病(肺结核除外) | 8.83 | 妊娠病,分娩病及产后病 | 8.28 | 妊娠病,分娩病及产后病 | 6.42 |
| 5 | 妊娠病,分娩病及产后病 | 7.00 | 传染病(肺结核除外) | 6.20 | 传染病(肺结核除外) | 6.02 |
| 6 | 心脏病 | 3.80 | 心脏病 | 3.98 | 恶性肿瘤 | 3.69 |
| 7 | 泌尿系病 | 3.71 | 恶性肿瘤 | 3.75 | 心脏病 | 3.66 |
| 8 | 恶性肿瘤 | 3.43 | 良性肿瘤 | 3.65 | 泌尿系病 | 3.40 |
| 9 | 良性肿瘤 | 3.16 | 泌尿系病 | 3.56 | 良性肿瘤 | 3.14 |
| 10 | 眼病 | 2.85 | 眼病 | 2.80 | 眼病 | 2.27 |
| | **十种疾病合计** | **79.58** | **十种疾病合计** | **79.38** | **十种疾病合计** | **78.94** |

## 全国卫生部门城市医院住院病人前十位疾病构成（ICD-9）

| 顺序 | 1987 年 | | 1995 年 | | 1998 年 | |
|---|---|---|---|---|---|---|
| | 疾病种类 | 疾病构成(%) | 疾病种类 | 疾病构成(%) | 疾病种类 | 疾病构成(%) |
| 1 | 消化系病 | 19.89 | 消化系病 | 16.06 | 消化系病 | 14.91 |
| 2 | 呼吸系病 | 16.58 | 呼吸系病 | 15.53 | 损伤及中毒 | 14.91 |
| 3 | 妊娠病、分娩病及产褥期并发症 | 10.59 | 损伤及中毒 | 14.02 | 呼吸系病 | 14.79 |
| 4 | 损伤及中毒 | 8.50 | 妊娠病、分娩病及产褥期并发症 | 7.42 | 妊娠病、分娩病及产褥期并发症 | 7.12 |
| 5 | 传染病和寄生虫病 | 6.25 | 泌尿和生殖系病 | 6.39 | 泌尿和生殖系病 | 6.30 |
| 6 | 泌尿和生殖系病 | 6.23 | 传染病和寄生虫病 | 5.86 | 恶性肿瘤 | 5.58 |
| 7 | 恶性肿瘤 | 4.67 | 恶性肿瘤 | 5.12 | 心脏病 | 5.35 |
| 8 | 心脏病 | 4.08 | 心脏病 | 4.85 | 脑血管病 | 4.82 |
| 9 | 良性肿瘤 | 3.52 | 神经系统和感觉器官疾病 | 4.55 | 传染病和寄生虫病 | 4.79 |
| 10 | 眼病 | 2.89 | 脑血管病 | 3.98 | 神经系统和感觉器官疾病 | 4.44 |
| | **十种疾病合计** | **83.20** | **十种疾病合计** | **83.78** | **十种疾病合计** | **83.01** |

## 全国卫生部门县医院住院病人前十位疾病构成（一）

| 顺序 | 1965 年 | | 1975 年 | | 1980 年 | |
|---|---|---|---|---|---|---|
| | 疾病种类 | 疾病构成(%) | 疾病种类 | 疾病构成(%) | 疾病种类 | 疾病构成(%) |
| 1 | 消化系病 | 19.31 | 消化系病 | 21.35 | 消化系病 | 21.06 |
| 2 | 传染病(肺结核除外) | 16.93 | 呼吸系病 | 19.28 | 呼吸系病 | 18.93 |
| 3 | 呼吸系病 | 14.27 | 传染病(肺结核除外) | 13.35 | 传染病(肺结核除外) | 12.45 |
| 4 | 妊娠病，分娩病及产后病 | 6.43 | 外伤及中毒 | 7.58 | 外伤及中毒 | 9.91 |
| 5 | 外伤及中毒 | 6.13 | 妊娠病，分娩病及产后病 | 5.27 | 妊娠病，分娩病及产后病 | 6.26 |
| 6 | 寄生虫病 | 4.01 | 泌尿系病 | 4.03 | 泌尿系病 | 3.83 |
| 7 | 泌尿系病 | 2.69 | 寄生虫病 | 3.07 | 心脏病 | 3.11 |
| 8 | 肺结核 | 2.69 | 心脏病 | 2.77 | 寄生虫病 | 2.39 |
| 9 | 皮肤病 | 2.53 | 肺结核 | 2.33 | 肺结核 | 1.78 |
| 10 | 女生殖器病 | 1.92 | 皮肤病 | 1.63 | 皮肤病 | 1.67 |
| | **十种疾病合计** | **76.88** | **十种疾病合计** | **80.66** | **十种疾病合计** | **81.39** |

## 全国卫生部门县医院住院病人前十位疾病构成（二）

| 顺序 | 1985年 | | 1989年 | |
|---|---|---|---|---|
| | 疾病种类 | 疾病构成（%） | 疾病种类 | 疾病构成（%） |
| 1 | 消化系病 | 22.05 | 消化系病 | 22.94 |
| 2 | 呼吸系病 | 18.97 | 呼吸系病 | 17.35 |
| 3 | 外伤及中毒 | 11.31 | 外伤及中毒 | 14.39 |
| 4 | 传染病（肺结核除外） | 9.91 | 传染病（肺结核除外） | 8.32 |
| 5 | 妊娠病、分娩病及产后病 | 7.64 | 妊娠病、分娩病及产后病 | 6.80 |
| 6 | 泌尿系病 | 3.39 | 泌尿系病 | 3.32 |
| 7 | 心脏病 | 3.14 | 心脏病 | 2.82 |
| 8 | 恶性肿瘤 | 1.69 | 脑血管病 | 1.88 |
| 9 | 良性肿瘤 | 1.57 | 恶性肿瘤 | 1.77 |
| 10 | 脑血管病 | 1.53 | 良性肿瘤 | 1.68 |
| | **十种疾病合计** | **81.20** | **十种疾病合计** | **81.27** |

## 全国卫生部门县医院住院病人前十位疾病构成（ICD-9）

| 顺序 | 1987年 | | 1995年 | | 1998年 | |
|---|---|---|---|---|---|---|
| | 疾病种类 | 疾病构成（%） | 疾病种类 | 疾病构成（%） | 疾病种类 | 疾病构成（%） |
| 1 | 消化系病 | 23.90 | 损伤及中毒 | 18.82 | 损伤及中毒 | 20.84 |
| 2 | 呼吸系病 | 21.20 | 消化系病 | 18.71 | 消化系病 | 17.02 |
| 3 | 损伤及中毒 | 10.74 | 呼吸系病 | 17.78 | 呼吸系病 | 16.64 |
| 4 | 传染病和寄生虫病 | 10.43 | 传染病和寄生虫病 | 8.20 | 妊娠病、分娩病及产褥期并发症 | 7.74 |
| 5 | 妊娠病、分娩病及产褥期并发症 | 9.03 | 妊娠病、分娩病及产褥期并发症 | 7.66 | 传染病和寄生虫病 | 6.64 |
| 6 | 泌尿和生殖系病 | 6.10 | 泌尿和生殖系病 | 5.60 | 泌尿和生殖系病 | 5.50 |
| 7 | 心脏病 | 2.89 | 心脏病 | 3.65 | 心脏病 | 4.03 |
| 8 | 恶性肿瘤 | 1.63 | 神经系统和感觉器官疾病 | 3.12 | 脑血管病 | 3.58 |
| 9 | 皮肤和皮下组织病 | 1.47 | 脑血管病 | 2.59 | 神经系统和感觉器官疾病 | 3.14 |
| 10 | 良性肿瘤 | 1.19 | 恶性肿瘤 | 2.06 | 恶性肿瘤 | 2.34 |
| | **十种疾病合计** | **88.58** | **十种疾病合计** | **88.19** | **十种疾病合计** | **87.47** |

## 1998年卫生部门综合医院经费及收、支情况

| | 医院总计 | 卫生部属 | 省、自治区、直辖市属 | 直辖市区、省辖市(地区)属 | 省辖市区、地辖市属 | 县(旗)属 |
|---|---|---|---|---|---|---|
| 平均每所医院 | | | | | | |
| 业务收入(万元) | 2 301.7 | 25 707.2 | 11 863.1 | 4 178.5 | 1 457.6 | 863.7 |
| 内:门诊收入(万元) | 939.4 | 10 568.3 | 4 861.5 | 1 713.3 | 621.1 | 331.4 |
| 住院收入(万元) | 1 250.6 | 12 653.6 | 6 413.6 | 2 278.4 | 783.0 | 494.2 |
| 业务补助(万元) | 112.8 | 556.8 | 460.4 | 219.6 | 75.1 | 55.1 |
| 专项补助(万元) | 42.7 | 478.1 | 259.6 | 77.4 | 29.0 | 11.6 |
| 业务支出(万元) | 2 304.2 | 25 454.1 | 11 499.7 | 4 201.1 | 1 470.6 | 886.7 |
| 平均每一诊疗人次医疗费(元) | 68.8 | 139.7 | 106.4 | 74.8 | 57.7 | 41.8 |
| 内:药费(元) | 42.7 | 92.8 | 69.5 | 46.6 | 35.0 | 23.9 |
| 平均每一出院者住院医疗费(元) | 2 596.8 | 7 076.3 | 5 564.2 | 3 212.2 | 1 975.9 | 1 365.7 |
| 内:药费(元) | 1 278.8 | 3 496.8 | 2 783.0 | 1 568.1 | 967.0 | 674.7 |
| 检查治疗费(元) | 730.3 | 1 810.6 | 1 592.7 | 923.6 | 551.7 | 376.7 |
| 出院者平均每天住院医疗费(元) | 222.2 | 449.5 | 335.0 | 226.9 | 193.2 | 151.5 |
| 年内病人欠费率(%) | 2.0 | 1.3 | 1.6 | 2.3 | 2.0 | 2.0 |
| 平均每一医生全年负担 | | | | | | |
| 诊疗人次 | 1 177.8 | 1 440.4 | 1 380.5 | 1 236.4 | 1 123.6 | 1 055.8 |
| 住院床日 | 506.4 | 557.3 | 587.1 | 560.4 | 443.7 | 463.2 |
| 平均每床占用专业设备金额(元) | 34 848 | 13 6723 | 74 035 | 41 216 | 25 197 | 15 199 |

统计范围:县及县以上卫生部门综合医院4 052个。

注:1.1998年检查治疗费内含手术费,下表同。2.门诊收入及住院收入中均含药品收入,下表同。

## 卫生部门综合医院经费及收、支情况

| | 1990 | 1995 | 1997 | 1998 |
|---|---|---|---|---|
| 医院数(个) | 2 438 | 3 728 | 4 045 | 4 052 |
| 平均每所医院 | | | | |
| 业务收入(万元) | 484.7 | 1 559.8 | 2 031.6 | 2 301.7 |
| 内:门诊收入(万元) | 187.8 | 564.4 | 814.0 | 939.4 |
| 住院收入(万元) | 254.0 | 827.7 | 1 104.2 | 1 250.6 |
| 业务补助(万元) | 47.1 | 101.1 | 102.9 | 112.8 |
| 专项补助(万元) | 22.8 | 41.2 | 40.7 | 42.7 |
| 业务支出(万元) | 468.7 | 1 469.9 | 2 013.0 | 2 304.2 |
| 平均每一诊疗人次医疗费(元) | 10.9 | 39.9 | 61.6 | 68.8 |
| 内:药费(元) | 7.4 | 25.6 | 37.8 | 42.7 |
| 平均每一出院者住院医疗费(元) | 473.3 | 1 668.0 | 2 384.3 | 2 596.8 |
| 内:药费(元) | 260.6 | 880.3 | 1 184.7 | 1 278.8 |
| 检查治疗费(元) | 104.1 | 424.8 | 663.2 | 730.3 |
| 出院者平均每天住院医疗费(元) | 33.6 | 125.6 | 193.3 | 222.2 |
| 平均每一医生全年负担 | | | | |
| 诊疗人次 | 1 683.0 | 1 135.2 | 1 160.7 | 1 177.8 |
| 住院床日 | 766.5 | 547.5 | 524.6 | 506.4 |
| 平均每床占用专业设备金额(元) | 6 464 | 19 573 | 29 089 | 34 848 |

注:1990、1995年检查治疗费内不含手术费。

## 1995年卫生部门综合医院部分病种出院病人平均住院日和住院医疗费用

| | | 平均住院日(日) | | | 平均住院医疗费(元) | | |
|---|---|---|---|---|---|---|---|
| | | 总计 | 卫生部属 | 省、自治区、直辖市属 | 总计 | 卫生部属 | 省、自治区、直辖市属 |
| 病毒性肝炎 | 公费 | 29.9 | 42.2 | 40.5 | 3 403.5 | 8 196.9 | 6 483.8 |
| | 自费 | 20.0 | 33.2 | 31.1 | 2 028.1 | 8 367.0 | 3 585.3 |
| 脑血栓 | 公费 | 30.7 | 39.8 | 29.5 | 5 267.6 | 9 163.9 | 7 352.3 |
| | 自费 | 19.8 | 24.5 | 23.4 | 2 794.2 | 4 906.3 | 4 193.5 |
| 急性心肌梗塞 | 公费 | 29.2 | 29.4 | 29.0 | 7 842.8 | 15 483.4 | 10 602.8 |
| | 自费 | 18.8 | 24.8 | 21.4 | 3 299.3 | 9 653.2 | 4 810.0 |
| 肺炎 | 公费 | 16.1 | 22.7 | 21.7 | 2 400.8 | 7 173.8 | 5 087.7 |
| | 自费 | 9.5 | 16.7 | 14.4 | 937.5 | 2 886.4 | 2 301.8 |
| 慢性肾小球肾炎 | 公费 | 32.1 | 53.8 | 41.3 | 4 727.3 | 14 023.3 | 7 213.2 |
| | 自费 | 19.4 | 29.4 | 26.6 | 1 966.7 | 6 010.6 | 3 944.2 |
| 胃及十二指肠溃疡出血 | 公费 | 16.3 | 17.1 | 19.8 | 2 486.4 | 3 539.5 | 4 094.2 |
| | 自费 | 11.5 | 16.6 | 17.6 | 1 611.6 | 3 203.3 | 2 719.6 |
| 胃癌 | 公费 | 31.3 | 35.1 | 34.9 | 8 273.0 | 15 108.6 | 12 498.0 |
| | 自费 | 20.9 | 26.8 | 23.4 | 4 160.4 | 8 470.9 | 6 808.5 |
| 结肠癌 | 公费 | 33.1 | 33.4 | 36.5 | 8 667.2 | 14 494.5 | 12 770.3 |
| | 自费 | 23.9 | 26.6 | 26.2 | 4 951.3 | 9 105.6 | 8 744.5 |
| 甲状腺腺瘤 | 公费 | 14.7 | 14.6 | 15.6 | 2 103.5 | 3 335.5 | 2 450.5 |
| | 自费 | 11.6 | 14.3 | 12.1 | 1 363.1 | 2 196.0 | 1 719.0 |
| 胃及十二指肠 | 公费 | 18.5 | 20.5 | 21.2 | 3 576.4 | 6 851.3 | 6 067.7 |
| 溃疡 | 自费 | 13.0 | 17.8 | 16.7 | 2 149.0 | 4 604.9 | 4 251.4 |
| 急性阑尾炎 | 公费 | 7.4 | 9.6 | 9.3 | 995.6 | 2 217.6 | 1 947.3 |
| | 自费 | 8.5 | 8.8 | 8.5 | 1 015.2 | 1 533.0 | 1 523.3 |
| 胆囊炎及胆石症 | 公费 | 18.6 | 19.4 | 20.3 | 3 527.2 | 5 695.2 | 4 877.0 |
| | 自费 | 15.6 | 18.3 | 18.1 | 2 195.5 | 4 599.5 | 3 974.1 |
| 前列腺增生 | 公费 | 23.2 | 29.8 | 33.5 | 3 771.2 | 6 878.8 | 7 042.4 |
| | 自费 | 21.0 | 23.0 | 26.3 | 2 996.7 | 4 415.3 | 5 332.6 |
| 胫腓骨骨折 | 公费 | 35.9 | 34.5 | 33.9 | 3 657.7 | 6 030.9 | 5 587.8 |
| | 自费 | 28.5 | 26.6 | 30.8 | 2 635.0 | 5 164.7 | 4 799.9 |
| 子宫肌瘤 | 公费 | 18.3 | 18.3 | 20.0 | 4 144.2 | 3 659.6 | 3 569.7 |
| | 自费 | 15.7 | 15.8 | 16.6 | 1 941.1 | 2 961.4 | 3 052.5 |
| 卵巢囊肿 | 公费 | 14.6 | 14.5 | 18.2 | 1 921.3 | 2 789.7 | 3 181.5 |
| | 自费 | 12.1 | 14.0 | 13.7 | 1 371.7 | 2 532.8 | 2 430.6 |
| 剖腹产 | 公费 | 11.0 | 11.4 | 11.6 | 2 105.3 | 2 896.5 | 2 783.7 |
| | 自费 | 10.1 | 11.2 | 9.9 | 1 771.7 | 2 455.8 | 2 346.7 |
| 小儿支气管肺炎 | | 7.9 | 11.3 | 9.9 | 548.5 | 1 170.9 | 941.5 |
| 婴儿腹泻 | | 6.0 | 8.1 | 7.2 | 368.3 | 971.8 | 637.3 |
| 急性肾小球肾炎(儿科) | | 8.5 | 16.6 | 13.0 | 488.7 | 1 448.8 | 1 082.6 |

注：公费包括劳保医疗。下表同。

## 1985、1986 年部分地区居民两周患病率

| 顺位 | 城市 | | 农村 | |
|---|---|---|---|---|
| | 疾病名称 | 两周患病率（‰） | 疾病名称 | 两周患病率（‰） |
| 1 | 呼吸系病 | 41.30 | 呼吸系病 | 23.44 |
| 2 | 循环系病 | 15.64 | 消化系病 | 12.84 |
| 3 | 消化系病 | 12.16 | 传染病 | 9.37 |
| 4 | 运动系病 | 6.00 | 神经系病 | 3.26 |
| 5 | 传染病 | 5.67 | 心脑血管病 | 3.02 |
| 6 | 外伤 | 3.22 | 运动系病 | 2.92 |
| 7 | 皮肤病 | 2.66 | 皮肤病 | 2.27 |
| 8 | 泌尿系病 | 1.88 | 外伤 | 2.01 |
| 9 | 眼病 | 1.72 | 耳鼻喉病 | 1.69 |
| 10 | 神经系病 | 1.58 | 发热 | 1.53 |
| | 合计 | 91.83 | 合计 | 62.35 |

资料来源：摘自《1986 年九省城市医疗服务调查》和《1985 年十省农村卫生服务调查》。

## 1985、1986 年部分地区医院门诊人次分科构成

| 顺位 | 城市 | | 农村 | |
|---|---|---|---|---|
| | 科别 | 门诊人次数构成（%） | 科别 | 门诊人次数构成（%） |
| 1 | 内科 | 45.14 | 内科 | 28.25 |
| 2 | 中医科 | 22.86 | 中医科 | 22.30 |
| 2 | 儿科 | 9.85 | 外科 | 9.83 |
| 4 | 外科 | 7.83 | 儿科 | 8.04 |
| 5 | 妇产科 | 2.97 | 妇产科 | 6.55 |
| 6 | 眼耳鼻喉科 | 2.90 | 眼耳鼻喉科 | 3.95 |
| 7 | 口腔科 | 2.22 | 口腔科 | 3.14 |
| 8 | 皮肤科 | 1.73 | 眼科 | 2.82 |
| 9 | 传染病科 | 1.13 | 皮肤科 | 2.49 |
| 10 | 精神科 | 0.40 | 传染科 | 1.65 |
| | 合计 | 97.03 | 合计 | 89.31 |

资料来源：摘自《1986 年九省城市医疗服务调查》和《1985 年十省农村卫生服务调查》。

## 1986年城市各种医疗制度医疗服务利用情况

| 医疗制度 | 两周就诊率（%） | 年住院率（%） | 医疗制度 | 两周就诊率（%） | 年住院率（%） |
|---|---|---|---|---|---|
| 公费医疗 | 15.74 | 6.18 | 部分免费 | 13.98 | 4.38 |
| 劳保医疗 | 15.47 | 5.67 | 自费医疗 | 11.89 | 3.10 |

资料来源：摘自《1986年九省城市医疗服务调查》。

## 1985年部分地区农村医疗机构服务范围构成

单位：%

| | 合　计 | 0—1公里 | 1—2公里 | 2—3公里 | 3—4公里 | 4—5公里 | 5—10公里 | 10公里以上 |
|---|---|---|---|---|---|---|---|---|
| 山　西 | 100.0 | 82.9 | 7.5 | 5.7 | 1.0 | 0.5 | 1.5 | 0.9 |
| 内　蒙 | 100.0 | 46.2 | 17.7 | 6.2 | 4.9 | 5.6 | 2.6 | 16.9 |
| 吉　林 | 100.0 | 54.1 | 23.4 | 8.9 | 2.9 | 3.6 | 5.4 | 1.8 |
| 黑龙江 | 100.0 | 66.5 | 21.7 | 7.7 | 1.7 | 0.6 | 0.7 | 1.1 |
| 江　苏 | 100.0 | 81.5 | 13.6 | 2.9 | 0.6 | 1.2 | 0.1 | 0.2 |
| 安　徽 | 100.0 | 61.1 | 23.6 | 8.9 | 2.6 | 1.5 | 2.3 | 0.1 |
| 广　东 | 100.0 | 66.0 | 24.7 | 6.6 | 0.5 | 1.6 | 0.6 | 0.1 |
| 云　南 | 100.0 | 57.5 | 11.3 | 8.6 | 2.8 | 3.3 | 10.9 | 6.4 |
| 陕　西 | 100.0 | 63.7 | 14.7 | 8.6 | 1.9 | 1.4 | 6.4 | 3.6 |
| **合　计** | **100.0** | **64.4** | **17.5** | **7.1** | **2.1** | **2.1** | **3.4** | **3.4** |

资料来源：摘自《1985年十省农村卫生服务调查》。

## 1998年居民患病及就诊情况

| 调查指标 | 城乡合计 | 城市合计 | 大城市 | 中城市 | 小城市 | 农村合计 | 一类 | 二类 | 三类 | 四类 |
|---|---|---|---|---|---|---|---|---|---|---|
| 患病情况 | | | | | | | | | | |
| 两周患病率（%） | 15.03 | 18.71 | 22.35 | 15.90 | 16.97 | 13.77 | 13.46 | 13.32 | 15.39 | 11.46 |
| 年慢性病患病率（%） | 12.76 | 20.05 | 23.61 | 19.88 | 16.13 | 10.27 | 10.83 | 9.33 | 11.37 | 8.91 |
| 就诊情况 | | | | | | | | | | |
| 两周就诊率（%） | 16.43 | 16.15 | 17.64 | 12.46 | 17.61 | 16.52 | 16.04 | 16.62 | 18.37 | 12.84 |
| 平均就诊次数 | 1.78 | 1.72 | 1.65 | 1.65 | 1.88 | 1.80 | 1.76 | 1.84 | 1.82 | 1.67 |
| 就诊治疗占病人总数% | 61.45 | 49.92 | 47.54 | 47.52 | 55.43 | 66.82 | 67.69 | 67.74 | 65.54 | 67.07 |
| 自我医疗占病人总数% | 28.54 | 43.61 | 46.23 | 46.99 | 36.96 | 21.53 | 22.96 | 20.93 | 22.25 | 18.36 |
| 病人未就诊率 | 38.55 | 50.08 | 52.46 | 52.48 | 44.57 | 33.18 | 32.31 | 32.26 | 34.46 | 32.93 |
| 病人未治疗率 | 10.01 | 6.47 | 6.23 | 5.49 | 7.61 | 11.66 | 9.36 | 11.33 | 12.21 | 14.57 |

资料来源：摘自1998年《第二次国家卫生服务调查主要结果初步报告》。

## 居民住院率及有关情况

| 调查指标 | 城乡合计 | 城市合计 | 城市大城市 | 城市中城市 | 城市小城市 | 农村合计 | 农村一类 | 农村二类 | 农村三类 | 农村四类 |
|---|---|---|---|---|---|---|---|---|---|---|
| 住院情况 | | | | | | | | | | |
| 年住院率（%） | 3.53 | 4.84 | 5.13 | 5.35 | 4.07 | 3.08 | 3.53 | 2.81 | 2.89 | 3.40 |
| 未住院占应住院% | 33.54 | 29.46 | 26.94 | 30.90 | 31.26 | 35.54 | 31.34 | 35.86 | 34.15 | 42.58 |
| 未能住院原因构成（%） | | | | | | | | | | |
| 没有必要住院 | 21.00 | 21.82 | 31.19 | 12.33 | 18.29 | 20.69 | 18.78 | 29.60 | 15.74 | 15.94 |
| 无时间住院 | 5.43 | 4.56 | 5.20 | 6.17 | 2.33 | 5.76 | 6.59 | 6.92 | 4.94 | 4.39 |
| 住院经济困难 | 64.68 | 63.13 | 54.74 | 65.64 | 71.60 | 65.25 | 64.63 | 54.93 | 71.45 | 72.75 |
| 医院服务差 | 0.44 | 0.37 | 0.00 | 0.44 | 0.78 | 0.46 | 0.73 | 0.44 | 0.31 | 0.46 |
| 无床位 | 0.37 | 0.99 | 1.22 | 0.44 | 1.17 | 0.14 | 0.00 | 0.29 | 0.15 | 0.00 |
| 其它原因 | 8.08 | 9.12 | 7.65 | 14.98 | 5.84 | 7.70 | 9.27 | 7.81 | 7.41 | 6.47 |

资料来源：同前表。

## 1998年居民到最近医疗点距离及时间构成

| 调查指标 | 城乡合计 | 城市合计 | 城市大城市 | 城市中城市 | 城市小城市 | 农村合计 | 农村一类 | 农村二类 | 农村三类 | 农村四类 |
|---|---|---|---|---|---|---|---|---|---|---|
| 到最近医疗点距离% | | | | | | | | | | |
| 不足1公里 | 70.50 | 77.52 | 80.24 | 74.38 | 76.99 | 67.50 | 72.61 | 78.88 | 62.96 | 43.29 |
| 1—公里 | 14.24 | 14.13 | 12.15 | 17.28 | 13.73 | 14.29 | 14.12 | 10.92 | 16.84 | 15.44 |
| 2—公里 | 7.49 | 5.15 | 4.96 | 5.89 | 4.72 | 8.49 | 8.43 | 4.86 | 9.50 | 14.52 |
| 3—公里 | 3.19 | 1.74 | 1.05 | 0.96 | 3.29 | 3.81 | 3.30 | 2.60 | 3.89 | 7.52 |
| 4—公里 | 1.34 | 0.69 | 0.55 | 0.62 | 0.91 | 1.61 | 0.79 | 1.30 | 1.58 | 4.00 |
| 5公里以上 | 3.24 | 0.78 | 1.06 | 0.87 | 0.35 | 4.30 | 0.75 | 1.43 | 5.23 | 15.23 |
| 到最近医疗点需要的时间% | | | | | | | | | | |
| 10分钟以内 | 68.73 | 72.37 | 72.44 | 70.74 | 73.76 | 67.18 | 73.73 | 76.35 | 63.41 | 43.40 |
| 10—20分钟 | 18.86 | 22.08 | 22.61 | 24.92 | 18.90 | 17.49 | 16.68 | 15.19 | 18.87 | 20.65 |
| 20—30分钟 | 6.45 | 3.76 | 3.09 | 2.70 | 5.52 | 7.60 | 7.25 | 4.73 | 8.77 | 11.83 |
| 30分钟以上 | 5.96 | 1.79 | 1.86 | 1.64 | 1.82 | 7.74 | 2.34 | 3.73 | 8.95 | 24.13 |

资料来源：同前表。

## 1998年医疗保障制度构成

单位：%

| 调查指标 | 城乡合计 | 城市合计 | 城市大城市 | 城市中城市 | 城市小城市 | 农村合计 | 农村一类 | 农村二类 | 农村三类 | 农村四类 |
|---|---|---|---|---|---|---|---|---|---|---|
| 公费医疗 | 4.95 | 16.01 | 21.71 | 16.40 | 9.18 | 1.16 | 1.07 | 0.76 | 1.98 | 0.26 |
| 劳保医疗 | 6.22 | 22.91 | 30.61 | 28.38 | 9.44 | 0.51 | 1.40 | 0.54 | 0.15 | 0.03 |
| 半劳保医疗 | 1.62 | 5.78 | 8.46 | 6.17 | 2.40 | 0.20 | 0.64 | 0.10 | 0.07 | 0.05 |
| 医疗保险 | 1.88 | 3.27 | 0.76 | 8.05 | 2.05 | 1.41 | 2.39 | 1.63 | 1.16 | 0.12 |
| 统筹医疗 | 0.39 | 1.42 | 2.79 | 1.09 | 0.13 | 0.05 | 0.15 | 0.03 | 0.01 | 0.00 |
| 合作医疗 | 5.54 | 2.74 | 0.10 | 0.09 | 8.04 | 6.50 | 22.21 | 3.24 | 1.62 | 1.83 |
| 自费医疗 | 76.40 | 44.13 | 34.30 | 38.75 | 59.98 | 87.44 | 71.79 | 93.17 | 94.77 | 81.49 |
| 其它形式 | 2.98 | 3.73 | 1.28 | 1.07 | 8.80 | 2.73 | 0.34 | 0.52 | 0.23 | 16.22 |

资料来源：同前表。

## 1998年各地区县及县以上医院病床使用情况

| | 病床使用率（%） | 病床周转次数（次） | 平均住院日（日） | | 病床使用率（%） | 病床周转次数（次） | 平均住院日（日） |
|---|---|---|---|---|---|---|---|
| **总　计** | **60.2** | **15.8** | **13.1** | 河　南 | 60.3 | 16.9 | 11.9 |
| 北　京 | 73.7 | 12.3 | 20.9 | 湖　北 | 61.2 | 18.4 | 11.8 |
| 天　津 | 55.1 | 11.8 | 16.3 | 湖　南 | 55.0 | 15.6 | 12.3 |
| 河　北 | 58.3 | 15.3 | 14.0 | 广　东 | 62.2 | 17.9 | 12.2 |
| 山　西 | 54.1 | 13.2 | 12.8 | 广　西 | 62.8 | 17.2 | 12.5 |
| 内蒙古 | 57.9 | 15.8 | 12.4 | 海　南 | 36.4 | 12.8 | 9.8 |
| 辽　宁 | 56.4 | 12.8 | 14.2 | 重　庆 | 57.2 | 13.6 | 14.4 |
| 吉　林 | 52.5 | 13.5 | 13.2 | 四　川 | 58.5 | 16.3 | 12.3 |
| 黑龙江 | 49.9 | 12.1 | 13.6 | 贵　州 | 55.4 | 15.6 | 11.9 |
| 上　海 | 85.8 | 13.3 | 21.4 | 云　南 | 62.5 | 17.0 | 12.4 |
| 江　苏 | 68.7 | 17.0 | 14.7 | 西　藏 | 54.2 | 11.3 | 16.6 |
| 浙　江 | 72.5 | 19.0 | 14.3 | 陕　西 | 52.0 | 13.3 | 12.7 |
| 安　徽 | 58.0 | 16.4 | 12.6 | 甘　肃 | 52.9 | 14.1 | 12.3 |
| 福　建 | 67.9 | 18.1 | 13.0 | 青　海 | 44.8 | 13.2 | 11.0 |
| 江　西 | 48.8 | 17.5 | 9.6 | 宁　夏 | 66.5 | 17.5 | 13.1 |
| 山　东 | 69.6 | 20.8 | 11.7 | 新　疆 | 63.8 | 17.5 | 12.9 |

## 1998年各地区县及县以上卫生部门医院病床使用情况

| | 病床使用率（%） | 病床周转次数（次） | 平均住院日（日） | | 病床使用率（%） | 病床周转次数（次） | 平均住院日（日） |
|---|---|---|---|---|---|---|---|
| **总　计** | **63.1** | **17.5** | **12.6** | 河　南 | 61.9 | 18.6 | 11.0 |
| 北　京 | 80.3 | 13.9 | 20.7 | 湖　北 | 62.5 | 19.9 | 11.2 |
| 天　津 | 53.3 | 12.7 | 14.7 | 湖　南 | 57.8 | 17.3 | 11.6 |
| 河　北 | 60.2 | 17.0 | 13.0 | 广　东 | 63.3 | 19.1 | 11.9 |
| 山　西 | 57.0 | 15.7 | 11.4 | 广　西 | 64.3 | 18.9 | 12.1 |
| 内蒙古 | 57.4 | 16.9 | 11.7 | 海　南 | 45.9 | 16.2 | 9.9 |
| 辽　宁 | 56.8 | 13.6 | 13.8 | 重　庆 | 58.4 | 15.3 | 13.5 |
| 吉　林 | 54.9 | 14.7 | 12.7 | 四　川 | 63.4 | 19.0 | 11.6 |
| 黑龙江 | 50.1 | 12.7 | 12.8 | 贵　州 | 60.4 | 17.1 | 11.8 |
| 上　海 | 87.5 | 14.2 | 21.1 | 云　南 | 74.1 | 20.5 | 12.3 |
| 江　苏 | 72.6 | 18.7 | 14.2 | 西　藏 | 54.2 | 11.3 | 16.6 |
| 浙　江 | 73.7 | 19.7 | 14.1 | 陕　西 | 53.7 | 14.5 | 12.2 |
| 安　徽 | 56.9 | 18.1 | 11.2 | 甘　肃 | 54.0 | 15.5 | 11.6 |
| 福　建 | 69.8 | 18.4 | 12.7 | 青　海 | 45.3 | 13.4 | 11.2 |
| 江　西 | 51.9 | 18.3 | 9.9 | 宁　夏 | 68.1 | 19.6 | 12.5 |
| 山　东 | 70.3 | 22.0 | 11.4 | 新　疆 | 69.9 | 19.3 | 12.9 |

## 1998年各地区县及县以上工业及其他部门医院病床使用情况

| | 病床使用率（%） | 病床周转次数（次） | 平均住院日（日） | | 病床使用率（%） | 病床周转次数（次） | 平均住院日（日） |
|---|---|---|---|---|---|---|---|
| **总计** | **53.2** | **11.7** | **15.1** | 河南 | 56.4 | 12.3 | 15.2 |
| 北京 | 60.6 | 9.3 | 21.3 | 湖北 | 57.7 | 14.4 | 14.0 |
| 天津 | 62.5 | 8.4 | 26.2 | 湖南 | 47.6 | 10.5 | 15.5 |
| 河北 | 54.3 | 11.7 | 17.1 | 广东 | 56.2 | 11.9 | 14.7 |
| 山西 | 50.2 | 10.2 | 15.7 | 广西 | 55.9 | 10.4 | 15.6 |
| 内蒙古 | 60.2 | 13.5 | 14.6 | 海南 | 27.5 | 9.4 | 9.9 |
| 辽宁 | 55.9 | 11.4 | 15.1 | 重庆 | 54.8 | 10.2 | 17.1 |
| 吉林 | 48.4 | 11.5 | 14.2 | 四川 | 48.2 | 10.5 | 14.7 |
| 黑龙江 | 49.8 | 11.4 | 14.8 | 贵州 | 45.3 | 12.3 | 12.6 |
| 上海 | 78.6 | 9.1 | 23.9 | 云南 | 36.9 | 9.2 | 13.0 |
| 江苏 | 53.3 | 9.8 | 19.5 | 西藏 | … | … | … |
| 浙江 | 53.8 | 8.6 | 20.9 | 陕西 | 49.2 | 11.2 | 13.8 |
| 安徽 | 61.5 | 11.2 | 19.7 | 甘肃 | 50.9 | 11.5 | 14.3 |
| 福建 | 50.1 | 13.6 | 13.7 | 青海 | 43.3 | 12.6 | 10.2 |
| 江西 | 38.7 | 14.9 | 8.3 | 宁夏 | 62.7 | 10.8 | 16.4 |
| 山东 | 67.9 | 16.3 | 13.7 | 新疆 | 58.3 | 16.0 | 12.8 |

## 1998年各地区农村乡（镇）卫生院病床使用情况

| | 病床使用率（%） | 病床周转次数（次） | 平均住院日（日） | | 病床使用率（%） | 病床周转次数（次） | 平均住院日（日） |
|---|---|---|---|---|---|---|---|
| **总计** | **33.3** | **24.4** | **4.6** | 河南 | 39.1 | 28.8 | 4.5 |
| 北京 | 43.3 | 20.3 | 7.1 | 湖北 | 31.8 | 19.6 | 5.3 |
| 天津 | 30.0 | 20.6 | 5.0 | 湖南 | 21.3 | 14.9 | 4.8 |
| 河北 | 32.3 | 20.0 | 5.9 | 广东 | 48.7 | 34.9 | 5.1 |
| 山西 | 27.4 | 12.2 | 7.4 | 广西 | 30.9 | 27.9 | 3.8 |
| 内蒙古 | 25.6 | 28.7 | 2.9 | 海南 | 17.9 | 23.1 | 3.1 |
| 辽宁 | 25.9 | 25.8 | 3.3 | 重庆 | 34.2 | 25.9 | 4.7 |
| 吉林 | 20.2 | 18.2 | 3.9 | 四川 | 30.4 | 27.7 | 3.8 |
| 黑龙江 | 34.5 | 28.1 | 4.2 | 贵州 | 35.1 | 30.0 | 4.2 |
| 上海 | 65.3 | 36.3 | 5.7 | 云南 | 34.9 | 25.1 | 4.7 |
| 江苏 | 37.9 | 19.1 | 7.8 | 西藏 | 22.5 | 5.6 | 7.9 |
| 浙江 | 23.4 | 16.3 | 5.2 | 陕西 | 26.8 | 17.7 | 5.0 |
| 安徽 | 26.0 | 23.7 | 3.8 | 甘肃 | 26.7 | 17.9 | 5.0 |
| 福建 | 33.5 | 46.2 | 2.5 | 青海 | 17.5 | 14.3 | 3.8 |
| 江西 | 59.7 | 31.7 | 2.6 | 宁夏 | 31.1 | 22.2 | 4.9 |
| 山东 | 37.1 | 29.3 | 4.1 | 新疆 | 42.1 | 22.9 | 6.3 |

# 人口自然变动及死亡原因

## 全国人口出生率、死亡率、自然增长率

单位:‰

| | 总计 | | | 市 | | | 县 | | |
|---|---|---|---|---|---|---|---|---|---|
| | 出生率 | 死亡率 | 自然增长率 | 出生率 | 死亡率 | 自然增长率 | 出生率 | 死亡率 | 自然增长率 |
| 1949 | 36.00 | 20.00 | 16.00 | … | … | … | … | … | … |
| 1952 | 37.00 | 17.00 | 20.00 | … | … | … | … | … | … |
| 1957 | 34.03 | 10.80 | 23.23 | 44.48 | 8.47 | 36.01 | 32.81 | 11.07 | 21.74 |
| 1965 | 37.88 | 9.50 | 28.38 | 26.59 | 5.69 | 20.90 | 39.53 | 10.06 | 29.47 |
| 1970 | 33.43 | 7.60 | 25.83 | … | … | … | … | … | … |
| 1975 | 23.01 | 7.32 | 15.69 | 14.71 | 5.39 | 9.32 | 24.17 | 7.59 | 16.58 |
| 1980 | 18.21 | 6.34 | 11.87 | 14.17 | 5.48 | 8.69 | 18.82 | 6.47 | 12.35 |
| 1985 | 21.04 | 6.78 | 14.26 | 14.02 | 5.96 | 8.06 | 19.17 | 6.66 | 12.51 |
| 1990 | 21.06 | 6.67 | 14.39 | 16.14 | 5.71 | 10.43 | 22.80 | 7.01 | 15.79 |
| 1995 | 17.12 | 6.57 | 10.55 | 14.76 | 5.53 | 9.23 | 18.08 | 6.99 | 11.09 |
| 1996 | 16.98 | 6.56 | 10.42 | 14.67 | 5.65 | 8.82 | 18.02 | 6.94 | 11.08 |
| 1997 | 16.57 | 6.51 | 10.06 | 14.52 | 5.58 | 8.94 | 17.43 | 6.90 | 10.53 |
| 1998 | 16.03 | 6.50 | 9.53 | … | … | … | … | … | … |

资料来源：摘自《中国统计年鉴·1998》。

## 部分市、县婴儿死亡率

| | 婴儿死亡率(‰) | 统计范围 |
|---|---|---|
| 解放前 | 200左右 | |
| 其中:市 | 120左右 | |
| 1954年 | 138.5 | 据14个省五万余人的调查 |
| 1958年 | 80.8 | 北京等19个省、市的大部分市、县 |
| 其中:市 | 50.8 | 北京、河北等17个省、市的大部分市 |
| 县 | 89.1 | 河北等18个省、市的大部分县 |
| 1973—75年 | 47.0 | 全国肿瘤死亡回顾调查 |
| 1981年 | 34.7 | 全国第三次人口普查 |
| 1985年市 | 14.0 | 北京等36个市全市或部分市区 |
| 县 | 25.1 | 上海、江苏等15个省、市的72个县全县或部分乡 |
| 1990年 | 32.9 | 全国第四次人口普查 |

注：1990年以后的婴儿死亡率数据见《1991—1997年监测地区城市、农村5岁以下儿童死亡率（‰）》表（P100）。

## 1998年部分市前十位主要疾病死亡专率及死亡原因构成

| 顺位 | 合计 | | | 男 | | | 女 | | |
|---|---|---|---|---|---|---|---|---|---|
| | 死亡原因 | 死亡专率(1/10万) | 占死亡总人数的% | 死亡原因 | 死亡专率(1/10万) | 占死亡总人数的% | 死亡原因 | 死亡专率(1/10万) | 占死亡总人数的% |
| 1 | 恶性肿瘤 | 139.28 | 22.58 | 恶性肿瘤 | 166.92 | 25.33 | 脑血管病 | 129.87 | 22.69 |
| 2 | 脑血管病 | 137.72 | 22.32 | 脑血管病 | 145.12 | 22.02 | 恶性肿瘤 | 109.99 | 19.22 |
| 3 | 心脏病 | 106.58 | 17.28 | 心脏病 | 106.20 | 16.12 | 心脏病 | 106.98 | 18.69 |
| 4 | 呼吸系病 | 86.84 | 14.08 | 呼吸系病 | 89.44 | 13.57 | 呼吸系病 | 84.09 | 14.69 |
| 5 | 损伤和中毒 | 38.73 | 6.28 | 损伤和中毒 | 45.72 | 6.94 | 损伤和中毒 | 31.34 | 5.48 |
| 6 | 消化系病 | 18.65 | 3.02 | 消化系病 | 21.73 | 3.30 | 内分泌、营养、代谢及免疫疾病 | 20.87 | 3.65 |
| 7 | 内分泌、营养、代谢及免疫疾病 | 17.15 | 2.78 | 内分泌、营养、代谢及免疫疾病 | 13.63 | 2.07 | 消化系病 | 15.38 | 2.69 |
| 8 | 泌尿、生殖系病 | 9.30 | 1.51 | 泌尿、生殖系病 | 9.51 | 1.44 | 泌尿、生殖系病 | 9.09 | 1.59 |
| 9 | 精神病 | 6.96 | 1.13 | 精神病 | 6.55 | 0.99 | 精神病 | 7.39 | 1.29 |
| 10 | 神经病 | 5.83 | 0.95 | 神经病 | 6.40 | 0.97 | 神经病 | 5.23 | 0.91 |
| | **十种死因合计** | | **91.93** | **十种死因合计** | | **92.75** | **十种死因合计** | | **90.80** |

统计范围：包括北京等33个市全市或部分市区资料。

## 1998年部分县前十位主要疾病死亡专率及死亡原因构成

| 顺位 | 合计 | | | 男 | | | 女 | | |
|---|---|---|---|---|---|---|---|---|---|
| | 死亡原因 | 死亡专率(1/10万) | 占死亡总人数的% | 死亡原因 | 死亡专率(1/10万) | 占死亡总人数的% | 死亡原因 | 死亡专率(1/10万) | 占死亡总人数的% |
| 1 | 呼吸系病 | 142.06 | 22.89 | 呼吸系病 | 146.14 | 21.41 | 呼吸系病 | 137.93 | 24.72 |
| 2 | 脑血管病 | 113.05 | 18.21 | 恶性肿瘤 | 133.02 | 19.49 | 脑血管病 | 104.23 | 18.68 |
| 3 | 恶性肿瘤 | 105.57 | 17.01 | 脑血管病 | 121.76 | 17.84 | 心脏病 | 80.13 | 14.36 |
| 4 | 心脏病 | 80.07 | 12.90 | 损伤和中毒 | 84.02 | 12.31 | 恶性肿瘤 | 77.76 | 13.93 |
| 5 | 损伤和中毒 | 69.22 | 11.15 | 心脏病 | 80.01 | 11.72 | 损伤和中毒 | 54.23 | 9.72 |
| 6 | 消化系病 | 24.80 | 4.00 | 消化系病 | 29.83 | 4.37 | 消化系病 | 19.71 | 3.53 |
| 7 | 泌尿、生殖系病 | 9.20 | 1.48 | 肺结核 | 10.81 | 1.58 | 泌尿、生殖系病 | 7.76 | 1.39 |
| 8 | 肺结核 | 8.52 | 1.37 | 泌尿、生殖系病 | 10.61 | 1.56 | *新生儿病 | 1086.62 | 1.37 |
| 9 | *新生儿病 | 1172.33 | 1.37 | *新生儿病 | 1256.48 | 1.36 | 内分泌、营养、代谢及免疫疾病 | 7.38 | 1.32 |
| 10 | 传染病(肺结核除外) | 6.49 | 1.05 | 传染病(肺结核除外) | 7.52 | 1.11 | 肺结核 | 6.20 | 1.11 |
| | **十种死因合计** | | **91.43** | **十种死因合计** | | **92.75** | **十种死因合计** | | **90.13** |

统计范围：包括北京等85个县的资料。
注：* 新生儿病死亡专率系以每十万出生人数为分母计算的。

## 九十年代初全国前十位恶性肿瘤死亡率（1/10万）

| | 合计 | | | 城市 | | | 农村 | | |
|---|---|---|---|---|---|---|---|---|---|
| | 计 | 男 | 女 | 计 | 男 | 女 | 计 | 男 | 女 |
| **总　计** | **108.39** | **134.99** | **80.23** | **112.57** | **139.89** | **83.29** | **106.91** | **133.24** | **79.16** |
| 其中： | | | | | | | | | |
| 胃肿瘤 | 25.21 | 32.89 | 17.07 | 19.44 | 25.23 | 13.23 | 27.25 | 35.62 | 18.42 |
| 肝肿瘤 | 20.40 | 29.07 | 11.23 | 19.50 | 28.26 | 10.11 | 20.72 | 29.36 | 11.62 |
| 肺肿瘤 | 17.50 | 23.97 | 10.66 | 27.50 | 38.08 | 16.16 | 13.97 | 18.94 | 8.73 |
| 食管肿瘤 | 17.40 | 22.13 | 12.39 | 9.62 | 13.11 | 5.89 | 20.15 | 25.35 | 14.67 |
| 结直肠肛门肿瘤 | 5.32 | 5.77 | 4.84 | 6.98 | 7.13 | 6.82 | 4.73 | 5.29 | 4.14 |
| 白血病 | 3.64 | 3.96 | 3.31 | 3.66 | 4.03 | 3.26 | 3.64 | 3.93 | 3.33 |
| 子宫颈肿瘤 | 1.88 | — | 3.88 | 1.58 | — | 3.27 | 1.99 | — | 4.09 |
| 鼻咽肿瘤 | 1.75 | 2.36 | 1.10 | 1.93 | 2.61 | 1.20 | 1.69 | 2.27 | 1.07 |
| 女性乳房肿瘤 | 1.72 | — | 3.54 | 2.56 | — | 5.31 | 1.42 | — | 2.92 |
| 膀胱肿瘤 | 1.01 | 1.46 | 0.53 | 1.53 | 2.16 | 0.86 | 0.83 | 1.22 | 0.42 |

调查范围：除内蒙古、西藏、青海、新疆外的其他26个省、自治区、直辖市。
资料来源：摘自《八十年代末，九十年代初中国恶性肿瘤死亡抽样回顾调查初步报告》。

## 全国人口平均期望寿命（岁）

| | 地　区 | 合计 | 男 | 女 |
|---|---|---|---|---|
| 解放前 | | 35.0 | … | … |
| 1957 | 11个省、市的70个市、1个县和126个乡镇 | 57.0 | … | … |
| 1973—1975 | 全国人口三年肿瘤死亡回顾调查 | … | 63.6 | 66.3 |
| 1981 | 1982年第三次全国人口普查 | 67.9 | 66.4 | 69.3 |
| 1990 | 1990年第四次全国人口普查 | 68.6 | 66.9 | 70.5 |

注：本表数字均按平均期望寿命计算公式推算。

## 年龄别男、女期望寿命（岁）

| 年　龄 | 1931年（农民） | | 1973—1975年 | | 1981年 | | 1990年 | |
|---|---|---|---|---|---|---|---|---|
| | 男 | 女 | 男 | 女 | 男 | 女 | 男 | 女 |
| 0岁 | 34.85 | 34.63 | 63.62 | 66.31 | 66.43 | 69.35 | 66.85 | 70.49 |
| 1岁 | 40.28 | 39.76 | 65.88 | 68.26 | 67.87 | 70.75 | 68.06 | 71.86 |
| 5岁 | 47.58 | 46.95 | 64.22 | 66.75 | 64.94 | 68.01 | 64.85 | 68.73 |
| 10岁 | 47.05 | 46.00 | 59.94 | 62.43 | 60.36 | 63.36 | 60.15 | 63.97 |
| 15岁 | 43.93 | 42.80 | 55.23 | 57.69 | 55.58 | 58.57 | 55.36 | 59.14 |
| 20岁 | 40.74 | 40.08 | 50.52 | 52.95 | 50.87 | 53.83 | 50.63 | 54.39 |
| 30岁 | 34.16 | 34.40 | 41.22 | 43.71 | 41.54 | 44.52 | 41.29 | 44.98 |
| 40岁 | 26.84 | 28.05 | 32.10 | 34.66 | 32.30 | 35.28 | 32.05 | 35.60 |
| 50岁 | 20.04 | 21.26 | 23.51 | 25.99 | 23.52 | 26.36 | 23.27 | 26.56 |
| 60岁 | 14.19 | 15.22 | 15.93 | 18.07 | 15.72 | 18.19 | 15.49 | 18.31 |
| 70岁 | 9.42 | 10.67 | 9.88 | 11.52 | 9.56 | 11.34 | 9.27 | 11.42 |

注：1931年农民寿命表系美籍学者H.E.Seifert根据原金陵大学学生1929—1931年间对我国16个省101个县的38256户农家调查资料编制；1973—1975年、1981、1990年均系全国寿命表，1973—1975根据全国三年肿瘤死亡回顾调查资料推算，1981、1990年根据全国人口普查资料推算。

# 传染病报告发病、死亡及计划免疫

## 1998年全国法定报告传染病发病及死亡情况

| | 发病率（1/10万） | 死亡率（1/10万） | 病死率（%） | | 发病率（1/10万） | 死亡率（1/10万） | 病死率（%） |
|---|---|---|---|---|---|---|---|
| **总计** | **194.80** | **0.31** | **0.16** | 流脑 | 0.29 | 0.02 | 5.69 |
| | | | | 猩红热 | 1.18 | 0.00 | 0.01 |
| 鼠疫 | 0.00 | 0.00 | 33.33 | 出血热 | 3.68 | 0.03 | 0.73 |
| 霍乱 | 0.95 | 0.02 | 1.99 | 狂犬病 | 0.02 | 0.02 | 87.40 |
| 病毒性肝炎 | 63.10 | 0.05 | 0.08 | 钩端螺旋体病 | 0.93 | 0.02 | 2.51 |
| 痢疾 | 53.21 | 0.02 | 0.05 | 布病 | 0.07 | — | — |
| 伤寒副伤寒 | 4.59 | 0.01 | 0.18 | 炭疽 | 0.10 | 0.00 | 3.92 |
| 艾滋病 | 0.00 | 0.00 | 13.04 | 斑疹伤寒 | 0.43 | 0.00 | 0.08 |
| 淋病 | 17.82 | 0.00 | 0.00 | 乙脑 | 0.96 | 0.03 | 3.25 |
| 梅毒 | 2.73 | 0.00 | 0.02 | 黑热病 | 0.01 | — | — |
| 脊灰 | 0.01 | 0.00 | 0.83 | 疟疾 | 2.53 | 0.00 | 0.08 |
| 麻疹 | 4.33 | 0.01 | 0.22 | 登革热 | 0.01 | — | — |
| 百日咳 | 0.58 | 0.00 | 0.13 | 新生儿破伤风 | 0.30 | 0.03 | 9.74 |
| 白喉 | 0.00 | 0.00 | 10.00 | 肺结核 | 36.97 | 0.05 | 0.13 |

## 全国法定报告传染病发病及死亡情况

| | 发病率（1/10万） | 死亡率（1/10万） | 病死率（%） |
|---|---|---|---|
| 1985 | 872.33 | 2.00 | 0.23 |
| 1990 | 292.22 | 1.15 | 0.40 |
| 1991 | 287.42 | 0.85 | 0.30 |
| 1992 | 235.11 | 0.54 | 0.23 |
| 1993 | 189.82 | 0.47 | 0.25 |
| 1994 | 203.68 | 0.49 | 0.24 |
| 1995 | 176.24 | 0.34 | 0.19 |
| 1996 | 167.05 | 0.34 | 0.21 |
| 1997 | 192.11 | 0.33 | 0.17 |
| 1998 | 194.80 | 0.31 | 0.16 |

注：1990年以前报告的传染病包括鼠疫、副霍乱、白喉、流脑、百日咳、猩红热、麻疹、流感、痢疾、伤寒副伤寒、病毒性肝炎、脊髓灰质炎、乙脑、疟疾、黑热病、森林脑炎、恙虫病、出血热和钩端螺旋体病19种；1990～1995年包括的病种见前页（但不包括新生儿破伤风、肺结核）。

## 全国一岁儿童计划免疫报告接种率及相应传染病发病率

| | 发病率(1/10万) | | | | 接种率(%) | | | |
|---|---|---|---|---|---|---|---|---|
| | 白喉 | 百日咳 | 脊灰 | 麻疹 | 卡介苗 | 百白破 | 脊灰 | 麻苗 |
| 1980 | 1.00 | 62.82 | 0.76 | 114.88 | … | … | … | … |
| 1985 | 0.14 | 14.22 | 0.15 | 40.37 | … | … | … | … |
| 1987 | 0.04 | 5.61 | 0.18 | 9.88 | 85 | 74 | 78 | 77 |
| 1989 | 0.03 | 2.46 | 0.42 | 7.77 | … | … | … | … |
| 1991 | 0.02 | 0.94 | 0.17 | 10.90 | 96 | 95 | 96 | 95 |
| 1994 | … | … | … | … | 94 | 93 | 94 | 89 |
| 1995 | … | … | … | … | 92 | 92 | 94 | 93 |
| 1996 | … | … | … | … | 97 | 95 | 96 | 97 |
| 1997 | … | … | … | … | 96 | 96 | 97 | 96 |

# 卫 生 监 督 监 测

## 食品卫生监测情况

| | 监测件数(万件) | | | | | | 合格率(%) | | | | | |
|---|---|---|---|---|---|---|---|---|---|---|---|---|
| | 1989 | 1990 | 1992 | 1996 | 1997 | 1998 | 1989 | 1990 | 1992 | 1996 | 1997 | 1998 |
| **合　计** | **91.01** | **91.94** | **96.05** | **126.50** | **133.13** | **158.22** | **82.3** | **81.9** | **83.4** | **84.69** | **87.02** | **88.28** |
| 肉及其制品 | 8.77 | 8.77 | 10.00 | 15.24 | 19.08 | 23.64 | 73.7 | 74.0 | 77.4 | 80.50 | 79.97 | 81.90 |
| 冷食及饮料 | 28.62 | 27.81 | 25.06 | 30.71 | 30.10 | 32.58 | 78.7 | 80.6 | 82.0 | 84.32 | 84.78 | 84.85 |
| 酒 | 11.09 | 10.45 | 10.00 | 11.28 | 14.12 | 18.74 | 90.2 | 90.9 | 92.6 | 93.01 | 93.82 | 94.57 |
| 水产品 | 0.82 | 0.88 | 0.96 | 1.24 | 1.77 | 2.45 | 90.9 | 90.2 | 91.7 | 92.47 | 93.88 | 94.49 |
| 豆制品 | 1.06 | 1.30 | 1.49 | 1.73 | 2.80 | 3.41 | 76.9 | 77.4 | 80.8 | 85.25 | 84.96 | 84.94 |
| 粮食 | 0.88 | 1.12 | 1.25 | 2.02 | 3.87 | 4.67 | 90.9 | 95.0 | 93.9 | 95.21 | 94.39 | 94.52 |
| 植物油 | 2.05 | 2.36 | 2.15 | 3.36 | 4.50 | 5.08 | 81.2 | 84.5 | 87.8 | 91.09 | 90.49 | 91.49 |
| 糕点 | 15.66 | 17.26 | 19.66 | 26.88 | 30.44 | 34.88 | 80.9 | 83.2 | 85.5 | 89.29 | 88.61 | 89.53 |
| 消毒鲜乳 | … | … | … | … | 1.08 | 1.24 | … | … | … | … | 87.47 | 84.37 |
| 乳制品 | … | … | … | … | 2.32 | 2.65 | … | … | … | … | 78.48 | 91.27 |
| 保健食品 | … | … | … | … | 0.63 | 0.90 | … | … | … | … | 92.20 | 92.35 |
| 调味品 | … | … | … | … | 6.12 | 8.11 | … | … | … | … | 82.78 | 84.78 |

## 1998年发生食物中毒情况及原因分析

| | 总计 | 中毒食物 | | | | 致病因素 | | | |
|---|---|---|---|---|---|---|---|---|---|
| | | 动物性 | 植物性 | 其它 | 不明性 | 微生物 | 农药化学物 | 动植物 | 不明性 |
| 总　计：中毒起数 | 592 | 242 | 264 | 51 | 41 | 222 | 186 | 102 | 81 |
| 中毒人数 | 18533 | 8351 | 7145 | 1192 | 2161 | 9592 | 3625 | 2109 | 3132 |
| 死亡人数 | 114 | 16 | 81 | 16 | 1 | 8 | 62 | 30 | 14 |
| 集体食堂：中毒起数 | 148 | 38 | 99 | 6 | 6 | 59 | 35 | 42 | 13 |
| 中毒人数 | 7219 | 1938 | 4275 | 199 | 906 | 3416 | 1491 | 1556 | 764 |
| 死亡人数 | 5 | 0 | 5 | 0 | 0 | 0 | 5 | 0 | 0 |
| 饮服单位：中毒起数 | 138 | 90 | 18 | 11 | 22 | 85 | 24 | 4 | 25 |
| 中毒人数 | 4941 | 3643 | 551 | 239 | 649 | 3579 | 378 | 54 | 930 |
| 死亡人数 | 3 | 0 | 0 | 3 | 0 | 0 | 3 | 0 | 0 |
| 个体摊贩：中毒起数 | 41 | 16 | 18 | 5 | 2 | 14 | 15 | 4 | 7 |
| 中毒人数 | 838 | 207 | 523 | 63 | 45 | 310 | 262 | 67 | 169 |
| 死亡人数 | 0 | 0 | 0 | 0 | 0 | 0 | 0 | 0 | 0 |
| 家　庭：中毒起数 | 224 | 86 | 108 | 21 | 10 | 56 | 92 | 45 | 30 |
| 中毒人数 | 4224 | 2316 | 1321 | 322 | 285 | 1888 | 1089 | 380 | 814 |
| 死亡人数 | 96 | 14 | 68 | 13 | 1 | 8 | 45 | 29 | 14 |
| 其它场所：中毒起数 | 41 | 12 | 21 | 8 | 1 | 8 | 20 | 7 | 6 |
| 中毒人数 | 1311 | 247 | 475 | 369 | 276 | 399 | 405 | 52 | 455 |
| 死亡人数 | 10 | 2 | 8 | 0 | 0 | 0 | 9 | 1 | 0 |

缺报：湖南、西藏、新疆。

## 全国公共场所卫生监督监测情况

| | 总户数 | 卫生监督监测 | | | | 从业人员卫生监督 | | | | | | |
|---|---|---|---|---|---|---|---|---|---|---|---|---|
| | | 监督户数 | 监测户数 | 监测项次数 | 合格项次数 | 人员总数 | 应体检人数 | 实检人数 | 检出病人 | 调离人数 | 应培训人数 | 实际培训人数 |
| **总计** | **620290** | **601750** | **438608** | **6470796** | **5924800** | **2900459** | **2615189** | **2543244** | **27490** | **26957** | **2427909** | **2346912** |
| 旅店业 | 108471 | 106317 | 81913 | 2146476 | 1986752 | 836947 | 791751 | 779992 | 8461 | 8165 | 714663 | 697767 |
| 文化娱乐场所 | 107968 | 105821 | 77040 | 1508462 | 1382010 | 400594 | 372478 | 360454 | 4964 | 4915 | 352955 | 336711 |
| 公共浴室 | 26297 | 25837 | 19578 | 392966 | 364309 | 147763 | 139151 | 135977 | 1799 | 1785 | 131525 | 129039 |
| 理发、美容店 | 321882 | 313493 | 228666 | 1631296 | 1457483 | 550342 | 538366 | 519836 | 7313 | 7242 | 498819 | 480205 |
| 游泳场所 | 3322 | 3267 | 2917 | 120832 | 109660 | 22939 | 21788 | 21257 | 172 | 156 | 20459 | 20024 |
| 体育馆 | 878 | 702 | 497 | 18581 | 17483 | 7656 | 6550 | 6364 | 69 | 69 | 6038 | 5895 |
| 图书、美术、博物、展览馆 | 1913 | 1667 | 1027 | 23867 | 22347 | 13501 | 11468 | 10645 | 92 | 92 | 10209 | 9323 |
| 商店、书店 | 41288 | 37767 | 22249 | 542457 | 506353 | 851589 | 677976 | 656931 | 4274 | 4202 | 643748 | 621574 |
| 医院候诊室 | 4613 | 3641 | 2557 | 41114 | 37065 | 21529 | 14623 | 12437 | 80 | 74 | 13444 | 11924 |
| 公共交通等候室 | 2454 | 2278 | 1595 | 35592 | 33099 | 36076 | 29899 | 28538 | 216 | 207 | 27102 | 25873 |
| 公共交通工具 | 1204 | 960 | 560 | 9153 | 8239 | 11523 | 11139 | 10813 | 50 | 50 | 8947 | 8577 |

缺报：重庆、新疆。

## 生产环境中有害物质监测情况

| 经济类型 | 合　计 | 粉　尘 | 化　学 | 物　理 |
|---|---|---|---|---|
| 总　计 | | | | |
| 厂矿数 | 274600 | | | |
| 应测点 | 1275771 | 571552 | 274888 | 429344 |
| 测定率% | 58.34 | 57.12 | 58.57 | 59.82 |
| 合格率% | 72.09 | 70.14 | 78.77 | 70.39 |
| 县及县以上企业 | | | | |
| 厂矿数 | 90095 | | | |
| 应测点 | 856999 | 408371 | 169537 | 279104 |
| 测定率% | 60.85 | 62.65 | 56.60 | 60.81 |
| 合格率% | 73.76 | 73.33 | 79.28 | 71.31 |
| 乡镇企业 | | | | |
| 厂矿数 | 160609 | | | |
| 应测点 | 296920 | 135451 | 64957 | 96512 |
| 测定率% | 47.08 | 41.08 | 55.76 | 49.66 |
| 合格率% | 62.88 | 54.31 | 74.38 | 64.12 |
| 三资企业 | | | | |
| 厂矿数 | 23896 | | | |
| 应测点 | 121852 | 27730 | 40394 | 53728 |
| 测定率% | 68.14 | 54.14 | 71.35 | 72.94 |
| 合格率% | 77.13 | 74.58 | 82.58 | 74.10 |

缺报：西藏

# 农村改水、改厕工作

## 全国农村改水工作情况

| | 单位 | 1987 年底 | 1989 年底 | 1991 年底 | 1993 年底 | 1998 年底 |
|---|---|---|---|---|---|---|
| 已改水受益人口数 | 万人 | 50 994 | 61 543 | 70 555 | 76 211 | 86 443 |
| 占农村人口比重 | % | 60.2 | 70.3 | 77.0 | 82.9 | 90.6 |
| 改水形式 | | | | | | |
| 自来水厂、站数 | 个 | 204 107 | 302 096 | 522 691 | 591 251 | 614 686 |
| 受益人口 | 万人 | 17 415 | 22 725 | 30 092 | 35 007 | 48 104 |
| 占改水受益总人口比重 | % | 34.2 | 36.9 | 42.7 | 45.9 | 50.4 |
| 手压机井数 | 万台 | 4 823 | 3 041 | 3 607 | 3 976 | 4 730 |
| 受益人口 | 万人 | 13 772 | 18 398 | 19 898 | 20 662 | 22 790 |
| 占改水受益总人口比重 | % | 27.0 | 29.9 | 28.2 | 27.1 | 23.9 |
| 其他改水受益人口 | 万人 | 19 807 | 20 422 | 20 565 | 20 542 | 15 548 |
| 占改水受益总人口比重 | % | 38.8 | 33.2 | 29.1 | 27.0 | 16.3 |

补充资料：1991—1995 年农村改水投资总金额为 144.5 亿元，其中：国家投资占 22.39%，集体投资占 27.19%，个人投资占 43.04%，其他投资占 7.38%。

注：1998 年各种改水形式受益人口所占比重系指占农村人口的比重；表中数字系累计数。

## 各地区农村改水情况

| | 改水受益人口占农村人口% | | | | | 饮用自来水人口占农村人口% | | | | |
|---|---|---|---|---|---|---|---|---|---|---|
| | 1987 | 1989 | 1991 | 1993 | 1998 | 1987 | 1989 | 1991 | 1993 | 1998 |
| **总　计** | **60.2** | **70.3** | **77.0** | **82.9** | **90.6** | **20.6** | **26.0** | **32.8** | **38.1** | **50.4** |
| 北　京 | 90.4 | 95.9 | 98.6 | 98.7 | 99.8 | 75.7 | 88.0 | 91.7 | 93.5 | 97.8 |
| 天　津 | 98.0 | 98.0 | 99.2 | 99.2 | 100.0 | 98.0 | 85.4 | 86.3 | 86.3 | 84.0 |
| 河　北 | 81.4 | 87.7 | 85.2 | 93.7 | 94.2 | 40.3 | 46.2 | 56.2 | 61.7 | 68.2 |
| 山　西 | 73.0 | 72.0 | 79.2 | 83.7 | 87.2 | 54.0 | 58.9 | 66.5 | 69.2 | 71.1 |
| 内蒙古 | 42.7 | 52.6 | 54.6 | 62.7 | 81.9 | 8.2 | 13.0 | 14.2 | 17.8 | 28.9 |
| 辽　宁 | 83.0 | 87.4 | 91.7 | 95.9 | 96.9 | 7.1 | 20.7 | 29.7 | 33.0 | 41.7 |
| 吉　林 | 72.5 | 78.1 | 91.9 | 93.6 | 94.5 | 17.9 | 21.1 | 18.9 | 26.2 | 31.5 |
| 黑龙江 | 77.5 | 80.3 | 87.3 | 94.0 | 94.9 | 31.3 | 31.0 | 32.6 | 36.8 | 44.4 |
| 上　海 | 81.2 | 83.8 | 96.0 | 99.2 | 100.0 | 41.2 | 59.9 | 79.6 | 96.4 | 99.8 |
| 江　苏 | 57.0 | 79.5 | 80.7 | 86.6 | 91.4 | 23.8 | 31.3 | 36.1 | 44.1 | 68.0 |
| 浙　江 | 67.8 | 79.4 | 87.3 | 90.8 | 96.4 | 45.6 | 54.2 | 58.7 | 66.9 | 79.8 |
| 安　徽 | 69.9 | 81.0 | 83.0 | 89.1 | 94.2 | 6.6 | 8.8 | 15.3 | 18.7 | 32.9 |
| 福　建 | 62.2 | 71.4 | 86.2 | 90.2 | 96.9 | 22.6 | 27.3 | 39.2 | 45.2 | 66.8 |
| 江　西 | 61.9 | 71.2 | 89.6 | 95.2 | 97.4 | 11.4 | 16.1 | 20.5 | 22.5 | 33.9 |
| 山　东 | 71.9 | 84.8 | 90.2 | 97.0 | 97.9 | 17.4 | 23.6 | 35.2 | 14.7 | 52.9 |
| 河　南 | 73.3 | 83.5 | 90.4 | 94.0 | 96.9 | 20.4 | 26.5 | 33.8 | 38.7 | 46.1 |
| 湖　北 | 42.4 | 56.1 | 67.2 | 75.9 | 90.0 | 24.6 | 30.7 | 35.5 | 40.7 | 50.1 |
| 湖　南 | 86.4 | 71.0 | 79.7 | 87.3 | 93.8 | 8.9 | 14.5 | 19.9 | 26.1 | 40.0 |
| 广　东 | 65.9 | 75.4 | 89.3 | 93.0 | 96.9 | 34.8 | 43.5 | 49.2 | 56.5 | 67.5 |
| 广　西 | 43.6 | 55.7 | 62.3 | 70.7 | 87.4 | 11.2 | 15.3 | 21.1 | 26.0 | 44.9 |
| 海　南 | … | 52.8 | 75.6 | 82.8 | 98.4 | … | 18.9 | 28.9 | 31.5 | 44.2 |
| 重　庆 | … | … | … | … | 87.3 | … | … | … | … | 48.7 |
| 四　川 | 40.7 | 70.7 | 64.9 | 73.9 | 88.0 | 9.4 | 14.8 | 19.5 | 25.3 | 35.3 |
| 贵　州 | 25.5 | 30.4 | 35.2 | 43.7 | 62.1 | 10.0 | 12.7 | 16.1 | 23.1 | 37.7 |
| 云　南 | 30.0 | 38.6 | 46.2 | 49.8 | 71.7 | 15.0 | 21.3 | 28.9 | 29.6 | 47.2 |
| 西　藏 | … | … | … | 9.8 | 18.5 | … | … | … | 3.3 | 11.9 |
| 陕　西 | 25.5 | 36.3 | 68.6 | 73.1 | 84.4 | 2.1 | 2.1 | 27.9 | 32.5 | 50.1 |
| 甘　肃 | 26.9 | 33.5 | 39.7 | 41.1 | 62.7 | 7.9 | 9.4 | 17.9 | 18.5 | 28.9 |
| 青　海 | 44.7 | 47.6 | 55.3 | 59.5 | 62.2 | 17.0 | 19.2 | 26.1 | 30.2 | 49.6 |
| 宁　夏 | 56.3 | 56.9 | 65.4 | 65.6 | 90.4 | 2.7 | 4.5 | 13.8 | 21.1 | 32.0 |
| 新　疆 | 15.5 | 52.4 | 58.6 | 56.6 | 80.2 | 15.5 | 25.6 | 25.0 | 25.0 | 74.2 |

## 1998年各地区农村改厕工作情况

| | 已改厕累计户数（万户） | 占农村总户数（%） | 新增卫生厕所数（万座） | 粪便无害化处理率（%） | 累计改造公厕总数（座） |
|---|---|---|---|---|---|
| **总计** | **8343.4** | **35.0** | **1128.6** | **28.5** | **775778** |
| 北京 | 86.8 | 71.3 | 4.7 | 37.4 | 14213 |
| 天津 | 12.9 | 11.5 | — | 60.0 | 3136 |
| 河北 | 330.2 | 24.7 | 50.6 | 28.2 | 24386 |
| 山西 | 111.8 | 19.8 | 17.2 | 32.1 | 42882 |
| 内蒙古 | 88.9 | 23.7 | 41.7 | 21.0 | 25188 |
| 辽宁 | 120.8 | 18.7 | 23.2 | 43.1 | 28966 |
| 吉林 | 127.3 | 32.2 | 38.0 | 29.6 | 10722 |
| 黑龙江 | 200.1 | 38.2 | 22.0 | 17.1 | 38344 |
| 上海 | 113.6 | 85.3 | 12.8 | 85.3 | — |
| 江苏 | 274.8 | 17.9 | 52.0 | 10.4 | — |
| 浙江 | 564.9 | 50.5 | 57.5 | 26.0 | 34476 |
| 安徽 | 377.7 | 28.9 | 36.6 | 32.7 | 56252 |
| 福建 | 283.5 | 44.9 | 44.1 | 43.3 | 25405 |
| 江西 | 334.1 | 41.4 | 30.6 | 15.9 | 33860 |
| 山东 | 1111.7 | 54.9 | 71.2 | 47.2 | 91571 |
| 河南 | 860.2 | 45.5 | 79.2 | 33.9 | 46475 |
| 湖北 | 552.6 | 49.2 | 75.4 | 16.8 | 51775 |
| 湖南 | 415.5 | 31.3 | 59.4 | 15.4 | 43432 |
| 广东 | 743.4 | 55.8 | 139.0 | 56.6 | 66678 |
| 广西 | 311.4 | 37.0 | 75.7 | 30.3 | 25909 |
| 海南 | 39.0 | 28.5 | 18.0 | 40.5 | 4149 |
| 重庆 | 223.3 | 32.0 | 16.0 | 8.6 | 2310 |
| 四川 | 366.5 | 20.3 | 62.2 | 17.3 | 5950 |
| 贵州 | 39.5 | 5.8 | 21.2 | 0.9 | 5976 |
| 云南 | 241.5 | 30.0 | 16.4 | 37.0 | 28309 |
| 西藏 | … | … | … | … | … |
| 陕西 | 201.7 | 32.3 | 23.7 | 34.7 | 23356 |
| 甘肃 | 121.7 | 24.4 | 27.2 | 31.2 | 19125 |
| 青海 | 7.2 | 10.3 | — | 8.1 | … |
| 宁夏 | 15.8 | 18.1 | — | 18.1 | 15400 |
| 新疆 | 65.0 | 23.6 | 13.0 | 13.0 | 7533 |

注：缺西藏自治区统计数据。

# 妇幼卫生

## 1976—1998年全国节育手术情况

| | 总计 | 放置宫内节育器人次数 | 取出宫内节育器人次数 | 输精管结扎人数 | 输卵管结扎人数 | 人工流产例数 |
|---|---|---|---|---|---|---|
| 1976年 | 22 385 435 | 11 626 510 | 1 812 590 | 1 495 540 | 2 707 849 | 4 742 946 |
| 1980年 | 28 628 437 | 11 491 871 | 2 403 408 | 1 363 508 | 3 842 006 | 9 527 644 |
| 1982年 | 33 702 389 | 14 069 161 | 2 056 671 | 1 230 967 | 3 925 927 | 12 419 663 |
| 1983年 | 58 205 572 | 17 755 736 | 5 323 354 | 4 359 261 | 16 398 378 | 14 371 843 |
| 1984年 | 31 734 864 | 11 751 146 | 4 383 129 | 1 293 286 | 5 417 163 | 8 890 140 |
| 1985年 | 25 646 972 | 9 576 980 | 2 278 892 | 575 564 | 2 283 971 | 10 931 565 |
| 1986年 | 28 475 506 | 10 637 909 | 2 313 157 | 1 030 827 | 2 914 900 | 11 578 713 |
| 1987年 | 34 597 082 | 13 448 332 | 2 411 389 | 1 752 598 | 4 407 755 | 10 489 412 |
| 1988年 | 31 820 664 | 12 227 219 | 2 264 969 | 1 062 161 | 3 590 469 | 12 675 839 |
| 1989年 | 29 031 912 | 10 854 752 | 2 066 723 | 1 509 294 | 4 221 717 | 10 379 426 |
| 1990年 | 34 982 328 | 12 352 110 | 2 355 128 | 1 466 442 | 5 314 722 | 13 493 926 |
| 1991年 | 38 135 578 | 12 289 953 | 2 623 304 | 2 382 670 | 6 753 338 | 14 086 313 |
| 1992年 | 28 017 605 | 10 091 391 | 2 151 223 | 858 675 | 4 500 029 | 10 416 287 |
| 1993年 | 25 114 685 | 9 366 096 | 2 030 421 | 641 705 | 3 580 344 | 9 496 119 |
| 1994年 | 27 967 575 | 10 353 790 | 2 322 221 | 671 890 | 3 726 861 | 9 467 064 |
| 1995年 | 22 236 012 | 8 368 242 | 1 841 903 | 464 387 | 2 315 472 | 7 476 482 |
| 1996年 | 22 953 599 | 8 807 090 | 2 029 474 | 546 425 | 2 736 415 | 8 834 195 |
| 1997年 | 20 418 688 | 7 947 709 | 1 868 727 | 436 656 | 2 340 303 | 6 589 869 |
| 1998年 | 19 458 072 | 7 663 447 | 2 088 129 | 329 080 | 1 993 126 | 7 384 290 |

注：1992年缺黑龙江、广东、四川省数字；1993年缺新疆、内蒙、四川、贵州、陕西、宁夏数字；1995年缺河北、山西、西藏、陕西省（区）数字；1997年缺上海市、陕西省数字。

## 全国新法接生、住院分娩百分比（%）

| | 新法接生占接产总次数的比重(%) | | | 住院分娩率(%) | | |
|---|---|---|---|---|---|---|
| | 总计 | 市 | 县 | 总计 | 市 | 县 |
| 1980 | 91.4 | 98.7 | 90.3 | … | … | … |
| 1985 | 94.5 | 98.7 | 93.5 | 43.7 | 73.6 | 36.4 |
| 1987 | 95.2 | 98.7 | 94.2 | 48.2 | 75.0 | 40.9 |
| 1988 | 95.5 | 98.6 | 96.1 | 50.3 | 75.6 | 44.3 |
| 1989 | 95.7 | … | … | 51.5 | … | … |
| 1990 | 94.0 | 98.6 | 93.9 | 50.6 | 74.2 | 45.1 |
| 1991 | 93.7 | 98.1 | 93.2 | 50.6 | 72.8 | 45.5 |
| 1992 | 84.1 | 91.2 | 82.0 | 52.7 | 71.7 | 41.2 |
| 1993 | 83.6 | 81.1 | 84.7 | 56.5 | 68.3 | 51.0 |
| 1994 | … | … | 87.4 | 65.6 | 76.4 | 50.4 |
| 1995 | … | … | 87.6 | 58.0 | 70.7 | 50.2 |
| 1996 | … | … | 91.1 | 61.1 | 77.8 | 51.6 |
| 1997 | … | … | 93.3 | 63.5 | 77.5 | 54.8 |
| 1998 | … | … | 94.2 | 66.8 | 79.8 | 58.3 |

注：1989年缺西藏数字。1992年全国总计缺黑龙江、广东、四川省数字；全国市、县缺黑龙江、广东、四川、贵州省数字。1993年缺新疆、内蒙、四川、贵州、宁夏、广西省(区)数字。1995年缺河北、山西、西藏、陕西省(区)数字。1997年缺上海市、陕西省数字。

## 1995年全国监测地区城市、农村孕产妇死亡情况

| | 总计 | | | 城市 | | | 农村 | | |
|---|---|---|---|---|---|---|---|---|---|
| | 位次 | 死亡率(1/10万) | 构成(%) | 位次 | 死亡率(1/10万) | 构成(%) | 位次 | 死亡率(1/10万) | 构成(%) |
| **总计** | | **61.9** | **100.0** | | **39.2** | **100.0** | | **76.0** | **100.0** |
| 其中:产科出血 | 1 | 24.5 | 45.3 | 1 | 9.6 | 31.3 | 1 | 35.6 | 49.9 |
| 妊高征 | 2 | 7.7 | 14.2 | 2 | 5.1 | 16.8 | 2 | 9.6 | 13.4 |
| 羊水栓塞 | 3 | 4.8 | 8.8 | 3 | 4.2 | 13.9 | 4 | 5.1 | 7.2 |
| 心脏病 | 4 | 4.4 | 8.1 | 4 | 2.9 | 9.5 | 3 | 5.5 | 7.6 |
| 肝病 | 5 | 2.1 | 3.9 | 6 | 0.4 | 1.5 | 5 | 3.3 | 4.6 |
| 产褥感染 | 6 | 1.6 | 3.0 | 5 | 0.9 | 2.9 | 6 | 2.2 | 3.0 |

## 1991—1997年监测地区城市、农村5岁以下儿童死亡率(‰)

| | 全国 | | | 城市 | | | 农村 | | |
|---|---|---|---|---|---|---|---|---|---|
| | 新生儿死亡率 | 婴儿死亡率 | 5岁以下儿童死亡率 | 新生儿死亡率 | 婴儿死亡率 | 5岁以下儿童死亡率 | 新生儿死亡率 | 婴儿死亡率 | 5岁以下儿童死亡率 |
| 1991 | 33.1 | 50.2 | 61.0 | 12.5 | 17.3 | 20.9 | 37.9 | 58.0 | 71.1 |
| 1992 | 32.5 | 46.7 | 57.4 | 13.9 | 18.4 | 20.7 | 36.8 | 53.2 | 65.6 |
| 1993 | 31.2 | 43.6 | 53.1 | 12.9 | 15.9 | 18.3 | 35.4 | 50.0 | 61.1 |
| 1994 | 28.5 | 39.9 | 49.6 | 12.2 | 15.5 | 18.0 | 32.3 | 45.6 | 56.9 |
| 1995 | 27.3 | 36.4 | 44.5 | 10.6 | 14.2 | 16.4 | 31.1 | 41.6 | 51.1 |
| 1997 | — | 33.1 | 42.3 | — | 13.1 | 15.5 | — | 37.7 | 48.5 |

## 1989—1997年监测地区城市、农村孕产妇死亡率(1/10万)

| | 全国 | 城市 | 农村 | | 全国 | 城市 | 农村 |
|---|---|---|---|---|---|---|---|
| 1989 | 94.7 | 49.9 | 114.9 | 1993 | 67.3 | 38.5 | 85.1 |
| 1990 | 88.9 | 45.9 | 112.5 | 1994 | 64.8 | 44.1 | 77.5 |
| 1991 | 80.0 | 46.3 | 100.0 | 1995 | 61.9 | 39.2 | 76.0 |
| 1992 | 76.5 | 42.7 | 97.9 | 1997 | 63.6 | 38.3 | 80.4 |

补充资料:解放前孕产妇死亡率为150/万。

# 地方病防治

## 1998年全国地方病防治情况

血吸虫病

| | 流行县、市、区数 | 流行区人口数（万人） | 年底实有病人数 | 期内治疗病人数 | 累计达到消灭标准县、市、区数 |
|---|---|---|---|---|---|
| 总计 | 407 | 9598.95 | 762024 | 344474 | 236 |
| 上海 | 9 | 283.59 | 0 | 0 | 9 |
| 江苏 | 57 | 3606.06 | 28747 | 1833 | 35 |
| 浙江 | 52 | 944.78 | 1605 | 0 | 52 |
| 安徽 | 41 | 591.62 | 72339 | 2445 | 14 |
| 福建 | 14 | 179.08 | 0 | 1 | 14 |
| 江西 | 37 | 407.85 | 87690 | 83458 | 19 |
| 湖北 | 58 | 986.12 | 246389 | 181883 | 20 |
| 湖南 | 29 | 604.93 | 204629 | 64452 | 7 |
| 广东 | 12 | 712.74 | 0 | 0 | 12 |
| 广西 | 19 | 73.45 | 0 | 0 | 19 |
| 四川 | 62 | 1055.92 | 82413 | 9600 | 25 |
| 云南 | 17 | 152.81 | 38212 | 802 | 10 |

鼠疫、布鲁氏菌病

| | 疫源（区）县数 | 发病例数 | 基本控制县数 | 稳定控制县数 |
|---|---|---|---|---|
| 鼠疫 | 260 | 19 | 55 | 59 |
| 布鲁氏菌病 | 1414 | 2934 | 460 | 556 |

地方性氟中毒

| | 病区县数 | 病区县人口总数（万人） | 氟斑牙人数（万人） | 氟骨症病例数（万人） | 控制县数 | 防治受益人口总数累计（万人） |
|---|---|---|---|---|---|---|
| 地方性氟中毒（水型） | 1080 | 52457.28 | 2600.82 | 115.35 | 186 | 3758.09 |
| 地方性氟中毒（煤烟污染型） | 200 | 8903.97 | 1781.49 | 156.56 | … | 884.34 |

克山病、大骨节病、碘缺乏病

| | 病区县数 | 病区县人口总数（万人） | 现症病人数（万人） | 控制（消除）县数（累计） |
|---|---|---|---|---|
| 克山病 | 327 | 12582.10 | 5.02 | 241 |
| 大骨节病 | 314 | 9513.31 | 107.26 | 101 |
| 碘缺乏病 | 2372 | 100478.11 | 910.11 | 491 |

注：1. 克山病现症病人数为潜、慢性及急、亚急型克山病现症病人数之和。
2. 碘缺乏病病人数为甲状腺肿、克汀病两者之和。

# 营养及青少年身体发育

## 1992 年全国居民每人每日营养素摄入量

| | 蛋白质(克) | 脂肪(克) | 糖(克) | 热量(千卡) | 粗纤维(克) | 钙(毫克) | 磷(毫克) | 铁(毫克) | 视黄醇当量(微克) | 丙种维生素(毫克) |
|---|---|---|---|---|---|---|---|---|---|---|
| **全国** | **68.0** | **58.3** | **378.4** | **2328.3** | **13.3** | **405.4** | **1057.8** | **23.4** | **476** | **100.2** |
| 城市 | 75.1 | 77.7 | 340.5 | 2394.6 | 11.6 | 457.9 | 1077.4 | 25.5 | 605 | 95.5 |
| 农村 | 64.3 | 48.3 | 397.9 | 2294.0 | 14.1 | 378.2 | 1047.6 | 22.4 | 409 | 102.6 |

资料来源：1992 年全国营养抽样调查。

## 全国居民人均每日营养摄取量

| | 热量(千卡) | 蛋白质(克) | | 热量(千卡) | 蛋白质(克) |
|---|---|---|---|---|---|
| 1959 | 2060 | 57 | 1992 | 2328 | 68 |
| 1982 | 2485 | 67 | | | |

## 城市七岁以下儿童身体发育情况

| | 男 | | | | 女 | | | |
|---|---|---|---|---|---|---|---|---|
| | 体重(公斤) | | 身高(厘米) | | 体重(公斤) | | 身高(厘米) | |
| | 平均值 | 标准差 | 平均值 | 标准差 | 平均值 | 标准差 | 平均值 | 标准差 |
| 1 月以下 | 3.21 | 0.37 | 50.2 | 1.7 | 3.12 | 0.34 | 49.6 | 1.6 |
| 1 月— | 4.90 | 0.61 | 56.5 | 2.3 | 4.60 | 0.56 | 55.6 | 2.2 |
| 2 月— | 6.02 | 0.73 | 60.1 | 2.4 | 5.54 | 0.66 | 58.8 | 2.3 |
| 3 月— | 6.74 | 0.77 | 62.4 | 2.4 | 6.22 | 0.70 | 61.1 | 2.1 |
| 4 月— | 7.36 | 0.80 | 64.5 | 2.4 | 6.78 | 0.75 | 63.1 | 2.3 |
| 5 月— | 7.79 | 0.83 | 66.3 | 2.3 | 7.24 | 0.79 | 64.8 | 2.2 |
| 6 月— | 8.39 | 0.94 | 68.6 | 2.6 | 7.78 | 0.89 | 67.0 | 2.5 |
| 8 月— | 9.00 | 0.98 | 71.3 | 2.6 | 8.36 | 0.93 | 69.7 | 2.5 |
| 10 月— | 9.44 | 1.04 | 73.8 | 2.7 | 8.80 | 0.97 | 72.3 | 2.6 |
| 12 月— | 9.87 | 1.04 | 76.5 | 2.8 | 9.24 | 1.03 | 75.1 | 2.7 |
| 15 月— | 10.38 | 1.12 | 79.2 | 2.9 | 9.78 | 1.05 | 77.9 | 3.0 |
| 18 月— | 10.38 | 1.14 | 81.6 | 3.2 | 10.33 | 1.09 | 80.4 | 3.0 |
| 21 月— | 11.42 | 1.23 | 84.4 | 3.2 | 10.87 | 1.15 | 83.1 | 3.1 |
| 2 岁— | 12.24 | 1.23 | 87.9 | 3.5 | 11.66 | 1.21 | 86.6 | 3.5 |
| 2.5 岁— | 13.13 | 1.34 | 91.7 | 3.7 | 12.55 | 1.32 | 90.3 | 3.6 |
| 3 岁— | 13.95 | 1.51 | 95.1 | 3.7 | 13.44 | 1.42 | 94.2 | 3.7 |
| 3.5 岁— | 14.75 | 1.58 | 98.5 | 3.9 | 14.26 | 1.47 | 97.3 | 3.8 |
| 4 岁— | 15.61 | 1.75 | 102.1 | 4.2 | 15.21 | 1.74 | 101.2 | 4.1 |
| 4.5 岁— | 16.49 | 1.84 | 105.3 | 4.3 | 16.12 | 1.84 | 104.5 | 4.2 |
| 5 岁— | 17.39 | 2.05 | 108.6 | 4.5 | 16.79 | 1.82 | 107.6 | 4.2 |
| 5.5 岁— | 18.30 | 2.13 | 111.6 | 4.5 | 17.72 | 2.17 | 110.8 | 4.6 |
| 6—7 岁 | 19.81 | 2.56 | 116.2 | 4.9 | 19.08 | 2.42 | 115.1 | 4.9 |

资料来源：1985 年《中国九省城市七岁以下儿童体格发育调查研究资料》。
注：本表资料系九市城区数字。

## 农村七岁以下儿童身体发育情况

| | 男 | | | | 女 | | | |
|---|---|---|---|---|---|---|---|---|
| | 体重(公斤) | | 身高(厘米) | | 体重(公斤) | | 身高(厘米) | |
| | 平均值 | 标准差 | 平均值 | 标准差 | 平均值 | 标准差 | 平均值 | 标准差 |
| 0—3天 | 3.17 | 0.38 | 50.1 | 1.8 | 3.06 | 0.36 | 49.5 | 1.7 |
| 1月— | 4.81 | 0.65 | 55.5 | 2.4 | 4.46 | 0.58 | 54.5 | 2.2 |
| 2月— | 5.75 | 0.74 | 58.7 | 2.3 | 5.27 | 0.66 | 57.3 | 2.3 |
| 3月— | 6.42 | 0.78 | 60.9 | 2.4 | 5.90 | 0.73 | 59.5 | 2.4 |
| 4月— | 6.92 | 0.82 | 62.6 | 2.4 | 6.36 | 0.76 | 61.3 | 2.3 |
| 5月— | 7.29 | 0.87 | 64.2 | 2.5 | 6.76 | 0.80 | 62.9 | 2.4 |
| 6月— | 7.73 | 0.93 | 66.5 | 2.7 | 7.19 | 0.85 | 65.0 | 2.6 |
| 8月— | 8.20 | 0.92 | 69.0 | 2.7 | 7.61 | 0.88 | 67.4 | 2.6 |
| 10月— | 8.57 | 0.98 | 71.4 | 2.8 | 7.96 | 0.92 | 69.9 | 2.8 |
| 12月— | 8.97 | 1.03 | 73.8 | 2.9 | 8.42 | 0.98 | 72.4 | 3.0 |
| 15月— | 9.45 | 1.05 | 76.1 | 3.1 | 8.88 | 1.01 | 74.6 | 3.2 |
| 18月— | 9.94 | 1.12 | 78.2 | 3.4 | 9.36 | 1.07 | 74.6 | 3.2 |
| 21月— | 10.49 | 1.13 | 80.6 | 3.4 | 9.86 | 1.14 | 79.1 | 3.6 |
| 2岁— | 11.30 | 1.20 | 83.8 | 3.7 | 10.62 | 1.18 | 82.1 | 3.8 |
| 2.5岁— | 12.10 | 1.26 | 87.0 | 3.9 | 11.51 | 1.28 | 85.6 | 4.1 |
| 3岁— | 13.01 | 1.36 | 90.5 | 4.1 | 12.43 | 1.25 | 89.4 | 4.2 |
| 3.5岁— | 13.69 | 1.40 | 93.5 | 4.2 | 13.16 | 1.34 | 92.3 | 4.3 |
| 4岁— | 14.54 | 1.45 | 97.2 | 4.2 | 13.96 | 1.44 | 95.9 | 4.5 |
| 4.5岁— | 15.17 | 1.53 | 99.8 | 4.5 | 14.58 | 1.45 | 98.6 | 4.5 |
| 5岁— | 16.00 | 1.63 | 103.1 | 4.5 | 15.45 | 1.64 | 102.2 | 4.7 |
| 5.5岁— | 16.71 | 1.72 | 105.8 | 4.7 | 16.09 | 1.74 | 104.5 | 4.9 |
| 6—7岁 | 17.93 | 1.95 | 109.9 | 5.0 | 17.38 | 1.86 | 109.1 | 5.0 |

资料来源：1985年《中国十省农村七岁以下儿童体格发育调查研究资料》。
注：缺3天—1月资料。

城市男性

## 青少年、儿童身体发育情况

| | 身高平均值(厘米) | | | 身高标准差(厘米) | | 体重平均值(公斤) | | | 体重标准差(公斤) | | 胸围平均值(厘米) | | | 胸围标准差(厘米) | |
|---|---|---|---|---|---|---|---|---|---|---|---|---|---|---|---|
| | 1985 | 1995 | 差值 | 1985 | 1995 | 1985 | 1995 | 差值 | 1985 | 1995 | 1985 | 1995 | 差值 | 1985 | 1995 |
| 7岁 | 122.4 | 123.9 | 1.5 | 5.1 | 5.7 | 22.0 | 23.4 | 1.4 | 3.0 | 4.1 | 58.1 | 58.6 | 0.5 | 3.1 | 4.1 |
| 8岁 | 126.7 | 128.6 | 1.9 | 5.4 | 5.9 | 23.7 | 25.7 | 2.0 | 3.3 | 4.8 | 59.6 | 60.5 | 0.9 | 3.3 | 4.7 |
| 9岁 | 131.8 | 133.8 | 2.0 | 5.7 | 6.1 | 26.2 | 28.7 | 2.5 | 4.0 | 5.7 | 61.6 | 62.8 | 1.2 | 3.8 | 5.3 |
| 10岁 | 136.5 | 138.8 | 2.3 | 5.8 | 6.6 | 28.7 | 31.9 | 3.2 | 4.4 | 6.7 | 63.6 | 65.2 | 1.6 | 4.0 | 6.0 |
| 11岁 | 141.9 | 144.5 | 2.6 | 6.5 | 7.2 | 31.8 | 35.7 | 3.9 | 5.1 | 7.8 | 65.9 | 67.9 | 2.0 | 4.3 | 6.6 |
| 12岁 | 147.0 | 150.4 | 3.4 | 7.3 | 8.2 | 35.4 | 39.7 | 4.3 | 6.4 | 8.7 | 68.4 | 70.5 | 2.1 | 4.9 | 6.8 |
| 13岁 | 155.6 | 158.7 | 3.1 | 7.9 | 8.3 | 41.5 | 46.0 | 4.5 | 7.1 | 9.5 | 72.9 | 74.7 | 1.8 | 5.1 | 7.5 |
| 14岁 | 162.0 | 164.3 | 2.3 | 7.6 | 7.4 | 46.6 | 50.8 | 4.2 | 7.3 | 9.8 | 76.8 | 78.0 | 1.2 | 5.1 | 6.8 |
| 15岁 | 165.9 | 167.6 | 1.7 | 6.5 | 6.3 | 50.5 | 54.1 | 3.6 | 6.8 | 8.9 | 79.4 | 80.5 | 1.1 | 5.0 | 6.2 |
| 16岁 | 168.6 | 169.5 | 0.9 | 5.9 | 6.1 | 53.9 | 56.8 | 2.9 | 6.7 | 8.7 | 82.2 | 82.6 | 0.4 | 4.6 | 5.8 |
| 17岁 | 170.3 | 170.3 | 0.0 | 5.7 | 6.0 | 56.1 | 58.2 | 2.1 | 6.5 | 8.5 | 83.9 | 84.0 | 0.1 | 4.4 | 5.7 |
| 18岁 | 170.7 | 170.3 | —0.4 | 5.7 | 6.0 | 57.1 | 58.7 | 1.6 | 6.3 | 8.0 | 84.8 | 84.7 | —0.1 | 4.4 | 5.4 |
| 19岁 | … | 170.6 | … | … | 5.8 | … | 59.3 | … | … | 7.0 | … | 84.7 | … | … | 4.9 |
| 20岁 | … | 170.9 | … | … | 5.9 | … | 59.4 | … | … | 6.7 | … | 84.8 | … | … | 4.8 |
| 21岁 | … | 170.7 | … | … | 5.9 | … | 59.8 | … | … | 7.0 | … | 85.5 | … | … | 4.8 |
| 22岁 | … | 170.4 | … | … | 5.9 | … | 59.5 | … | … | 7.2 | … | 85.4 | … | … | 4.9 |
| 19—22 | … | 170.7 | … | … | 5.9 | … | 59.5 | … | … | 7.0 | … | 85.1 | … | … | 4.9 |

资料来源：1985、1995年《全国学生体质健康调查》，以下三表同。

城市女性

## 青少年、儿童身体发育情况

| | 身高平均值（厘米） | | | 身高标准差（厘米） | | 体重平均值（公斤） | | | 体重标准差（公斤） | | 胸围平均值（厘米） | | | 胸围标准差（厘米） | |
|---|---|---|---|---|---|---|---|---|---|---|---|---|---|---|---|
| | 1985 | 1995 | 差值 | 1985 | 1995 | 1985 | 1995 | 差值 | 1985 | 1995 | 1985 | 1995 | 差值 | 1985 | 1995 |
| 7岁 | 121.1 | 122.7 | 1.6 | 5.1 | 5.5 | 20.9 | 22.3 | 1.4 | 2.9 | 3.6 | 56.0 | 56.7 | 0.7 | 2.9 | 3.8 |
| 8岁 | 126.0 | 127.8 | 1.8 | 5.7 | 5.8 | 23.1 | 24.6 | 1.5 | 3.3 | 4.2 | 57.8 | 58.4 | 0.6 | 3.4 | 4.2 |
| 9岁 | 131.6 | 133.5 | 1.9 | 6.1 | 6.4 | 25.7 | 27.5 | 1.8 | 4.0 | 5.1 | 59.9 | 60.7 | 0.8 | 3.8 | 4.8 |
| 10岁 | 137.2 | 139.5 | 2.3 | 6.5 | 7.1 | 28.4 | 31.1 | 2.7 | 4.5 | 6.2 | 62.1 | 63.7 | 1.6 | 4.1 | 5.7 |
| 11岁 | 143.8 | 146.2 | 2.4 | 6.8 | 7.3 | 32.5 | 35.8 | 3.3 | 5.5 | 7.3 | 65.4 | 67.5 | 2.1 | 4.8 | 6.3 |
| 12岁 | 149.6 | 151.7 | 2.1 | 6.6 | 6.6 | 37.0 | 40.2 | 3.2 | 6.2 | 7.8 | 68.9 | 70.9 | 2.0 | 5.2 | 6.2 |
| 13岁 | 154.7 | 155.7 | 1.0 | 5.7 | 6.0 | 42.1 | 44.5 | 2.4 | 6.0 | 7.8 | 72.8 | 74.1 | 1.3 | 4.6 | 5.9 |
| 14岁 | 156.9 | 157.2 | 0.3 | 5.4 | 5.6 | 44.9 | 46.7 | 1.8 | 5.8 | 7.1 | 74.8 | 75.9 | 1.1 | 4.4 | 5.5 |
| 15岁 | 157.5 | 158.3 | 0.8 | 5.2 | 5.5 | 46.7 | 48.7 | 2.0 | 5.6 | 7.1 | 76.2 | 77.2 | 1.0 | 4.3 | 5.4 |
| 16岁 | 158.5 | 158.7 | 0.2 | 5.2 | 5.5 | 48.3 | 50.0 | 1.7 | 5.6 | 6.8 | 77.2 | 78.0 | 0.8 | 4.1 | 5.3 |
| 17岁 | 158.9 | 158.9 | 0.0 | 5.4 | 5.5 | 49.2 | 50.4 | 1.4 | 5.9 | 6.6 | 77.7 | 78.5 | 0.8 | 4.3 | 5.2 |
| 18岁 | 158.8 | 158.6 | —0.2 | 5.2 | 5.4 | 49.4 | 50.6 | 1.2 | 5.8 | 6.3 | 78.1 | 78.7 | 0.6 | 4.3 | 4.9 |
| 19岁 | … | 159.3 | … | … | 5.4 | … | 51.1 | … | … | 6.0 | … | 79.1 | … | … | 4.9 |
| 20岁 | … | 159.1 | … | … | 5.5 | … | 50.8 | … | … | 5.8 | … | 79.1 | … | … | 4.7 |
| 21岁 | … | 159.1 | … | … | 5.3 | … | 50.3 | … | … | 5.9 | … | 79.3 | … | … | 4.8 |
| 22岁 | … | 158.9 | … | … | 5.5 | … | 50.2 | … | … | 5.9 | … | 79.2 | … | … | 4.9 |
| 19—22 | … | 159.1 | … | … | 5.4 | … | 50.6 | … | … | 5.9 | … | 79.2 | … | … | 4.9 |

农村男性

## 青少年、儿童身体发育情况

| | 身高平均值（厘米） | | | 身高标准差（厘米） | | 体重平均值（公斤） | | | 体重标准差（公斤） | | 胸围平均值（厘米） | | | 胸围标准差（厘米） | |
|---|---|---|---|---|---|---|---|---|---|---|---|---|---|---|---|
| | 1985 | 1995 | 差值 | 1985 | 1995 | 1985 | 1995 | 差值 | 1985 | 1995 | 1985 | 1995 | 差值 | 1985 | 1995 |
| 7岁 | 118.2 | 120.7 | 2.5 | 5.1 | 5.6 | 20.4 | 21.5 | 1.1 | 2.3 | 3.0 | 57.6 | 57.4 | —0.2 | 2.6 | 3.0 |
| 8岁 | 122.6 | 125.1 | 2.5 | 5.3 | 6.1 | 22.3 | 23.5 | 1.2 | 2.7 | 3.7 | 59.3 | 58.9 | —0.4 | 2.8 | 3.4 |
| 9岁 | 127.5 | 130.1 | 2.6 | 5.7 | 6.2 | 24.4 | 25.9 | 1.5 | 3.1 | 4.3 | 61.0 | 60.8 | —0.2 | 3.0 | 4.0 |
| 10岁 | 132.2 | 134.9 | 2.7 | 5.6 | 6.7 | 26.7 | 28.5 | 1.8 | 3.2 | 4.9 | 62.9 | 62.6 | —0.3 | 3.1 | 4.3 |
| 11岁 | 136.9 | 140.1 | 3.2 | 5.8 | 7.4 | 29.4 | 31.7 | 2.3 | 3.8 | 5.8 | 65.0 | 65.0 | 0.0 | 3.4 | 4.7 |
| 12岁 | 141.8 | 146.1 | 4.3 | 6.8 | 8.4 | 32.4 | 35.5 | 3.1 | 4.8 | 7.0 | 67.2 | 67.6 | 0.4 | 3.9 | 5.3 |
| 13岁 | 159.9 | 153.8 | —6.1 | 7.8 | 8.7 | 38.2 | 41.5 | 3.3 | 6.3 | 8.2 | 71.2 | 71.7 | 0.5 | 4.6 | 5.8 |
| 14岁 | 155.1 | 159.6 | 4.5 | 7.9 | 8.2 | 42.5 | 46.2 | 3.6 | 6.8 | 8.1 | 74.4 | 75.0 | 0.6 | 4.9 | 5.7 |
| 15岁 | 160.5 | 163.7 | 3.2 | 6.9 | 6.9 | 47.5 | 50.3 | 2.8 | 6.5 | 7.6 | 78.0 | 78.1 | 0.1 | 4.8 | 5.2 |
| 16岁 | 164.1 | 166.4 | 2.3 | 5.9 | 6.2 | 51.5 | 53.6 | 2.1 | 5.9 | 6.8 | 81.1 | 80.7 | —0.4 | 4.3 | 4.7 |
| 17岁 | 166.1 | 167.6 | 1.5 | 5.6 | 5.9 | 54.3 | 55.4 | 1.1 | 5.7 | 6.5 | 83.2 | 82.1 | —1.1 | 4.1 | 4.4 |
| 18岁 | 167.2 | 168.3 | 1.1 | 5.5 | 5.9 | 55.5 | 56.7 | 1.2 | 5.6 | 6.6 | 84.4 | 83.3 | —1.1 | 4.0 | 4.4 |

## 青少年、儿童身体发育情况

农村女性

| | 身高平均值（厘米） | | | 身高标准差（厘米） | | 体重平均值（公斤） | | | 体重标准差（公斤） | | 胸围平均值（厘米） | | | 胸围标准差（厘米） | |
|---|---|---|---|---|---|---|---|---|---|---|---|---|---|---|---|
| | 1985 | 1995 | 差值 | 1985 | 1995 | 1985 | 1995 | 差值 | 1985 | 1995 | 1985 | 1995 | 差值 | 1985 | 1995 |
| 7岁 | 117.0 | 119.8 | 2.8 | 5.0 | 5.7 | 19.6 | 20.8 | 1.2 | 2.2 | 3.0 | 55.8 | 55.7 | −0.1 | 2.6 | 3.1 |
| 8岁 | 121.7 | 124.6 | 2.9 | 5.5 | 6.0 | 21.5 | 22.8 | 1.3 | 2.6 | 3.4 | 57.5 | 57.2 | −0.3 | 2.8 | 3.3 |
| 9岁 | 126.9 | 129.6 | 2.7 | 5.8 | 6.7 | 23.8 | 25.2 | 1.4 | 3.1 | 4.2 | 59.4 | 59.1 | −0.3 | 3.1 | 3.9 |
| 10岁 | 132.0 | 135.5 | 3.5 | 6.4 | 7.3 | 26.4 | 28.4 | 2.0 | 3.8 | 5.1 | 61.5 | 61.7 | 0.2 | 3.6 | 4.6 |
| 11岁 | 137.9 | 141.6 | 3.7 | 6.6 | 7.8 | 29.8 | 32.3 | 2.5 | 4.6 | 6.3 | 64.3 | 64.9 | 0.6 | 4.2 | 5.4 |
| 12岁 | 143.5 | 147.5 | 4.0 | 6.9 | 7.3 | 33.8 | 36.7 | 2.9 | 5.6 | 6.6 | 67.6 | 68.4 | 0.8 | 4.7 | 5.8 |
| 13岁 | 150.2 | 152.5 | 2.3 | 6.1 | 6.0 | 40.0 | 41.9 | 1.9 | 5.8 | 6.4 | 72.2 | 72.3 | 0.1 | 4.7 | 5.3 |
| 14岁 | 152.4 | 154.6 | 2.2 | 5.5 | 5.6 | 42.9 | 44.9 | 2.0 | 5.7 | 6.4 | 74.7 | 74.8 | 0.1 | 4.4 | 5.0 |
| 15岁 | 154.2 | 155.7 | 1.5 | 5.1 | 5.4 | 46.0 | 47.2 | 1.2 | 5.3 | 6.2 | 76.9 | 76.5 | −0.4 | 4.1 | 4.9 |
| 16岁 | 155.1 | 156.5 | 1.4 | 5.1 | 5.4 | 48.0 | 49.1 | 1.1 | 5.4 | 5.9 | 78.4 | 77.9 | −0.5 | 4.3 | 4.8 |
| 17岁 | 155.8 | 156.8 | 1.0 | 5.0 | 5.4 | 49.5 | 50.0 | 0.5 | 5.2 | 5.8 | 79.5 | 78.5 | −1.0 | 4.2 | 4.6 |
| 18岁 | 156.2 | 157.1 | 0.9 | 4.9 | 5.5 | 50.1 | 50.4 | 0.3 | 5.3 | 5.9 | 79.8 | 78.9 | −0.9 | 4.2 | 4.7 |

# 医学教育和科研

## 全国高中等医药院校数及在校学生、招生数

| | 单位 | 1949年 | 1957年 | 1965年 | 1975年 | 1985年 | 1990年 | 1995年 | 1998年 |
|---|---|---|---|---|---|---|---|---|---|
| 高等医药院、校 | 所 | 22 | 37 | 92 | 88 | 116 | 122 | 126 | 118 |
| 在校学生数 | 人 | 15 234 | 49 107 | 82 861 | 86 336 | 157 388 | 201 789 | 256 003 | 283 320 |
| 招生数 | 人 | … | 9 861 | 20 044 | 34 932 | 42 919 | 46 772 | 65 695 | 75 188 |
| 其中：中医学院数 | 所 | … | 5 | 21 | 17 | 24 | 31 | 30 | … |
| 在校学生数 | 人 | … | 1 020 | 10 155 | 13 538 | 28 450 | 34 048 | 39 786 | … |
| 中等医药学校 | 所 | … | 182 | 298 | 480 | 515 | 563 | 551 | 538 |
| 在校学生数 | 人 | 15 387 | 81 079 | 88 972 | 139 113 | 220 963 | 306 405 | 402 319 | 493 576 |
| 招生数 | 人 | … | 19 373 | 36 604 | 66 890 | 87 925 | 91 818 | 133 357 | 167 279 |

注：1. 校数：包括中、西医药院、校，不包括未招生的筹建院校和其他院校所设医学院、系。
2. 在校学生人数：包括扩大招生人数和其他院校医药专业学生数。
3. 中医学院是1956年开始建立的。

资料来源：摘自教育部有关年份的《教育统计资料》，下表同。

## 全国高中等医药院校毕业人数

| | 高等医药院、校 | 中等医药学校 | | 高等医药院、校 | 中等医药学校 |
|---|---|---|---|---|---|
| 1950—1952年合计 | 6 393 | 31 263 | 1986—1990年合计 | 179 431 | 392 637 |
| 1953—1957年合计 | 25 918 | 96 042 | 1991—1995年合计 | 243 052 | 464 913 |
| 1958—1962年合计 | 60 135 | 169 545 | 1994年 | 47 090 | 81 718 |
| 1963—1965年合计 | 72 882 | 69 513 | 1995年 | 55 711 | 92 369 |
| 1966—1970年合计 | 78 246 | 100 956 | 1996年 | 61 417 | 112 608 |
| 1971—1975年合计 | 44 167 | 126 437 | 1997年 | 61 239 | 119 313 |
| 1976—1980年合计 | 116 612 | 256 473 | 1998年 | 61 379 | 126 285 |
| 1981—1985年合计 | 152 054 | 329 218 | | | |

补充资料：1928—1947年高等医药院校毕业生9499人。解放前中等医药学校毕业生41 437人。

## 医学科研成果

| | 卫生部科技成果 | | | 国家 | | |
|---|---|---|---|---|---|---|
| | 一等奖 | 二等奖 | 三等奖 | 自然科学奖 | 技术发明奖 | 科技进步奖 |
| 1985 年 | 19 | 85 | … | — | 6 | 52 |
| 1986 年 | 16 | 66 | … | — | … | … |
| 1987 年 | 8 | 34 | 76 | 7 | 3 | 22 |
| 1988 年 | 8 | 41 | 75 | — | 4 | 10 |
| 1989 年 | 5 | 22 | 62 | — | 9 | 12 |
| 1990 年 | 5 | 25 | 70 | 1 | 4 | 6 |
| 1991 年 | 11 | 30 | 120 | 1 | 3 | 14 |
| 1992 年 | 8 | 28 | 101 | — | 0 | 15 |
| 1993 年 | 5 | 31 | 92 | 2 | 3 | 12 |
| 1994 年 | 3 | 27 | 101 | — | — | — |
| 1995 年 | 5 | 21 | 102 | 3 | 1 | 20 |
| 1996 年 | 8(10) | 22(32) | 84(69) | — | 1 | 15 |
| 1997 年 | 3 | 25 | 94 | 1 | 2 | 22 |
| 1998 年 | 7 | 25 | 97 | — | — | 22 |

注：括号内数字系获得杰出科技著作奖。

# 卫 生 经 费

## 全国各个时期卫生事业费

| | 卫生事业费（亿元） | 国家财政支出（亿元） | 科教文卫事业费（亿元） | 卫生事业费 | |
|---|---|---|---|---|---|
| | | | | 占国家财政支出％ | 占科教文卫事业费％ |
| 一五时期 | 14.55 | 1 345.68 | 110.21 | 1.08 | 13.20 |
| 二五时期 | 23.34 | 2 288.67 | 193.54 | 1.02 | 12.11 |
| 调整时期 | 18.84 | 1 204.98 | 126.89 | 1.56 | 14.85 |
| 三五时期 | 44.50 | 2 518.60 | 225.82 | 1.77 | 19.71 |
| 四五时期 | 65.62 | 3 919.60 | 341.98 | 1.67 | 19.19 |
| 五五时期 | 113.64 | 5 247.35 | 576.68 | 2.17 | 19.71 |
| 六五时期 | 215.35 | 6 952.00 | 1 171.73 | 3.10 | 18.38 |
| 七五时期 | 354.06 | 13 978.30 | 2 439.40 | 2.53 | 14.51 |
| 八五时期 | 619.82 | 26 107.02 | 5 203.97 | 2.37 | 11.91 |
| 1993 年 | 119.38 | 5 287.40 | 957.77 | 2.26 | 12.46 |
| 1994 年 | 146.97 | 5 792.60 | 1 278.18 | 2.54 | 11.50 |
| 1995 年 | 163.26 | 6 823.72 | 1 467.06 | 2.39 | 11.13 |
| 九五时期 | | | | | |
| 1996 年 | 187.57 | 7 937.55 | 1 704.25 | 2.36 | 11.01 |
| 1997 年 | 209.20 | 9 233.56 | 1 903.59 | 2.27 | 10.99 |

注：1. 从 1987 年开始，卫生事业费不再包括中医事业费和医学科研经费；2. 卫生事业费系财政决算数，不含公费医疗经费部分；3. 本表均按当年价格计算，下表同。

资料来源：摘自有关年份的《中国统计年鉴》，下表同。

## 全国各个时期卫生基本建设投资

| | 卫生基建投资（亿元） | 全国基建投资总额（亿元） | 科教文卫和社会福利费（亿元） | 卫生基建投资 | |
|---|---|---|---|---|---|
| | | | | 占全国基建投资总额% | 占科教文卫和社会福利费% |
| 一五时期 | 6.48 | 588.47 | 44.56 | 1.10 | 6.88 |
| 二五时期 | 4.85 | 1 206.09 | 46.39 | 0.40 | 10.45 |
| 调整时期 | 2.67 | 421.89 | 24.05 | 0.63 | 11.10 |
| 三五时期 | 3.29 | 976.03 | 27.44 | 0.34 | 11.20 |
| 四五时期 | 9.00 | 1 763.95 | 55.45 | 0.51 | 16.23 |
| 五五时期 | 18.29 | 2 342.17 | 127.82 | 0.78 | 14.31 |
| 六五时期 | 52.62 | 3 410.09 | 353.48 | 1.54 | 14.89 |
| 七五时期 | 95.55 | 7 300.55 | 748.97 | 1.31 | 12.76 |
| 八五时期 | 244.27 | 23 584.31 | 1 630.67 | 1.04 | 14.98 |
| 1993 年 | 48.32 | 4 615.50 | 304.63 | 1.05 | 15.86 |
| 1994 年 | 60.49 | 6 436.74 | 407.95 | 0.94 | 14.83 |
| 1995 年 | 73.44 | 7 403.62 | 526.02 | 0.99 | 13.96 |
| 九五时期 | | | | | |
| 1996 年 | 86.65 | 8 610.84 | 621.19 | 1.01 | 13.95 |
| 1997 年 | 104.31 | 9 917.02 | 745.89 | 1.05 | 13.98 |

## 卫生部门、集体所有制卫生机构房屋建筑情况

| | 总占地面积（万平方米） | 总建筑面积（万平方米） | 房屋用途% | | | 建筑年代% | | | 危房比重（%） |
|---|---|---|---|---|---|---|---|---|---|
| | | | 工作用房 | 生活用房 | 其他用房 | 49 年以前 | 1950—79 年 | 1980—88 年 | |
| **总　计** | **29 073.5** | **11 680.5** | **61.0** | **37.0** | **2.0** | **4.0** | **45.2** | **50.9** | **4.6** |
| 内：医　院 | 18 170.2 | 8 228.5 | 62.1 | 36.1 | 1.8 | 3.7 | 49.7 | 47.0 | 4.7 |
| 乡卫生院 | 1 780.2 | 752.5 | 61.6 | 35.9 | 2.5 | 1.0 | 70.7 | 28.3 | 5.9 |
| 疗养院、所 | 344.8 | 88.6 | 60.4 | 35.1 | 4.5 | 11.0 | 43.5 | 45.5 | 4.2 |
| 门诊部、所 | 279.0 | 144.3 | 70.2 | 27.7 | 2.1 | 8.0 | 48.2 | 43.7 | 5.1 |
| 专科防治所、站 | 3 122.7 | 274.7 | 55.6 | 41.2 | 3.2 | 3.6 | 52.0 | 44.4 | 6.1 |
| 卫生防疫站 | 1 336.5 | 744.7 | 51.4 | 46.2 | 2.4 | 2.2 | 40.6 | 57.2 | 4.3 |
| 妇幼保健所、站 | 359.2 | 221.6 | 60.4 | 37.2 | 2.4 | 2.3 | 29.8 | 67.9 | 4.3 |
| 高等医药院、校 | 1 370.5 | 789.3 | 61.4 | 35.5 | 3.1 | 4.5 | 46.4 | 49.1 | 3.8 |
| 中等医药学校 | 1 941.3 | 760.5 | 66.9 | 29.7 | 3.4 | 2.0 | 41.2 | 56.8 | 4.7 |
| 医学科研机构 | 1 190.3 | 188.9 | 57.2 | 40.2 | 2.6 | 4.5 | 43.1 | 52.4 | 2.6 |

资料来源：摘自 1989 年《全国卫生部门房屋建筑情况调查》。
调查范围：包括全国 50 张病床以上的乡镇卫生院在内的卫生部门和集体所有制卫生机构。

# 1998年卫生事业费决算表(总表)

汇总单位:卫生部　　98年12月　　单位:万元

| 编号 | 预算科目 | 支出 | | 支出合计分析 | | | | | | | | | | | |
|---|---|---|---|---|---|---|---|---|---|---|---|---|---|---|---|
| | | 实支合计 | 其中:财政拨款支出 | 工资 | 补助工资 | 职工福利费 | 离退休人员费用 | 人民助学金 | 公务费 | 设备购置费 | 修缮费 | 业务费 | 其他费用 | 差额补助费 | 价格补贴 |
| 1 | 卫生事业费 | 2 828 014.33 | 2 250 518.20 | 248 221.95 | 190 519.67 | 48 324.49 | 99 303.45 | 6 589.10 | 143 753.22 | 99 608.25 | 116 186.95 | 366 014.27 | 126 764.15 | 1 382 313.03 | 415.70 |
| 2 | 医院经费 | 926 133.57 | 924 469.67 | 456.00 | 432.00 | 142.00 | 181.00 | 0.00 | 230.00 | 331.00 | 103.00 | 2 535.00 | 1 770.00 | 919 953.67 | 0.00 |
| 3 | 卫生院补助 | 437 920.92 | 437 826.92 | 302.60 | 63.50 | 25.00 | 46.00 | 0.00 | 106.00 | 1 043.10 | 354.20 | 519.50 | 33.70 | 435 427.32 | 0.00 |
| 4 | 其中:卫生院防保补助 | 29 196.67 | 28 603.63 | 0.00 | 0.00 | 0.00 | 0.00 | 0.00 | 0.00 | 0.00 | 0.00 | 0.00 | 0.00 | 29 196.67 | 0.00 |
| 5 | 防治防疫事业费 | 534 590.39 | 317 826.81 | 108 296.57 | 78 898.97 | 19 925.59 | 40 252.37 | 147.51 | 43 414.33 | 29 717.82 | 32 461.14 | 138 829.06 | 32 016.12 | 10 437.94 | 193.27 |
| 6 | 妇幼保健经费 | 175 992.75 | 92 345.83 | 41 836.01 | 29 430.00 | 5 529.76 | 10 779.93 | 36.64 | 11 410.76 | 10 164.77 | 12 543.59 | 37 251.72 | 12 901.54 | 4 031.88 | 76.15 |
| 7 | 药品检验机构经费 | 51 529.30 | 30 518.19 | 11 649.42 | 9 185.43 | 2 046.85 | 3 816.07 | 17.60 | 6 056.17 | 5 108.90 | 3 716.13 | 6 105.65 | 2 908.04 | 859.63 | 59.71 |
| 8 | 中等专业学校经费 | 155 394.79 | 82 396.89 | 29 003.57 | 25 724.50 | 5 803.96 | 13 281.84 | 6 309.17 | 16 290.40 | 13 338.61 | 21 034.87 | 15 760.96 | 8 479.87 | 333.90 | 33.14 |
| 9 | 干部训练费 | 34 623.30 | 18 648.67 | 7 737.86 | 5 466.28 | 1 252.95 | 2 975.21 | 8.14 | 3 191.03 | 1 966.47 | 3 611.51 | 5 946.38 | 2 443.87 | 15.40 | 8.80 |
| 10 | 合作医疗补助费 | 5 353.12 | 5 353.12 | 14.36 | 15.15 | 5.00 | 9.00 | 0.00 | 0.00 | 2.00 | 31.32 | 944.51 | 4 259.99 | 71.79 | 0.00 |
| 11 | 托儿所经费 | 2 528.34 | 2 198.52 | 372.43 | 368.93 | 59.60 | 209.72 | 0.00 | 109.49 | 101.20 | 270.20 | 94.70 | 75.79 | 865.78 | 1.00 |
| 12 | 处理群众医疗欠费基金 | 2 140.35 | 2 140.35 | 0.00 | 0.00 | 0.00 | 0.00 | 0.00 | 0.00 | 0.00 | 0.00 | 10.00 | 1 710.22 | 420.13 | 0.00 |
| 13 | 其他卫生事业费 | 501 805.50 | 336 793.23 | 48 553.13 | 40 934.91 | 13 533.78 | 27 752.31 | 70.04 | 62 945.04 | 37 334.38 | 42 060.99 | 158 016.79 | 60 165.01 | 9 895.59 | 43.63 |

补充资料：国家预算内基本建设拨款188 090.1万元；科研机构经费16 057.92万元；

## 1998年人均卫生事业费分地区一览表

汇总单位：卫生部　　98年12月　　单位：元/人

| 编号 | 地区名称 | 人口（万人） | 人均卫生事业费 | 其中 | | | | | |
|---|---|---|---|---|---|---|---|---|---|
| | | | | 医院经费 | 卫生院补助 | 防治防疫事业费 | 妇幼保健经费 | 药品检验机构经费 | 中专学校经费 |
| 1 | 卫生部 | 121 498.08 | 18.52 | 7.61 | 3.60 | 2.62 | 0.76 | 0.25 | 0.68 |
| 2 | 北京 | 1 097.76 | 65.00 | 37.79 | 4.68 | 5.90 | 1.44 | 0.55 | 1.14 |
| 3 | 天津 | 910.74 | 42.87 | 19.21 | 6.91 | 3.58 | 0.76 | 0.48 | 0.57 |
| 4 | 河北 | 6 555.31 | 10.79 | 3.72 | 1.81 | 1.70 | 0.66 | 0.15 | 0.57 |
| 5 | 山西 | 3 113.33 | 16.32 | 6.99 | 3.30 | 2.06 | 1.05 | 0.25 | 0.73 |
| 6 | 内蒙 | 2 310.19 | 21.41 | 8.50 | 3.64 | 4.33 | 1.44 | 0.36 | 0.94 |
| 7 | 辽宁 | 4 090.41 | 19.32 | 8.67 | 1.71 | 3.84 | 0.94 | 0.40 | 0.86 |
| 8 | 吉林 | 2 603.24 | 23.02 | 9.45 | 3.51 | 3.62 | 1.27 | 0.46 | 1.01 |
| 9 | 黑龙江 | 3 642.01 | 19.40 | 10.02 | 2.84 | 2.60 | 0.78 | 0.27 | 0.52 |
| 10 | 上海 | 1 306.58 | 90.90 | 43.03 | 12.16 | 11.29 | 1.10 | 0.81 | 3.29 |
| 11 | 江苏 | 6 983.09 | 20.34 | 7.58 | 4.87 | 2.45 | 0.59 | 0.22 | 0.78 |
| 12 | 浙江 | 4 446.85 | 21.41 | 6.29 | 5.67 | 2.93 | 0.63 | 0.34 | 1.03 |
| 13 | 安徽 | 6 152.17 | 10.61 | 3.89 | 2.47 | 1.82 | 0.44 | 0.13 | 0.37 |
| 14 | 福建 | 3 260.82 | 22.52 | 7.84 | 6.43 | 3.01 | 0.93 | 0.33 | 0.84 |
| 15 | 江西 | 4 070.65 | 12.51 | 4.33 | 2.95 | 2.01 | 0.53 | 0.15 | 0.53 |
| 16 | 山东 | 8 871.51 | 17.70 | 7.60 | 3.58 | 2.25 | 0.64 | 0.26 | 0.79 |
| 17 | 河南 | 9 373.66 | 8.46 | 3.35 | 1.13 | 1.34 | 0.34 | 0.18 | 0.43 |
| 18 | 湖北 | 5 890.58 | 13.24 | 3.98 | 3.57 | 2.32 | 0.48 | 0.16 | 0.50 |
| 19 | 湖南 | 6 482.18 | 10.39 | 2.46 | 2.08 | 2.00 | 0.49 | 0.17 | 0.32 |
| 20 | 广东 | 7 115.65 | 32.06 | 15.74 | 6.32 | 3.62 | 1.09 | 0.37 | 0.65 |
| 21 | 广西 | 4 622.19 | 11.24 | 3.70 | 2.67 | 1.66 | 0.84 | 0.17 | 0.63 |
| 22 | 海南 | 733.31 | 22.18 | 7.13 | 4.65 | 4.75 | 1.39 | 0.23 | 1.24 |
| 23 | 四川 | 8 315.68 | 12.30 | 4.24 | 2.97 | 1.76 | 0.66 | 0.15 | 0.42 |
| 24 | 贵州 | 3 536.54 | 11.53 | 4.17 | 2.98 | 1.55 | 0.49 | 0.18 | 0.53 |
| 25 | 云南 | 3 983.34 | 26.89 | 10.02 | 6.34 | 4.36 | 1.69 | 0.45 | 0.91 |
| 26 | 西藏 | 245.39 | 76.91 | 40.76 | 6.21 | 10.48 | 3.93 | 0.65 | 1.87 |
| 27 | 陕西 | 3 501.07 | 13.51 | 4.51 | 3.23 | 1.87 | 0.84 | 0.29 | 0.66 |
| 28 | 甘肃 | 2 483.64 | 16.22 | 6.95 | 3.79 | 2.42 | 0.91 | 0.35 | 0.71 |
| 29 | 青海 | 470.34 | 26.59 | 12.88 | 4.23 | 5.30 | 1.84 | 0.60 | 0.00 |
| 30 | 宁夏 | 536.57 | 22.76 | 8.78 | 4.11 | 3.26 | 1.65 | 0.19 | 1.10 |
| 31 | 新疆 | 1 733.60 | 33.03 | 16.50 | 7.46 | 4.49 | 1.32 | 0.26 | 0.96 |
| 32 | 重庆 | 3 059.69 | 11.46 | 4.45 | 2.81 | 1.21 | 0.42 | 0.12 | 0.43 |

# 附录

# 附　　录

## 附录一：香港特别行政区、台湾、澳门主要卫生统计指标

### 香港特别行政区主要医疗卫生指标

| | 医生数（人） | 牙科医生（人） | 护士数（人） | 平均每一医生服务人口数（人） | 医院数（所） | 医院病床数（张） | 每千人口病床（张） |
|---|---|---|---|---|---|---|---|
| 1990 | 6 260 | 1 532 | 28 660 | 919 | 88 | 25 282 | 4.4 |
| 1991 | 6 545 | 1 526 | 30 043 | 890 | 82 | 25 584 | 4.4 |
| 1992 | 6 818 | 1 565 | 31 394 | 866 | 82 | 26 447 | 4.5 |
| 1993 | 7 125 | 1 575 | 32 018 | 789 | 81 | 26 998 | 4.5 |
| 1994 | 7 670 | 1 615 | 33 666 | 790 | 87 | 28 330 | 4.6 |
| 1995 | 8 122 | 1 625 | 35 051 | 758 | 88 | 29 328 | 4.7 |
| 1996 | 8 976 | 1 654 | 36 395 | 714 | 92 | 29 955 | 4.7 |
| 1997 | 9 289 | 1 684 | 37 880 | 714 | 96 | 30 800 | 4.7 |

资料来源：分别摘自1997年和1998年《中国统计年鉴》。

### 台湾主要医疗卫生指标

| | 医疗机构（所） | 平均每一机构服务人数（人） | 病床数（张） | 每万人拥有病床数（张） | 从业医务人员（人） | 每万人拥有医务人员（人） |
|---|---|---|---|---|---|---|
| 1985 | 12 323 | 1 553 | 74 081 | 38.71 | 66 278 | 34.42 |
| 1986 | 12 037 | 1 608 | 80 991 | 41.63 | 69 339 | 35.64 |
| 1987 | 12 199 | 1 613 | 86 328 | 43.88 | 77 246 | 39.27 |
| 1988 | 12 215 | 1 629 | 88 572 | 44.50 | 83 045 | 41.72 |
| 1989 | 12 267 | 1 639 | 86 693 | 43.12 | 85 599 | 42.57 |
| 1990 | 12 902 | 1 578 | 89 151 | 43.80 | 91 153 | 44.79 |
| 1991 | 13 661 | 1 505 | 92 785 | 45.14 | 96 921 | 47.15 |
| 1992 | 14 468 | 1 434 | 96 084 | 46.30 | 102 977 | 49.62 |
| 1993 | 15 062 | 1 392 | 100 570 | 47.90 | 109 538 | 52.17 |
| 1994 | 15 752 | 1 342 | 103 733 | 48.98 | 114 076 | 53.87 |
| 1995 | 16 109 | 1 326 | 112 379 | 52.62 | 118 248 | 55.37 |
| 1996 | 16 645 | 1 293 | 115 799 | 53.80 | 123 829 | 57.53 |

资料来源：摘自《1998年中国统计年鉴》。

### 澳门主要医疗卫生指标

| | 医院数（所） | 病床数（张） | 医生数（人） | 护士数（人） | | 医院数（所） | 病床数（张） | 医生数（人） | 护士数（人） |
|---|---|---|---|---|---|---|---|---|---|
| 1990 | 36 | 966 | 347 | 594 | 1994 | 36 | 887 | 233 | 624 |
| 1991 | 32 | 958 | 344 | 653 | 1995 | 34 | 880 | 300 | 684 |
| 1992 | 45 | 942 | 338 | 695 | 1996 | … | 865 | 321 | 662 |
| 1993 | 43 | 892 | 319 | 720 | | | | | |

资料来源：摘自《1998年中国统计年鉴》。

### 香港特别行政区、台湾、澳门主要人口指标

| | 人口总数（万人） | | | 出生率（‰） | 死亡率（‰） | 婴儿死亡率（‰） | 平均期望寿命（岁） | | |
|---|---|---|---|---|---|---|---|---|---|
| | 总计 | 男性 | 女性 | | | | 总计 | 男性 | 女性 |
| **香港** | | | | | | | | | |
| 1992 | 581.2 | … | … | 12.3 | 5.3 | 4.8 | … | 74.8 | 80.7 |
| 1993 | 591.9 | … | … | 12.0 | 5.2 | 4.8 | … | 75.3 | 80.9 |
| 1994 | 606.1 | … | … | 11.9 | 5.0 | 4.5 | … | 75.7 | 81.5 |
| 1995 | 615.6 | … | … | 11.2 | 5.1 | 4.6 | … | 76.0 | 81.5 |
| **台湾** | | | | | | | | | |
| 1992 | 2080.3 | 1073.5 | 1006.8 | 15.5 | 5.3 | 5.6 | 74.3 | 71.8 | 77.2 |
| 1993 | 2099.5 | 1082.4 | 1017.1 | 15.6 | 5.3 | 5.3 | … | 71.6 | 77.6 |
| 1994 | 2117.8 | 1090.7 | 1027.1 | 15.3 | 5.4 | 5.7 | … | 71.8 | 77.7 |
| 1995 | 2135.7 | 1099.1 | 1036.7 | 15.5 | 5.6 | 7.4 | … | … | … |
| **澳门** | | | | | | | | | |
| 1992 | 38.1 | … | … | 17.9 | 3.9 | 7.3 | … | … | … |
| 1993 | 39.5 | … | … | 16.2 | 4.0 | 8.6 | … | … | … |
| 1994 | 41.1 | … | … | 15.2 | 3.3 | 6.2 | … | … | … |
| 1995 | 42.4 | … | … | 14.1 | 3.2 | 5.6 | … | … | … |

资料来源：摘自《1997年中国统计年鉴》。

## 附录二：我国几项人口、卫生统计指标与世界部分国家比较

### 每千人口医师、医院床位数及卫生占中央财政支出比重（%）

| | 年份 | 每千人口医师（人） | 年份 | 每千人口医院病床（张） | 年份 | 卫生占中央财政支出% |
|---|---|---|---|---|---|---|
| 中国 | 1998 | 1.25 | 1998 | 2.40 | 1996 | 2.36 |
| 日本 | 1986 | 2.10 | 1983 | 11.80 | — | … |
| 美国 | 1981 | 2.33 | 1982 | 5.65 | 1991 | 13.75 |
| 英国 | 1977 | 1.83 | 1983 | 7.95 | 1990 | 13.29 |
| 法国 | 1983 | 2.17 | 1983 | 10.20 | 1989 | 15.32 |
| 波兰 | 1984 | 2.43 | 1984 | 6.97 | — | … |
| 罗马尼亚 | 1985 | 2.08 | 1985 | 9.02 | 1991 | 9.20 |
| 南斯拉夫 | 1983 | 1.95 | 1983 | 6.07 | 1989 | … |
| 巴西 | 1974 | 0.61 | 1976 | 4.08 | 1990 | 6.70 |
| 印度 | 1982 | 0.41 | 1978 | 0.80 | 1990 | 1.60 |
| 伊朗 | 1981 | 0.44 | 1981 | 1.55 | — | … |

资料来源：摘自世界卫生组织统计资料和国际货币基金组织《1992年政府财政统计年鉴》。

## 我国城乡居民医疗卫生服务利用指标与七十年代七个国家的比较

| | 1992年 | | | 1986年<br>九省城市 | 1985年<br>十省农村 | 70年代<br>七个国家 |
|---|---|---|---|---|---|---|
| | 合计 | 城市 | 农村 | | | |
| 两周患病率(‰) | 140.1 | 175.2 | 128.2 | 105.0 | 69.0 | 185.0 |
| 慢性病患病率(‰) | 169.8 | 285.8 | 130.7 | 236.6 | 86.0 | 93.0 |
| 两周每千人就诊次数 | 169.5 | 198.8 | 159.7 | 146.6 | 97.0 | 224.0 |
| 年每千人住院次数 | 35.6 | 50.5 | 30.6 | 50.8 | 32.0 | 110.0 |
| 年每千人住院天数 | 695.3 | 1 519.7 | 460.0 | 1 340.0 | 477.0 | 1 489.0 |
| 每人每年患病天数 | 29.0 | 39.0 | 26.0 | 25.0 | 13.0 | 22.0 |
| 每人每年住院天数 | 0.7 | 1.5 | 0.5 | 1.3 | 0.5 | 1.4 |
| 每人每年卧床天数 | 2.0 | 2.4 | 1.9 | 3.0 | 2.4 | 7.1 |
| 每人每年休工天数 | 6.3 | 4.6 | 6.9 | 5.0 | 5.4 | 5.2 |
| 每个学生每年休学天数 | 4.8 | 8.0 | 4.2 | 2.0 | 1.2 | 5.4 |

资料来源：摘自《1993年国家卫生服务总调查》，《1986年九省城市医疗服务调查》及《1985年十省农村卫生服务调查》。

## 1997年人口指标

| | 总人口数<br>（百万） | 出生率<br>(‰) | 死亡率<br>(‰) | 自然增长率<br>(‰) | 平均期望<br>寿命（岁） | 总和生育率<br>（个） | 城市人口<br>比重(%) |
|---|---|---|---|---|---|---|---|
| 中国 | 1 221.5 | 16 | 7 | 9 | 70 | 1.8 | 32 |
| 日本 | 125.1 | 10 | 8 | 2 | 80 | 1.5 | 78 |
| 美国 | 263.3 | 14 | 9 | 5 | 77 | 2.0 | 77 |
| 英国 | 58.3 | 12 | 11 | 1 | 77 | 1.7 | 89 |
| 法国 | 58.0 | 12 | 9 | 3 | 79 | 1.6 | 75 |
| 澳大利亚 | 18.1 | 14 | 7 | 7 | 78 | 1.9 | 85 |
| 波兰 | 38.4 | 12 | 11 | 1 | 71 | 1.7 | 64 |
| 罗马尼亚 | 22.8 | 11 | 12 | −1 | 70 | 1.4 | 57 |
| 南斯拉夫 | 10.8 | 13 | 10 | 3 | 72 | 1.8 | 58 |
| 巴西 | 161.8 | 20 | 7 | 13 | 67 | 2.2 | 80 |
| 泰国 | 58.8 | 17 | 7 | 10 | 69 | 1.8 | 21 |
| 印度 | 935.7 | 25 | 9 | 16 | 62 | 3.1 | 27 |
| 埃及 | 62.9 | 26 | 7 | 19 | 66 | 3.4 | 45 |
| 尼日利亚 | 111.7 | 43 | 14 | 29 | 52 | 6.0 | 42 |

注：1. 资料摘自联合国儿童基金会《1999年世界儿童状况》。
2. 总人口数为1995年的总人口。

## 妇幼卫生指标

| | 出生时低体重婴儿比重（%）1990 | 婴儿死亡率（‰）1995 | 孕产妇死亡率（1/10万）1990 | 一岁儿童完成全程免疫百分比 1992—1995 | | | |
|---|---|---|---|---|---|---|---|
| | | | | 卡介苗（%） | 百白破（%） | 脊灰（%） | 麻苗（%） |
| 中　国 | 9 | 33 | 95 | 92 | 92 | 94 | 93 |
| 日　本 | 6 | 4 | 18 | 91 | 85 | 91 | 68 |
| 美　国 | 7 | 8 | 12 | … | 94 | 84 | 89 |
| 英　国 | 7 | 6 | 9 | … | 92 | 94 | 92 |
| 法　国 | 5 | 7 | 15 | 78 | 89 | 92 | 76 |
| 澳大利亚 | 6 | 7 | 9 | … | … | … | … |
| 波　兰 | 8 | 14 | 19 | 94 | 95 | 95 | 91 |
| 罗马尼亚 | 7 | 23 | 130 | 100 | 98 | 94 | 93 |
| 南斯拉夫 | 7 | 20 | … | 68 | 92 | 93 | 81 |
| 巴　西 | 11 | 51 | 220 | 100 | 83 | 83 | 88 |
| 泰　国 | 13 | 27 | 200 | 98 | 94 | 94 | 90 |
| 印　度 | 33 | 76 | 570 | 96 | 89 | 98 | 78 |
| 埃　及 | 10 | 40 | 170 | 95 | 90 | 91 | 90 |
| 尼日利亚 | 16 | 114 | 1000 | 57 | 27 | 27 | 40 |

注：中国婴儿死亡率系1990年人口普查数。
资料来源：摘自联合国儿童基金会《1997年世界儿童状况报告》。

## 1988—1990年居民营养指标

| | 每人每天摄入热卡（大卡） | | 每人每天摄入蛋白质（克） | | 每人每天摄入脂肪（克） | |
|---|---|---|---|---|---|---|
| | 植物类实物 | 动物类实物 | 植物类实物 | 动物类实物 | 植物类实物 | 动物类实物 |
| 中　国 | 2 097 | 196 | 59.2 | 7.6 | 19.9 | 29.4 |
| 日　本 | 2 305 | 616 | 42.1 | 53.0 | 43.0 | 38.2 |
| 美　国 | 2 535 | 1 107 | 38.8 | 71.1 | 74.9 | 79.5 |
| 英　国 | 2 162 | 1 108 | 39.8 | 53.8 | 53.4 | 88.5 |
| 法　国 | 2 207 | 1 385 | 39.9 | 73.0 | 55.2 | 111.9 |
| 澳大利亚 | 2 078 | 1 224 | 32.4 | 67.5 | 41.5 | 93.2 |
| 原苏联 | 2 430 | 949 | 50.2 | 57.1 | 35.4 | 70.6 |
| 波　兰 | 2 254 | 1 173 | 45.9 | 55.7 | 25.9 | 97.1 |
| 罗马尼亚 | 2 395 | 686 | 54.3 | 39.8 | 38.1 | 51.7 |
| 南斯拉夫 | 2 701 | 844 | 58.2 | 39.6 | 48.0 | 69.1 |
| 巴　西 | 2 301 | 429 | 36.2 | 25.3 | 47.3 | 30.4 |
| 泰　国 | 2 082 | 198 | 33.3 | 15.0 | 25.9 | 13.9 |
| 印　度 | 2 075 | 154 | 47.1 | 8.3 | 27.5 | 10.3 |
| 埃　及 | 3 052 | 257 | 69.3 | 15.3 | 55.2 | 20.4 |

资料来源：联合国粮农组织《1991年生产年鉴》。
注：中国系1982年数字。

# 附录三：全国行政区划、人口、经济

## 1997 年底全国行政区划

单位：个

| | 地级单位数 | | 县级单位数 | | 各级市单位数 | 市辖区数 |
|---|---|---|---|---|---|---|
| | 合计 | 其中：地级市 | 合计 | 其中：县级市 | | |
| **总　计** | **332** | **222** | **2 135** | **442** | **668** | **727** |
| 北　京 | — | — | 7 | — | 1 | 11 |
| 天　津 | — | — | 5 | — | 1 | 13 |
| 河　北 | 11 | 11 | 138 | 23 | 34 | 34 |
| 山　西 | 11 | 6 | 101 | 16 | 22 | 18 |
| 内蒙古 | 12 | 4 | 85 | 16 | 20 | 16 |
| 辽　宁 | 14 | 14 | 44 | 17 | 31 | 56 |
| 吉　林 | 9 | 8 | 41 | 20 | 28 | 19 |
| 黑龙江 | 13 | 11 | 67 | 20 | 31 | 63 |
| 上　海 | — | — | 5 | — | 1 | 15 |
| 江　苏 | 13 | 13 | 64 | 31 | 44 | 44 |
| 浙　江 | 11 | 10 | 64 | 25 | 35 | 24 |
| 安　徽 | 16 | 11 | 67 | 11 | 22 | 38 |
| 福　建 | 9 | 8 | 61 | 15 | 23 | 23 |
| 江　西 | 11 | 6 | 86 | 15 | 21 | 13 |
| 山　东 | 17 | 15 | 94 | 33 | 48 | 45 |
| 河　南 | 17 | 14 | 114 | 24 | 38 | 44 |
| 湖　北 | 12 | 10 | 68 | 26 | 36 | 33 |
| 湖　南 | 14 | 12 | 89 | 17 | 29 | 33 |
| 广　东 | 21 | 21 | 79 | 33 | 54 | 43 |
| 广　西 | 15 | 9 | 81 | 10 | 19 | 29 |
| 海　南 | 2 | 2 | 17 | 7 | 9 | 3 |
| 重　庆 | — | — | 27 | 4 | 5 | 13 |
| 四　川 | 20 | 12 | 146 | 18 | 30 | 34 |
| 贵　州 | 9 | 3 | 79 | 10 | 13 | 7 |
| 云　南 | 17 | 4 | 122 | 13 | 17 | 6 |
| 西　藏 | 7 | 1 | 77 | 1 | 2 | 1 |
| 陕　西 | 10 | 7 | 89 | 6 | 13 | 18 |
| 甘　肃 | 14 | 5 | 76 | 9 | 14 | 10 |
| 青　海 | 8 | 1 | 39 | 2 | 3 | 4 |
| 宁　夏 | 4 | 2 | 18 | 3 | 5 | 6 |
| 新　疆 | 15 | 2 | 85 | 17 | 19 | 11 |

资料来源：《1998 年中国统计年鉴》。

## 1997年底全国按人口分组的市数

| | 按总人口分组 | | | 按非农业人口分组 | | |
|---|---|---|---|---|---|---|
| | 市数（个） | 人口数（万人） | 构成（%） | 市数（个） | 人口数（万人） | 构成（%） |
| 总计 | 663 | 52 834 | 100.00 | 663 | 21 371 | 100.00 |
| 10万人以下 | 14 | 92 | 0.17 | 137 | 980 | 4.59 |
| 10—30万人 | 70 | 1 519 | 2.88 | 351 | 6 121 | 28.64 |
| 30—50万人 | 150 | 6 101 | 11.55 | 94 | 3 566 | 16.69 |
| 50—100万人 | 265 | 18 663 | 35.32 | 47 | 3 241 | 15.16 |
| 100—200万人 | 144 | 18 712 | 35.42 | 22 | 2 956 | 13.83 |
| 200—400万人 | 14 | 3 821 | 7.23 | 9 | 2 520 | 11.79 |
| 400万人以上 | 6 | 3 926 | 7.43 | 3 | 1 987 | 9.30 |

注：本表总人口不包括市辖县人口。
资料来源：摘自公安部《1998年全国分县市人口统计资料》。

## 全国人口数

| | 实有数（万人） | | | 比重（%） | | 性比例 |
|---|---|---|---|---|---|---|
| | 总计 | 男 | 女 | 男 | 女 | |
| 1949年 | 54 167 | 28 145 | 26 022 | 52.0 | 48.0 | 108.2 |
| 1957年 | 64 653 | 33 469 | 31 184 | 51.8 | 48.2 | 107.3 |
| 1965年 | 72 538 | 37 128 | 35 410 | 51.2 | 48.8 | 104.9 |
| 1970年 | 82 992 | 42 686 | 40 306 | 51.4 | 48.6 | 105.9 |
| 1975年 | 92 420 | 47 564 | 44 856 | 51.5 | 48.5 | 106.0 |
| 1980年 | 98 705 | 50 785 | 47 920 | 51.5 | 48.5 | 106.0 |
| 1985年 | 105 851 | 54 725 | 51 126 | 51.7 | 48.3 | 107.0 |
| 1990年 | 114 333 | 58 904 | 55 429 | 51.5 | 48.5 | 106.3 |
| 1992年 | 117 171 | 59 811 | 57 360 | 51.1 | 48.9 | 104.3 |
| 1993年 | 118 517 | 60 472 | 58 045 | 51.0 | 49.0 | 104.2 |
| 1994年 | 119 850 | 61 246 | 58 604 | 51.1 | 48.9 | 104.5 |
| 1995年 | 121 121 | 61 808 | 59 313 | 51.0 | 49.0 | 104.2 |
| 1996年 | 122 389 | 62 200 | 60 189 | 50.8 | 49.2 | 103.3 |
| 1997年 | 123 626 | 63 131 | 60 495 | 51.1 | 48.9 | 104.0 |

注：本表包括大陆31个省、自治区、直辖市人口数和现役军人数字。
资料来源：《1998年中国统计年鉴》。

## 全国年龄别人口数构成（%）

| | 合计 | | | | 男 | | | 女 | | |
|---|---|---|---|---|---|---|---|---|---|---|
| | 1964 | 1982 | 1990 | 1994 | 1982 | 1990 | 1994 | 1982 | 1990 | 1994 |
| **合 计** | **100.00** | **100.00** | **100.00** | **100.00** | **51.33** | **51.45** | **50.98** | **48.67** | **48.55** | **49.02** |
| 0—4 岁 | 14.42 | 9.44 | 10.30 | 8.22 | 4.88 | 5.39 | 4.42 | 4.56 | 4.91 | 3.80 |
| 5—14 岁 | 25.99 | 24.16 | 17.40 | 18.78 | 12.44 | 9.00 | 9.78 | 11.72 | 8.40 | 9.00 |
| 15—24 岁 | 16.26 | 19.88 | 21.84 | 17.94 | 10.12 | 11.23 | 9.11 | 9.76 | 10.61 | 8.83 |
| 25—34 岁 | 13.99 | 16.49 | 36.63 | 18.37 | 8.54 | 8.58 | 9.25 | 7.95 | 8.05 | 9.12 |
| 35—44 岁 | 11.05 | 10.22 | 13.26 | 14.08 | 5.41 | 6.89 | 7.20 | 4.81 | 6.37 | 6.88 |
| 45—54 岁 | 8.26 | 4.72 | 8.38 | 9.06 | 4.65 | 4.41 | 4.60 | 4.14 | 3.97 | 4.46 |
| 55—59 岁 | 3.23 | 3.38 | 3.69 | 3.78 | 1.74 | 1.94 | 1.95 | 1.63 | 1.75 | 1.83 |
| 60—64 岁 | 2.56 | 2.73 | 3.01 | 3.40 | 1.37 | 1.55 | 1.74 | 1.36 | 1.46 | 1.66 |
| 65—69 岁 | 1.68 | 2.11 | 2.33 | 2.60 | 1.01 | 1.14 | 1.28 | 1.10 | 1.19 | 1.32 |
| 70—74 岁 | 1.05 | 1.42 | 1.59 | 1.86 | 0.64 | 0.73 | 0.88 | 0.78 | 0.86 | 0.98 |
| 75—79 岁 | 0.55 | 0.85 | 0.97 | 1.08 | 0.34 | 0.44 | 0.47 | 0.51 | 0.53 | 0.61 |
| 80—84 岁 | 0.20 | 0.37 | 0.48 | 0.56 | 0.14 | 0.18 | 0.22 | 0.23 | 0.30 | 0.34 |
| 85 岁及以上 | 0.04 | 0.13 | 0.21 | 0.26 | 0.05 | 0.06 | 0.07 | 0.09 | 0.15 | 0.19 |

注：1964、1982、1990 年系三次人口普查数字，1994 年系全国人口变动情况抽样调查数据的二次抽样数，抽样比为 0.63‰。

## 全国四次人口普查数

| | 1953 年 | 1964 年 | 1982 年 | 1990 年 |
|---|---|---|---|---|
| **总人口数** | **601 938 035** | **723 070 269** | **1 031 961 384** | **1 160 017 381** |
| 内：大陆人口 | 582 603 417 | 694 581 759 | 1 008 175 288 | 1 133 682 501 |
| 台湾省人口 | 7 591 298 | 12 041 544 | 18 272 749 | 20 155 830 |
| 香港、澳门地区中国同胞 | … | 3 867 000 | 5 457 500 | 6 130 000 |

## 1990、1996年各地区人口数

| | 总人口（万人） | | 1990年性比例（女=100） | 1990年人口密度（人/公里²） | 出生率(‰) | | 死亡率(‰) | | 1990年市镇人口占总人口比重(%) |
|---|---|---|---|---|---|---|---|---|---|
| | 1990年 | 1996年 | | | 1990年 | 1996年 | 1990年 | 1996年 | |
| **总　计** | **113 368** | **122 389** | **106.6** | **118** | **20.98** | **16.98** | **6.28** | **6.56** | **26.23** |
| 北　京 | 1 082 | 1 259 | 107.0 | 644 | 13.35 | 8.02 | 5.43 | 5.34 | 73.08 |
| 天　津 | 878 | 948 | 103.6 | 777 | 15.50 | 10.09 | 5.98 | 6.53 | 68.65 |
| 河　北 | 6 108 | 6 484 | 104.5 | 325 | 19.66 | 13.85 | 5.76 | 6.55 | 19.08 |
| 山　西 | 2 876 | 3 109 | 108.4 | 184 | 22.31 | 16.59 | 6.25 | 6.25 | 28.72 |
| 内蒙古 | 2 146 | 2 307 | 108.3 | 18 | 20.12 | 16.09 | 5.79 | 6.43 | 36.12 |
| 辽　宁 | 3 946 | 4 116 | 104.4 | 270 | 15.60 | 12.15 | 6.01 | 6.19 | 50.86 |
| 吉　林 | 2 466 | 2 610 | 104.9 | 132 | 18.40 | 12.53 | 6.12 | 5.60 | 42.65 |
| 黑龙江 | 3 521 | 3 728 | 105.1 | 78 | 17.51 | 12.40 | 5.33 | 5.05 | 47.17 |
| 上　海 | 1 334 | 1 419 | 104.2 | 2 118 | 11.32 | 5.60 | 6.36 | 7.00 | 66.23 |
| 江　苏 | 6 706 | 7 110 | 103.6 | 654 | 20.54 | 12.11 | 6.07 | 6.58 | 21.24 |
| 浙　江 | 4 145 | 4 343 | 106.4 | 407 | 14.84 | 12.09 | 6.10 | 6.58 | 32.81 |
| 安　徽 | 5 618 | 6 070 | 106.9 | 404 | 25.04 | 16.00 | 5.79 | 6.50 | 17.90 |
| 福　建 | 3 005 | 3 261 | 105.6 | 248 | 23.45 | 13.22 | 5.70 | 5.94 | 21.36 |
| 江　西 | 3 771 | 4 105 | 107.0 | 226 | 24.47 | 17.53 | 6.59 | 7.02 | 20.40 |
| 山　东 | 8 439 | 8 738 | 103.5 | 539 | 18.86 | 10.60 | 6.25 | 6.76 | 27.34 |
| 河　南 | 8 551 | 9 172 | 105.1 | 512 | 24.03 | 14.28 | 6.18 | 6.44 | 15.52 |
| 湖　北 | 5 397 | 5 825 | 106.5 | 290 | 24.32 | 16.08 | 6.84 | 6.93 | 28.91 |
| 湖　南 | 6 066 | 6 428 | 108.0 | 286 | 24.03 | 12.81 | 7.07 | 7.20 | 18.23 |
| 广　东 | 6 283 | 6 961 | 104.8 | 353 | 21.96 | 18.05 | 5.34 | 6.09 | 36.77 |
| 广　西 | 4 225 | 4 589 | 110.3 | 178 | 20.71 | 16.83 | 5.96 | 6.82 | 15.10 |
| 海　南 | 656 | 734 | 108.9 | 193 | 22.95 | 20.08 | 5.22 | 5.88 | 24.05 |
| 四　川 | 10 722 | 11 430 | 107.5 | 188 | 17.78 | 16.68 | 7.06 | 7.35 | 20.25 |
| 贵　州 | 3 239 | 3 555 | 107.4 | 184 | 23.77 | 22.05 | 7.13 | 7.69 | 18.93 |
| 云　南 | 3 697 | 4 042 | 105.7 | 94 | 23.59 | 20.87 | 7.71 | 7.94 | 14.72 |
| 西　藏 | 220 | 244 | 100.1 | 1.8 | 27.60 | 24.70 | 9.20 | 8.50 | 12.59 |
| 陕　西 | 3 288 | 3 543 | 108.0 | 160 | 23.49 | 14.99 | 6.49 | 6.51 | 21.49 |
| 甘　肃 | 2 237 | 2 467 | 107.6 | 49 | 22.85 | 18.43 | 5.92 | 6.64 | 22.04 |
| 青　海 | 446 | 488 | 107.6 | 6 | 22.65 | 21.89 | 6.84 | 7.20 | 27.35 |
| 宁　夏 | 466 | 521 | 105.5 | 90 | 24.56 | 19.03 | 5.07 | 5.25 | 25.72 |
| 新　疆 | 1 516 | 1 689 | 106.6 | 9 | 24.67 | 19.45 | 6.39 | 6.60 | 31.91 |

资料来源：1991、1997年《中国统计年鉴》。

## 人口文化程度和文盲半文盲状况

| | 绝对数(万人) | | | 每十万人口(人) | |
|---|---|---|---|---|---|
| | 1964 年 | 1982 年 | 1990 年 | 1964 年 | 1990 年 |
| 大学 | 287.5 | 601.7 | 1 612.5 | 615 | 1 422 |
| 高中(含中专) | 911.7 | 6 647.8 | 9 113.2 | 6 779 | 8 039 |
| 初中 | 3 234.6 | 17 827.7 | 26 464.9 | 17 892 | 23 344 |
| 小学 | 19 582.4 | 35 516.0 | 42 010.7 | 35 237 | 37 057 |
| 文盲半文盲人口 | 25 805.2 | 22 996.0 | 18 003.0 | 22 810 | 18 003 |
| 占总人口% | 37.2 | 22.8 | 15.9 | … | … |

注：1964 年文盲半文盲人口系 12 岁及以上不识字或识字很少的人，1982、1990 年文盲半文盲人口系 15 岁及以上不识字或很少识字的人。

资料来源：摘自第二、三、四次全国人口普查资料。

## 全国国民生产总值、财政收支情况

| | 国民生产总值(亿元) | 国内生产总值(亿元) | 财政收入(亿元) | 财政支出(亿元) | 人均国内生产总值(元) |
|---|---|---|---|---|---|
| 1952 年 | 679 | 679 | … | … | 119 |
| 1960 年 | 1 457 | 1 457 | 572 | 654 | 218 |
| 1965 年 | 1 716 | 1 716 | 473 | 466 | 240 |
| 1970 年 | 2 253 | 2 253 | 663 | 649 | 275 |
| 1975 年 | 2 997 | 2 997 | 816 | 821 | 327 |
| 1980 年 | 4 518 | 4 518 | 1 085 | 1 213 | 460 |
| 1985 年 | 8 995 | 8 964 | 1 866 | 1 845 | 853 |
| 1990 年 | 18 545 | 18 531 | 3 313 | 3 452 | 1 634 |
| 1991 年 | 21 666 | 21 618 | 3 611 | 3 814 | 1 879 |
| 1992 年 | 26 651 | 26 635 | 4 153 | 4 390 | 2 287 |
| 1993 年 | 34 560 | 34 634 | 5 088 | 5 287 | 2 939 |
| 1994 年 | 46 670 | 46 759 | 5 218 | 5 793 | 3 923 |
| 1995 年 | 57 495 | 58 478 | 6 242 | 6 824 | 4 854 |
| 1996 年 | 66 851 | 67 885 | 7 408 | 7 938 | 5 576 |
| 1997 年 | 73 453 | 74 772 | 8 651 | 9 234 | 6 079 |

注：本表数字均按当年价格计算。

资料来源：摘自《1997 年中国统计年鉴》。

# 索引

# 索　　引

## M



## N



## Q



## R



## S



## T



## W



## X



## Y



## Z

## 1992年我国人口平均期望寿命与世界部分国家比较

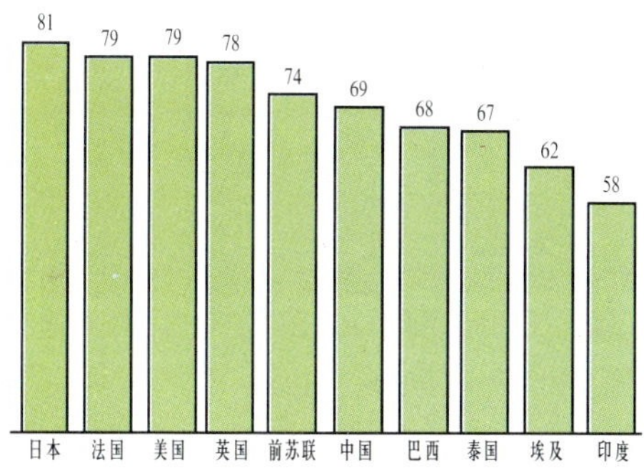


## 1998年部分市前五位主要疾病死亡原因构成（%）

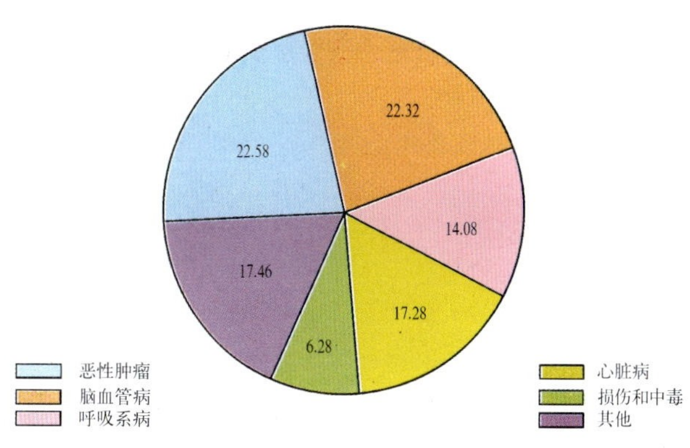


## 1998年部分县前五位主要疾病死亡原因构成（%）

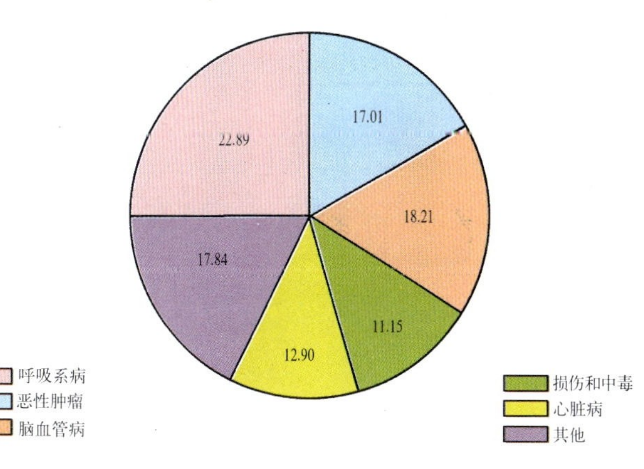

## 人口年龄构成（%）

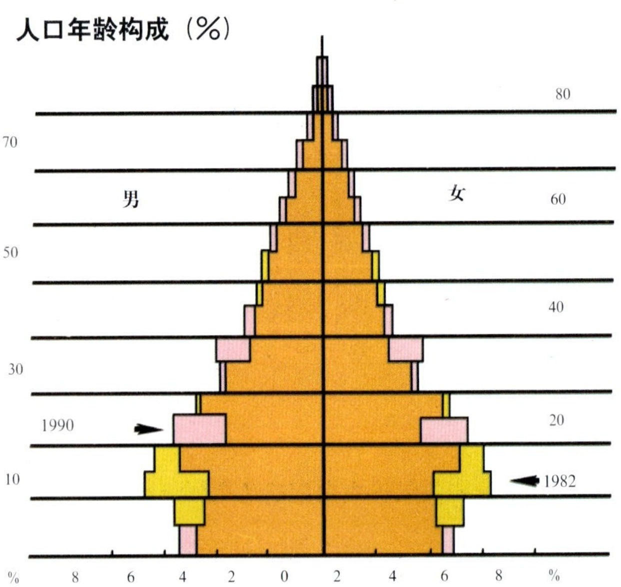


## 全国人口及人口出生率、死亡率、自然增长率

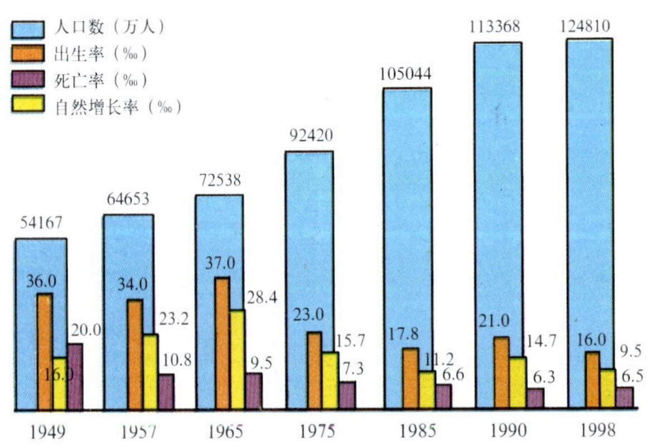

## 每千人口医院、卫生院床位数分布图

（张／千人）

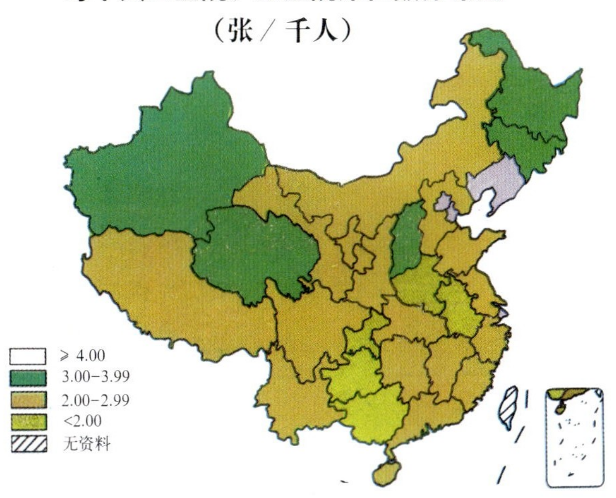


## 专业卫生人员（万人）

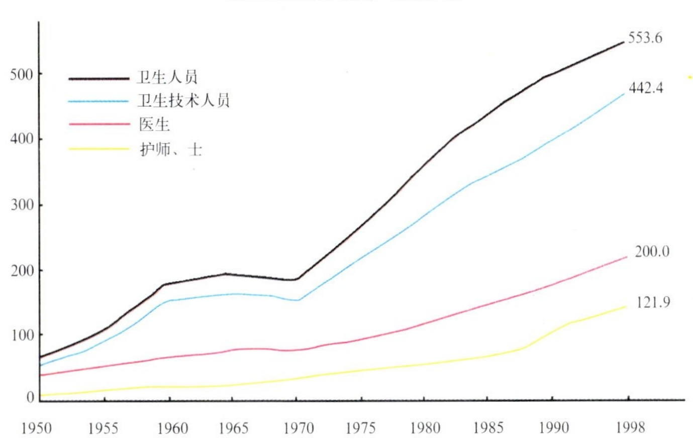


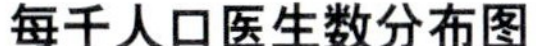

## 每千人口医生数分布图

（医生／千人）

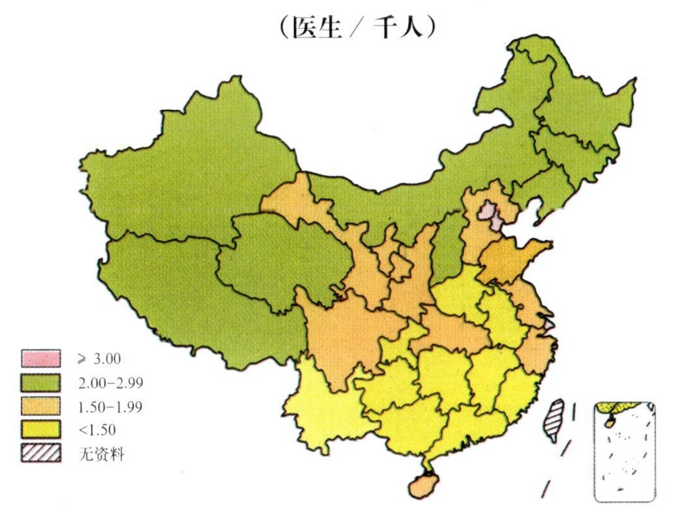

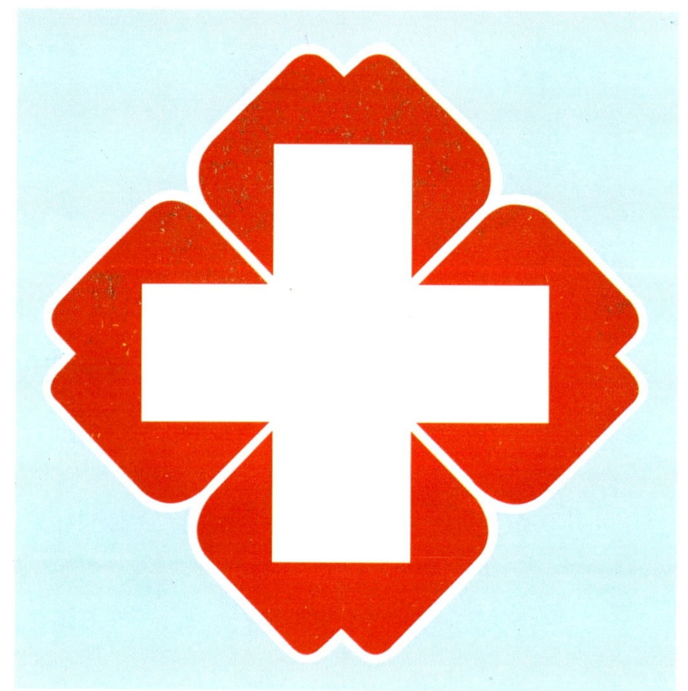

医疗卫生机构统一标志

**医院、卫生院床位数**

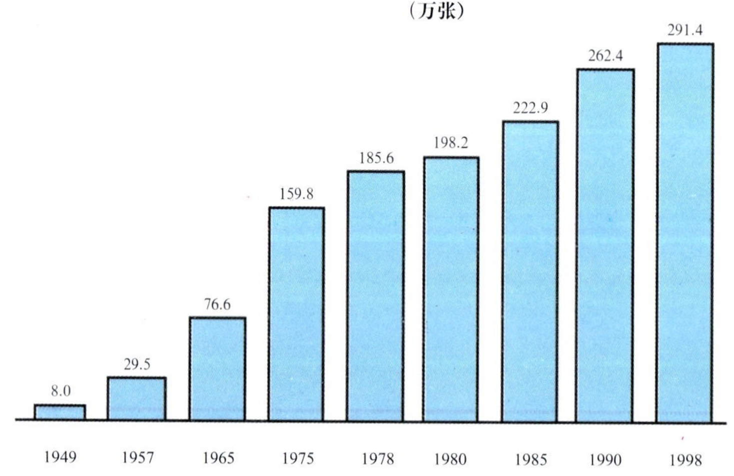

**图书在版编目(CIP)数据**

中国卫生年鉴 1999《中国卫生年鉴》编辑委员会编．—北京：人民卫生出版社，1999
ISBN 7-117-03478-5

Ⅰ．中… Ⅱ．中… Ⅲ．医疗保健事业-概况-中国-1999-年鉴 Ⅳ．R199.2-54

中国版本图书馆 CIP 数据核字(1999)第 47152 号

ISBN 7-117-03478-5

**中 国 卫 生 年 鉴**

1 9 9 9

《中国卫生年鉴》编辑委员会 编

人民卫生出版社出版发行
(100078 北京市丰台区方庄芳群园 3 区 3 号楼)
北京市安泰印刷厂印刷
新 华 书 店 经 销

787×1092 16开本 29.25印张 10插页 1033千字
1999年11月第1版 1999年11月第1版第1次印刷
印数：00 001—4 000
ISBN 7-117-03478-5/R·3479 定价：72.00 元
**(凡属质量问题请与本社发行部联系退换)**